“十四五”时期国家重点出版物出版专项规划项目

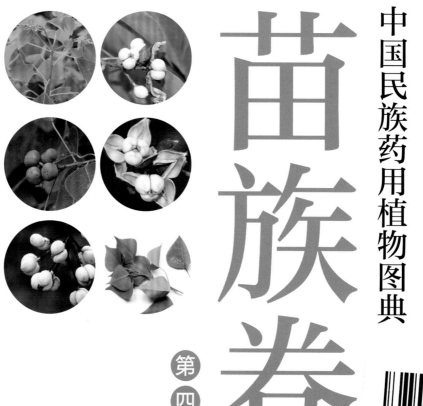

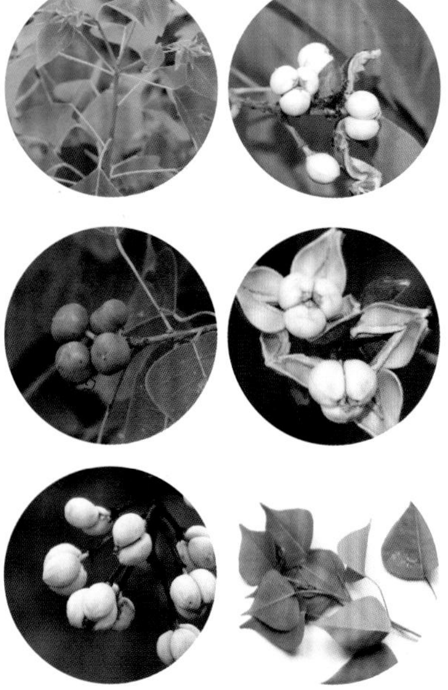

中国民族药用植物图典

苗族卷

第四册

总 主 编：肖培根　诸国本

主　　编：李其信　谢　宇　周重建

副 主 编：齐　菲　杨　芳　马　华　刘士勋　高楠楠　项　红　孙　玉　薛晓月

编　　委：马　楠　王　俊　王忆萍　王丽梅　王郁松　王梅红　卢　军　卢立东　田大虎　冯　倩
吕凤涛　刘　芳　刘　艳　刘士勋　刘卫华　刘立文　孙　宇　孙瑗琨　严　洁　李　惠
李远清　李俊勇　杨　帆　杨冬华　余海文　邹智峰　宋　伟　张　坤　张印辉　陈艳蕊
陈朝霞　罗建锋　郑小玲　赵白宇　赵卓君　段艳梅　饶　佳　秦　臻　耿赫兵　莫　愚
贾政芳　翁广云　郭春芳　黄　红　蒋思琪　程宜康　翟文慧　戴　峰　鞠玲霞　魏献波

图片摄影：周重建　谢　宇　裴　华　邬坤乾　袁井泉　孙骏威　谢　言　钟炯平　李　萍　夏云海

CNS HK 湖南科学技术出版社 · 长沙
国家一级出版社　全国百佳图书出版单位

“十四五”时期国家重点出版物出版专项规划项目

《中国民族药用植物图典》丛书编委会

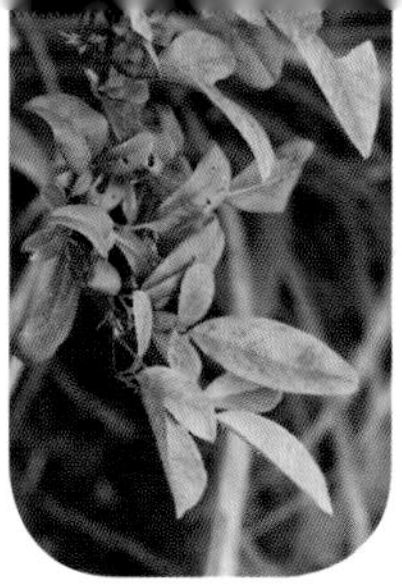

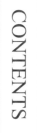

目录 CONTENTS

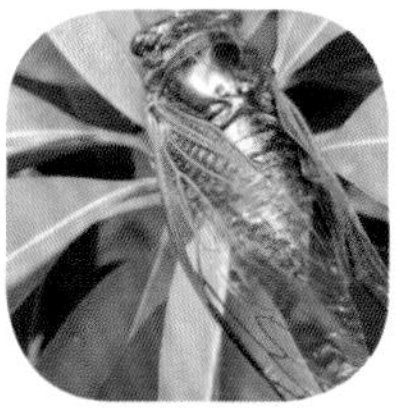
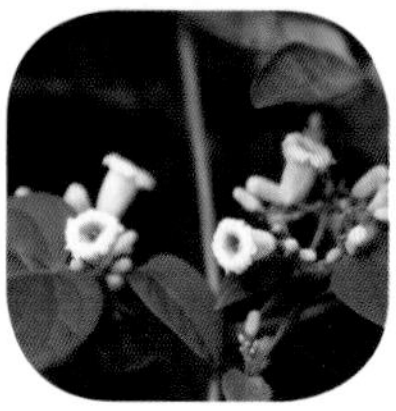
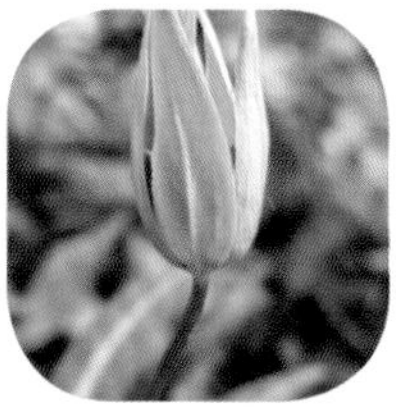
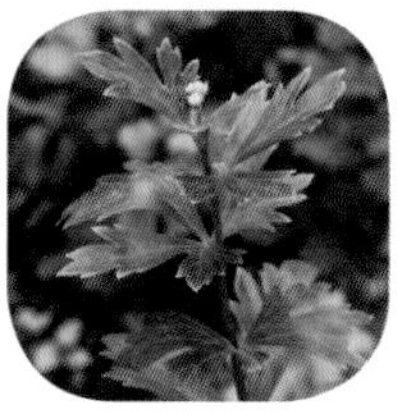

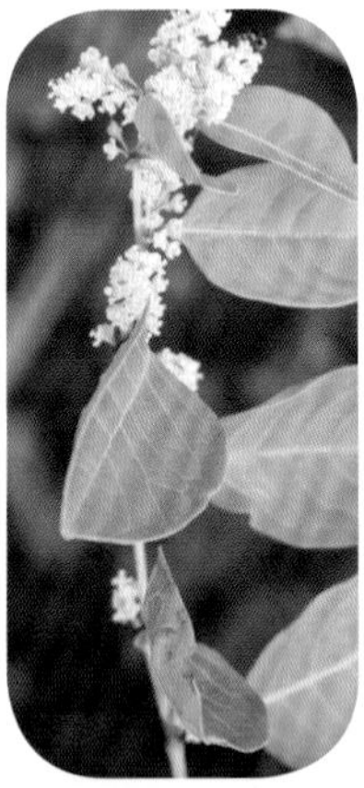

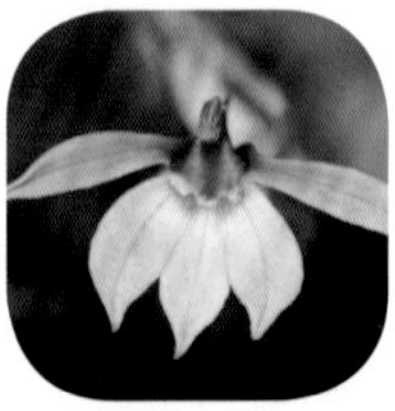

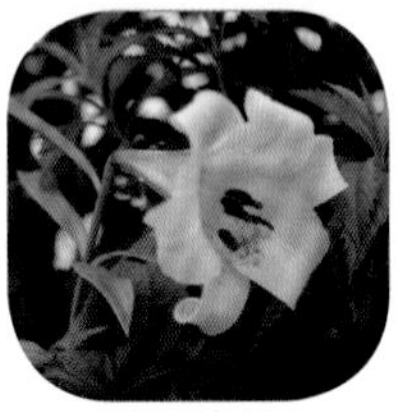

中国民族药用植物图典（第一辑）

苗族卷（第四册）

中国民族药用植物图典·苗族卷
中国民族药用植物图典·壮族卷
中国民族药用植物图典·藏族卷
中国民族药用植物图典·蒙古族卷
中国民族药用植物图典·水族卷
中国民族药用植物图典·维吾尔族卷

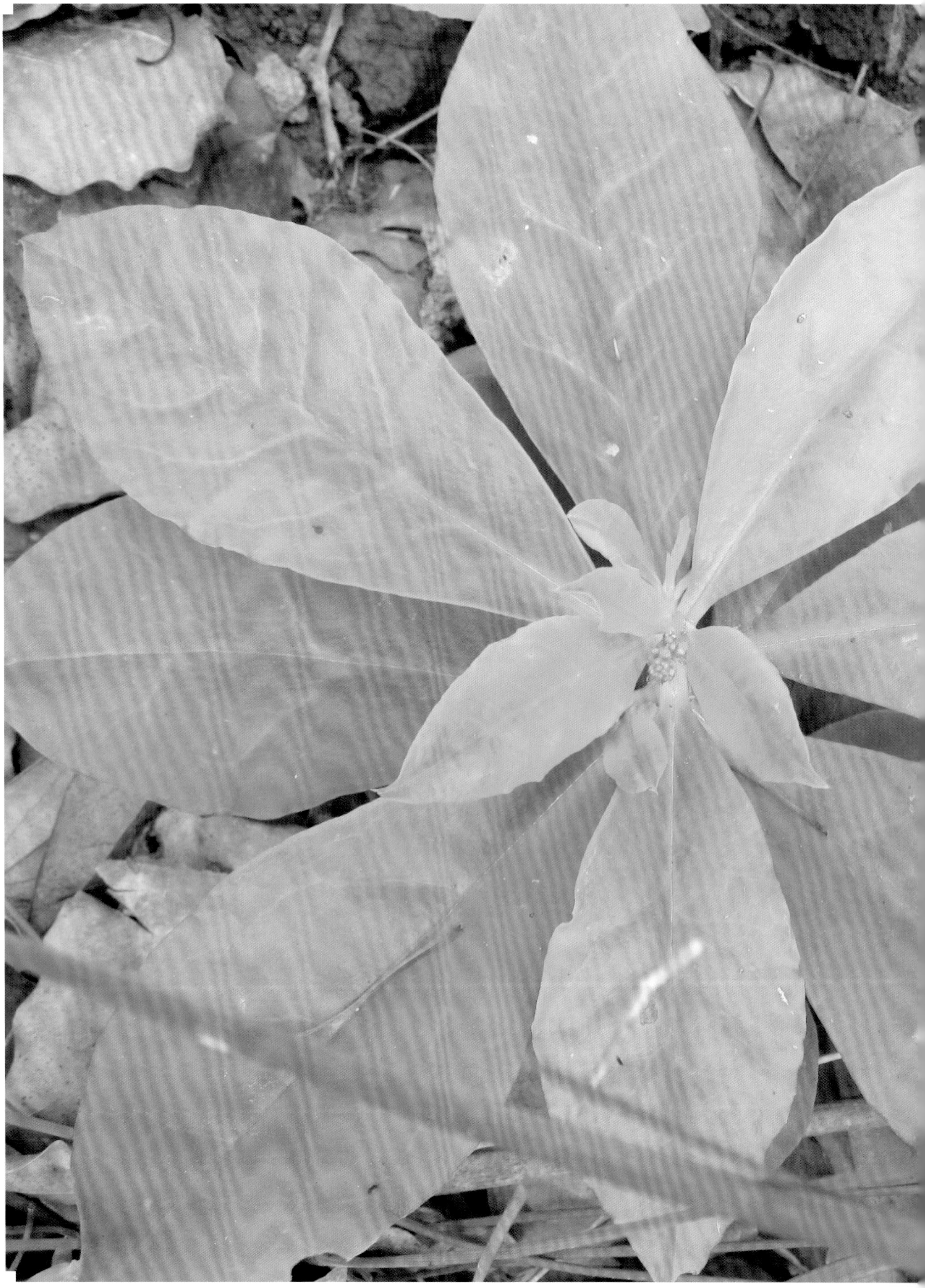

土人参

【苗药名】窝阿笨。

【别　名】土洋参、土高丽参。

【来　源】本品为马齿苋科植物土人参 *Talinum paniculatum*（Jacq.）Gaertn. 的根。

【性味归经】味甜，性热。归冷经。

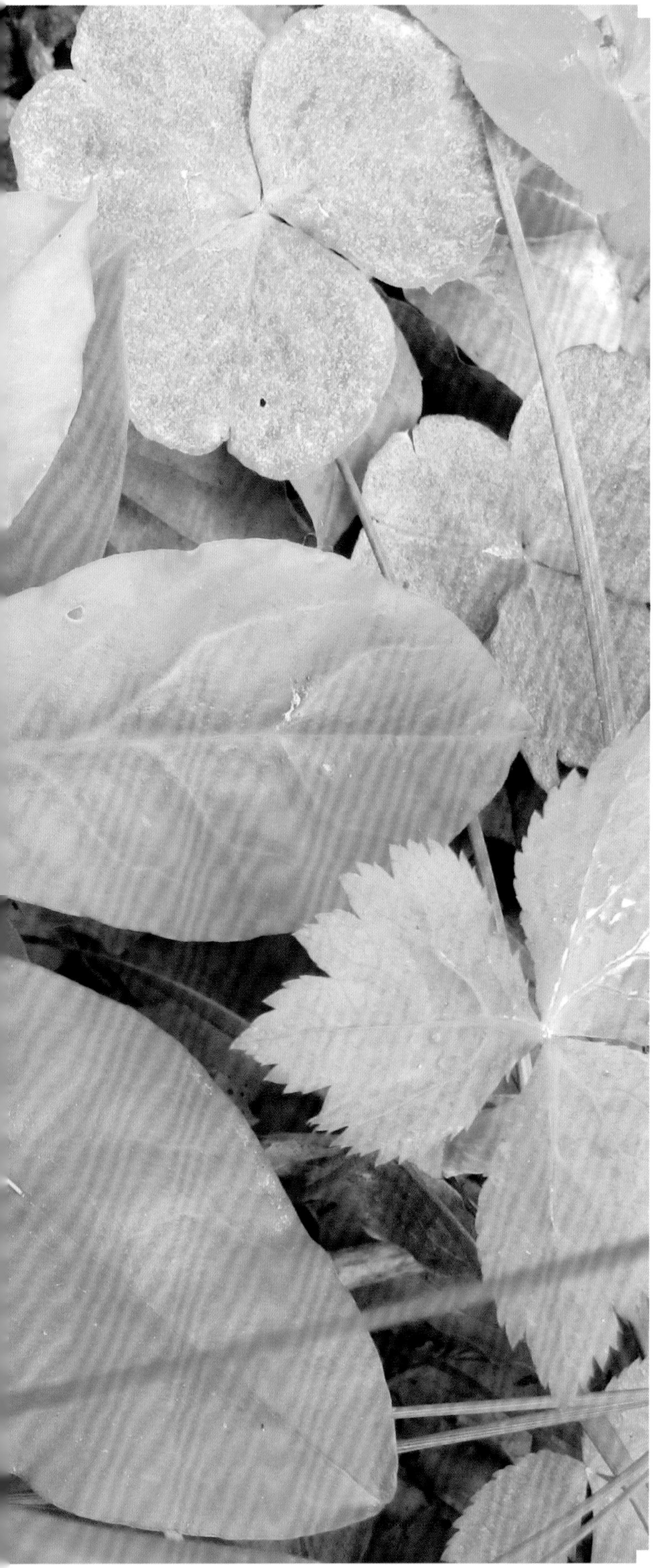

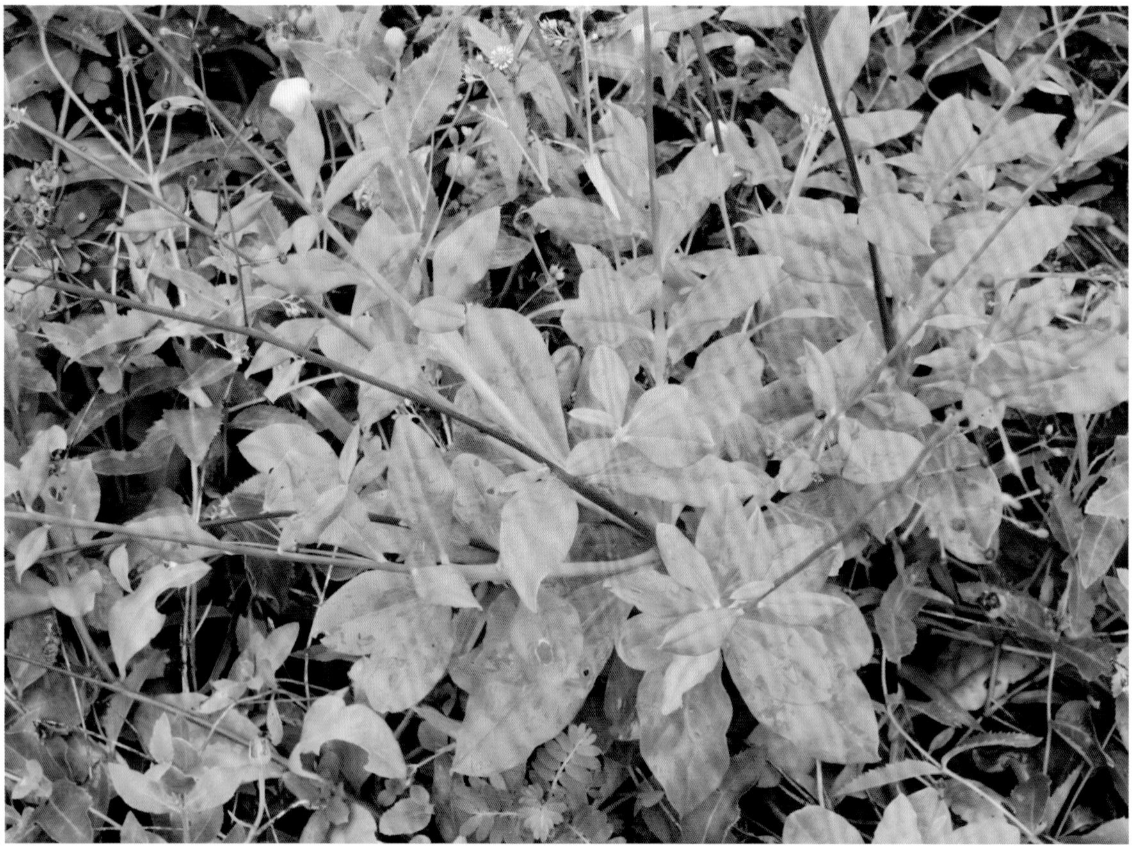

土人参

识别特征

一年生草本植物，高达 60 cm，肉质无毛。主根粗壮分枝，外表棕褐色。茎直立，有分枝，圆柱形，基部稍木质化。叶互生；倒卵形或倒卵状长圆形，长 5 ~ 7 cm，宽 2.5 ~ 3.5 cm，先端渐尖或钝圆，全缘，基部渐狭而成短柄。圆锥花序顶生或侧生，2 歧状分支；花小，两性，淡紫红色，直径约 6 mm；萼片 2，早落；花瓣 5，倒卵形或椭圆形；雄蕊 10 枚以上；子房球形，花柱线形，柱头 3 深裂，先端外展而微弯。蒴果近球形，直径约 4 mm，3 瓣裂，熟时灰褐色。种子多数，细小，扁圆形，黑色有光泽，表面具细腺点。花期 6—7 月，果期 9—10 月。

生境分布

生长于灌丛下肥沃土壤或村寨附近阴湿处。分布于浙江、江苏、安徽、福建、河南、广东、广西、四川、云南、贵州等省区。

采收加工

8—9 月采摘，洗净，除去细根，晒干或刮去表皮，蒸熟晒干。

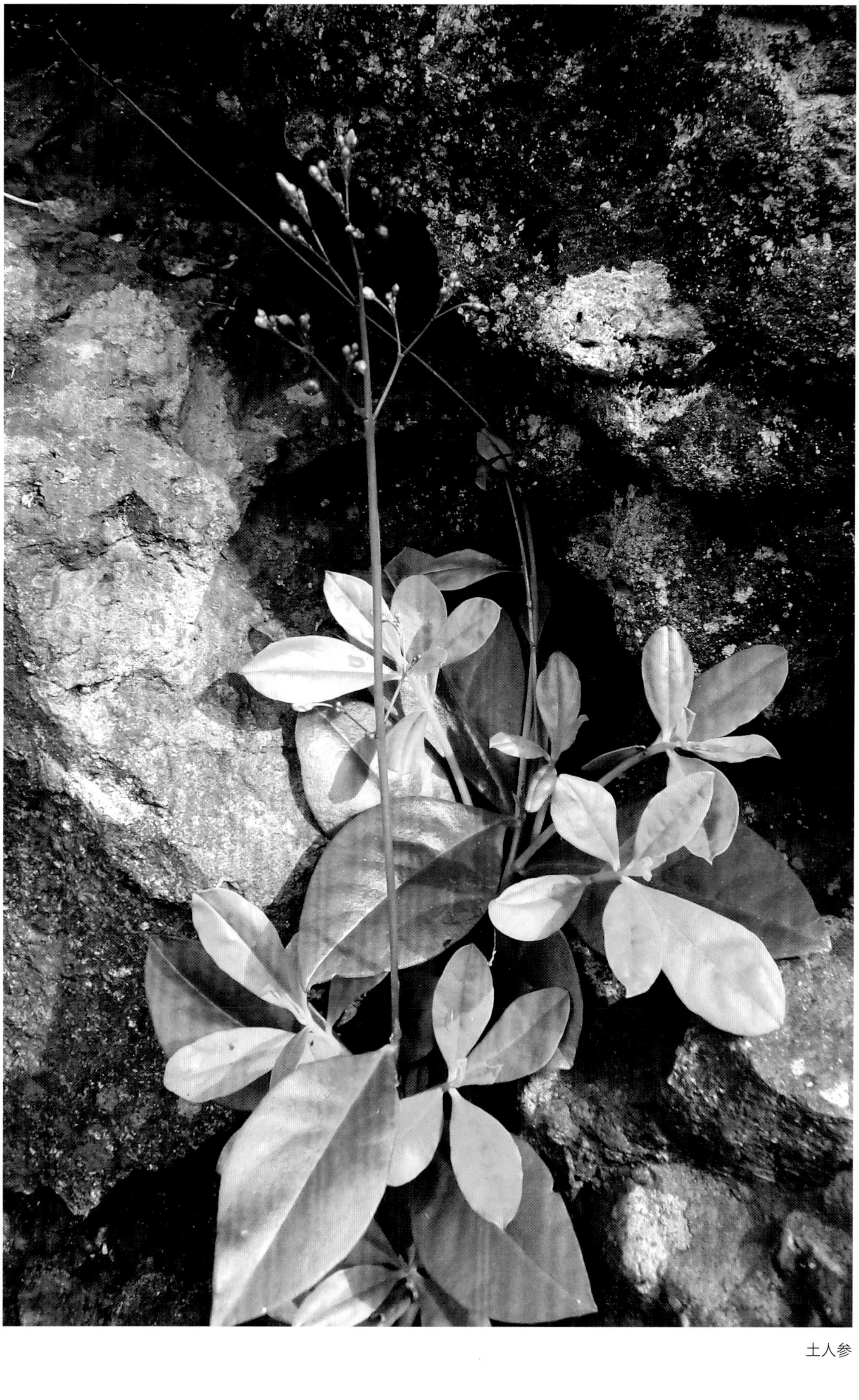

土人参

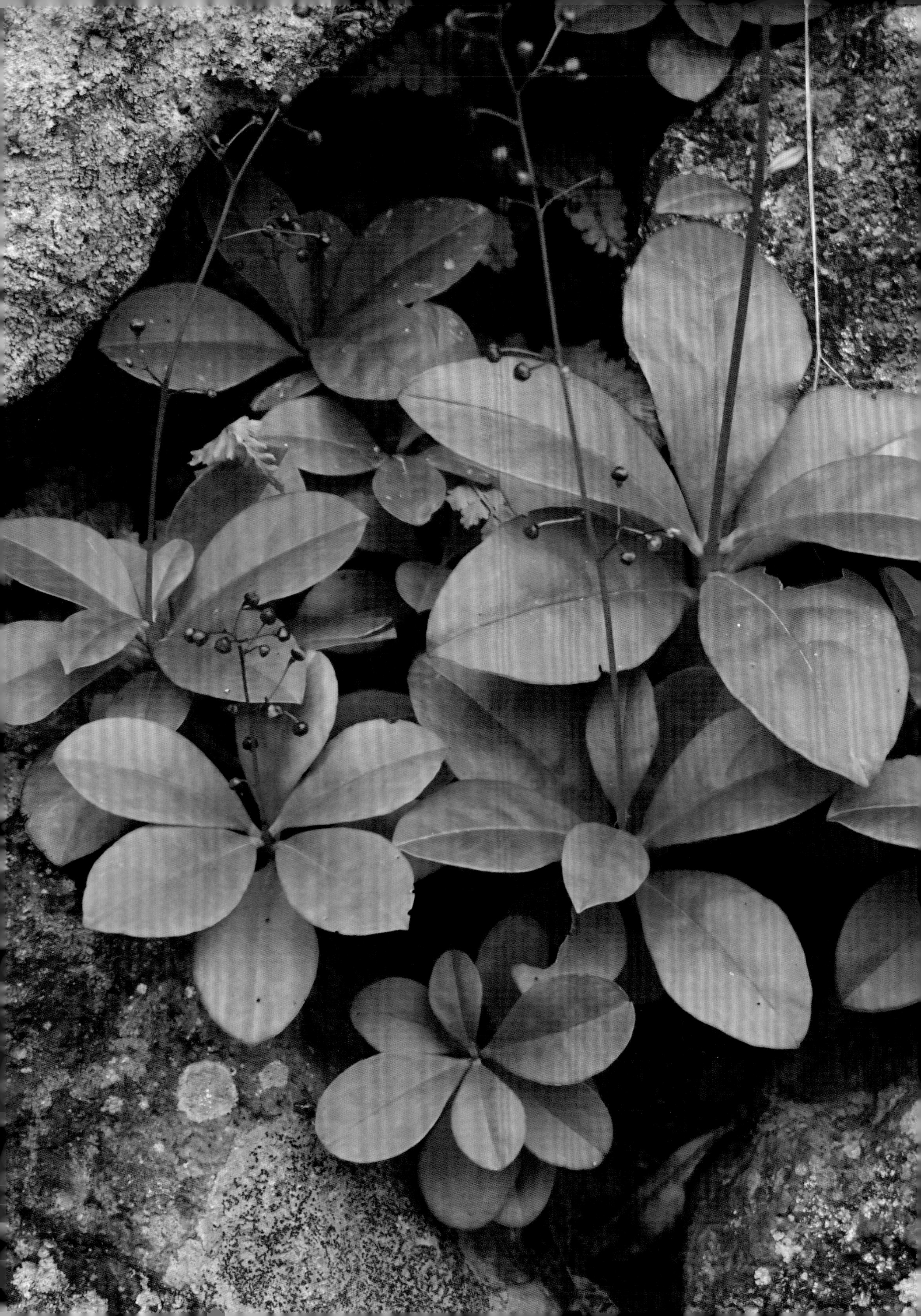

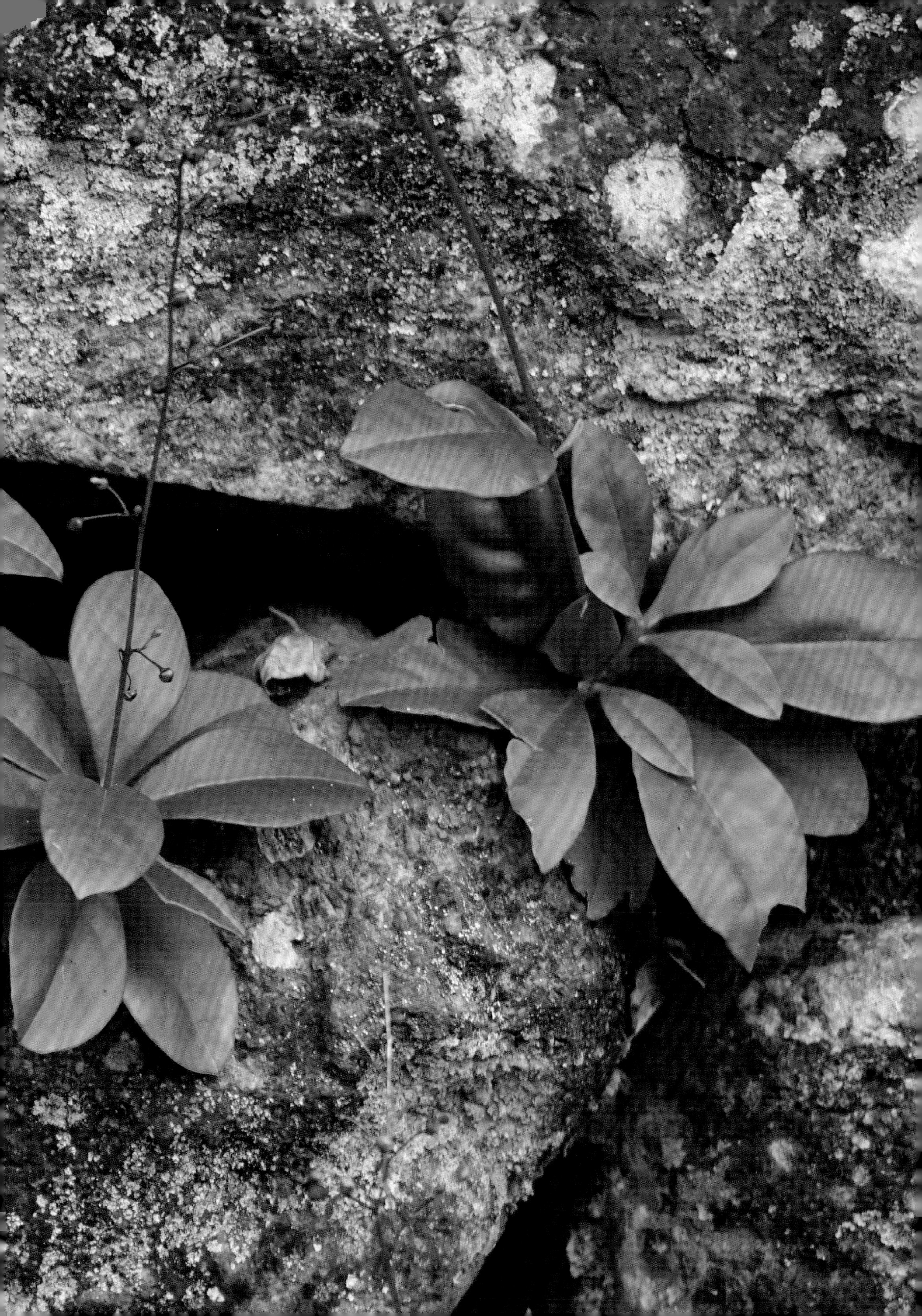

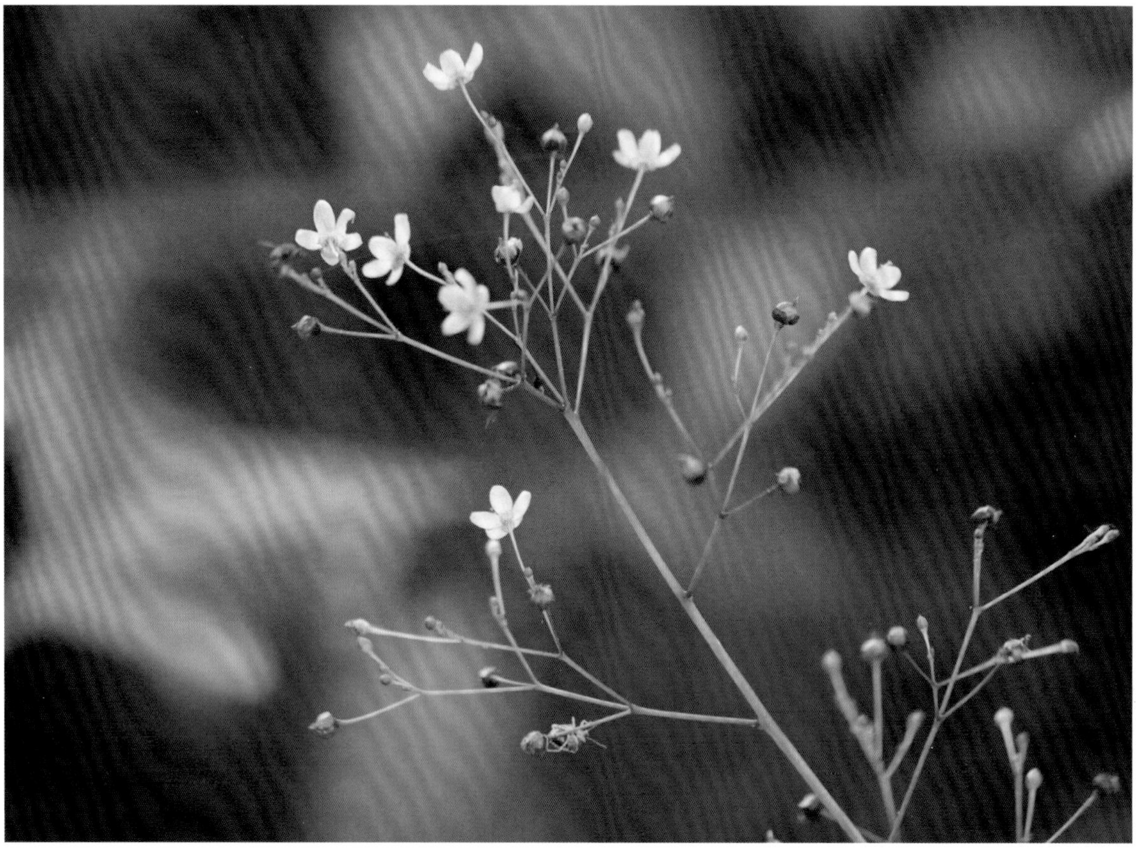
土人参

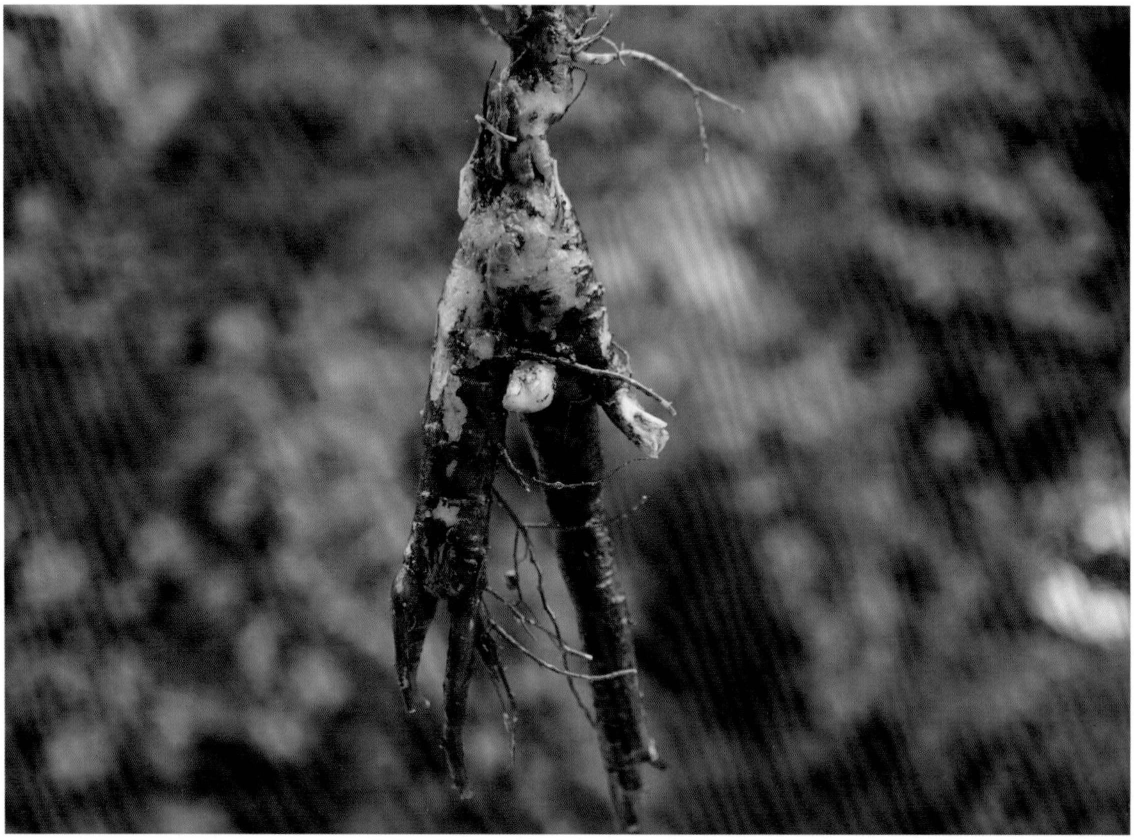
土人参

药材鉴别

根圆柱形或长纺锤形，分枝或不分枝，长 2 ~ 15 cm，直径 0.7 ~ 1.7 cm，顶端具木质茎残基。表面灰黑色，有纵皱纹及点状突起的须根痕或细长须根。坚硬，易折断，断面类白色或黄白色，有放射状纹理。除去栓皮并经蒸煮后表面为灰黄色半透明状，有点状须根痕及纵皱纹，隐约可见内部纵走的维管束。质坚硬，难折断，断面呈角质状，中央常有大空腔。气特异，味甘苦，嚼之有黏滑感。

功效主治

补虚健脾，润肺止咳，调经。主治病后、产后虚弱，月经不调，老年多尿，小儿遗尿，虚热咳嗽，盗汗，自汗，带下，产妇乳汁不足，无名毒疮。

用法用量

内服：煎汤，15 ~ 30 g。外用：适量，捣烂外敷。

民族药方

1. **身体虚弱** 土人参 15 g。水煎服。
2. **汗多** 土人参、大夜关门各 15 g。水煎服。
3. **老年多尿，小儿遗尿** 土洋参根、仙茅根各 30 g。水煎服。
4. **无名毒疮** 土人参叶适量。捣烂，外敷患处。
5. **外伤出血** 干品土高丽参适量。研末撒敷患处。

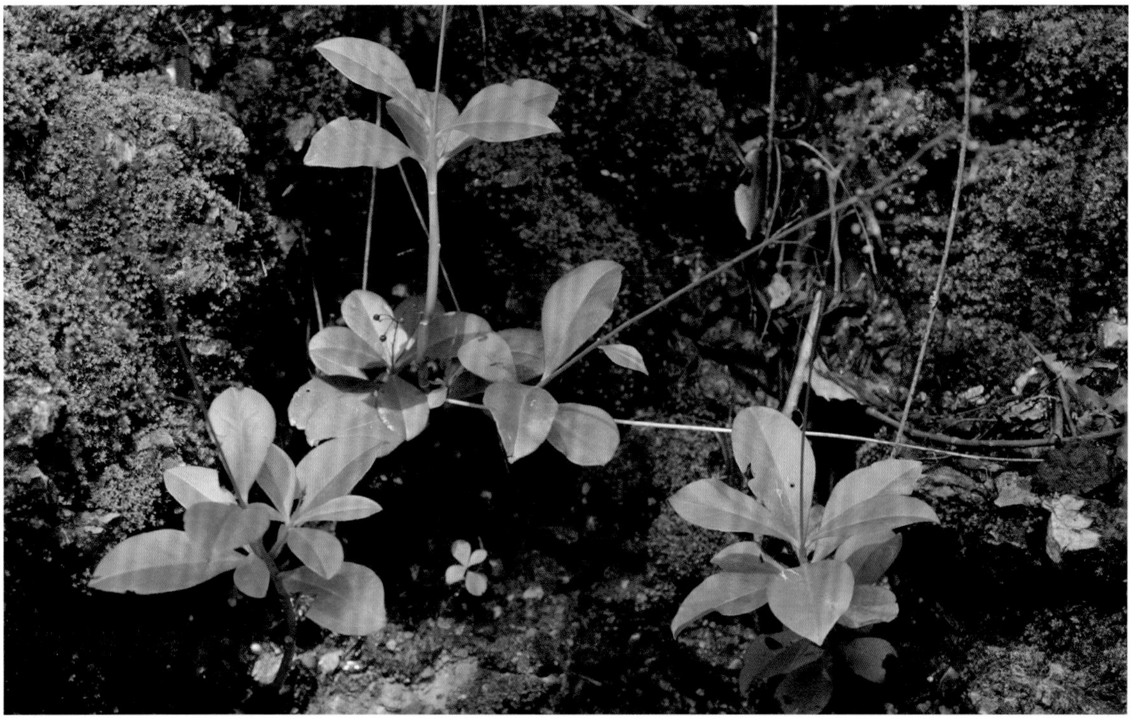

土人参

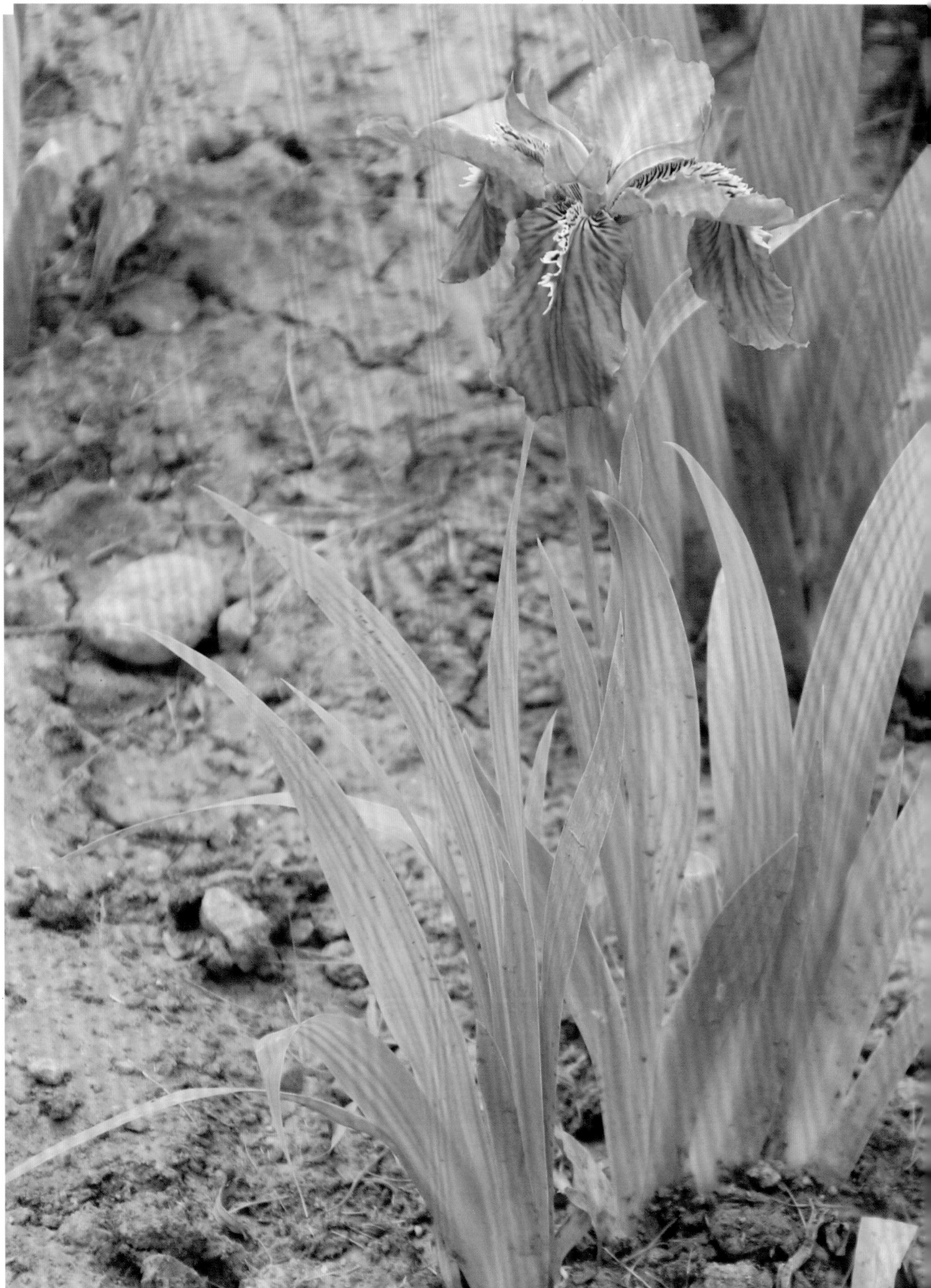

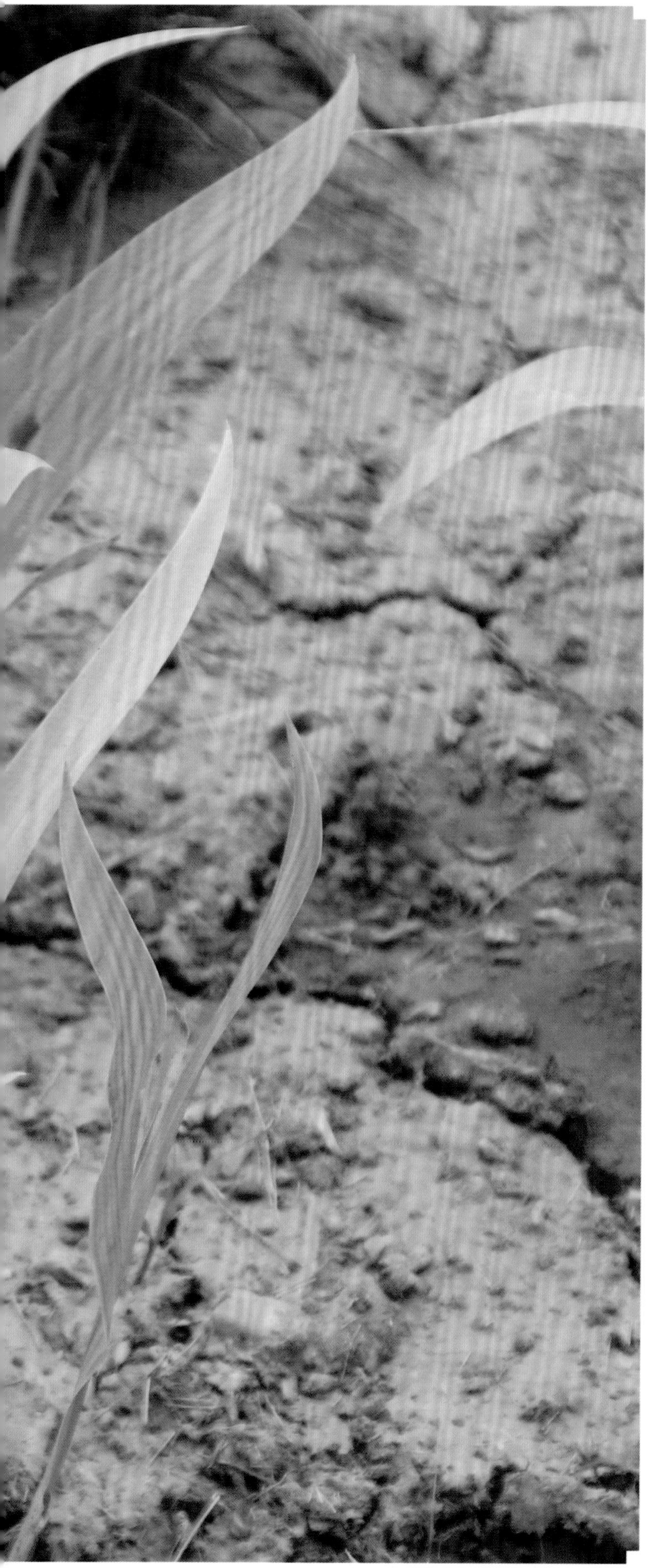

土知母

【苗药名】窝达尚。

【别　名】鸢尾。

【来　源】本品为鸢尾科植物鸢尾 *Iris tectorum* Maxim. 的根茎。

【性味归经】味苦、辛，性冷；小毒。归热经、快经。

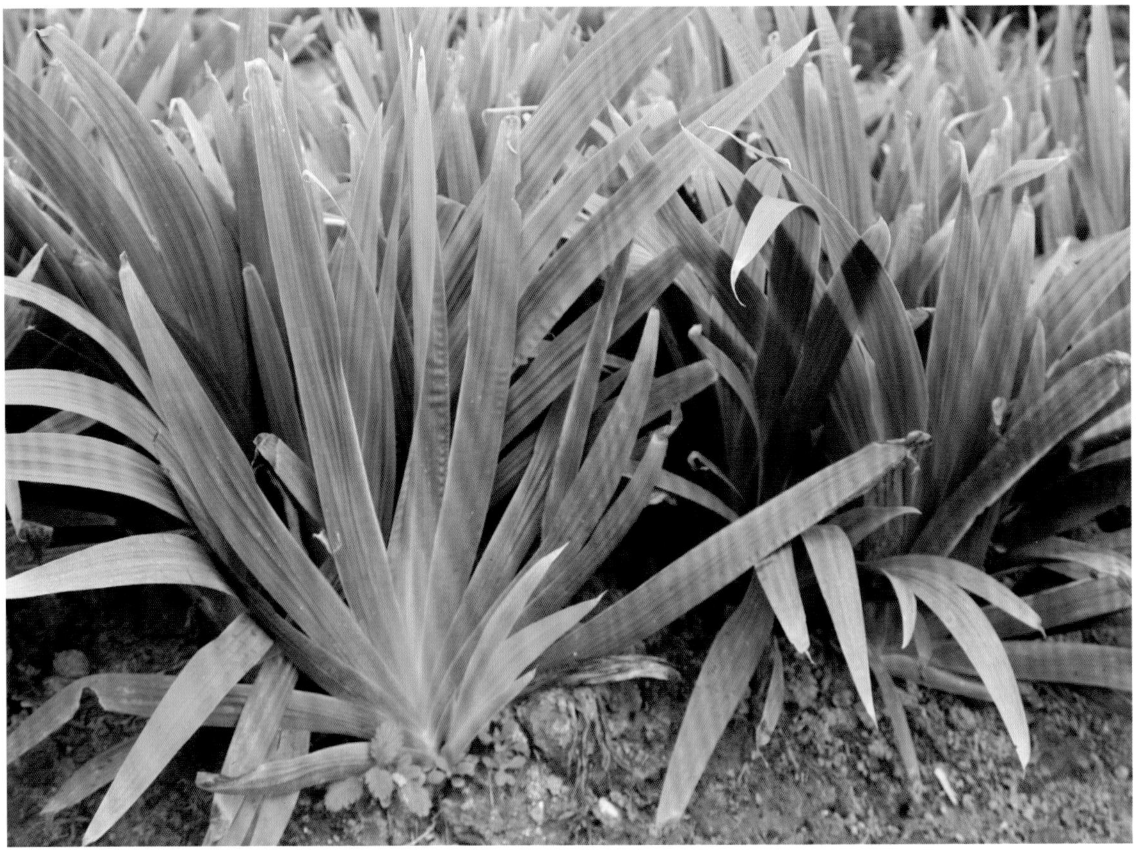

鸢尾

识别特征

多年生草本植物，高 35 ~ 80 cm。植株基部有老叶残留的膜质叶鞘及纤维。根茎较短，肥厚粗壮，叶基生；叶片剑形，长 15 ~ 50 cm，宽 1.5 ~ 3.5 cm，先端渐尖，基部鞘状，套叠排成 2 列，有数条不明显的纵脉。花茎高 20 ~ 40 cm，与叶近等长，中下部有 1 ~ 2 片茎生叶，顶端有 1 ~ 2 个分枝；苞片 2 ~ 3；花梗长 1 ~ 2 cm；花蓝紫色，直径达 10 cm，花被 6，2 轮排列，外轮裂片倒卵形或近圆形，外折，中脉具不整齐橘黄色的鸡冠状突起，内轮裂片较小，倒卵形，拱形直立，花被管长 3 ~ 4 cm；雄蕊 3，长 2.5 ~ 3.0 cm，花药黄色；子房下位，3 室，花柱分支 3，花瓣状，蓝色，覆盖着雄蕊，先端 2 裂，边缘流苏状。蒴果，椭圆状至倒卵状，长 4 ~ 6 cm，直径 2.0 ~ 2.5 cm，有 6 条明显的肋；种子梨形，黑褐色，种皮皱。花期 4—5 月，果期 6—7 月。

生境分布

生长于林缘、水边湿地及向阳坡地。分布于西南及山西、陕西、甘肃、江苏、安徽、浙江、江西、福建、湖北、湖南、广西、贵州等省区。

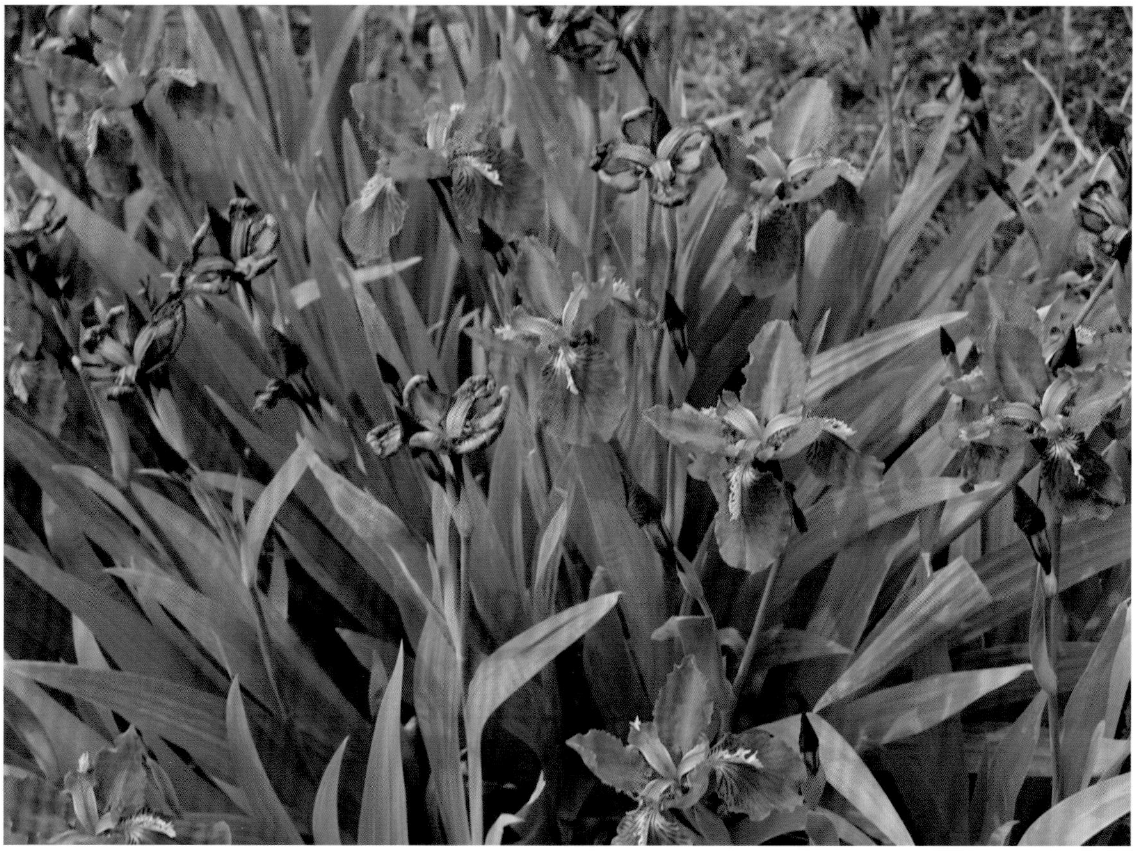

鸢尾

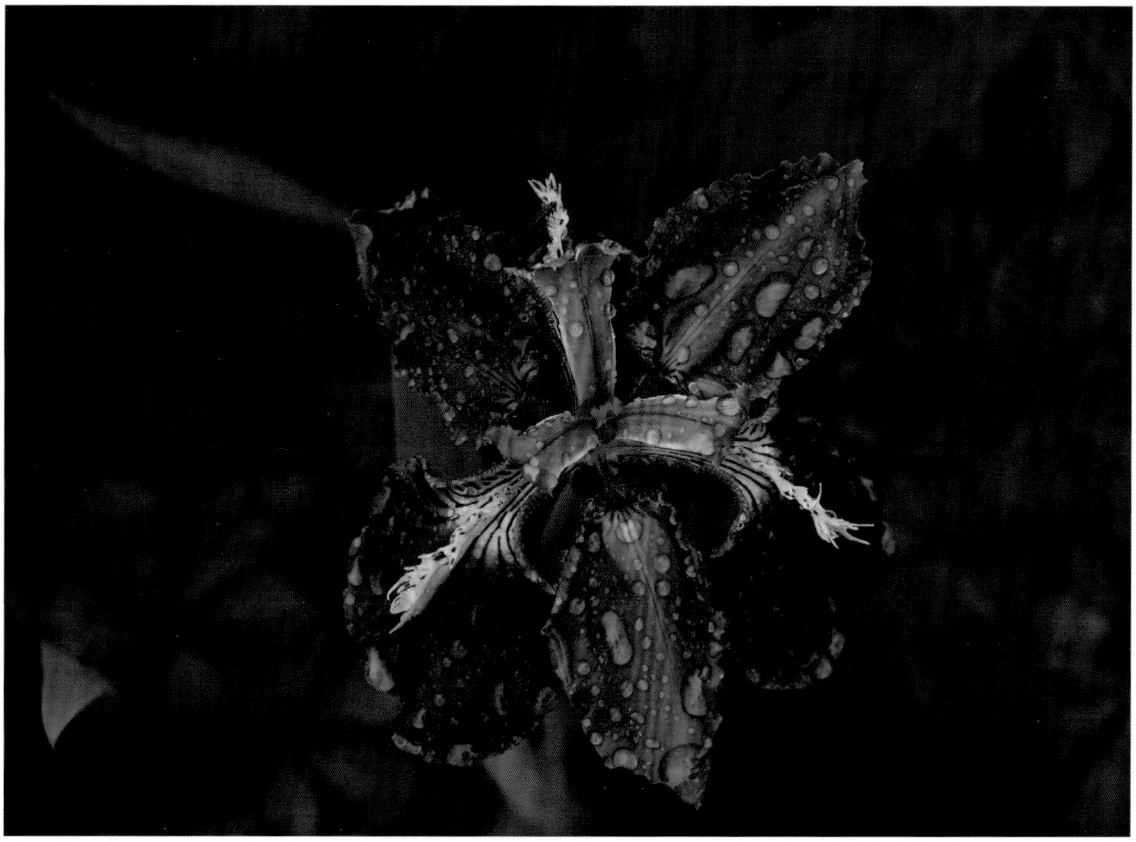

鸢尾

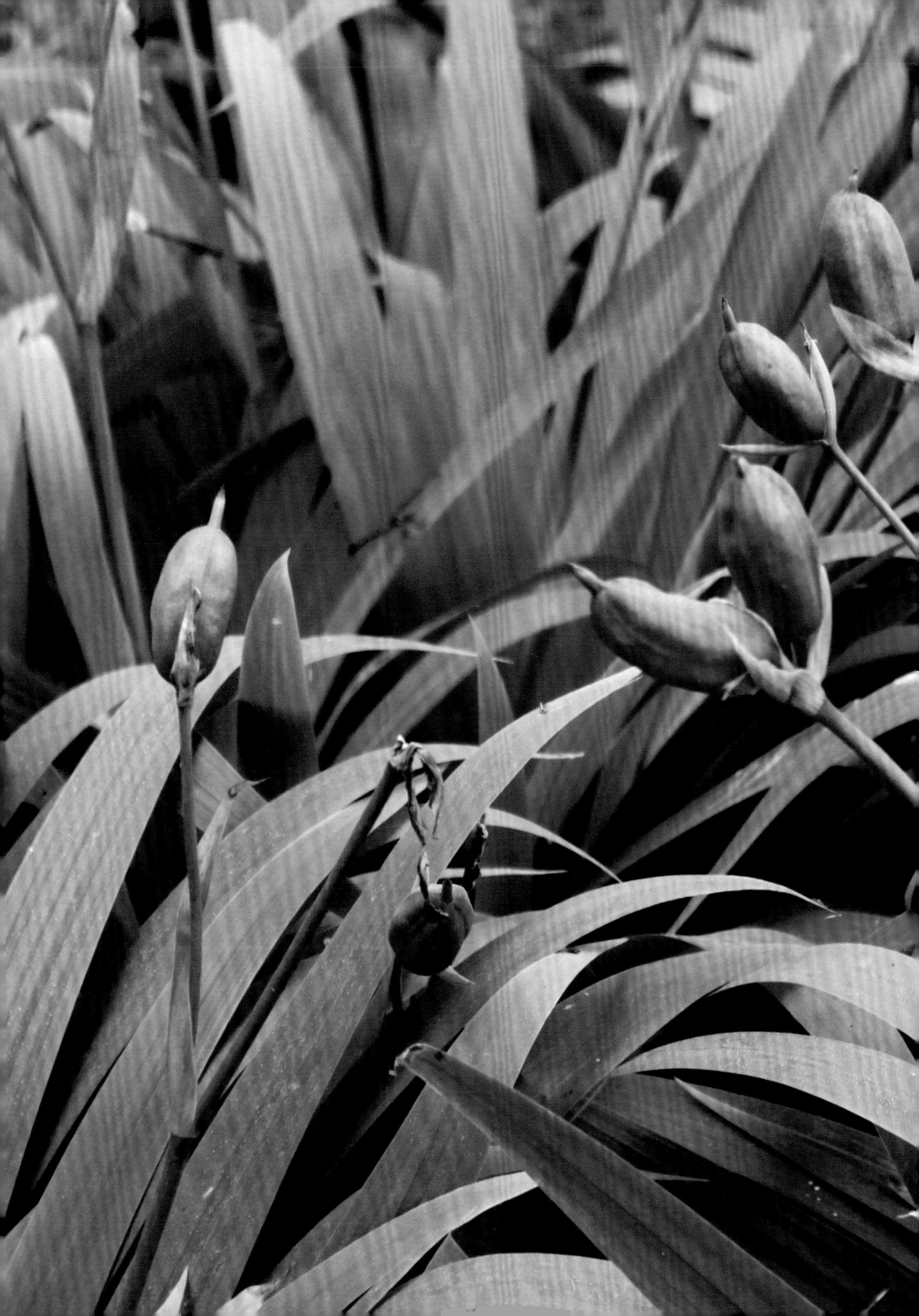

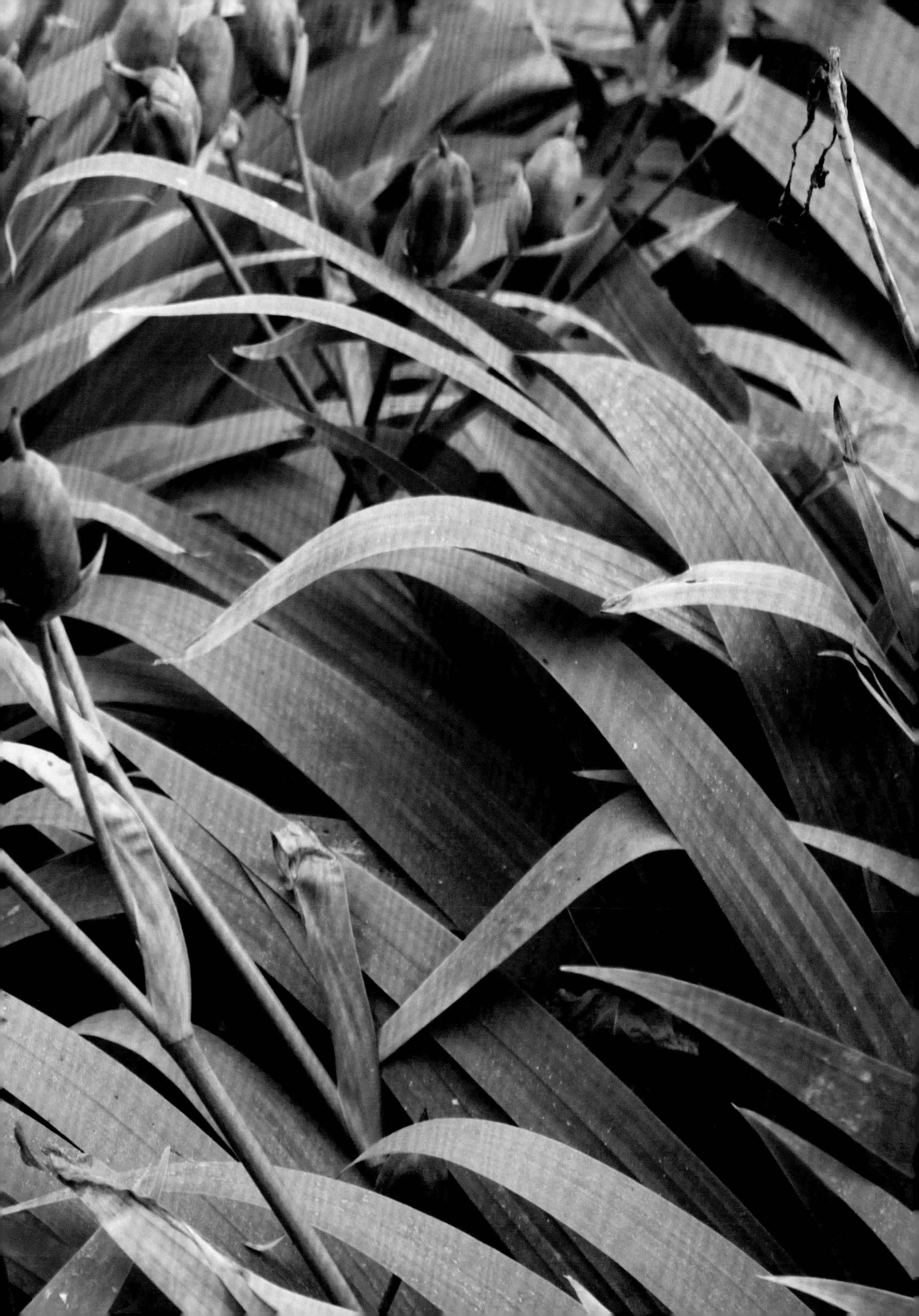

采收加工

秋、冬二季采挖，除去茎叶及须根，洗净，鲜用或晒干。

药材鉴别

干燥根茎呈不规则节结状，有分枝，一端膨胀，另一端渐细，外被膜质叶片。表面棕黄色，粗皱，近根头部上侧有横向环纹，下侧有细根痕，呈圆点下陷。质坚、脆，易折断，断面略平坦，可见散在的小点（维管束）。气香，味微苦。

功效主治

消积，泄热，利咽，通便。主治食积胀满，咽喉肿痛，便秘，牙龈肿痛，跌仆伤肿，疮疖肿毒，蛇犬咬伤。

用法用量

内服：煎汤，1 ~ 3 g；磨汁或研末。外用：适量，捣敷。

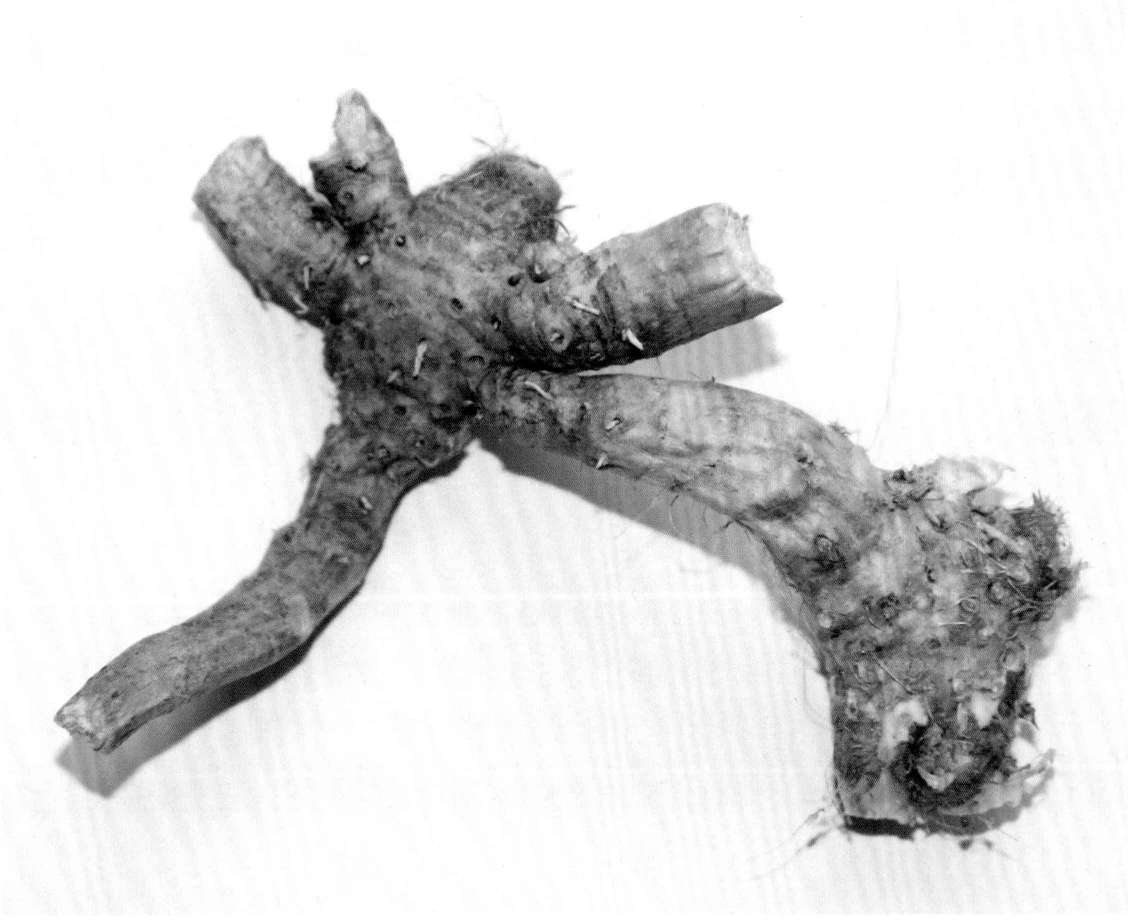

土知母药材

民族药方

1．食积饱胀 ①土知母 3 g。研细，用白开水或兑酒吞服。②土知母根适量。研粉。

2．食积，气积，血积 土知母、刘寄奴各 9 g，薏苡仁根 15 g。水煎，以酒为引服；或研末，以酒调服。

3．胃口臭 土知母、栀子各 9 g，鱼腥草 12 g。水煎服。

4．痞块 土知母（去皮，酒浸透，晒干）适量。研末。第 1 次用 9 g，合猪油煎鸡蛋吃；第 2 次用土知母、隔山消各 9 g，煎鸡蛋吃；第 3 次用土知母 9 g，隔山消、巴岩姜末各 6 g，煎鸡蛋吃。

5．肝硬化腹水 土知母 3 g。生用切片，煎鸡蛋吃。吃后 1 小时可泻。

6．咳嗽 土知母 3 g，大山羊 9 g。水煎，每日分 3 次服。

7．痈疮疖肿 土知母适量。研粉，凉开水调敷。

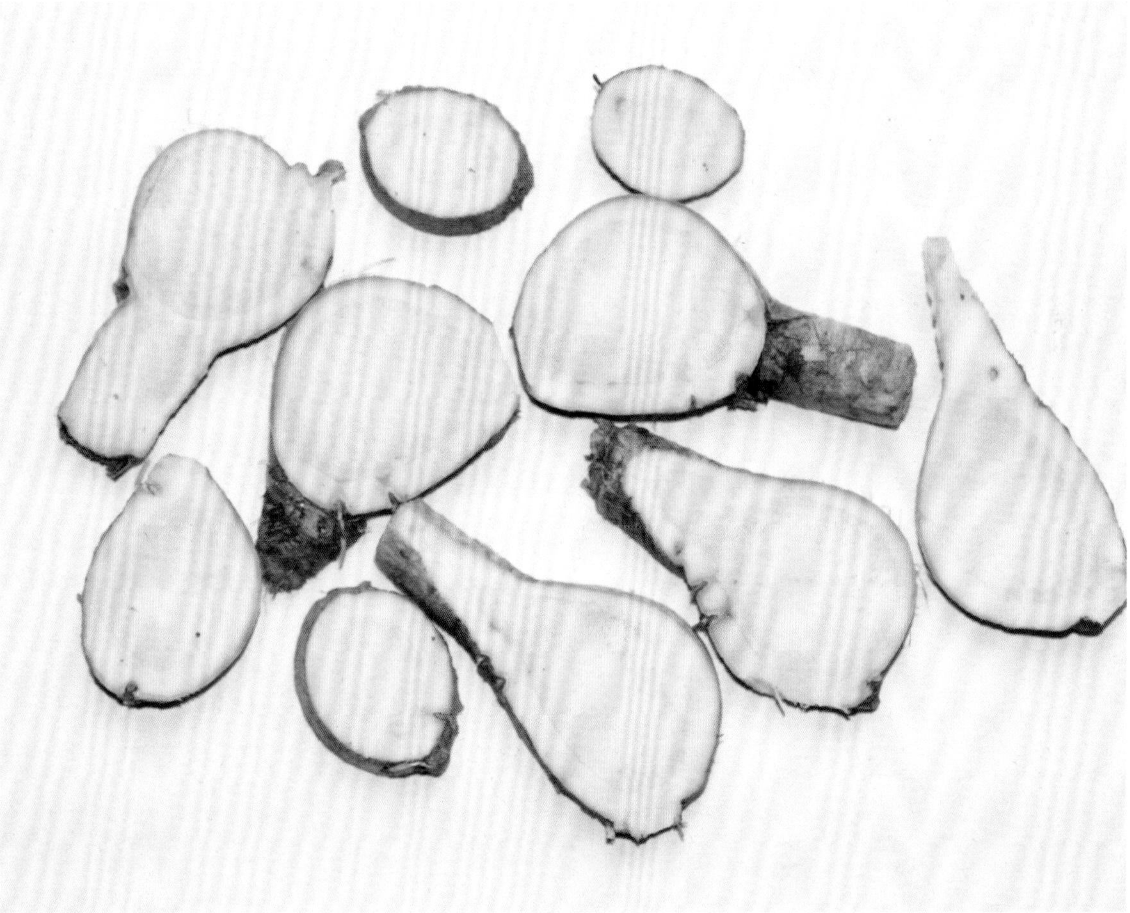

土知母饮片

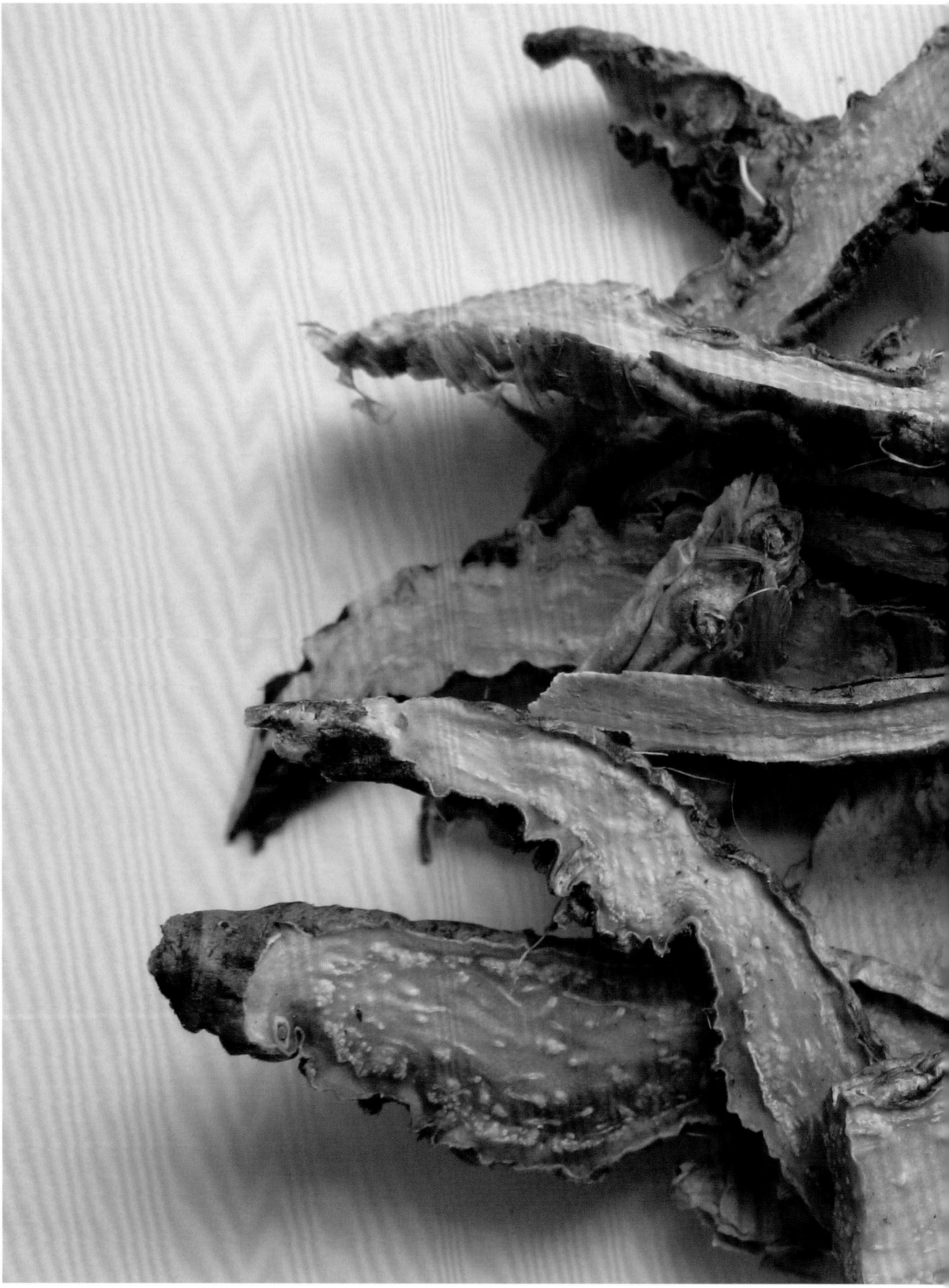

土知母

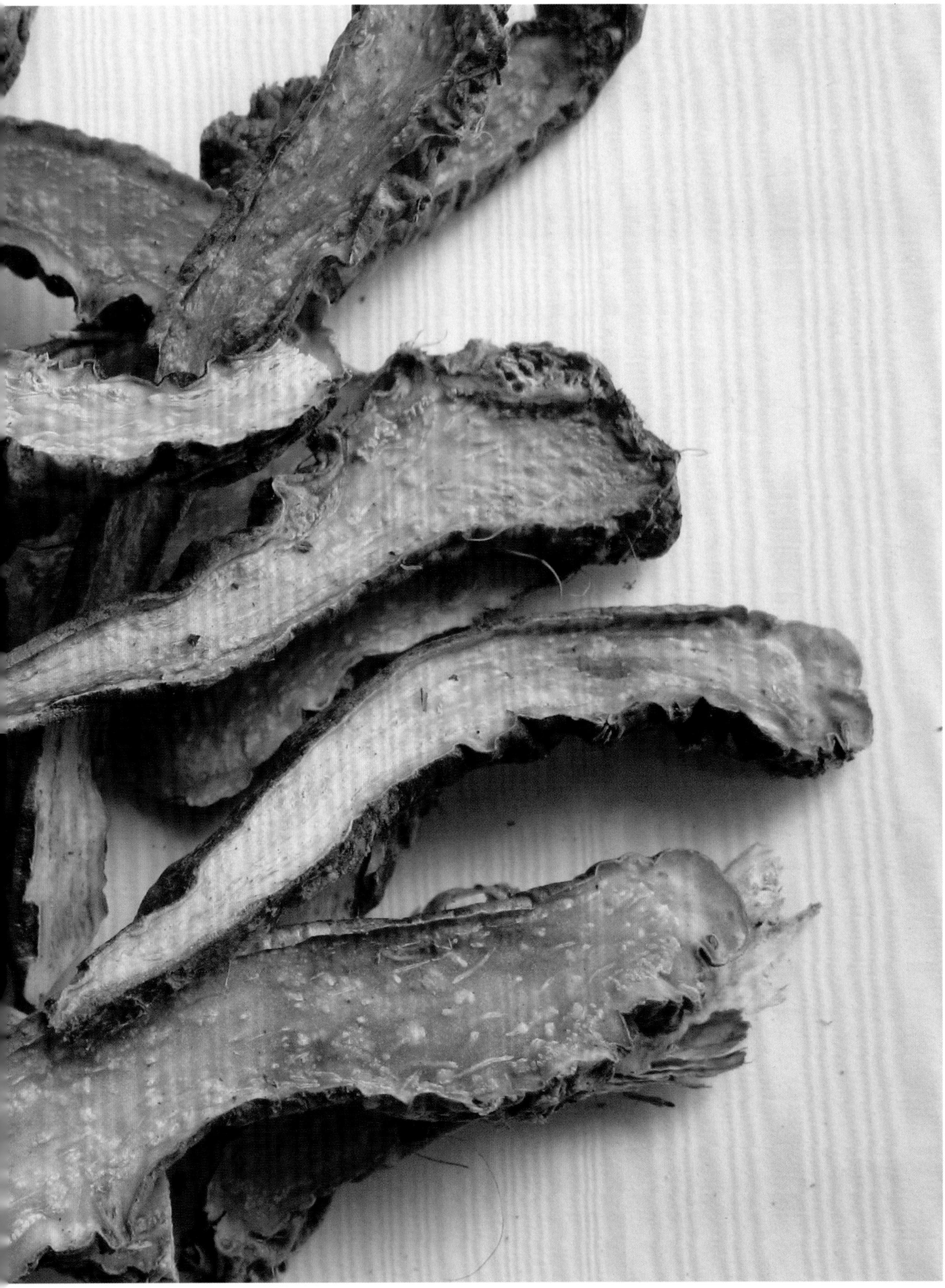

土知母饮片

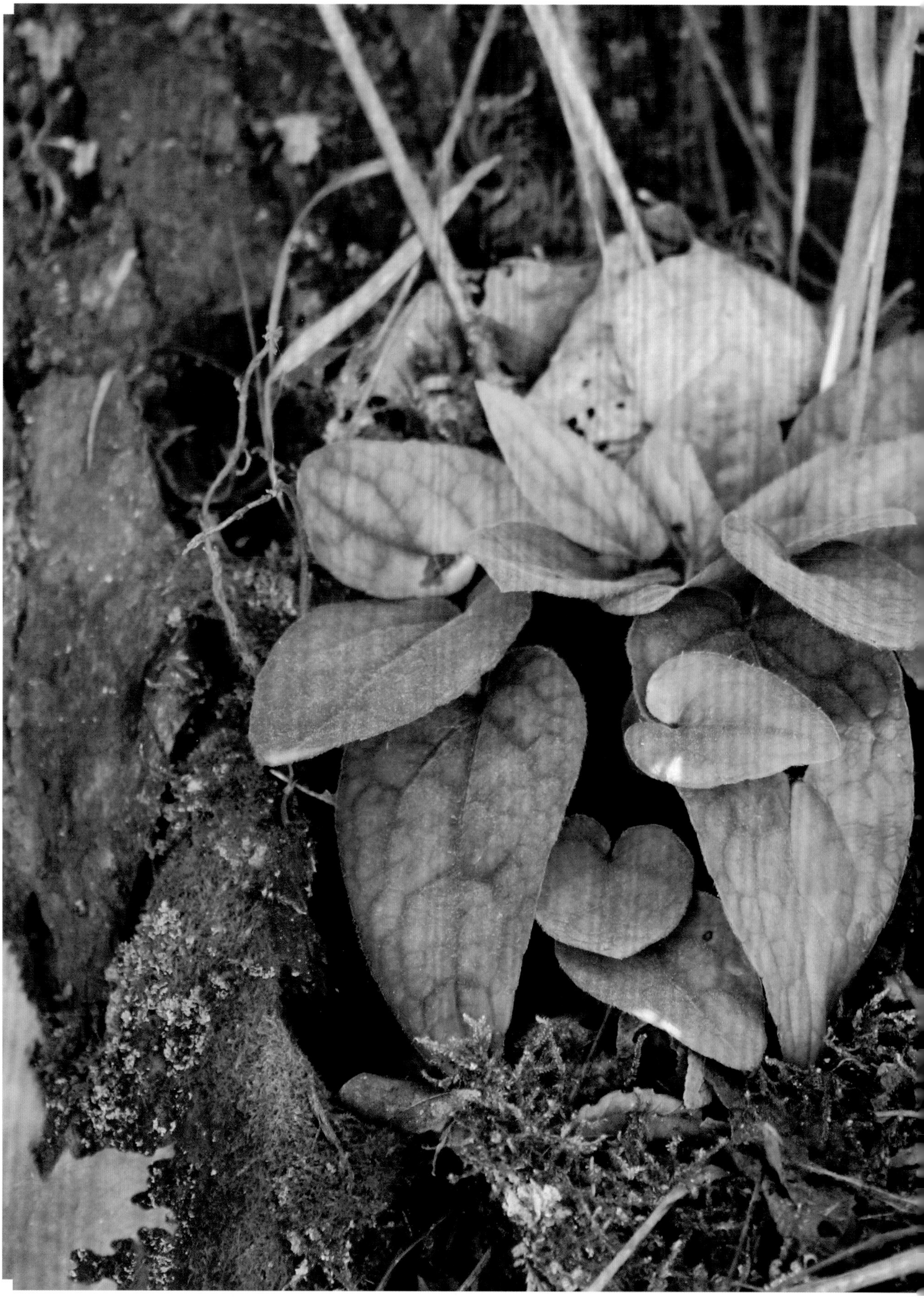

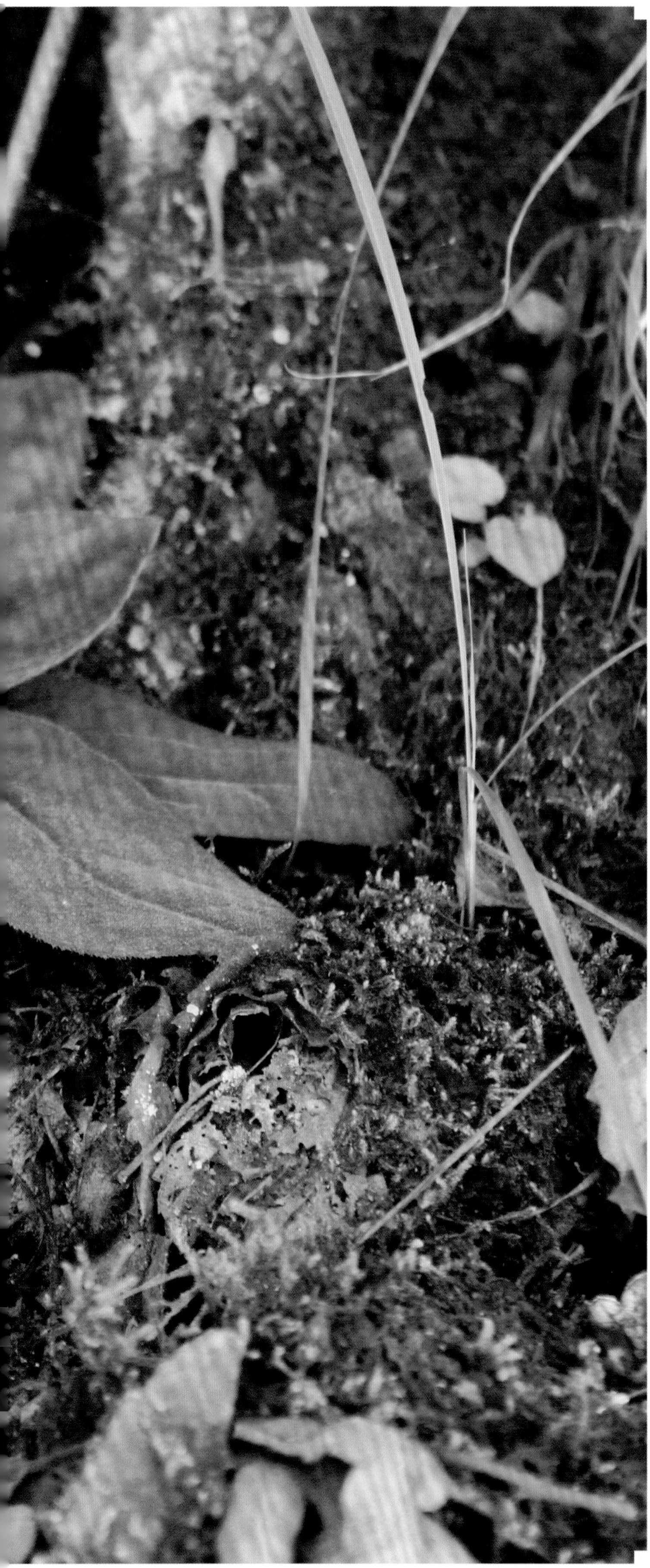

兔耳风

【苗 药 名】 锐头庙拉。

【别　　名】 兔儿风、双股箭、小接骨丹、毛叶威灵仙。

【来　　源】 本品为菊科植物杏香兔耳风 *Ainsliaea bonatii* Beauv. 的全草。

【性味归经】 味苦、微辛，性冷。归热经。

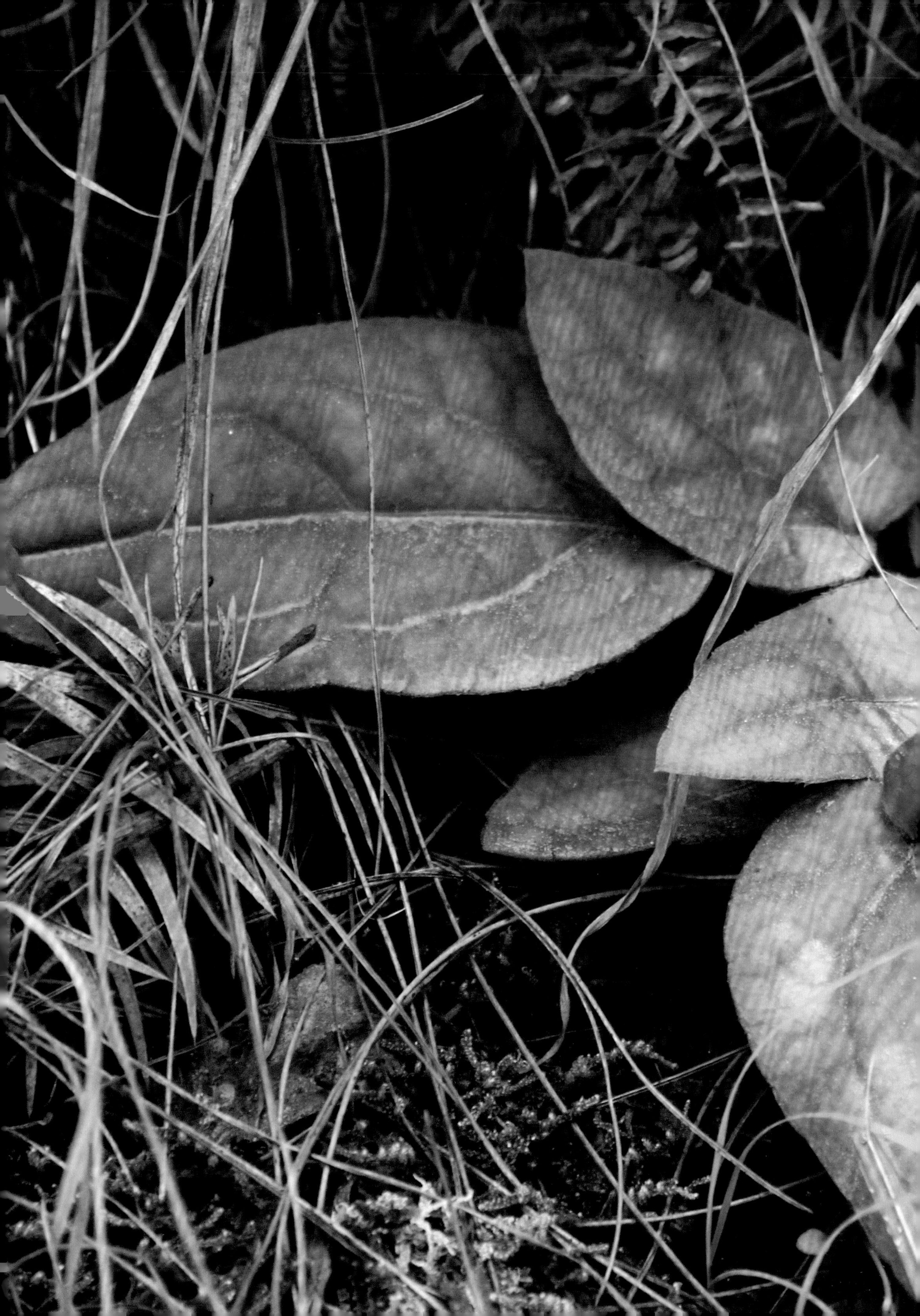

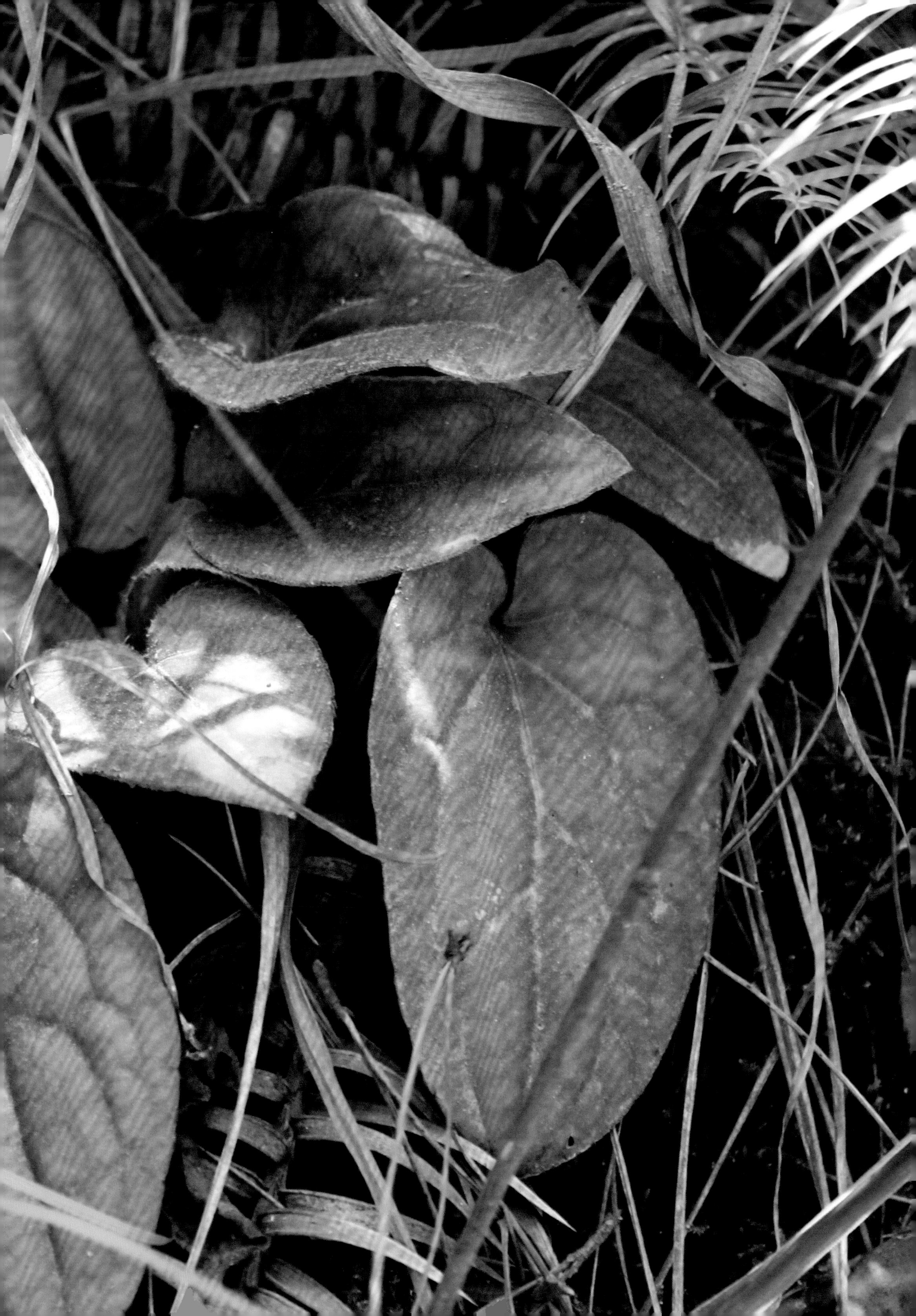

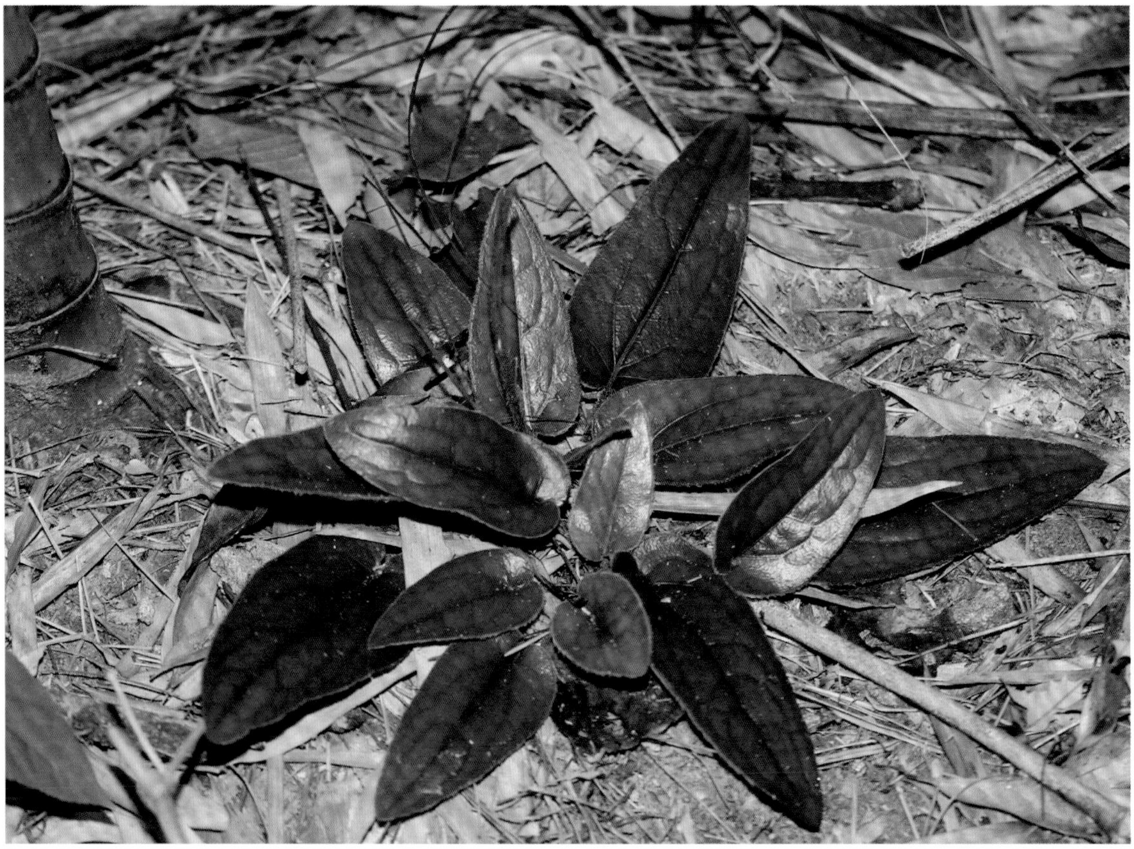

杏香兔耳风

识别特征

多年生草本植物，高 35 ~ 60 cm。根茎较粗壮，密被棕色茸毛。叶基生，叶柄长 5 ~ 12 cm，有翅；叶片圆形或卵状心形，长 5 ~ 10 cm，宽 4 ~ 9 cm，先端圆钝或短渐尖，基部心形，边缘有骈体状细齿或浅齿，脉细网状。头状花序排成长穗状，有披针形苞叶，头状花序长约 1.5 cm，3 ~ 6 个密生于花茎上；总苞长约 1 cm，总苞片约 5 层，不等长，披针形，先端有凸尖，花冠粉红色。瘦果长约 3 mm，具柔毛；冠毛羽毛状，黄褐色。夏、秋季开花。

生境分布

生长于山坡路旁、山野丛林下。分布于贵州、四川、云南等省区。

采收加工

秋后挖根，鲜用或切片晒干。

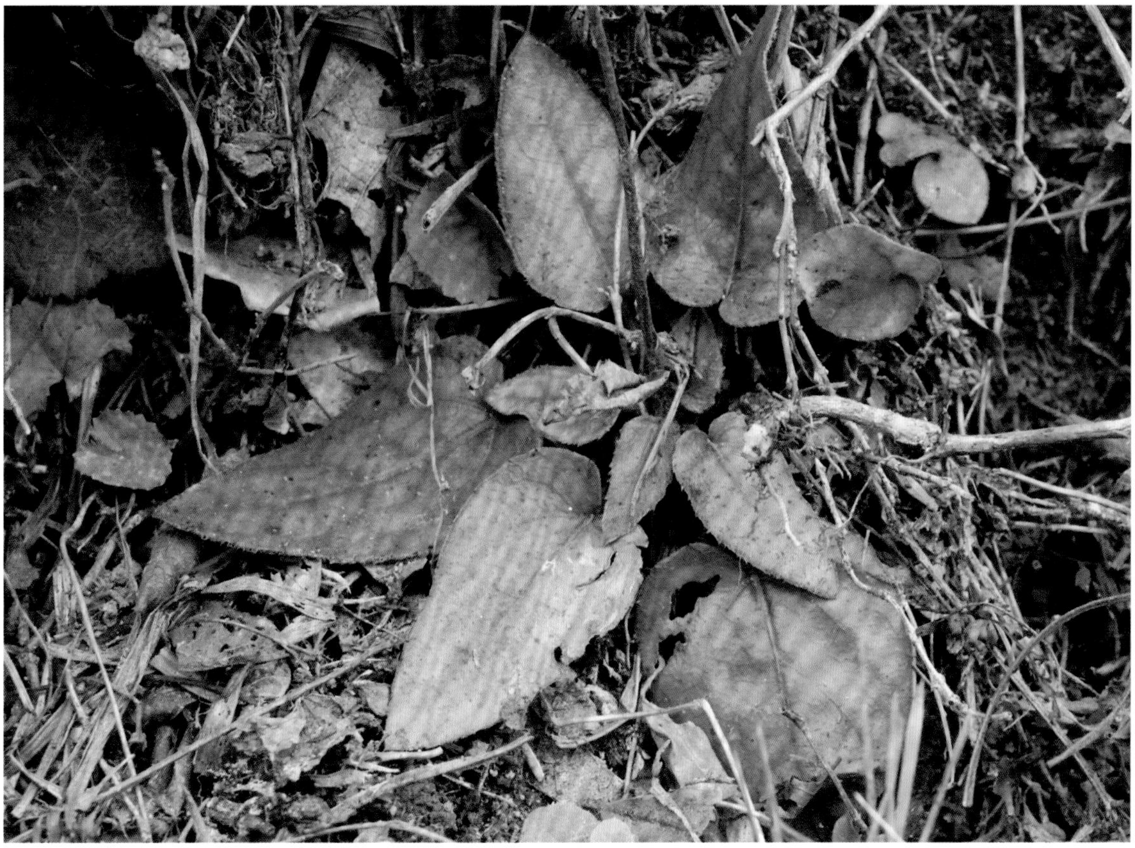

杏香兔耳风

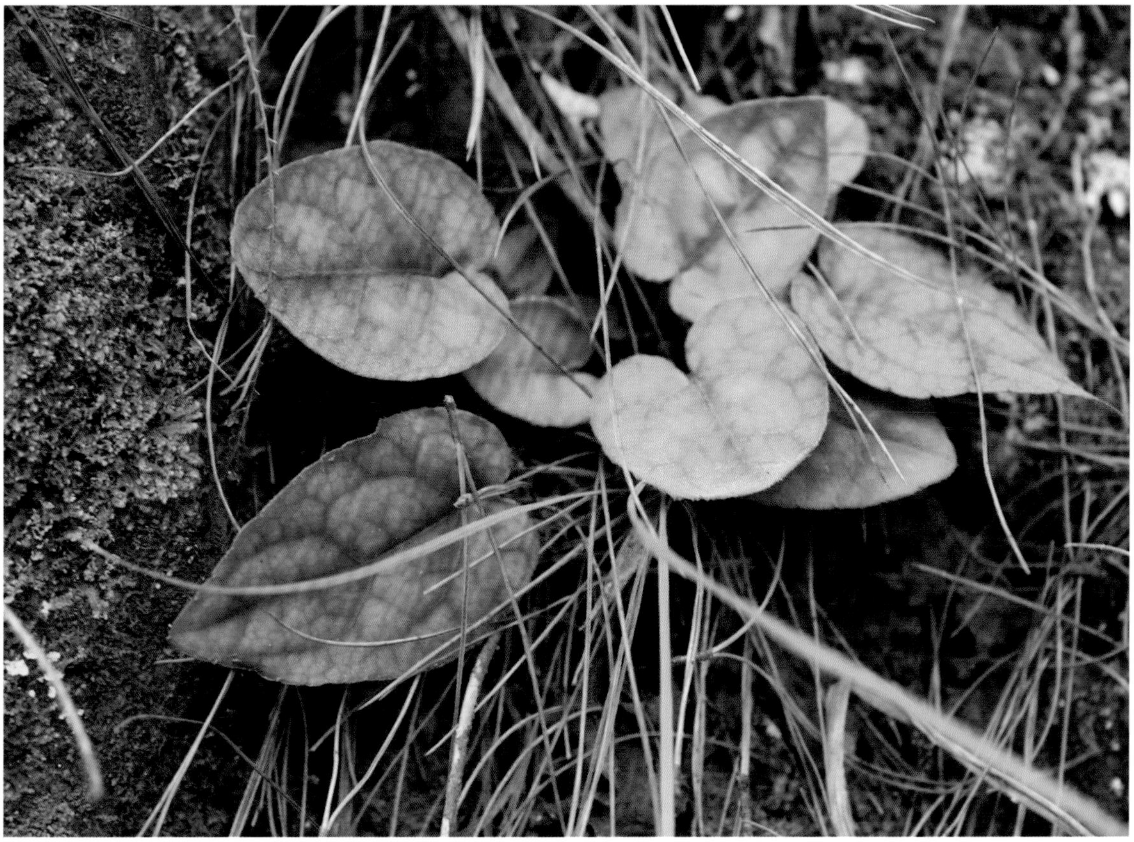

杏香兔耳风

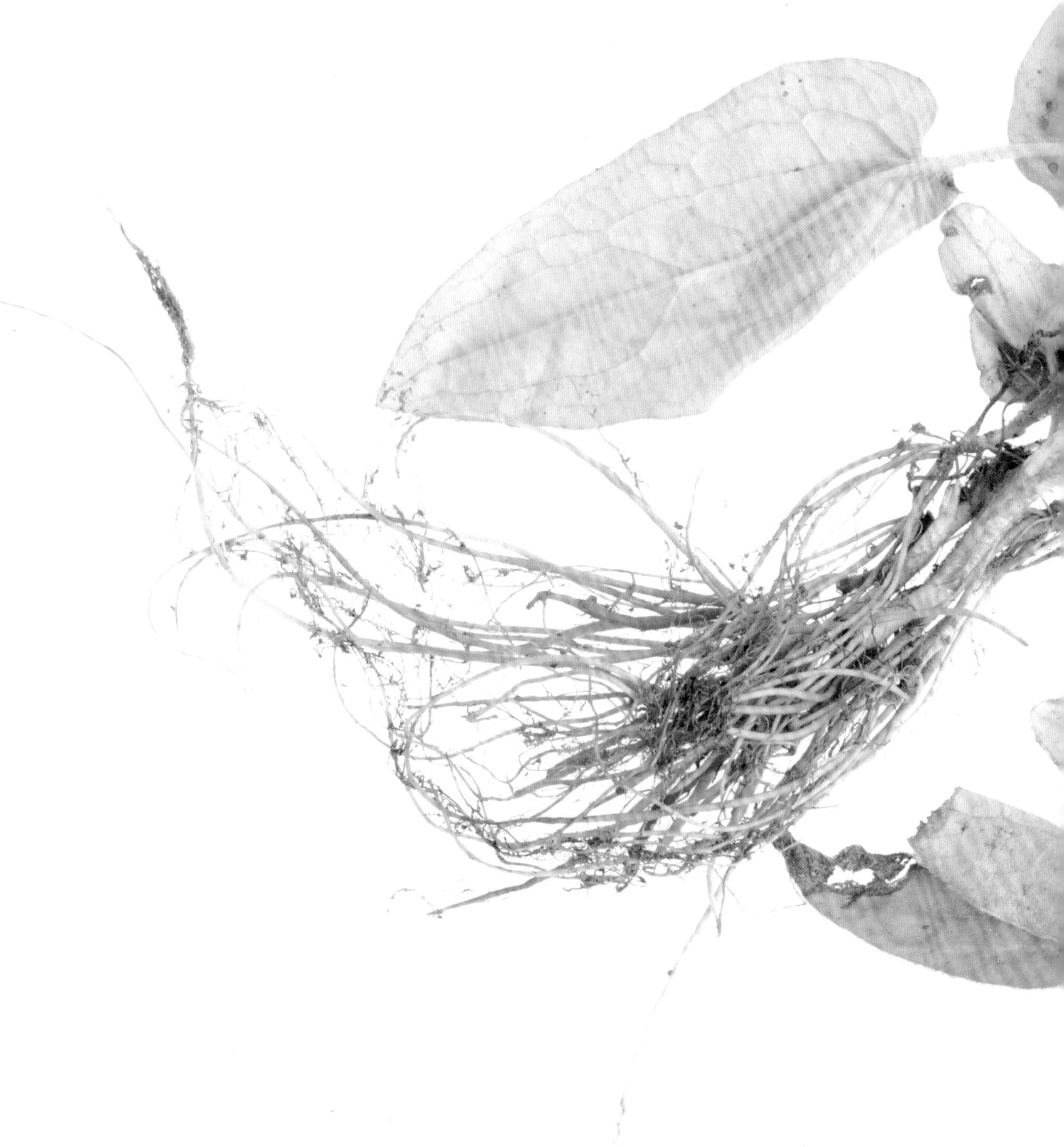

兔耳风

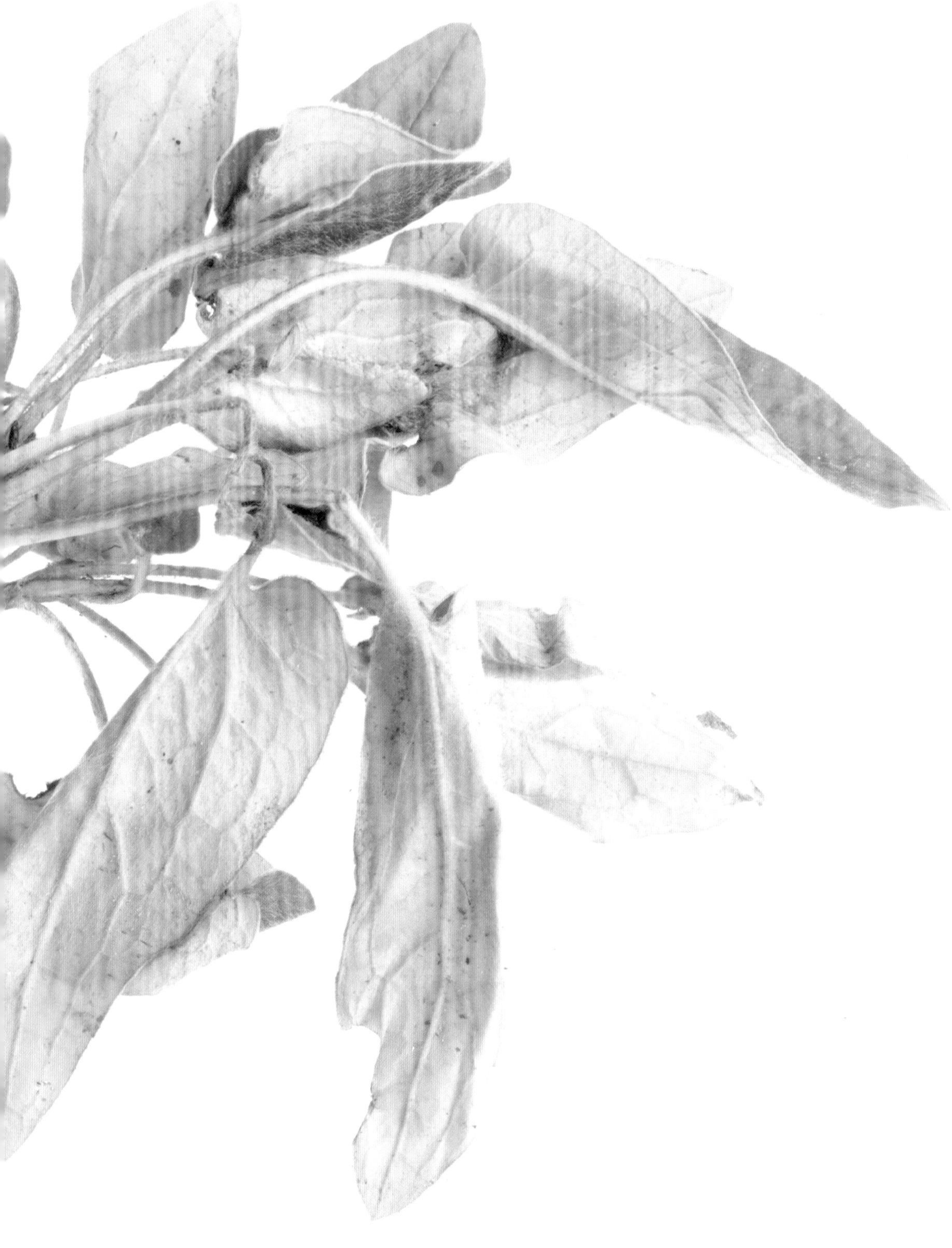

兔耳风药材

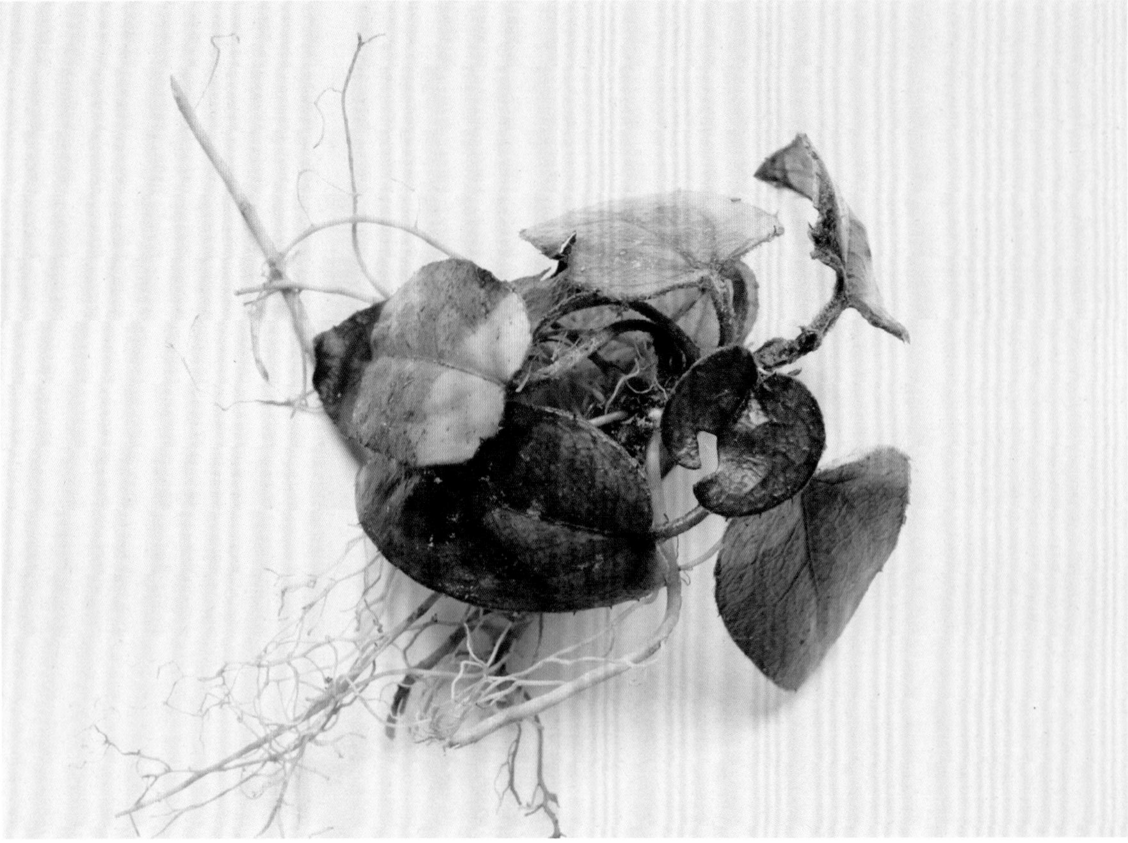

兔耳风药材

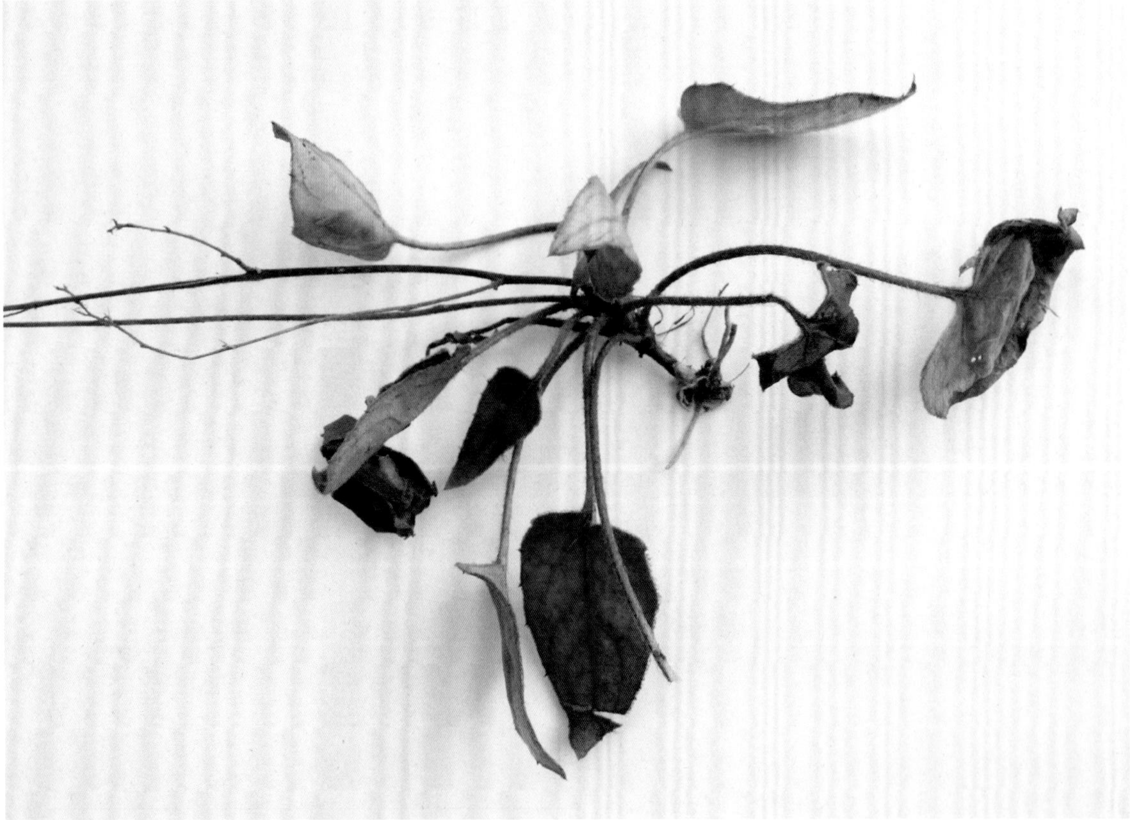

兔耳风药材

功效主治

祛风除湿，通络止痛。主治风湿痹痛，肢体麻木，跌仆损伤，胃脘疼痛。

用法用量

内服：煎汤，10 ~ 15 g。外用：适量，鲜品捣烂外敷。

民族药方

1. **风湿筋骨疼痛，跌仆损伤** 兔耳风 9 ~ 15 g。水煎服；或敷疼痛处。
2. **胃气痛** 兔耳风 3 ~ 9 g。煎后加醋 1 匙服。
3. **咳嗽** 兔耳风、吉祥草各 20 g，桔梗 10 g。水煎服。
4. **外感头痛** 兔耳风 15 g，土升麻 10 g。水煎服。
5. **淋巴癌（九子疡）** 兔耳风、九子连环草各适量。捣烂外敷。
6. **背痛** 兔耳风适量。捣烂外敷。

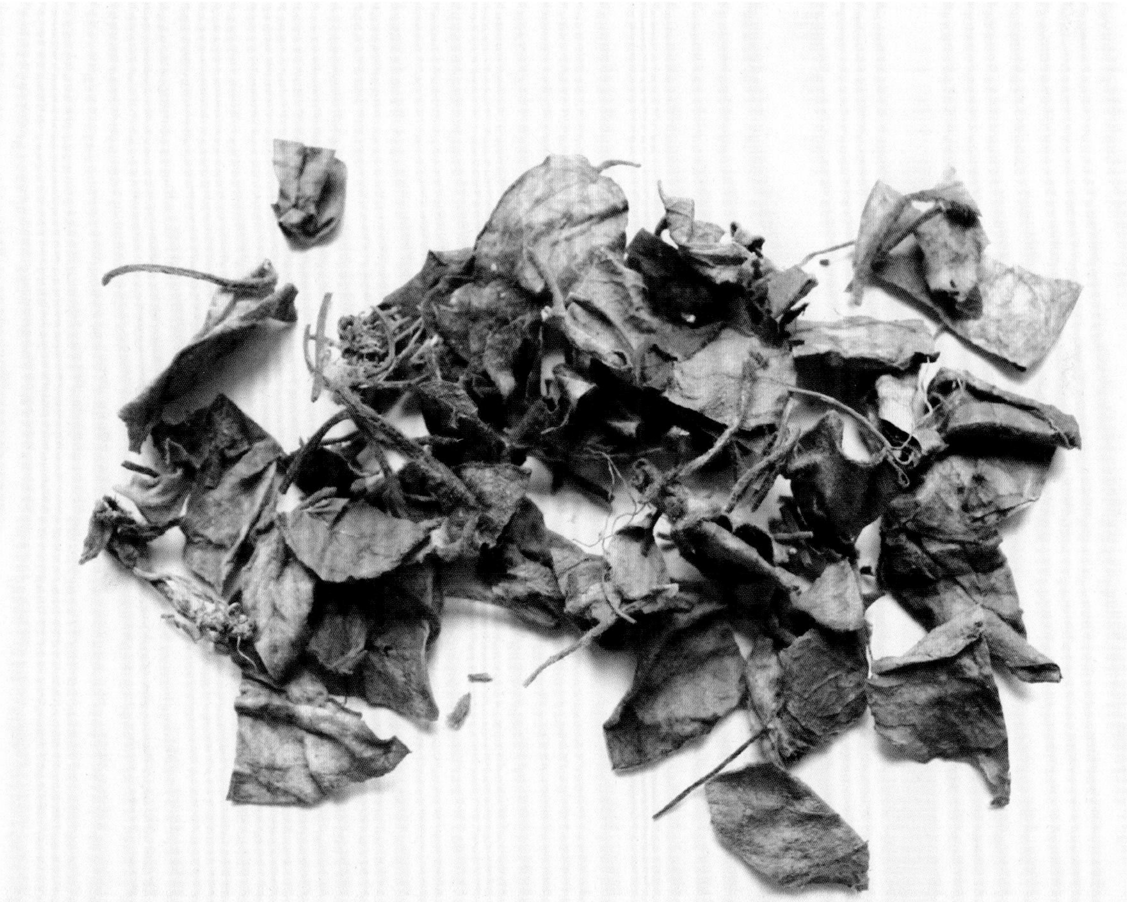

兔耳风饮片

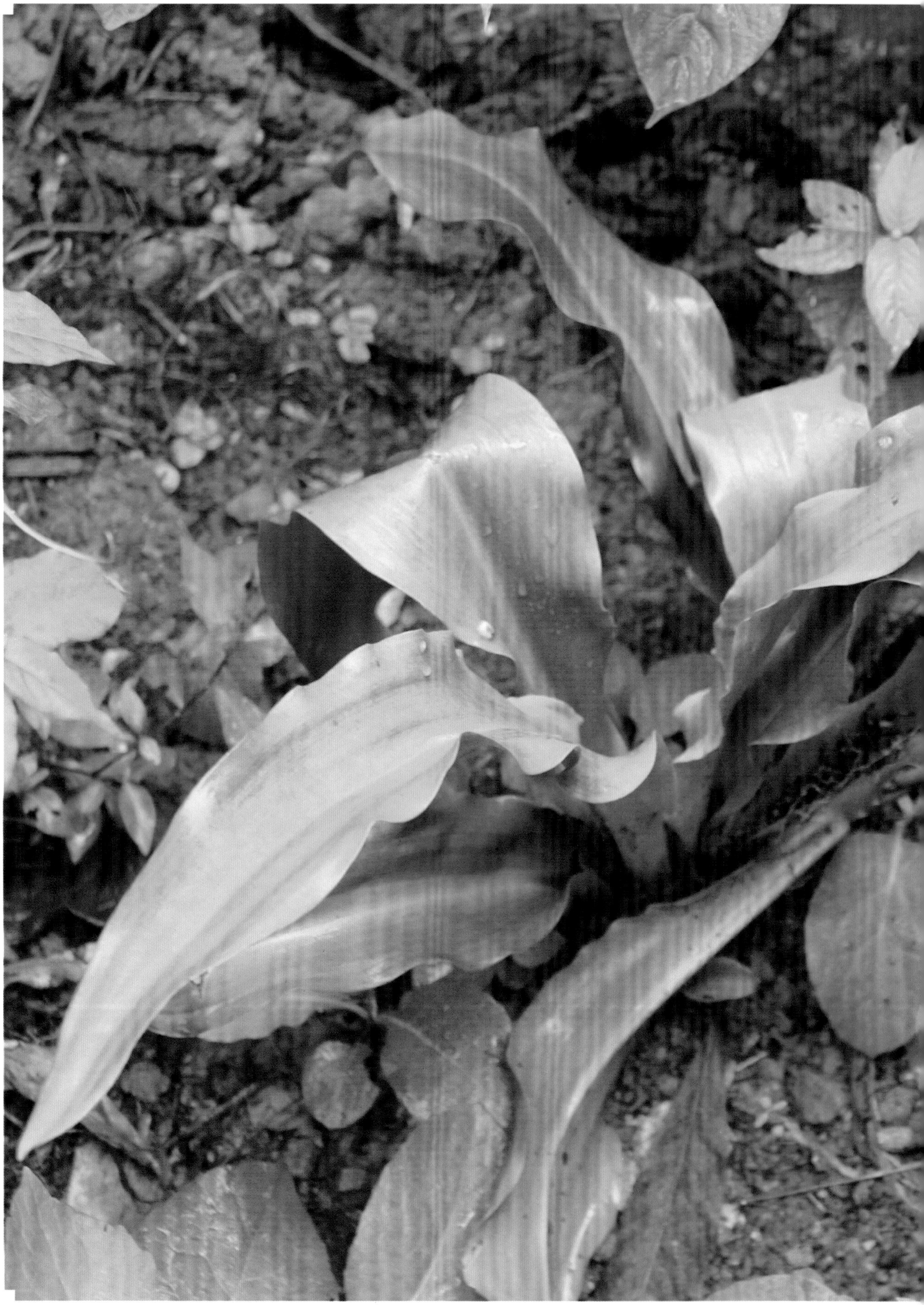

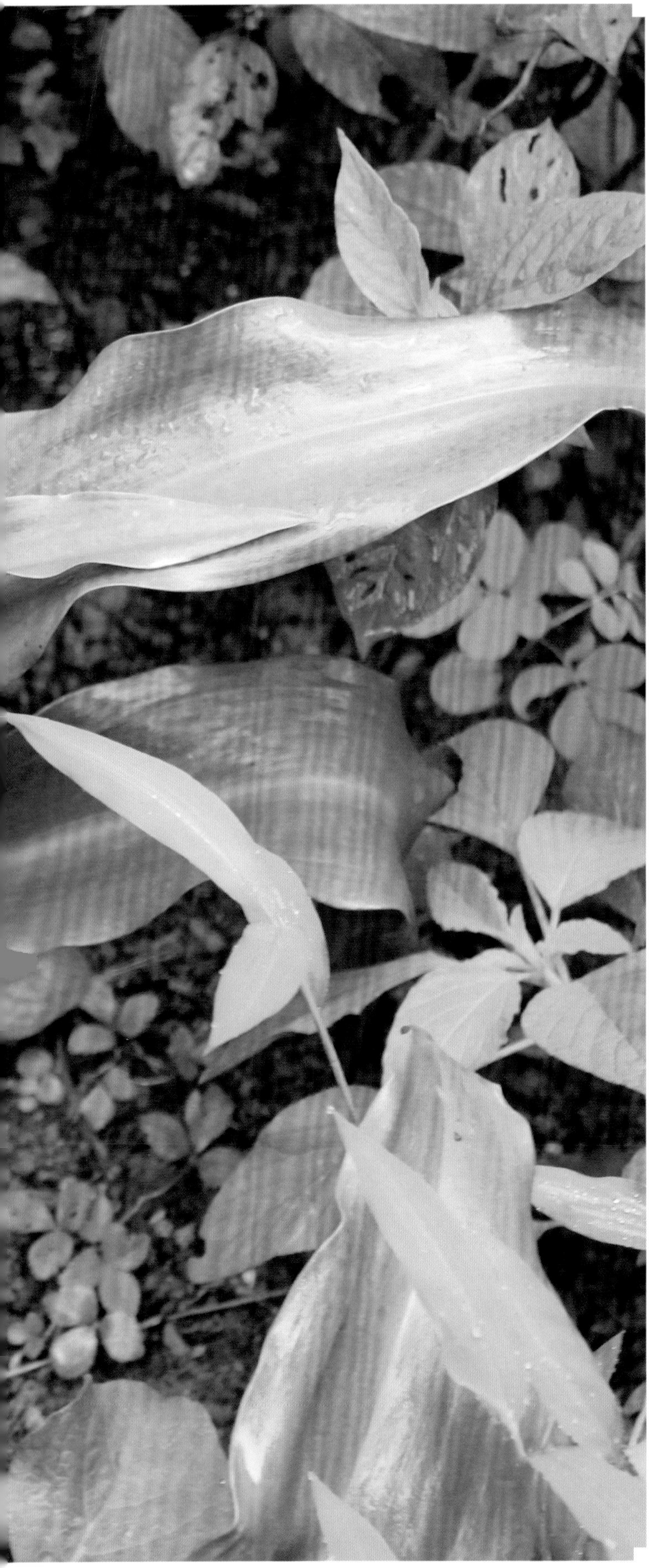

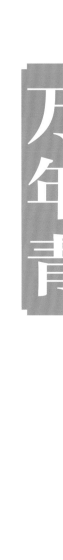

万年青

【苗药名】阿哼。

【别　名】斩蛇剑、铁扁担、冬不凋草、九节连。

【来　源】本品为百合科植物万年青 *Rohdea japonica*（Thunb.）Roth. 的根及根茎。

【性味归经】味苦、甜，性冷，有毒。归热经。

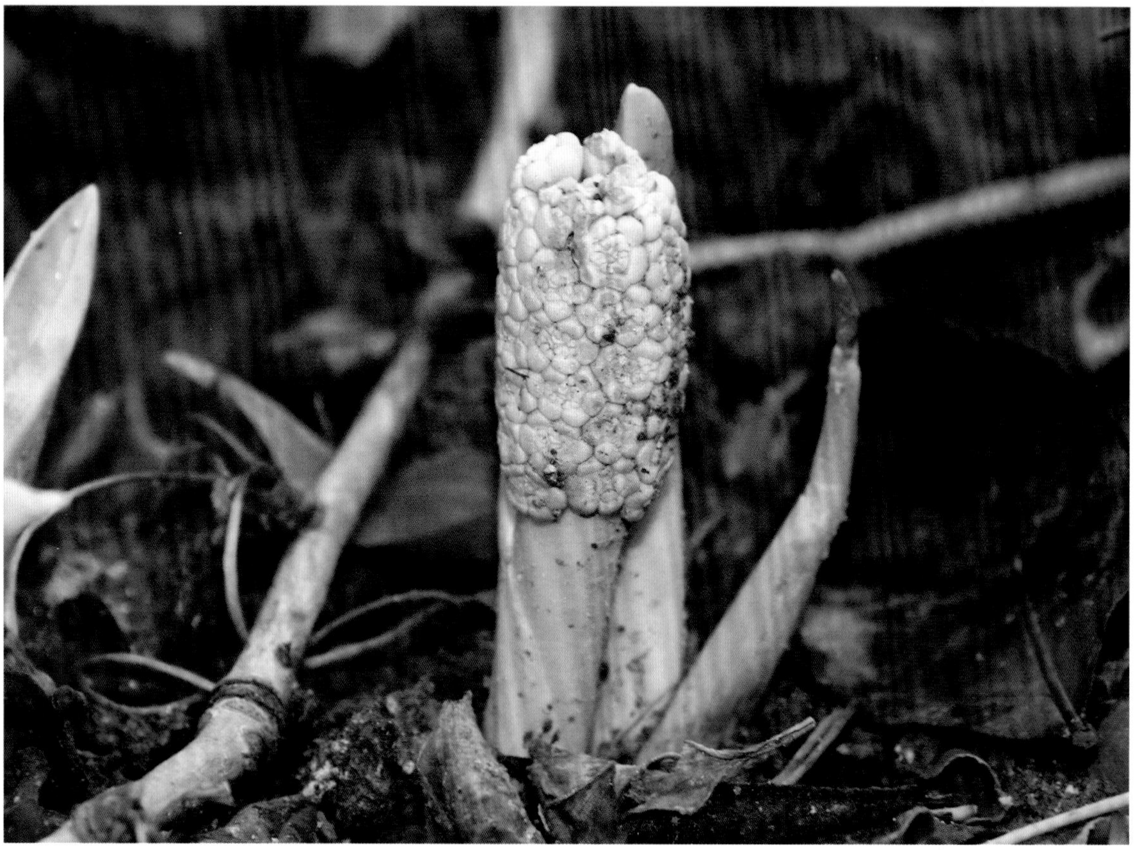

万年青

识别特征

多年生草本植物。根茎粗壮，有多数粗的纤维根。叶基生，3 ~ 6 枚，矩圆形、披针形或倒披针形，长 15 ~ 50 cm，宽 1.2 ~ 7.0 cm，顶端急尖，基部稍狭，纸质。穗状花序侧生，密生多花，长 3 ~ 4 cm，宽 1.2 ~ 1.7 cm；苞片卵形，膜质，短于花；花被合生，球状钟形，长 4 ~ 5 mm，宽约 6 mm，裂片 6，不十分明显，内向，肉质，稍厚，淡黄色或褐色；雄蕊 6，花药卵形；子房球形；花柱不明显，柱头 3 裂，外展。浆果球形，肉质，熟时橘红色或黄色，内含种子 1 枚。花期 6—7 月，果期 8—10 月。

生境分布

生长于海拔 750 ~ 1700 m 的林下、山谷阴湿草地。分布于山东、江苏、浙江、江西、湖南、湖北、广西、四川、贵州等省区。

采收加工

全年均可采，挖取根及根茎，洗净，去须根，鲜用或切片晒干。

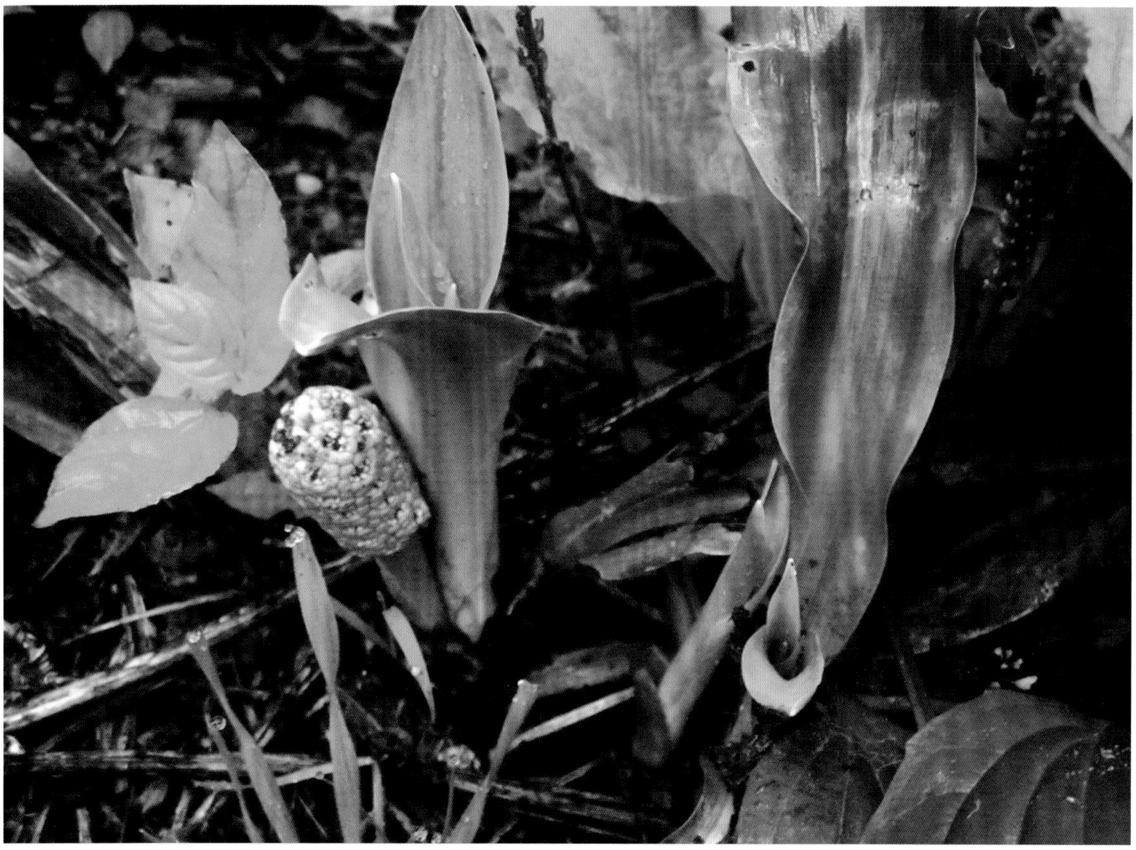

万年青

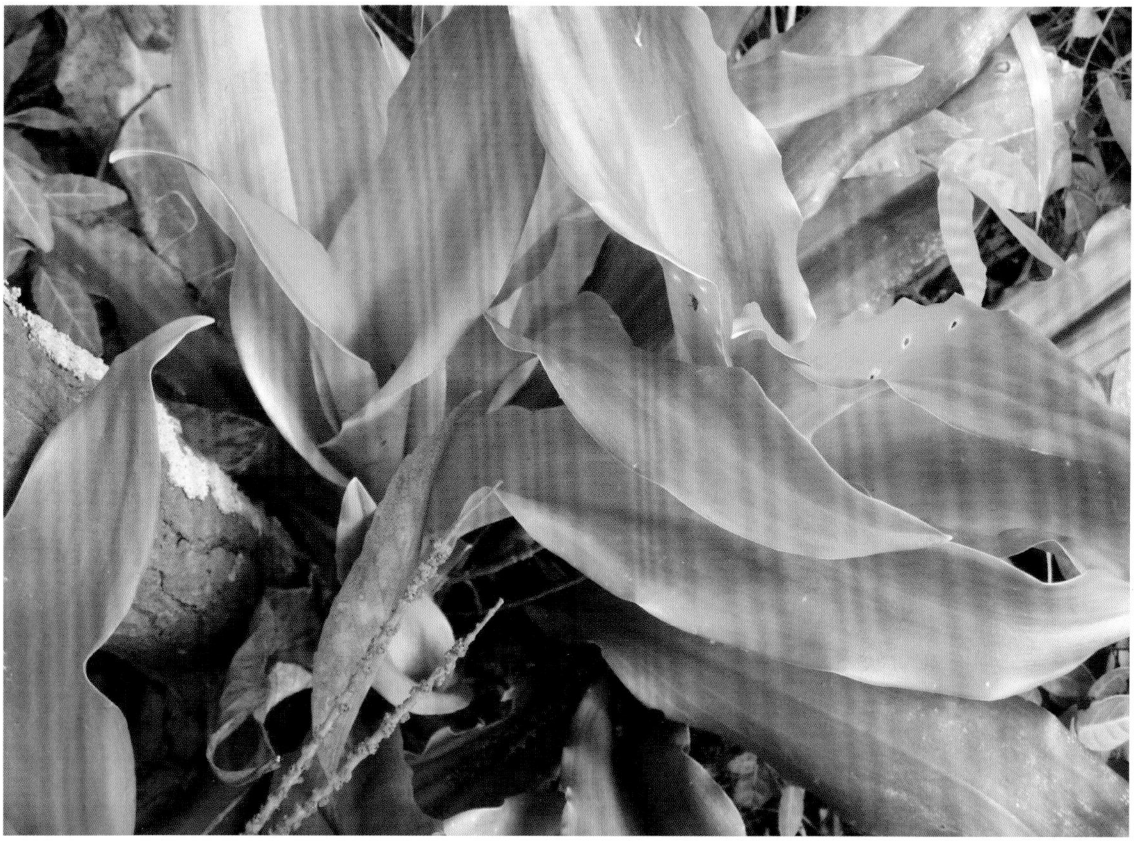

万年青

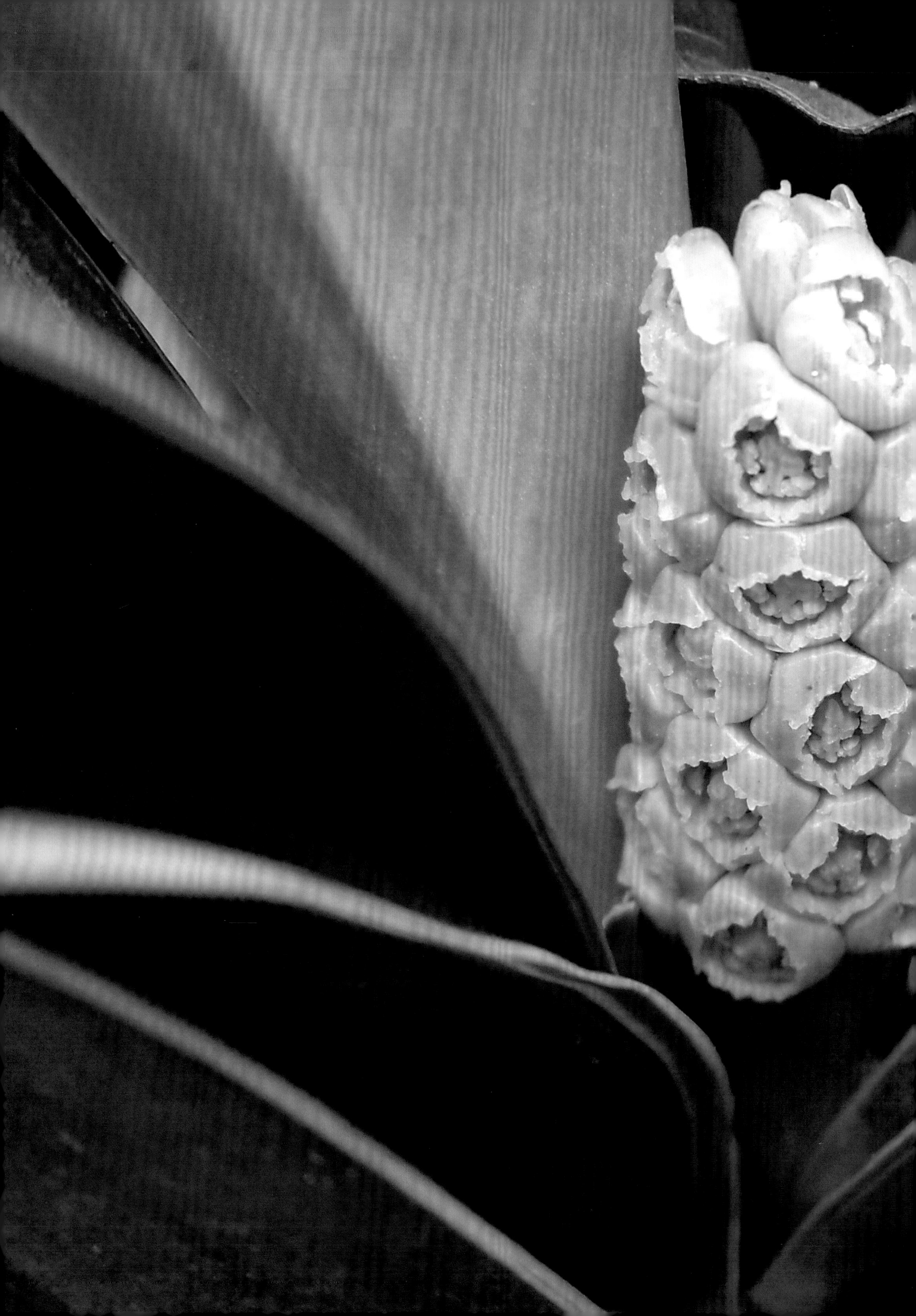

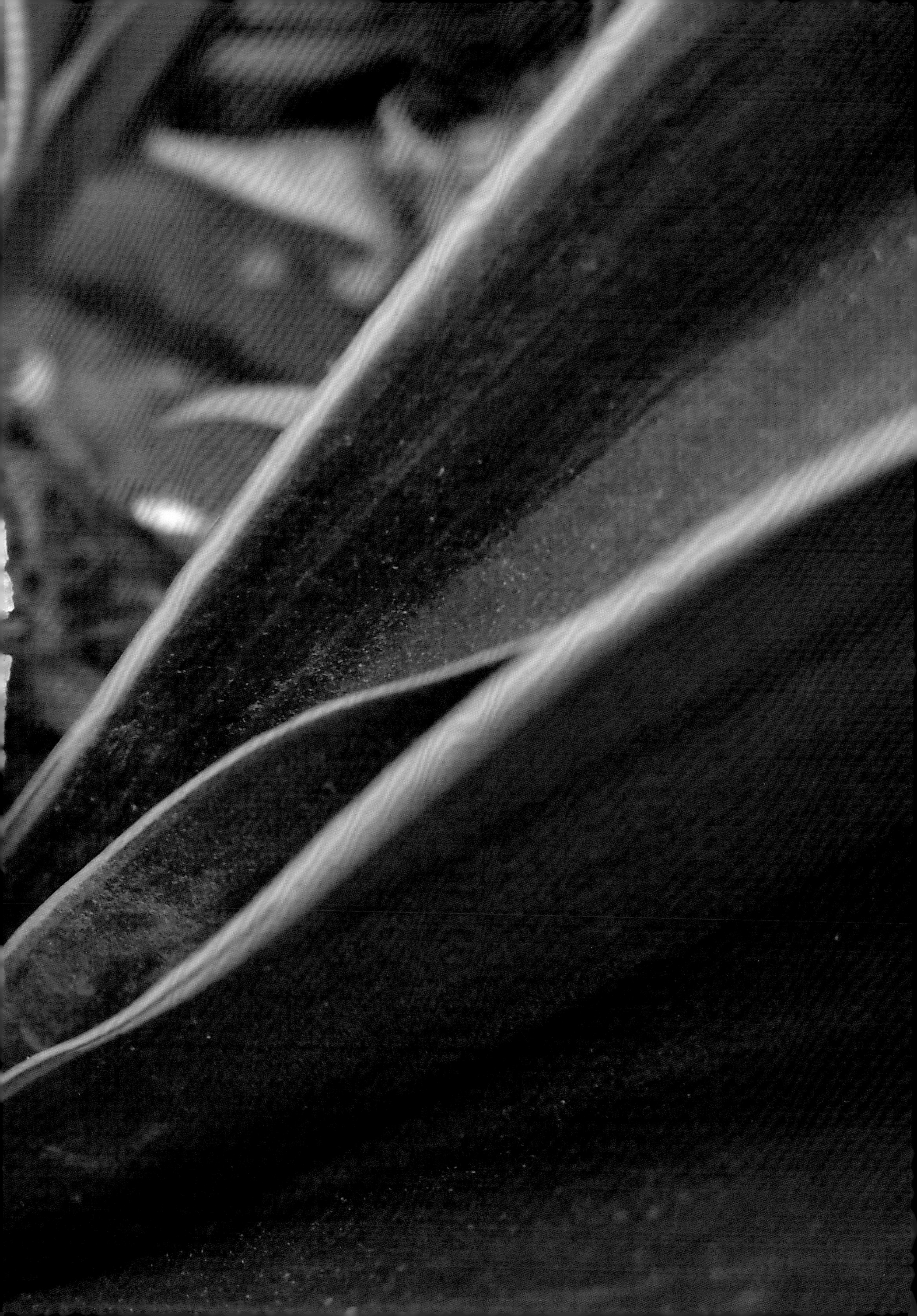

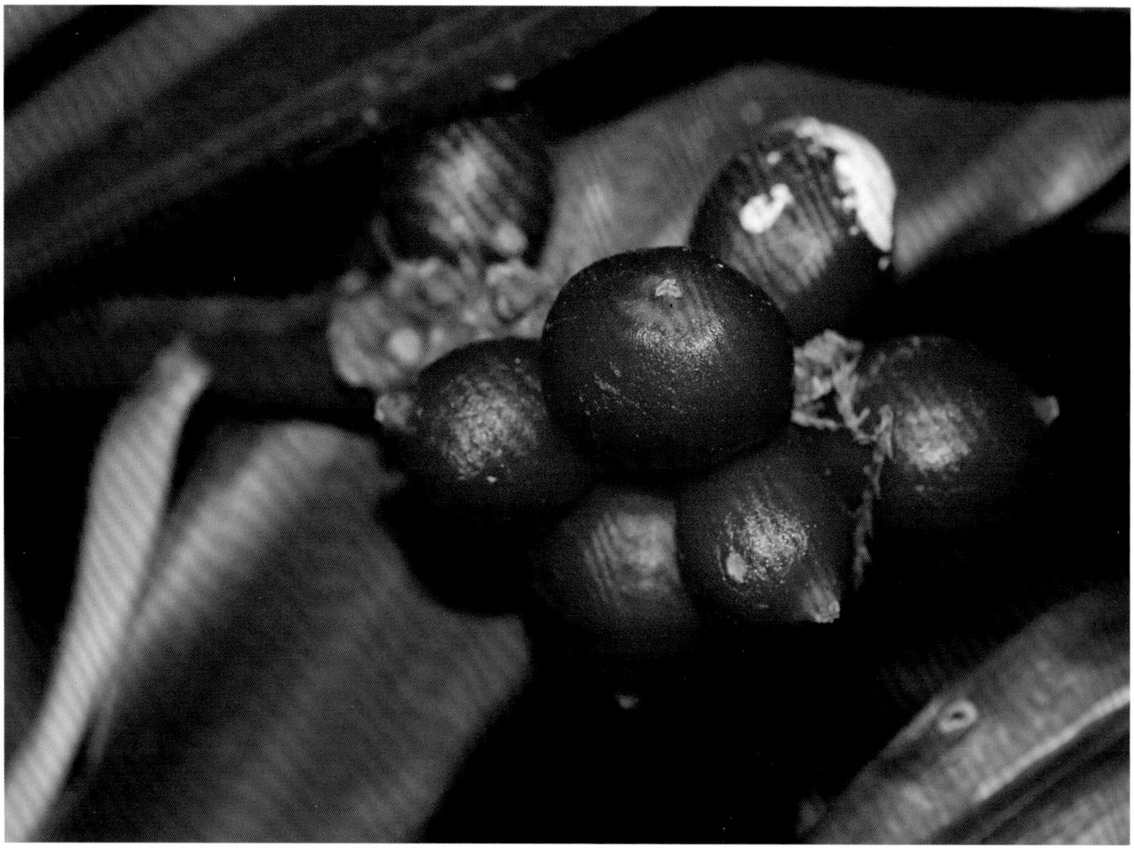

万年青

药材鉴别

根茎圆柱形，长 5 ~ 18 cm，直径 1.5 ~ 2.5 cm。表面灰黄色，皱缩，具密集的波状环节，并散有圆点状根痕，有时留有长短不等的须根；顶端有时可见地上茎痕和叶痕。质带韧性，折断面不平坦，黄白色（晒干品）或浅棕色至棕红色（烘干品），略带海绵性，有黄色维管束小点散布。气微，味苦、辛。以大小均匀、色白者为佳。

功效主治

清热解毒，强心利尿，凉血止血。主治咽喉肿痛，白喉，疮疡肿毒，蛇虫咬伤，心力衰竭，水肿臌胀，咯血，吐血，崩漏。

用法用量

内服：煎汤，3 ~ 9 g；鲜品可用至 30 g；或浸酒；或捣汁。外用：适量，鲜品捣烂外敷；或捣汁涂；或塞鼻；或煎水熏洗。

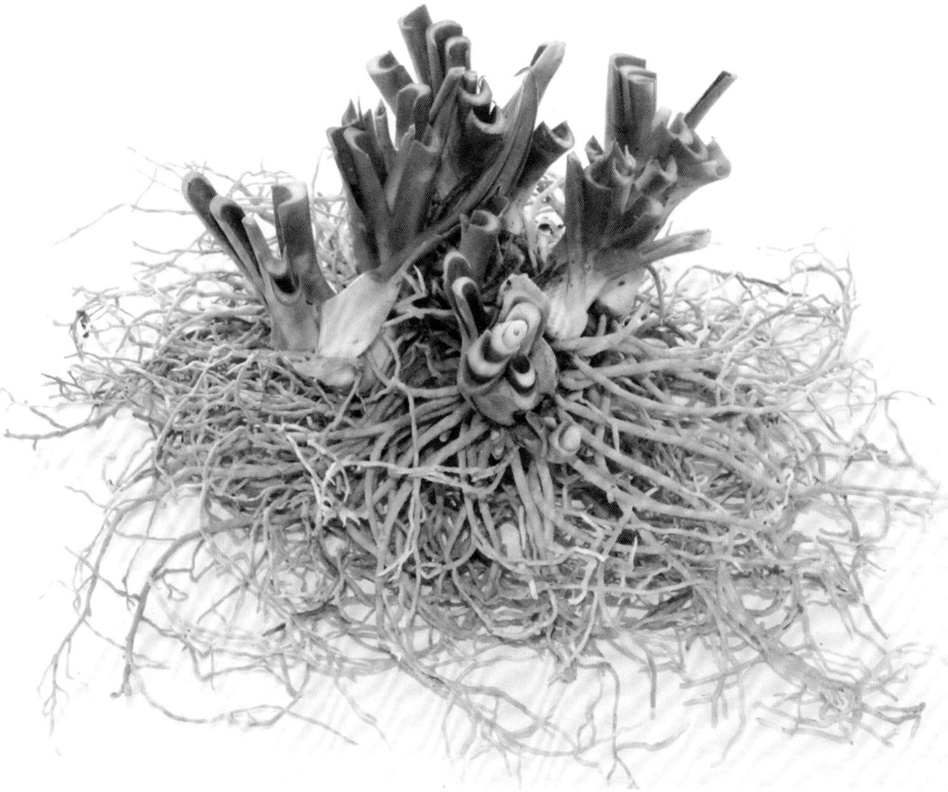

万年青药材

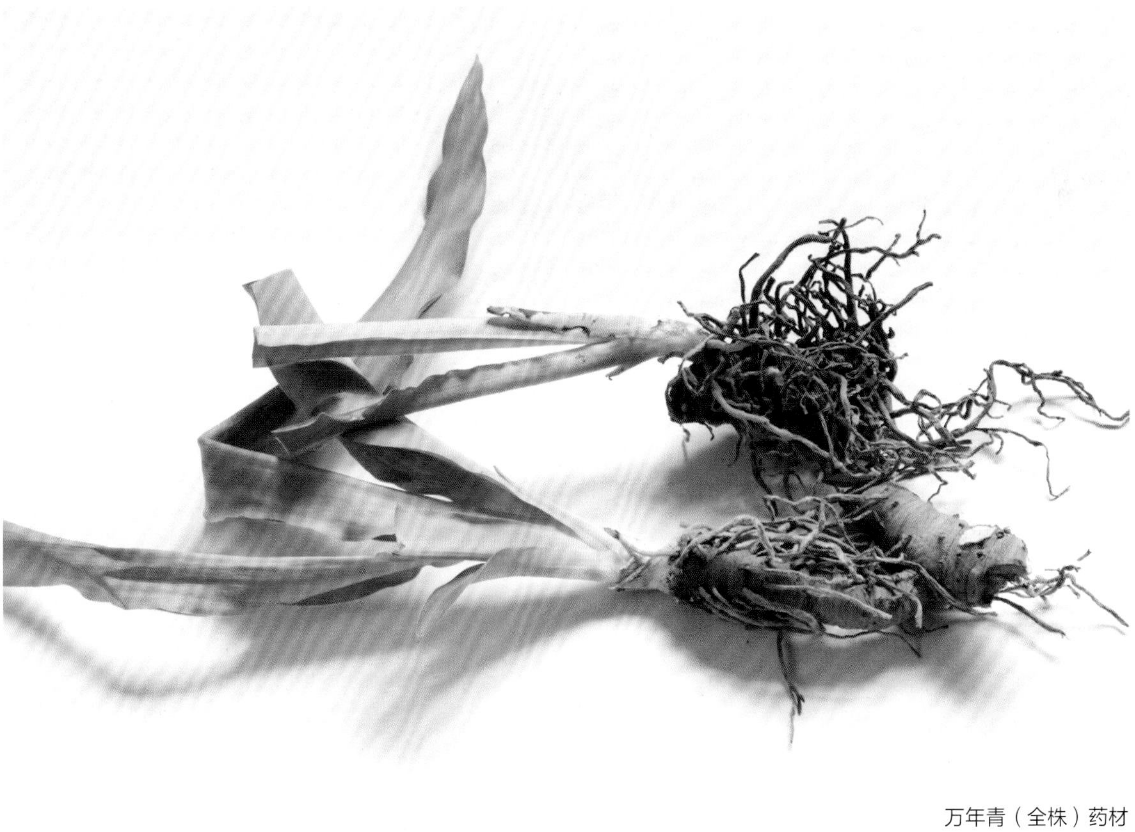

万年青（全株）药材

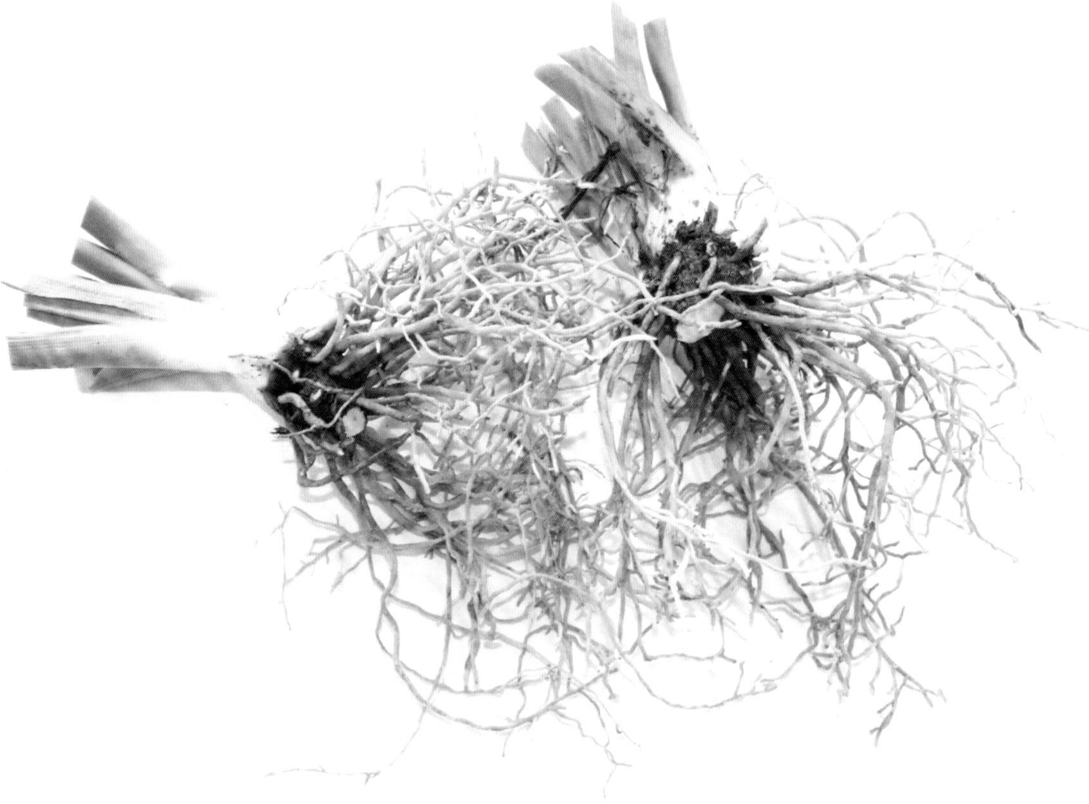

万年青药材

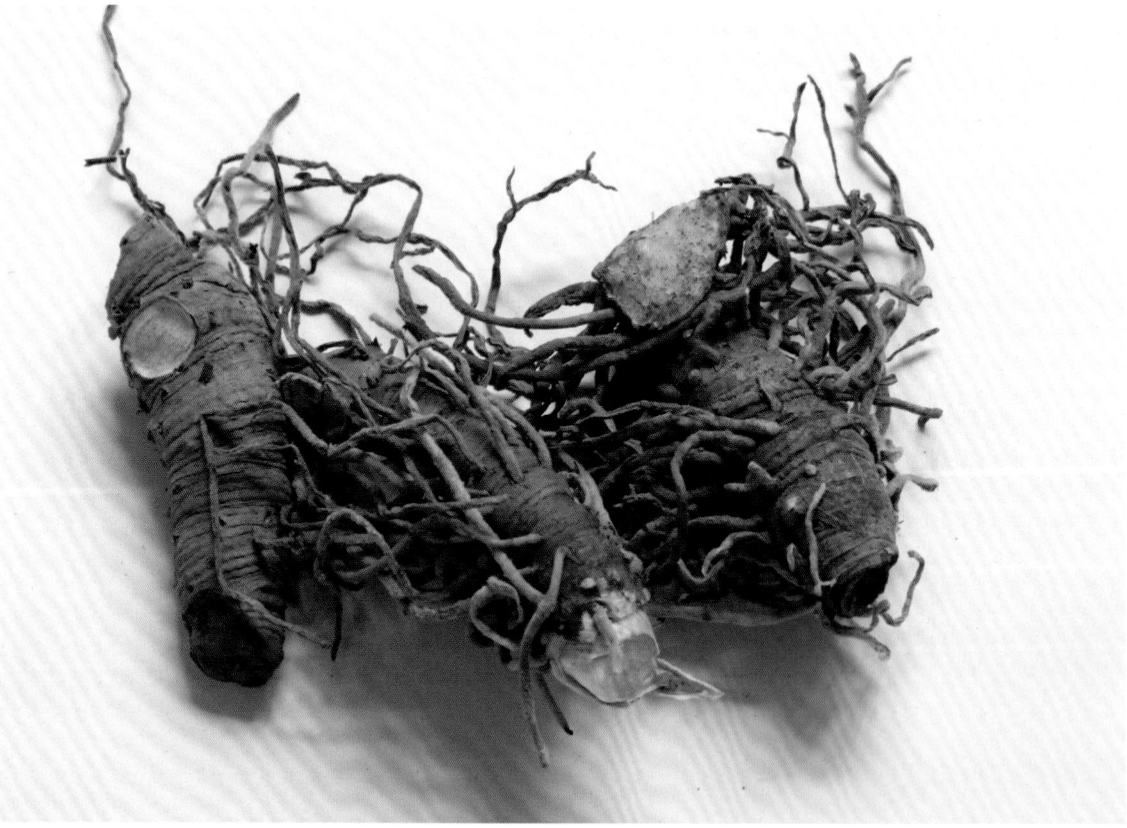

万年青（根）药材

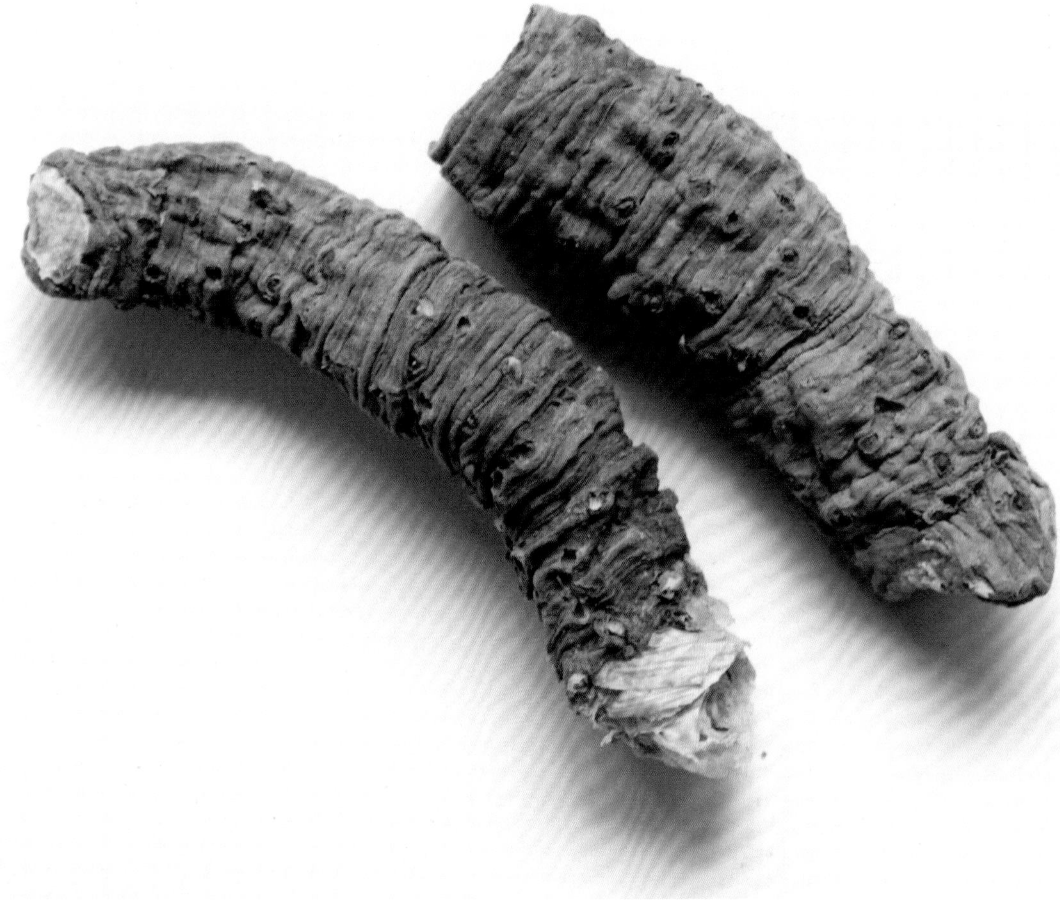

万年青药材

民族药方

1．咽喉肿痛　万年青根 3 g，八爪金龙 6 g。水煎含服。

2．淋证血尿　万年青 3 g，萹蓄、老火草各 16 g。水煎，每日 1 剂，分 3 次服。

3．喘咳胸痛　万年青根、马兜铃果各 3 g。煎水当茶饮，每日 1 剂。

4．心力衰竭　①鲜万年青根茎 5 g。水煎服。②将鲜万年青制成浸膏，每 1 g 含生药 30 g。每次服 1 g，每小时 2 ~ 3 次。③万年青干品 9 ~ 15 g（鲜品 15 ~ 45 g）。水煎分 3 次服，7 ~ 10 日为 1 个疗程。

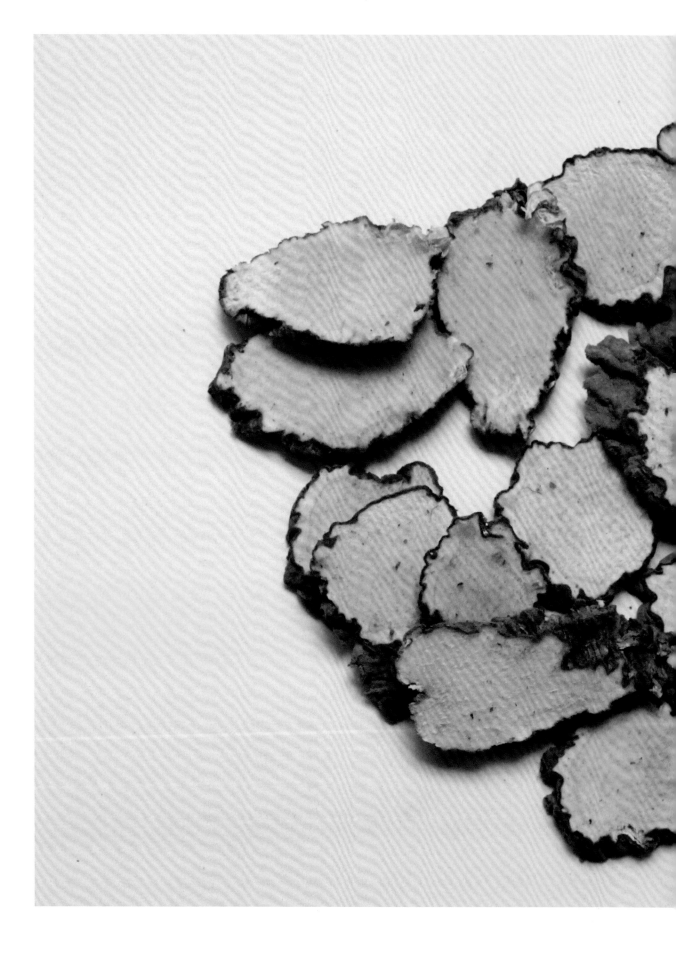

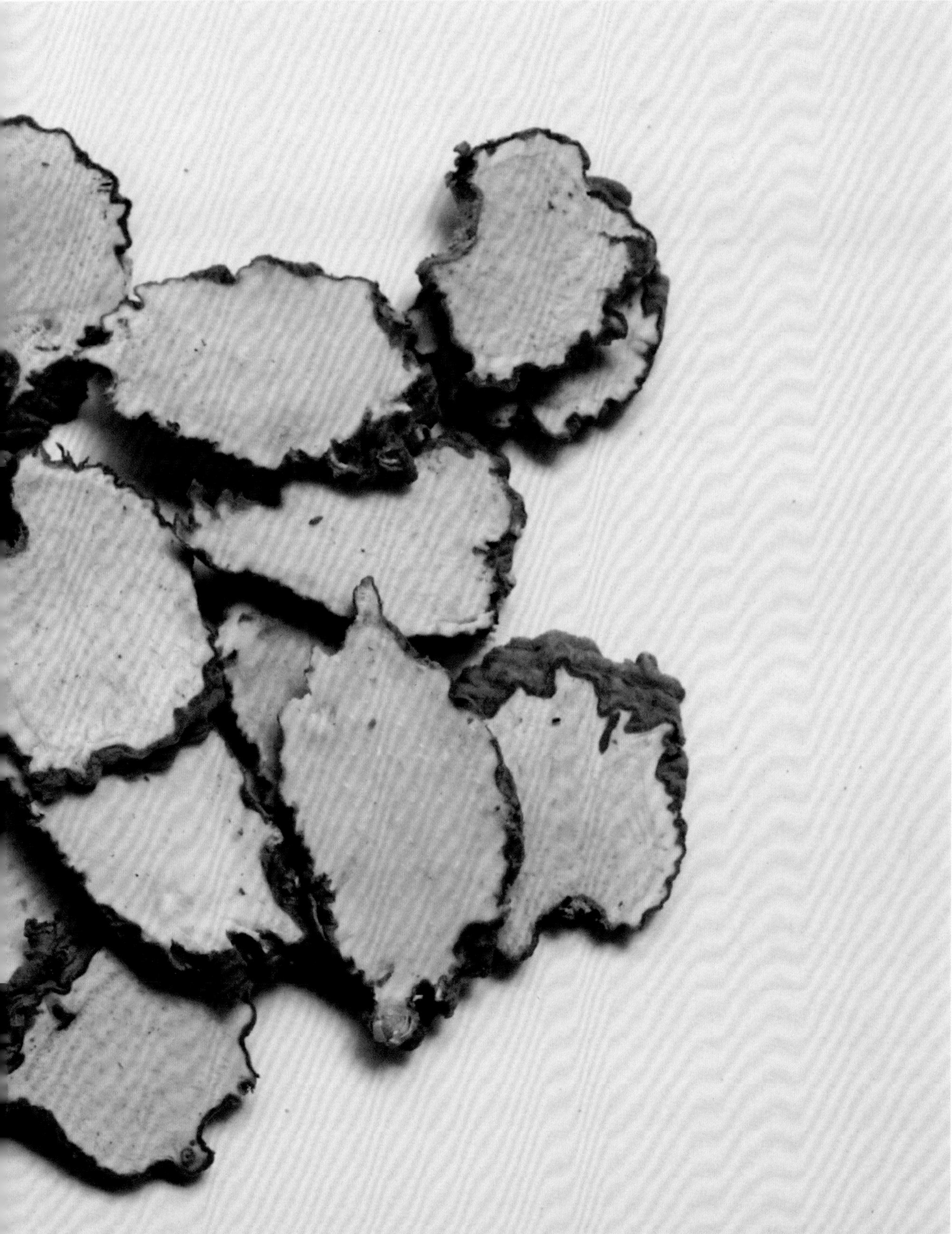

万年青饮片

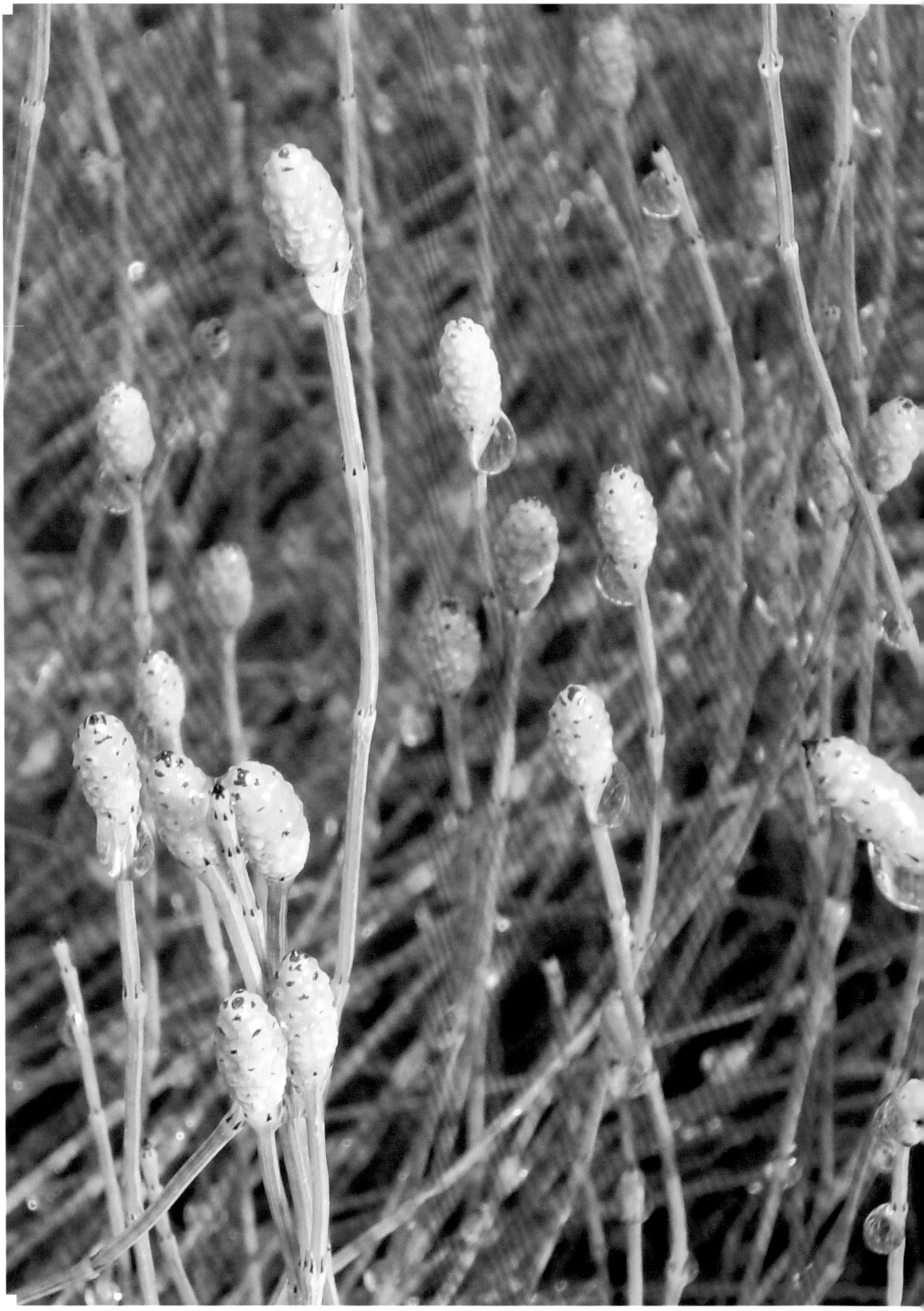

问荆

【苗药名】仰董幼。

【别　名】马草、节节草、接续草、笔头菜。

【来　源】本品为木贼科植物问荆 *Equisetum arveruse* L. 的全草。

【性味归经】味苦、涩，微甜，性冷。归热经。

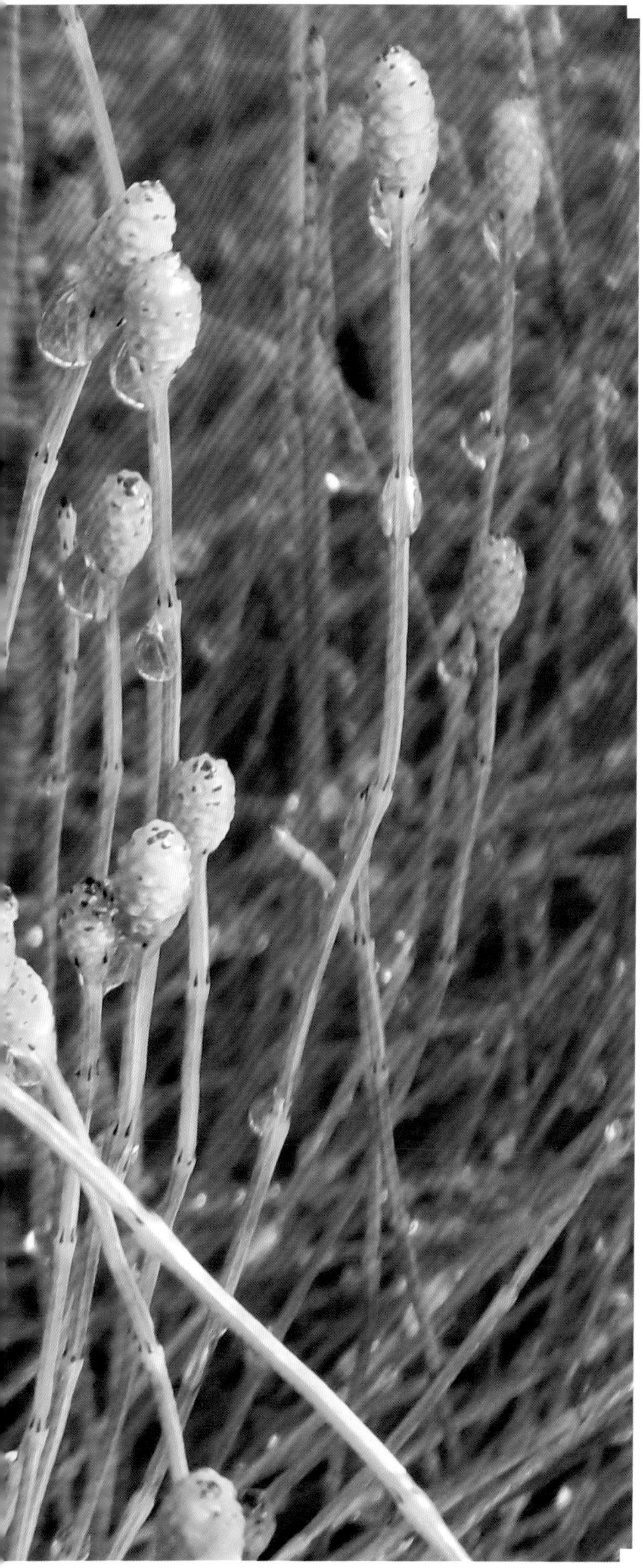

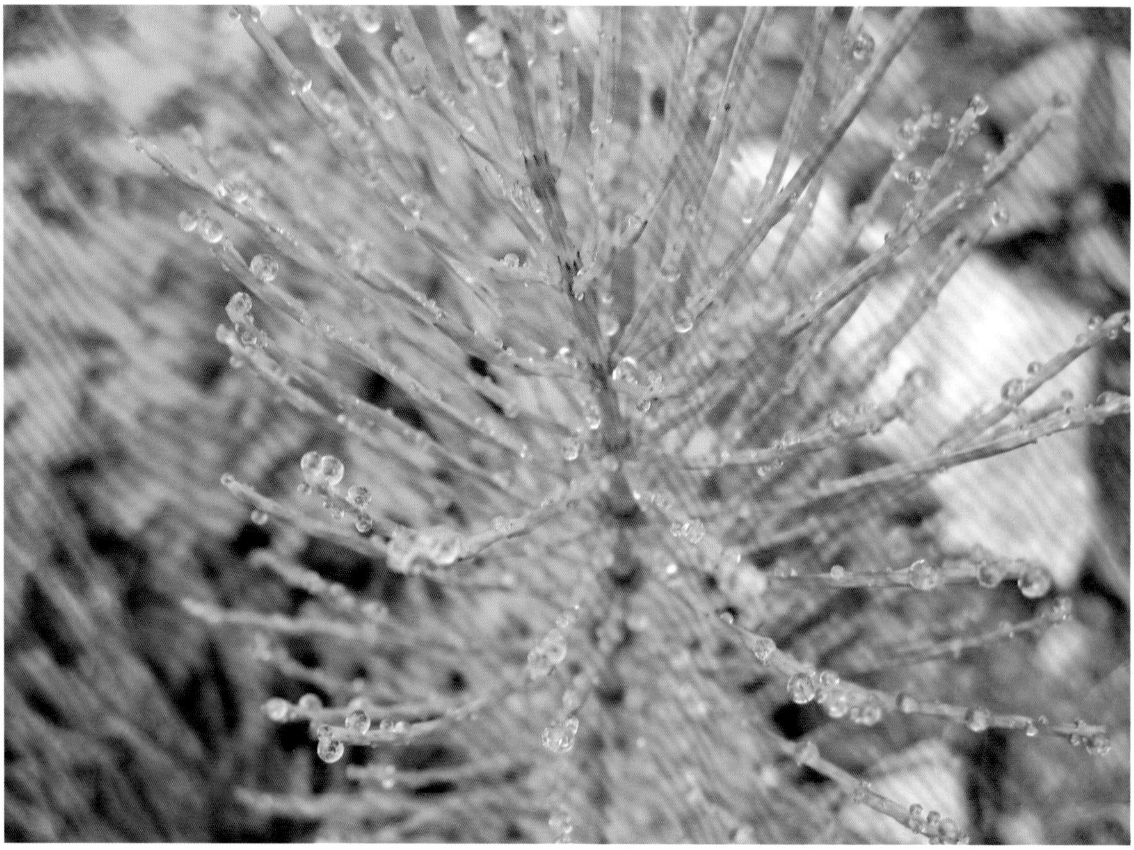

问荆

识别特征

多年生草本植物，地上茎直立，2 型。茎中实；根黑色或暗黑色，节和根密生黄棕色长毛。营养茎在孢子茎枯萎后生出，茎上有棱脊 5 ~ 15 条。叶退化，下部合成鞘，鞘齿三角形，棕黑色，边缘灰白色，膜质。节上轮生小枝，有棱脊 3 ~ 4 条，单一或再分枝。孢子茎早春发出，紫褐色，肉质，不分枝，鞘长而大。孢子囊穗顶生，钝头；孢子叶六角形，盾状着生，边缘着生长圆形孢子囊，孢子囊成熟时孢子茎即枯萎；孢子圆球形，附生弹丝 4 条。

生境分布

生长于潮湿的草地、沟渠旁、沙土地、山坡及草甸等处。分布于东北、华北及山东、江苏、安徽、湖南、四川、贵州等省区。

采收加工

夏、秋二季采收，割取全草，置通风处阴干，或鲜用。

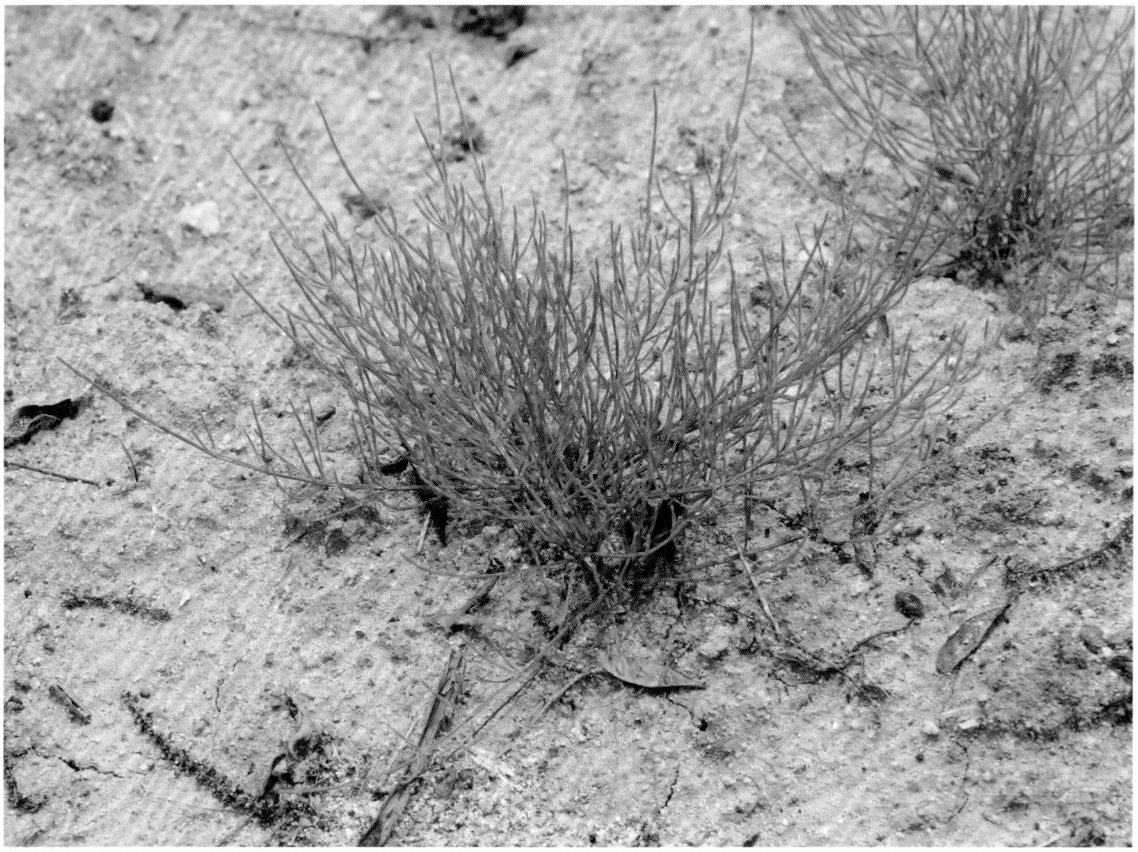
问荆

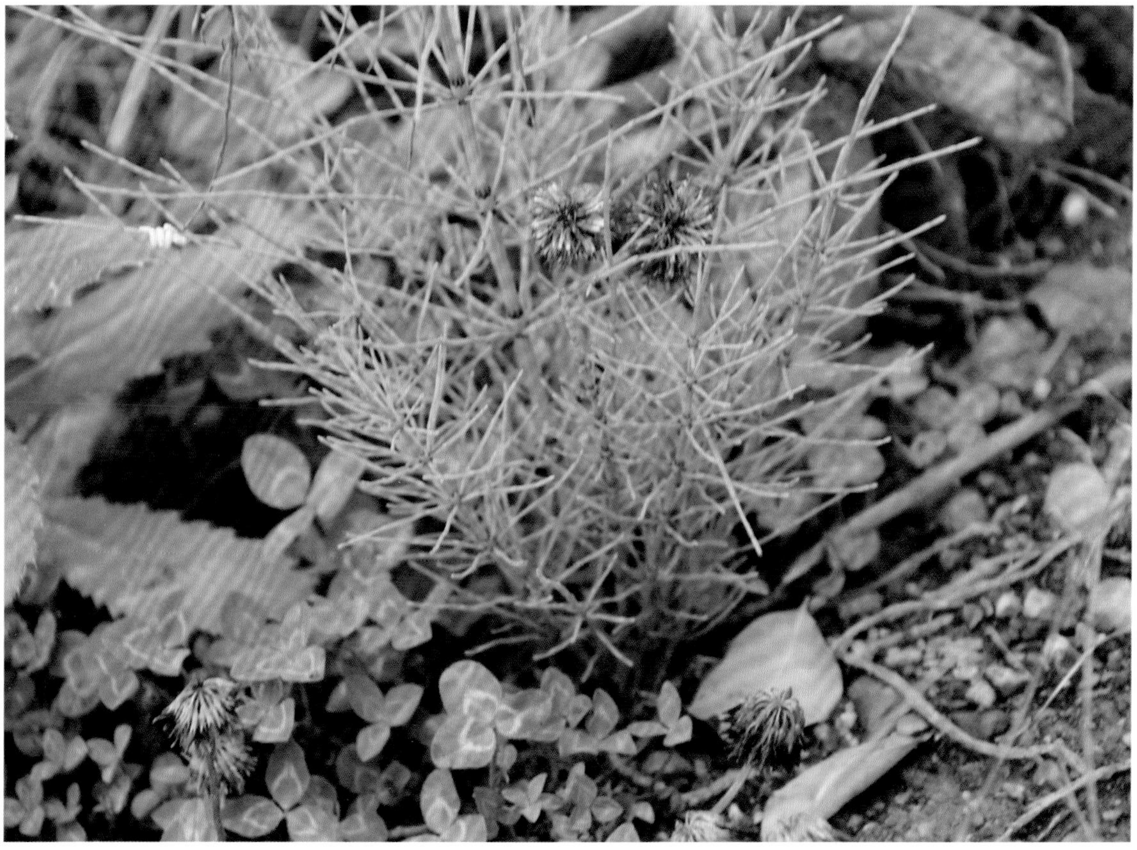
问荆

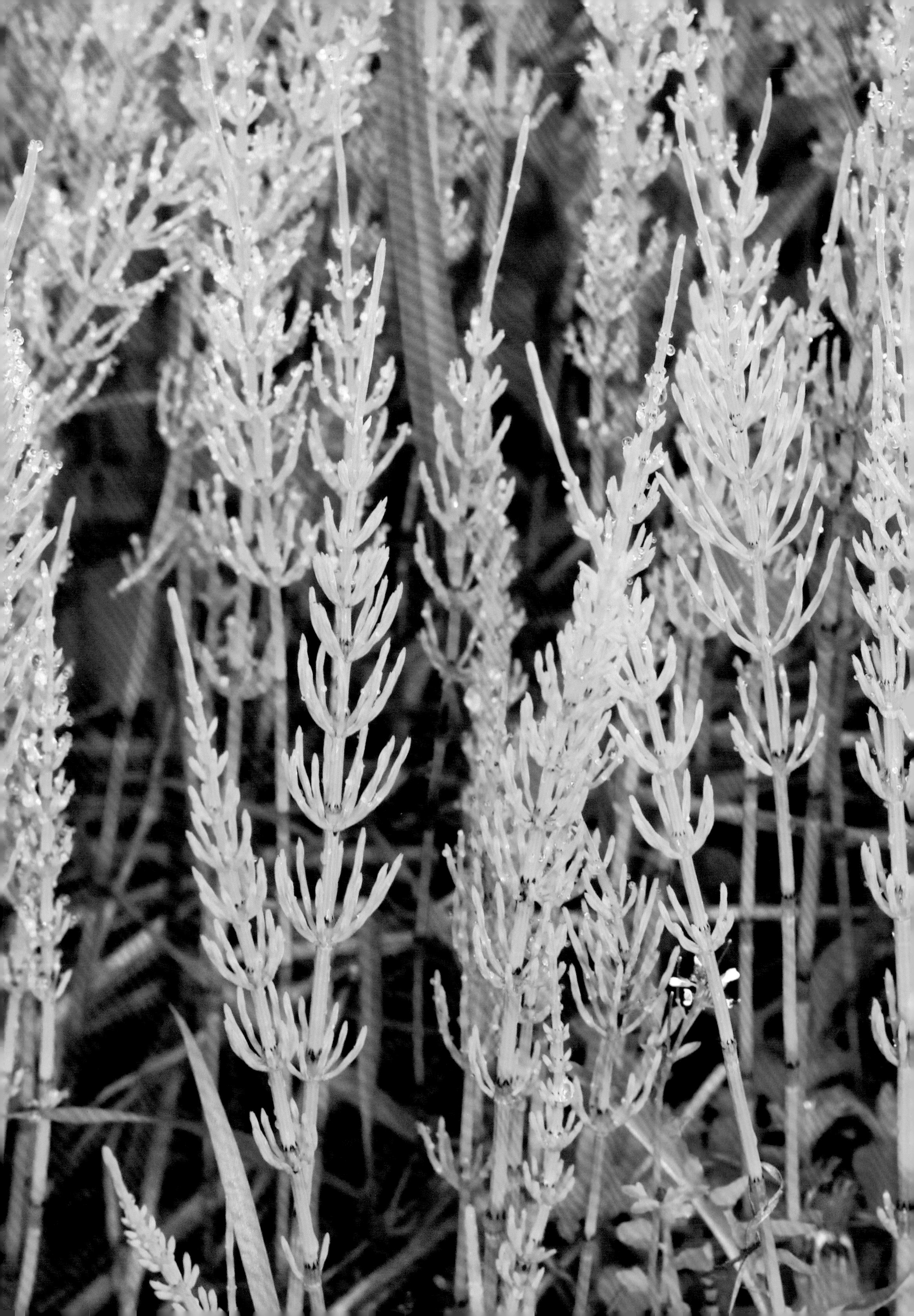

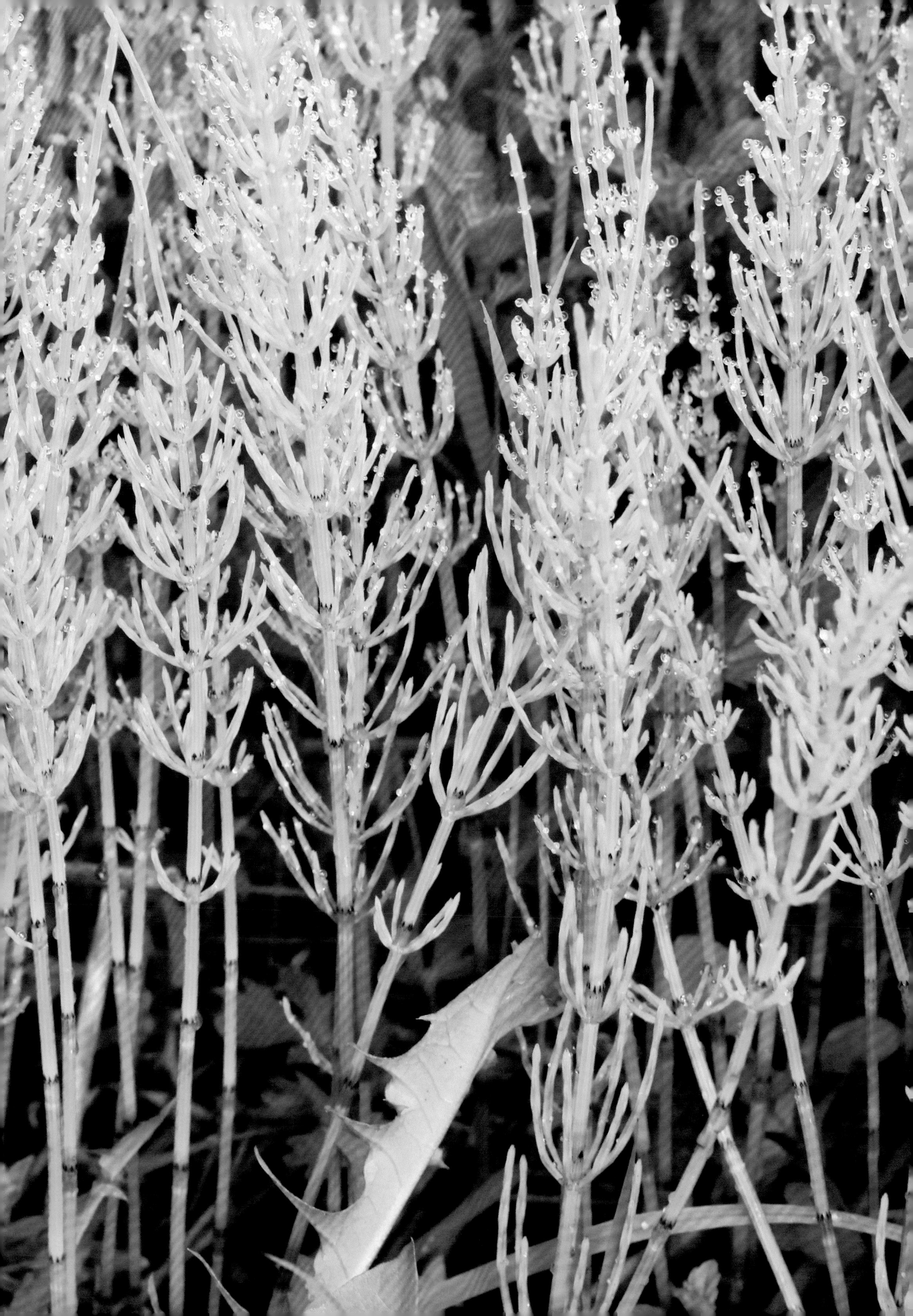

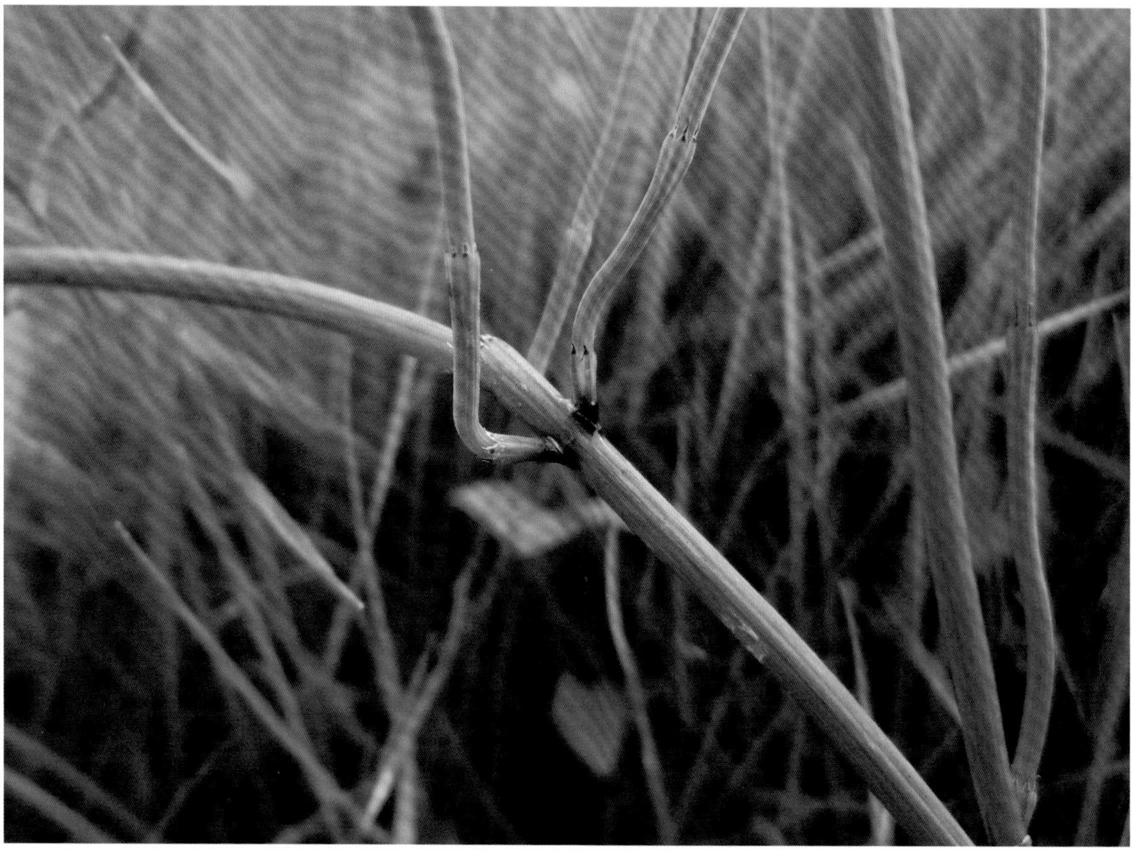

问荆

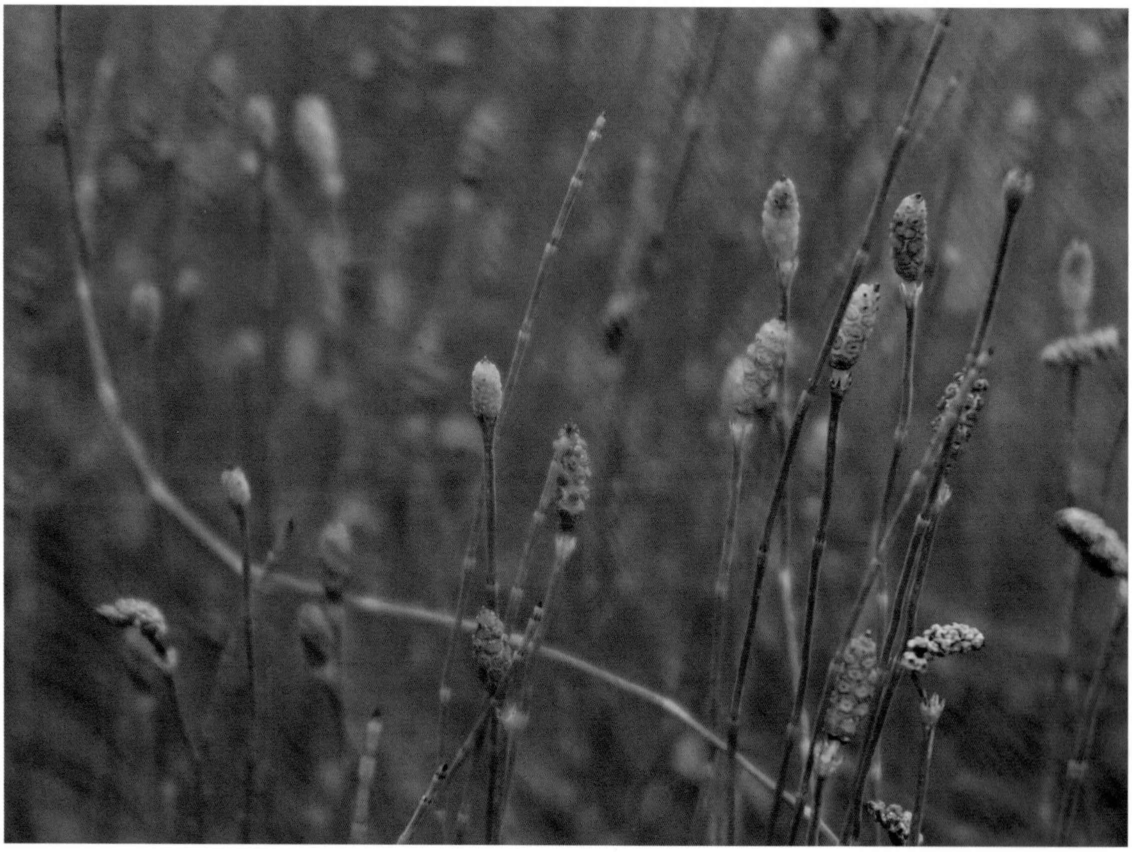

问荆

药材鉴别

全草长约 30 cm，多干缩或枝节脱落。茎略圆形，浅绿色，有纵纹，节间长，节有退化的鳞片叶，硬膜质。小枝轮生。基部时有黑褐色的根。气微，味稍苦涩。

功效主治

止血，利尿，明目。主治鼻衄，吐血，咯血，便血，崩漏，外伤出血，淋症，目赤翳膜。

用法用量

内服：煎汤，3 ~ 15 g。外用：适量，鲜品捣烂外敷；或干品研末撒。

民族药方

1．风热目赤　问荆、谷精草各 15 g，野菊花 10 g。水煎服。

2．骨折　问荆、火炭母、野葡萄根、九层皮各适量。捣烂加适量白酒，外包骨折处。

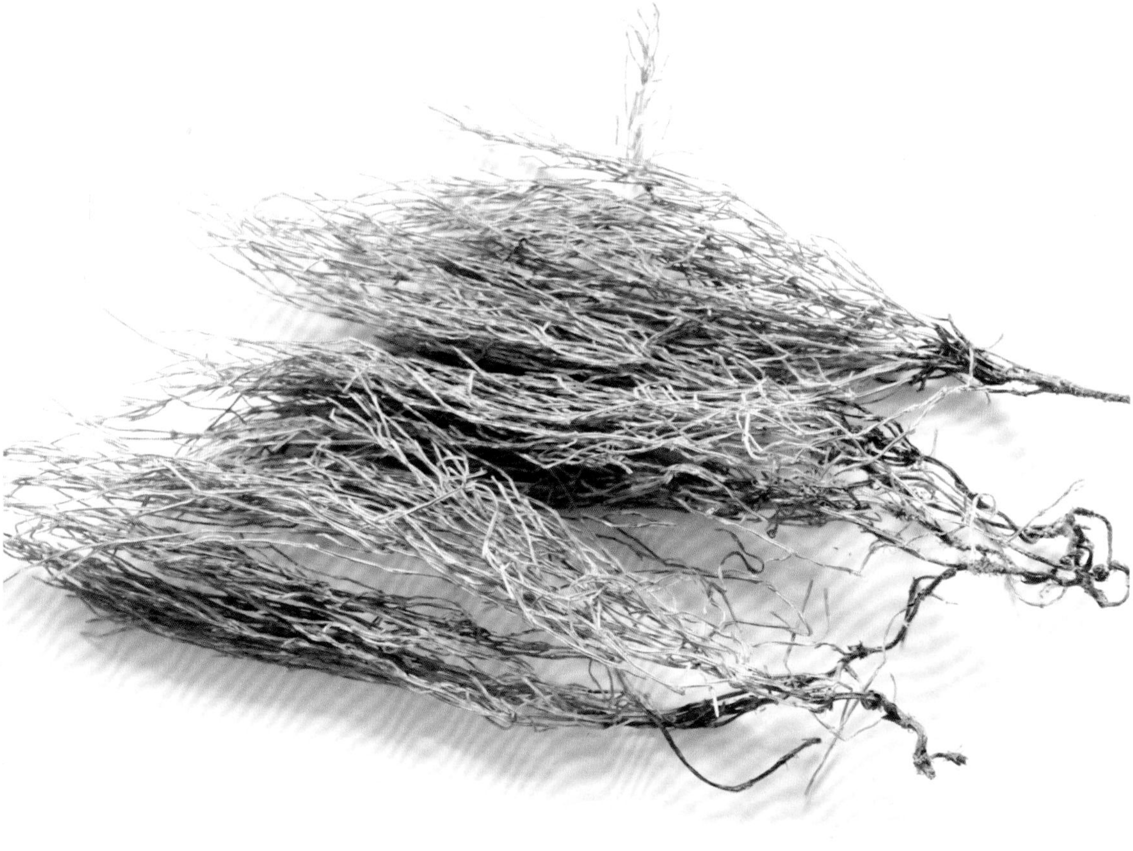

问荆药材

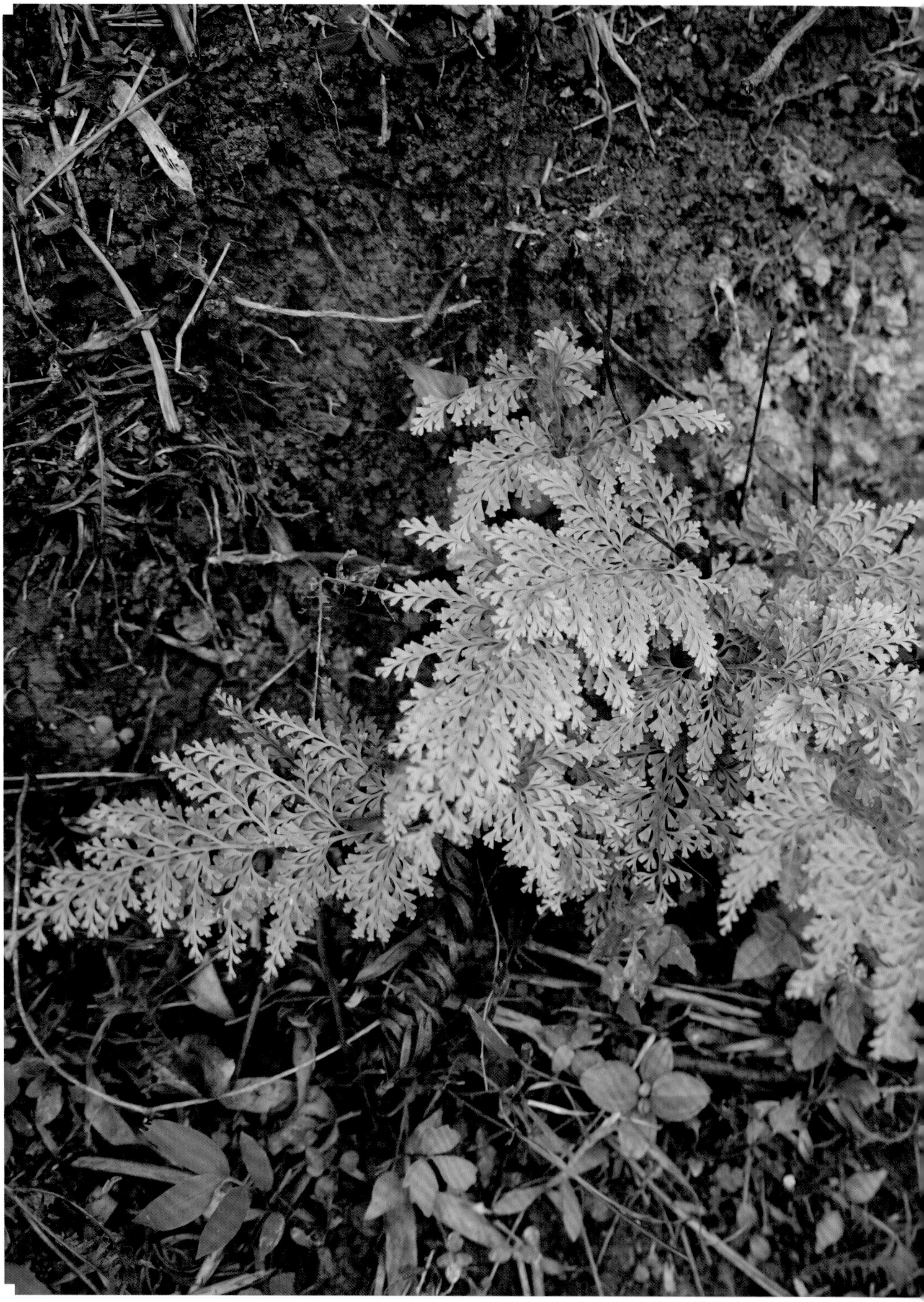

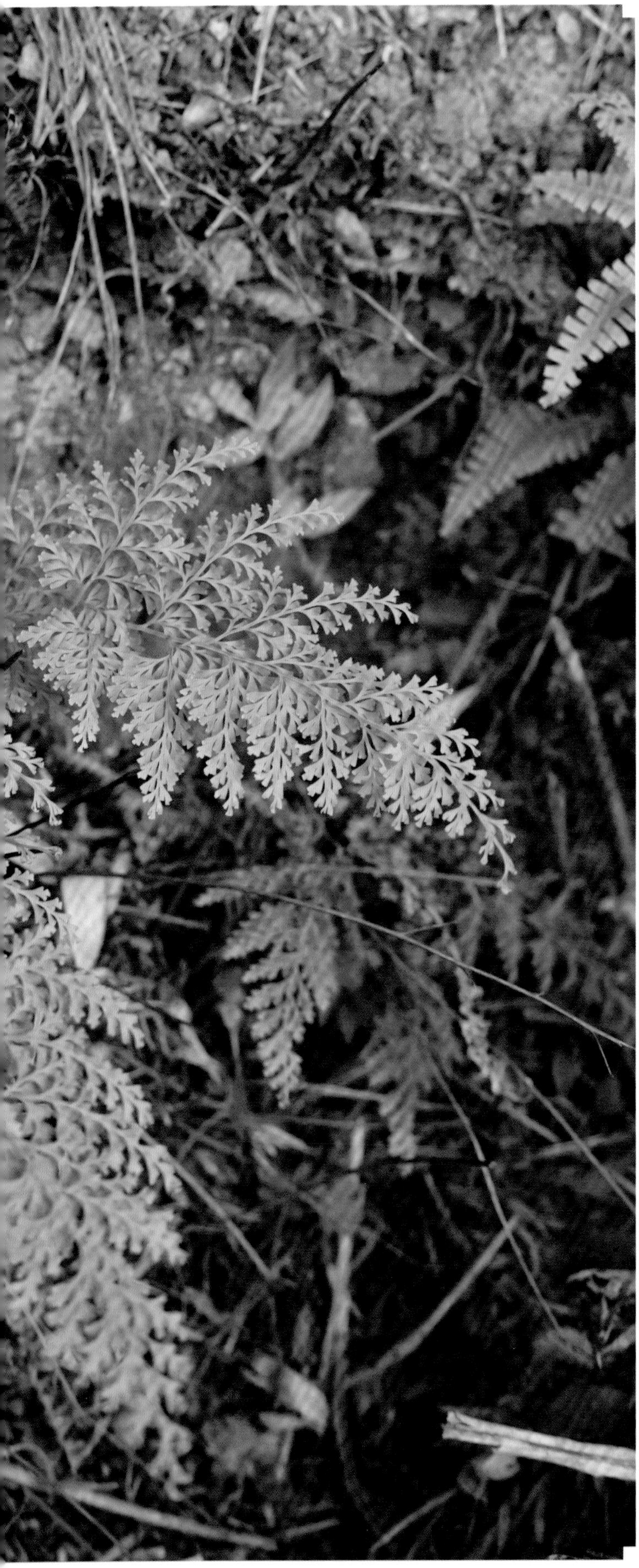

乌韭

【苗药名】都木油。

【别　名】蜢蚱参、大叶金花草、小叶野鸡尾、细叶凤凰尾。

【来　源】本品为鳞始蕨科植物乌蕨 *Sphenomeris chinensis*（L.）Maxon 的叶及全草。

【性味归经】味苦，性冷。归热经。

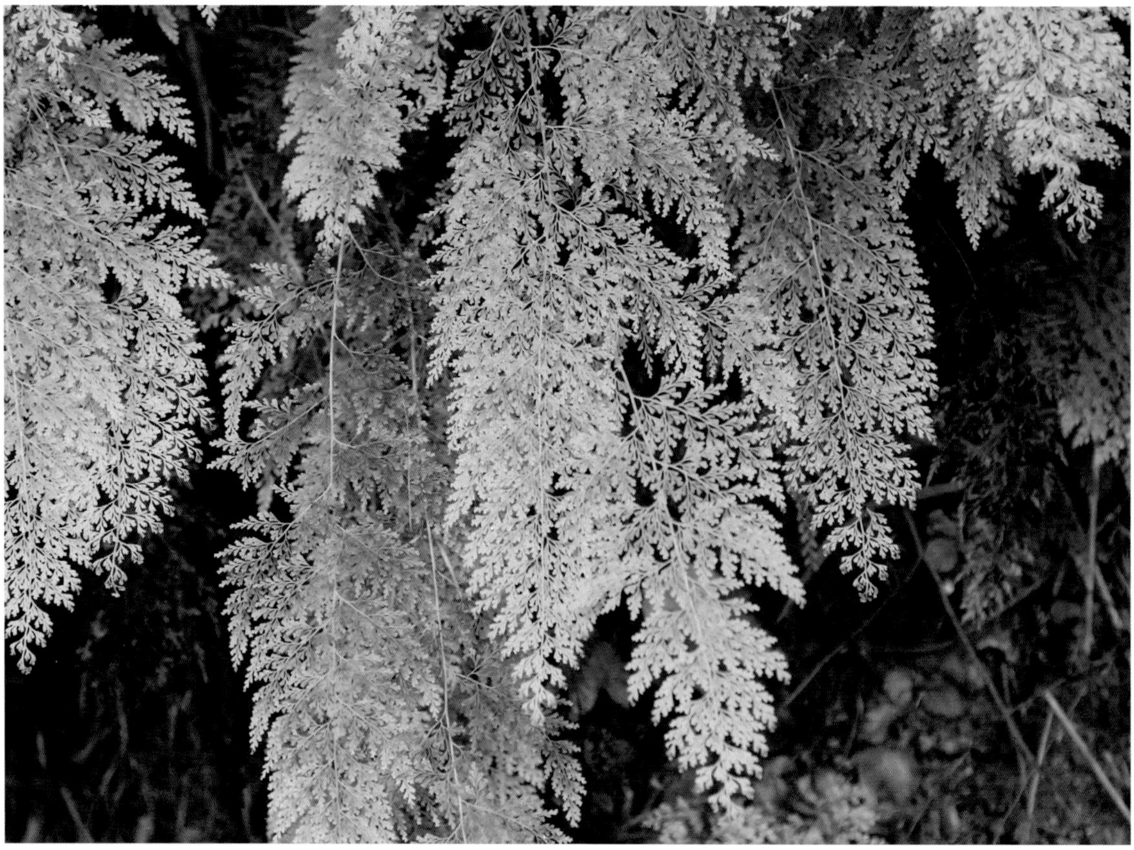

乌蕨

识别特征

多年生草本植物，陆生中型蕨类，植株高 30 ~ 80 cm。根茎短，横走，密生深褐色鳞片，叶近生；叶柄禾秆色，有光泽，长 15 ~ 30 cm；叶片厚草质，长圆状披针形或狭卵形，长 20 ~ 45 cm，宽 5 ~ 12 cm，3 回羽状深裂；羽片 10 ~ 15 对，基部的对生，其余互生，有柄，阔披针形；先端长渐尖至近尾状，长 5 ~ 12 cm，宽 2.5 ~ 5 cm；2 回羽片 6 ~ 10 对，互生，有柄；羽片近卵形，先端渐尖，2 回羽状深裂，长 2 ~ 3 cm，宽 1 ~ 1.5 cm；末回羽片 2 ~ 3 对，互生，倒卵形、阔楔形或近菱形，长 5 ~ 10 mm，宽 4 ~ 5 mm，两侧有 1 ~ 2 对楔形裂片；叶脉 2 叉分支。孢子囊群小，生于裂片先端的小脉先端，每裂片 1 ~ 2 枚；囊群盖厚纸质，杯形或浅杯形，口部全缘或多少啮断状。

生境分布

生长于海拔 200 ~ 1900 m 的林下、路边或空旷处。分布于长江以南各地，北达陕西南部。

采收加工

夏、秋二季挖取带根茎的全草，去杂质，洗净，鲜用或晒干。

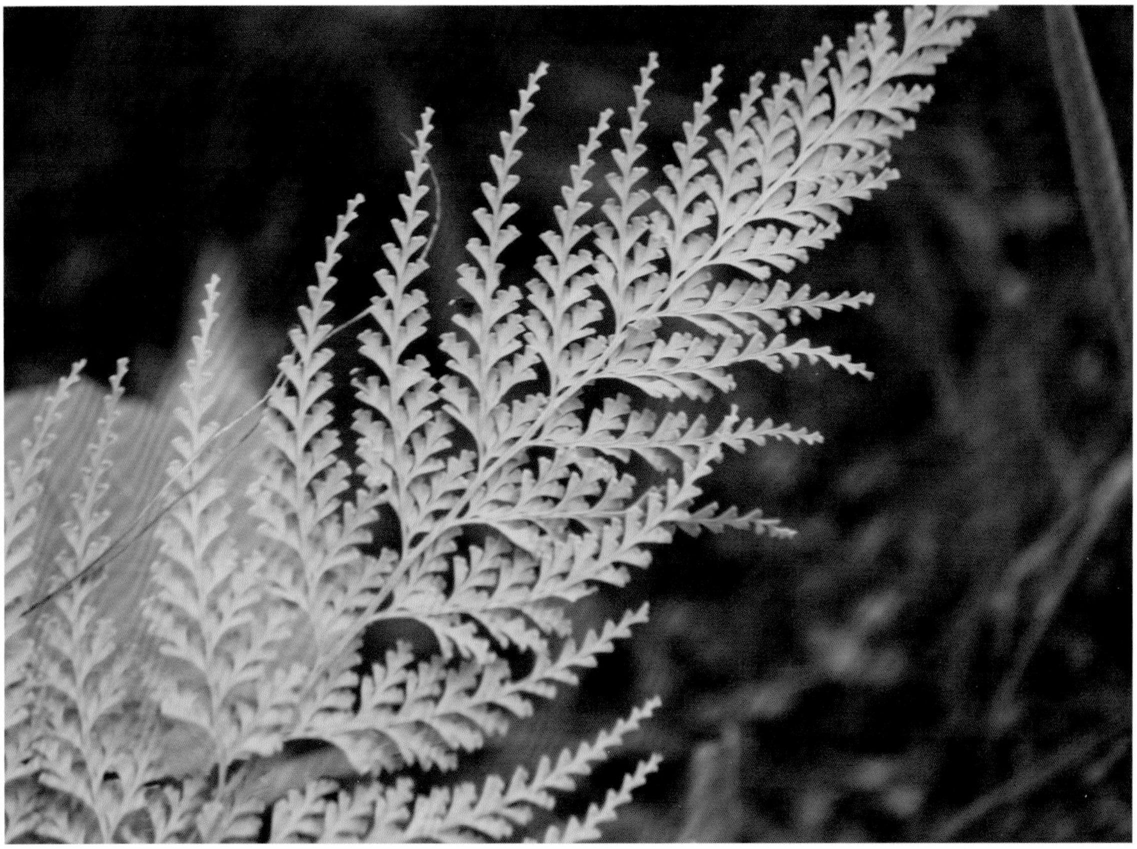

乌蕨

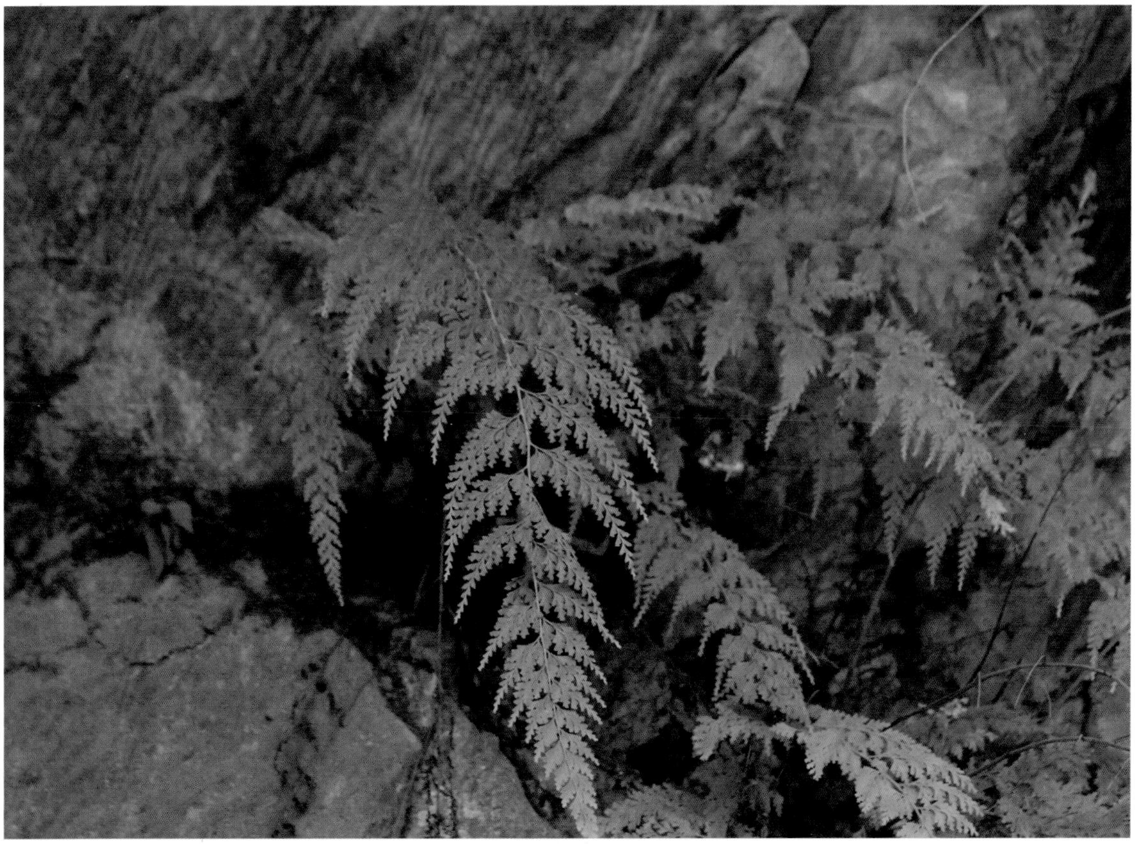

乌蕨

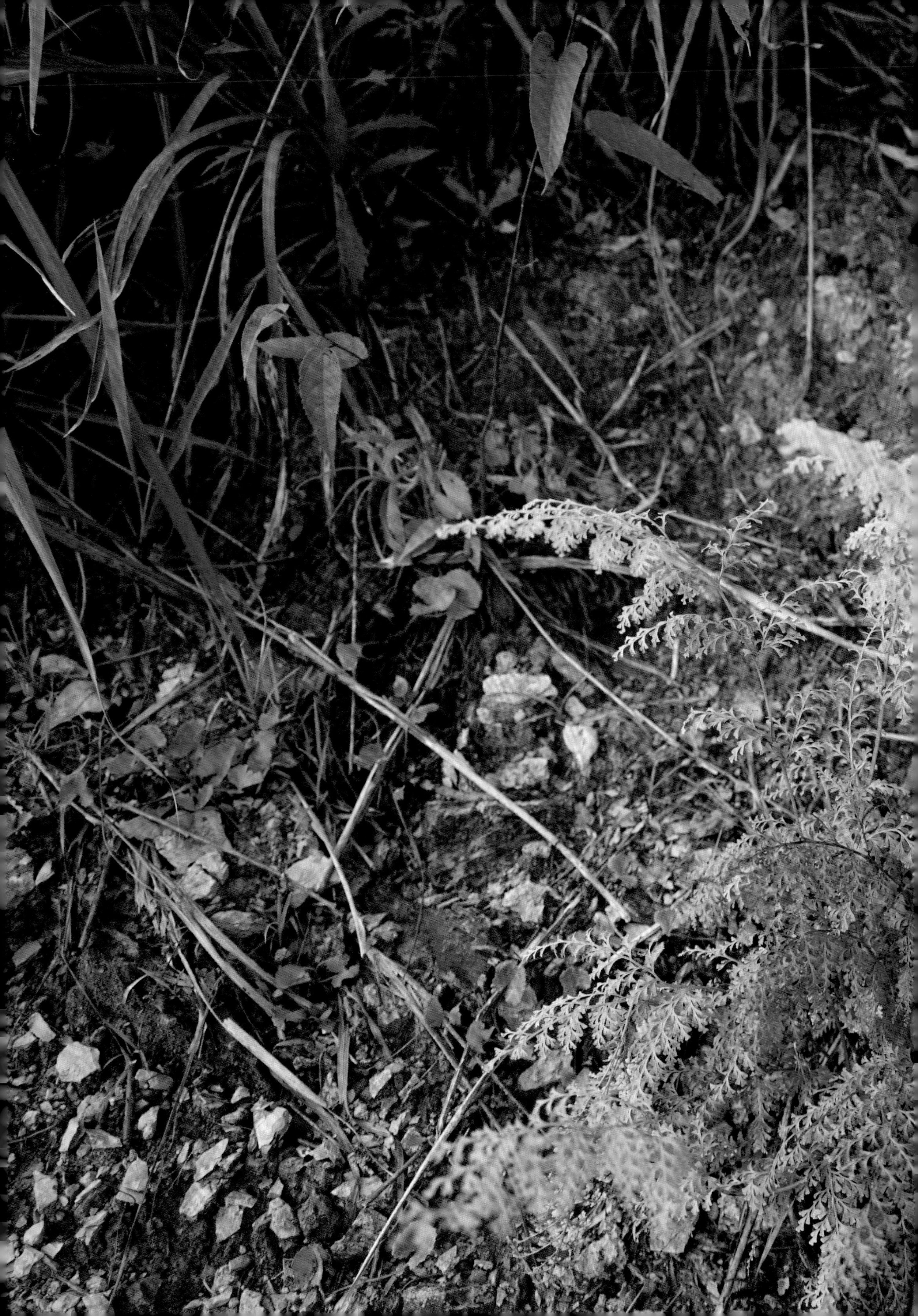

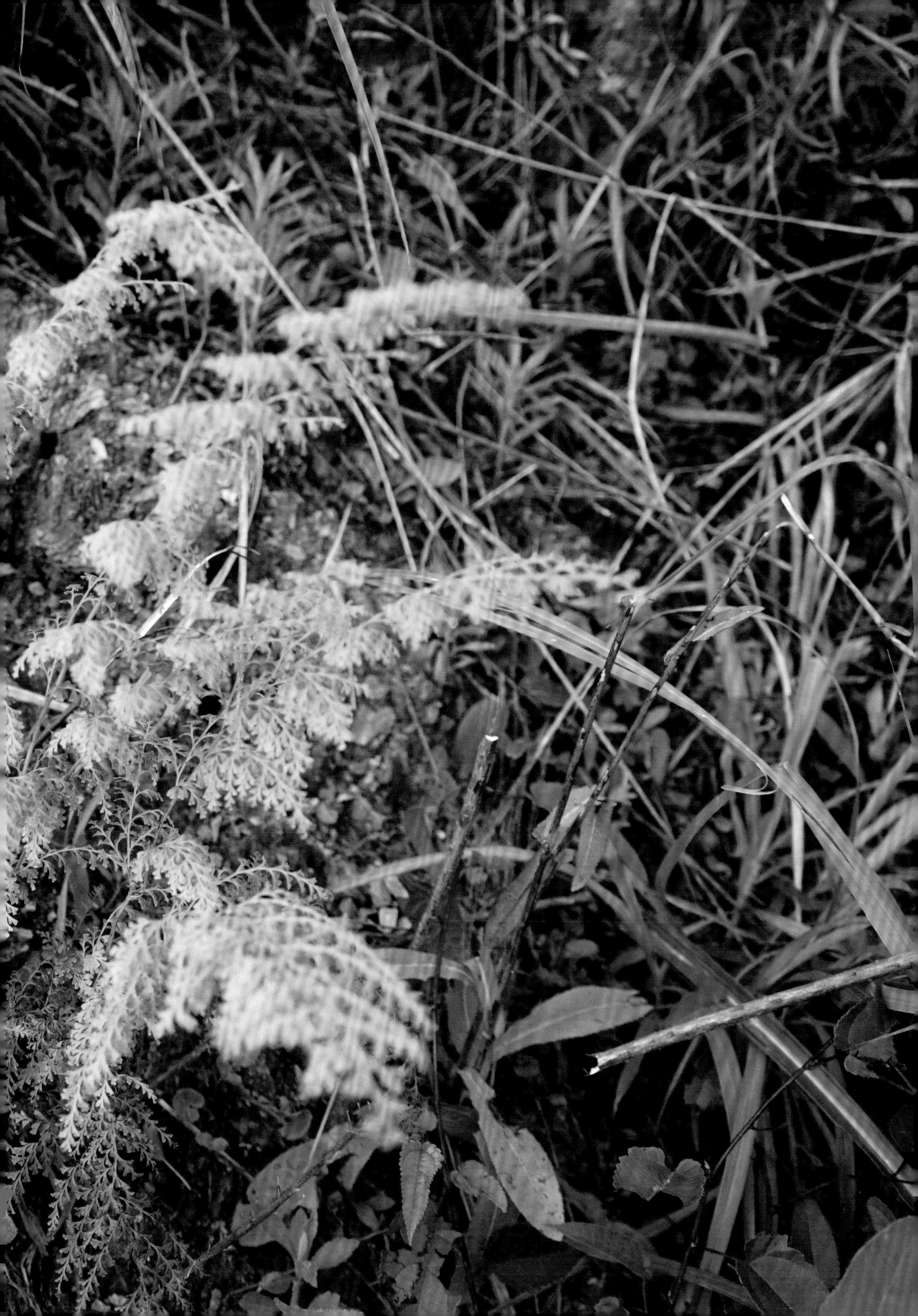

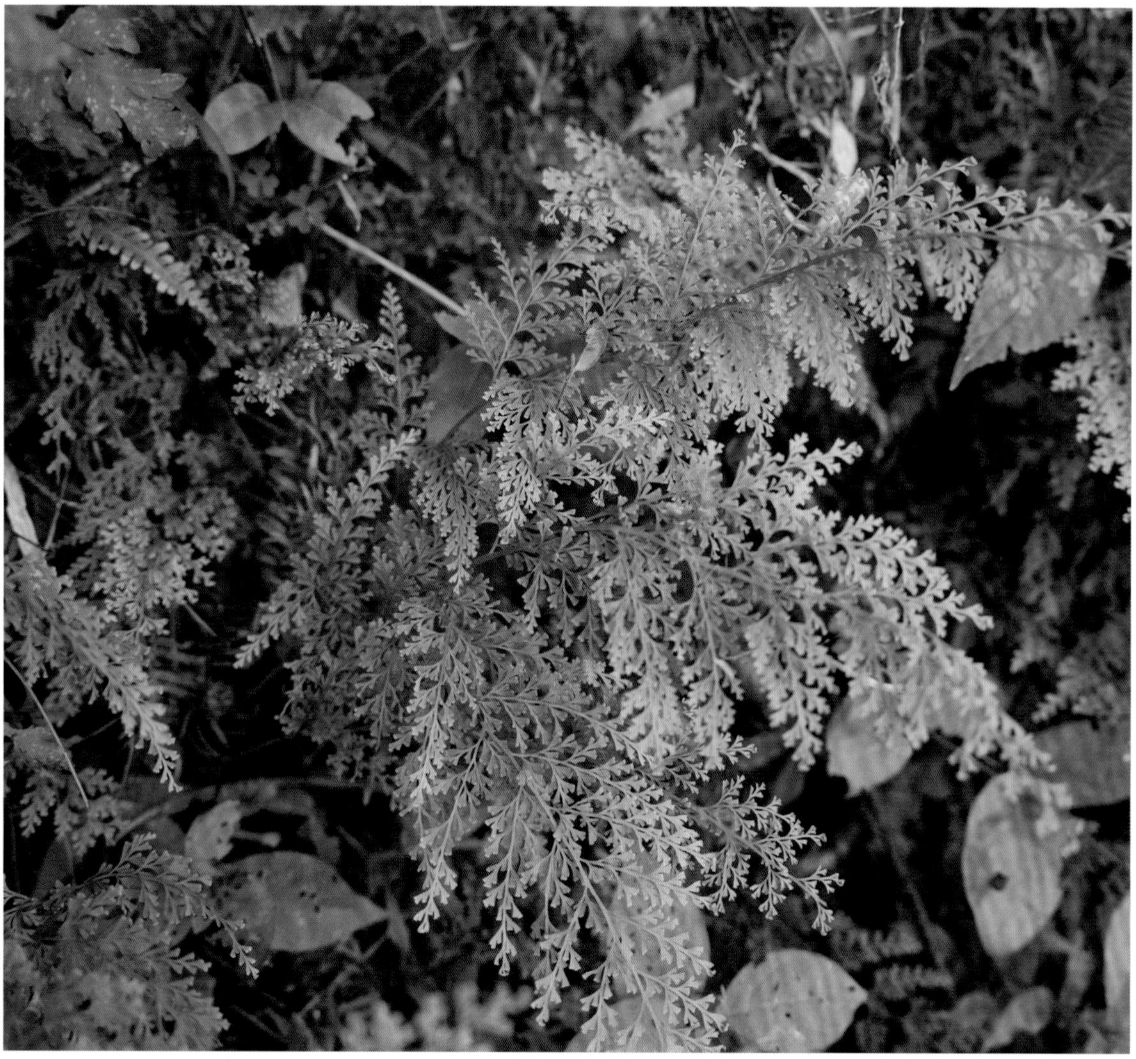

乌蕨

药材鉴别

根茎粗壮，长 2 ~ 7 cm，表面密被赤褐色鳞片，上方近生多数叶，下方有众多紫褐色须根。叶柄长 10 ~ 25 cm，直径约 2 mm，呈不规则的细圆柱形，表面光滑，禾秆色或基部红棕色，有数条角棱及 1 条凹沟；叶片披针形，3 ~ 4 回羽状分裂，略皱折，棕褐色至深褐色，小裂片楔形，先端平截或 1 ~ 2 浅裂；孢子囊群 1 ~ 2 个着生于每个小裂片先端边缘。气微，味苦。

功效主治

清热，解毒，利湿，止血。主治风热感冒，中暑发痧，泄泻，痢疾，肝炎，白浊，白带，吐血，便血，尿血。

用法用量

内服：煎汤，30 ~ 60 g，鲜品 90 ~ 150 g；或绞汁。外用：适量，捣烂外敷；或研末外敷；或煎汤洗。

民族药方

1．流行性感冒，咳嗽，肠炎，痢疾 鲜乌韭 90 ~ 150 g，或干品 60 ~ 90 g。水煎服。或水煎浓缩成棕色固体，研末内服。

2．黄疸 乌韭 15 g，黑豆子 30 g，灯心草 0.6 g。水煎服。

3．感冒咳嗽 鲜乌韭叶 20 g。捣烂绞汁服。

4．痢疾 鲜乌韭全草、鲜水蜈蚣全草各 50 g。水煎服。

5．肝炎 鲜乌韭全草 150 g，地星宿 50 g。水煎汁分 3 次服，连服 15 日。

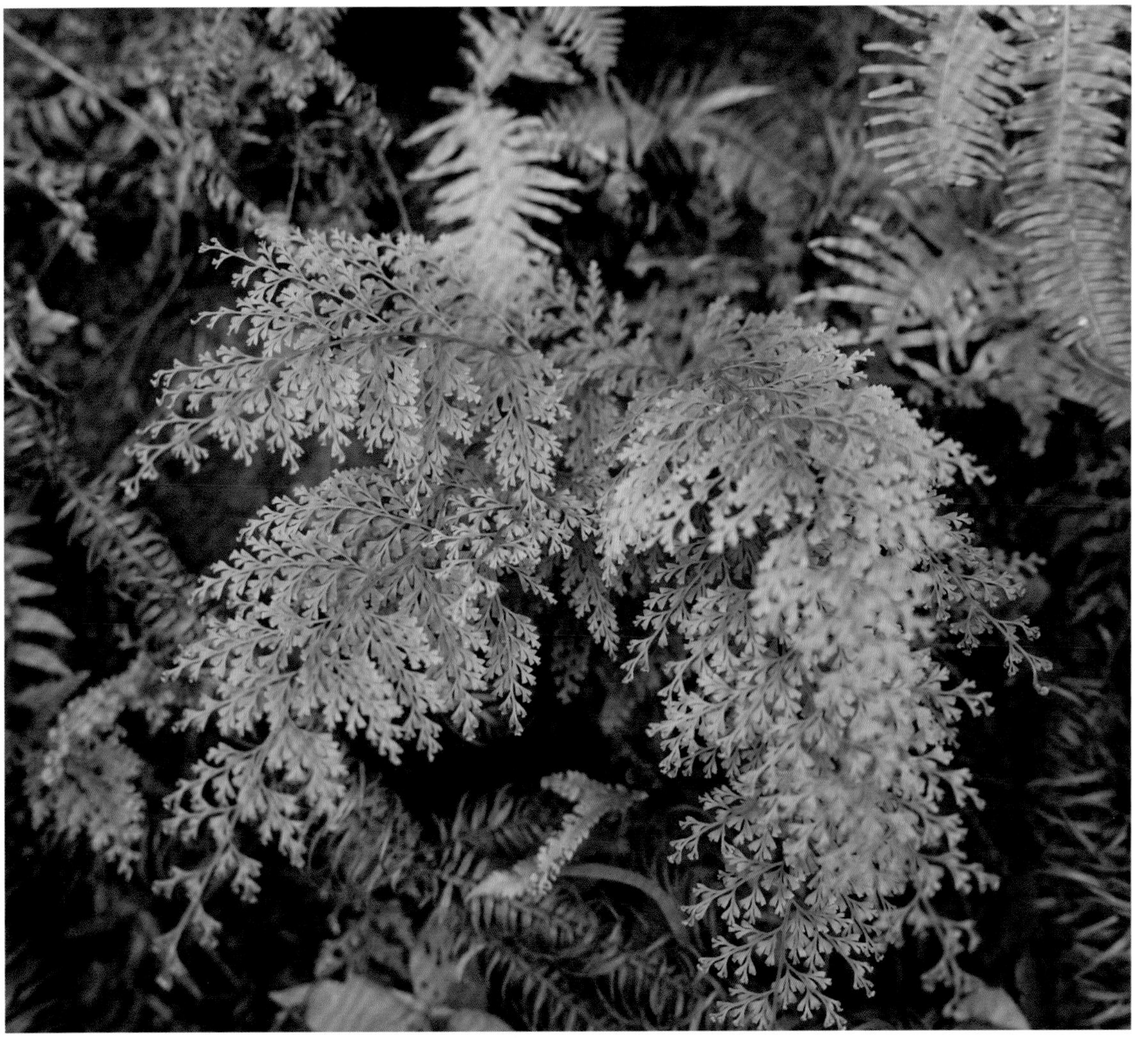

乌蕨

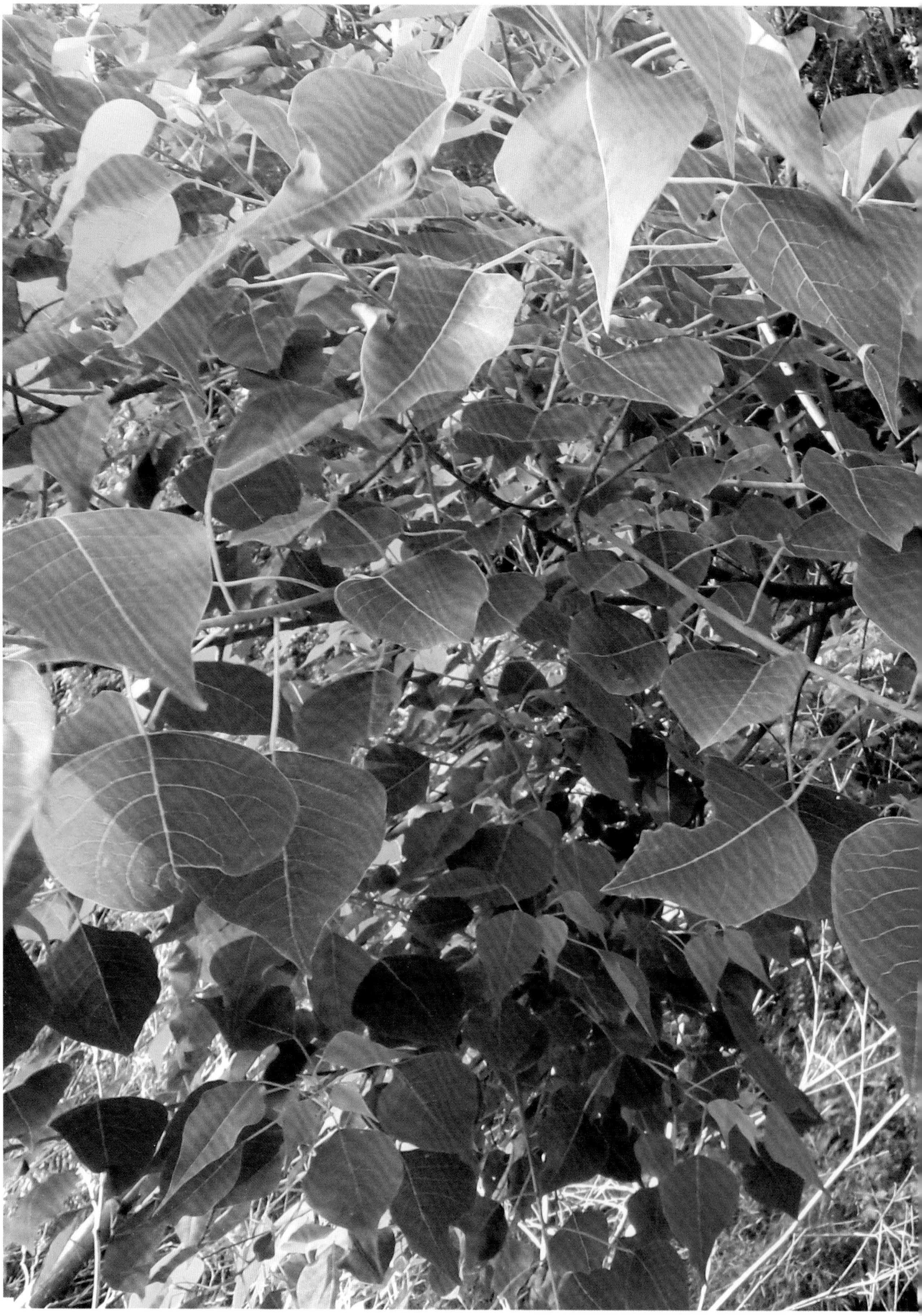

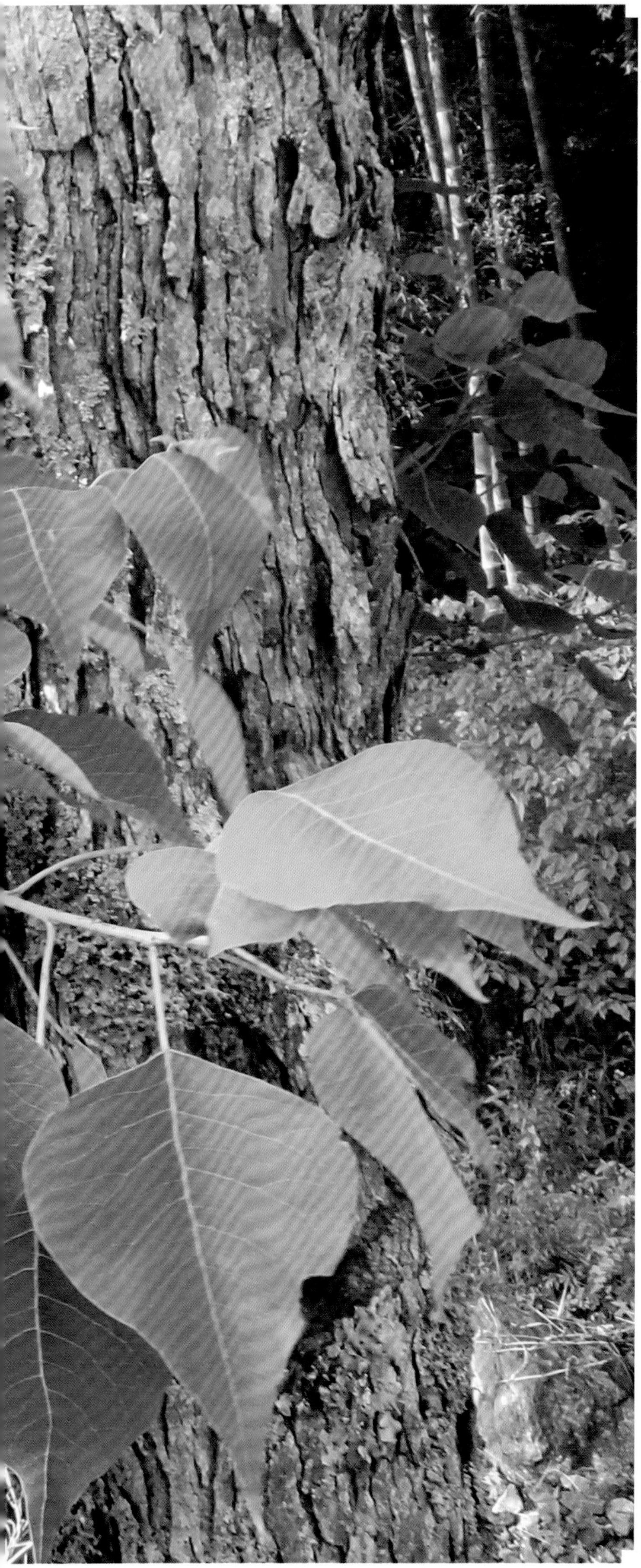

乌桕

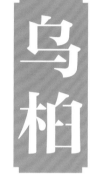

【苗药名】豆麻昌。

【别　名】桕树、虹树、木蜡树、乌桕子、木油树、蜡烛树。

【来　源】本品为大戟科植物乌桕 *Sapium sebiferum*（L.）Roxb. 的种子、叶及去掉栓皮的根皮或茎皮。

【性味归经】味苦，性冷。归热经。

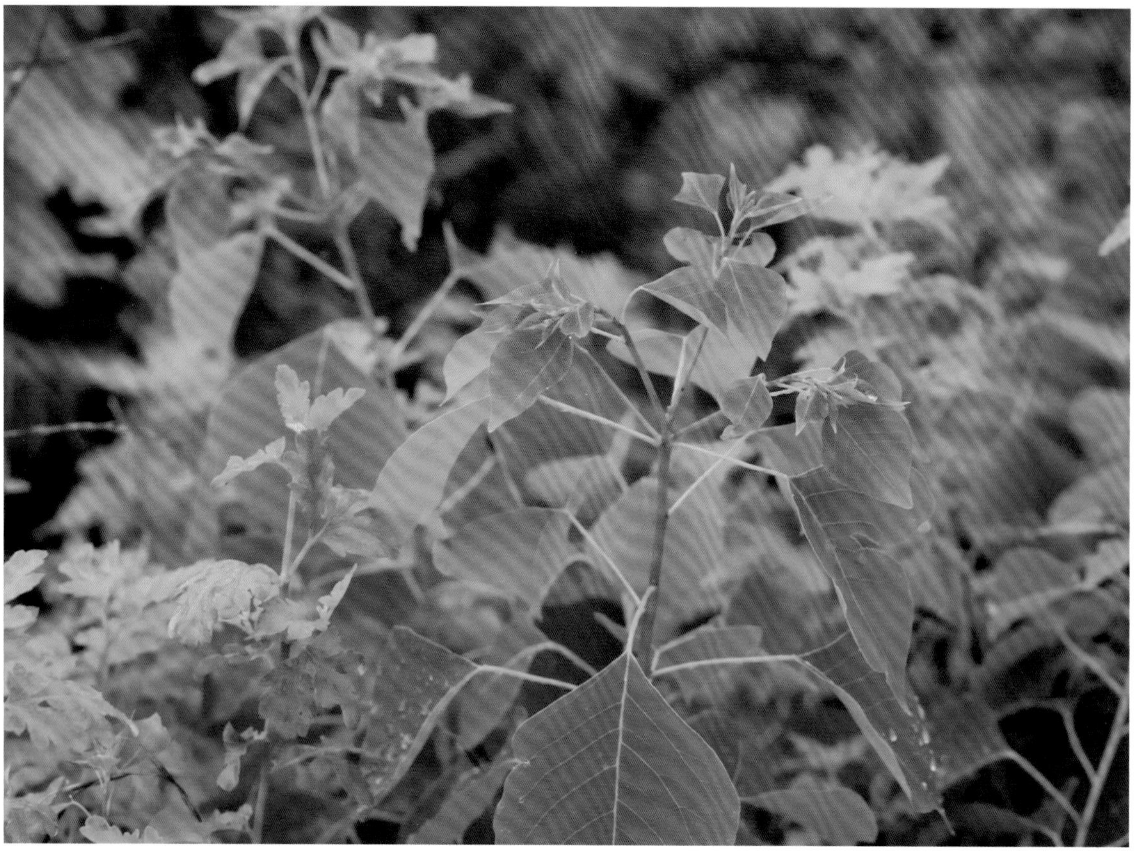

乌桕

识别特征

落叶乔木，高达 15 m，具乳汁。树皮暗灰色，有纵裂纹。叶互生；叶柄长 2.5 ~ 6.0 cm；叶片纸质，长、宽 3 ~ 9 cm，先端微凸尖至渐尖，基部楔形；侧脉 5 ~ 10 对。穗状花序顶生，长 6 ~ 12 cm；花单性，雌雄同株，无花瓣和花盘；最初全为雄花，随后有 1 ~ 4 朵雌花生于花序基部；雄花小，萼杯状，3 浅裂，雄蕊 2，稀 3，花丝分裂；雌花具梗，长 2 ~ 4 mm，苞片 3，花萼 3 深裂，子房光滑，3 室，花柱基部合生，柱头外卷。蒴果椭圆形，直径 1.0 ~ 1.5 cm，成熟时褐色，室背开裂为 3 瓣，每瓣有种子 1 颗；种子近球形，黑色，外被白蜡。花期 4—7 月，果期 10—12 月。

生境分布

生长于山野、路旁或栽培。分布于华东、中南、西南及台湾等省区。

采收加工

果熟时采摘种子，鲜用或晒干。根、茎皮全年均可采，将皮割下，除去栓皮，晒干。

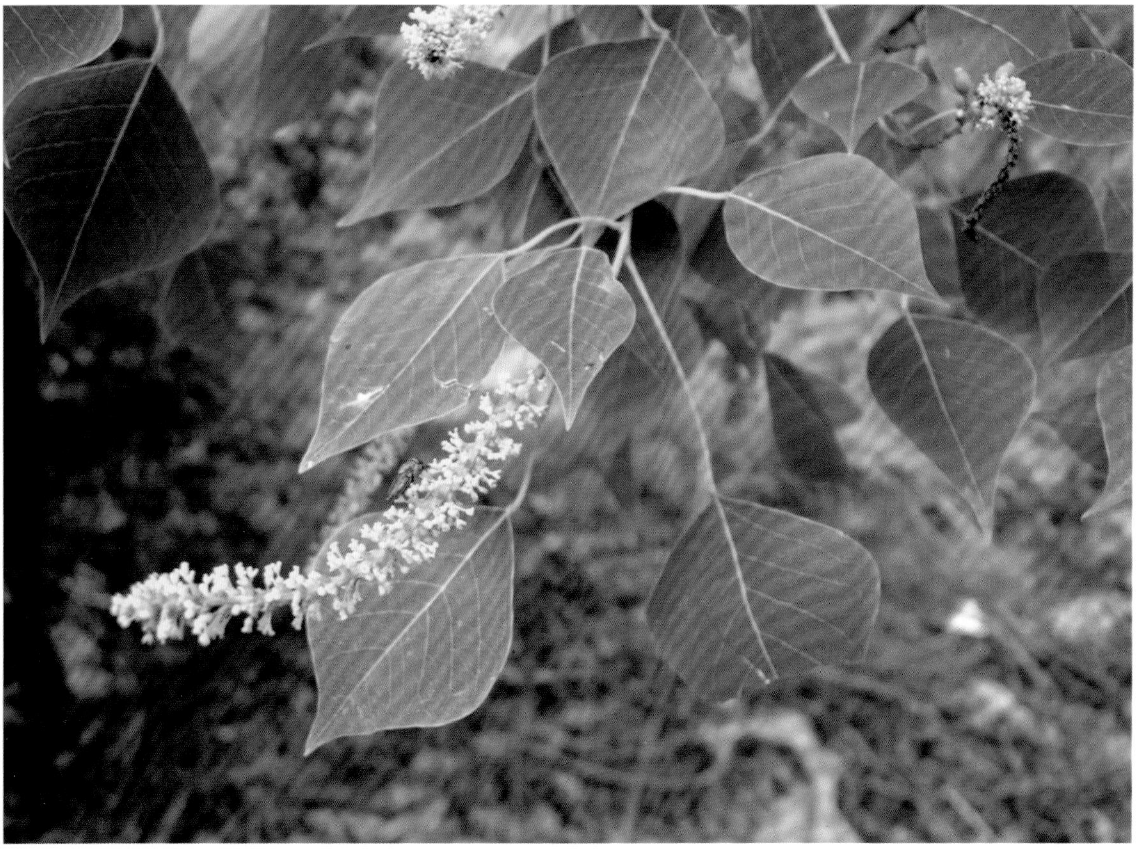

乌桕花

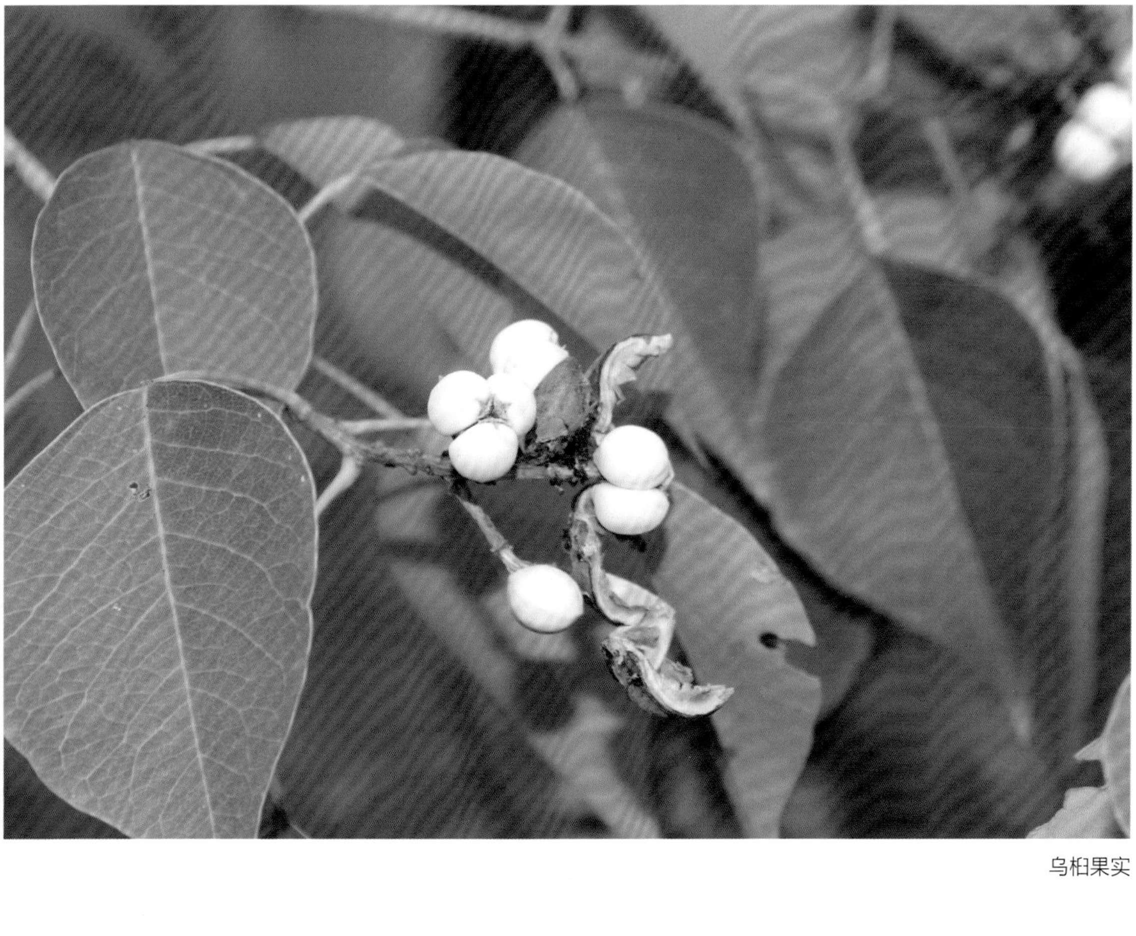

乌桕果实

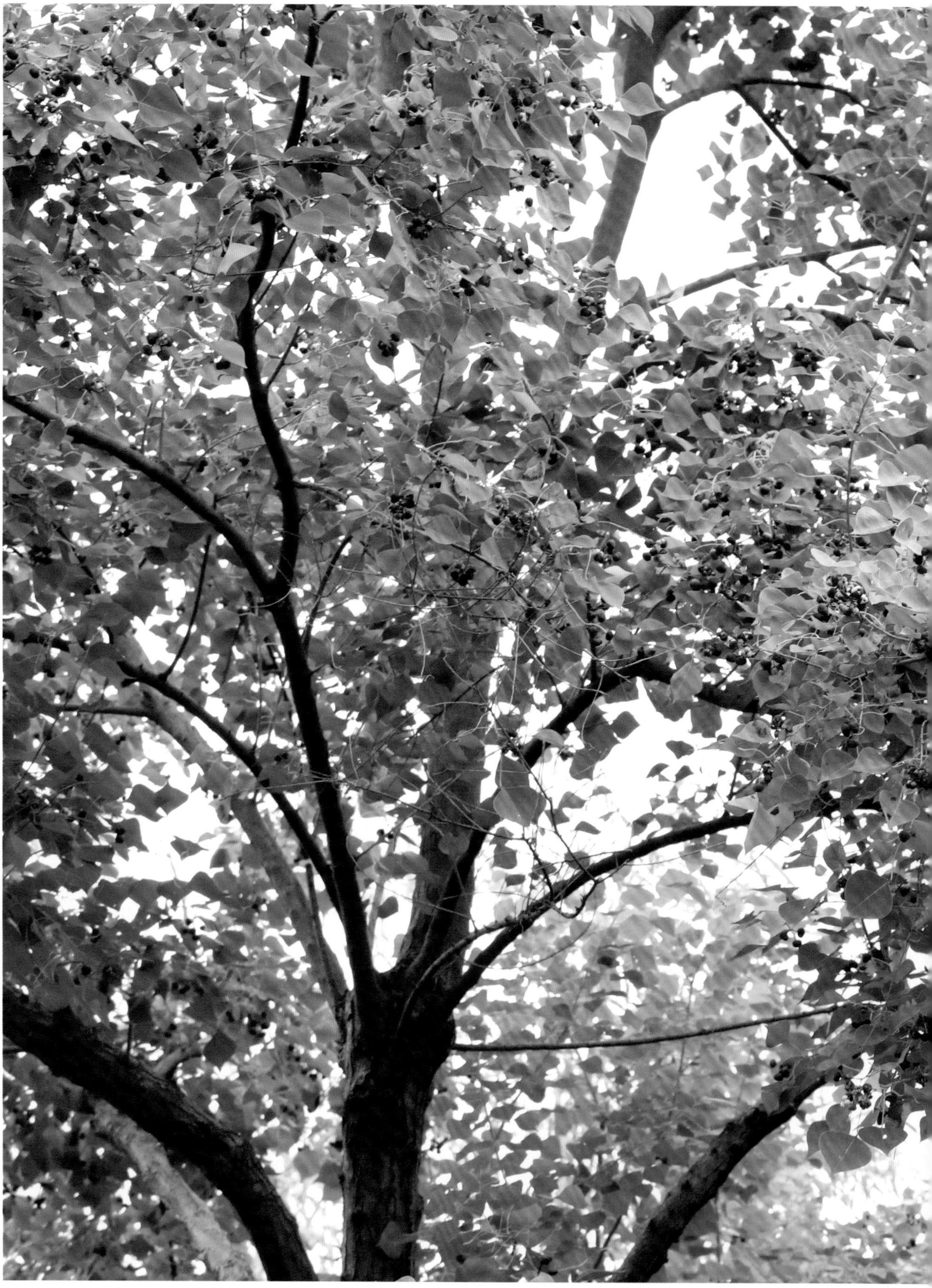

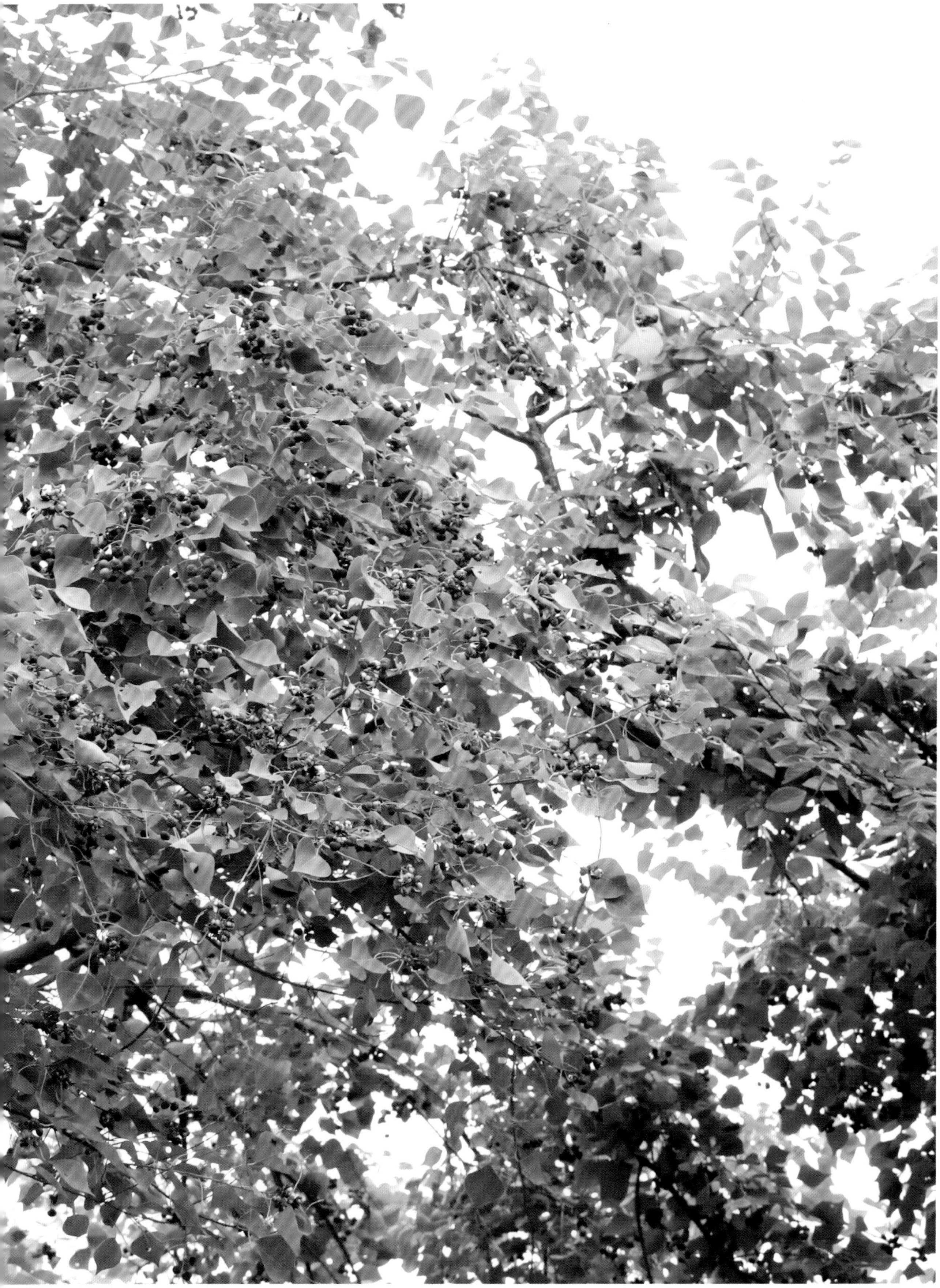

乌桕

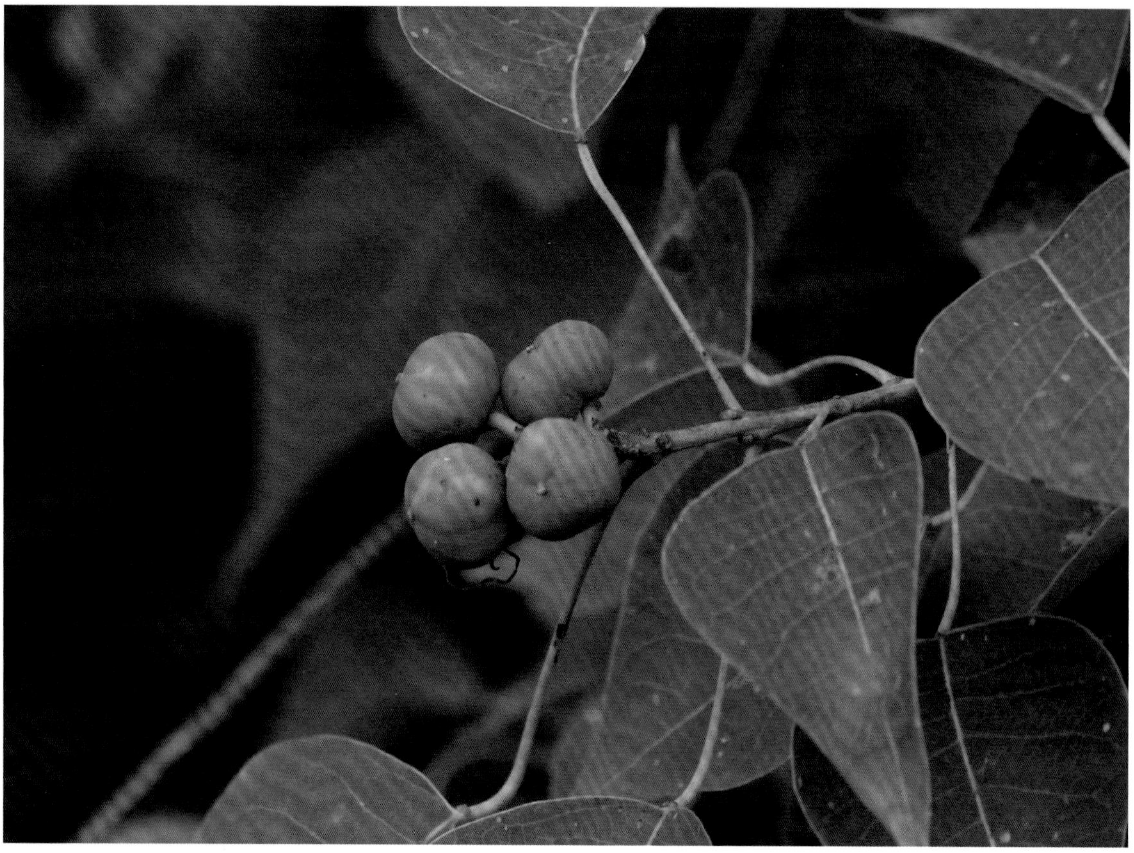

乌桕子

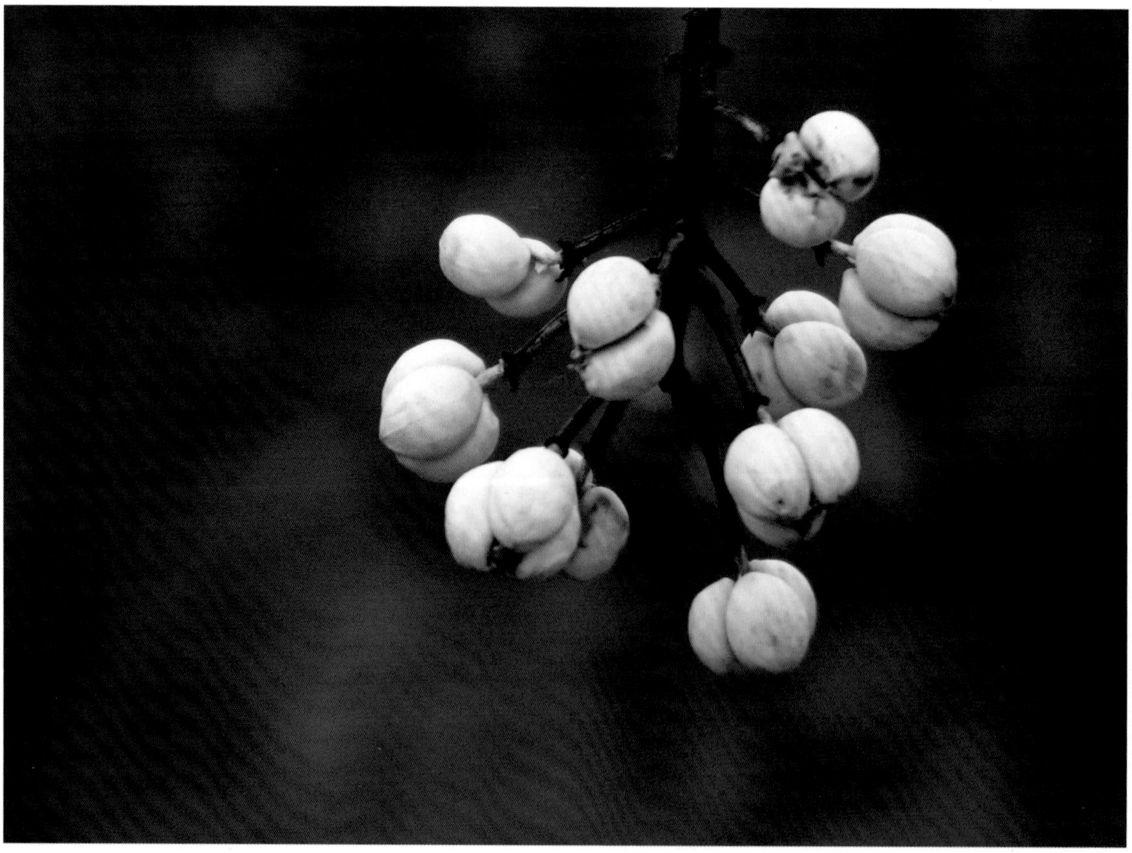

乌桕子

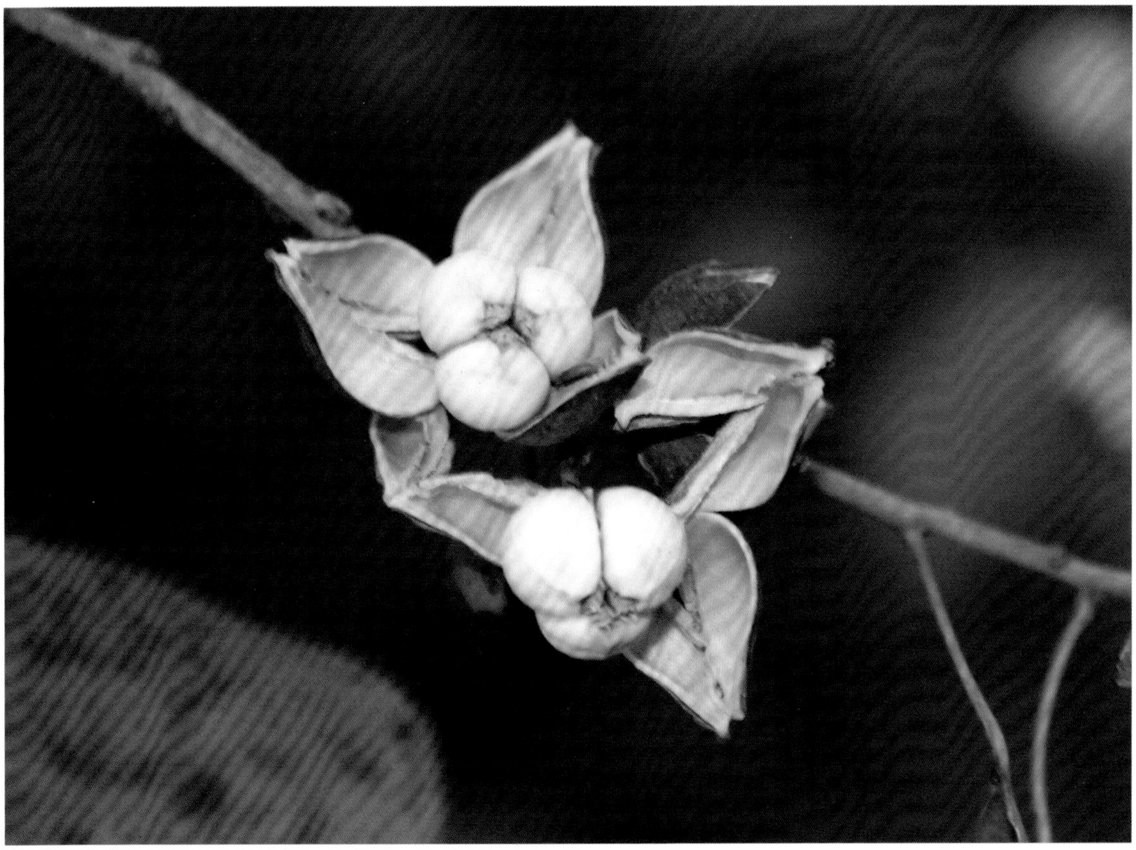

乌柏子

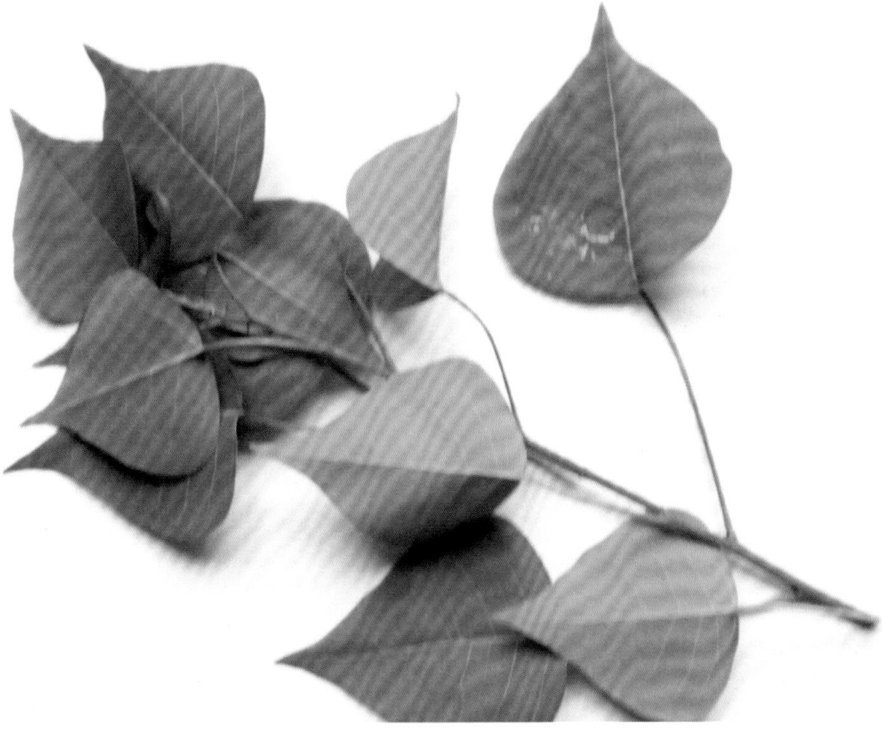

乌柏叶药材

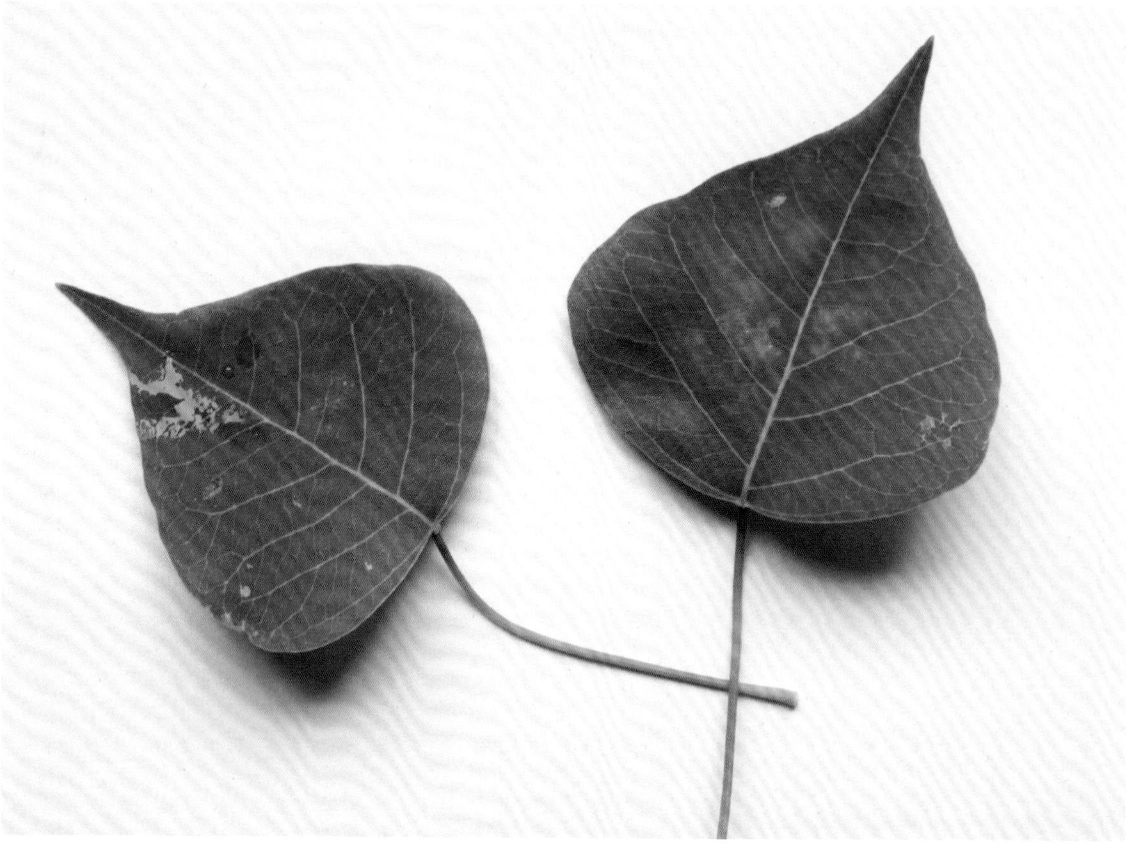

乌桕叶药材

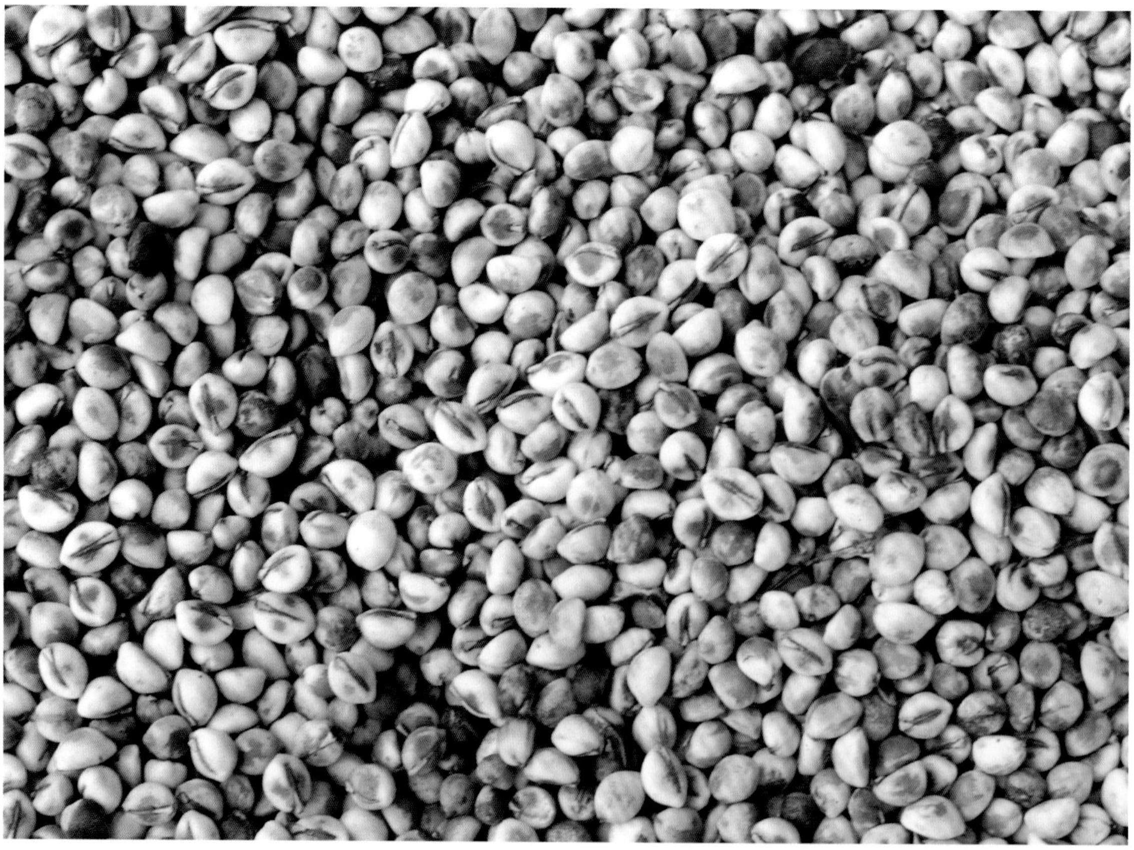

乌桕子药材

药材鉴别

根皮：外表面浅黄棕色，有细纵皱纹，栓皮薄，易剥落；内表面黄白色或浅黄棕色，具细密纵直纹理；切面显纤维性。质硬而韧。气微，味微苦、涩。

功效主治

泻下逐水，消肿散结，解蛇虫毒。主治水肿，臌胀，大、小便不通，湿疹，毒蛇咬伤。

用法用量

内服：煎汤，9 ~ 12 g；或入丸、散。外用：适量，煎水洗或研末调敷。

民族药方

1．脚气湿疮或风疹 乌桕根皮适量。研为末，煎水洗。

2．热经引起的便秘 乌桕种子 3 ~ 6 粒。捣烂内服。

3．蛇咬伤 乌桕根皮、骚羊古根各适量。捣烂外敷。

4．脚气湿疹 乌桕根适量。水煎外洗。

5．血吸虫病 乌桕木根适量。清洗焙干，研细末，或以水泛为丸，每次 3 ~ 6 g，有腹水的患者每次 6 ~ 9 g。

6．肾病综合征 近水旁的乌桕树树干的韧皮 60 g。加水磨碎过滤，滤液加水至大半碗，慢火煎至刚沸为度，温吞服，每日 1 次，服药后常有恶心、呕吐、腹泻等副反应。

7．真菌性阴道炎 鲜乌桕叶 5000 g。加水 10000 ml 煎到 5000 ml，每日用 500 ml 冲洗阴道 1 次，洗后将乌桕叶粉喷入阴道内。

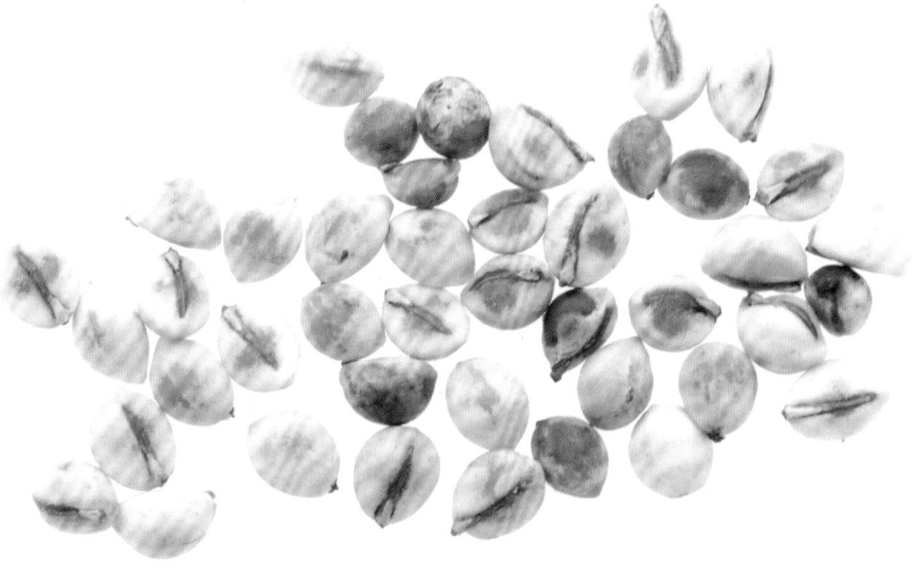

乌桕子药材

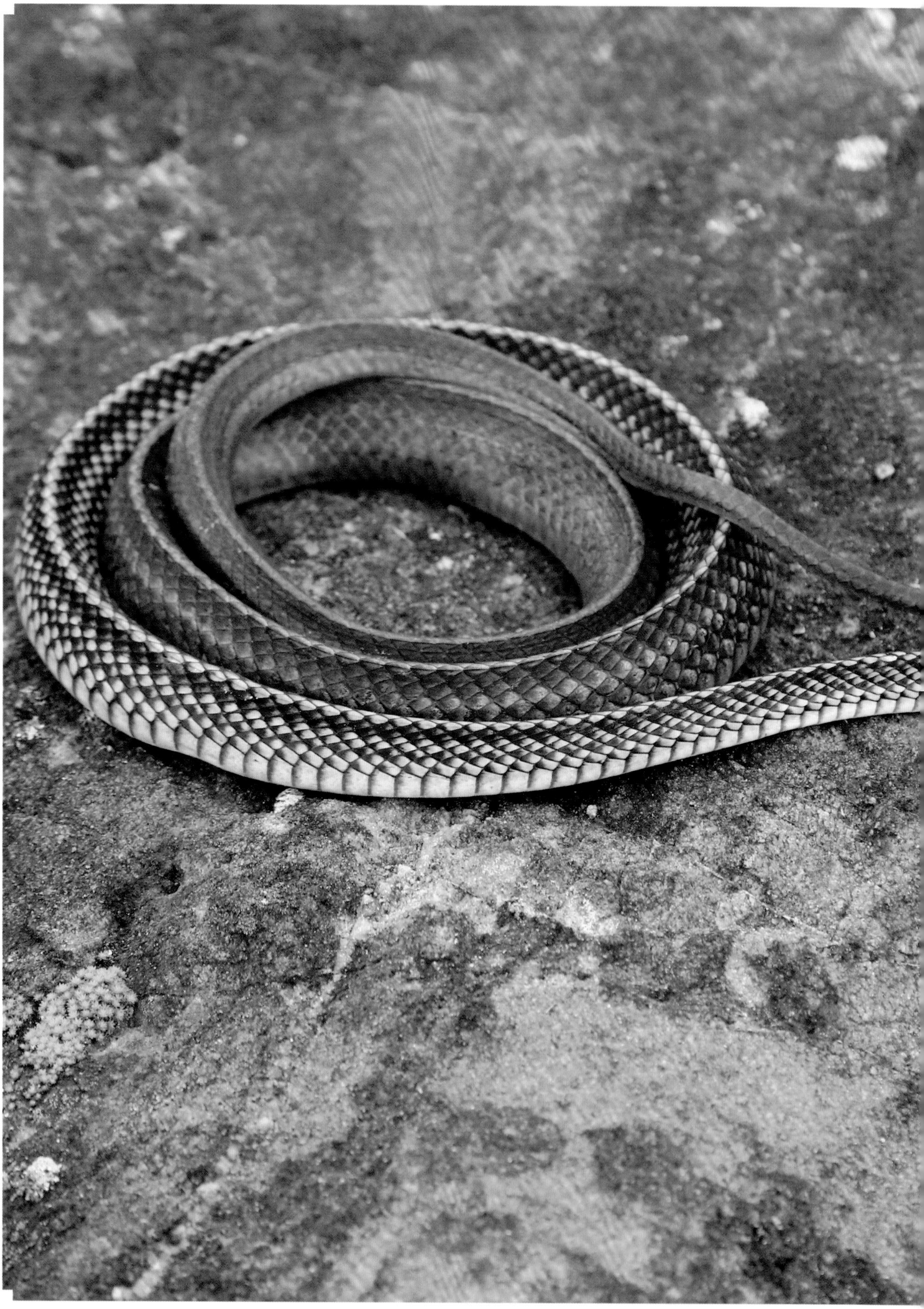

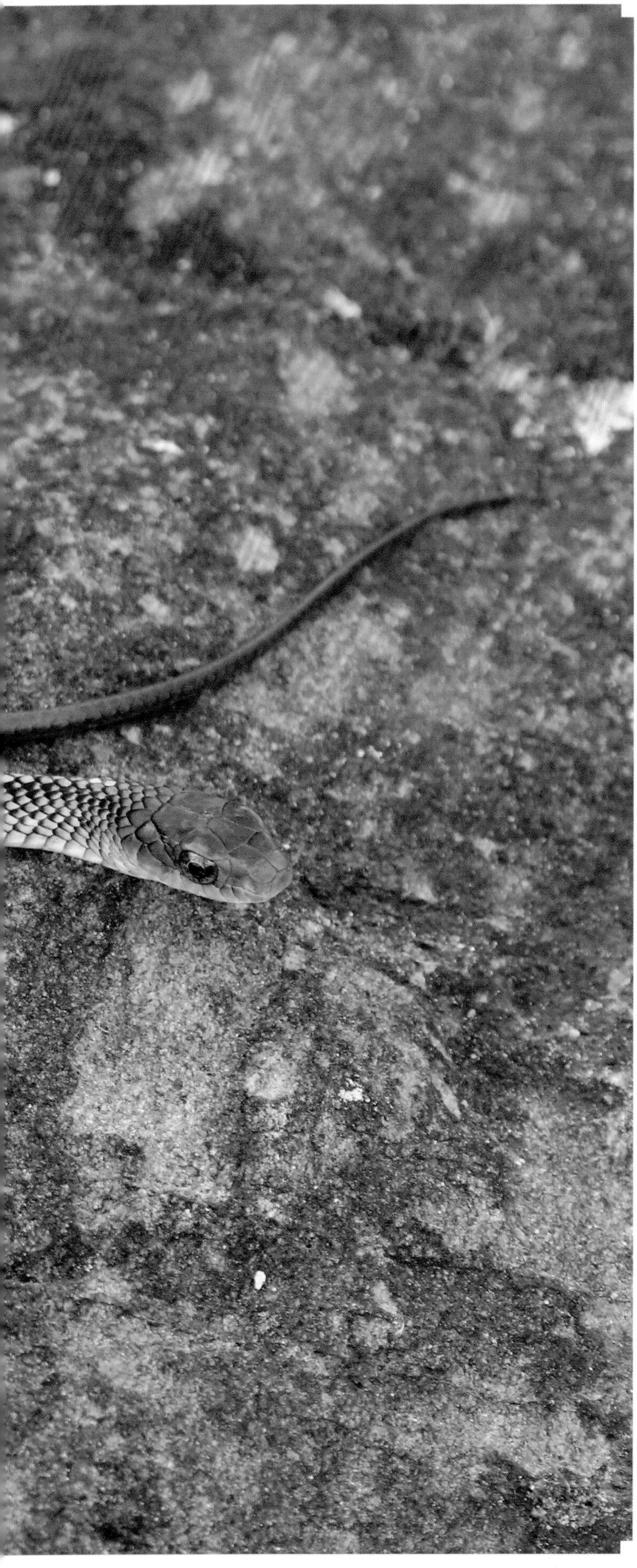

乌梢蛇

【苗药名】能格冒。

【别　名】乌蛇、乌花蛇、剑脊蛇、黑风蛇、黄风蛇、剑脊乌梢蛇。

【来　源】本品为游蛇科动物乌梢蛇 *Zaocys dhumnades*（Cantor）除去内脏的干燥体。

【性味归经】味咸，性微热。归慢经、半边经。

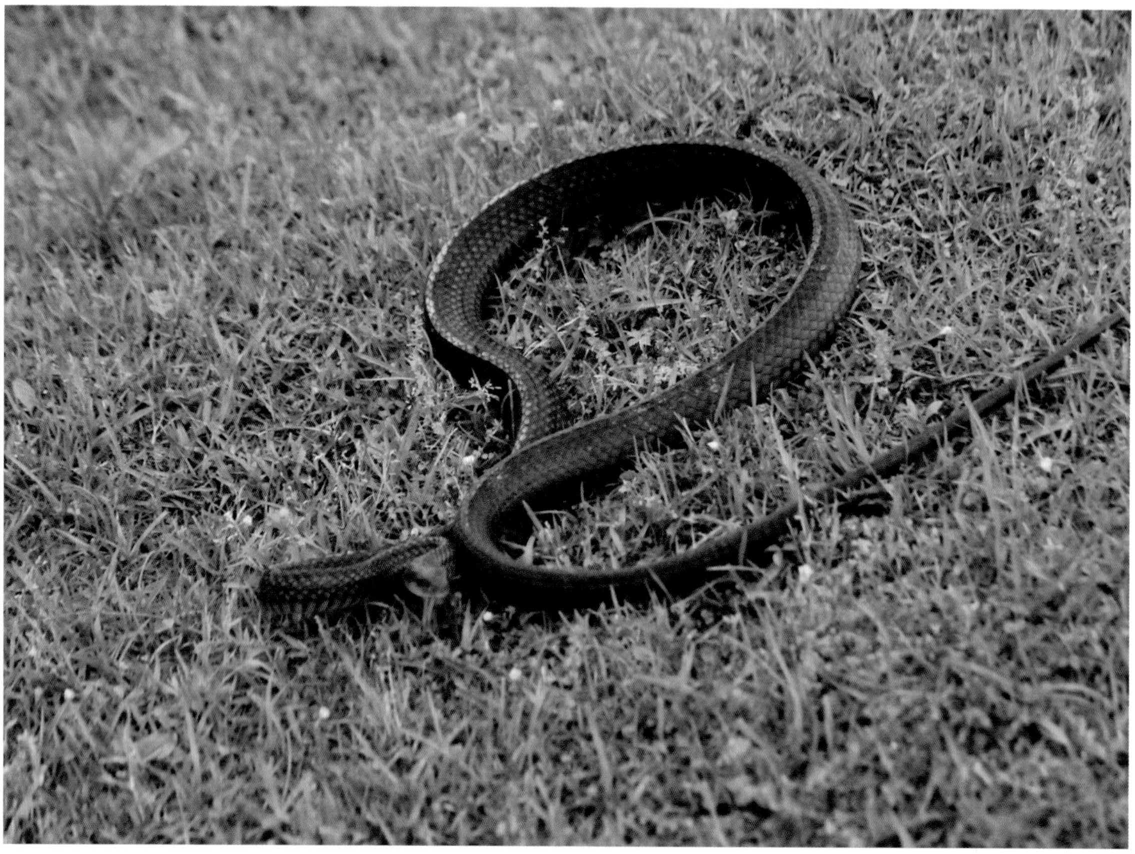

乌梢蛇

原动物

形体较粗大，头、颈区分不明显，全长可达 200 cm 左右，一般雌蛇较短。眼大，鼻孔大呈椭圆形，位于两鼻鳞间。背面灰褐色或黑褐色，其上有 2 条黑线纵贯全身，老年个体后段色深，黑线不明显，背脊黄褐色纵线较为醒目，幼蛇背面灰绿色，其上有 4 条黑线纵贯全身。颊鳞 1 枚，眶前鳞 2 ~ 3 枚，眶后鳞 2 枚；颞鳞 2（1）+2，上唇鳞 3-2-3 式。背鳞 16 ~ 14，中央 2 ~ 4（6）行起棱。正脊两行棱极强，腹鳞 192 ~ 205；肛鳞 2 分，尾下鳞 101 ~ 128 对。

生境分布

生活于丘陵、田野及路边草丛或林下等处。分布于贵州、湖南、广西、四川、陕西、甘肃、江苏、安徽、浙江、江西、福建、台湾、河南、湖北、广东等省区。

采收加工

多在 4—10 月捕捉。将捕捉后的蛇处死，剖腹或先剥去蛇皮留头尾，除去内脏，取竹针串盘成圆形，置于铁丝拧成的十字架上，以柴火熏烤，频频翻动，至色发黑为度，取下，烘干或晒干透。

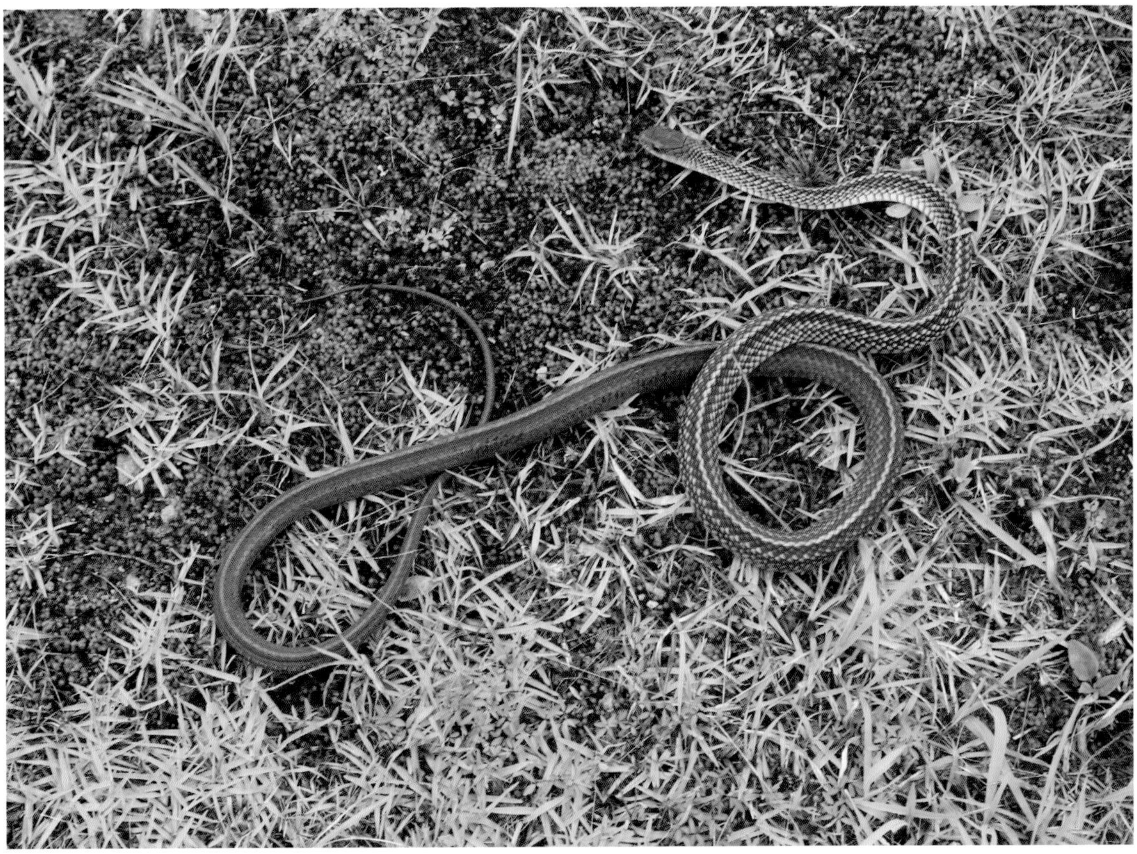

乌梢蛇

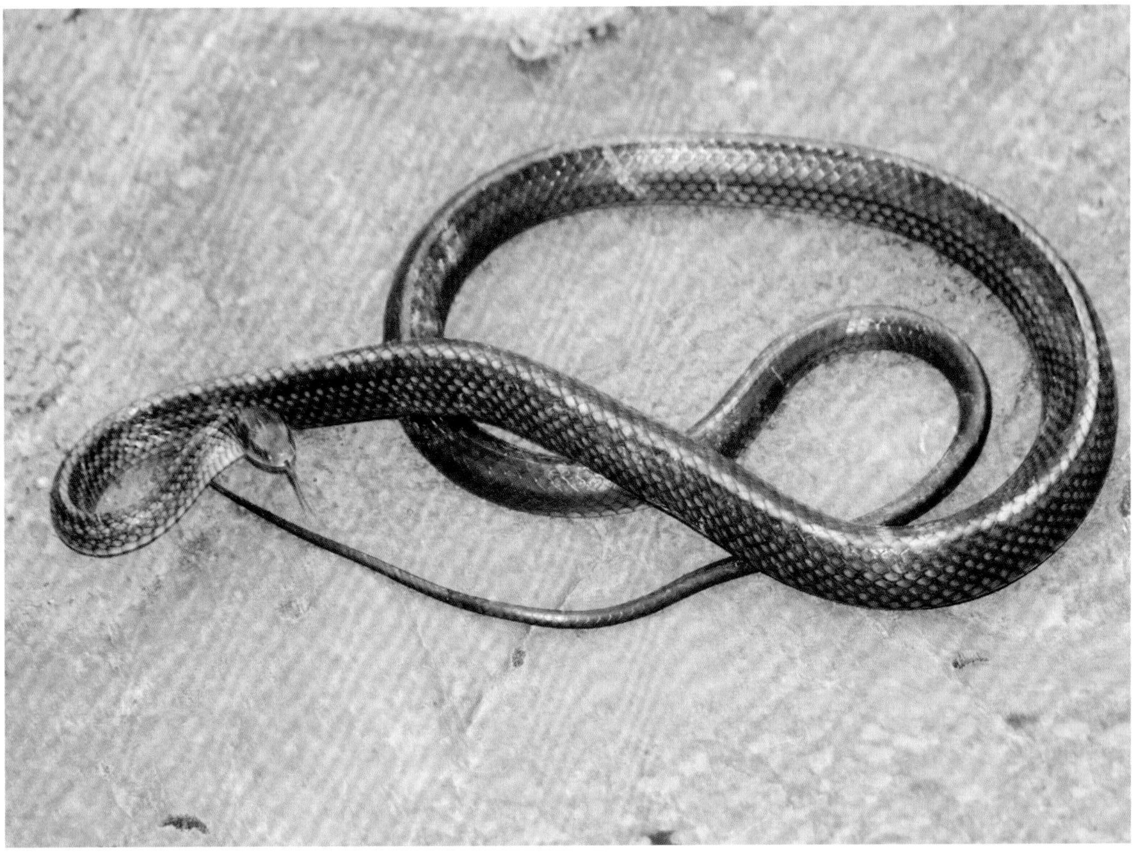

乌梢蛇

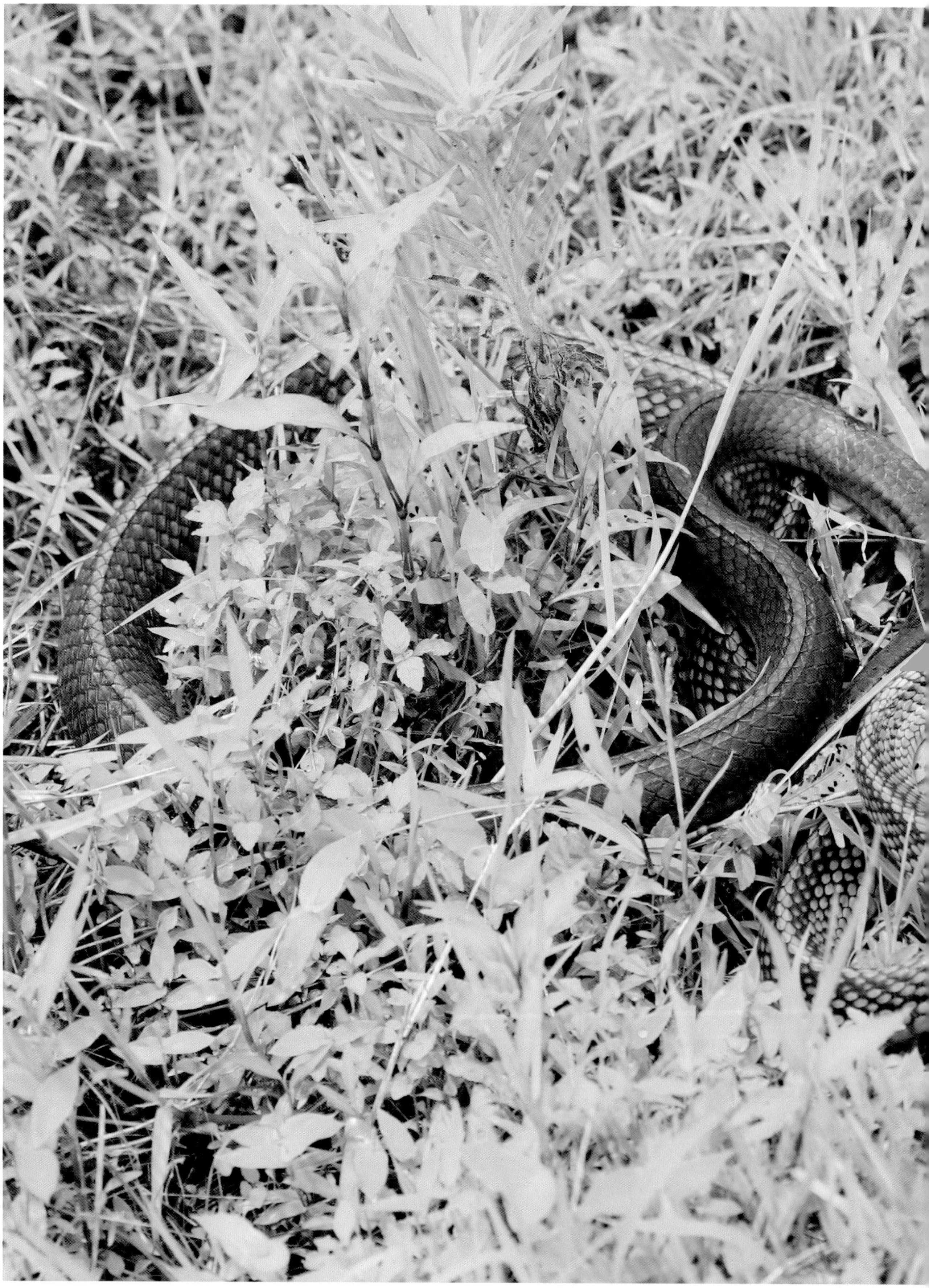

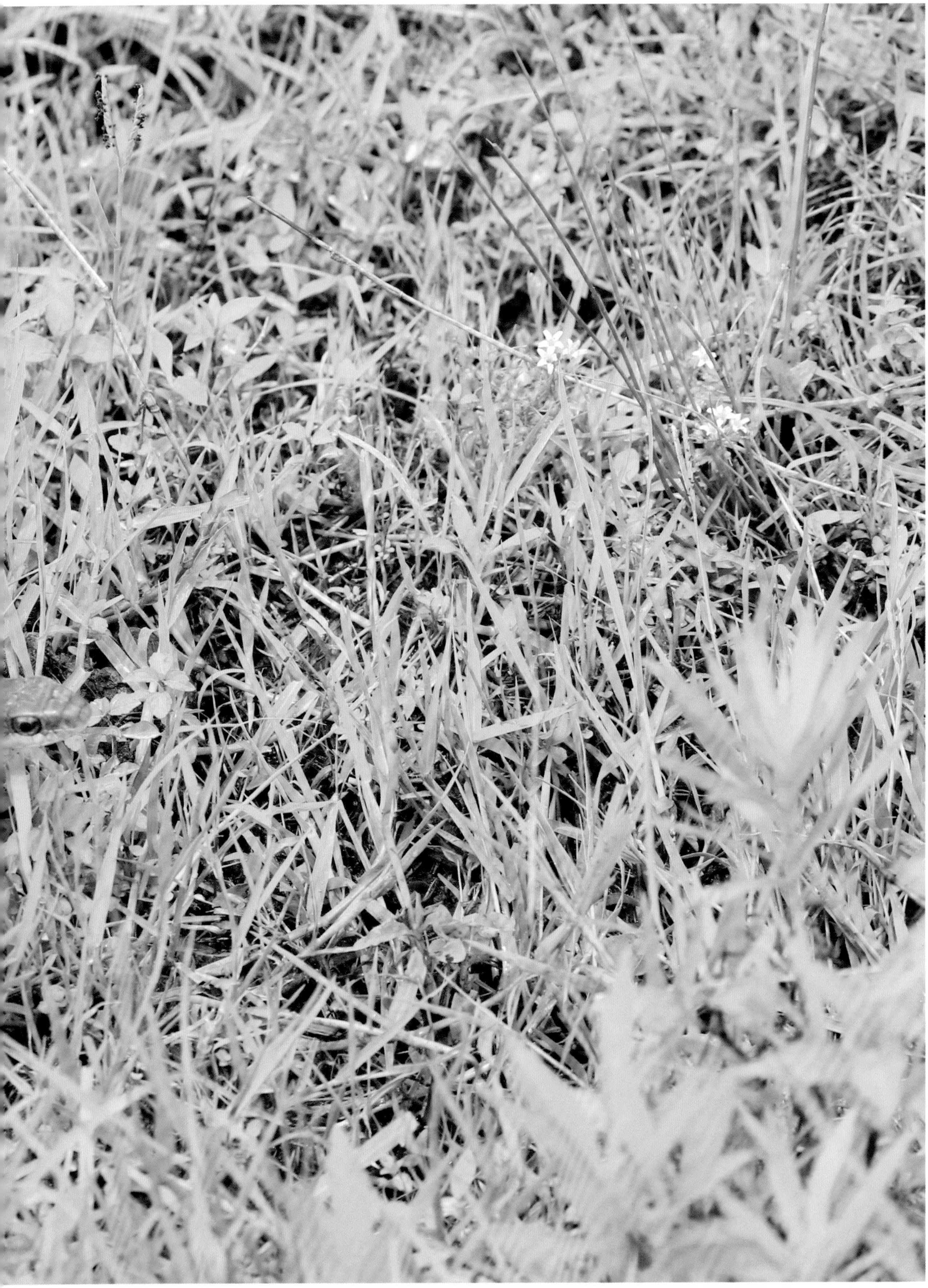

乌梢蛇

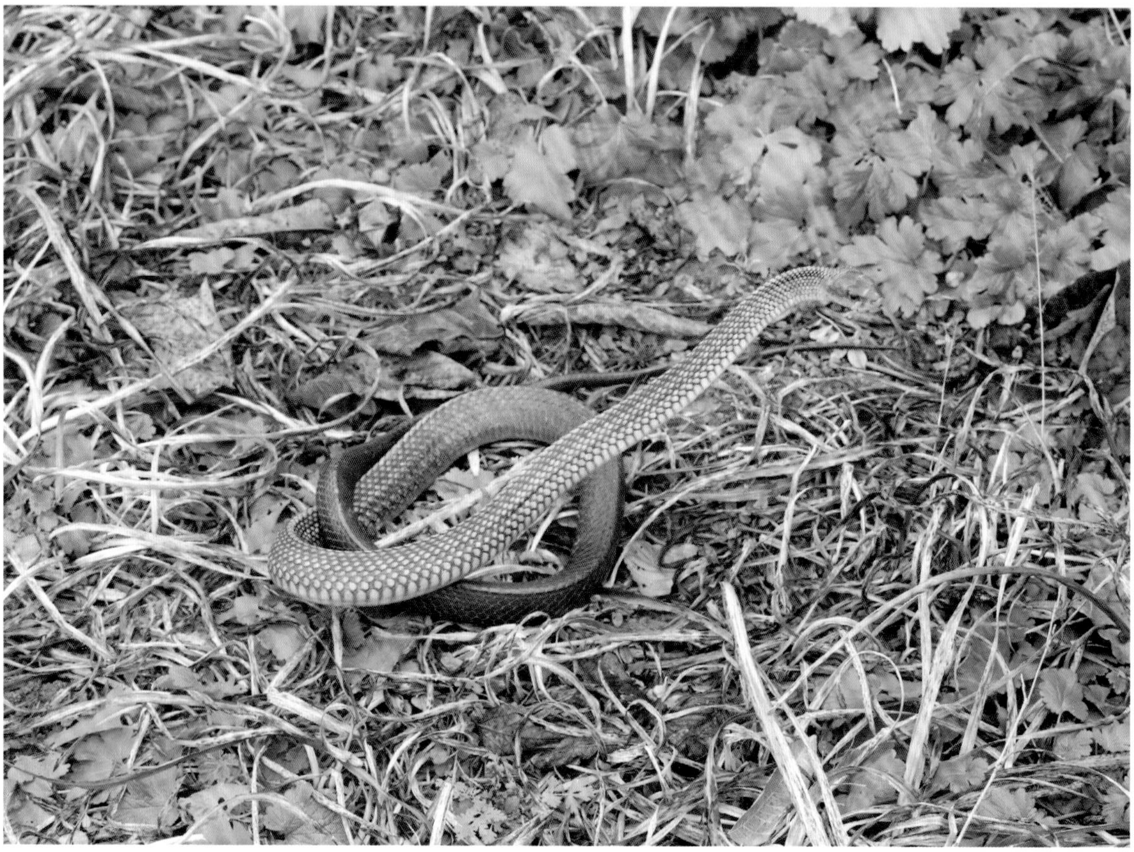

乌梢蛇

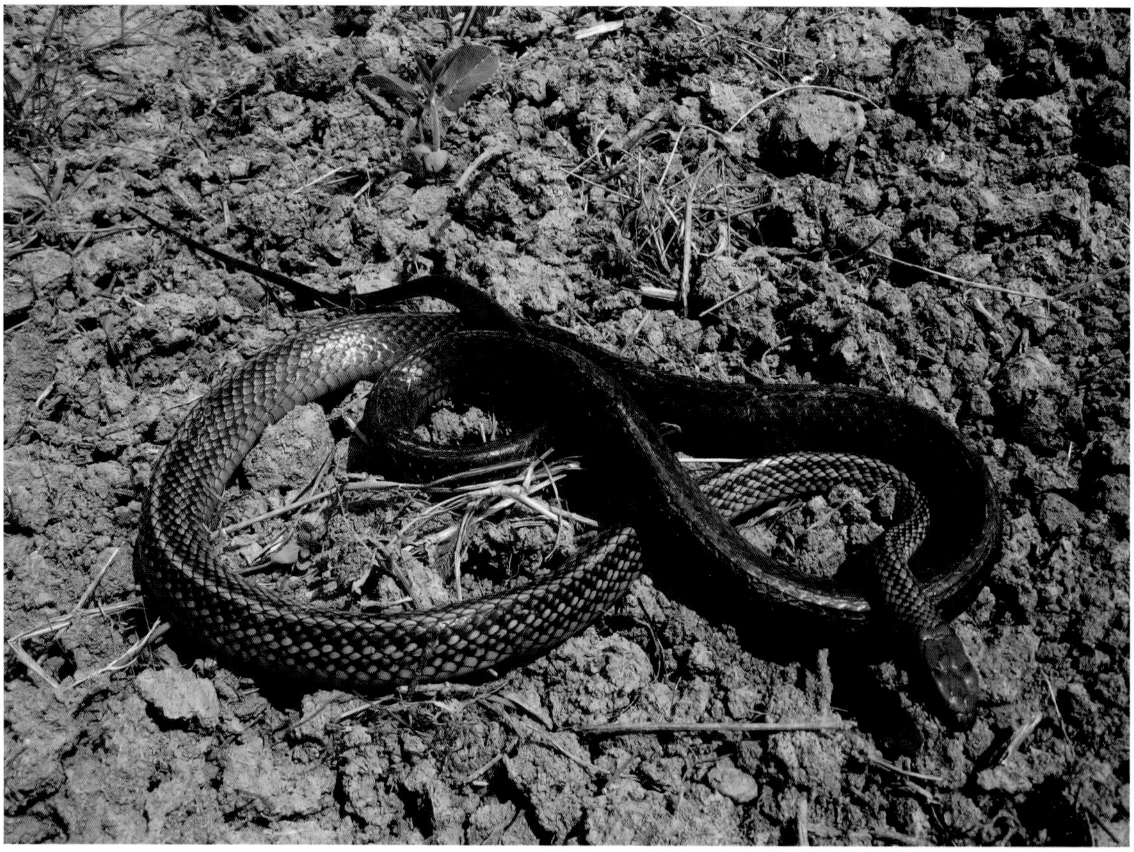

乌梢蛇

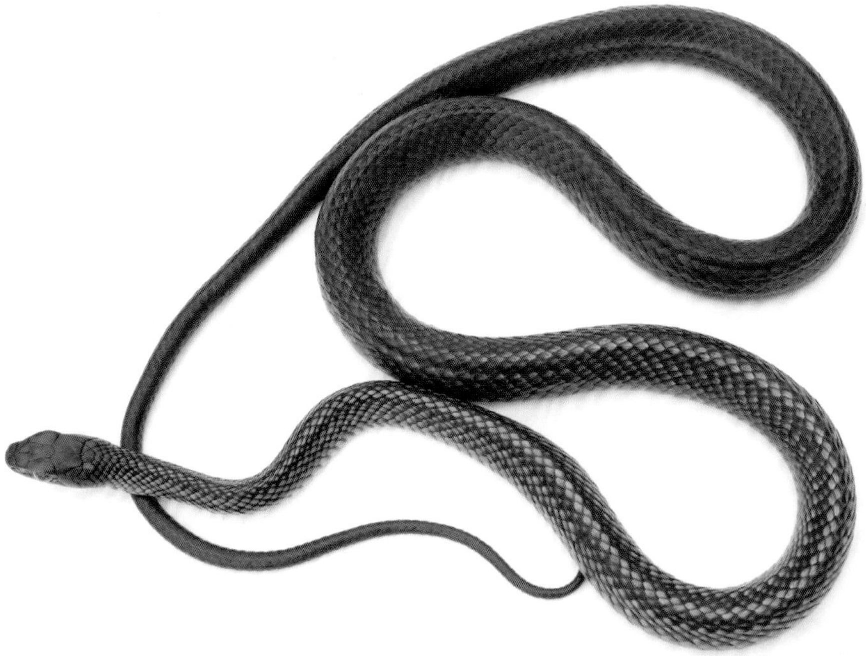

乌梢蛇

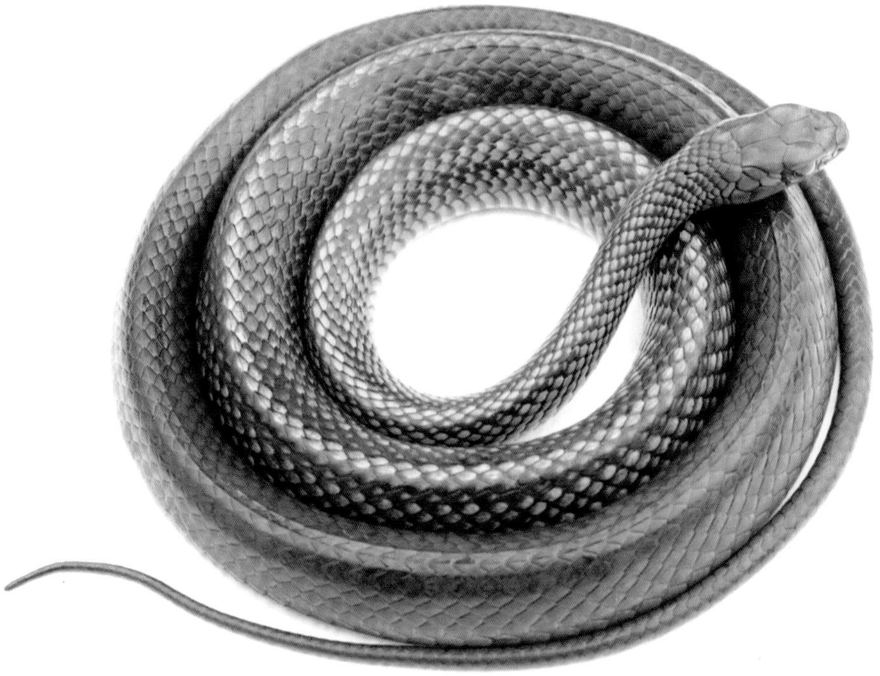

乌梢蛇

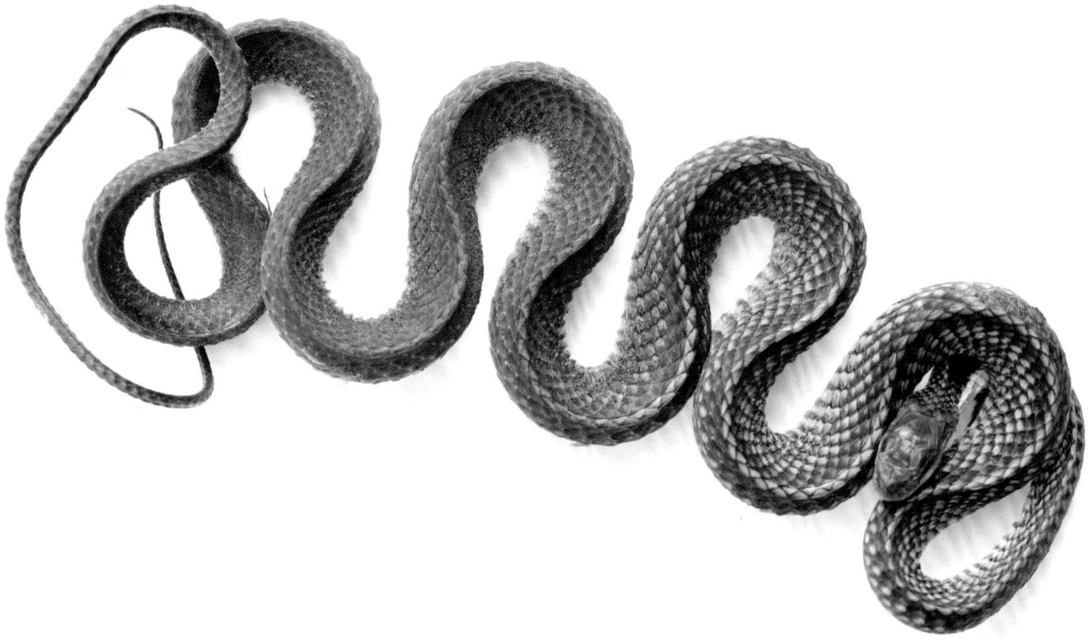

乌梢蛇药材

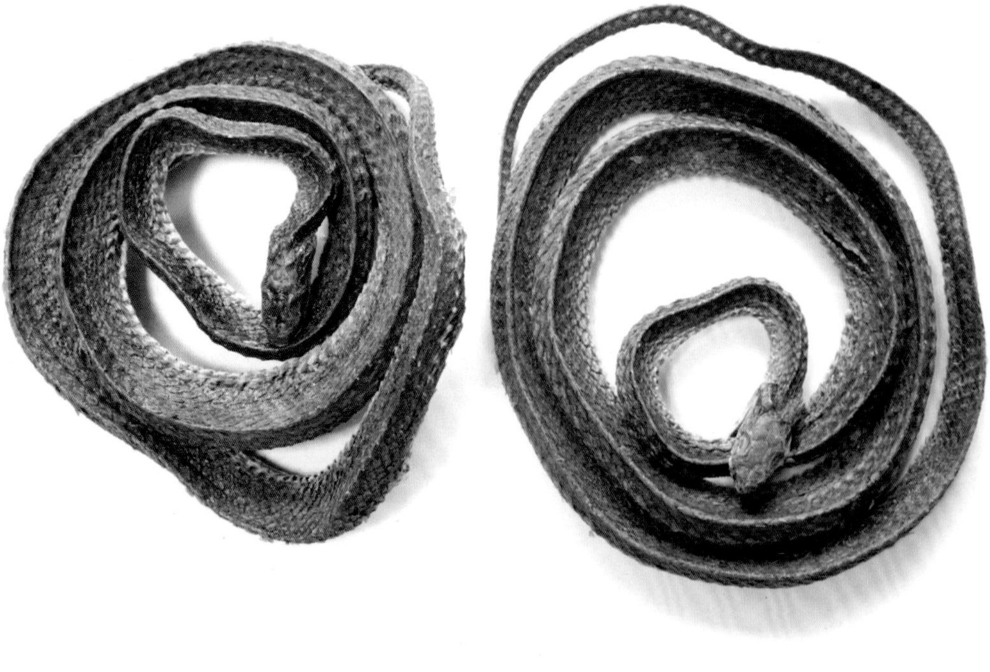

乌梢蛇药材

药材鉴别

盘蛇：呈圆盘状，盘径大小不一，约16 cm。头扁圆形，略似龟头，盘于中央，口内有多数刺状小牙。尾部渐细，尾端插入外缘的腹腔内，脊部高耸呈屋脊状。通体黑褐色或绿褐色，表面可见菱形细鳞片，无光泽。腹部剖开，可明显见到排列整齐的肋骨。质坚韧，气腥，味淡，剥皮者仅留头、尾皮部，中间肉较光滑。蛇棍：系加工时未卷成盘者，蛇体长20 ~ 30 cm的回形。余同盘蛇。以头尾齐全，身干皮黑肉黄、脊背有棱、质坚实者为佳。

功效主治

祛风湿，通经络。主治风湿顽痹，肌肤不仁，筋脉拘挛，脑卒中口眼㖞斜，半身不遂，破伤风，麻风疥癣，瘰疬恶疮。

用法用量

内服：煎汤，6 ~ 12 g；研末，1.5 ~ 3.0 g；或入丸，泡酒服。外用：适量，烧灰研末调敷。

民族药方

1．因饮食不当引起的高热、角弓反张　乌梢蛇胆1个。埋于生姜中，晒干，用姜磨水服。

2．风湿关节疼痛　乌梢蛇1条，白酒500 ml。乌梢蛇泡酒内服。

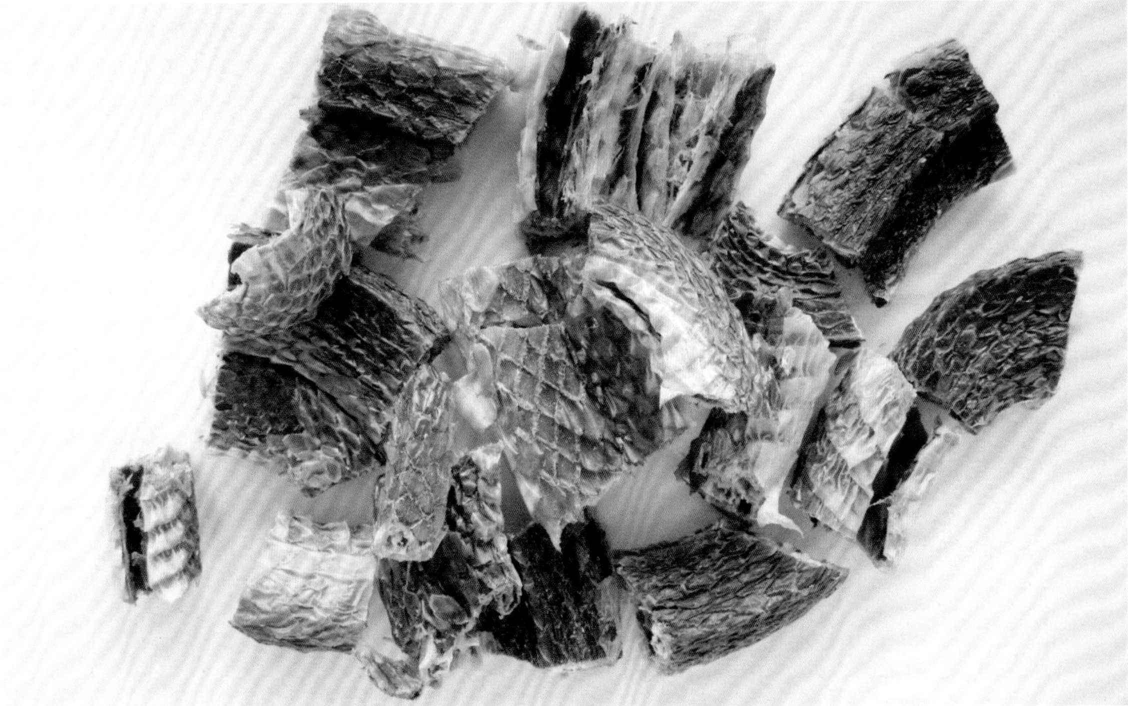

乌梢蛇饮片

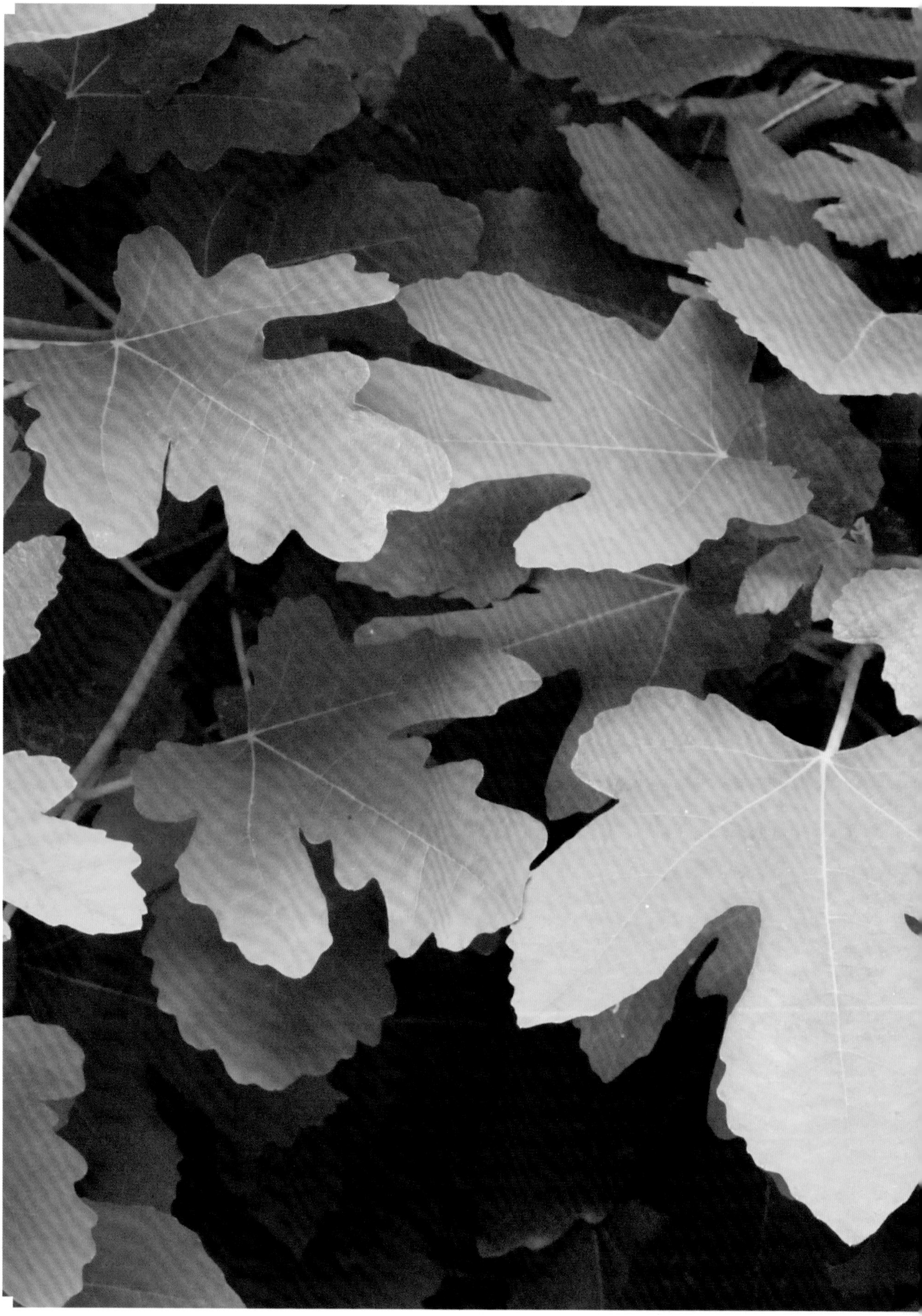

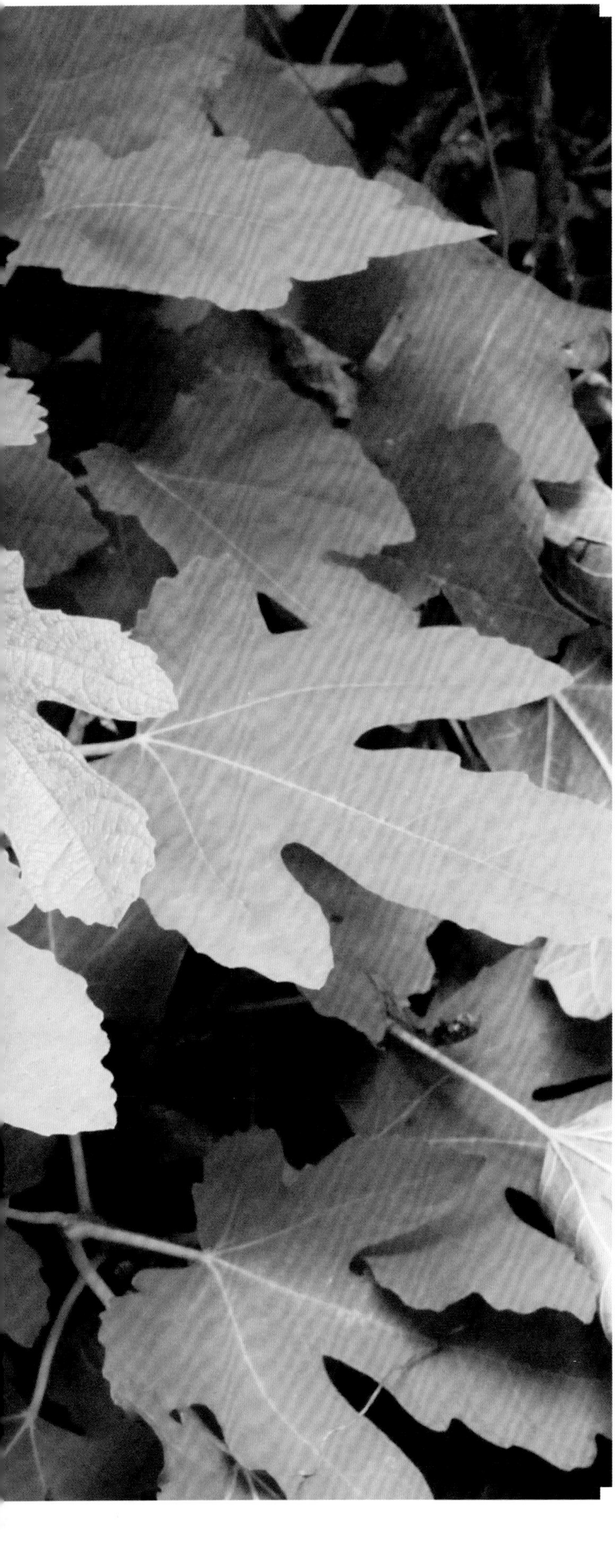

无花果

【苗药名】阿娘本整有。

【别　名】密果、文先果、映日果、树地瓜、奶浆果、明目果。

【来　源】本品为桑科植物无花果 *Ficus carica* L. 的肉质花序托。

【性味归经】味苦，性冷。归热经。

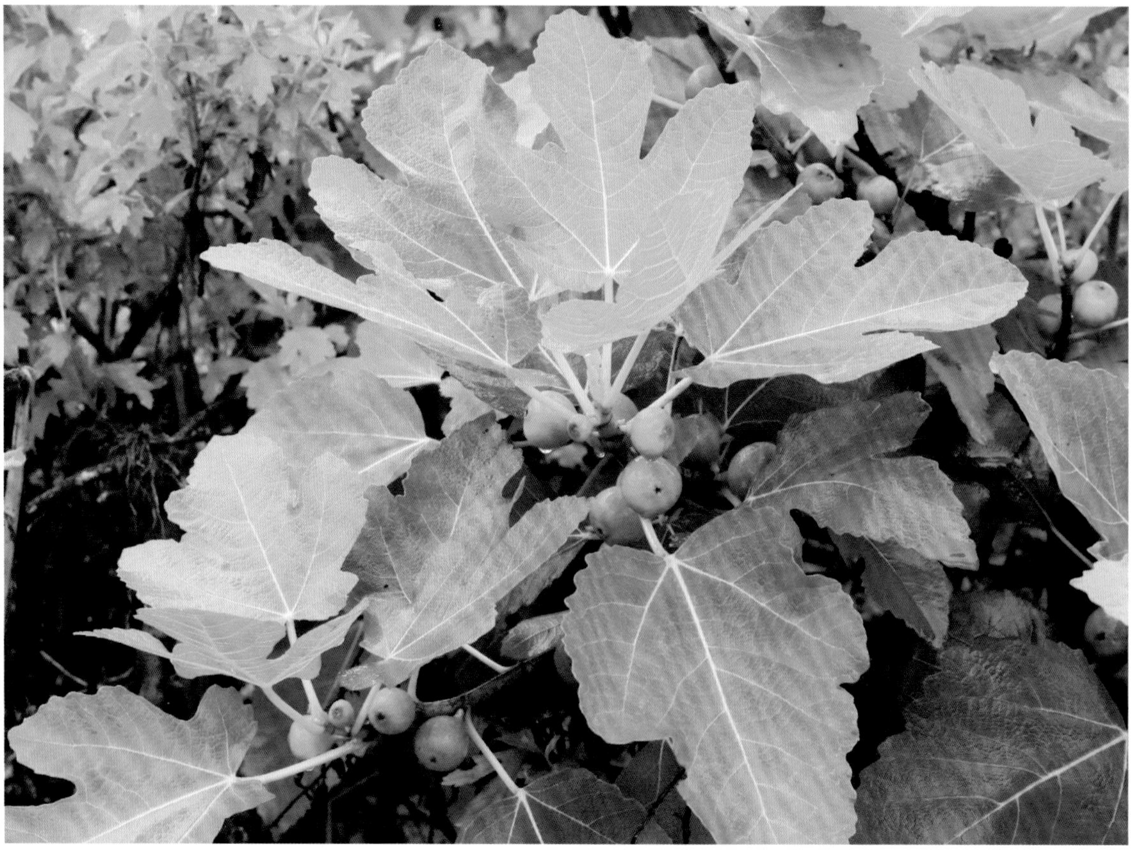

无花果

识别特征

落叶灌木或小乔木，高 3 ~ 10 m，有乳汁。多分枝，小枝直立，粗壮；树皮灰褐色，皮孔明显。单叶互生，叶柄长 2 ~ 5 cm；叶片厚纸质，近圆形，长 11 ~ 24 cm，宽 9 ~ 22 cm，掌状 3 ~ 5 深裂，裂片卵形，顶端钝，基部心形，边缘波状或有粗齿，上面粗糙，下面密生黄褐色短柔毛；基生脉 3 ~ 5 出，侧脉 5 ~ 7 对，托叶卵状披针形，长约 1 cm，早落。花序托单生于叶腋，梨形；雄花和瘿花生于一花序托内壁口部，雄蕊 2 枚，花被片 3 ~ 4；瘿花花柱侧生而短；雌花生于另一花序托中，子房卵圆形，花柱侧生，柱头 2 裂，花被片 3 ~ 4，成熟的花序托紫黑色。果期 8—9 月。

生境分布

全国各地均有栽培。

采收加工

7—10 月花序托呈绿色时，分批采摘，用开水烫后，晒干或烘干。

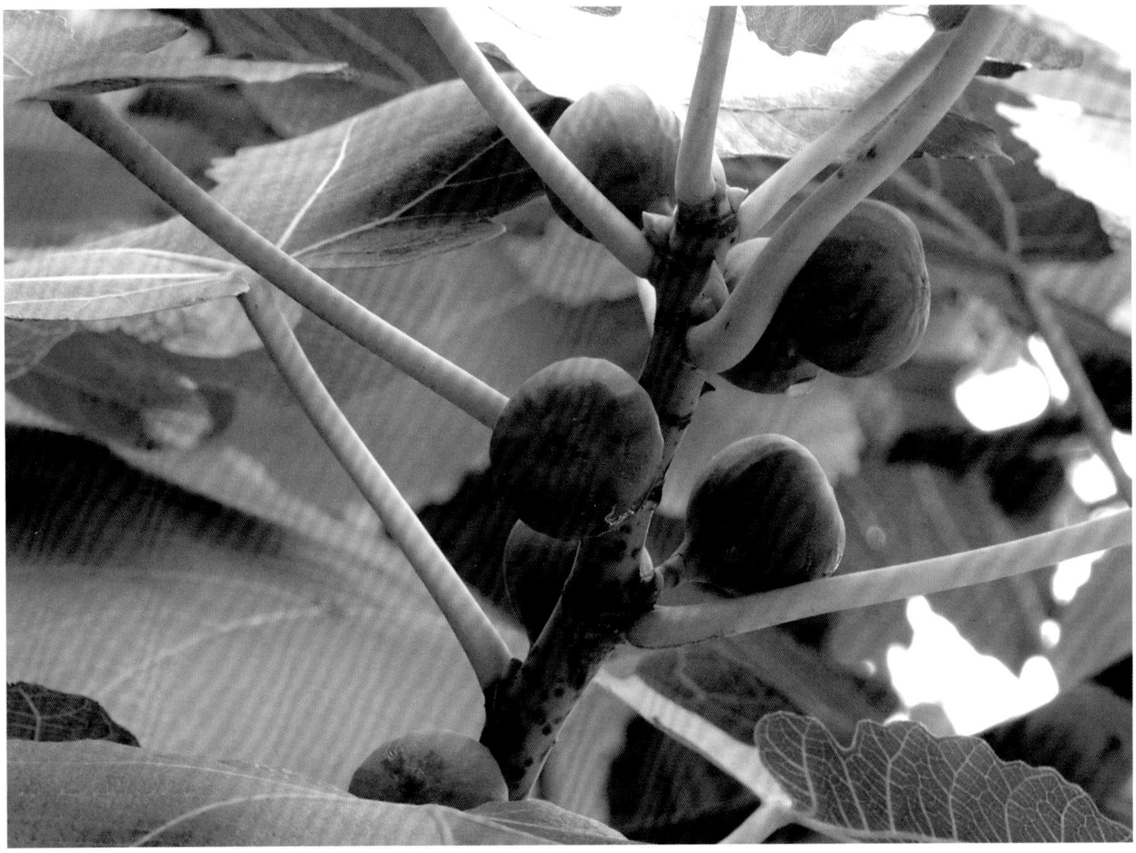

无花果

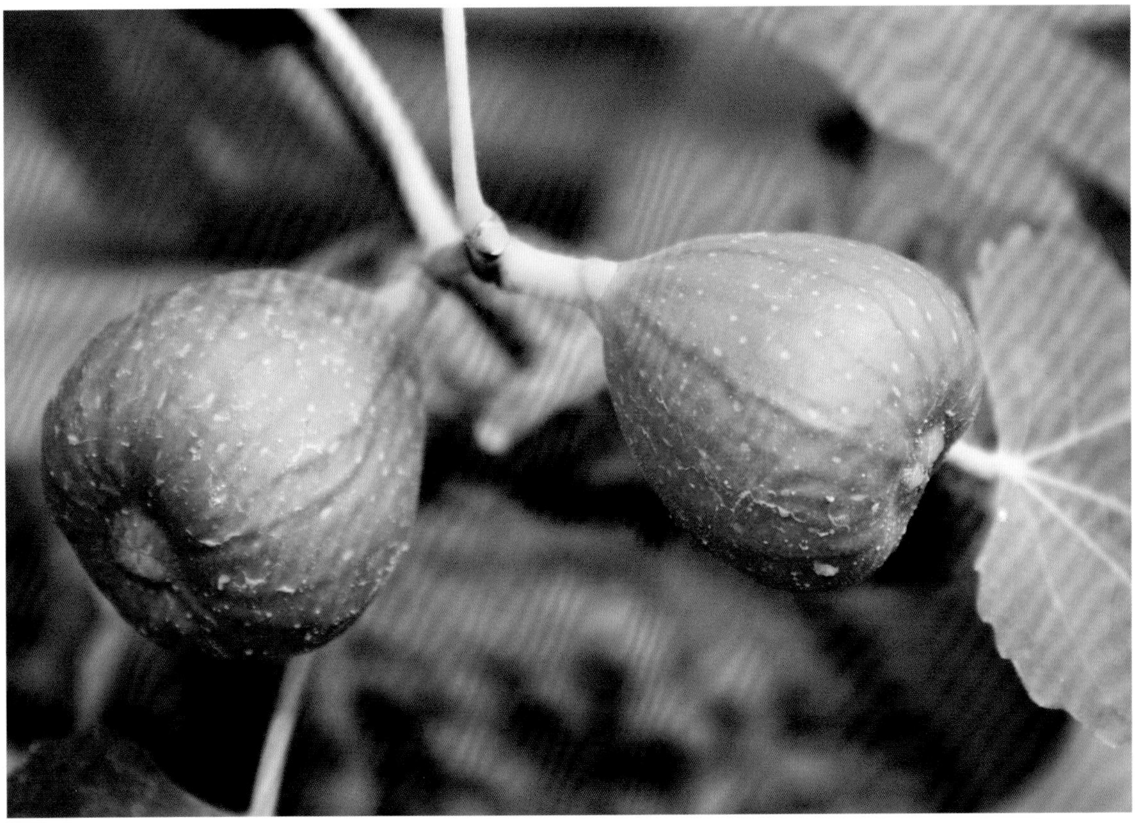

无花果

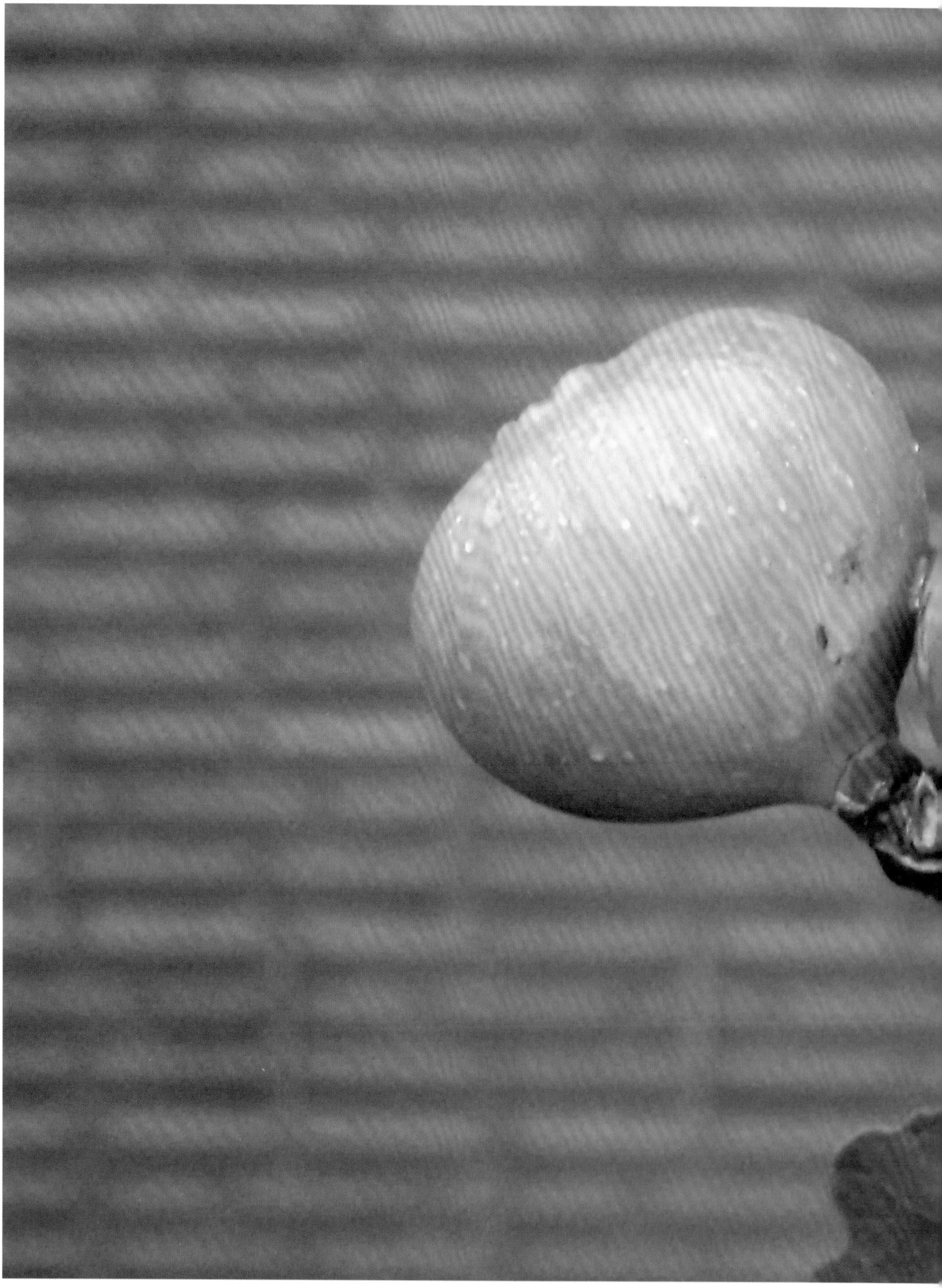

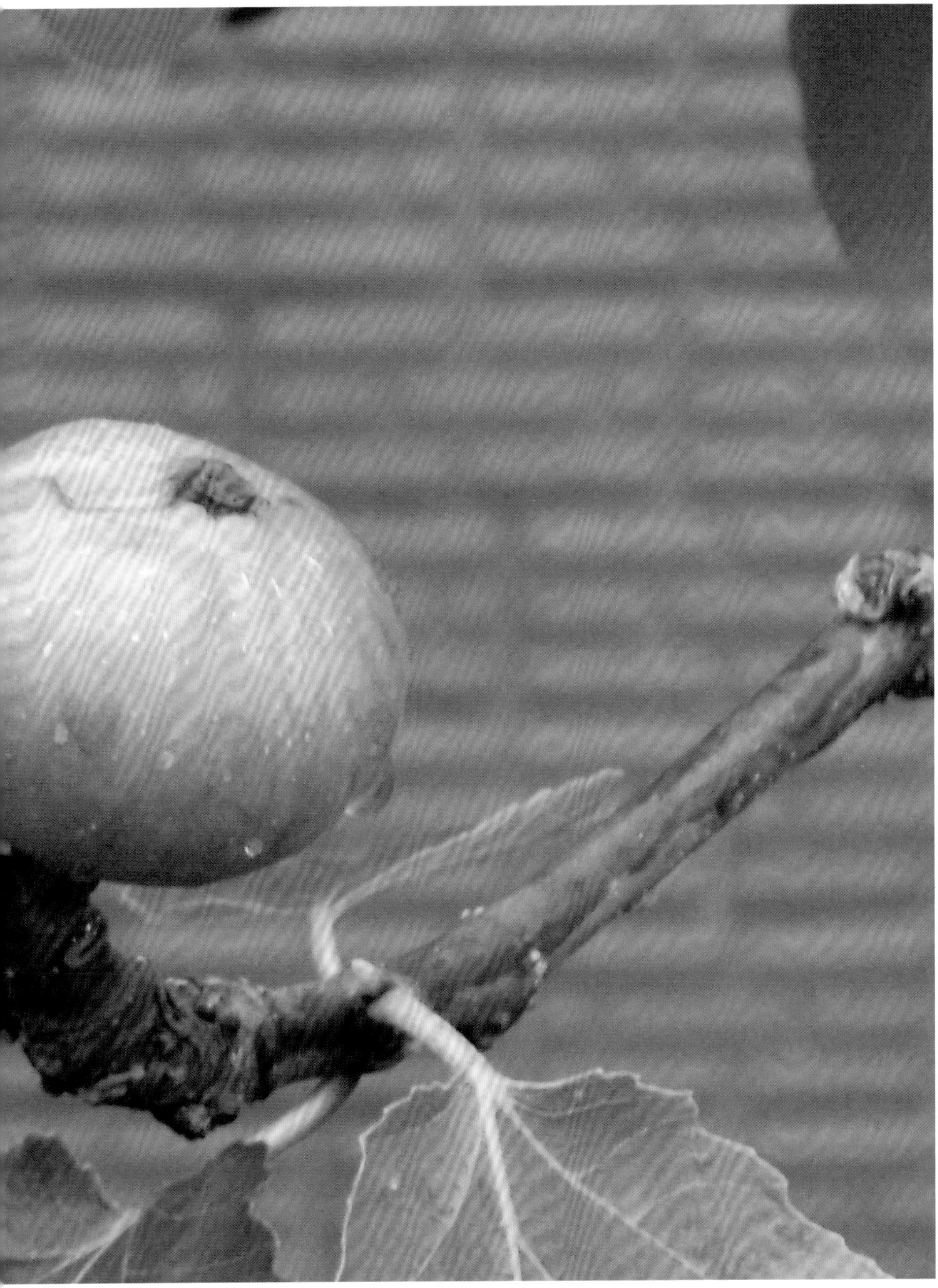

无花果

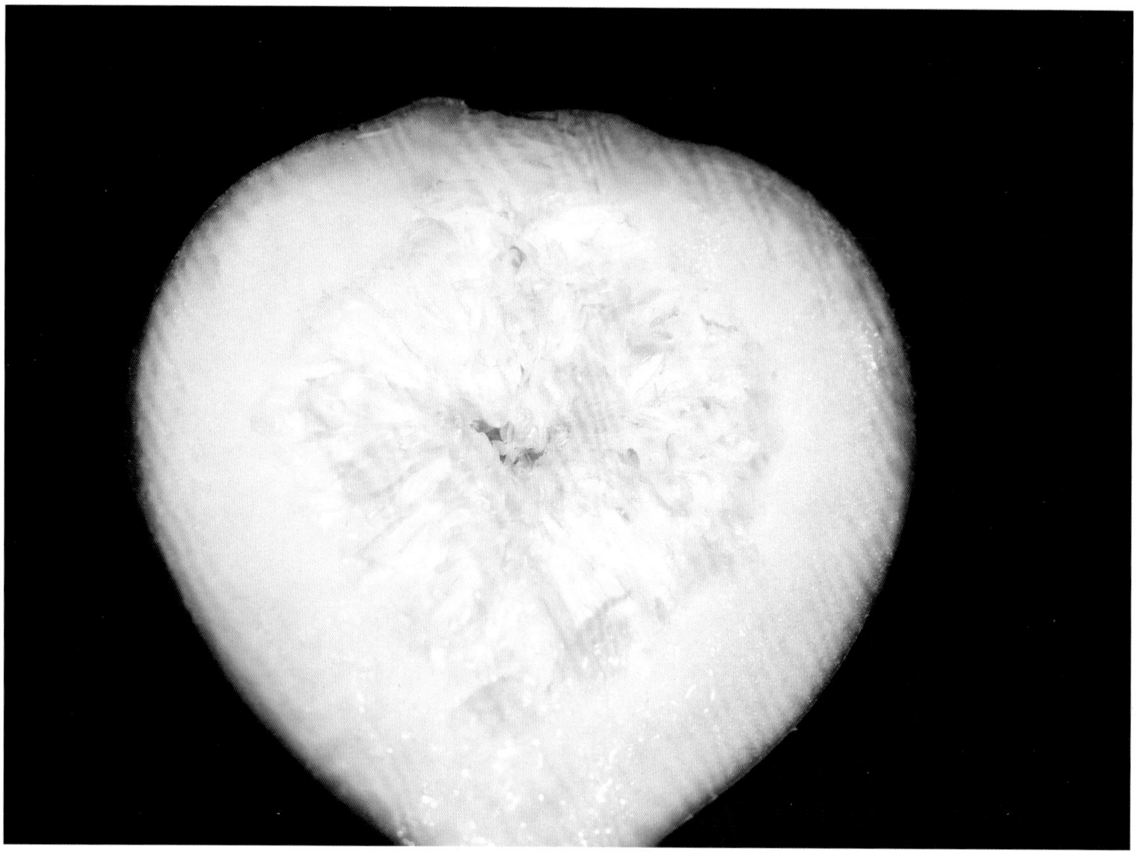

无花果

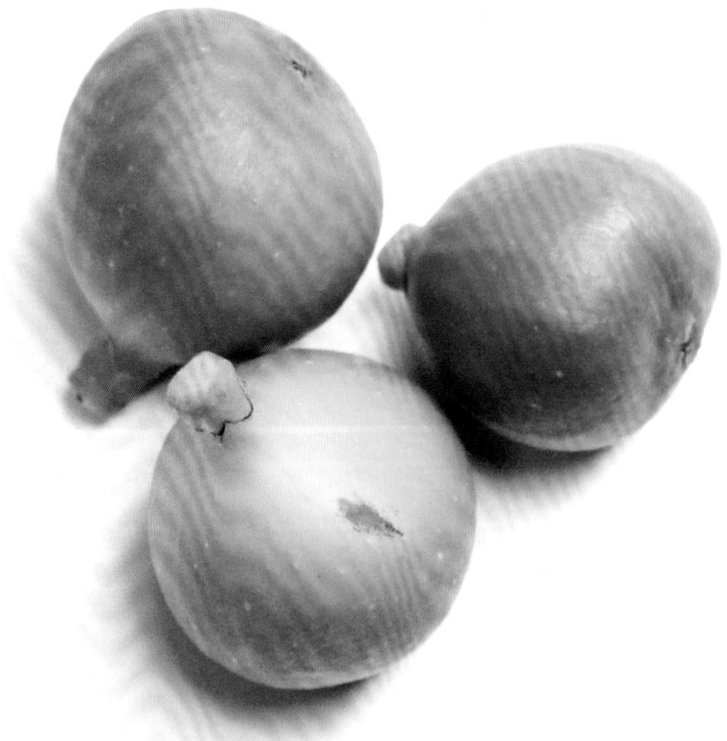

无花果药材

药材鉴别

花托倒圆锥形或类球形，长约 2 cm，直径 1.5 ~ 2.5 cm；表面淡黄棕色至暗棕色或青黑色，有波状弯曲的纵棱线，顶端稍平截，中央有圆形突起，基部较狭，带有果柄及残存的苞片；质坚硬，横切面黄白色，内壁着生众多细小瘦果，有时上部尚见枯萎的雄花。瘦果卵形或三棱状卵形，长 1 ~ 2 mm，淡黄色，外有宿萼包被。气微、味甜、略酸。以干燥、青黑色或暗棕色，无霉蛀者为佳。

功效主治

润肺止咳，健脾开胃，解毒消肿。主治咳嗽，便秘，乳汁稀少，食欲不振，脘腹胀痛，咽喉肿痛，带下，痔疮。

用法用量

内服：煎汤，10 ~ 100 g。

民族药方

1. 支气管炎，久咳　无花果 15 g。调冰糖服。

2. 痔疮　①鲜无花果生吃或干无花果适量，猪大肠 1 段。水煎服。②无花果枝及果 90 g。煨水服。③无花果 25 g，鲜鹅不食草 60 g。水煎，先熏后洗。

3. 缺乳　①无花果 60 g，奶浆藤 30 g。炖猪脚服。②无花果 5 个，阳雀花根 30 g。炖肉吃。

4. 小儿腹泻　无花果 30 g，红糖 15 g。无花果炒焦后加红糖，煨水服。

5. 寻常疣　无花果果汁或叶柄折断处的白汁适量。擦洗周围皮肤，每次 20 分钟，每日 2 次。

6. 癌性胸腔积液　无花果提取液 500 mg。由胸腔注入。

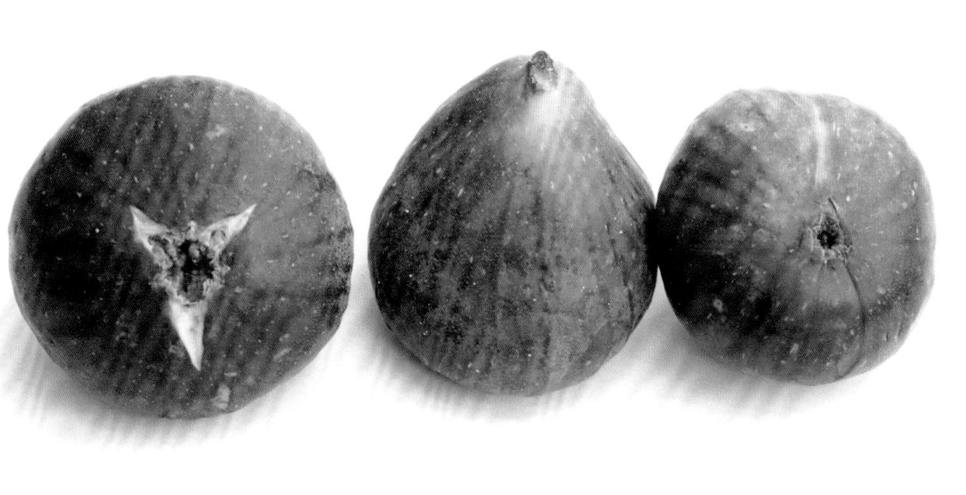

无花果药材

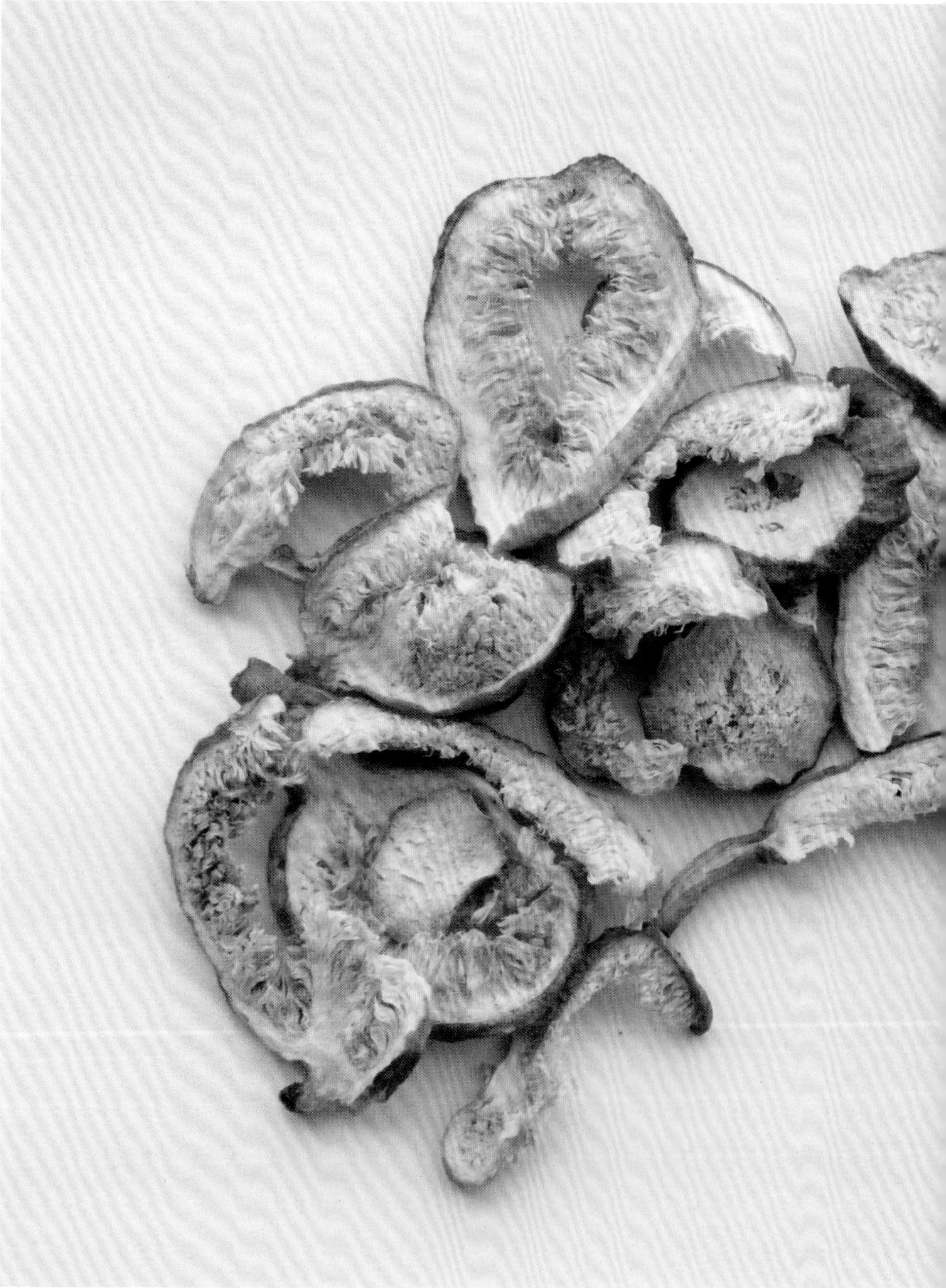

无花果

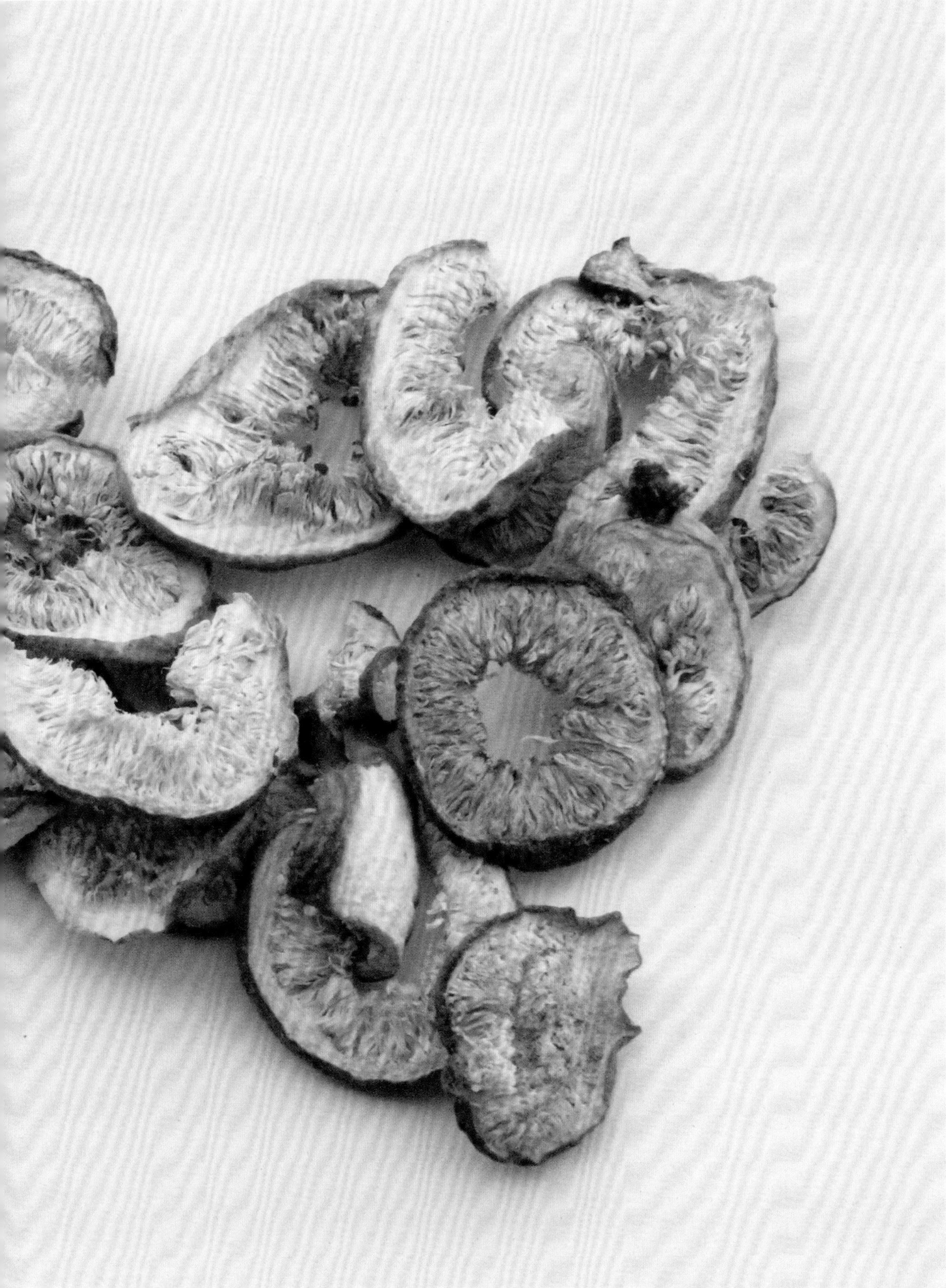

无花果饮片

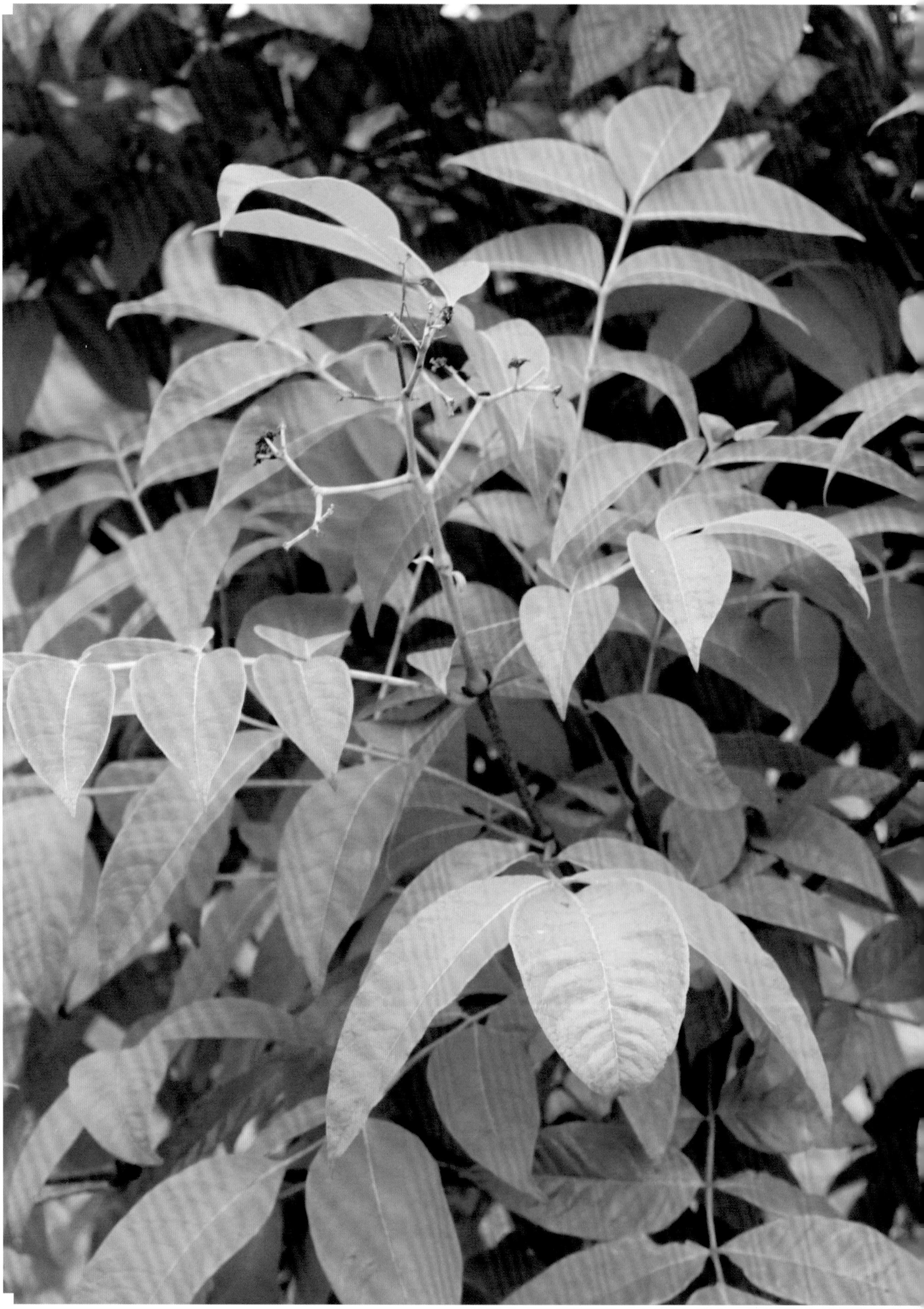

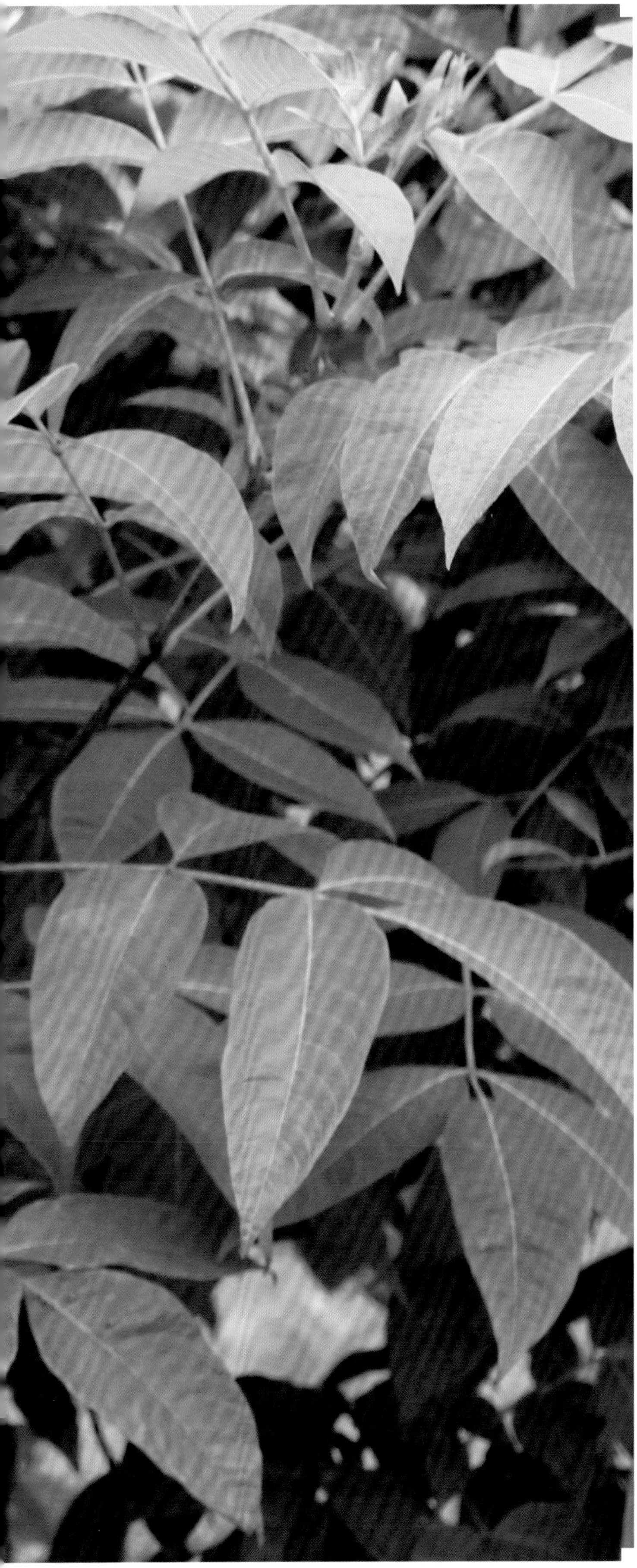

吴茱萸

【苗药名】豆卡欧。

【别　名】吴萸、吴椒、辣子、臭辣子、臭泡子、臭辣子树。

【来　源】本品为芸香科植物吴茱萸 *Evodia rutaecarpa*（Jusa.）Benth. 近成熟的果实。

【性味归经】味辣、麻，性热；小毒。归冷经、慢经。

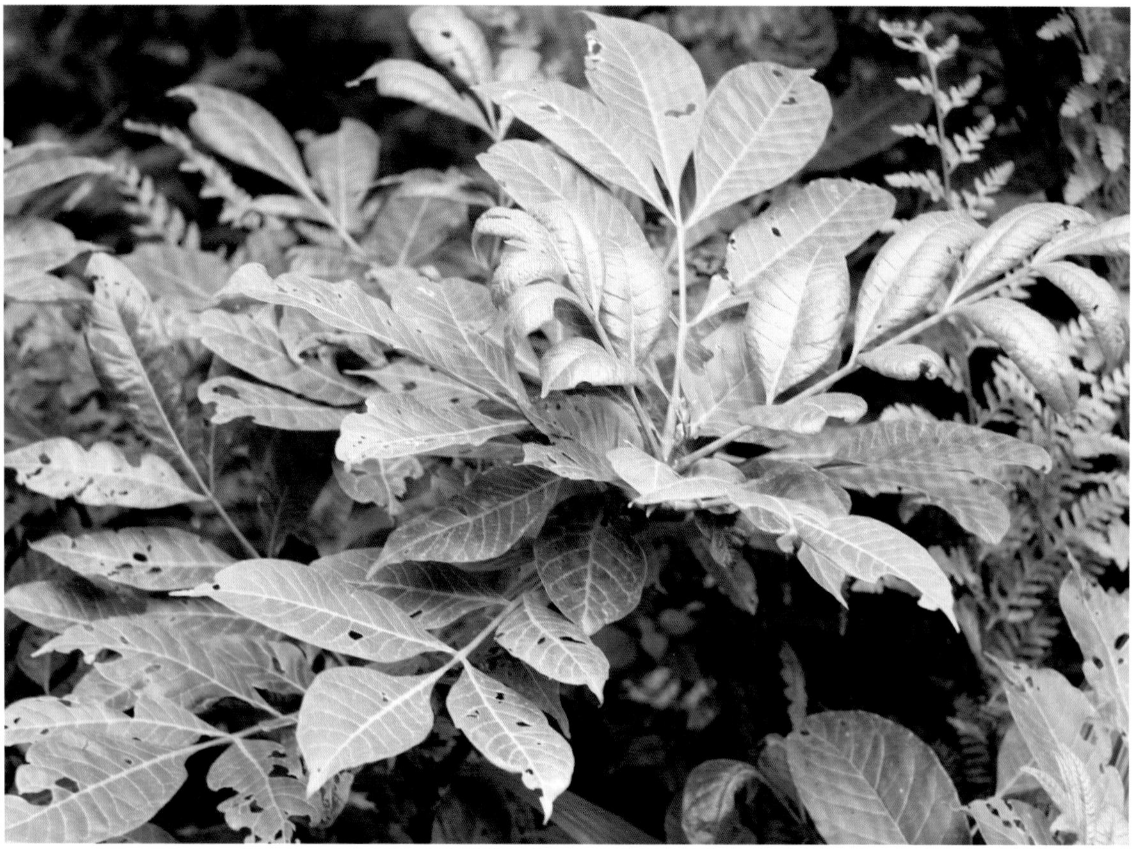

吴茱萸

识别特征

常绿灌木或小乔木，高 3 ~ 6 m，树皮青灰褐色，小枝紫褐色；幼枝、叶轴或花序轴均被锈色长柔毛，裸芽密被褐紫色长茸毛。单数羽状复叶对生，小叶 5 ~ 9，椭圆形至卵形，长 5 ~ 8 cm，宽 3 ~ 4 cm，先端急尖，基部楔形，全缘，侧脉不明显，下面密被长柔毛，淡黄褐色，有粗大腺点。聚伞圆锥花序顶生，雌雄异株，白色，均为 5 数；雌花花瓣较雄花大，内面被长柔毛，退化雄蕊鳞片状，子房上位，长圆形，心皮 5，花后增宽成扁圆形，有粗大的腺点，花柱粗短；果实呈蓇葖果状，紫红色，表面有粗大的油腺点，种子 1，卵状球形，黑色，有光泽。花期 6—8 月，果期 9—10 月。

生境分布

生长于山坡、路旁或疏林下，现多为栽培。我国长江以南各地均有分布。

采收加工

栽培后 3 年即可采收，常在夏、秋二季采收，鲜用或晒干备用。

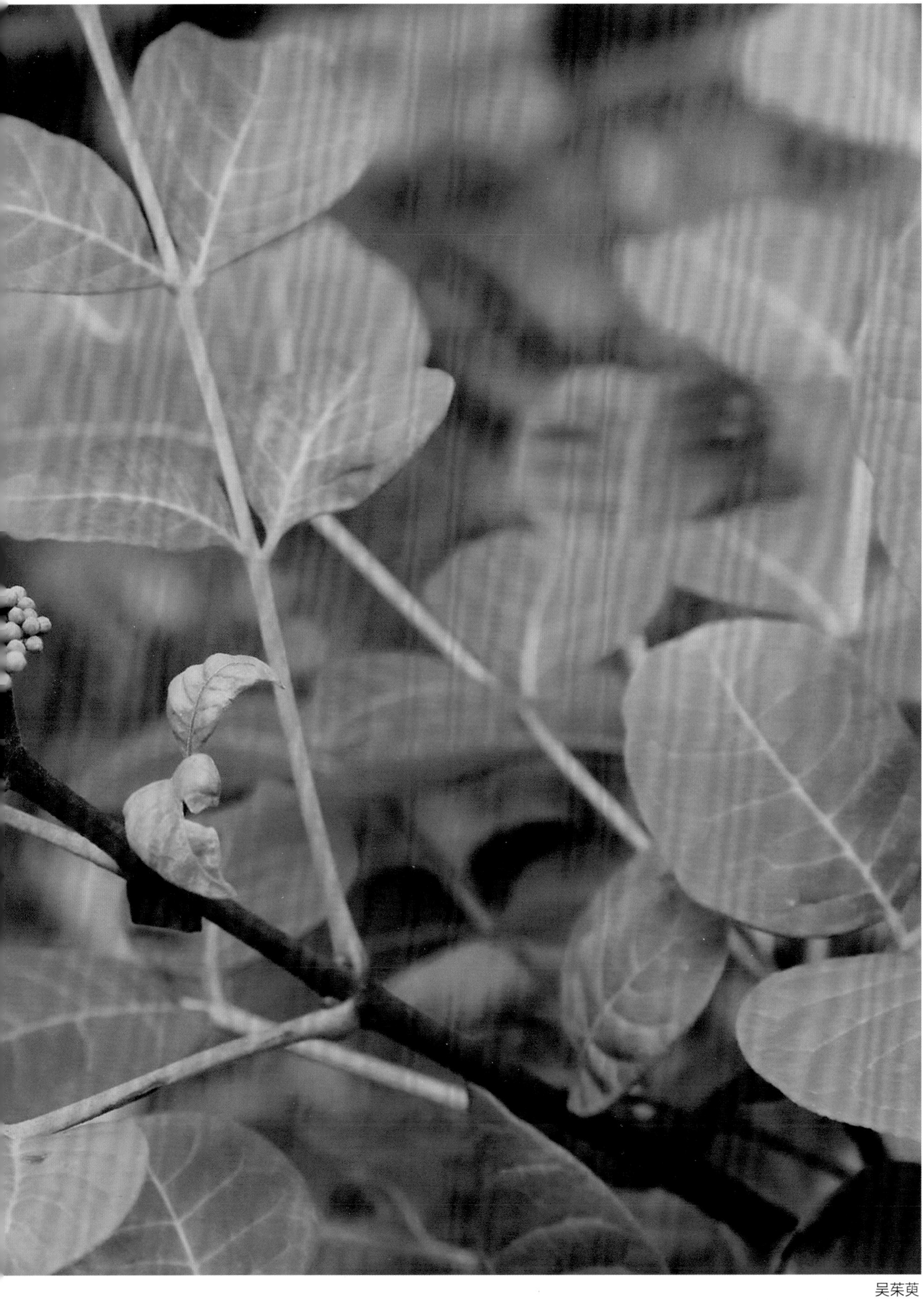

吴茱萸

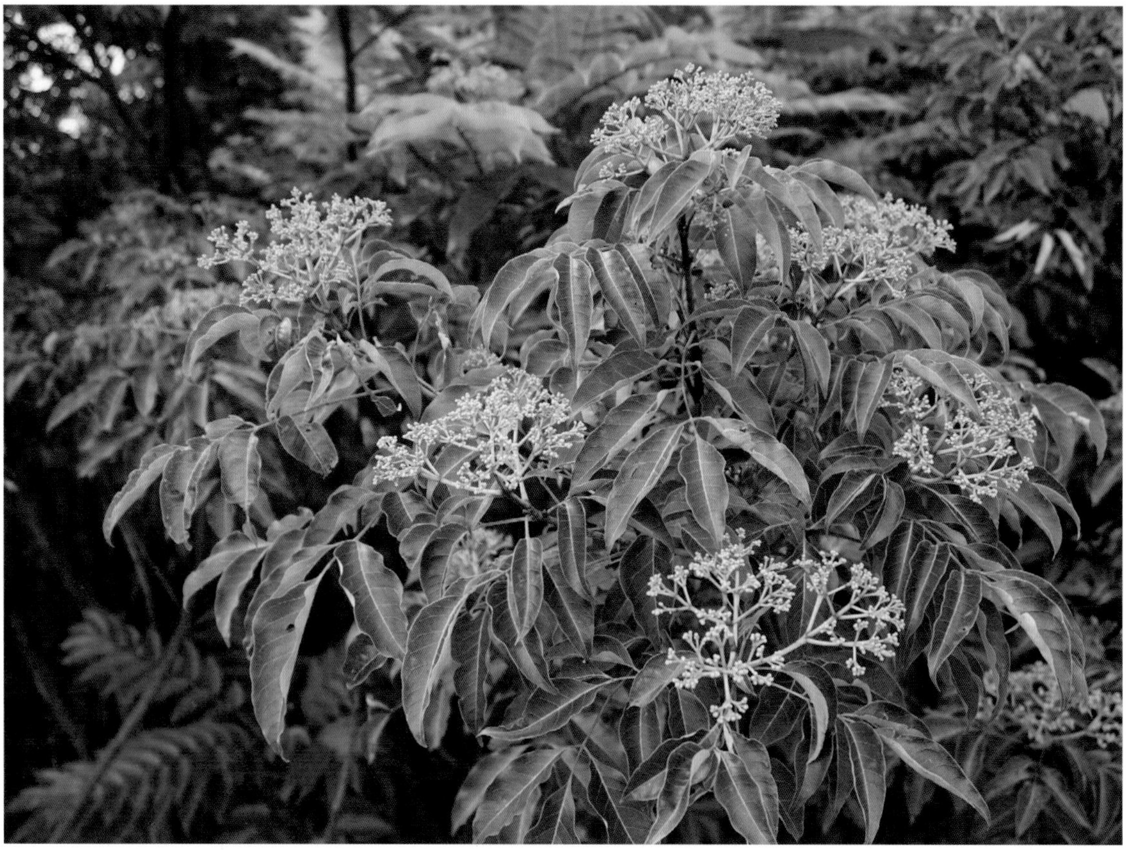

吴茱萸

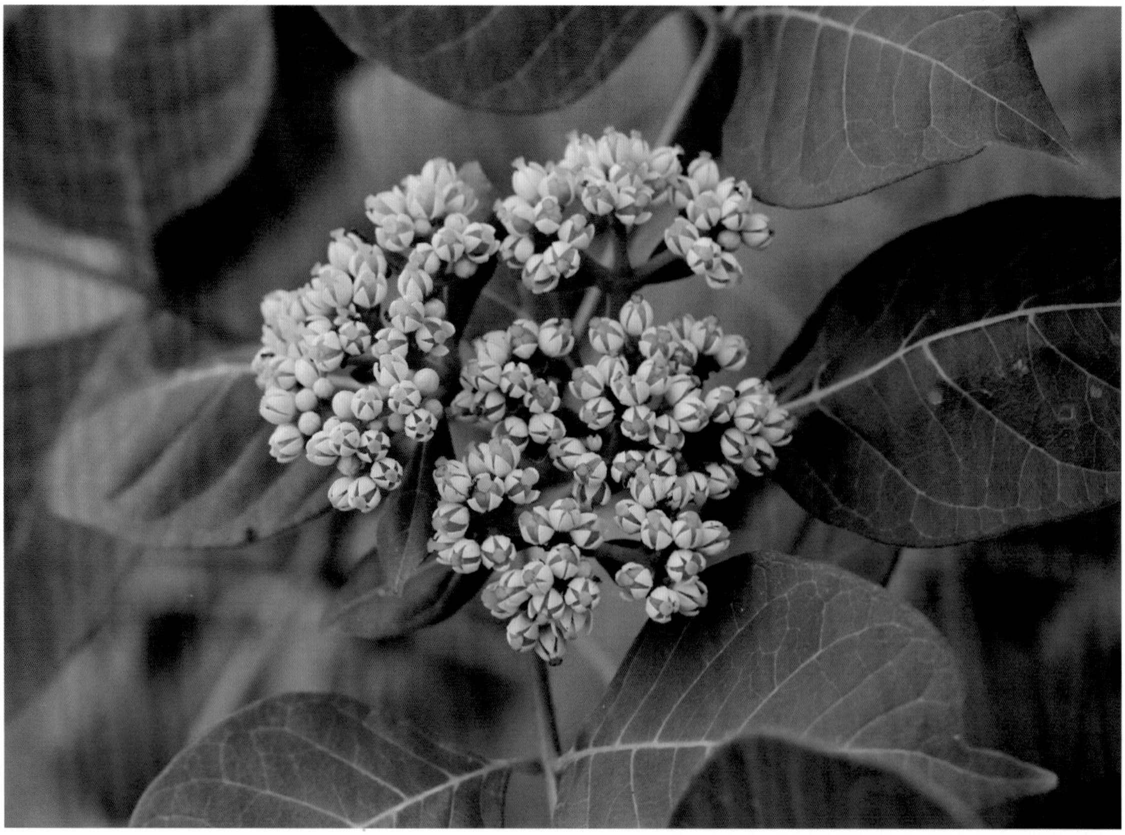

吴茱萸

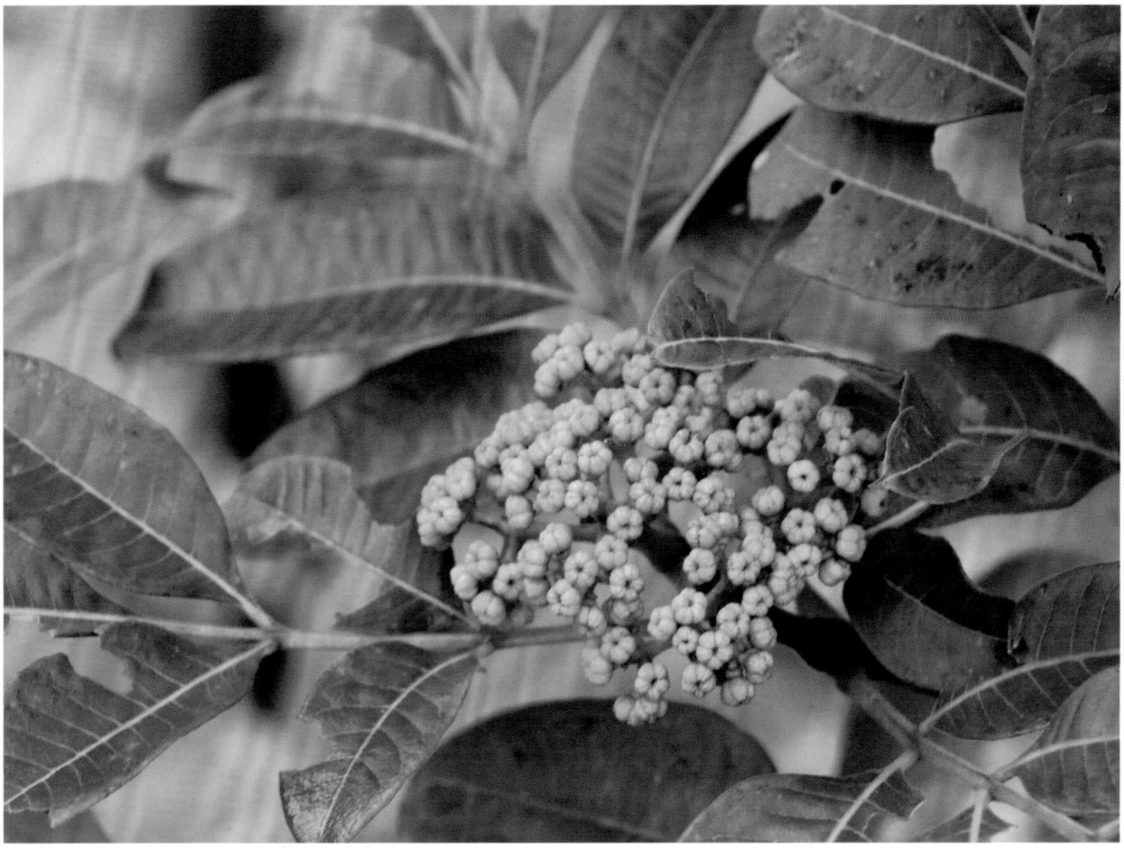

吴茱萸

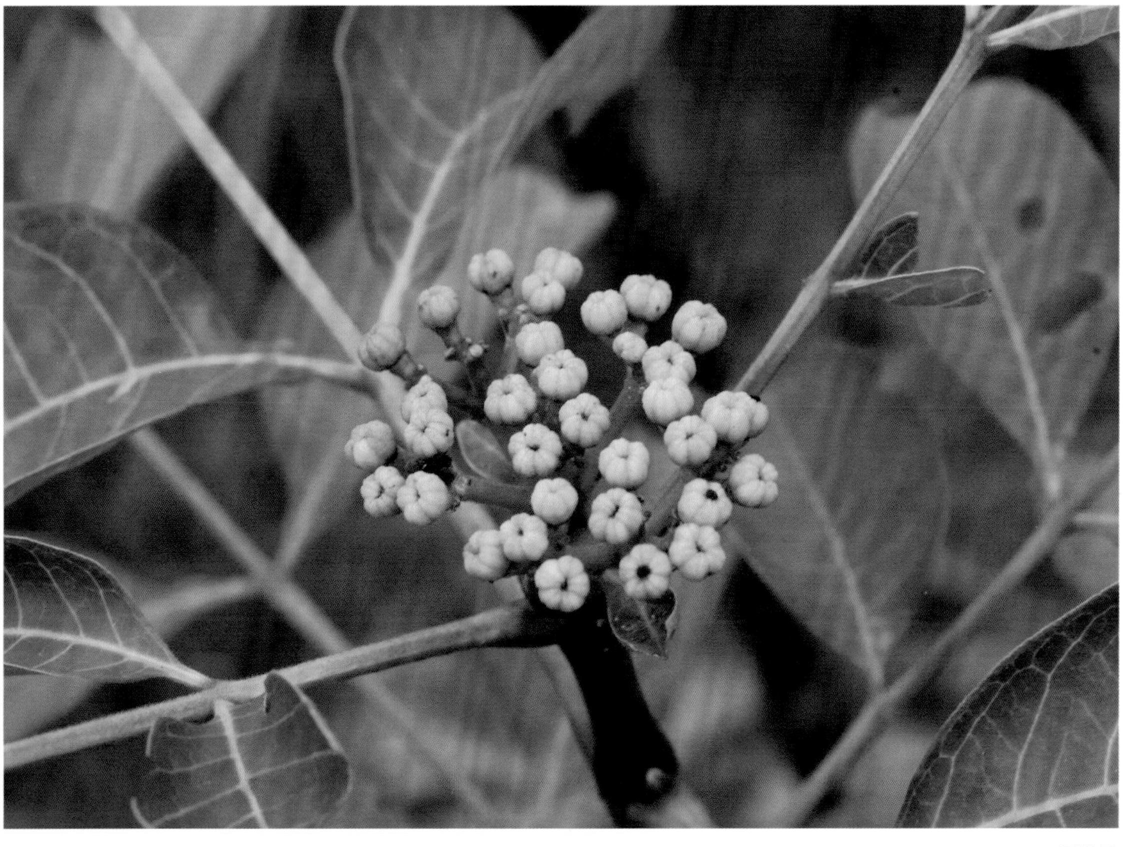

吴茱萸

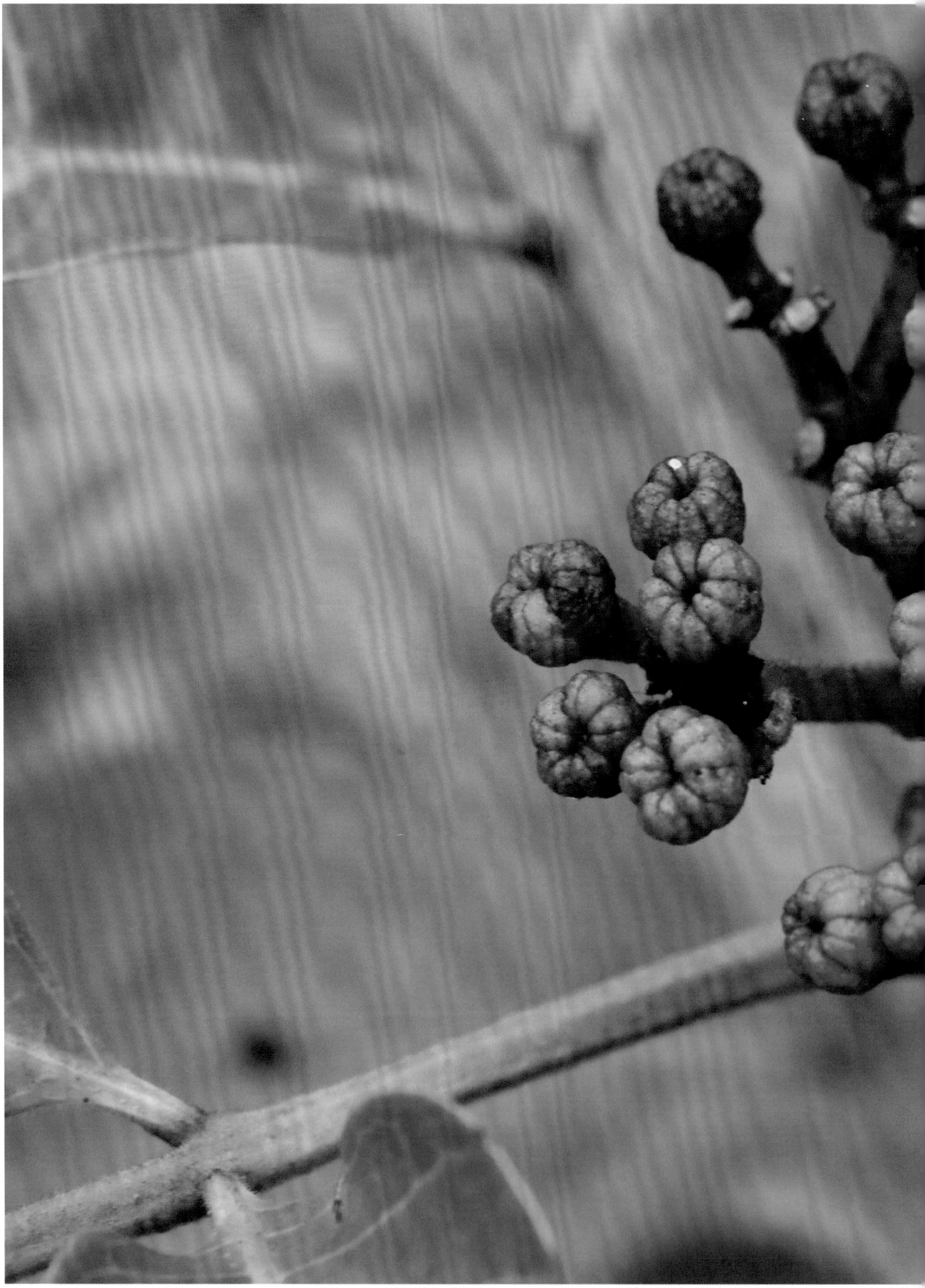

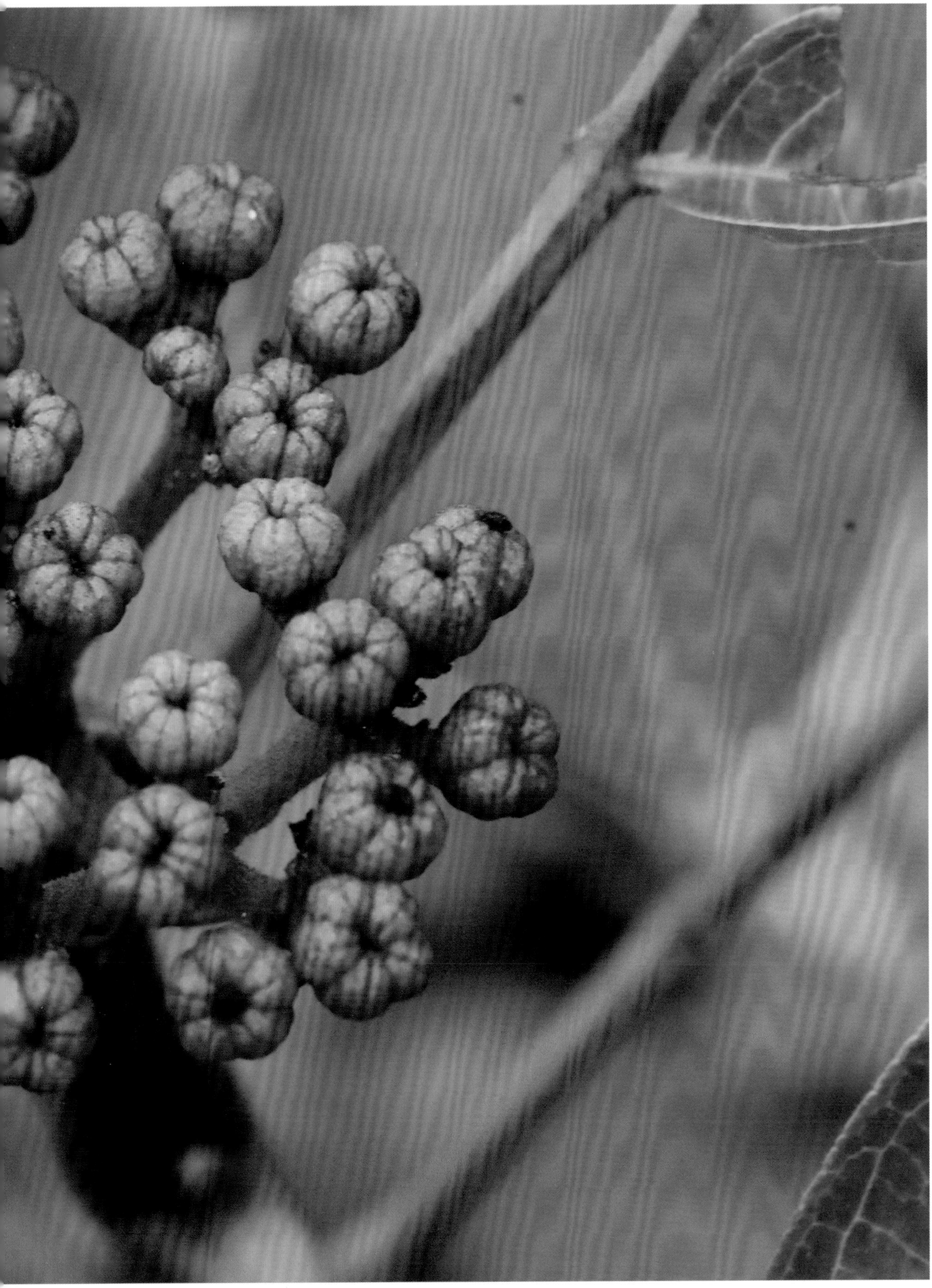

吴茱萸

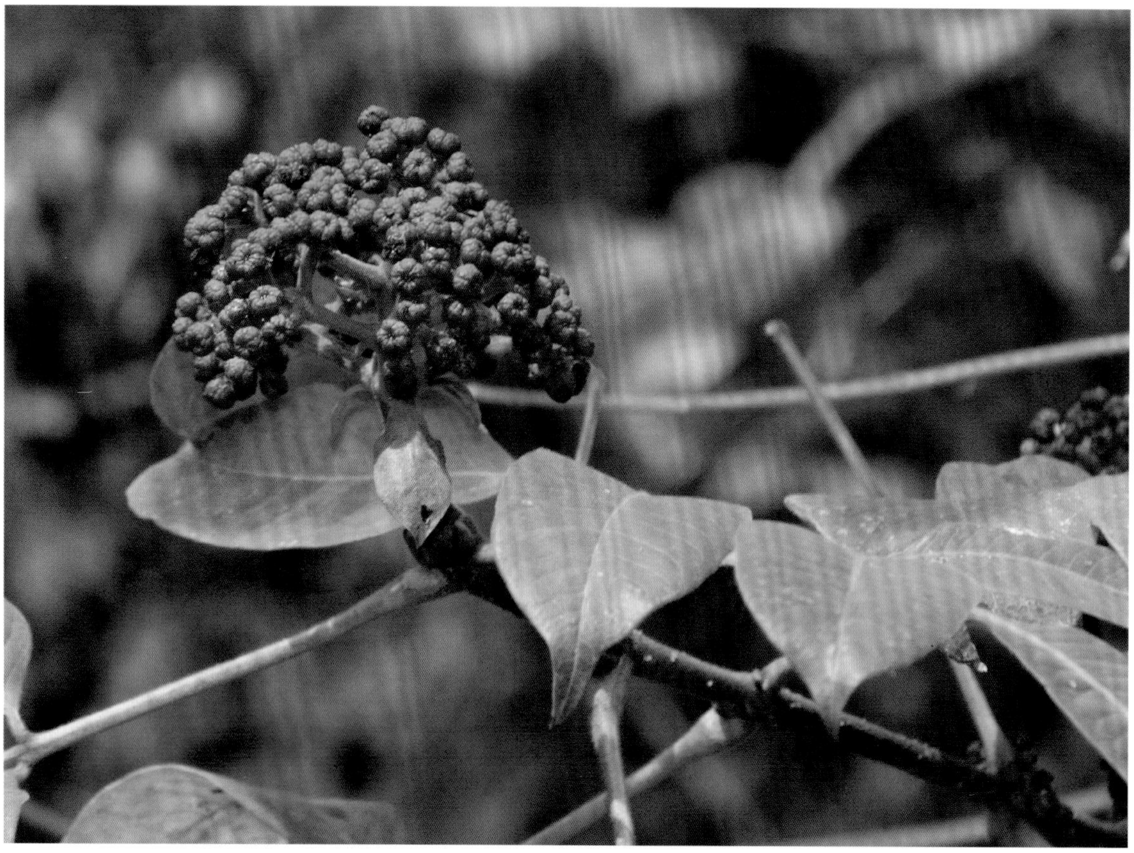

吴茱萸

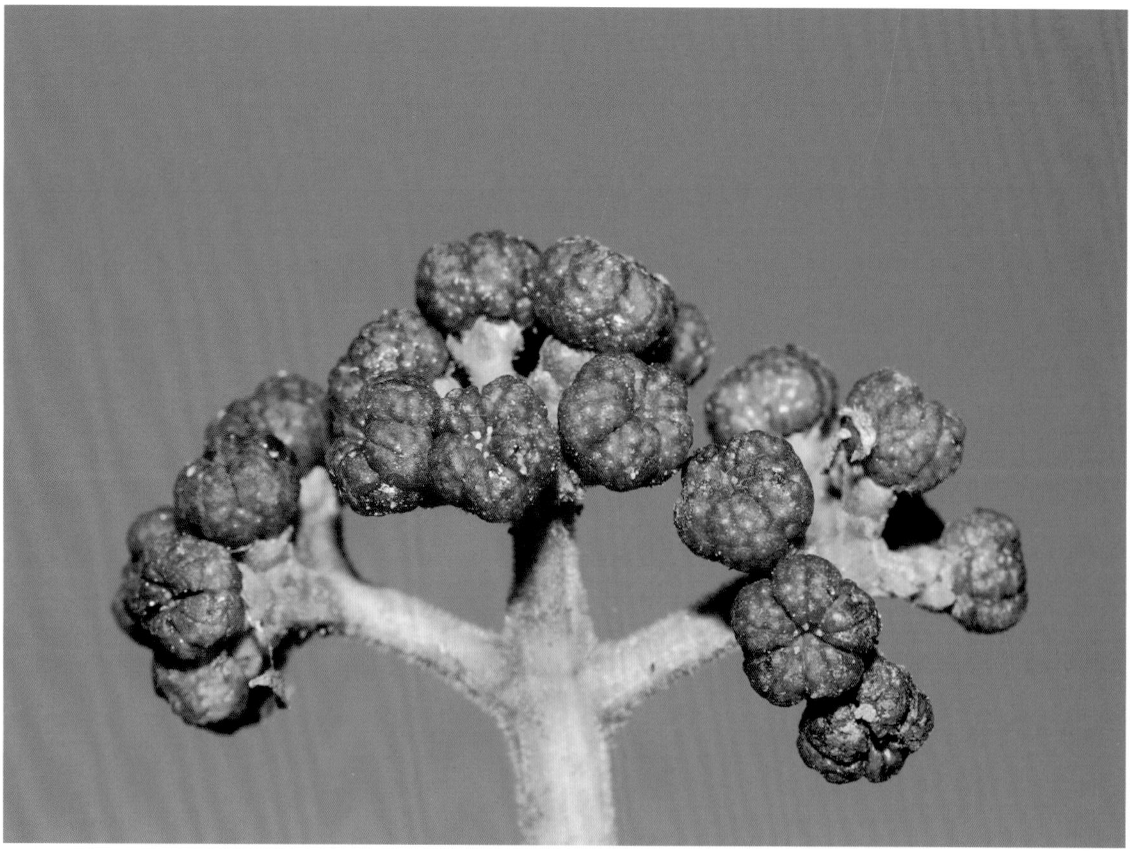

吴茱萸

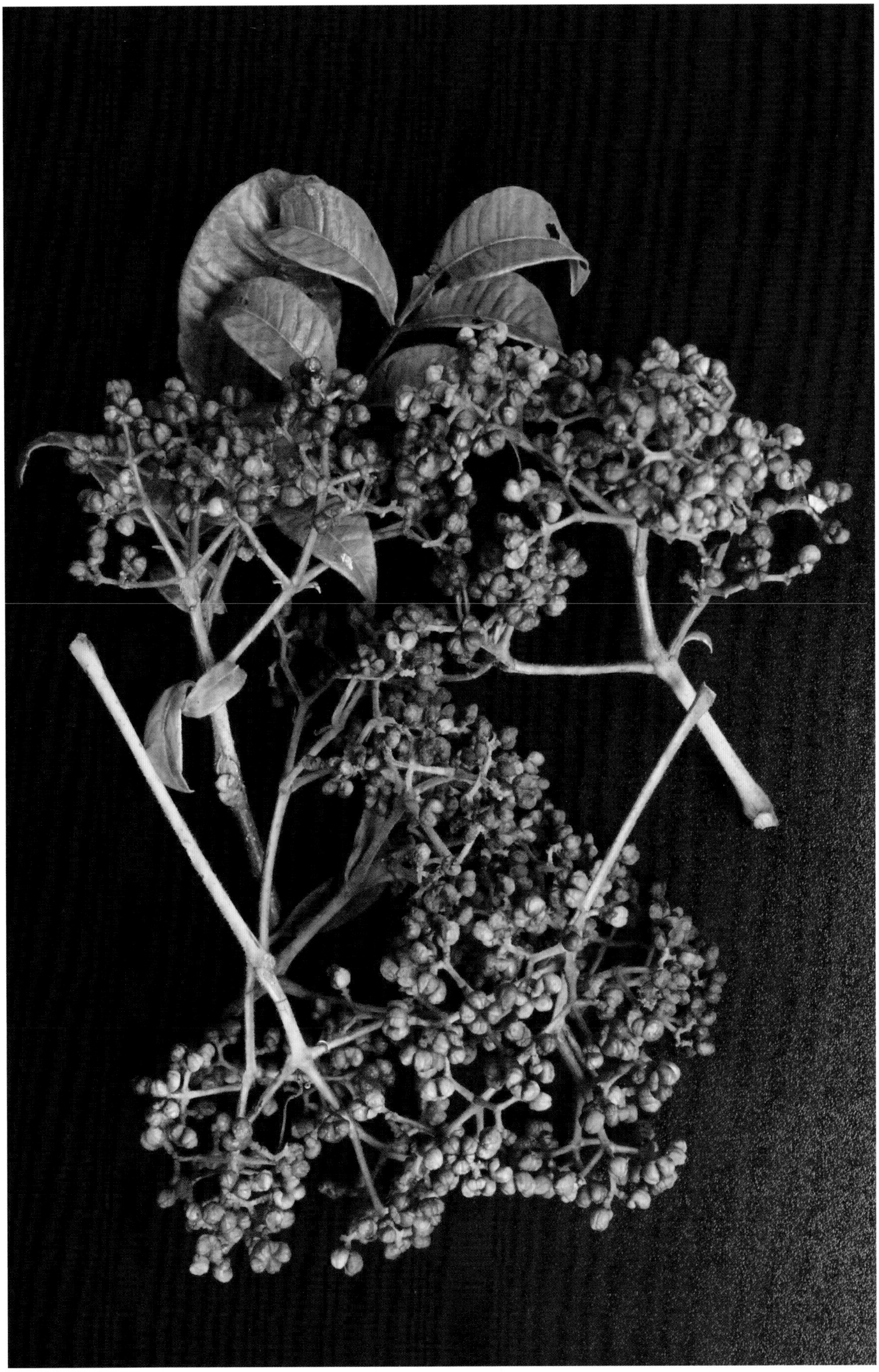

吴茱萸药材

药材鉴别

果实类球形或略呈五角状扁球形，直径 2 ~ 5 mm，表面暗绿黄色至褐色，粗糙，有多数点状突起或凹下油点。顶端有五角星状的裂隙，基部有花萼及花柄，被有黄色茸毛。质硬而脆。气芳香浓郁，味辛辣而苦。以饱满、色绿、香气浓郁者为佳。

功效主治

散寒止痛，降逆止呕，温中燥湿。主治脘腹冷痛，厥阴头痛，疝痛，痛经，脚气肿痛，呕吐吞酸，寒湿泄泻。

用法用量

内服：煎汤，1.5 ~ 5.0 g；或入丸、散。外用：适量，研末调敷；或煎水洗。

民族药方

1．胃肠炎 吴茱萸适量。嚼烂，用白酒少许冲服。

2．行经腹痛 吴茱萸、木姜子各 3 g。水煎服。

3．腹部冷痛 吴茱萸 3 g，十大功劳 10 g，生姜 5 g。水煎服。

4．积冷引起的胃、腹冷气和小儿腹泻 吴茱萸适量。捣烂，加米酒润湿，炒温热，用布包贴肚脐。

5．高血压 每晚临睡前将 1 包（18 g）吴茱萸粉调以白醋，调成浓稠浆状，分敷两足心穴（涌泉穴稍后方），外覆盖塑料薄膜，绷带固定 12 小时。每日用药 1 包，14 日为 1 个疗程，血压正常后改为每周敷药 1 次。

6．口腔炎 吴茱萸适量。晒干捣成粉，加适量的醋调成糊状，置于清洁布上，敷于两脚涌泉穴及周围，24 小时后取下即可。用量：1 岁以下用 4.5 ~ 6.0 g，1 ~ 5 岁用 6 ~ 9 g，5 ~ 15 岁用 9 ~ 12 g，15 岁以上用 12 ~ 15 g。

7．婴幼儿腹泻 吴茱萸 20 g。研细末，加米醋适量调成糊状，敷在脐周，覆盖穴位以神阙穴为中心，包括下脘、天枢（双）、气海穴，24 小时取下。

8．喉喘鸣 吴茱萸粉适量。用凉开水调成糊状敷于双侧涌泉穴，每次 1 ~ 2 g，每晚 1 次，次日清晨取下，6 次为 1 个疗程。

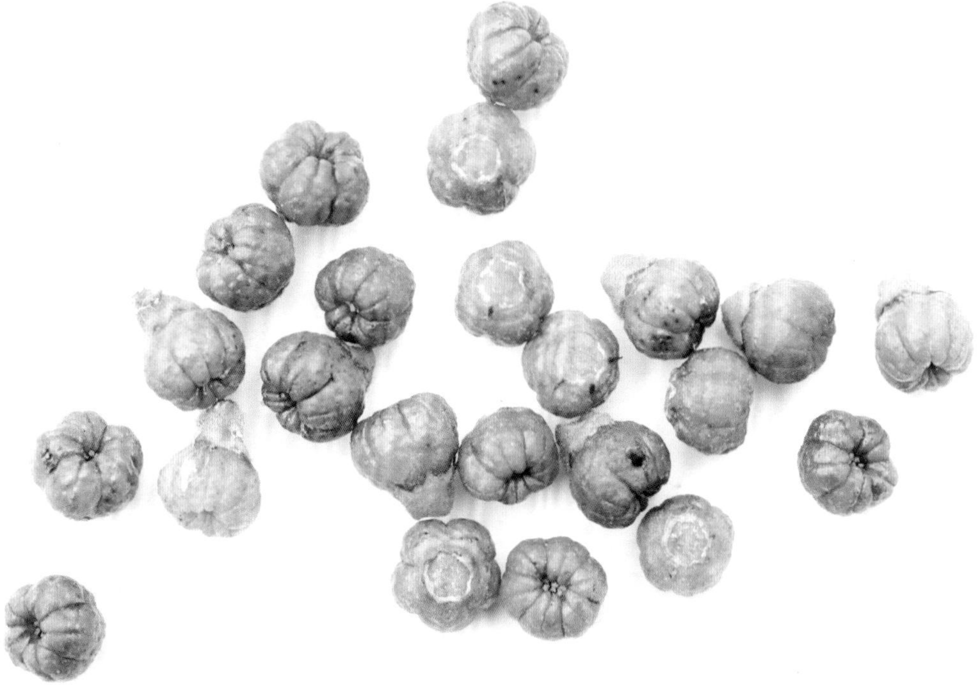

吴茱萸药材

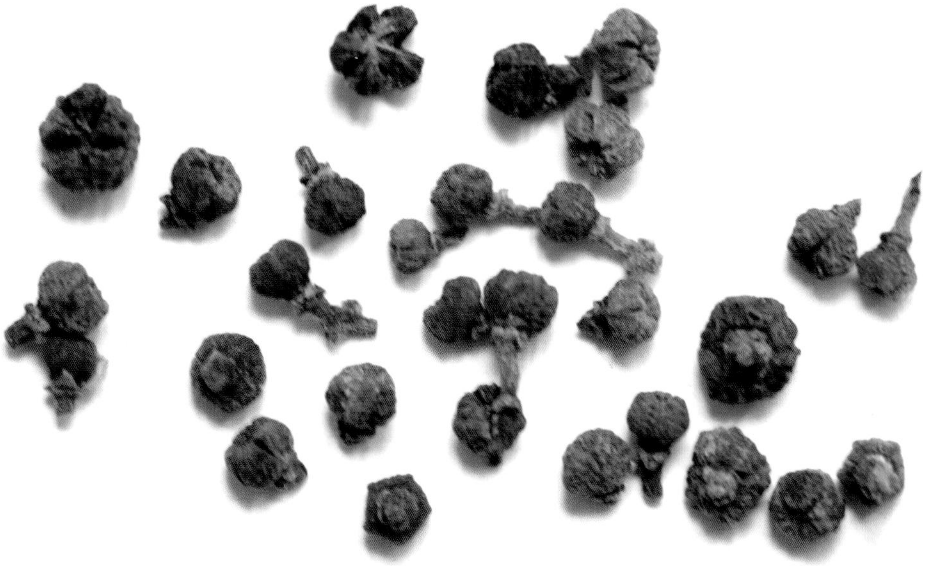

吴茱萸饮片

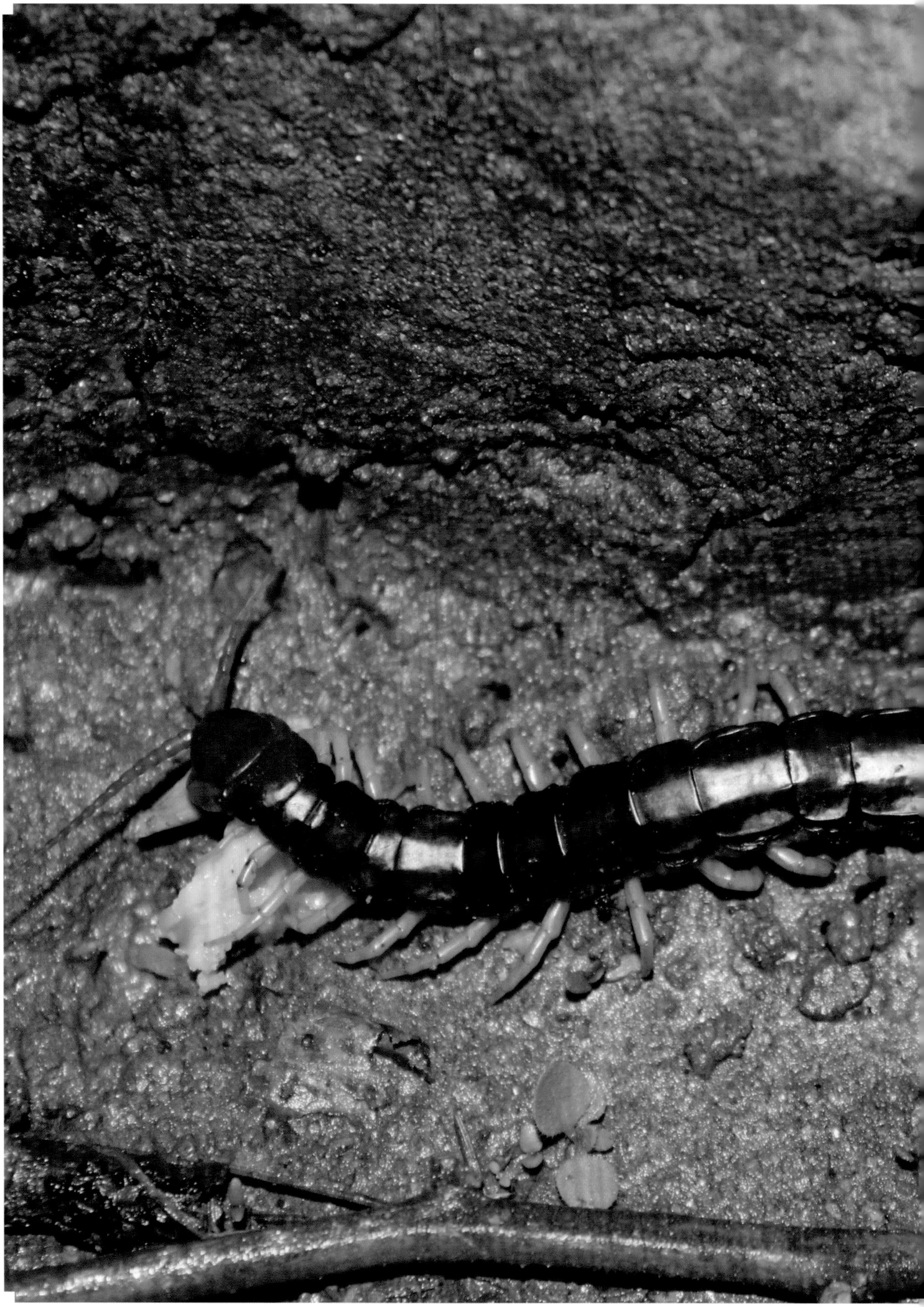

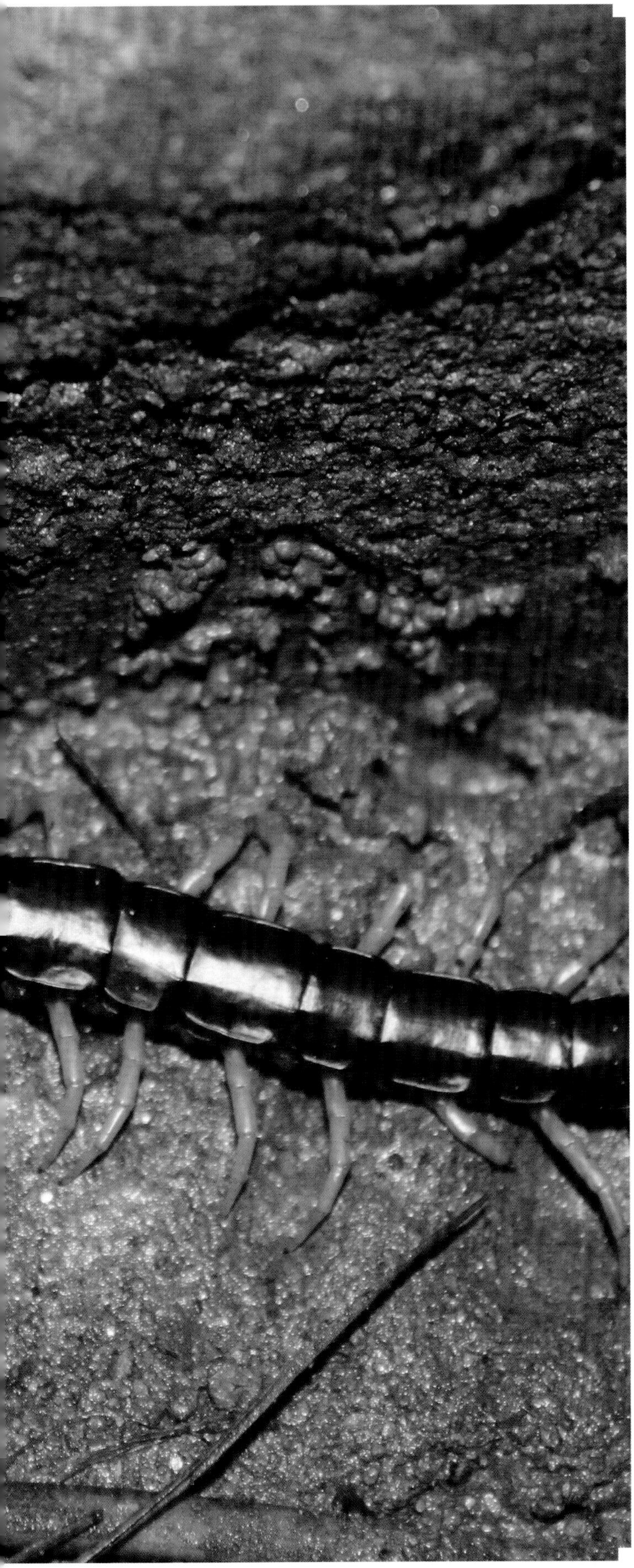

蜈蚣

【苗药名】岗苦。

【别　名】蝍蛆、天龙、吴公、百脚、百足虫、千足虫。

【来　源】本品为蜈蚣科动物少棘巨蜈蚣 *Scolopendra subspinipes* muti-lans L. *Koch* 的全体。

【性味归经】味咸、辛，性热；有毒。归冷经、快经、慢经。

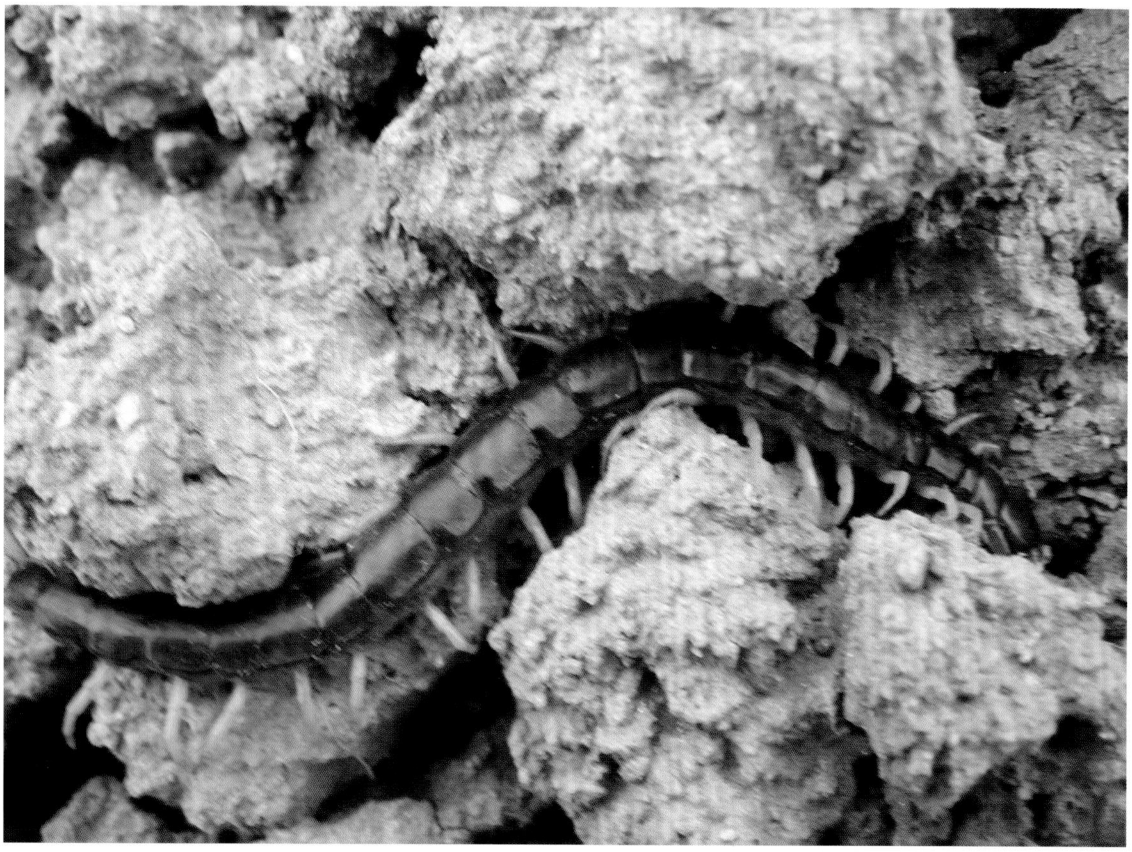

少棘巨蜈蚣

原动物

成虫体长 11 ~ 14 cm。头部背板有 1 对细长多节的触角，头板和第 1 背板金黄色，自第 2 背板起墨绿色或暗绿色，末背板有时近于黄褐色，胸腹板和步足淡黄色。背板自第 4、第 9 节起，有 2 条不显著的纵沟。腹板在第 2 ~ 19 节间有纵沟。第 3、第 5、第 8、第 10、第 12、第 14、第 16、第 18、第 20 体节的两侧各具气门 1 对，头板前部的两侧各有 4 个单眼，集成左、右眼群，颚肢内部有毒腺；齿板前缘具小齿 5 个，内侧 3 小齿相互接近。步足 21 对，最末步足最长，伸向后方，呈尾状；基侧板后端有 2 小棘；前腿节腹面外侧有 2 棘，内侧有 1 棘；背面内侧有 1 棘和 1 隅棘；隅棘顶端有 2 小棘。

生境分布

栖息于丘陵地带和多石少土的低山区，喜欢在温暖的地方，以小型昆虫及其卵等为食。分布于贵州、陕西、江苏、浙江、河南、湖北等省区。

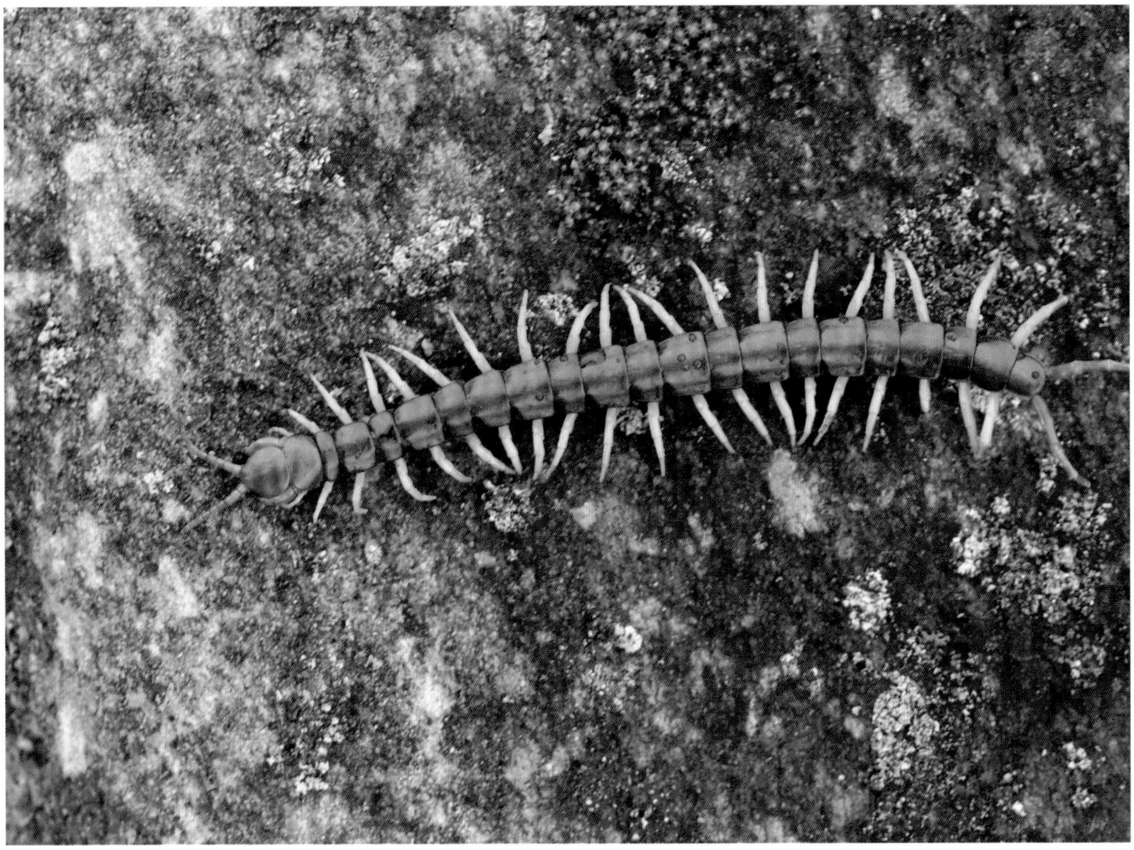

少棘巨蜈蚣

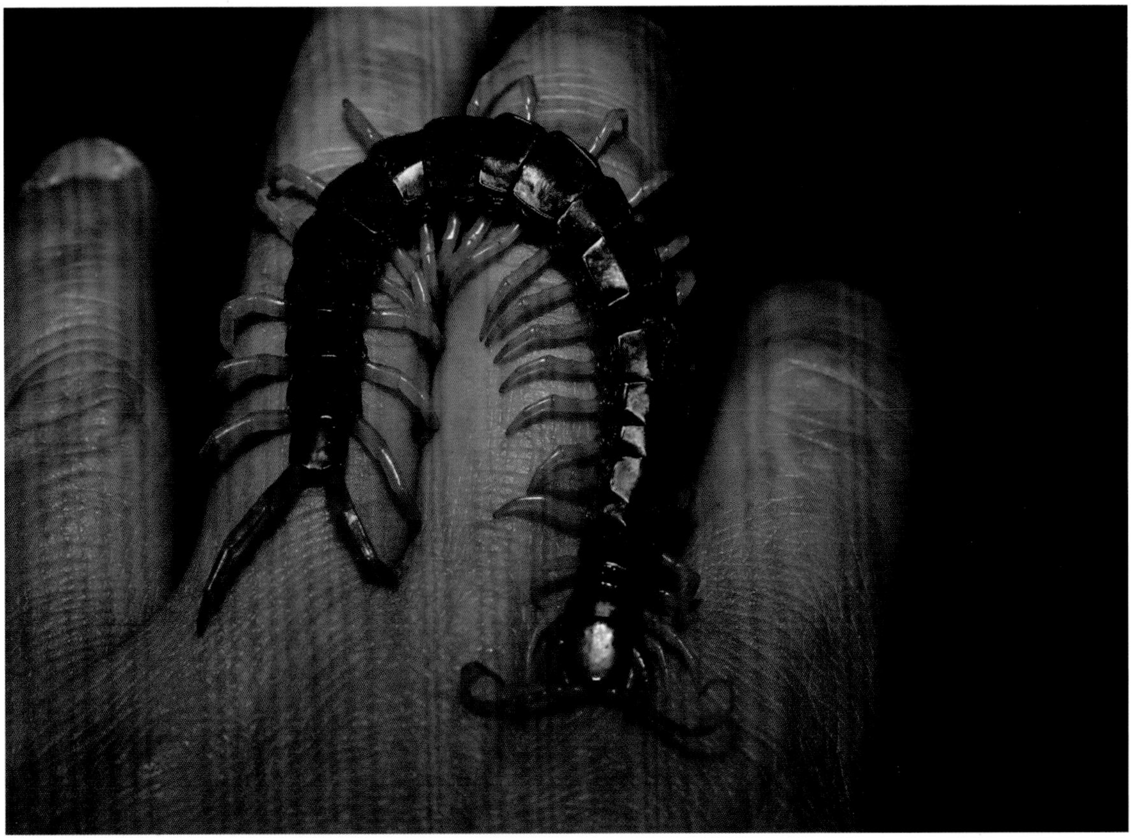

少棘巨蜈蚣

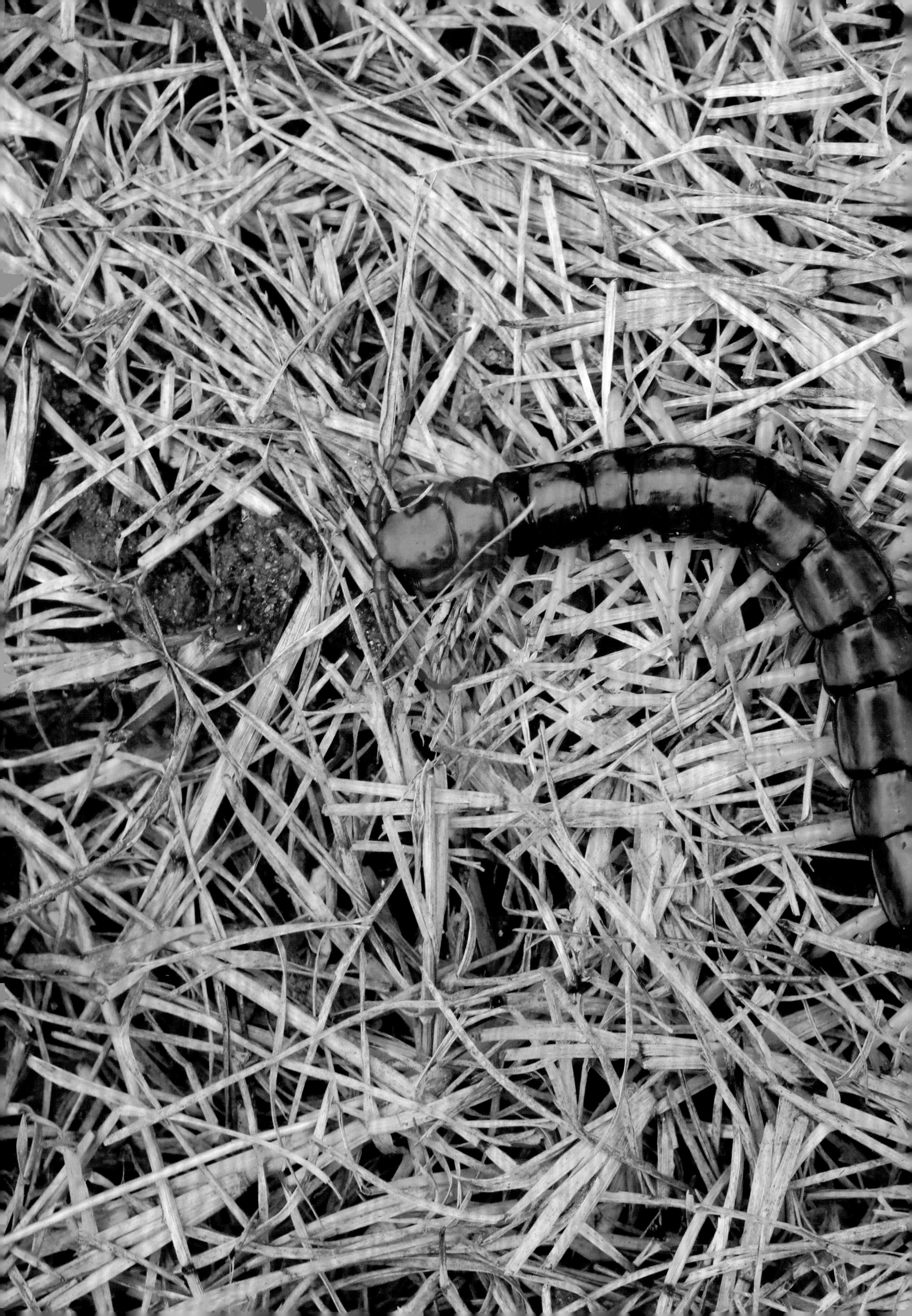

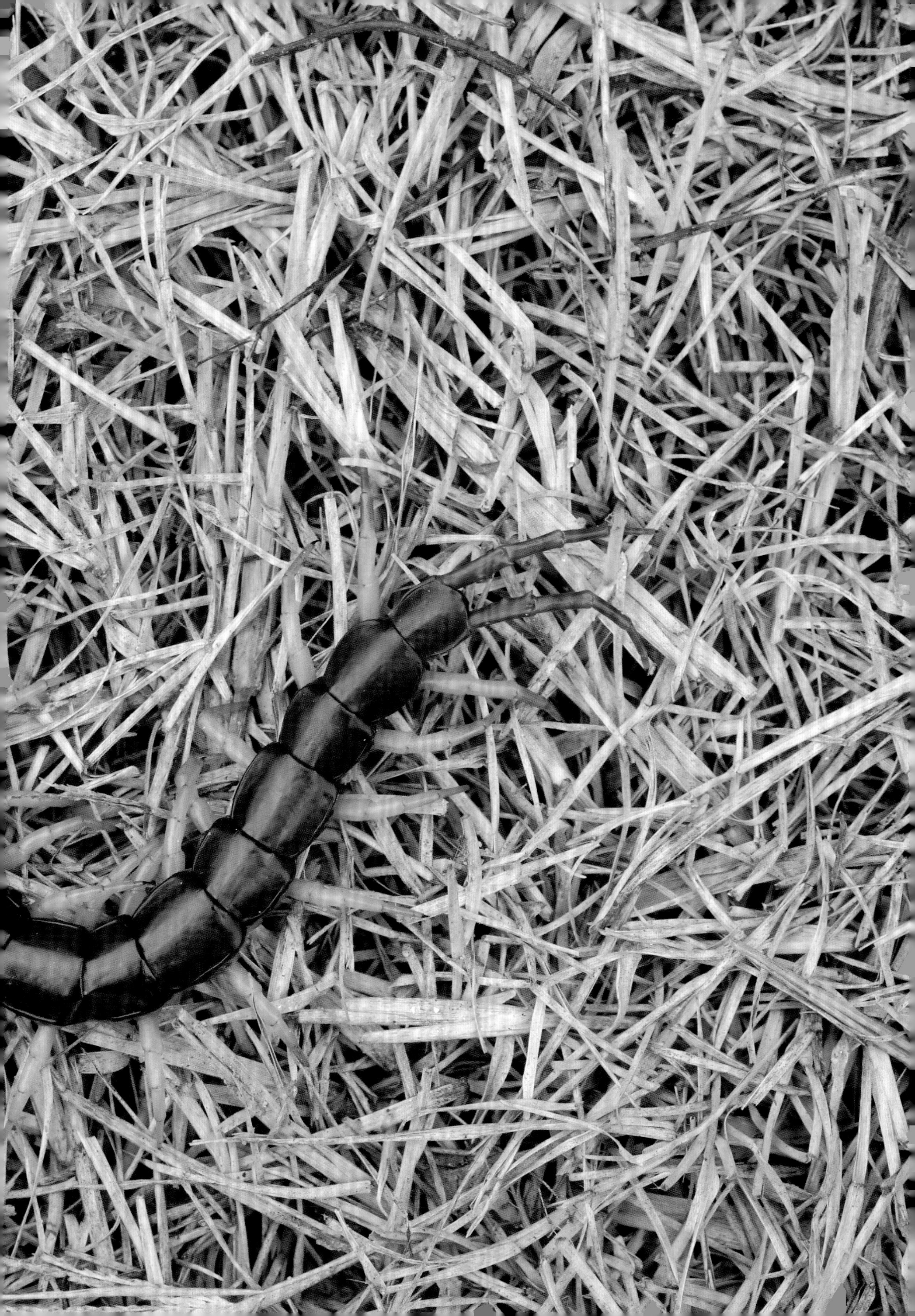

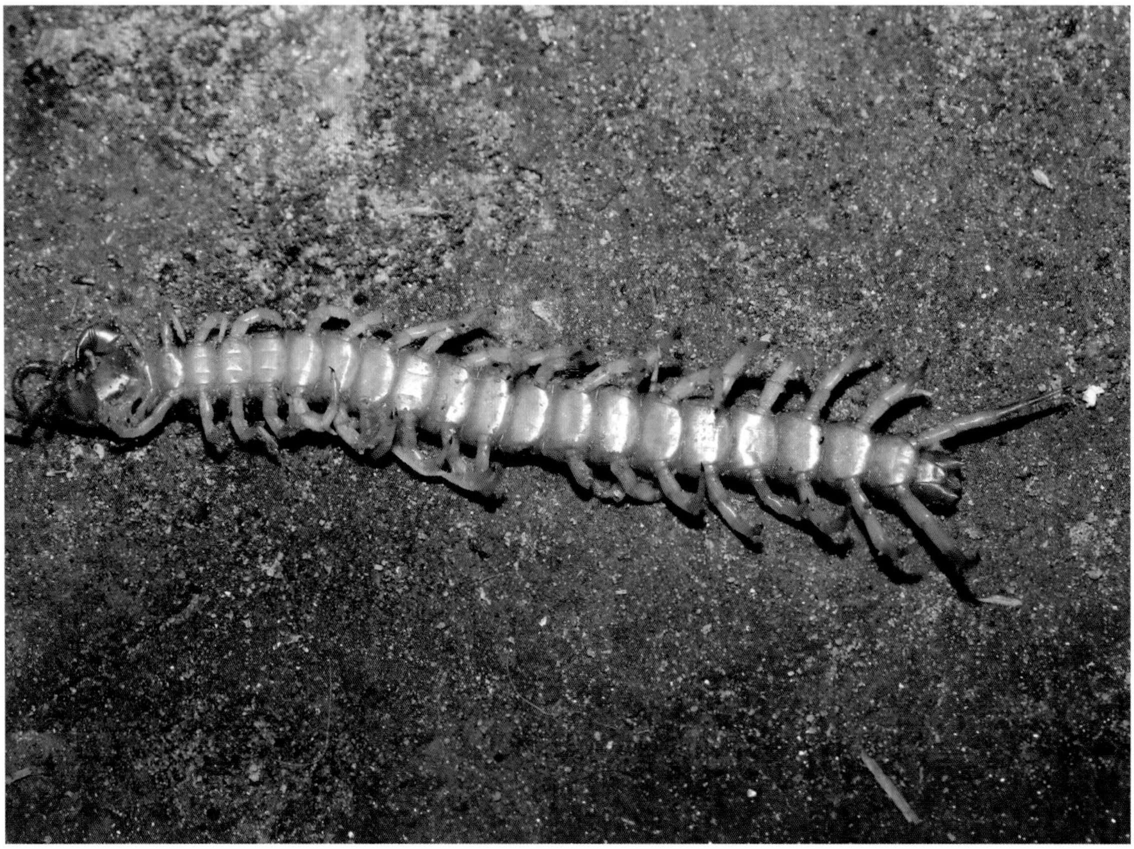

少棘巨蜈蚣

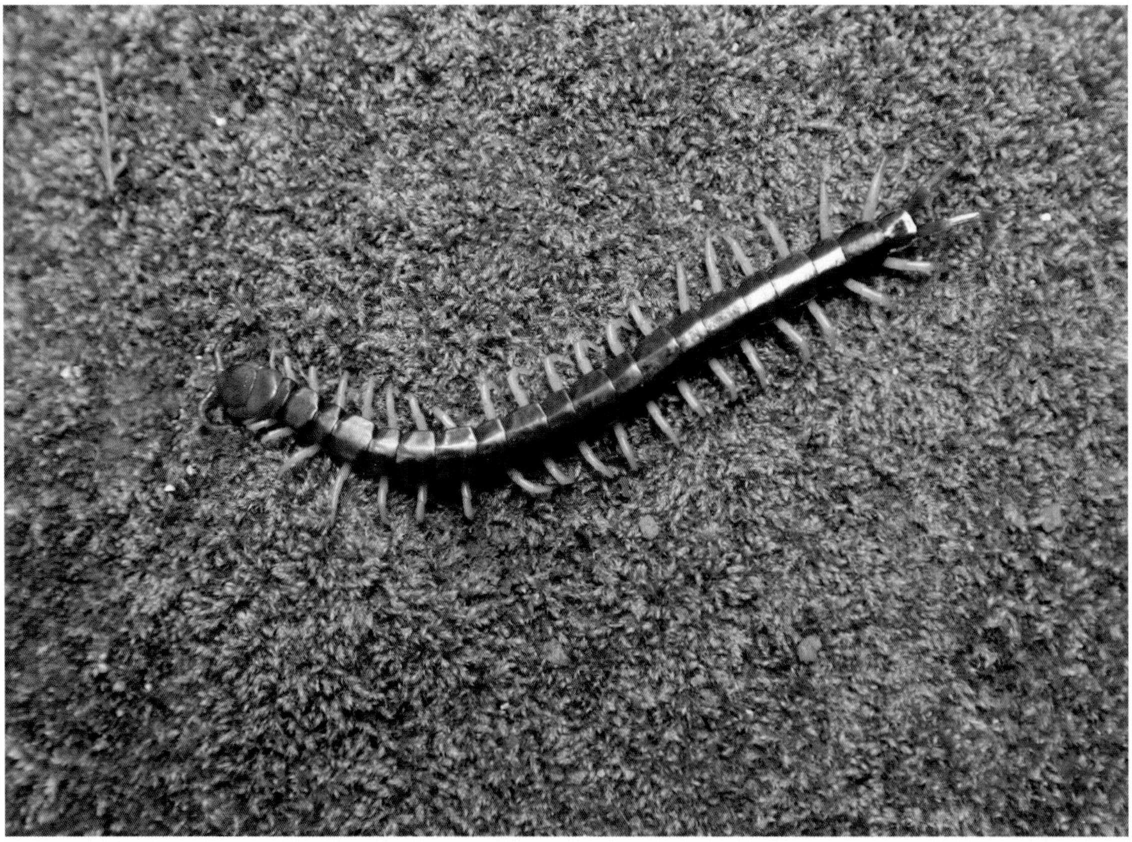

少棘巨蜈蚣

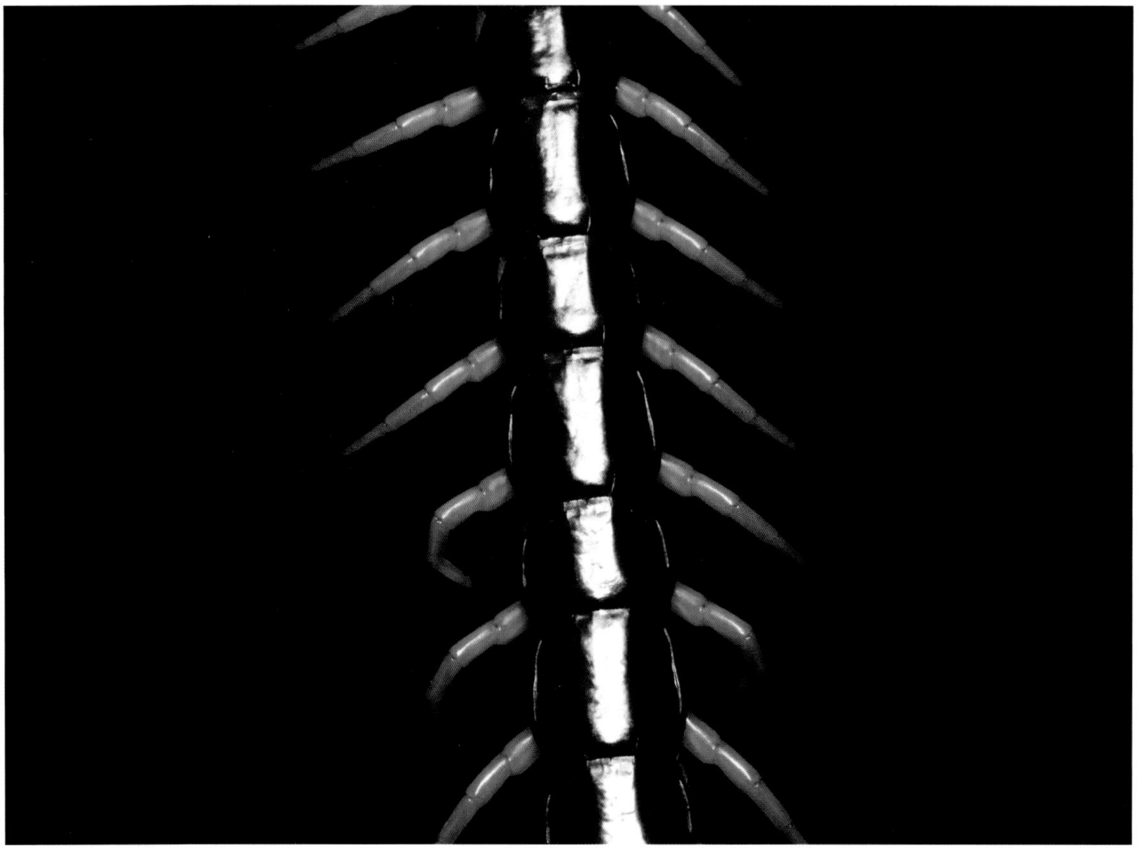

少棘巨蜈蚣

采收加工

人工饲养的蜈蚣，一般在 7—8 月采收；野生蜈蚣在夏季雨后根据栖息环境翻土扒石寻捕。捕后，先用沸水烫死，取长宽和蜈蚣相等、两端削尖的薄竹片，一端插入蜈蚣的头部下颚，另一端插入尾端，借竹片的弹力，使蜈蚣伸直展平。晒干或烘干。

药材鉴别

蜈蚣呈扁平长条形，长 9 ~ 17 cm，宽 0.5 ~ 1.0 cm。由头部和躯干部组成，全体共 22 个环节，最后一节较细小。头部暗红色或红褐色，略有光泽，有头板覆盖，头板近圆形，前端稍突出，两侧贴有颚肢 1 对；前端两侧有触角 1 对。躯干部第 1 背板与头板同色，其余 20 个背板为棕绿色或墨绿色，具光泽，自第 4 背板至第 20 背板上常有 2 条纵沟线；腹部淡黄色或棕黄色，皱缩；自第 2 节起，每体两侧有步足 1 对，体侧气门三角形，步足黄色或红褐色，偶有黄白色，呈弯钩形；最末 1 对步足尾状，故又称尾足，易脱落。质脆，断面有裂隙。气微腥，并有特殊刺鼻的臭气，味辛、微咸。以身干、条长、头红、身黑绿色、头足完整者为佳。

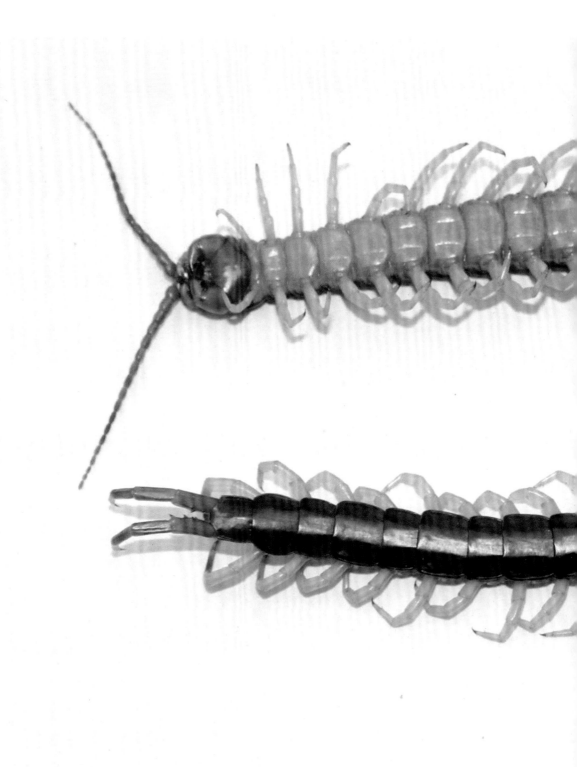

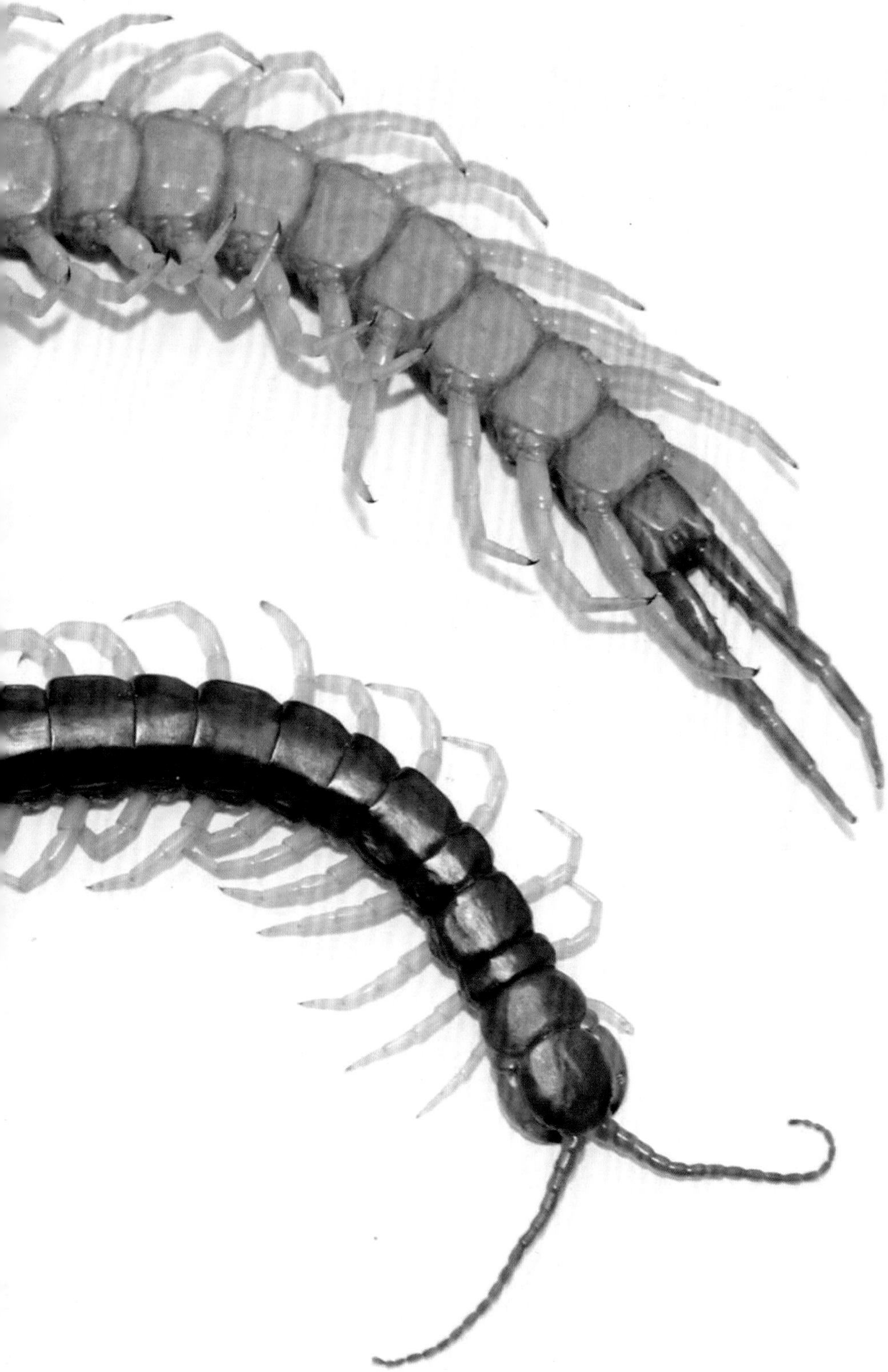

蜈蚣药材

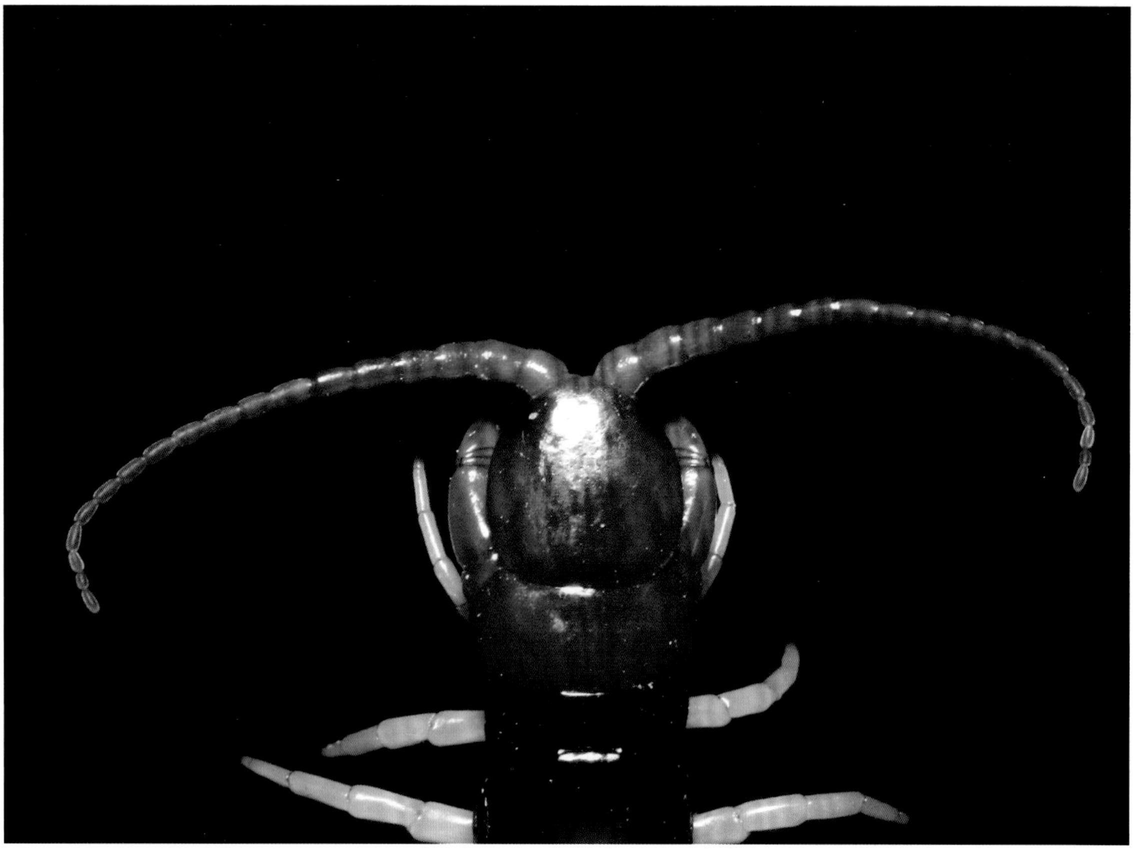

少棘巨蜈蚣

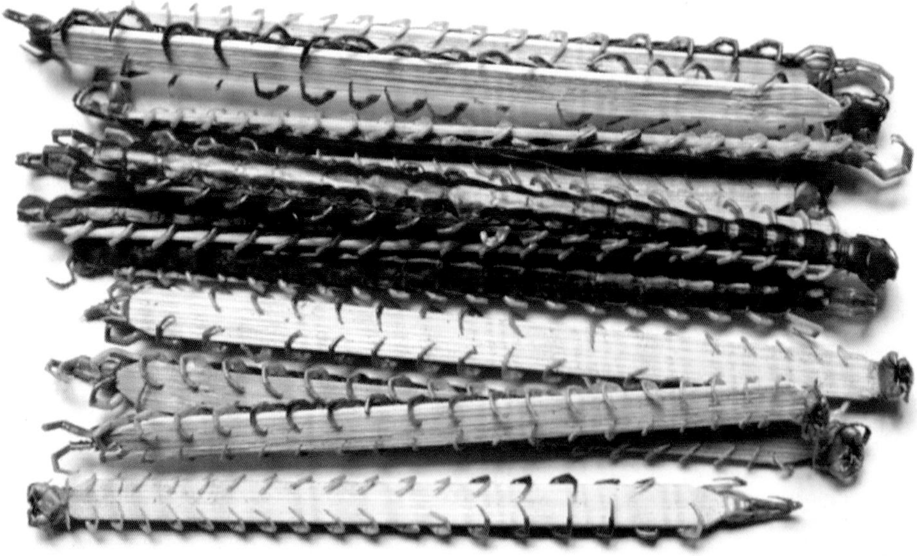

蜈蚣药材

功效主治

祛风止痉，通络止痛，攻毒散结。主治惊风，癫痫，痉挛抽搐，脑卒中口㖞，破伤风，风湿顽痹，偏正头痛，毒蛇咬伤，疮疡，瘰疬。

用法用量

内服：煎汤，2 ~ 5 g；研末，0.5 ~ 1.0 g；或入丸、散。外用：适量，研末撒、油浸或研末调敷。

民族药方

1．风湿关节疼痛 蜈蚣、滚山珠、蟾蜍、蜂毒、天南星、草乌头等各等份。共捣粉制成糖药针膏汁。

2．周围性面神经麻痹 蜈蚣 2 条，防风 30 g。蜈蚣研为细末，晚饭后用防风煎汤送服，药后避风寒，小儿用量酌减，10 日为 1 个疗程。病程长则需加当归、川芎。

3．复发性口腔溃疡 蜈蚣制成冲剂。每日早、晚各 6 g，开水冲服，1 周为 1 个疗程。

4．无名肿毒 活蜈蚣 2 条，红花 5 g。浸入 75% 乙醇 500 ml 内，浸泡 7 日即可使用。用棉签蘸药液涂患处，已溃烂流脓者涂四周，每日搽 3 ~ 5 次，3 ~ 10 日为 1 个疗程。

5．鸡眼 蜈蚣 30 条，乌梅 9 g。共研细末，装入瓶内，加入茶油或香油浸泡 7 ~ 10 日，和匀成膏。先以 1% 温盐水浸泡患部 15 ~ 35 分钟，待粗皮软化后剪去（以见血丝为度），取药膏适量外敷，纱布包扎，每 12 小时换药 1 次，3 日为 1 个疗程，可连用 3 个疗程。

6．脑血栓及其后遗症 蜈蚣 1 条，白花蛇 1 条，全蝎 10 g。共为细末，每日 1 剂，分 3 次口服。辅以曲克芦丁 400 mg 静脉滴注，每日 1 次。

7．血管神经性头痛 蜈蚣 3 ~ 5 g，全蝎 0.5 ~ 2.0 g。视病情酌定，分 2 次开水送服，一般需连续用药 1 ~ 3 日。

8．肝炎 蜈蚣适量。研成细面，再把鸡蛋一头打个洞，把蜈蚣面倒入鸡蛋内搅匀，再将蛋洞封好，文火煮熟，剥皮每晚睡前吃 1 个，连吃 3 日，停 3 日为 1 个疗程；连服 3 个小疗程为 1 个大疗程。

9．各种骨结核 蜈蚣、全蝎各 40 g，土鳖虫 50 g。将上药碾成粉末均匀混合后分成 40 包（每包重 3.25 g），每日晨 5 点、晚 9 点各服药 1 次。每次将 2 包放入鸡蛋液中搅拌后蒸蛋糕或煎或炒等内服，20 日为 1 个疗程，一般服药 3 ~ 6 个疗程，每疗程后需停药 1 周。

使用注意

本品有毒，用量不宜过大。血虚生风者及孕妇禁服。

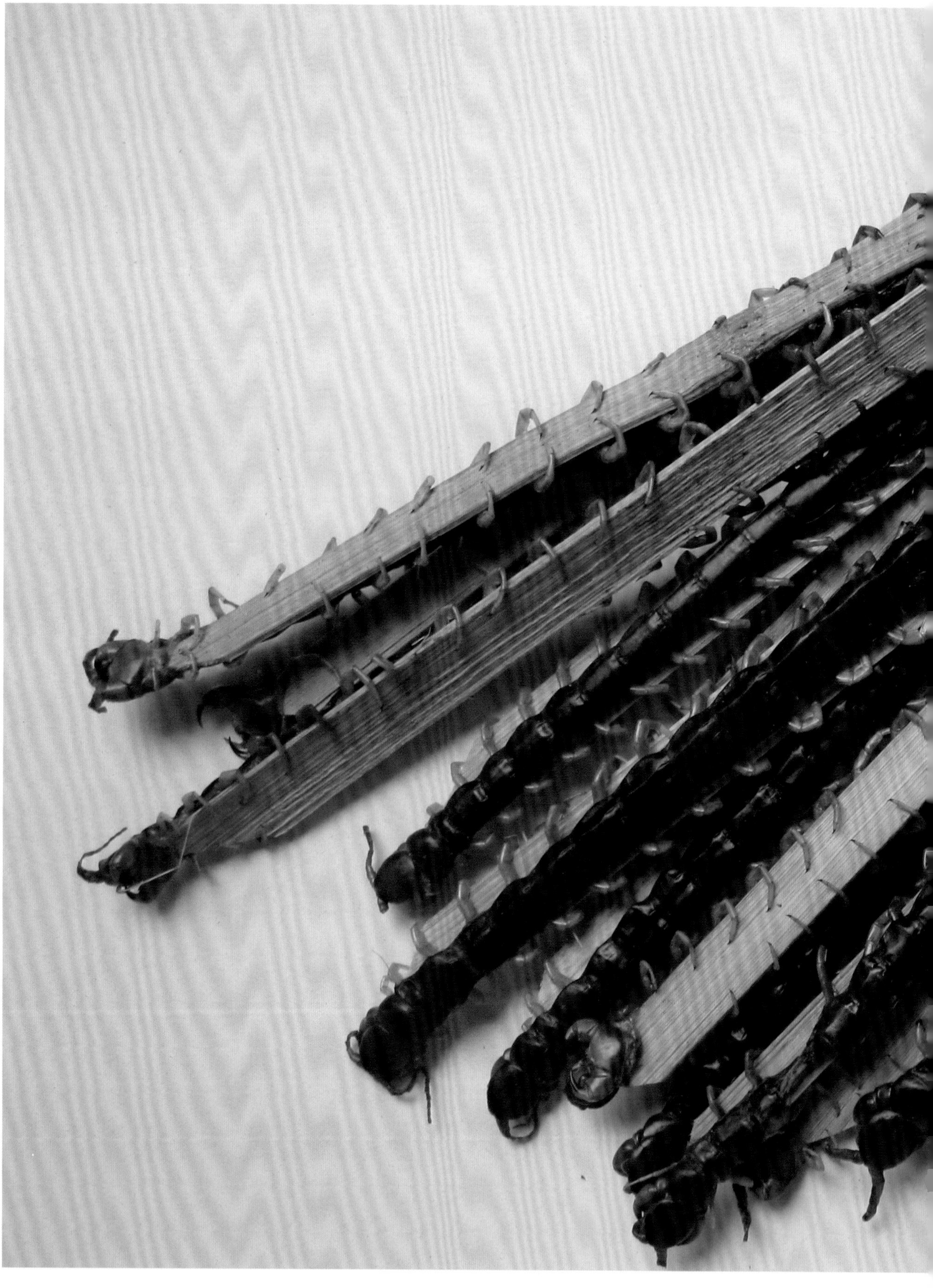

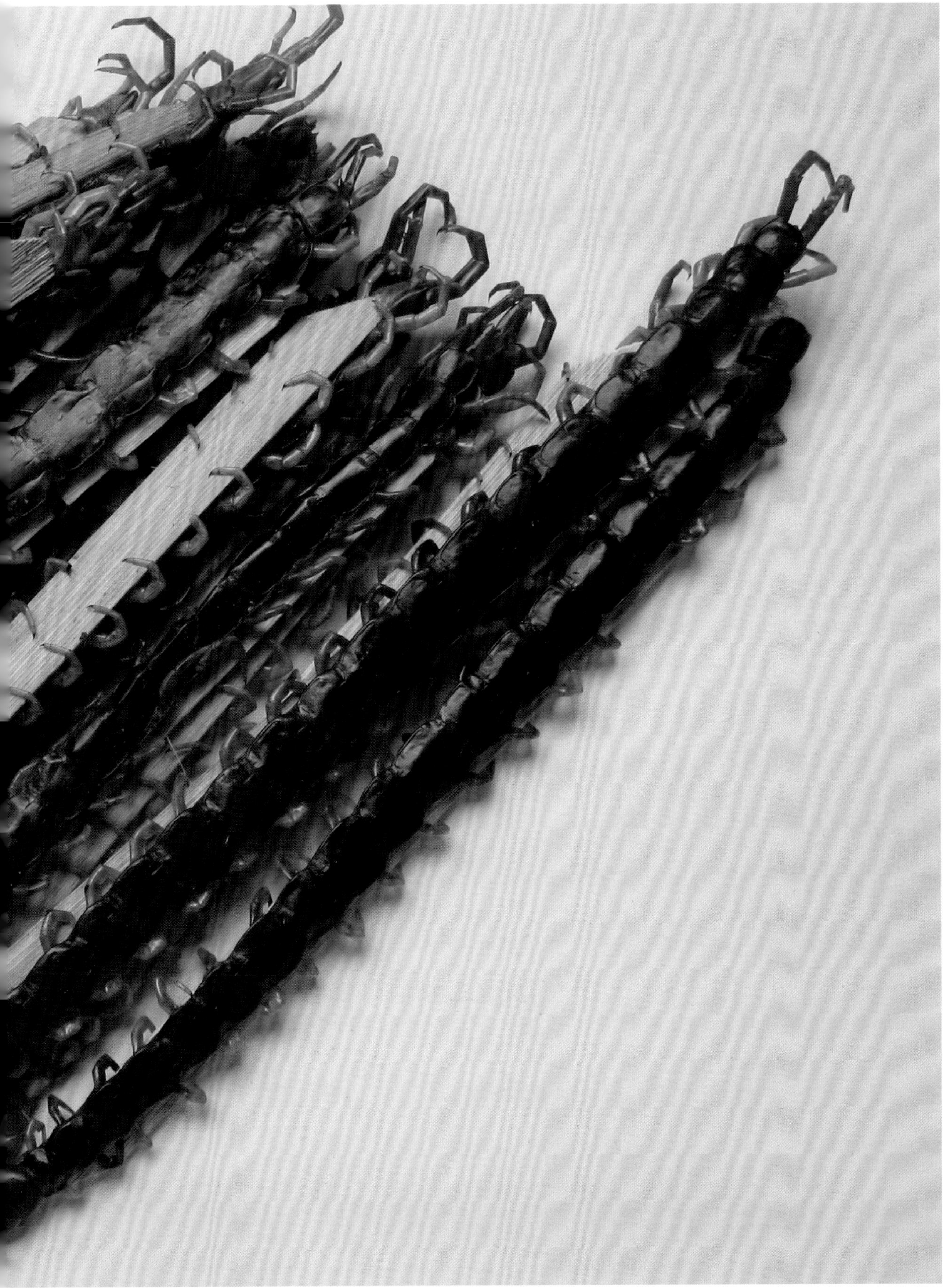

蜈蚣饮片

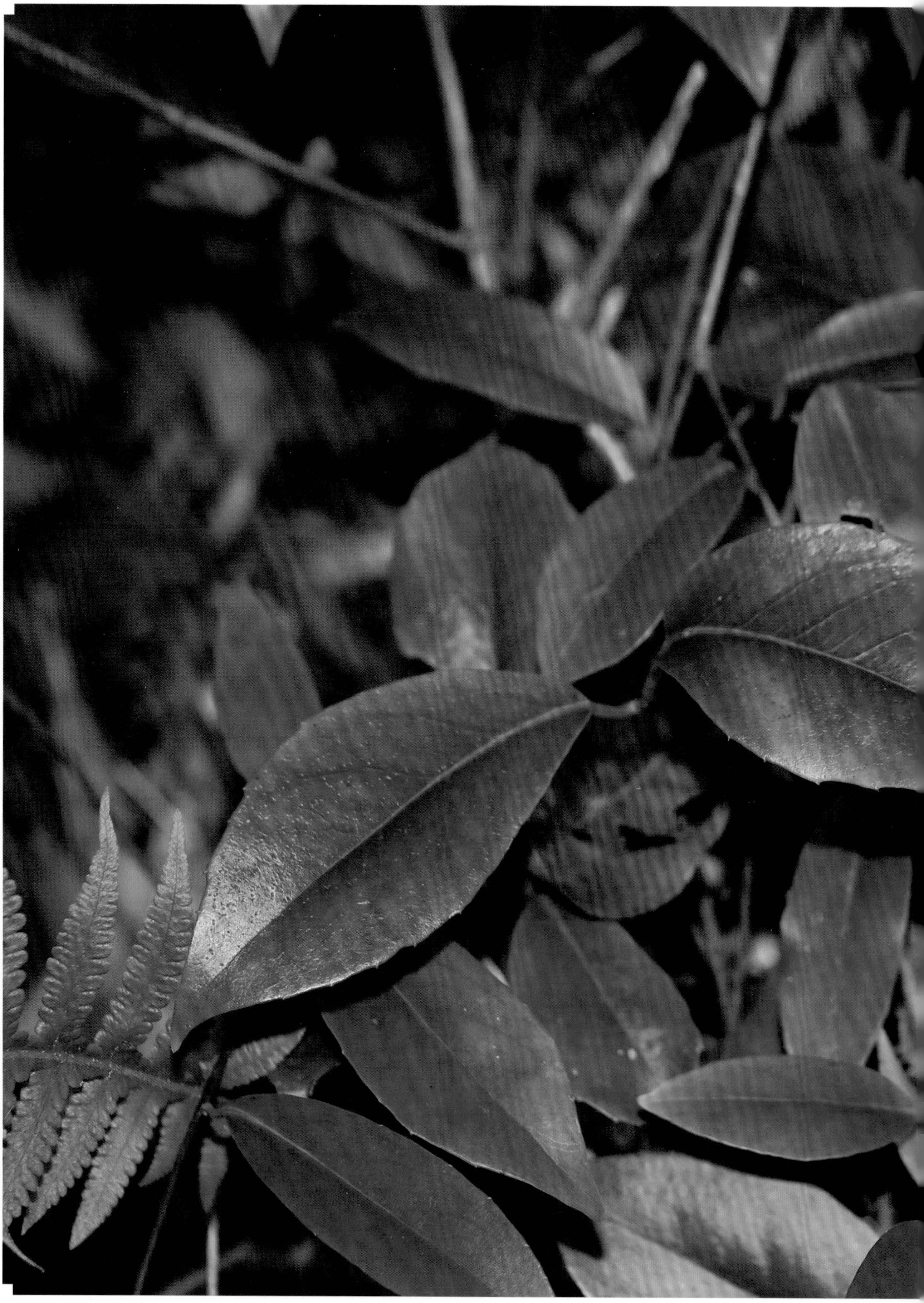

五香血藤

【苗药名】那信定。

【别　名】红木香、紫金藤、小血藤、长梗南五味子、盘柱南五味子。

【来　源】本品为五味子科植物南五味子 *Kadsura longepedunculata* Finet et Gagnep. 的根或根皮。

【性味归经】味辛、苦，性热。归冷经。

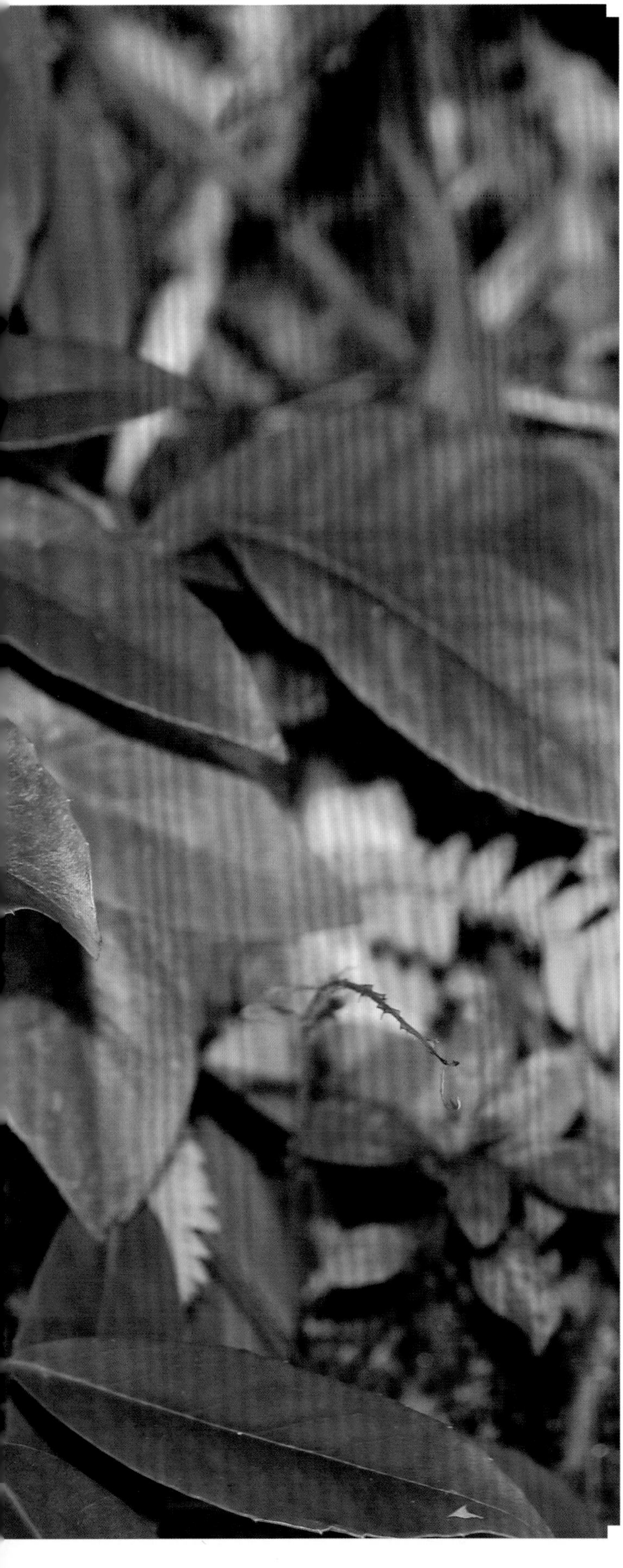

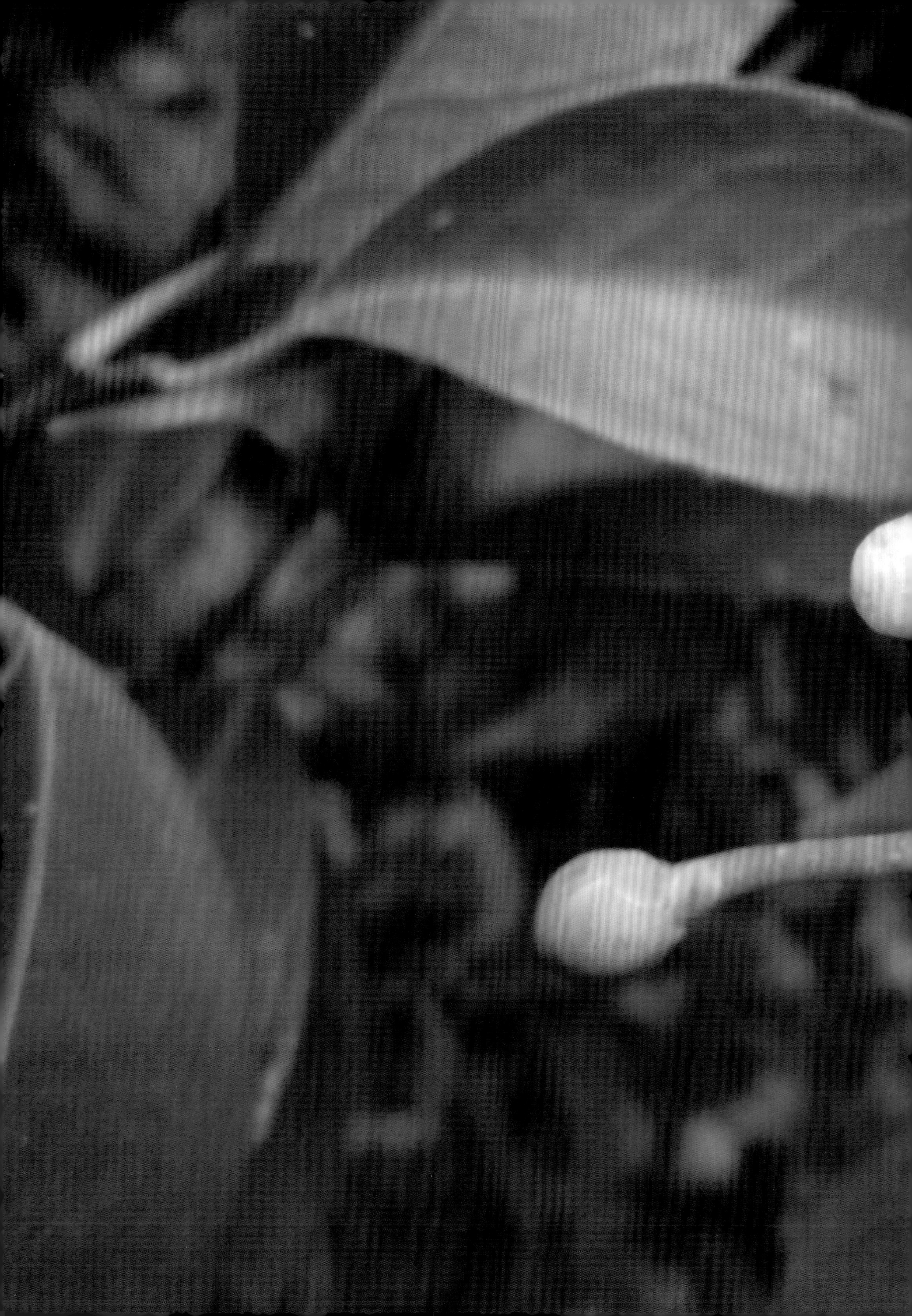

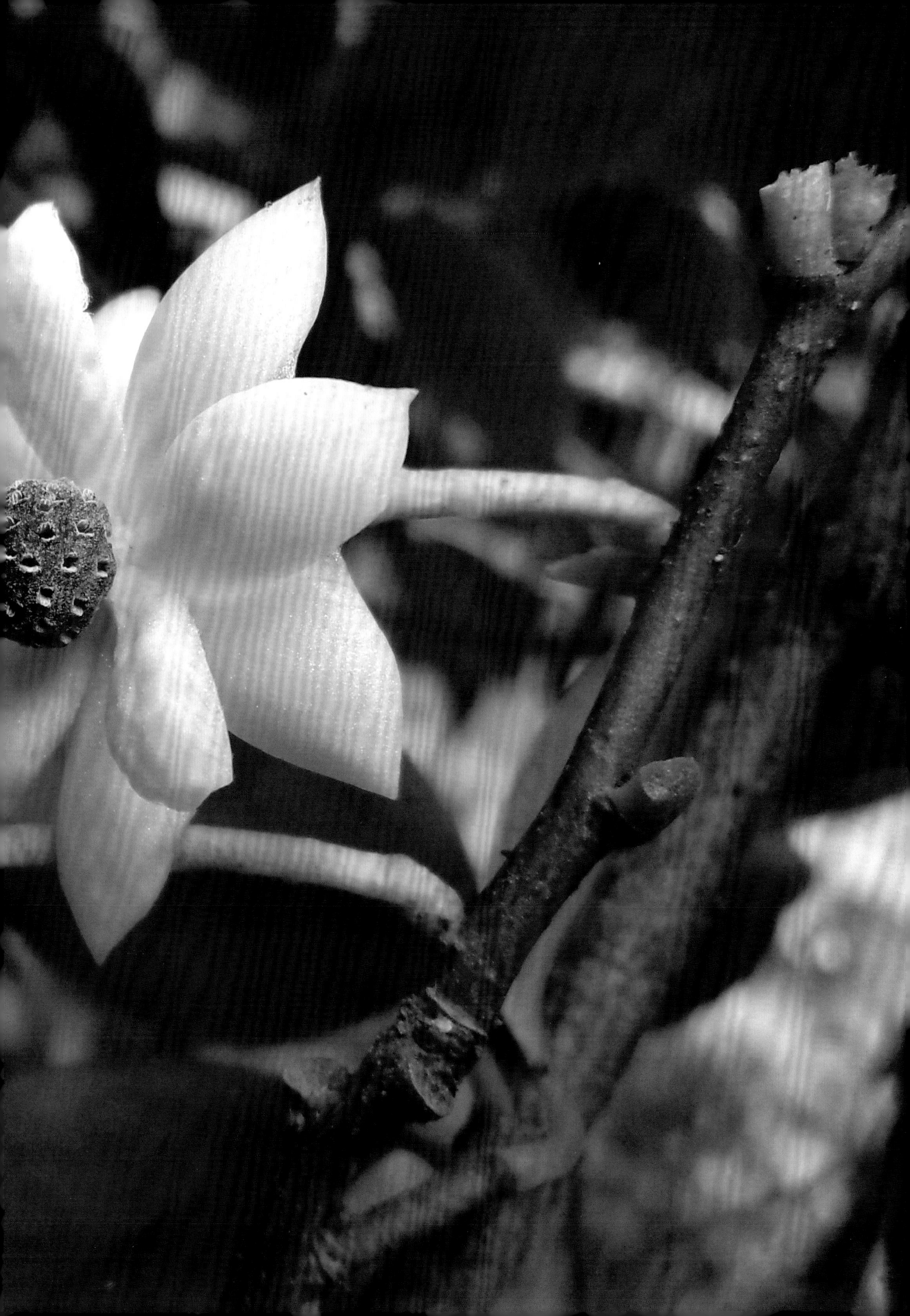

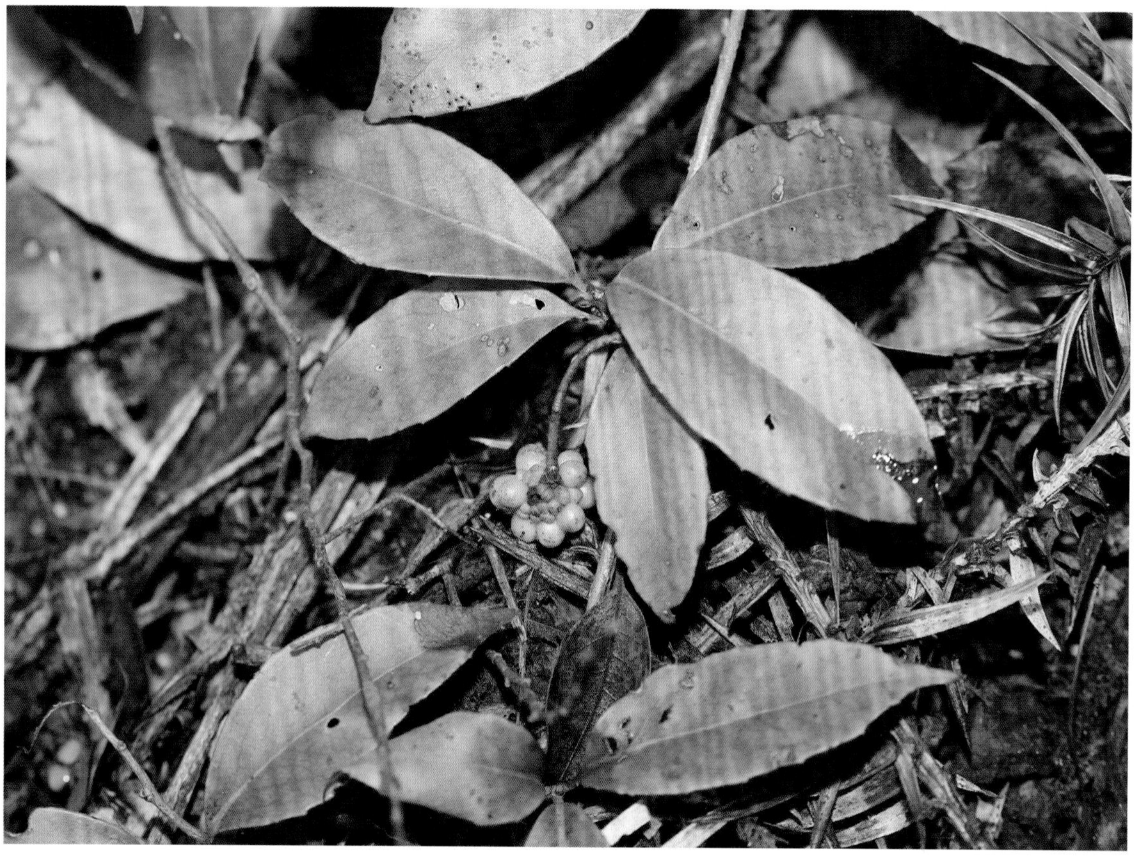

南五味子

识别特征

常绿木质藤本；全株无毛。小枝圆柱形，褐色或紫褐色。单叶互生，叶片纸质，长圆状披针形或椭圆形，长6 ~ 13 cm，宽2 ~ 5 cm，先端渐尖，基部楔形，边缘疏生腺头细锯齿；表面深绿色，有光泽，背面淡绿色，无毛，侧脉每边5 ~ 7条；叶柄长1.0 ~ 2.5 cm。花单性，雌雄异株，单生于叶腋，淡黄色，花被片8 ~ 17，雄蕊柱近球形，雄蕊30 ~ 70，排列成5 ~ 9轮，花丝极短；雌蕊群椭圆形，心皮40 ~ 60，5 ~ 6轮。柱头白色。聚合果球形，成熟时红色至暗蓝色；小浆果倒卵圆形，肉质。种子2 ~ 3，肾形。花期5—6月，果期8—10月。

生境分布

生长于山地、林下及灌木丛中。分布于浙江、福建、江苏、安徽、江西、湖南、广西、四川、贵州、云南等省区。

采收加工

立冬前后采挖，鲜用；或剥取根皮，晒干。

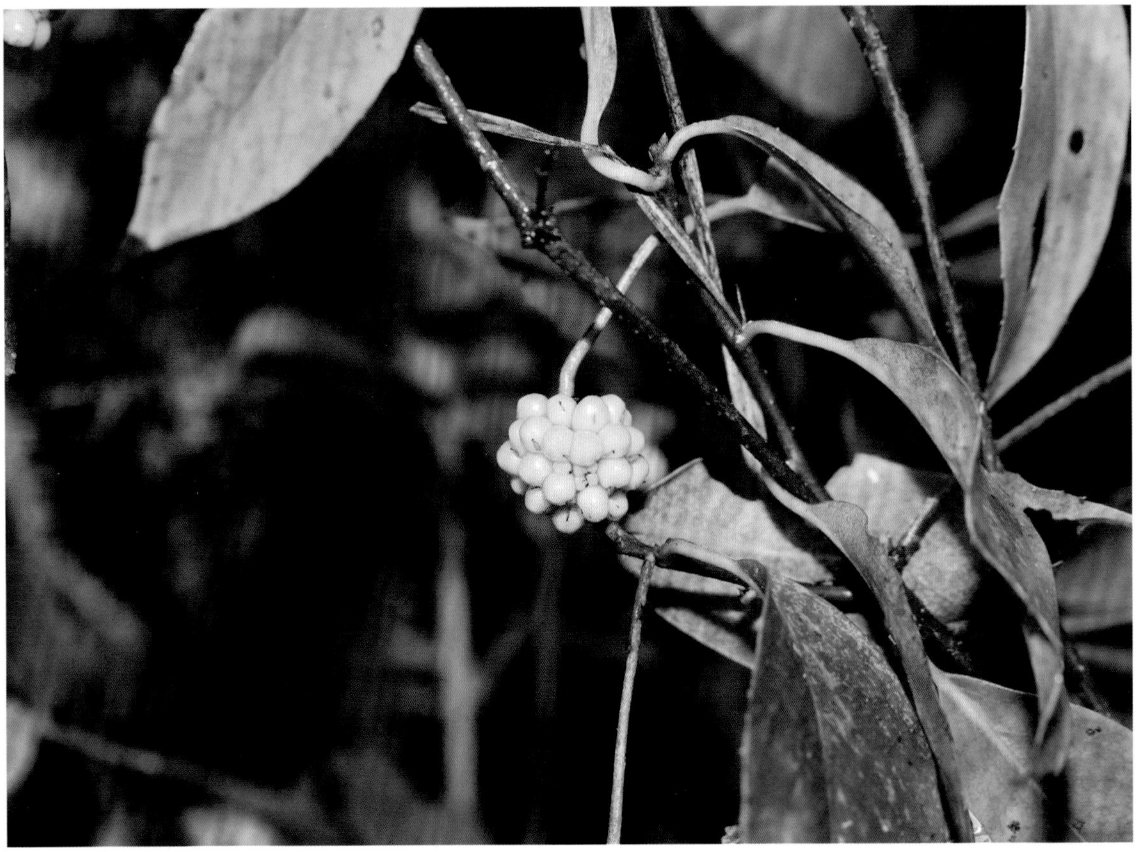

南五味子

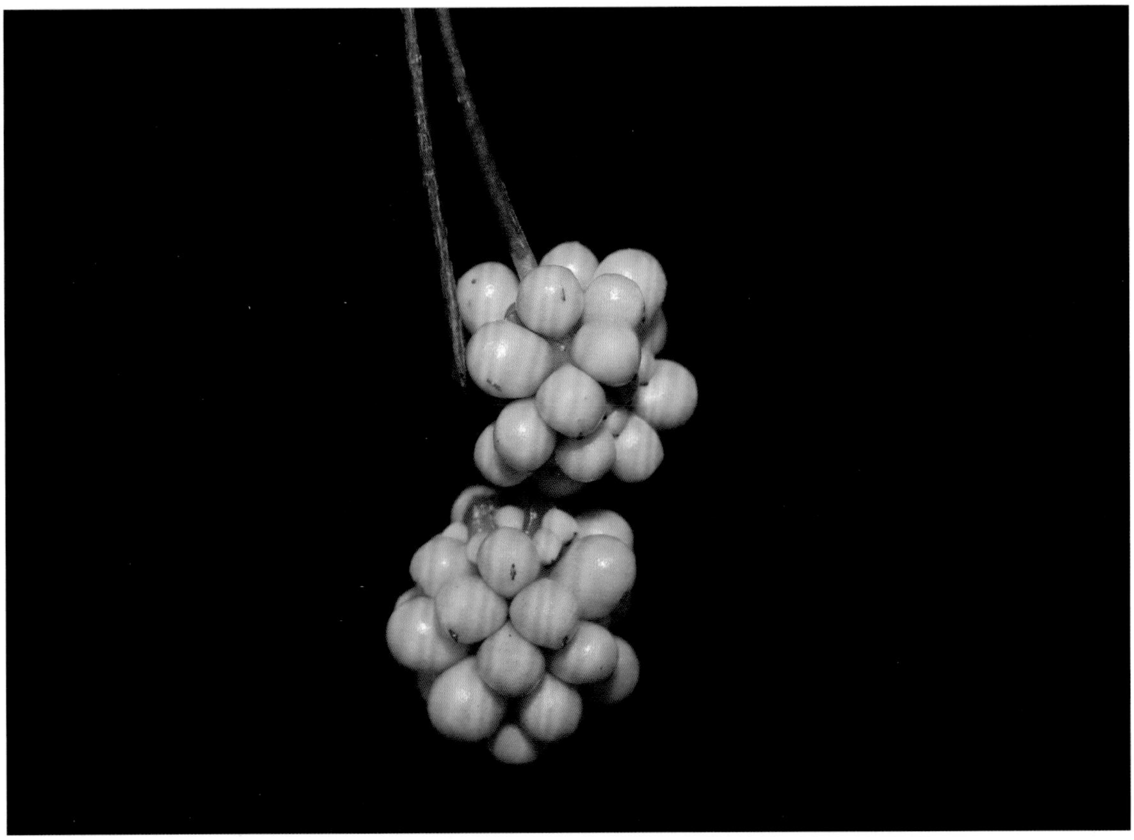

南五味子

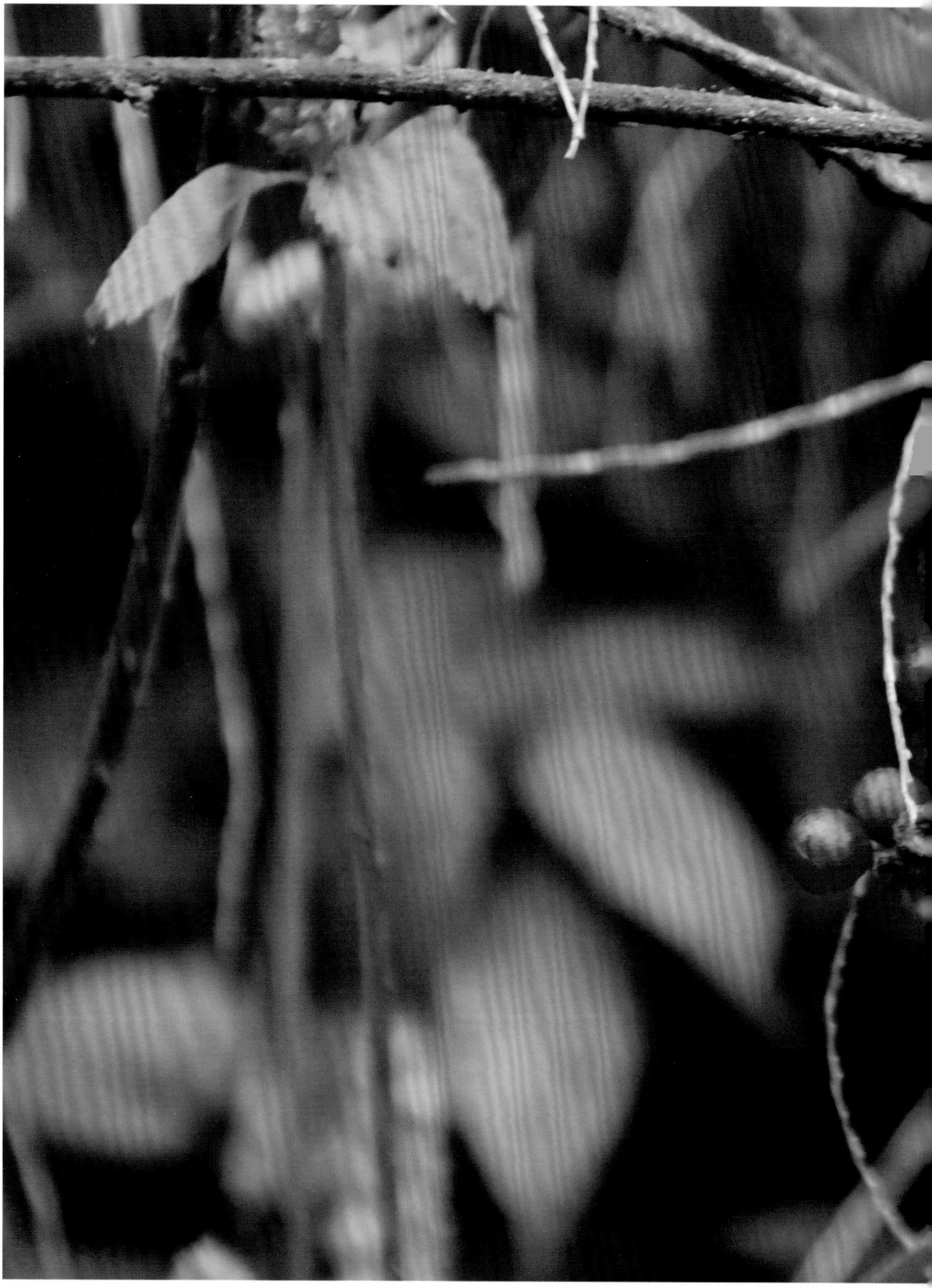

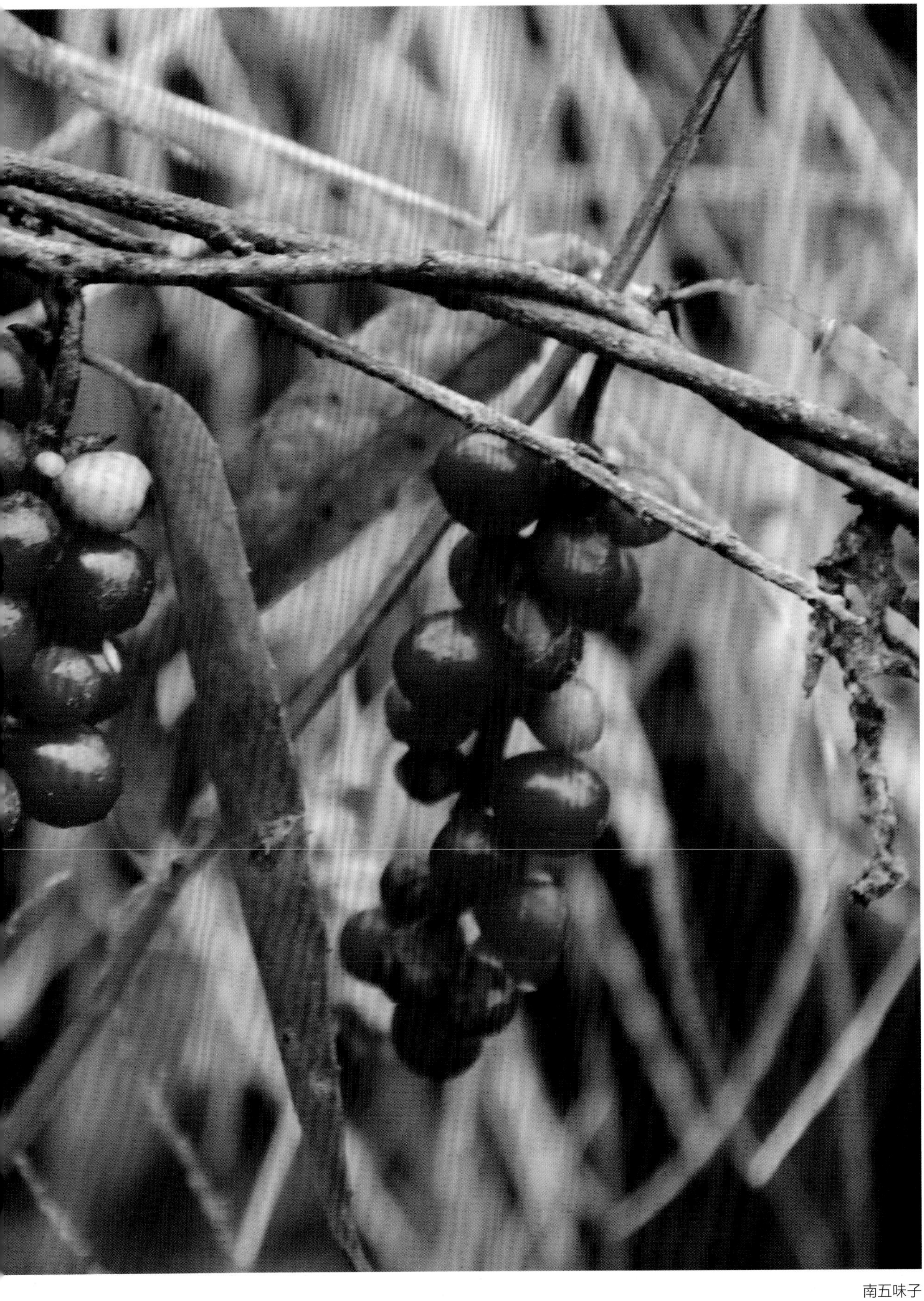

南五味子

药材鉴别

根圆柱形，常不规则弯曲，长 10 ~ 15 cm 或更长，直径 1.0 ~ 2.5 cm。表面灰棕色至棕紫色，略粗糙，有细纵皱纹及横裂沟，并有残断支根和支根痕。质坚硬，不易折断，断面粗纤维性，皮部与木部易分离。皮部宽厚，棕色，木部浅棕色，密布导管小孔。气微香而特异，味苦、辛。根皮为卷筒状或不规则的块片，厚 1 ~ 4 mm。外表面栓皮大都脱落而露出紫色内皮。表面暗棕色至灰棕色，质坚而脆。

功效主治

理气止痛，祛风通络，活血消肿。主治胃痛，腹痛，风湿麻木疼痛，经闭腹痛，月经不调，跌仆损伤。

用法用量

内服，9 ~ 15 g；煎服；或研末，1.0 ~ 1.5 g。外用：适量，煎汤洗；或研粉调敷。

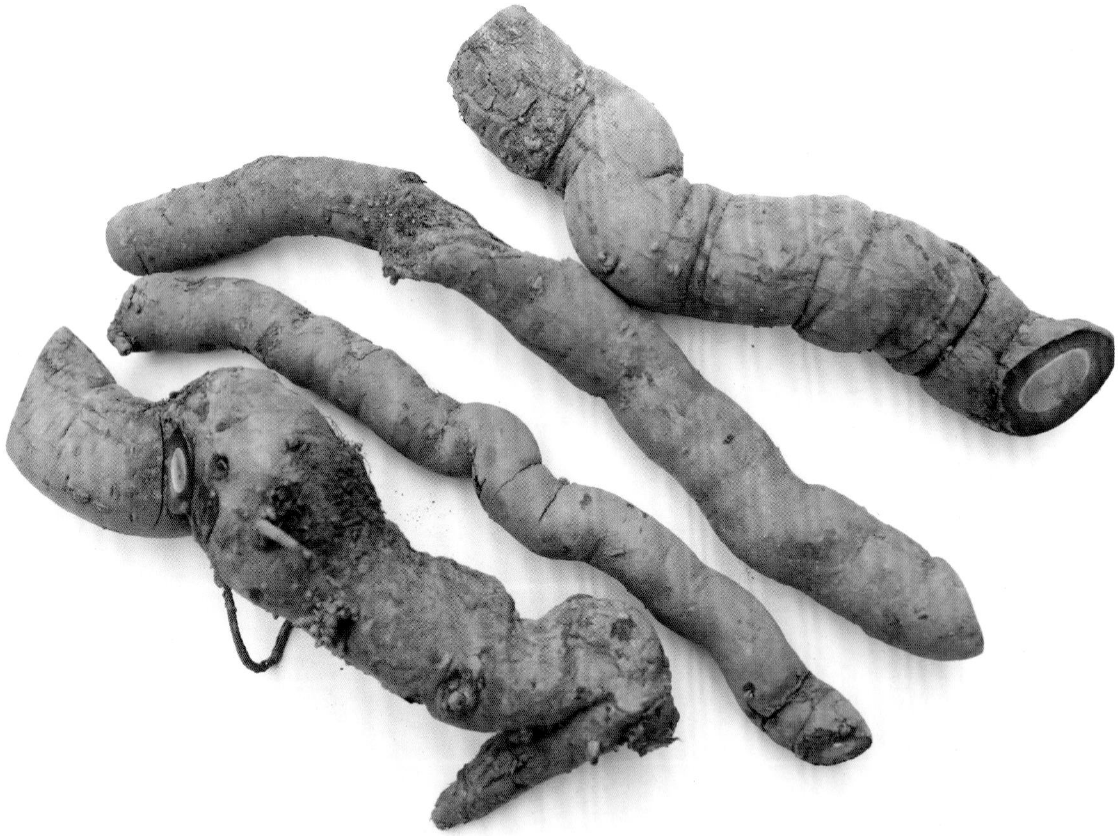

五香血藤药材

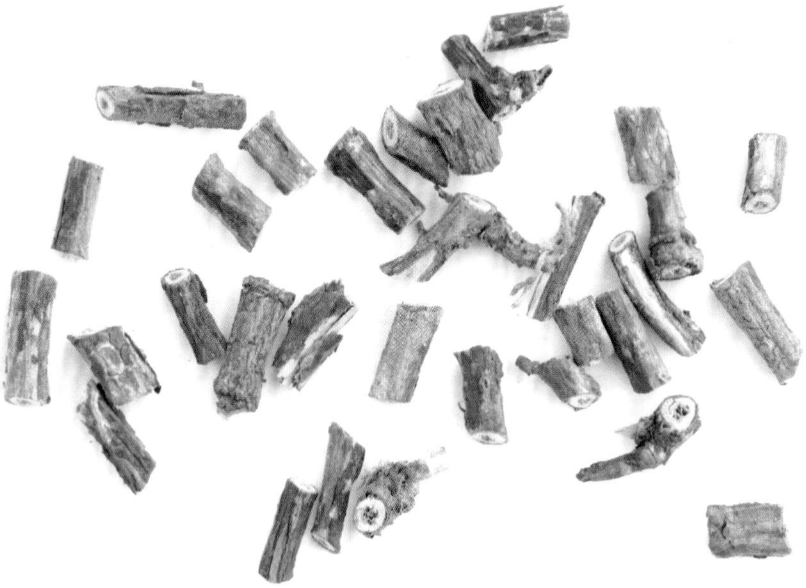

五香血藤饮片

民族药方

1．风湿麻木，疼痛 ①五香血藤15 g，铁筷子、黑骨藤、骨碎补各12 g，见血飞、排风藤各10 g。泡酒500 ml，每次服15～20 ml。②五香血藤15 g，铁筷子、黑骨藤、红禾麻、爬岩姜、透骨香各12 g，见血飞、排风藤各9 g。泡酒500 ml，每次服3 g。③五香血藤、铁筷子各15 g，小风藤、石南藤、牛膝各25 g。加白酒1500 ml，泡7日后，每次30 ml，每日3次。

2．胃痛 ①五香血藤适量。晒干研末，每次3 g，温酒吞服。②五香血藤50 g，香樟根15 g。水煎服。

3．跌仆损伤 ①五香血藤、五花血藤、四块瓦、大血藤、大鹅儿肠、舒筋草各7 g，酒500 ml。泡酒服，每次15～30 ml。②五香血藤、野蜡梅、三百棒、小血藤、矮陀陀、倒触伞、接骨丹、土鳖、臭牡丹、青蛙、牛膝、当归、通草、干蕨基（蕨根）各等份。泡酒服。

4．骨折 ①五香血藤、老鹳草各45 g，红禾麻、卷柏各32 g，白龙须16 g，铁筷子、果上叶各64 g。复位后，将此方捣碎包患处。②五香血藤酌量。捣烂，用酒炒热，包扎患处。

5．月经不调 五香血藤30 g。水煎服。或将根研末，每次吞服6～9 g。

6．气滞腹痛 五香血藤50 g，香樟根15 g。水煎服。

7．病毒性肝炎 五香血藤适量。研成细末，每日9～18 g，分3～4次口服。

8．烧伤 五香血藤适量。磨成细末，每50 g加食用小麻油200 g混合调匀，外涂。

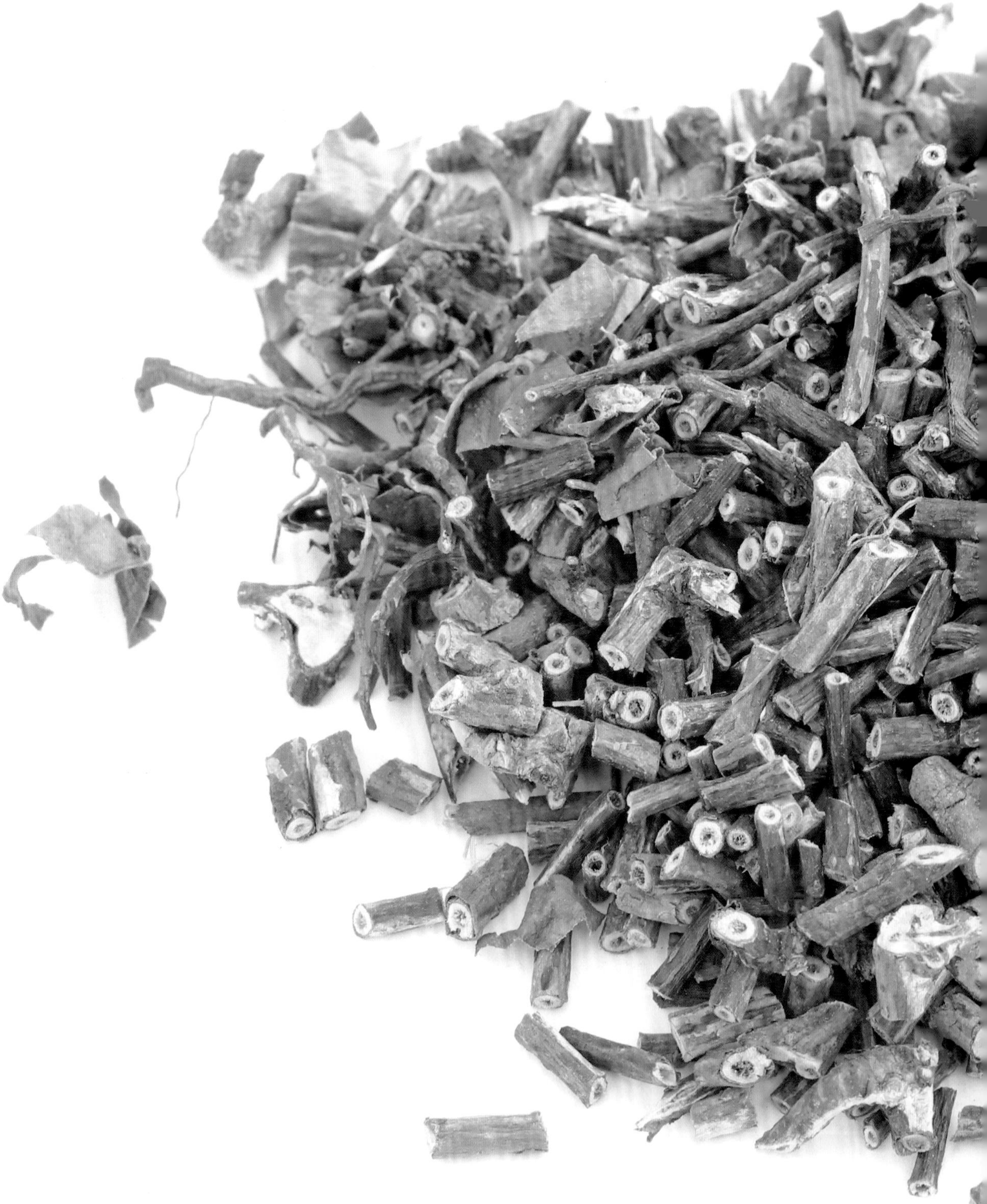

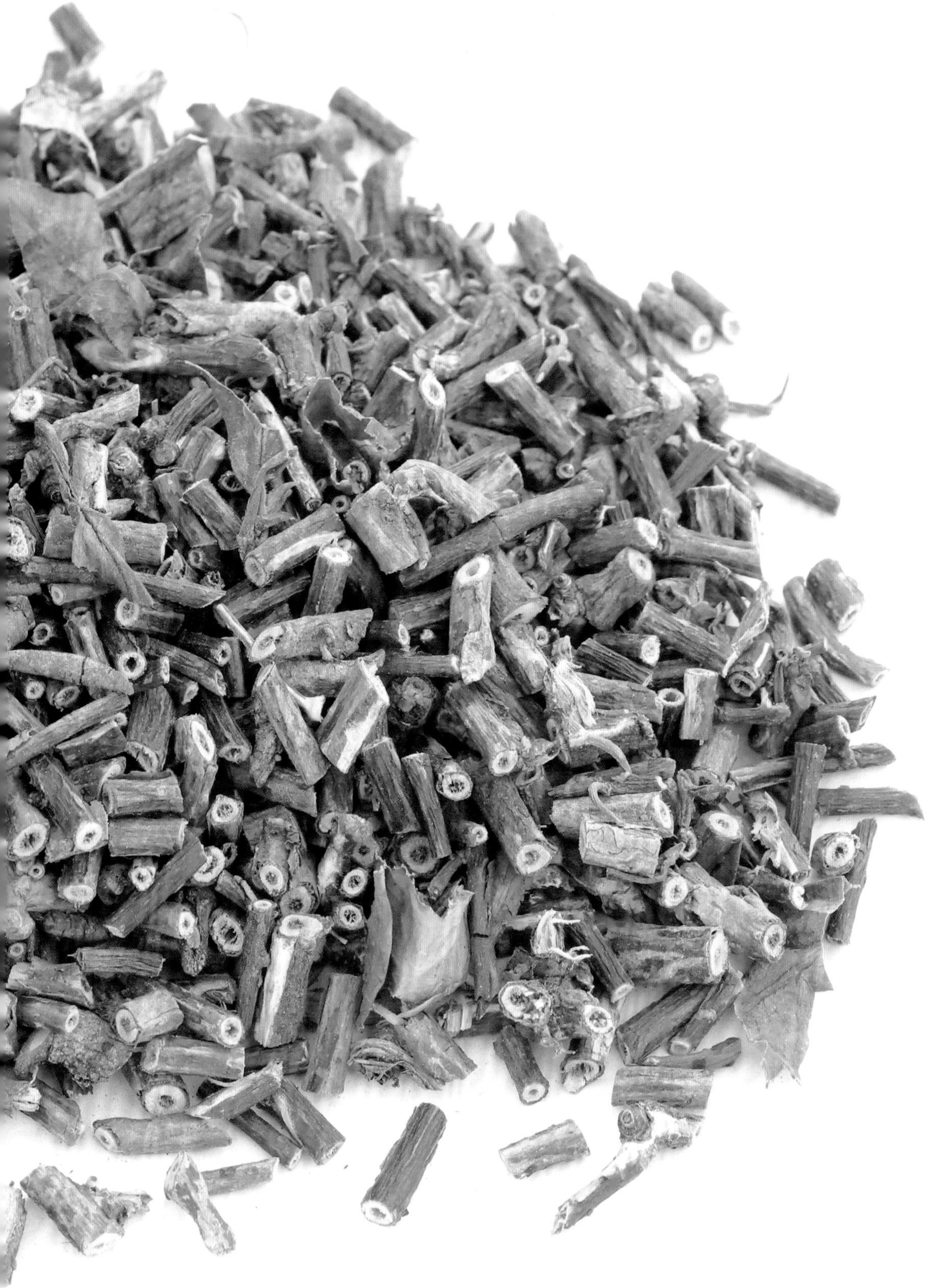

五香血藤饮片

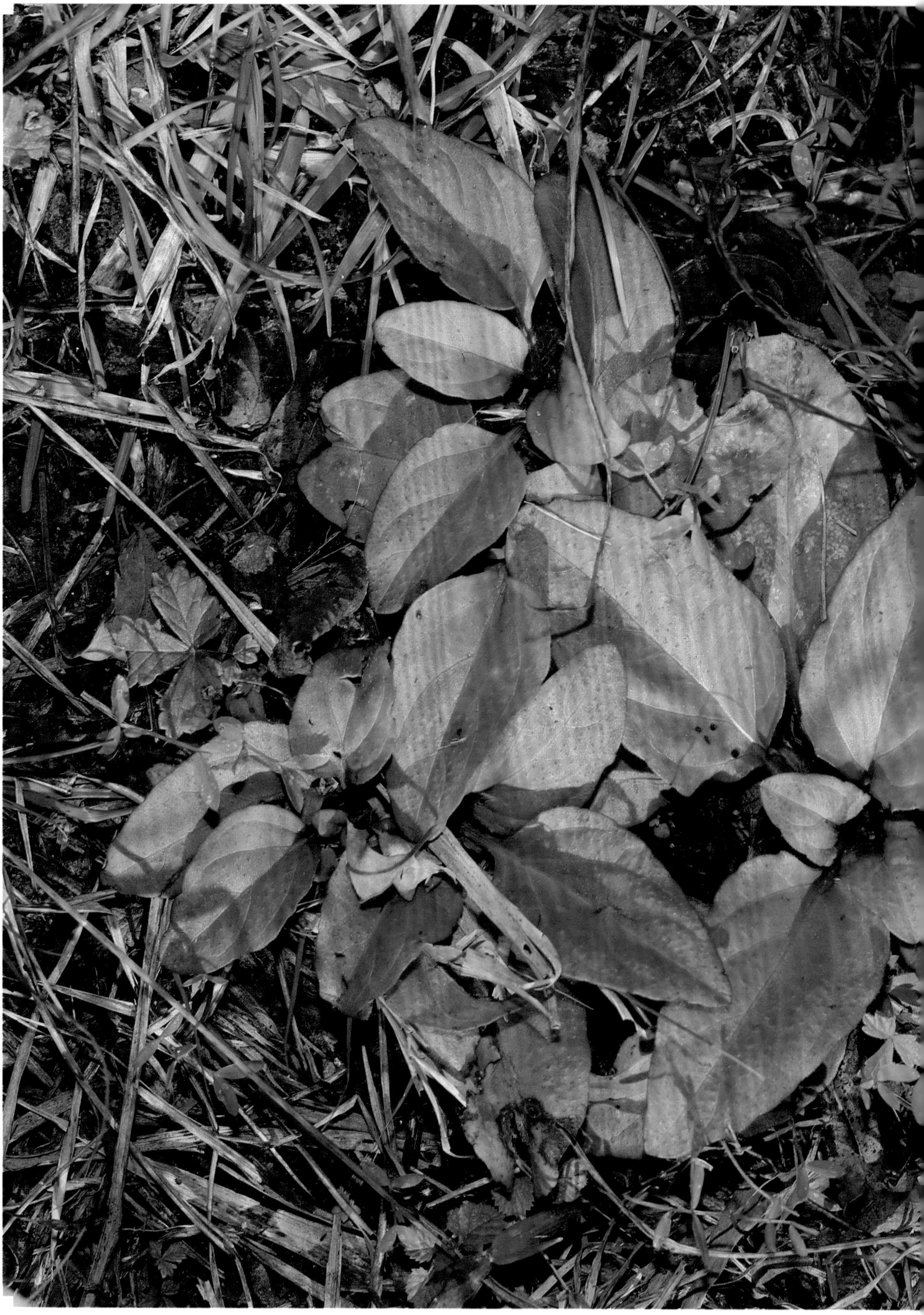

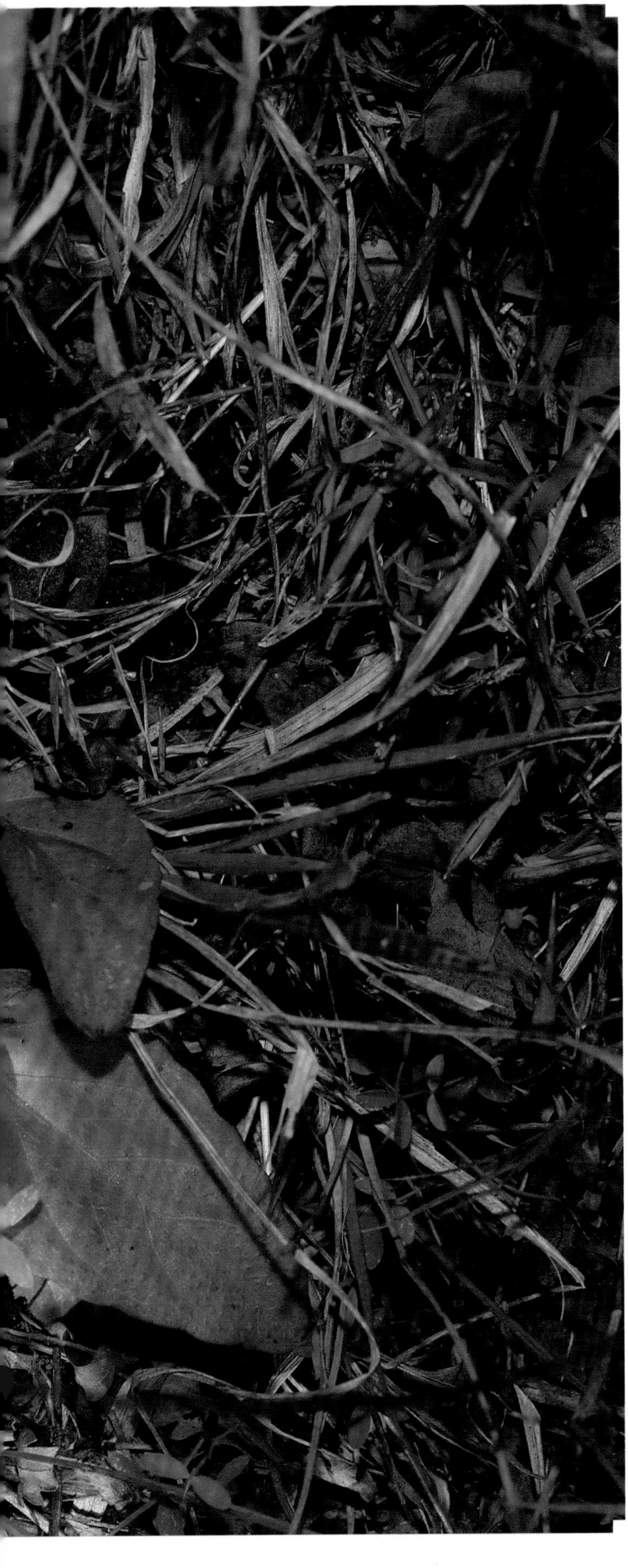

夏枯草

【苗药名】锐灯笼。

【别　名】广谷草、牛牯草、夏枯头。

【来　源】本品为唇形科植物夏枯草 *Prunella vulgaris* L. 的果穗。

【性味归经】味苦、微辛，性冷。归热经。

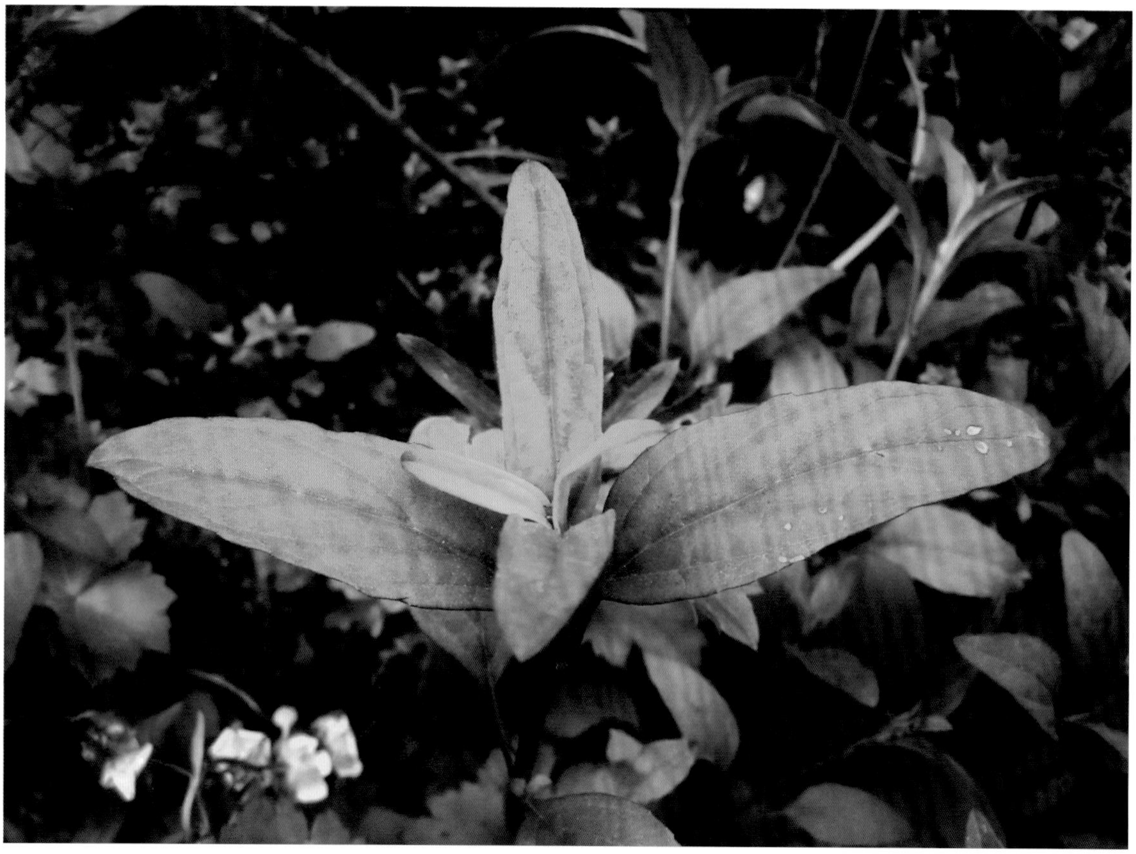

夏枯草

识别特征

多年生草本植物，茎高 15 ~ 30 cm。有匍匐地上的根状茎，在节上生须根。茎上升，下部伏地，自基部多分枝，钝四棱形，具浅槽，紫红色，被稀疏的糙毛或近无毛。叶对生，具柄；叶柄长 0.7 ~ 2.5 cm，自下部向上渐变短；叶片卵状长圆形或卵圆形，大小不等，长 1.5 ~ 6.0 cm，宽 0.7 ~ 2.5 cm，先端钝，基部圆形、截形至宽楔形，下延至叶柄成狭翅，边缘具不明显的波状齿或几近全缘。轮伞花序，花期较短，随后逐渐伸长；苞片肾形或横椭圆形，具骤尖头；花萼钟状，长达 10 cm，2 唇形，上唇扁平，先端几截平，有 3 个不明显的短齿，中齿宽大，下唇 2 裂，裂片披针形，果时花萼由于下唇 2 齿斜伸而闭合；花冠紫色、蓝紫色或红紫色，长约 13 cm，略超出于萼，下唇中裂片宽大，边缘具流苏状小裂片；雄蕊 4，2 强，花丝先端 2 裂，1 裂片能育具花药，花药 2 室，室极叉开；子房无毛。小坚果黄褐色，长圆状卵形，长约 1.8 mm，微具沟纹。花期 4—6 月，果期 6—8 月。

生境分布

生长于荒地、路旁及山坡草丛中。全国大部分地区均有分布。

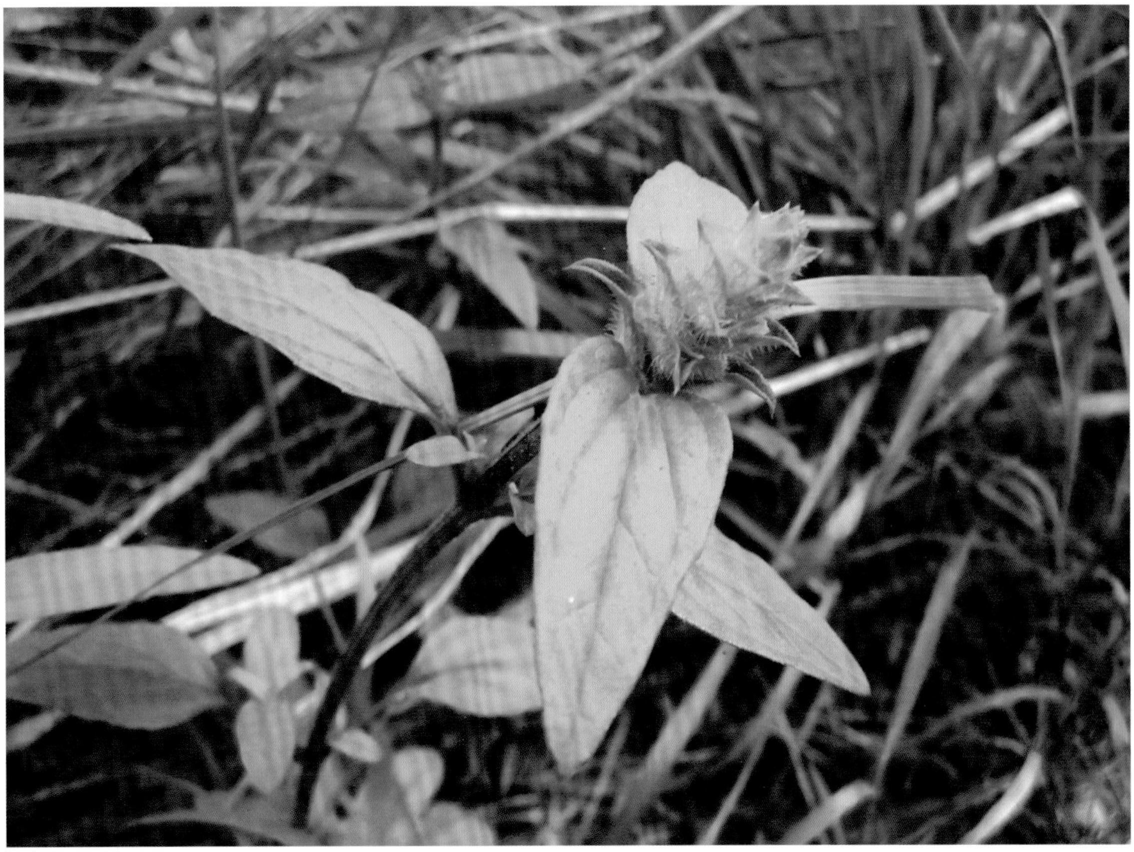

夏枯草

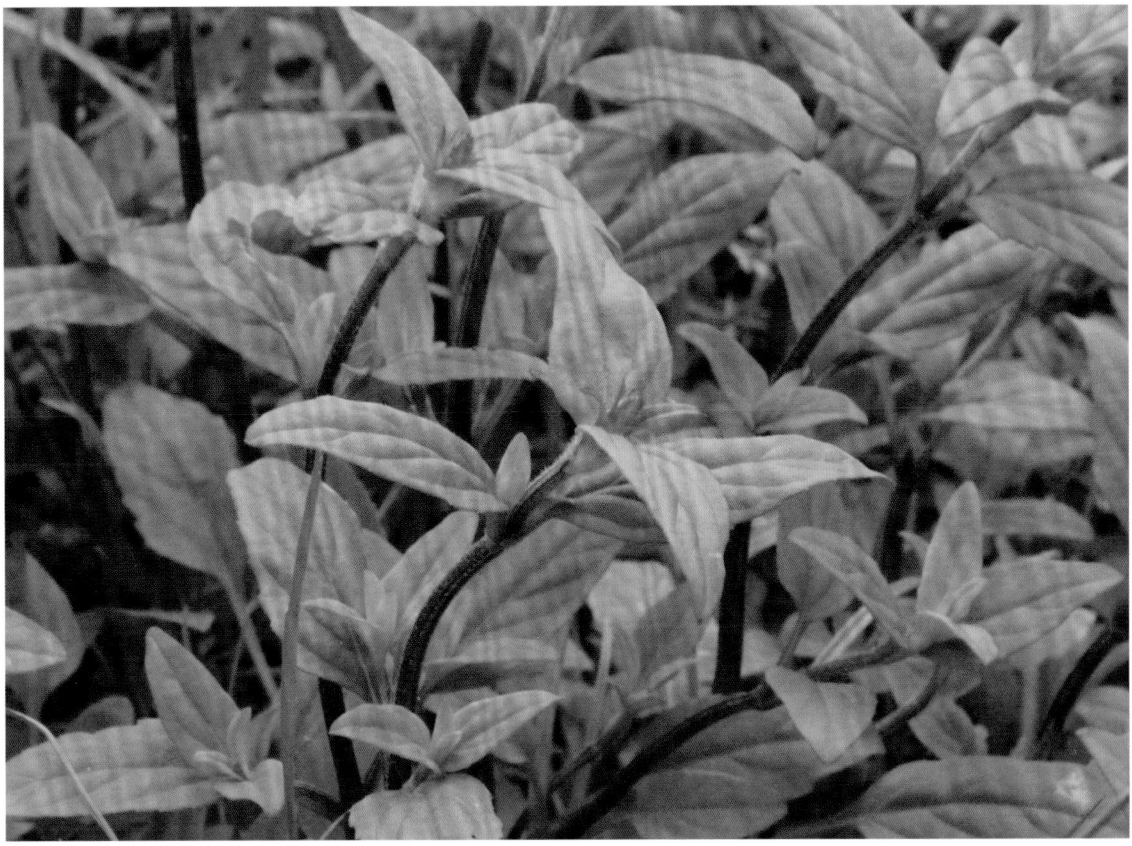

夏枯草

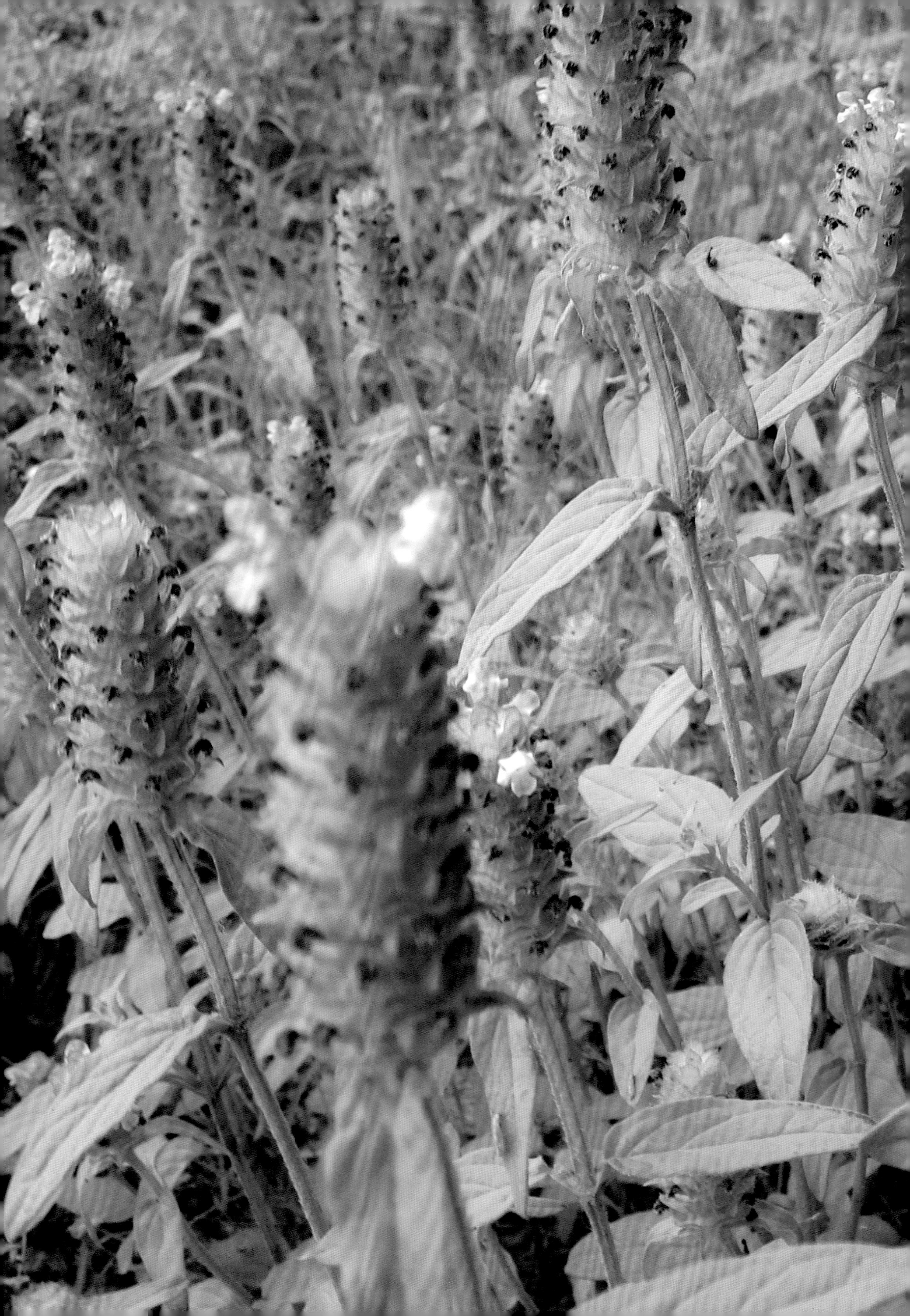

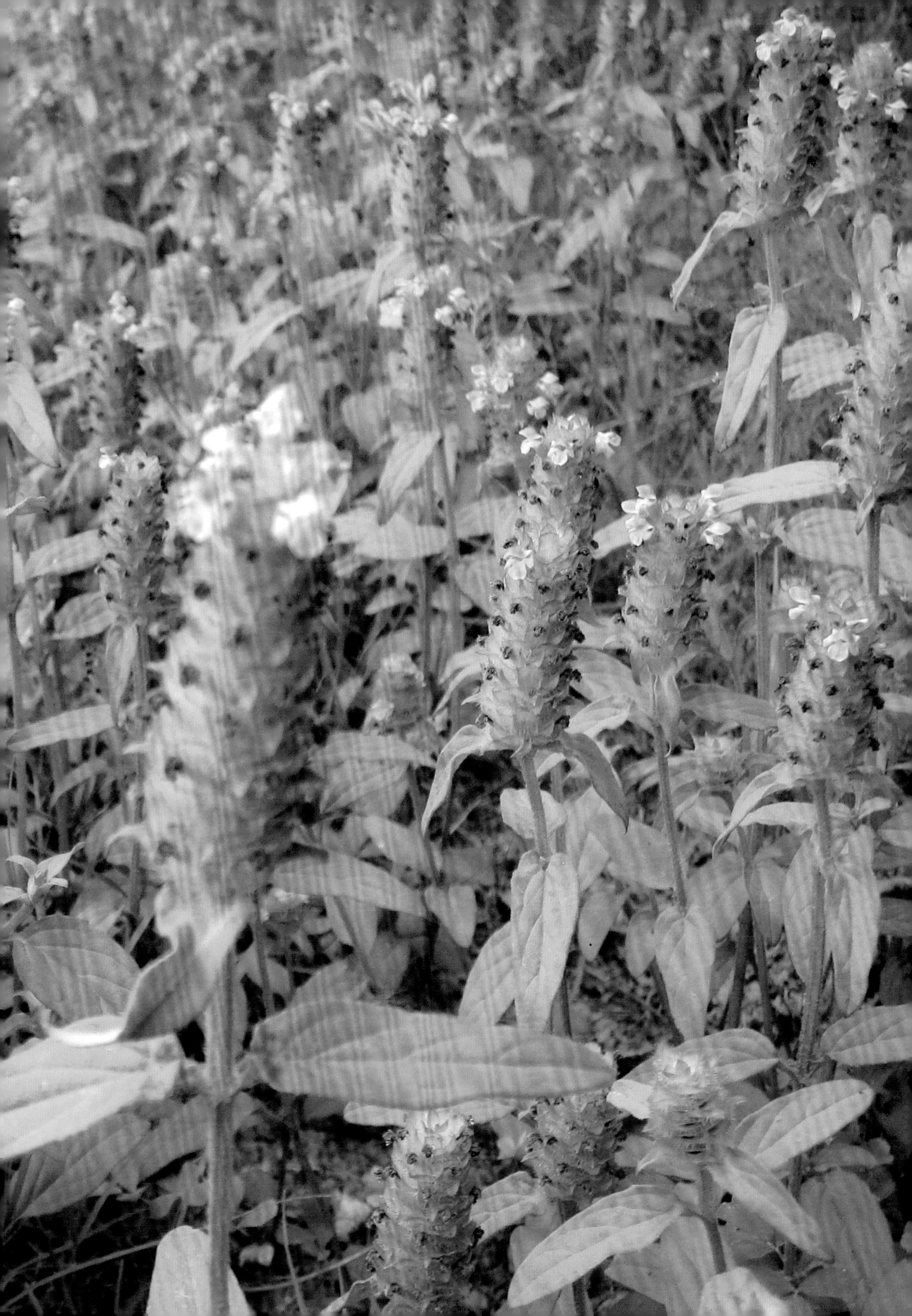

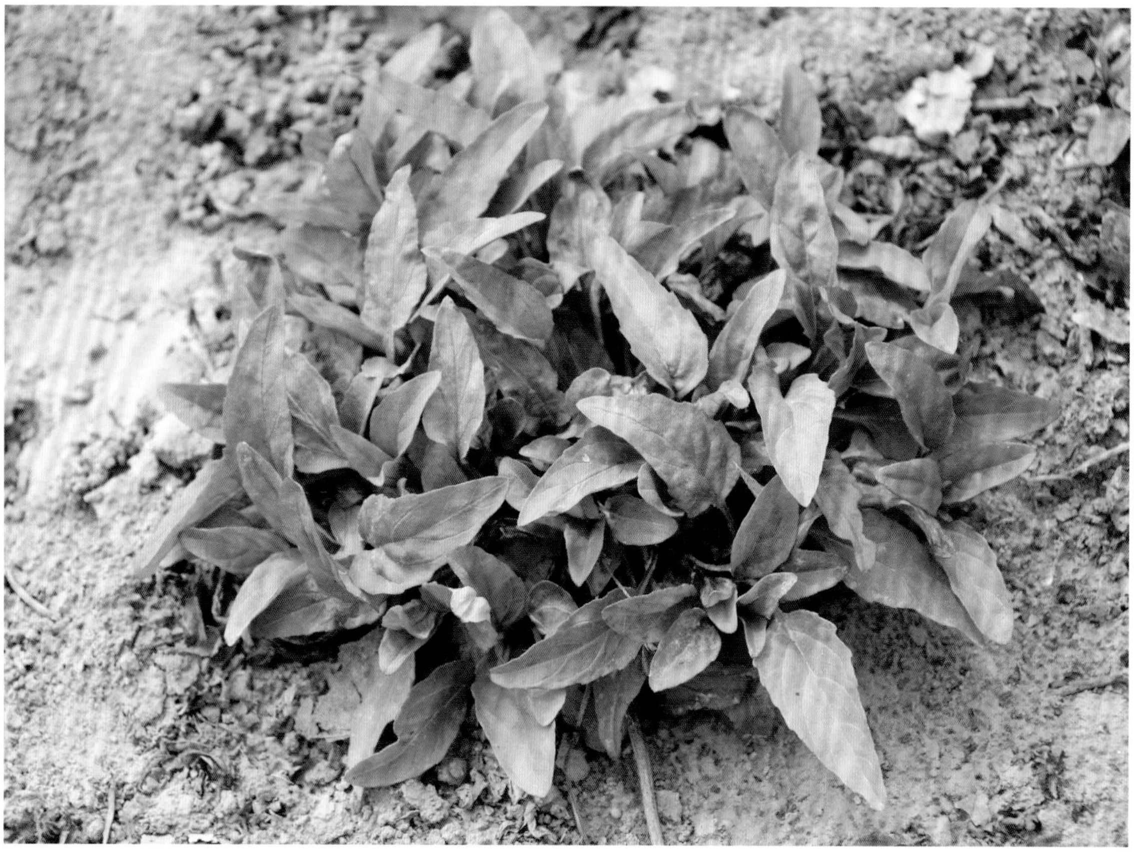

夏枯草

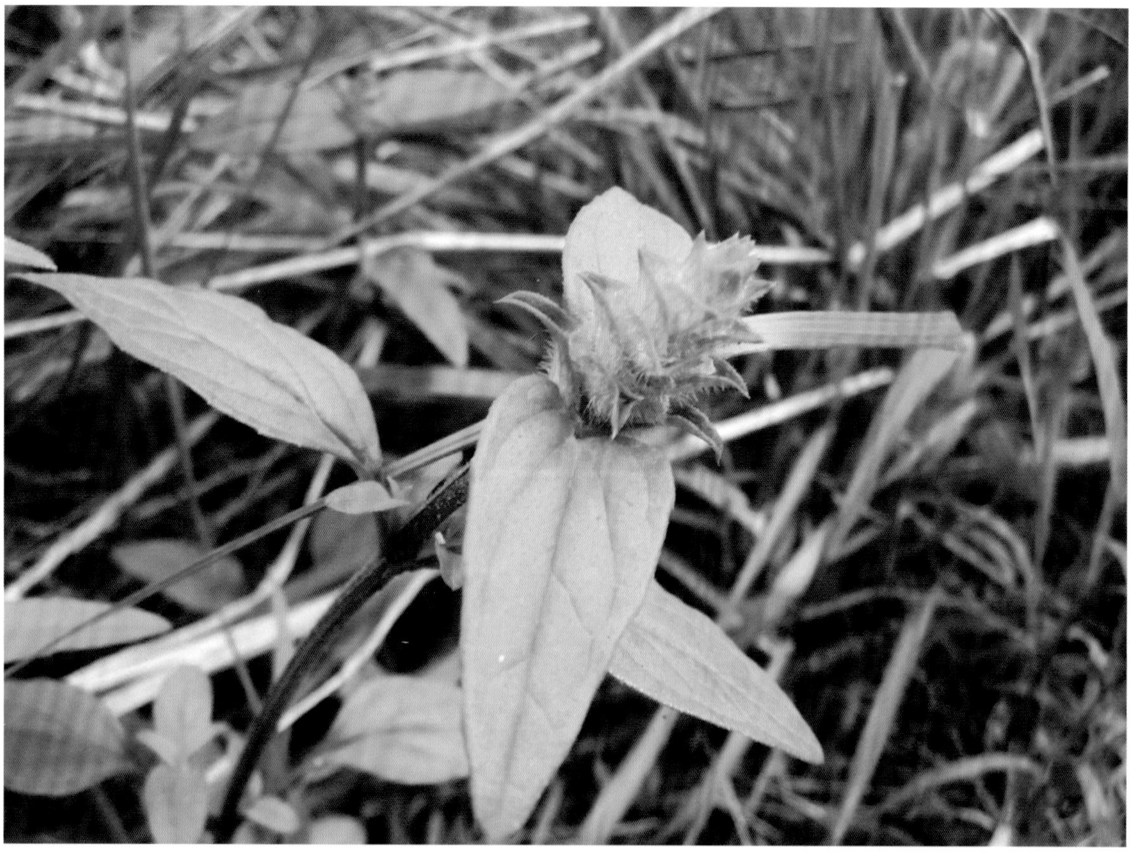

夏枯草

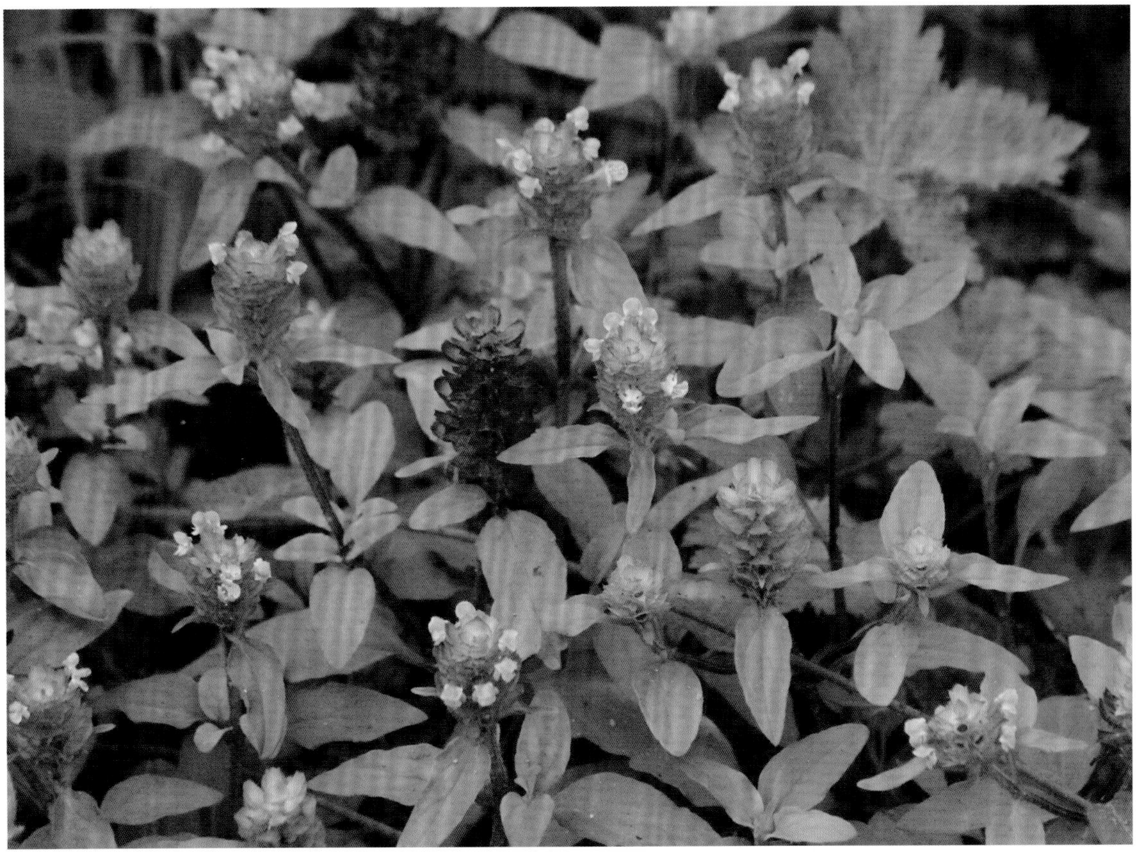

夏枯草

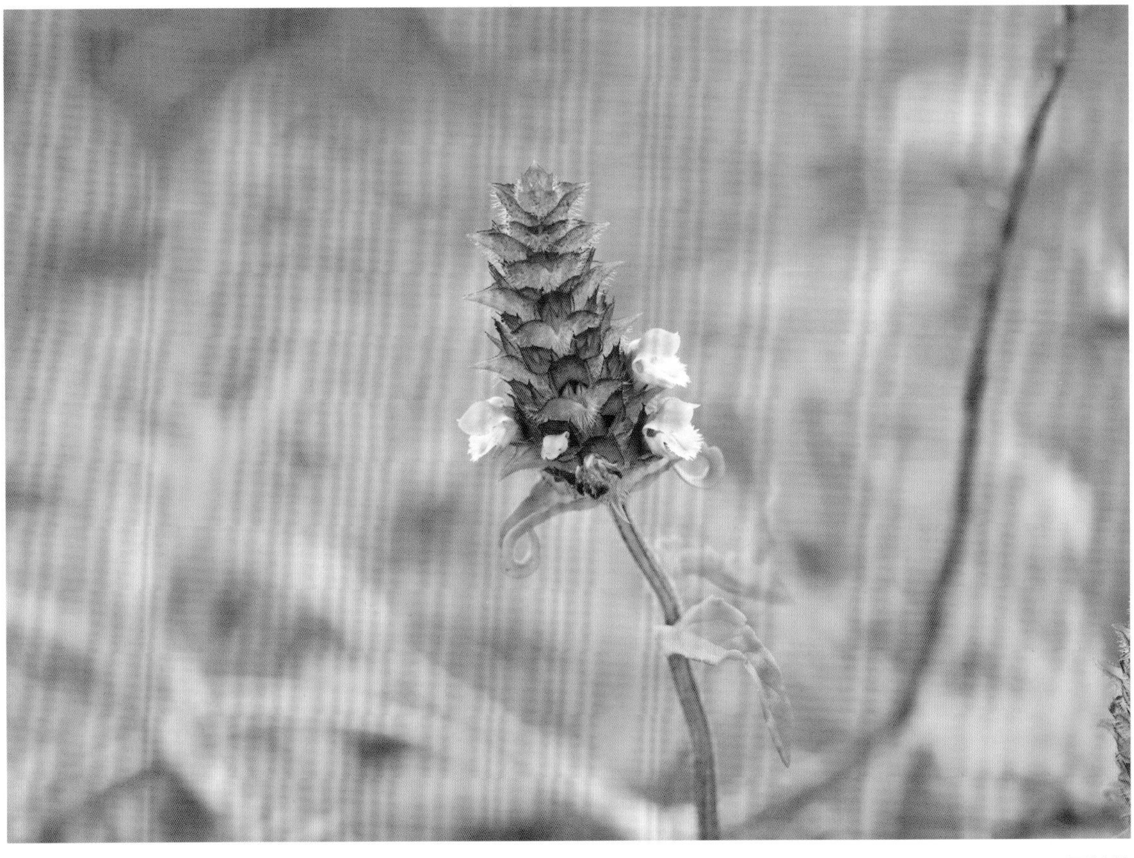

夏枯草

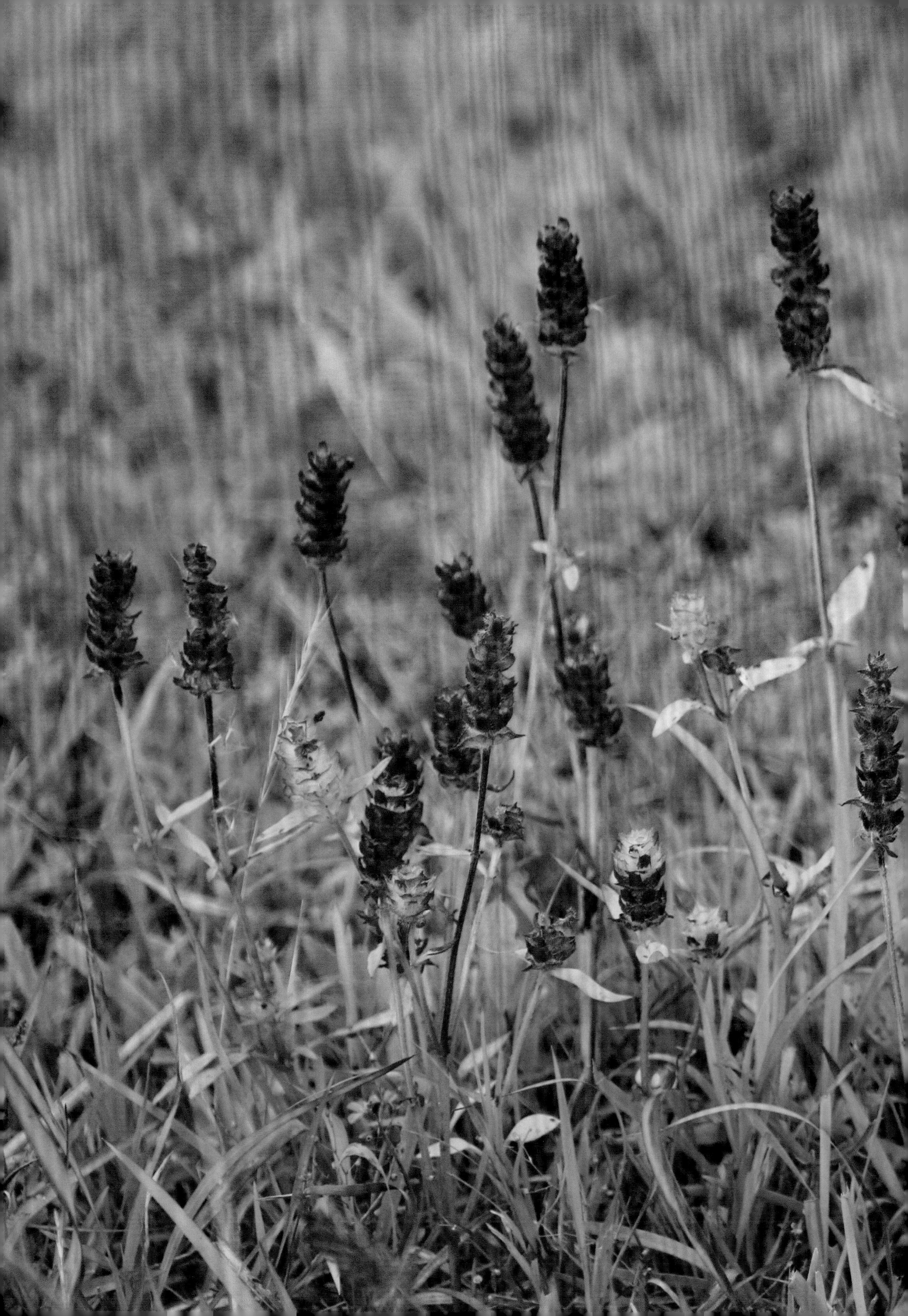

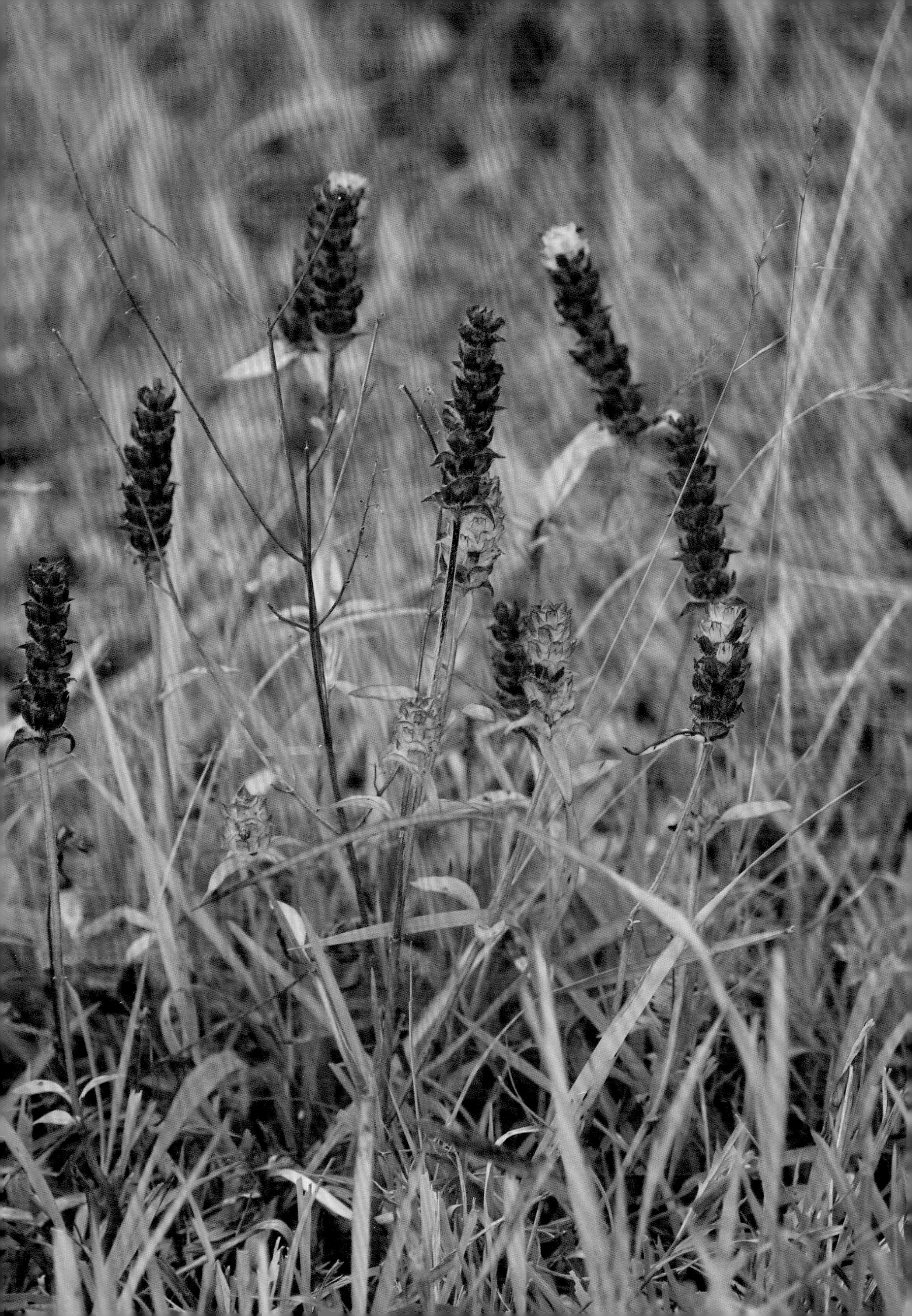

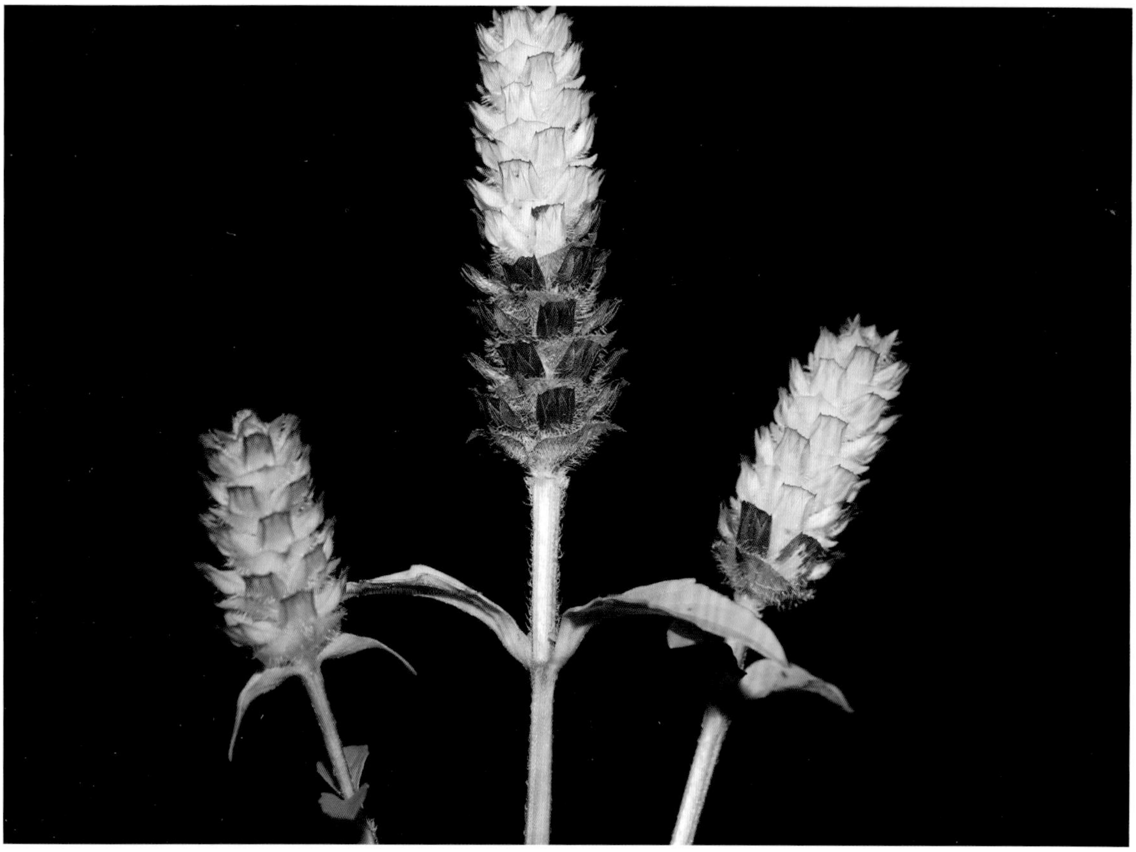

夏枯草

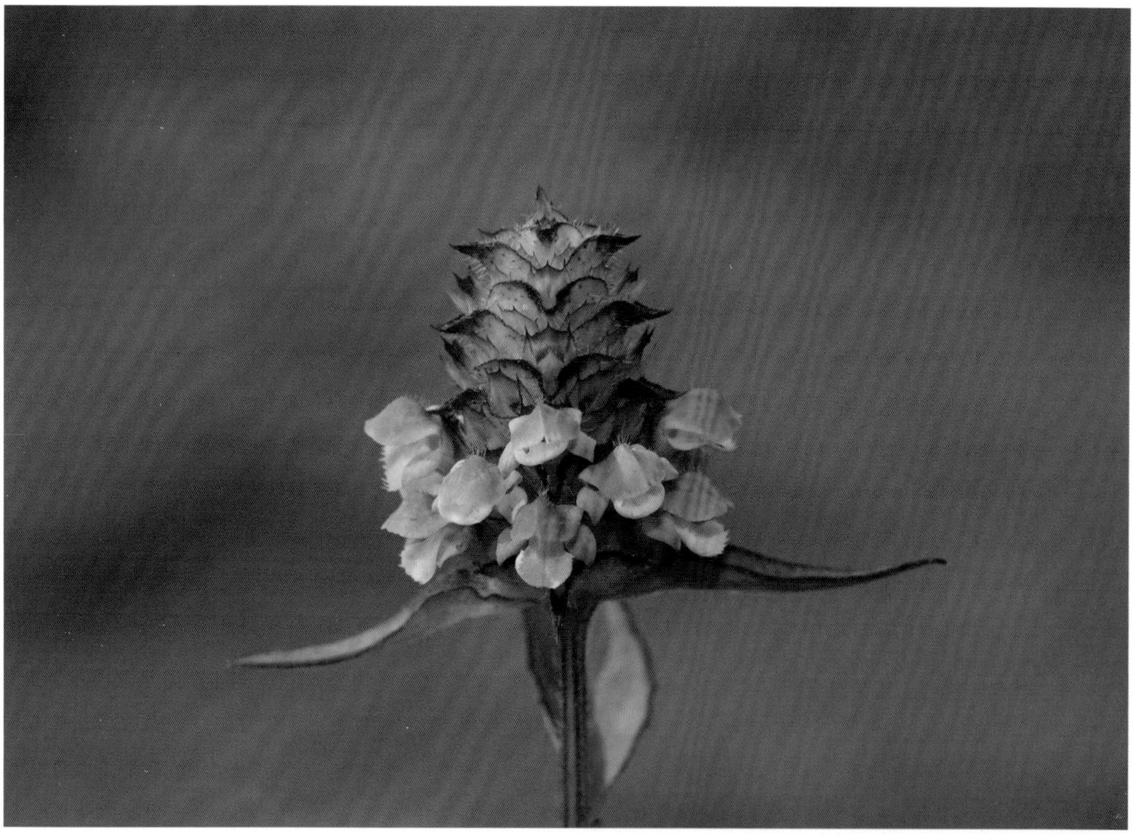

夏枯草

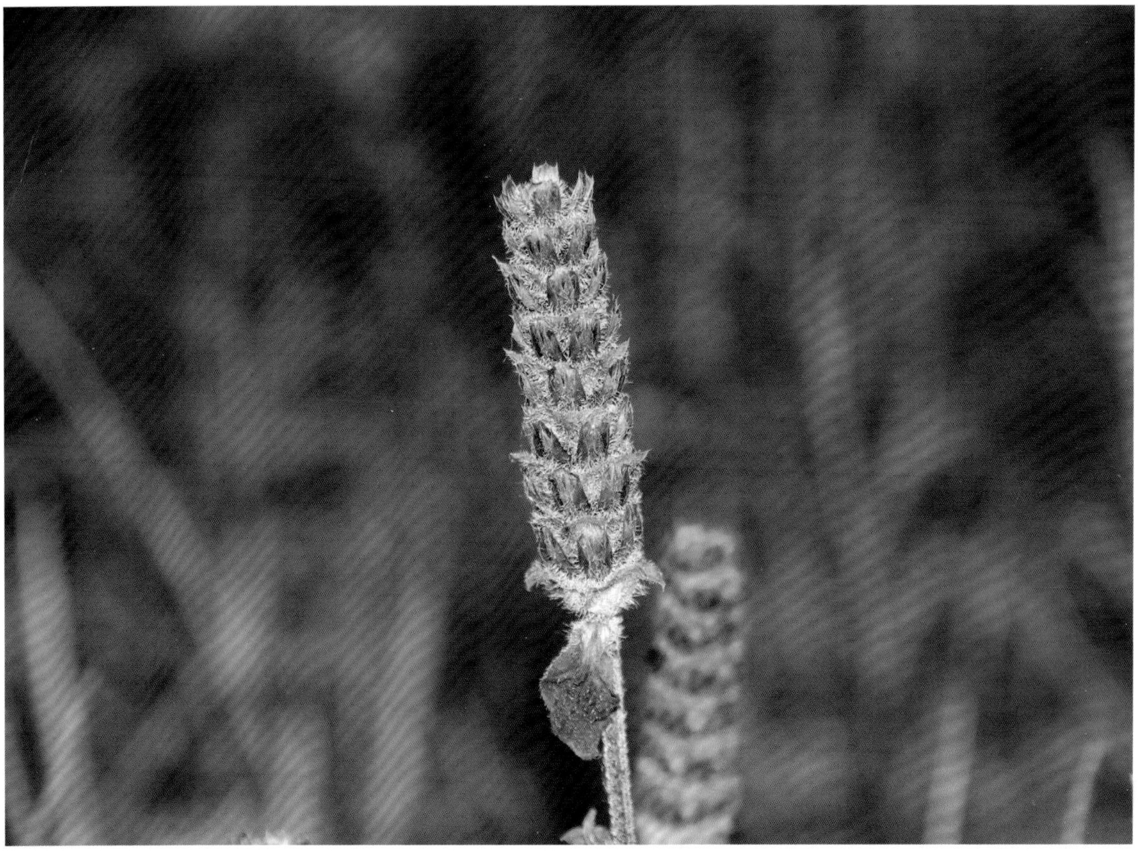

夏枯草

采收加工

5—6 月，当花穗变成棕褐色时，选晴天，割全草，晒干或鲜用。

药材鉴别

果穗呈圆棒状，略压扁，长 1.5 ~ 8.0 cm，直径 0.8 ~ 1.4 cm，淡棕色或棕红色，少数基部带有短茎。全穗由 4 ~ 13 轮宿存苞片和花萼组成，每轮有对生苞片 2 枚，呈横肾形，长约 8 mm，宽约 1.2 cm，膜质，先端尖尾状，脉纹明显，外有白色粗毛。每一苞片内有花 2 ~ 3 朵，花冠多脱落，残留花冠长约 13 mm，宿萼 2 唇形，上唇 3 齿裂，下唇 2 裂，闭合，内有小坚果 4 枚。果实卵圆形，尖端有白色突起，坚果遇水后，表面能形成白色黏液层。质轻柔，不易破裂。气微清香，味淡。

功效主治

清热，散结，消肿。主治瘰疬，瘿瘤，乳癖，乳痈，头目眩晕，目赤珠痛。

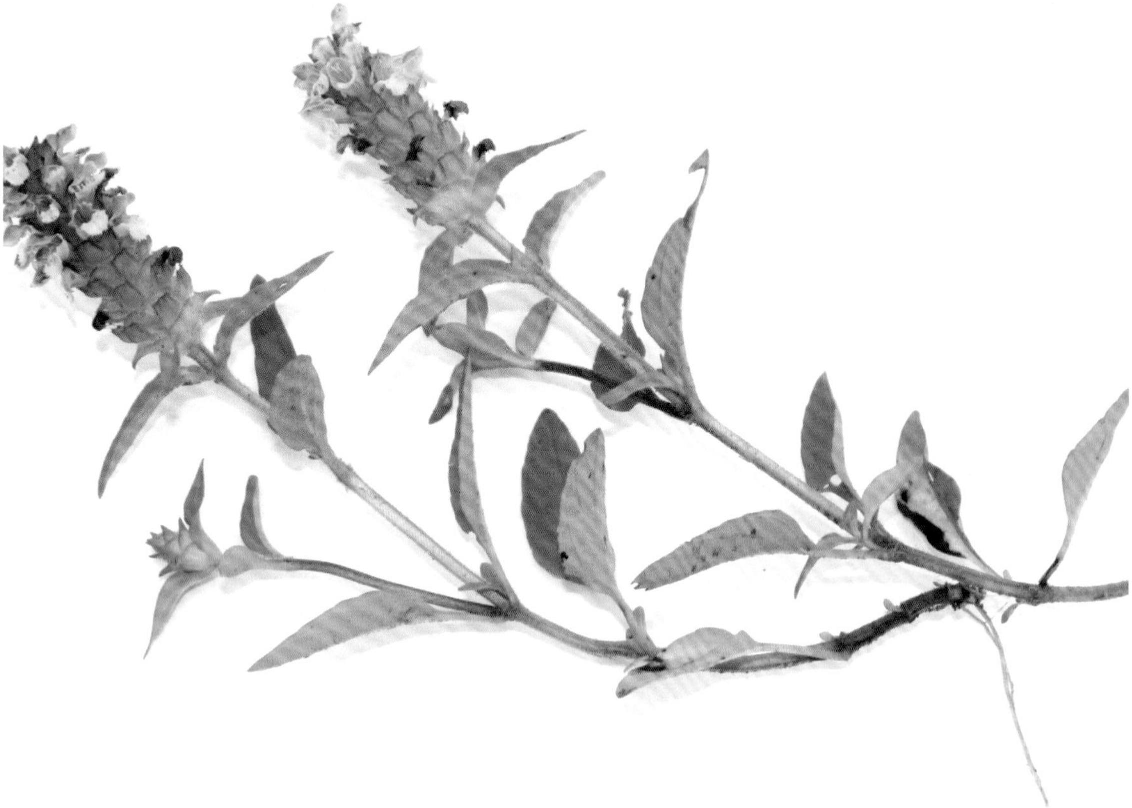
夏枯草药材

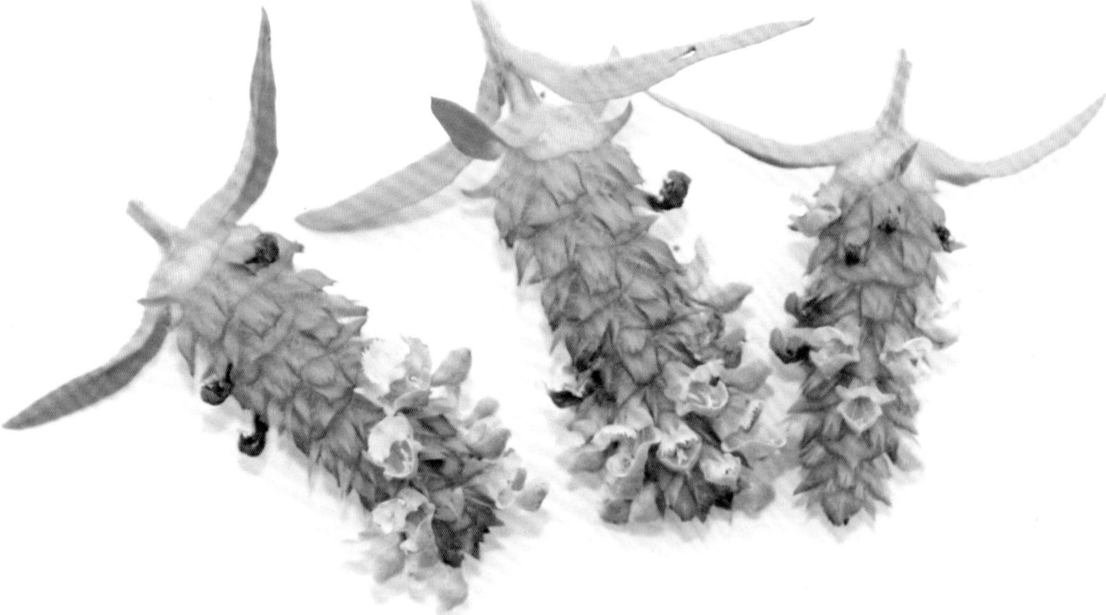
夏枯草药材

用法用量

内服：煎汤，6 ~ 15 g，大剂量可用至 30 g；熬膏或入丸、散。外用：适量，水煎或捣烂外敷。

民族药方

1．颈淋巴结结核 夏枯草、麦冬、茜草各 10 g，鱼腥草 15 g，一把伞 3 g，八角枫 1 g。水煎服。

2．虚热头晕 夏枯草 50 g。水煎服。

3．跌仆损伤 夏枯草 30 g，大血藤 15 g。水煎服。

4．急性黄疸型肝炎 夏枯草、白花蛇舌草、甘草各适量。煎制成 500 ml 药液，每次口服 25 ml，每日 2 次，28 日为 1 个疗程。

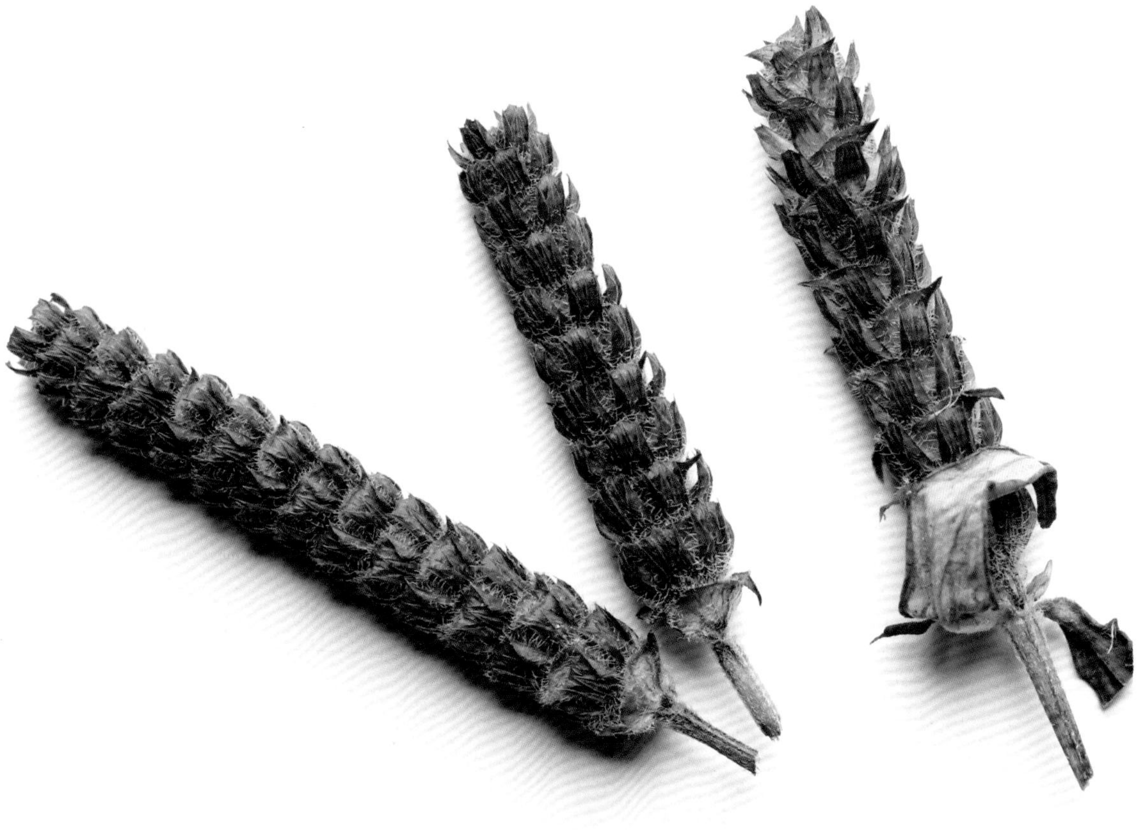

夏枯草药材

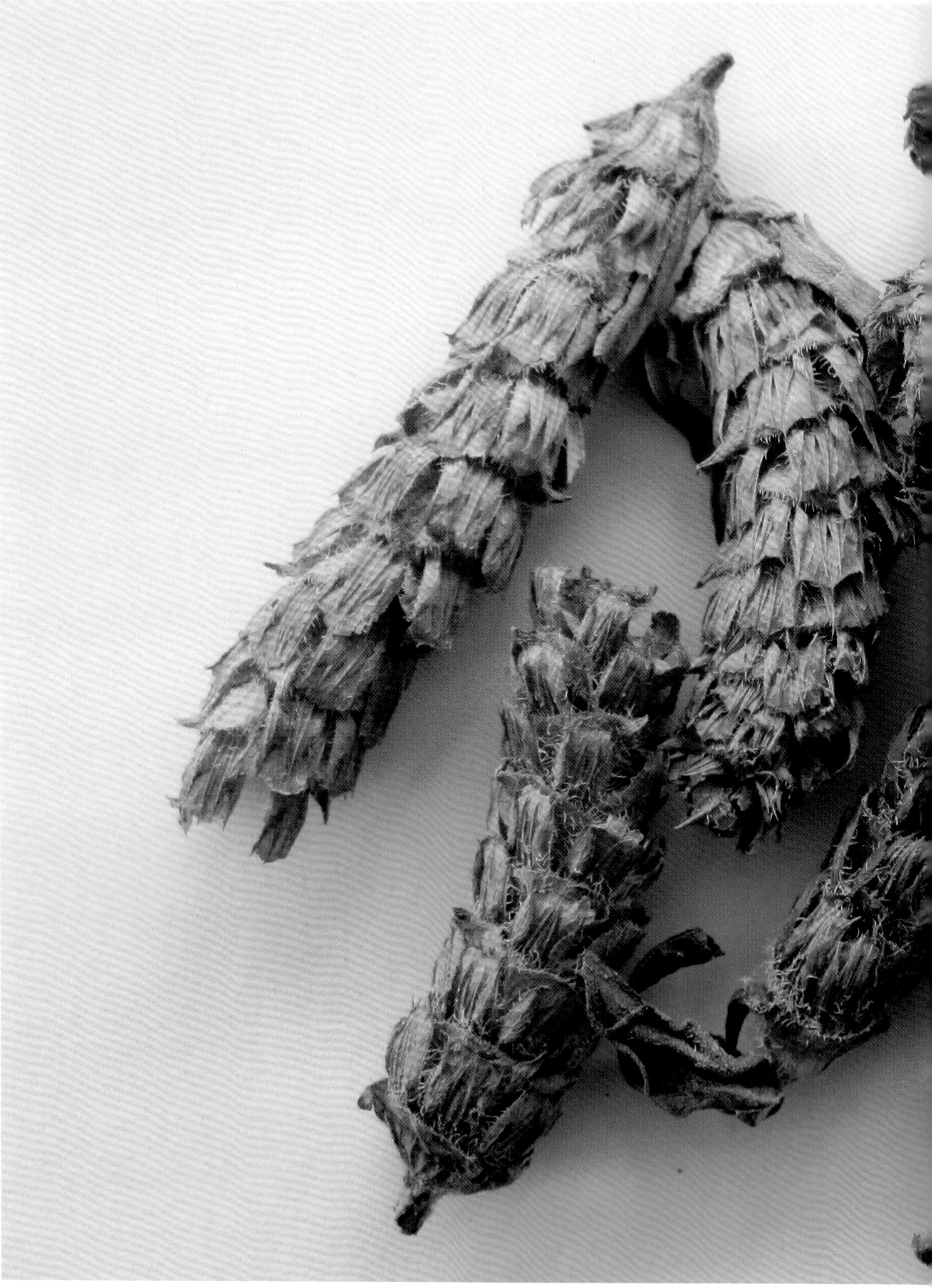

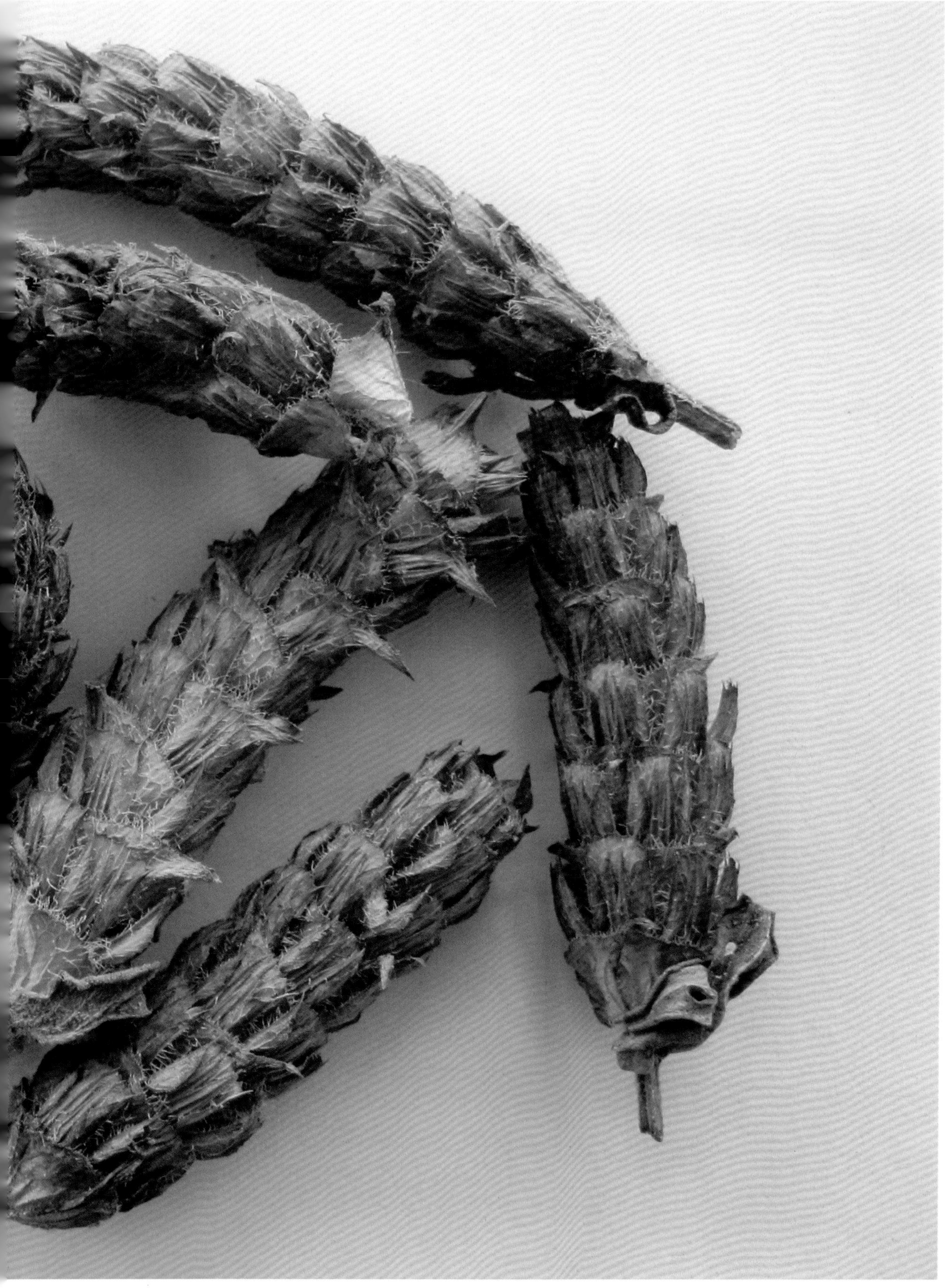

夏枯草饮片

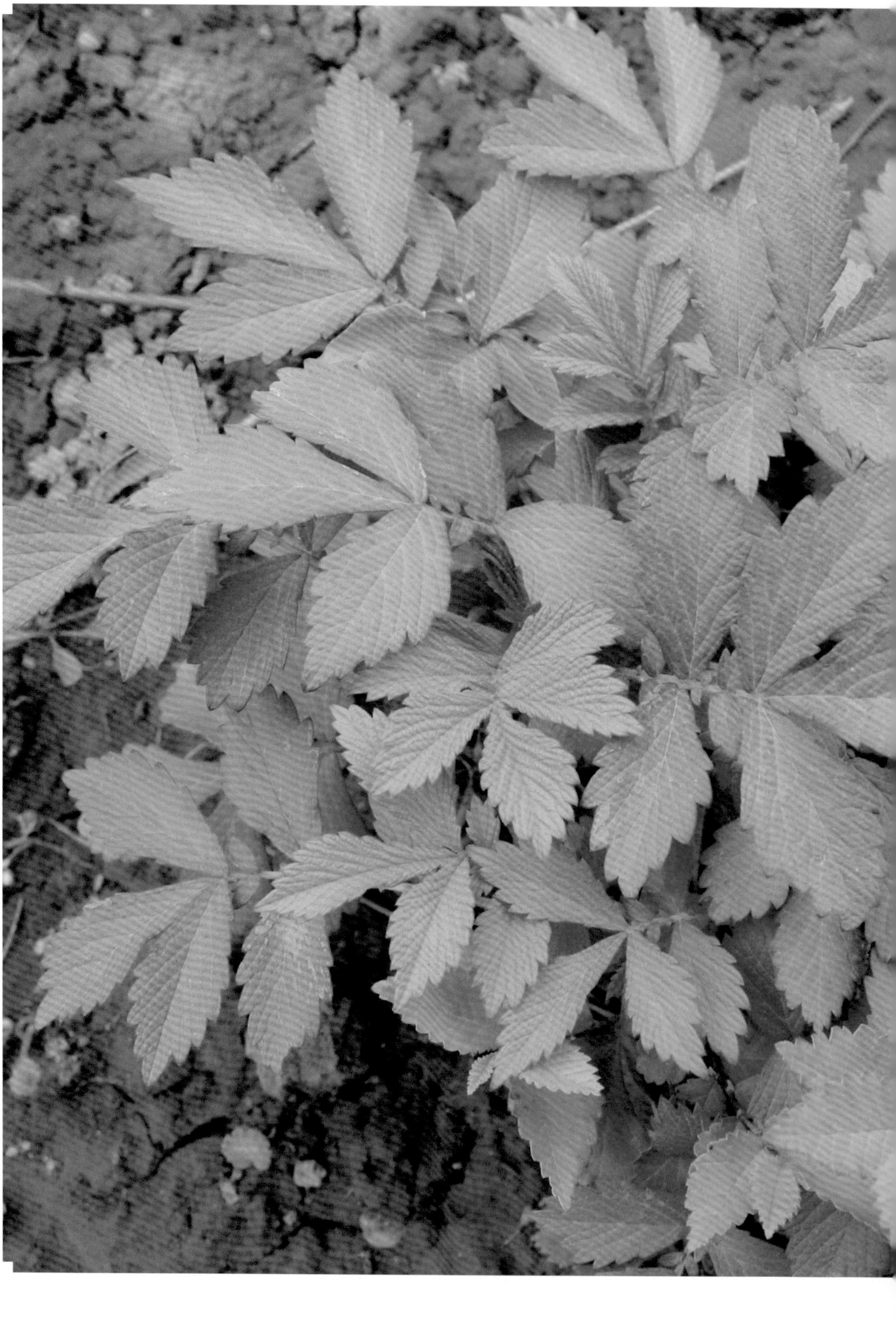

仙鹤草

【苗药名】锐巴。

【别　名】老鹤嘴、毛脚茵、施州龙芽草。

【来　源】本品为蔷薇科植物龙芽草 *Agrimonia pilosa* Ledeb. 的全草。

【性味归经】味苦、涩，性冷。归热经。

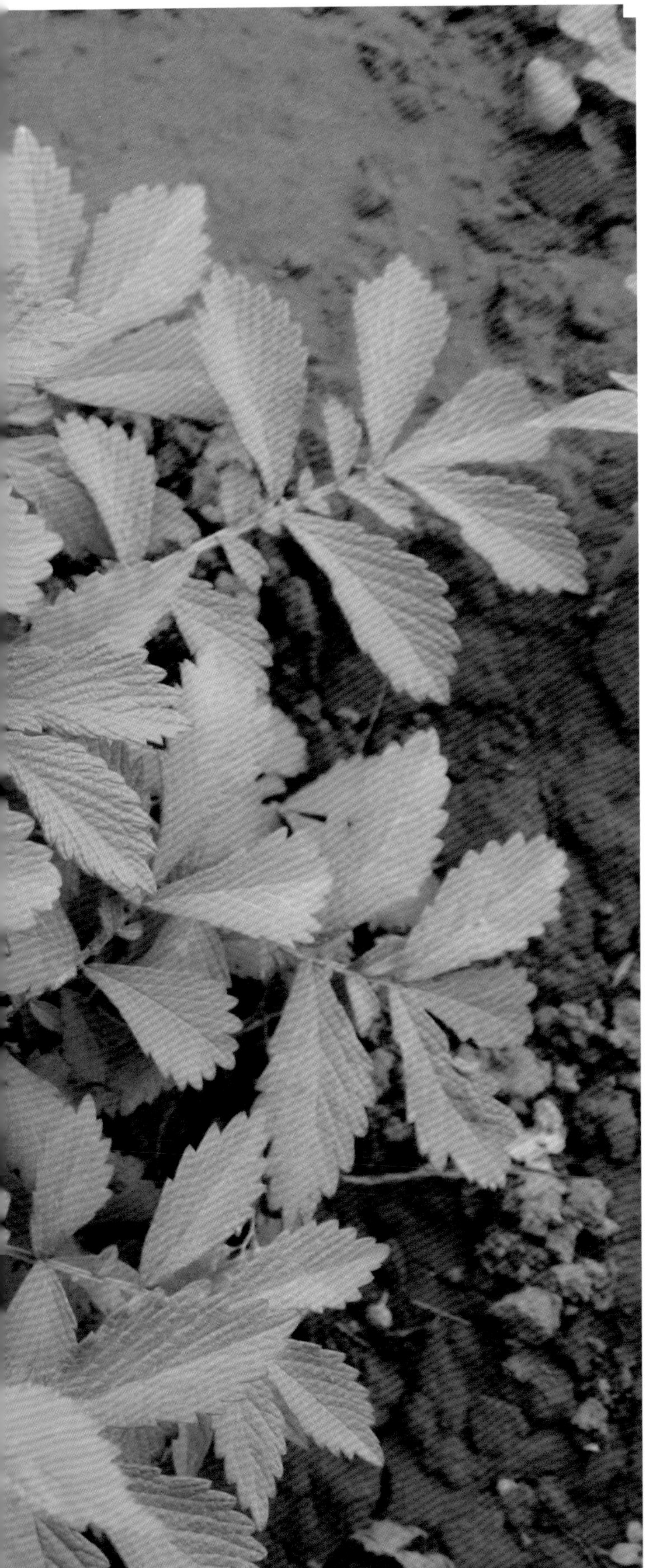

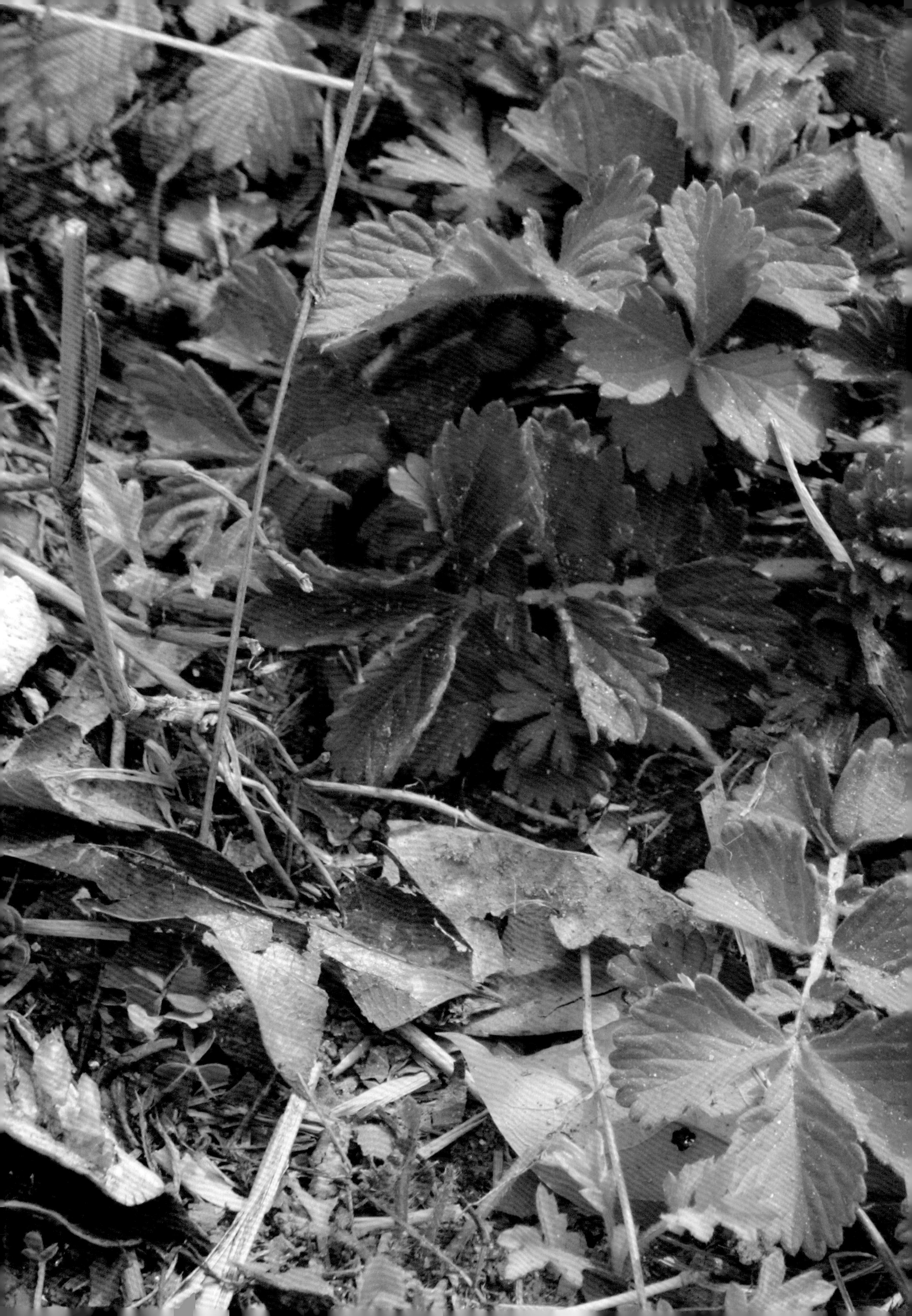

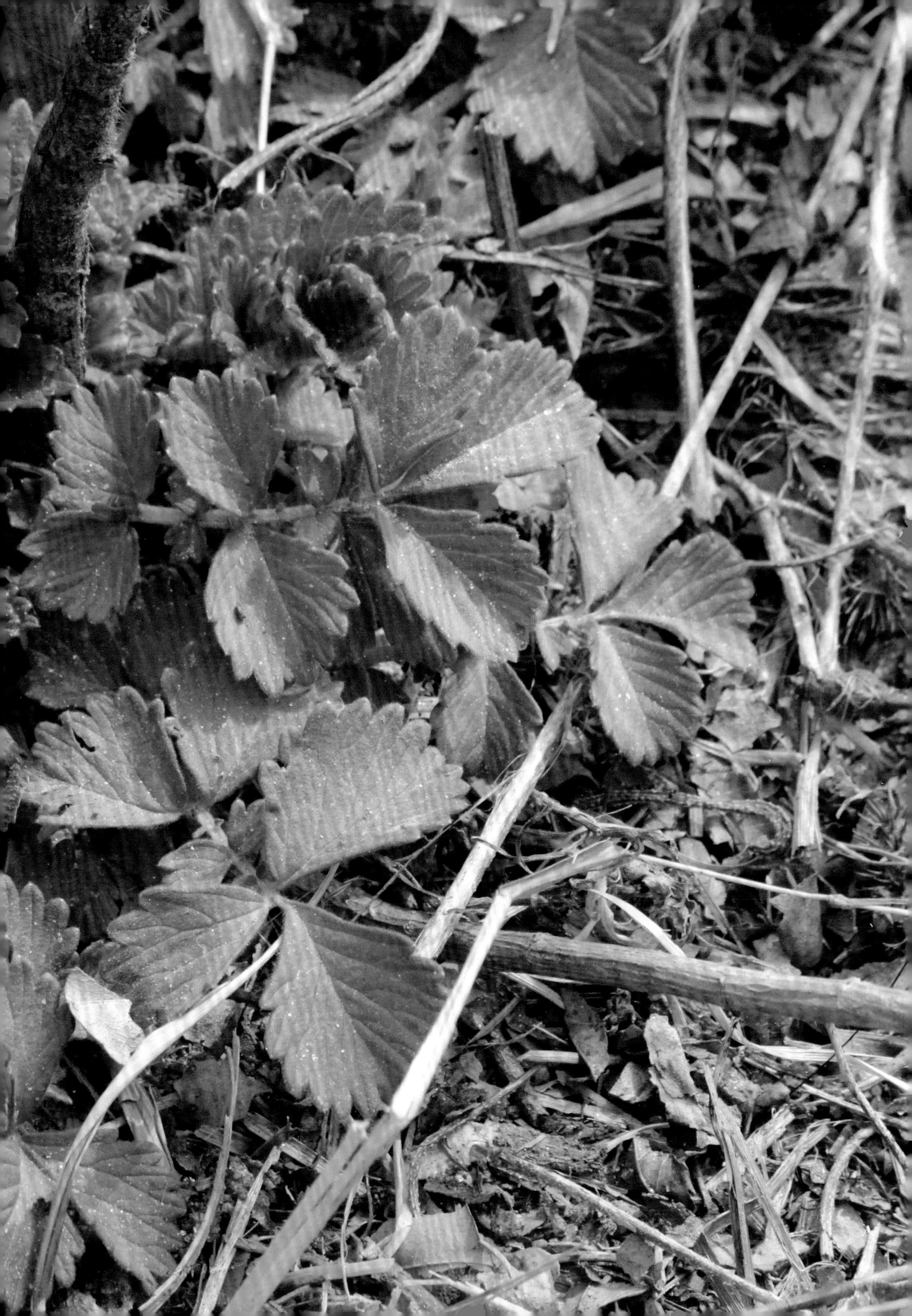

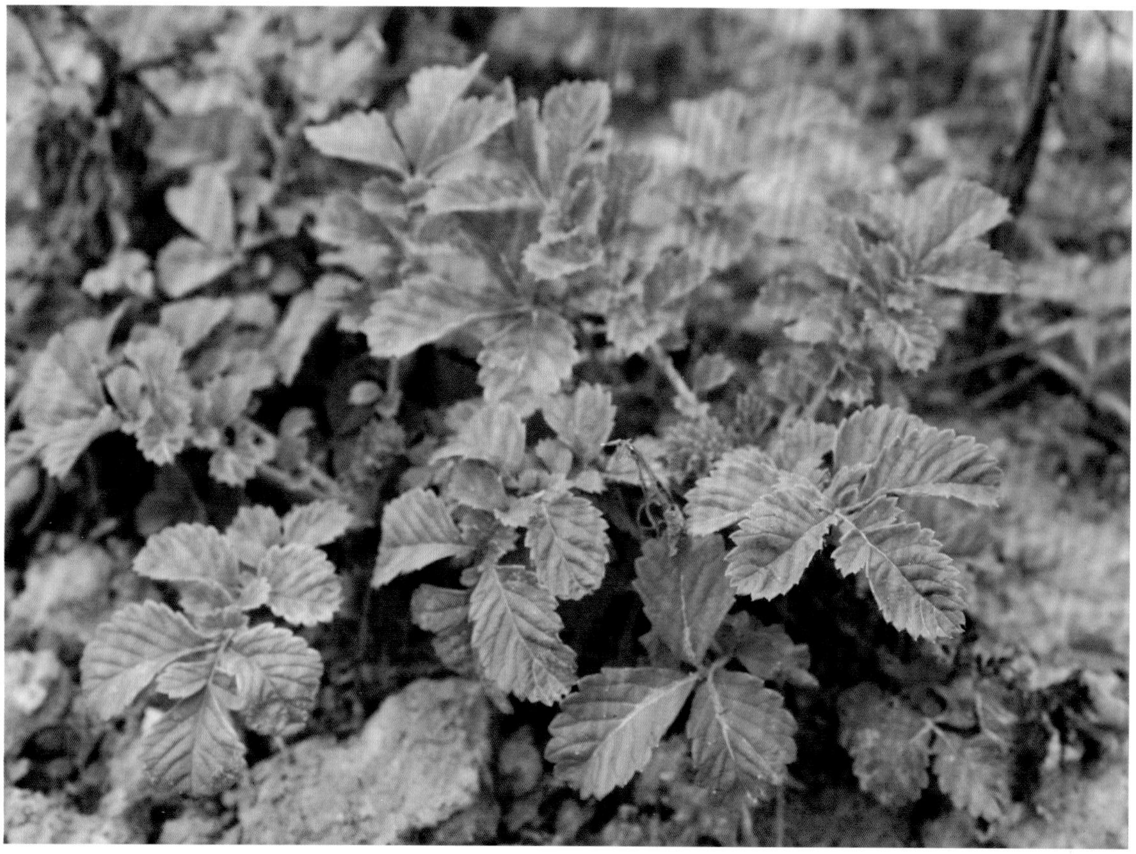

龙芽草

识别特征

多年生草本植物，高 30 ~ 150 cm，全株被毛。单数羽状复叶，互生，小叶 3 ~ 4 对，无柄或有短柄，倒卵形，倒卵状披针形至倒卵状椭圆形，长 1.5 ~ 5.0 cm，宽 1.0 ~ 2.5 cm，先端急尖或圆钝，基部楔形至宽楔形，边缘有锯齿，上面被稀疏柔毛，下面脉上伏生柔毛，腺点明显；托叶近卵形或卵状披针形，边缘有锯齿或裂片，茎下部托叶常全缘。总状花序顶生，花序轴被毛，花梗长 1 ~ 5 mm；花直径 6 ~ 9 mm。萼片 5，花瓣 5，长圆形，黄色；雄蕊 5 ~ 15 枚；花柱 2，丝状，柱头头状。瘦果倒圆锥形，被疏柔毛，具宿存萼片。花、果期 5—12 月。

生境分布

生长于山野草坡、路旁、灌木丛中、林缘及疏林下。我国各地均有分布。

采收加工

栽种当年或第 2 年开花前枝叶茂盛时采收，割取全草，切段，晒干或鲜用。

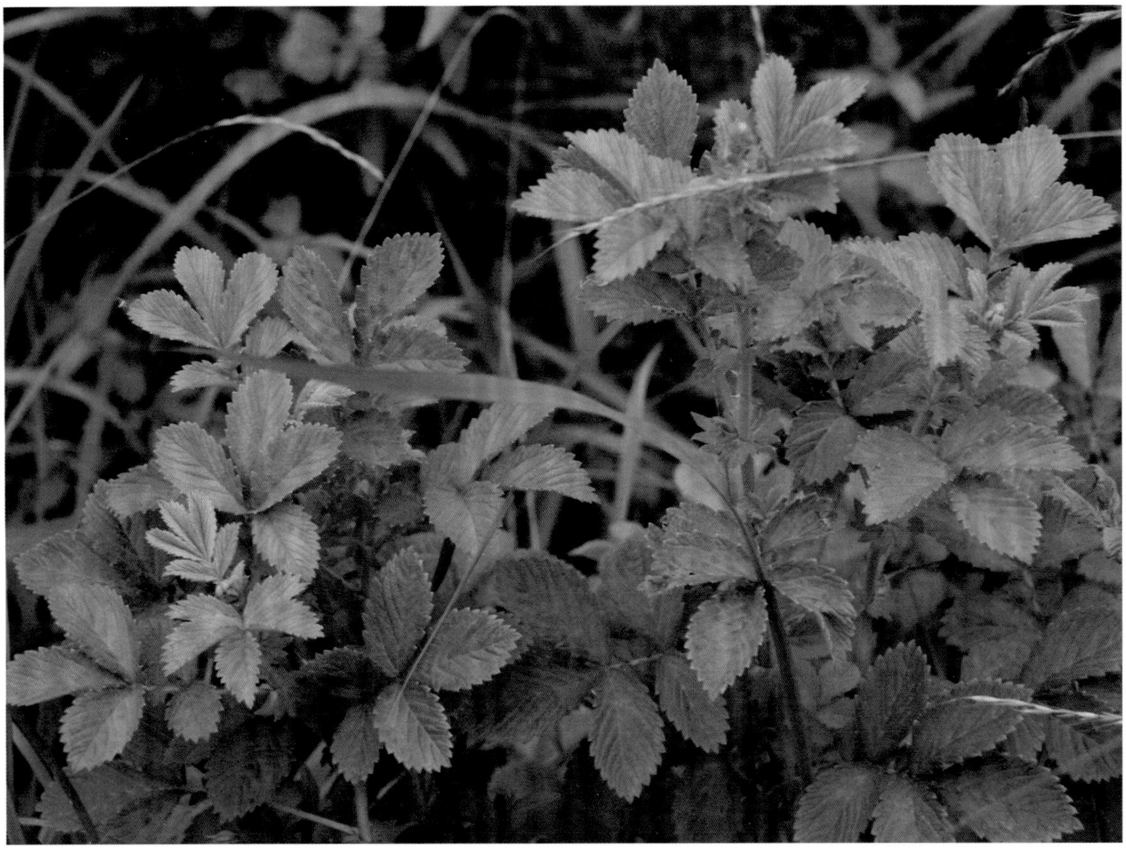

龙芽草

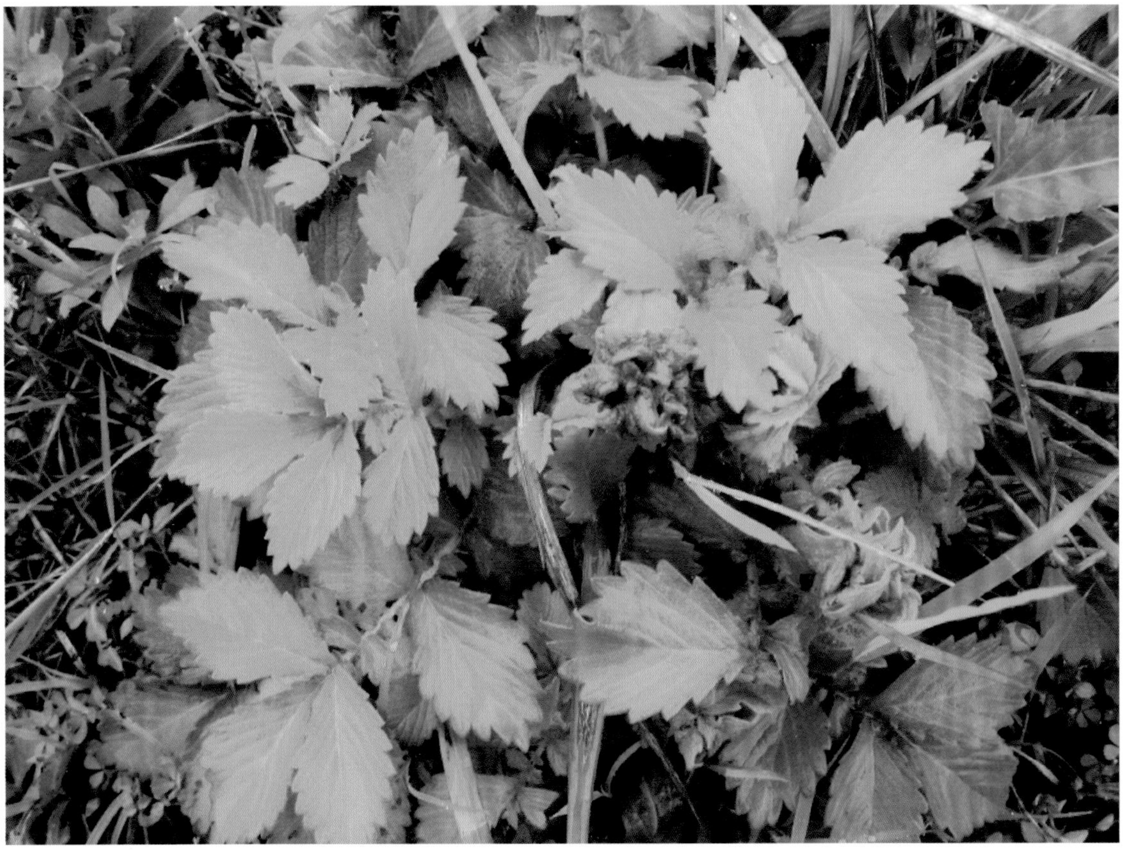

龙芽草

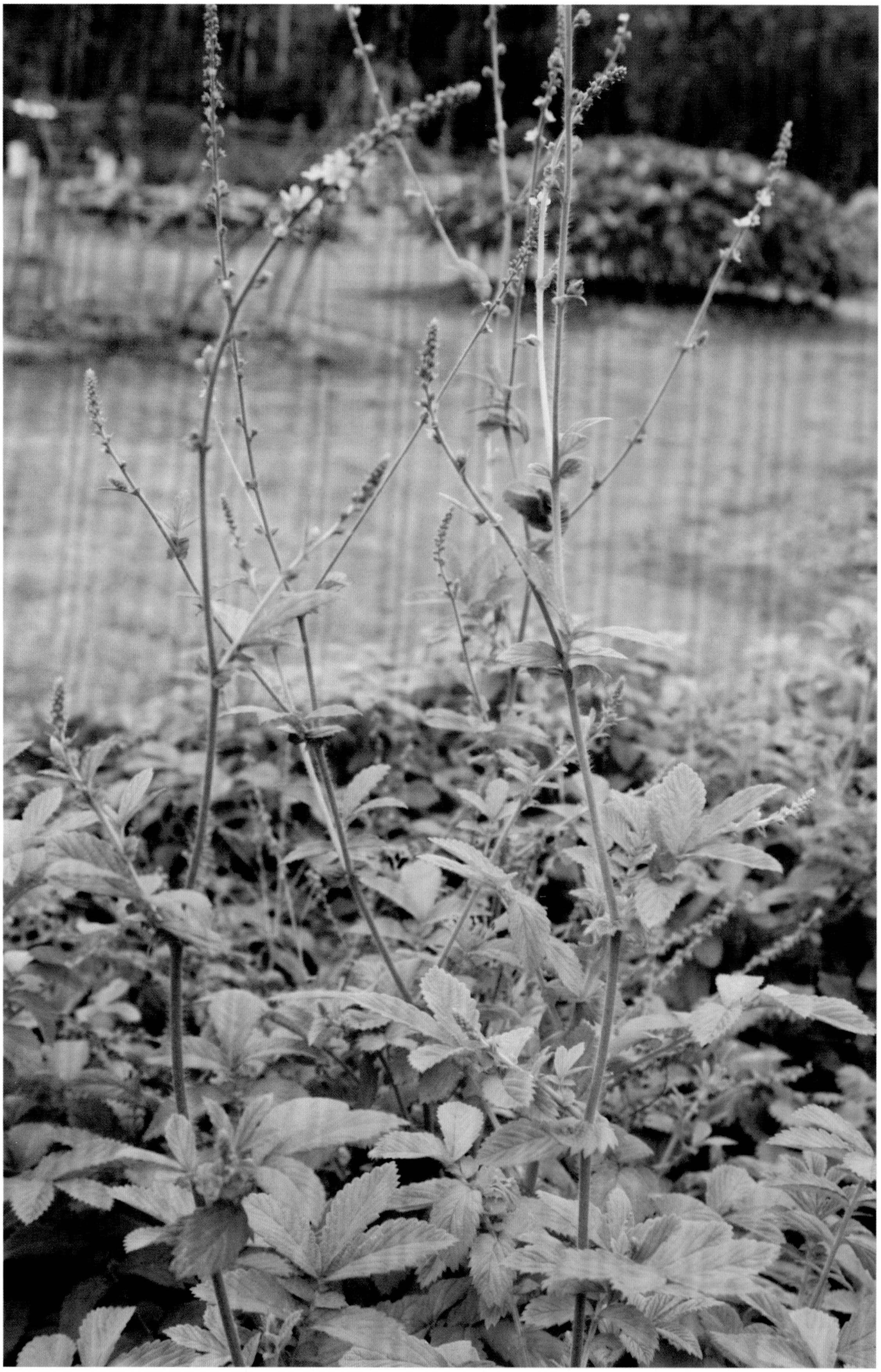

龙芽草

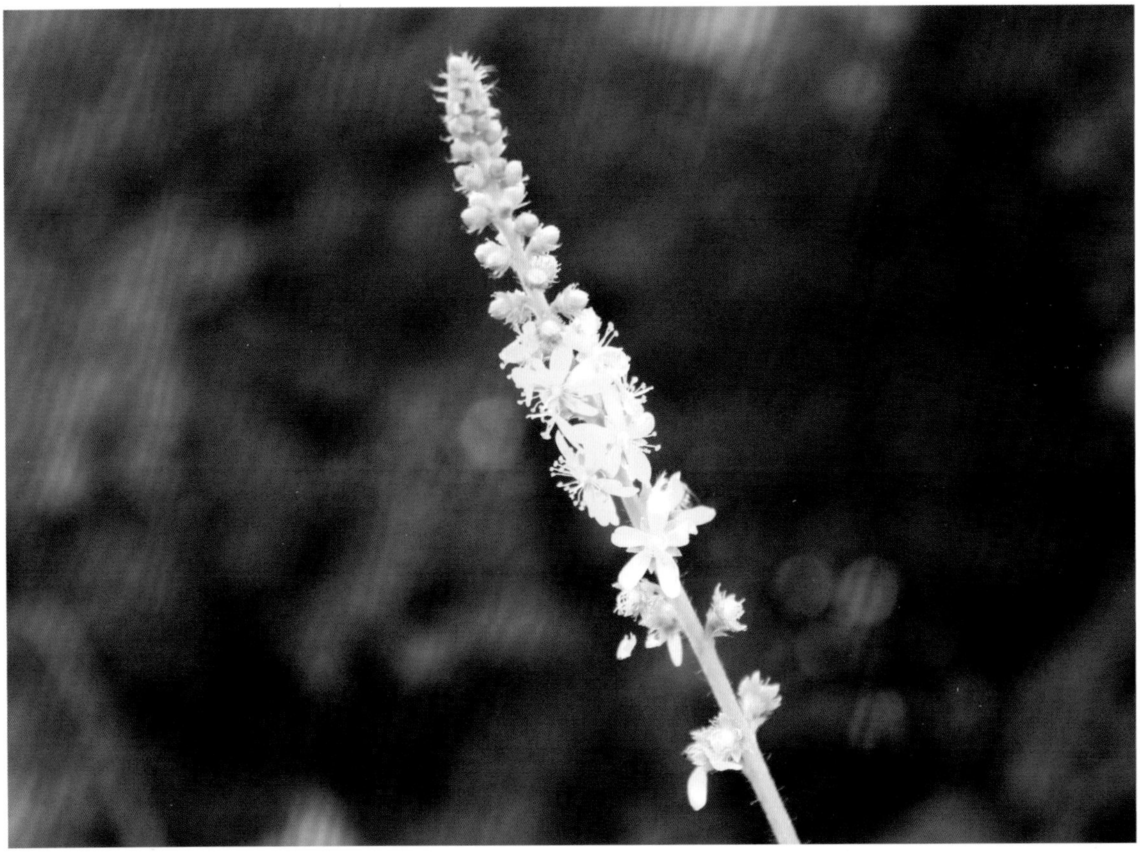

龙芽草花

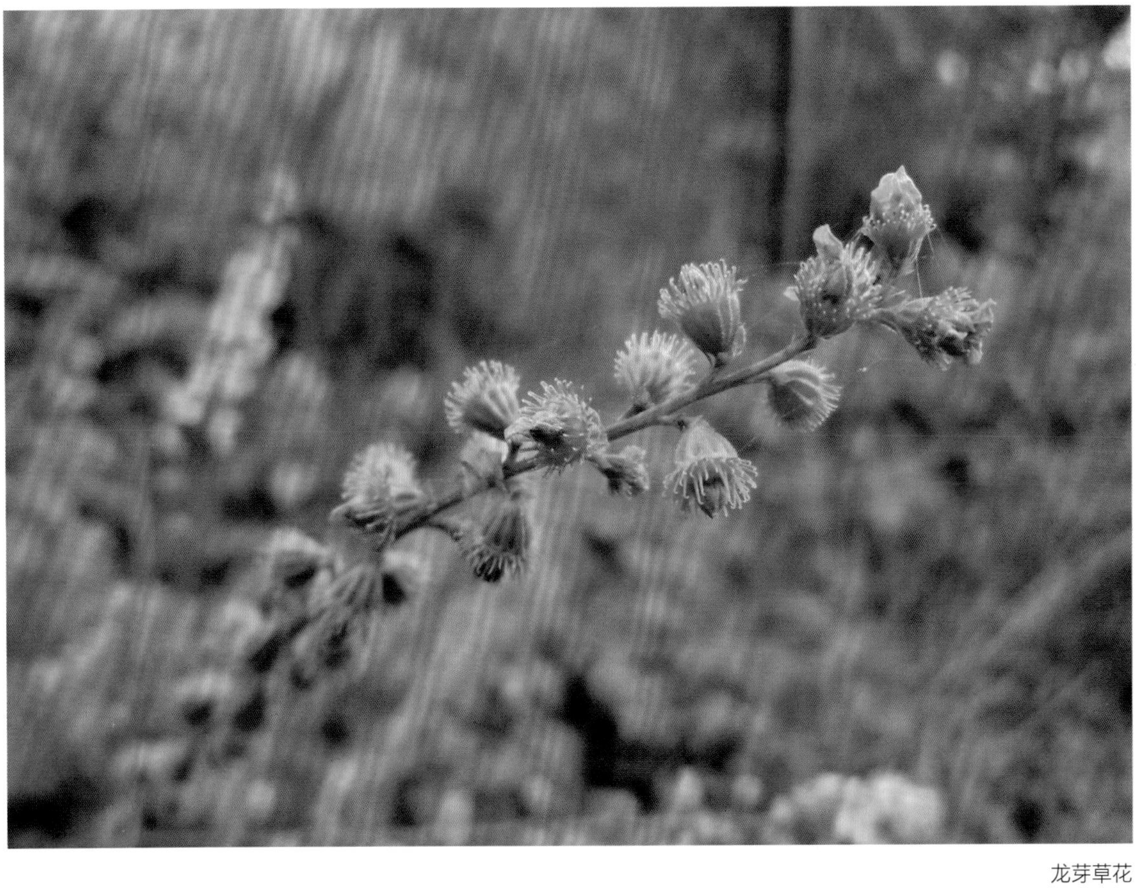

龙芽草花

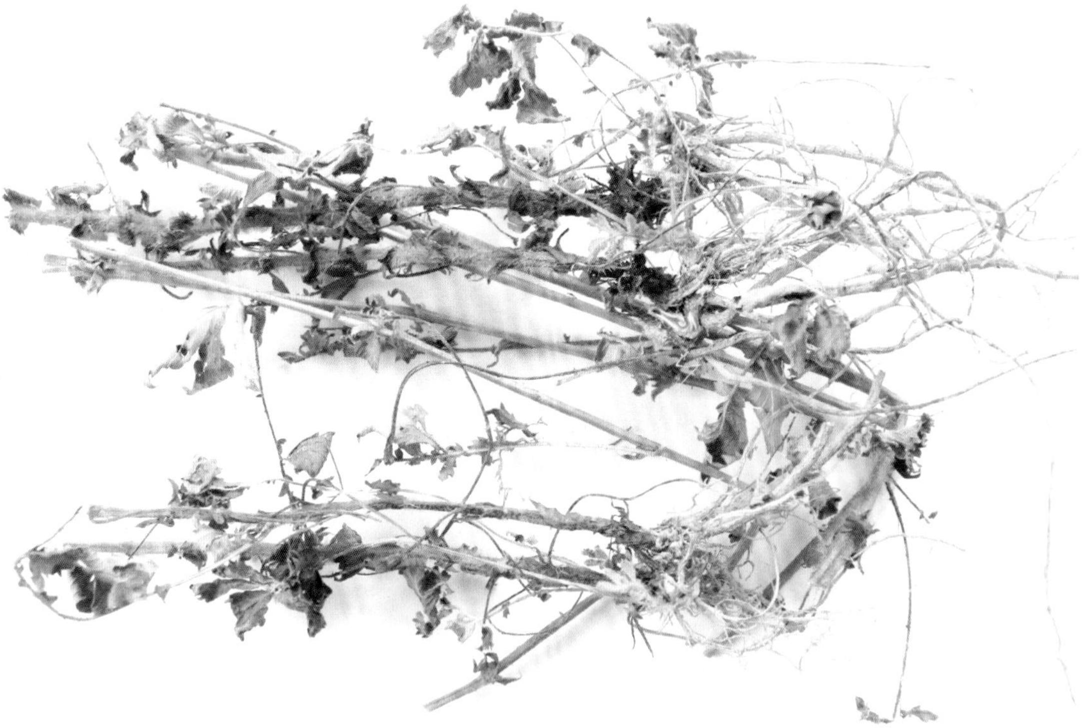

仙鹤草药材

药材鉴别

全体被白色柔毛，长 50 ~ 100 cm，茎下部圆柱形，直径 0.4 ~ 0.6 cm，红棕色，上部方柱形，四面略凹陷，绿褐色，有纵沟及棱线，有节；体轻，质硬，易折断，断面中空。单数羽状复叶互生，暗绿色，皱缩卷曲；质脆，易碎；叶片大小不等，相间生于叶轴上，顶端小叶较大，完整小叶片展平后呈卵形或长椭圆形，先端尖，基部楔形，边缘有锯齿；托叶 2，抱茎，斜卵形。总状花序细长，花萼下部呈筒状，萼筒上部有钩刺，先端 5 裂，花瓣黄色。气微，味微苦。

功效主治

收敛止血，止泻，杀虫。主治咯血，吐血，衄血，尿血，便血，腹泻，痢疾，滴虫阴道炎。

用法用量

内服：煎汤，10 ~ 30 g。外用：适量，捣烂外敷。

民族药方

1．咯血，吐血　①仙鹤草15 g，茅草根50 g，地骨皮10 g。水煎服。②仙鹤草50 g，仙桃草15 g，委陵菜根25 g。水煎服。

2．腹泻　①仙鹤草15 g。水煎服。②仙鹤草30 g，苦参、海金沙各10 g，红糖5 g。水煎服。

3．疟疾每日发作，胸腹饱胀　仙鹤草9 g。研成细末，于疟发前烧酒吞服，连用3剂。

4．小儿食积　仙鹤草（去根及茎上的粗皮）15～20 g，猪肝120 g。同煮至肝熟，去渣，饮汤食肝。

5．外伤出血　鲜仙鹤草适量。捣烂外敷。

6．梅尼埃病　仙鹤草60 g。加水500 ml煎至300 ml，每次100 ml，每日3次，连服3～5日。

7．糖尿病　仙鹤草60 g。水煎服。

8．滴虫阴道炎　鲜仙鹤草茎叶适量。煎煮成200%浓缩液，用时洗净阴道，将浓缩液涂于阴道壁上，再塞以饱蘸药液的带线大棉球，3～4小时后取出。每日1次，7日为1个疗程。

使用注意

忌吃酸、辣、蛋类食物。

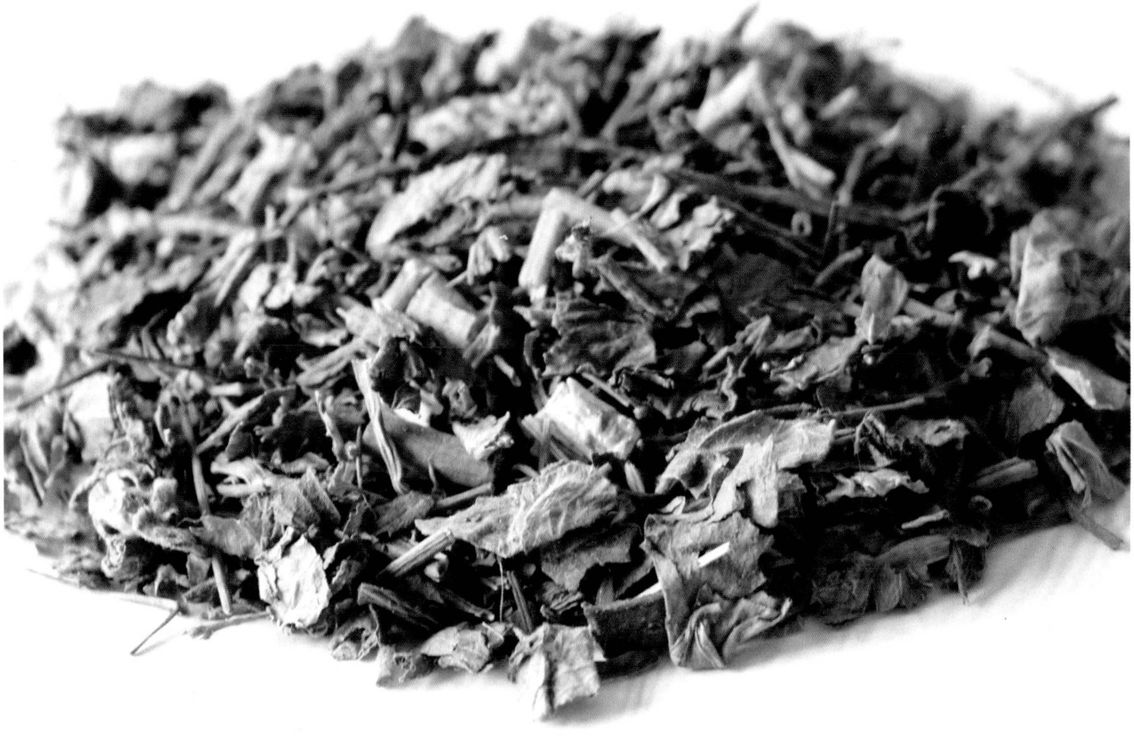

仙鹤草饮片

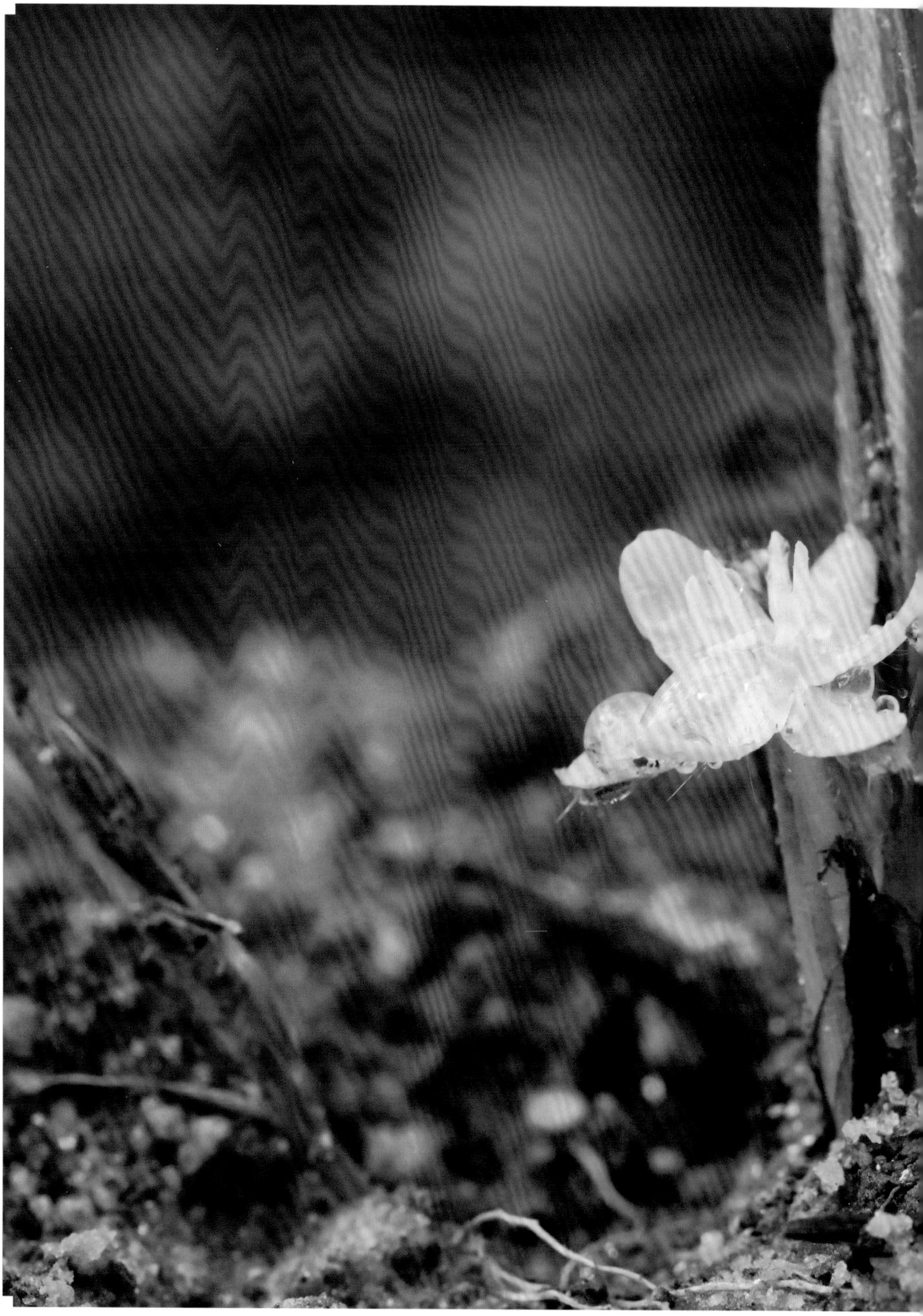

仙茅

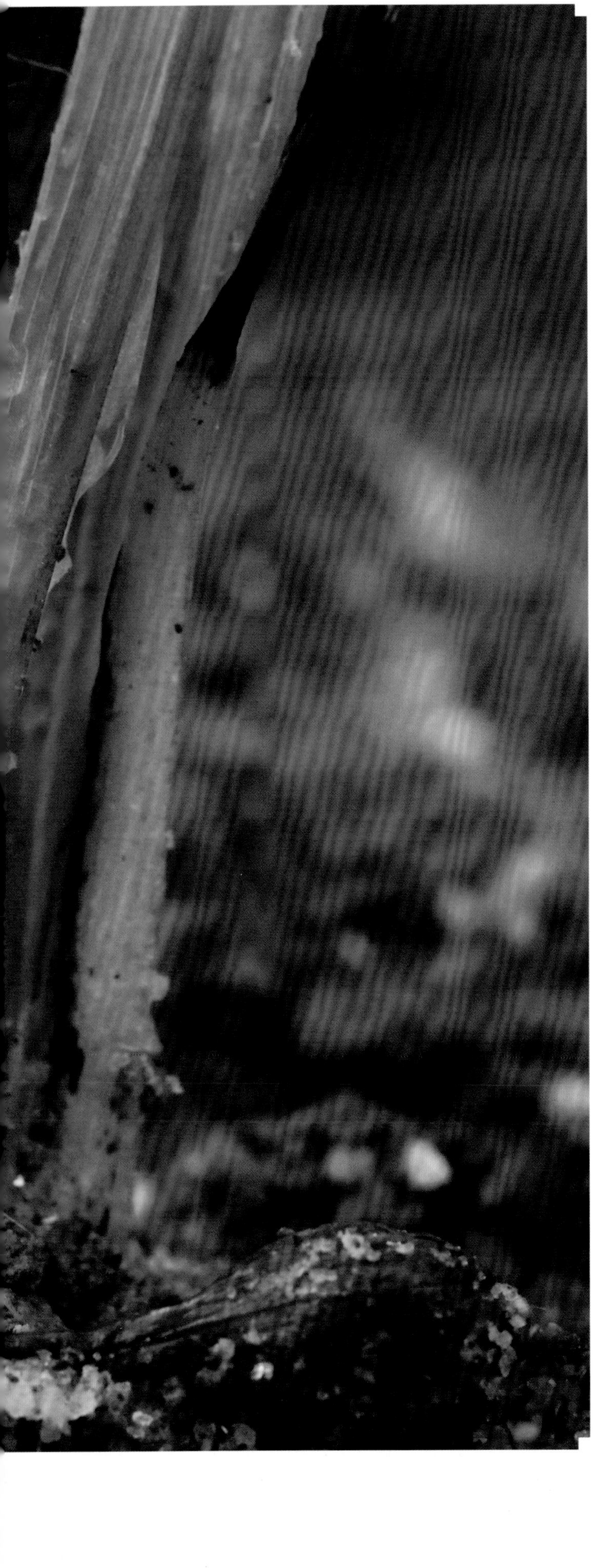

【苗药名】加超幼。

【别　名】地棕、山棕、番龙草、千年棕、独脚丝茅。

【来　源】本品为石蒜科植物仙茅 *Curculigo orchioides* Gaertn. 的根茎。

【性味归经】味辛，性热。归冷经。

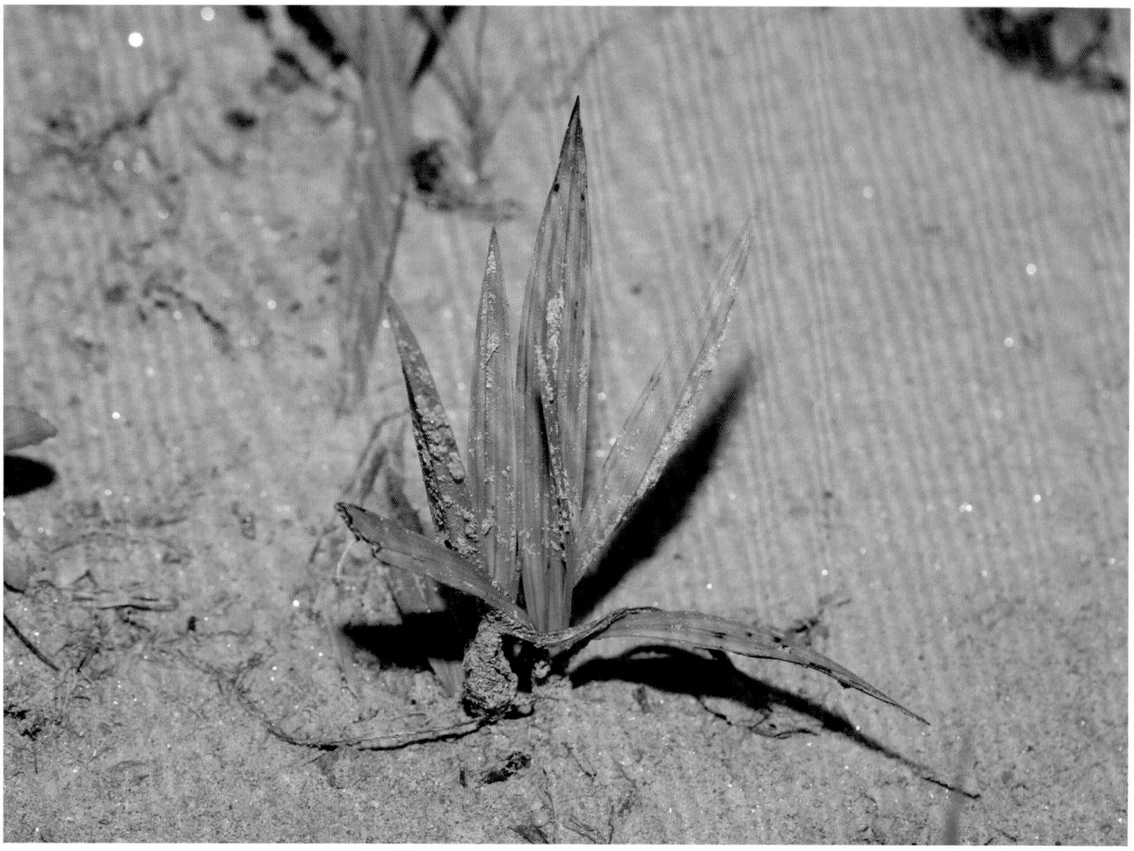

仙茅

识别特征

多年生草本植物，高 10 ~ 40 cm。根茎近圆柱状，向下直生，粗厚，直径约 1 cm，长可达 30 cm，外皮褐色；须根常丛生，肉质，长可达 6 cm，具环状横纹。地上茎不明显。叶基生，3 枚，披针形或线状披针形，长 10 ~ 30 cm，宽 0.5 ~ 1.5 cm，顶端长渐尖，基部渐狭成短柄或近无柄，叶脉明显。两面疏生柔毛或无毛。花葶极短，大部分隐藏于叶鞘内；总状花序多呈伞房状，通常有 4 朵花；苞片披针形，膜质，具缘毛；花黄色，花被筒线状，上部 6 裂，裂片长圆状披针形；雄蕊 6 枚，子房下位，被长柔毛，花柱细长，柱头棒状，3 裂。浆果长矩圆形，长 1.2 ~ 1.5 cm，宽约 6 mm，顶端有长喙。种子亮黑色，有喙，表面有波状沟纹。花、果期 6—9 月。

功效主治

生长于海拔 1600 m 以下的林下草地、灌丛或荒坡上。分布于江苏、浙江、福建、台湾、广东、广西、湖南、湖北、四川、云南、贵州等省区。

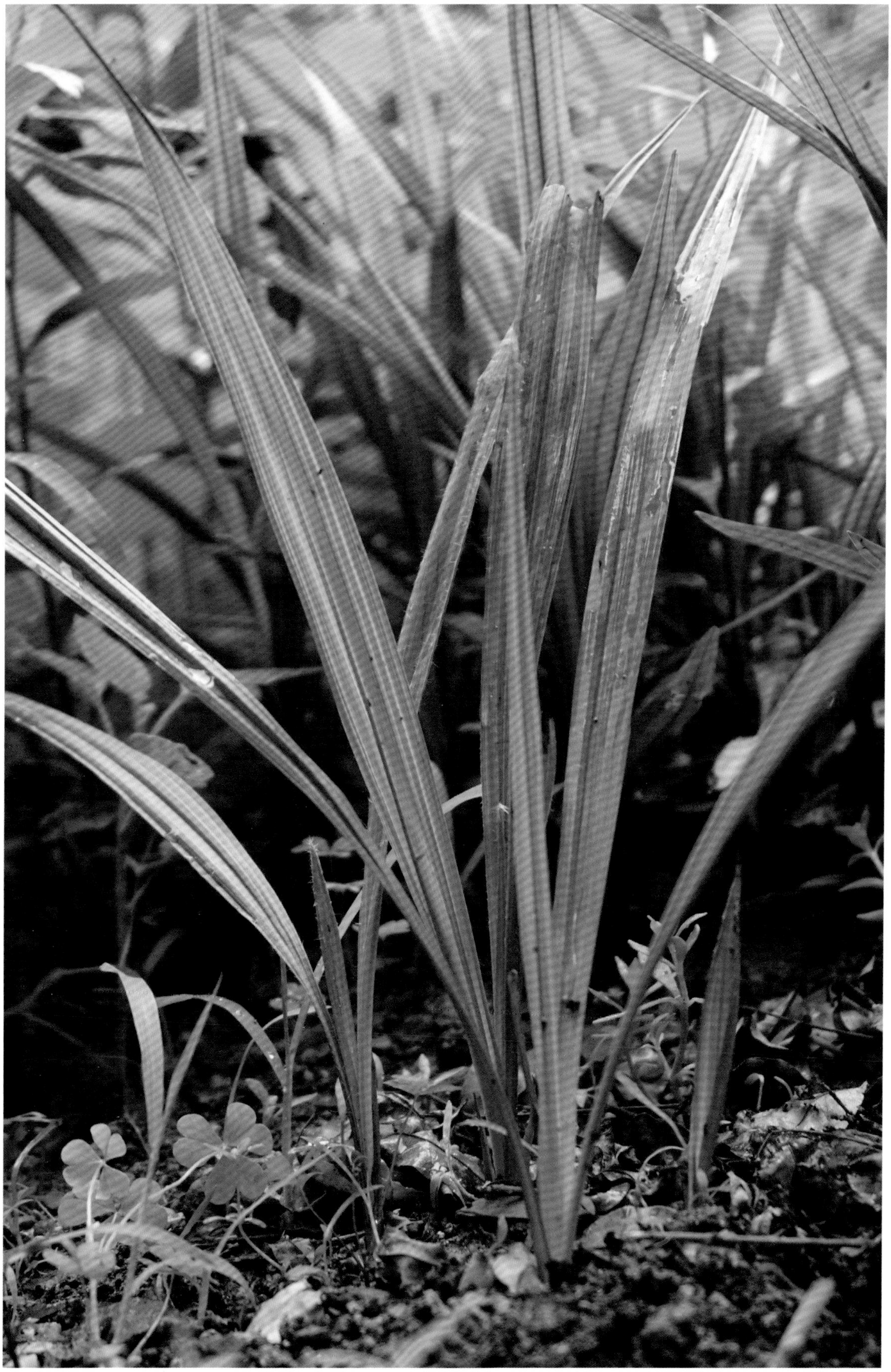

仙茅

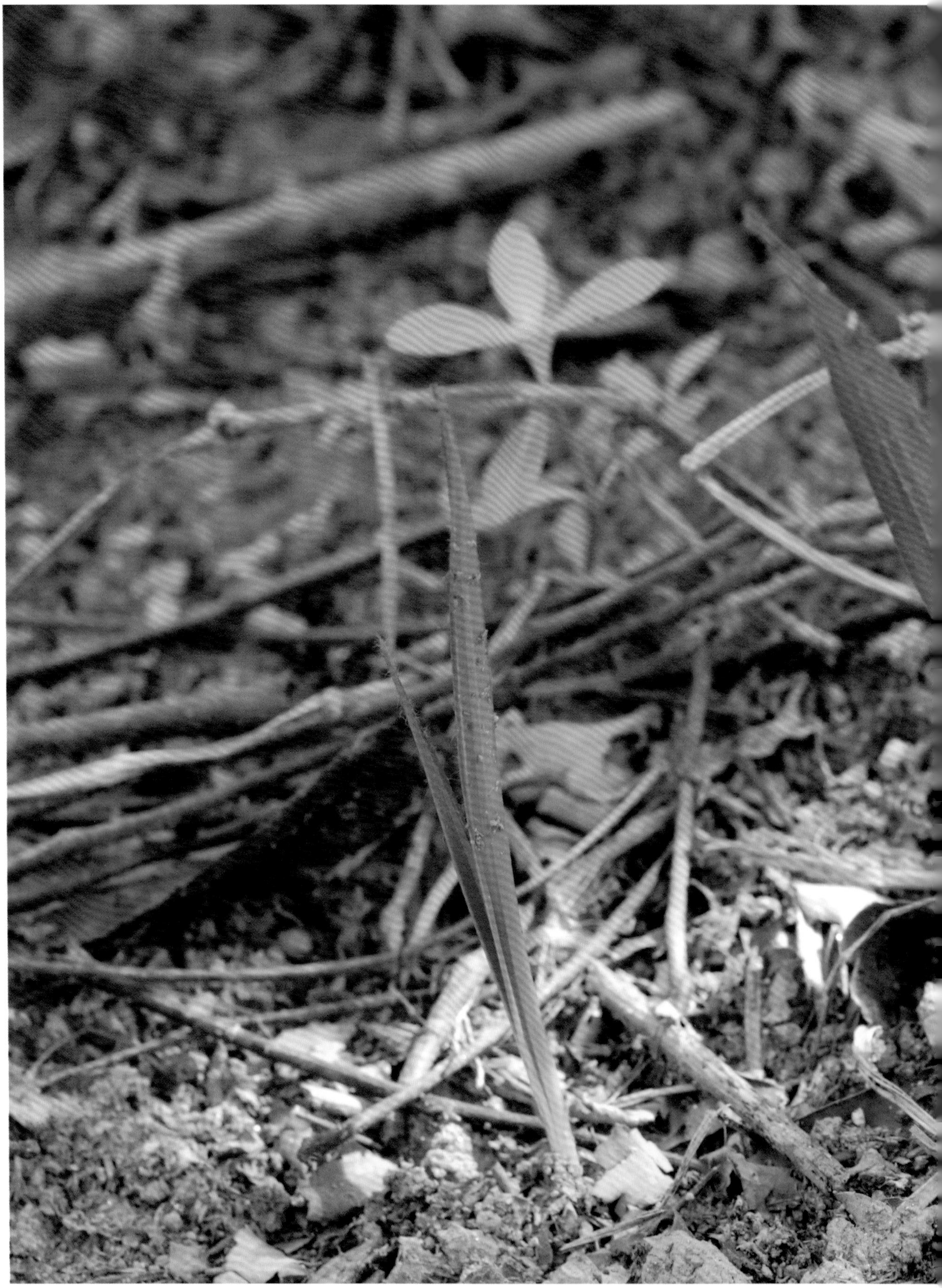

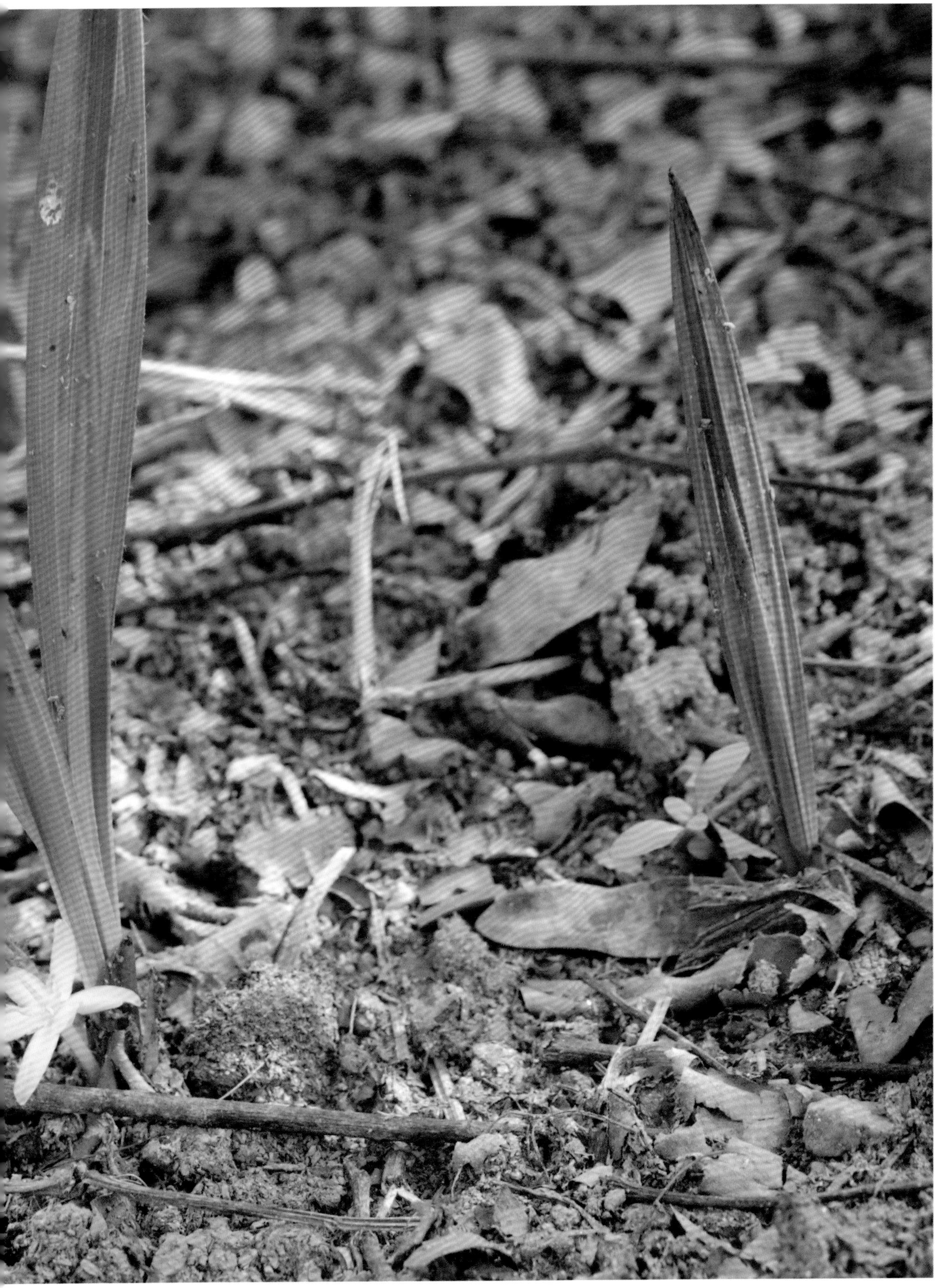

仙茅

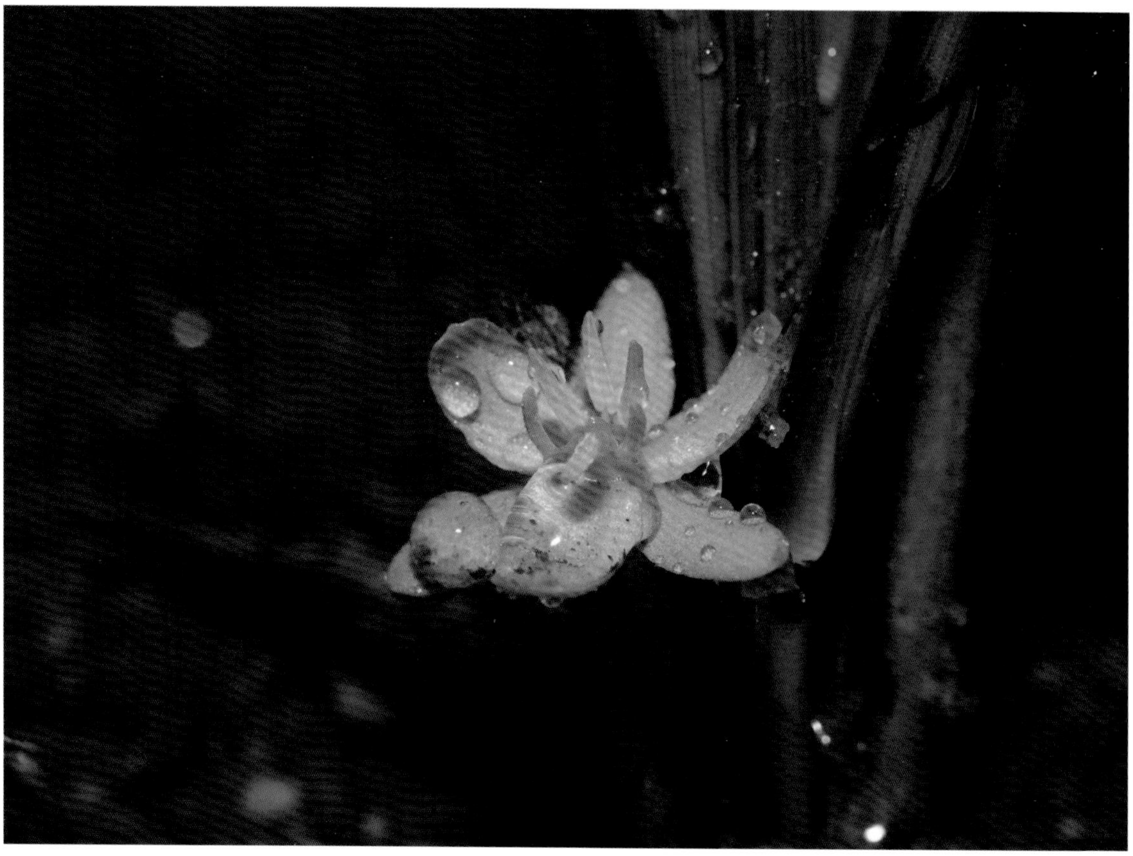

仙茅

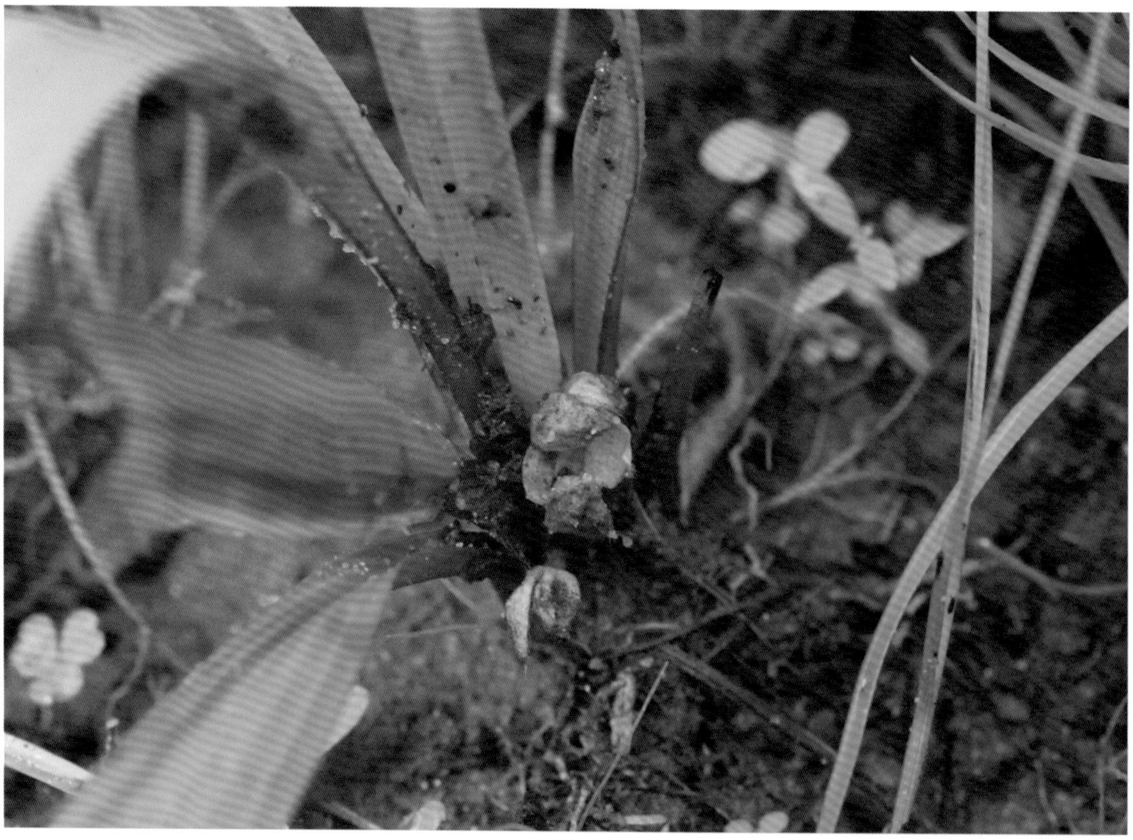

仙茅

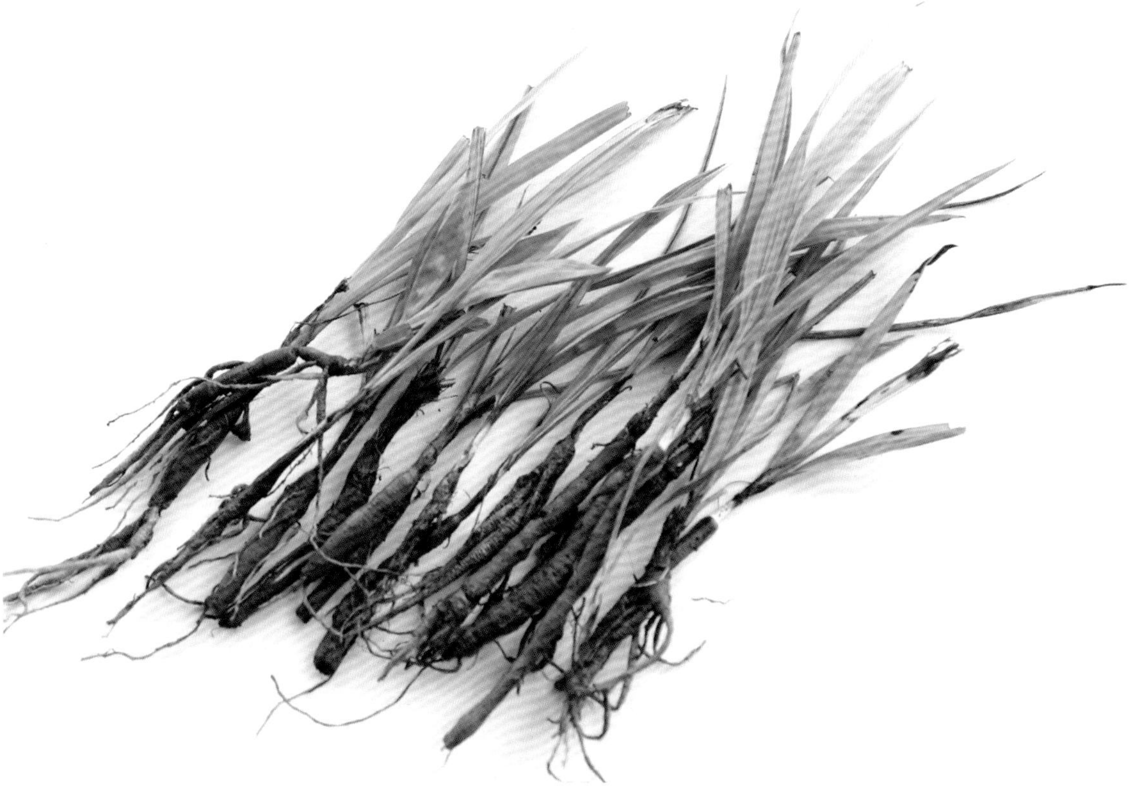

仙茅药材

采收加工

野生品夏、秋采收；栽培品于移栽后 2 年，10 月倒苗后挖根茎，去除残叶、须根，鲜用或晒干。

药材鉴别

根茎呈圆柱形，略弯曲，长 3 ~ 10 cm，直径 0.4 ~ 0.8 cm。表面黑褐色或棕褐色，粗糙，有纵横皱纹及细孔状的须根痕。质硬而脆，易折断，断面不平坦，淡褐色或棕褐色，近中心处颜色较深。气微香，味微苦、辛。以条粗壮、表面色黑褐者为佳。

功效主治

温肾阳，强筋骨，祛寒湿。主治阳痿精冷，筋骨痿软，腰膝酸冷，崩漏，阳虚冷泻，脘腹冷痛，痈疽，瘰疬，更年期综合征。

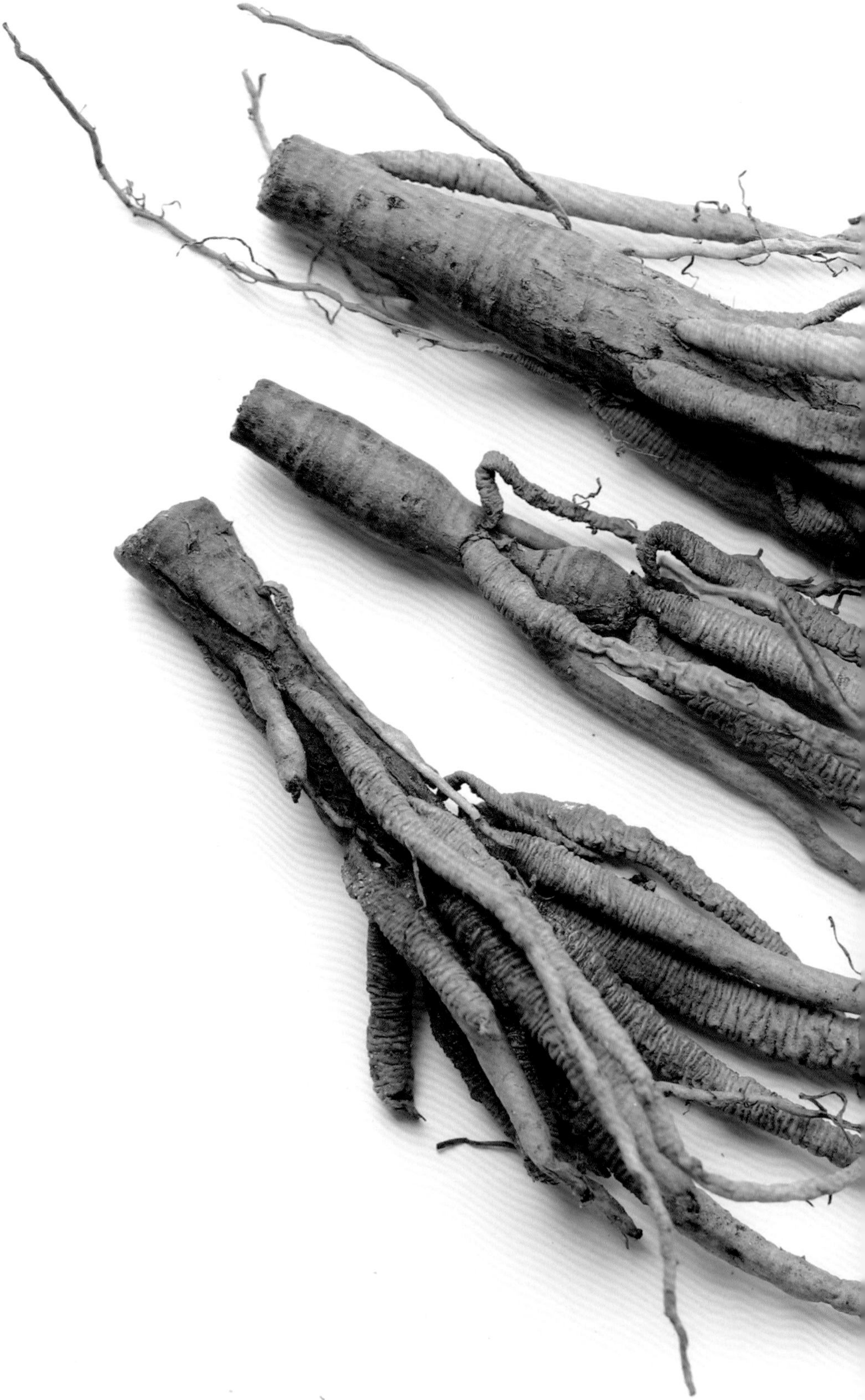

仙茅

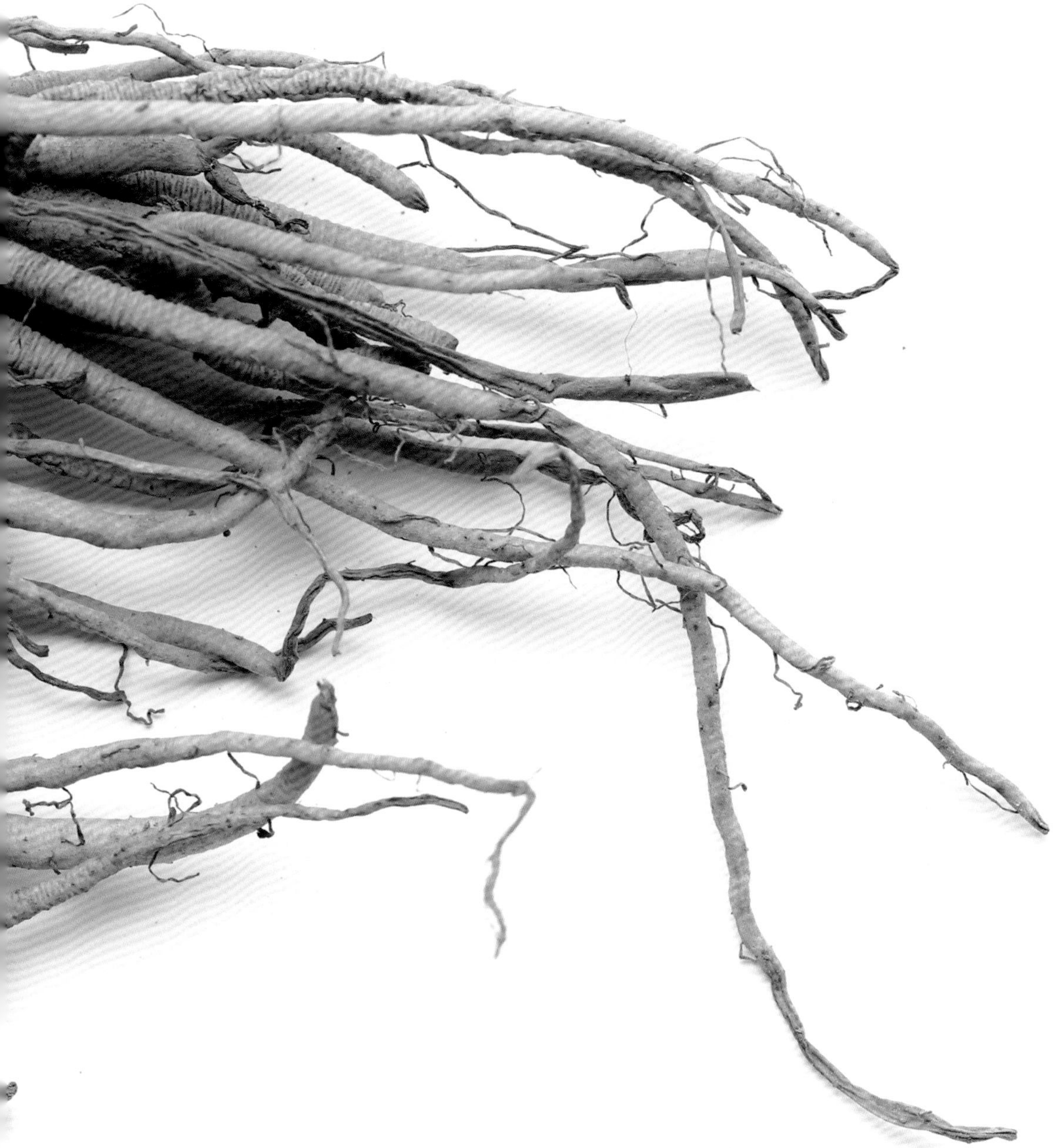

仙茅药材

用法用量

内服：煎汤 3 ~ 10 g；或入丸、散。外用：适量，捣烂外敷。

民族药方

1．阳痿 ①仙茅、金樱子根及果实各 15 g。炖肉吃。②仙茅 6 g，淫羊藿 15 g，枸杞子、菟丝子各 9 g。水煎服。

2．肾亏遗精，腰膝酸痛 仙茅 10 g，淫羊藿、杜仲各 6 g，土牛膝 5 g。泡酒 1000 ml，每次服 20 ml。

3．肾炎腰痛 仙茅 10 g。蒸鸡吃。

4．无名肿毒 鲜仙茅 15 g。泡酒外搽。

5．老年遗尿 仙茅 30 g。泡酒服。

使用注意

本品性热燥烈，有伤阴之弊，阴虚火旺者禁服。

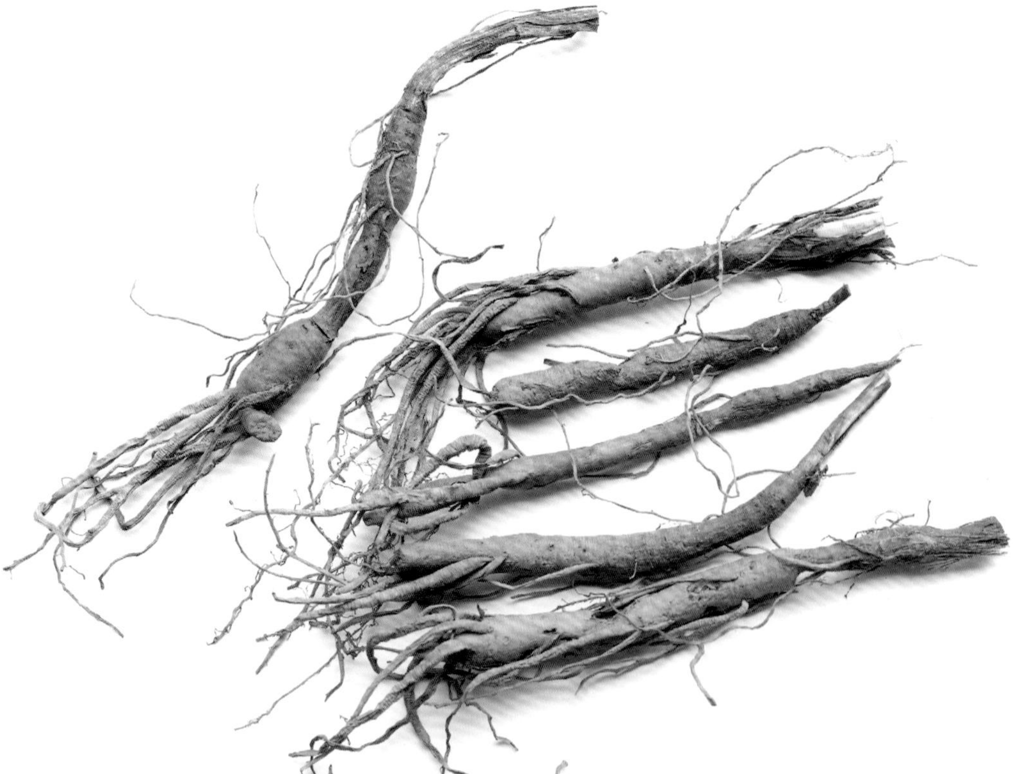

仙茅药材

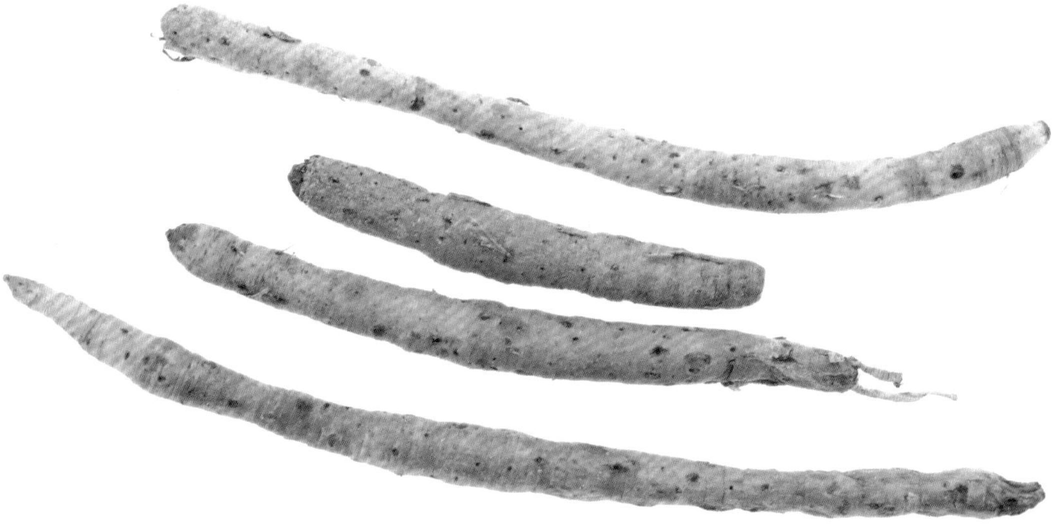

仙茅药材

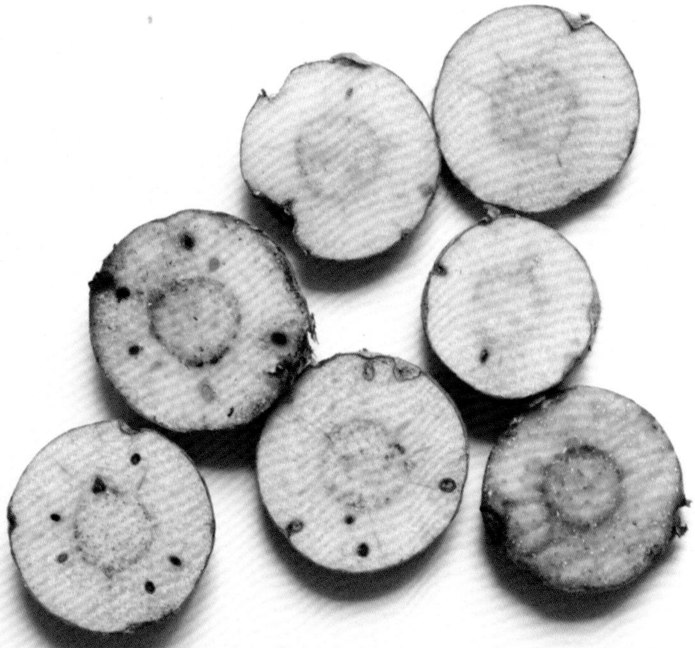

仙茅饮片

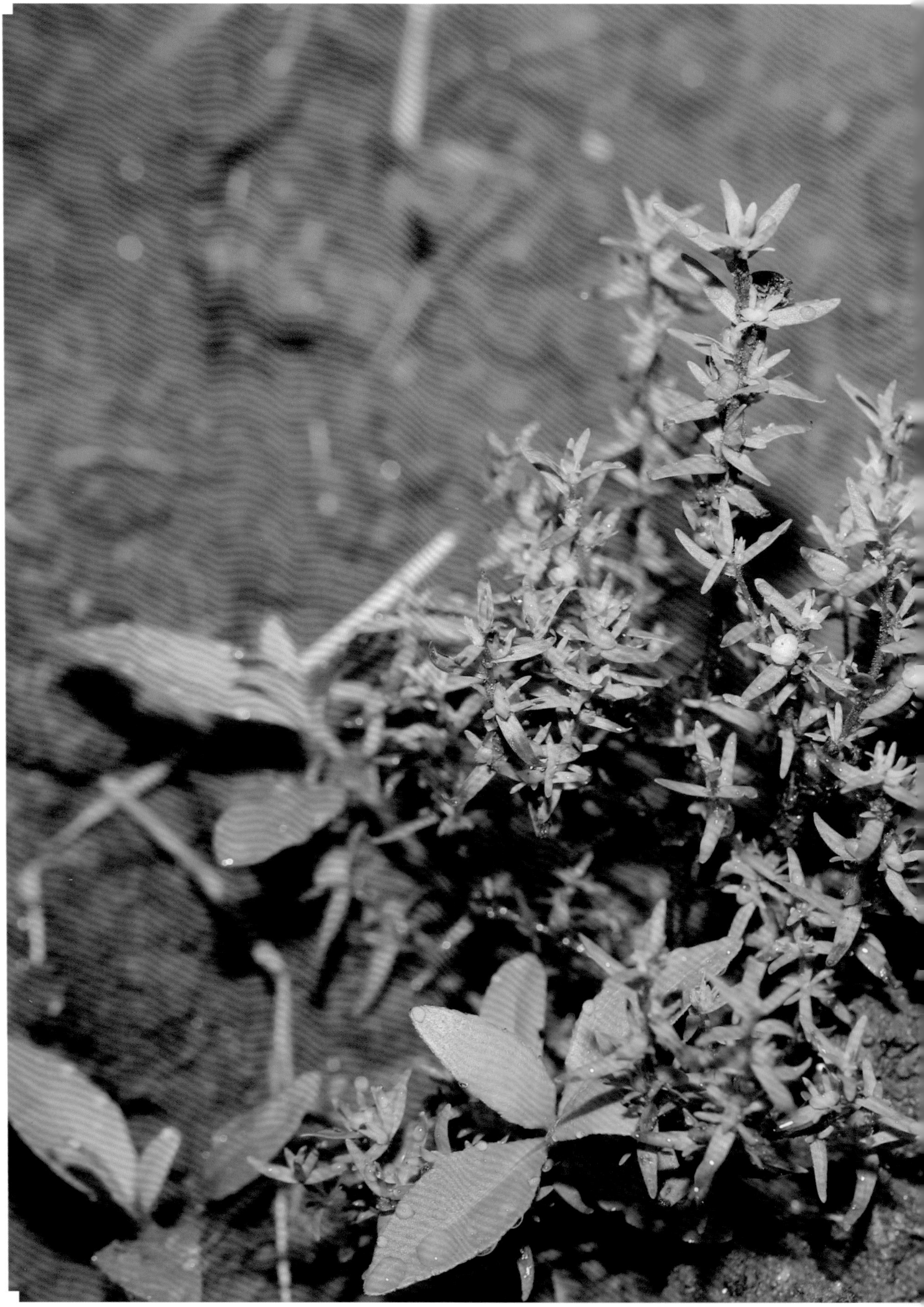

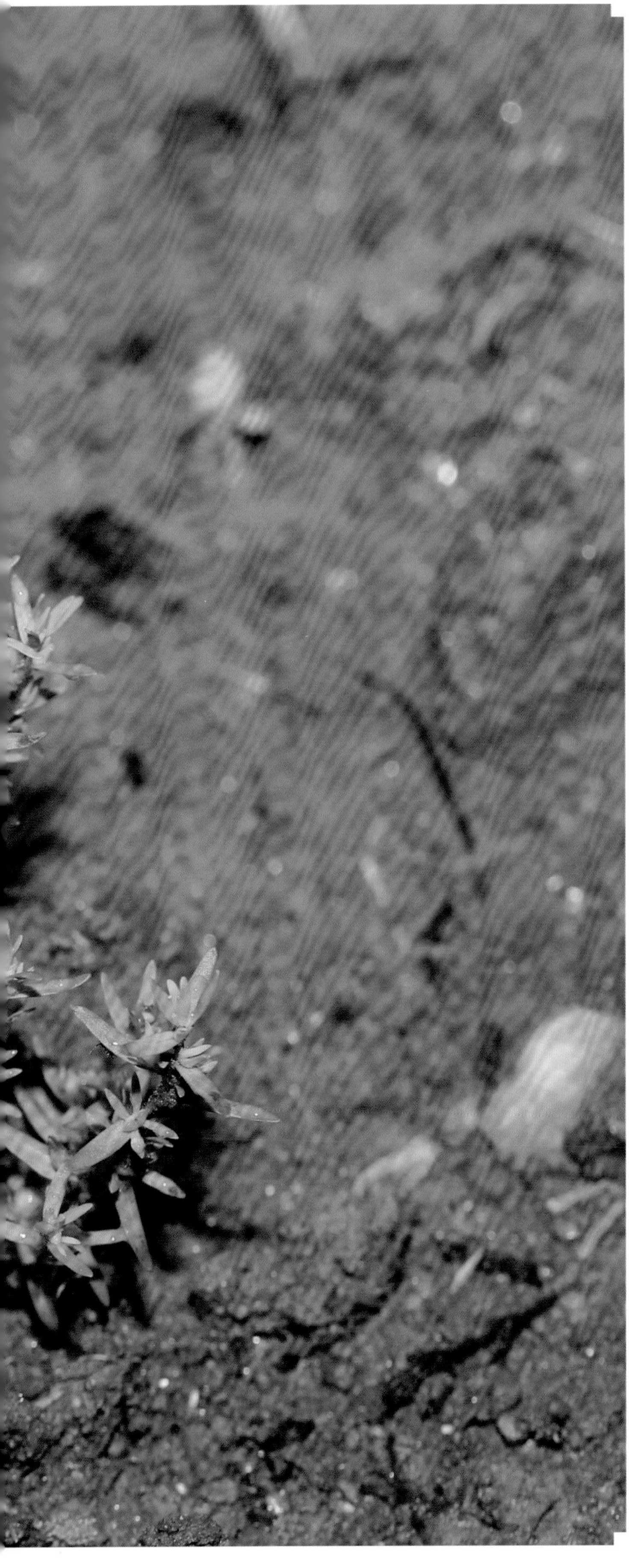

仙桃草

【苗药名】蛙整伦。

【别　名】蚊母草、接骨草、接骨仙桃草、水蓑衣、衣蚊母婆婆。

【来　源】本品为玄参科植物蚊母草 *Veronica peregrina* L. 带虫瘿的全草。

【性味归经】味甜、微辛，性热。归冷经、慢经。

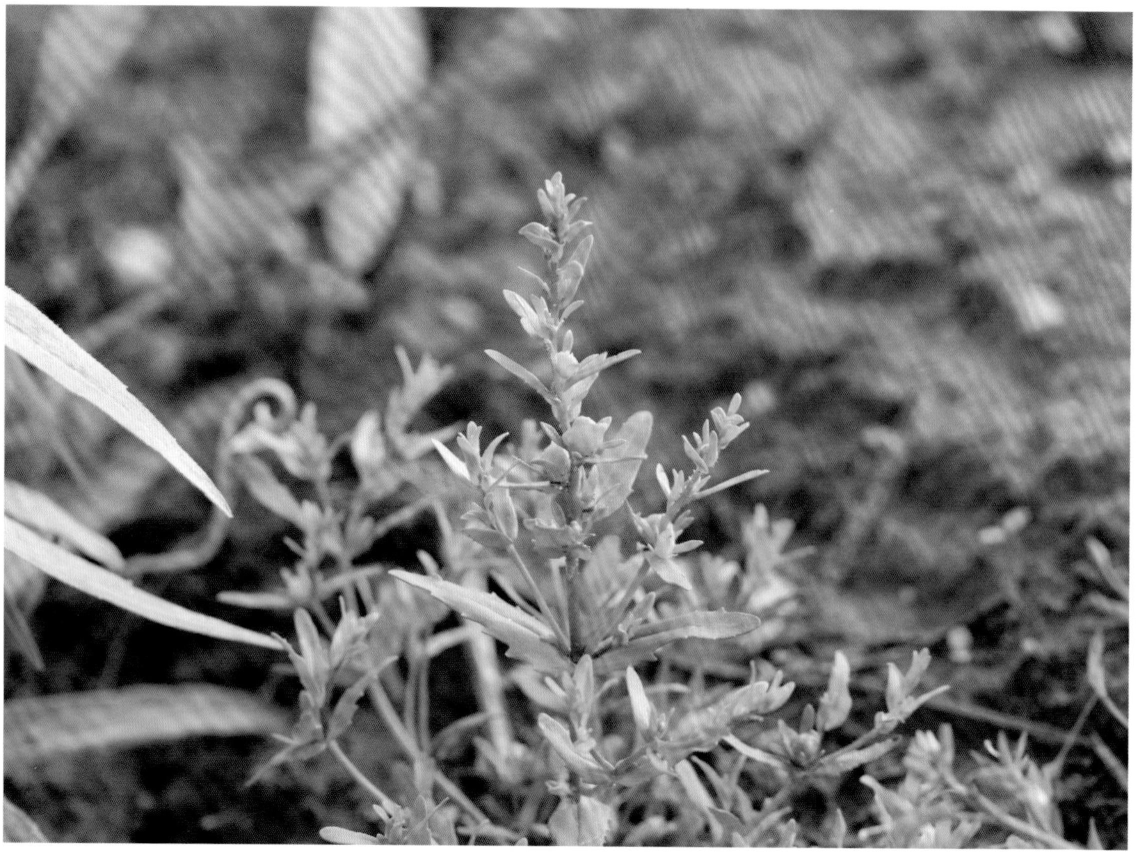

蚊母草

识别特征

一年至二年生草本植物，高 10 ~ 25 cm，无毛或具腺毛。根须状，细而卷曲，主根不明显。茎直立，基部丛状分支，叶对生，上部叶长圆形，无柄；全缘或有稀锯齿。总状花序顶生或单花生于苞腋；苞片线状倒披针形；花萼 4 深裂，裂片狭披针形，长 3 ~ 4 mm；花冠白色或浅蓝色，4 深裂；花梗短，长约 1 mm；雄蕊 2，短于花冠；雌蕊 1，子房上位，花柱粗短，柱头头状。蒴果扁圆倒心形，边缘为短腺毛，花柱宿存，果内往往被虫瘿寄生，而膨大成桃形。种子扁平，长圆形。花期 4—6 月。

生境分布

生长于潮湿的荒野、田野、路旁及河边。分布于东北、华东、华中、西南各地。

采收加工

春、夏间采集果未开裂带虫瘿的全草，除去杂质，晒干或用文火烘干。

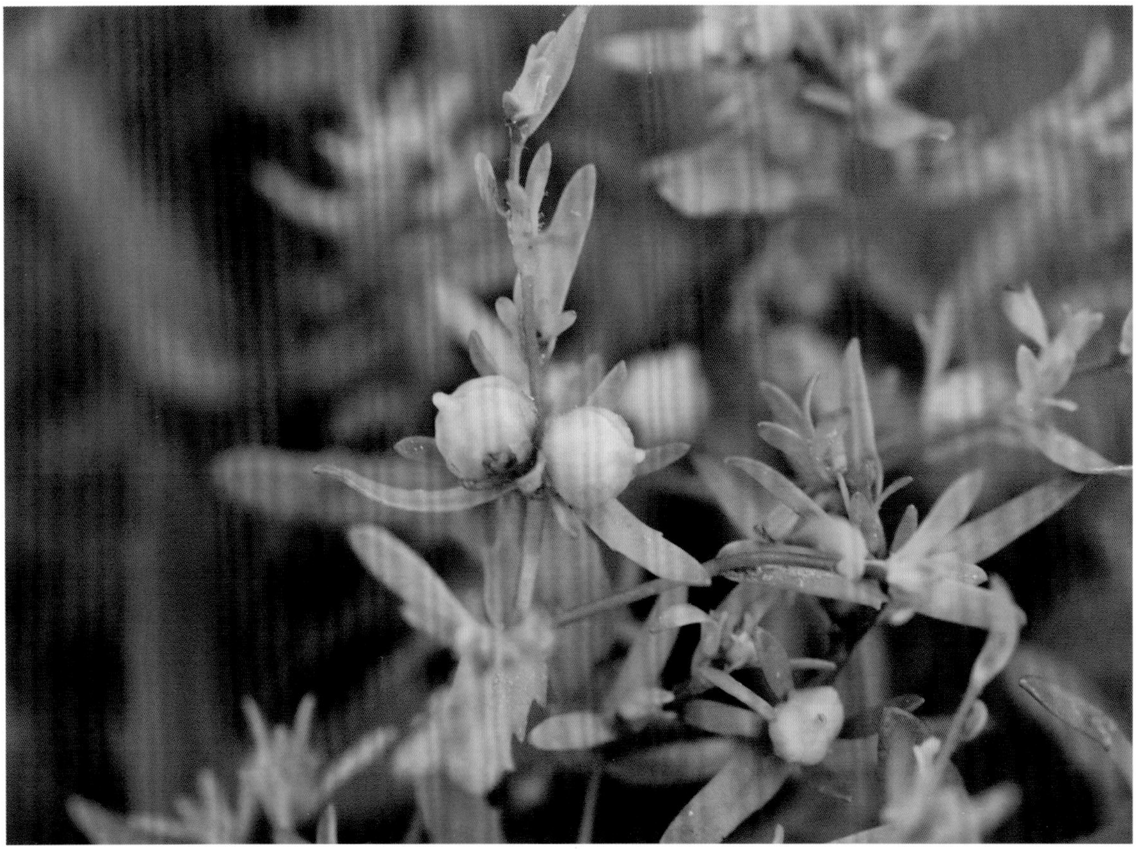

蚊母草

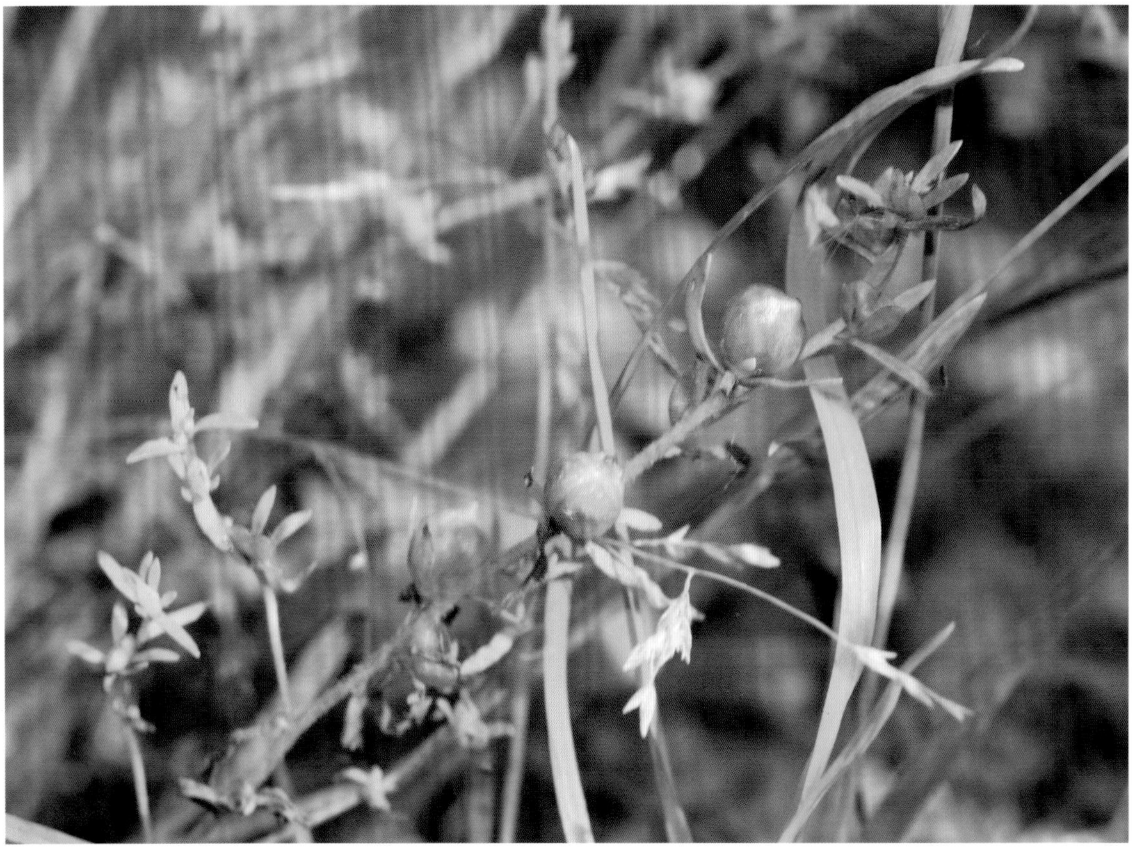

蚊母草

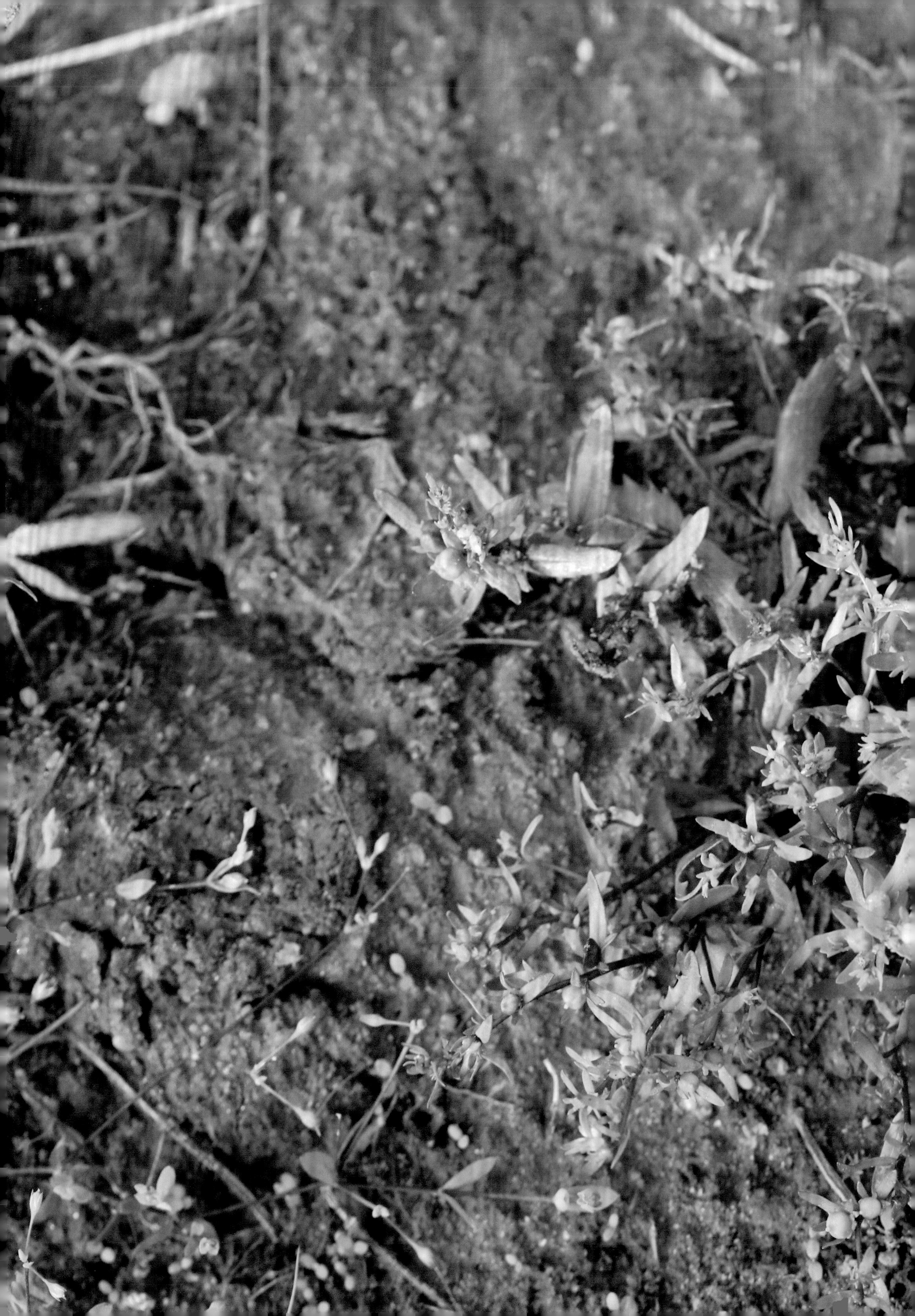

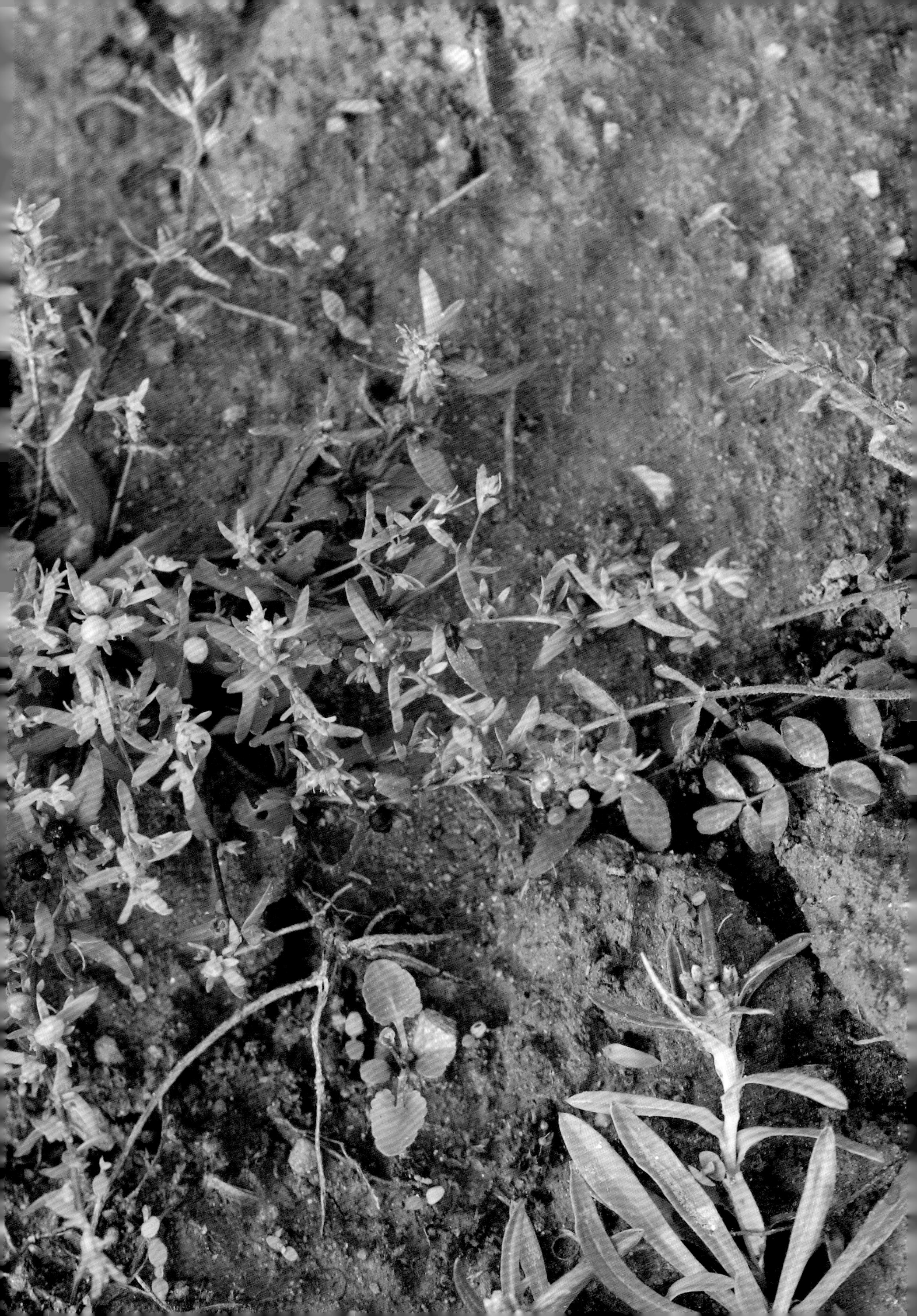

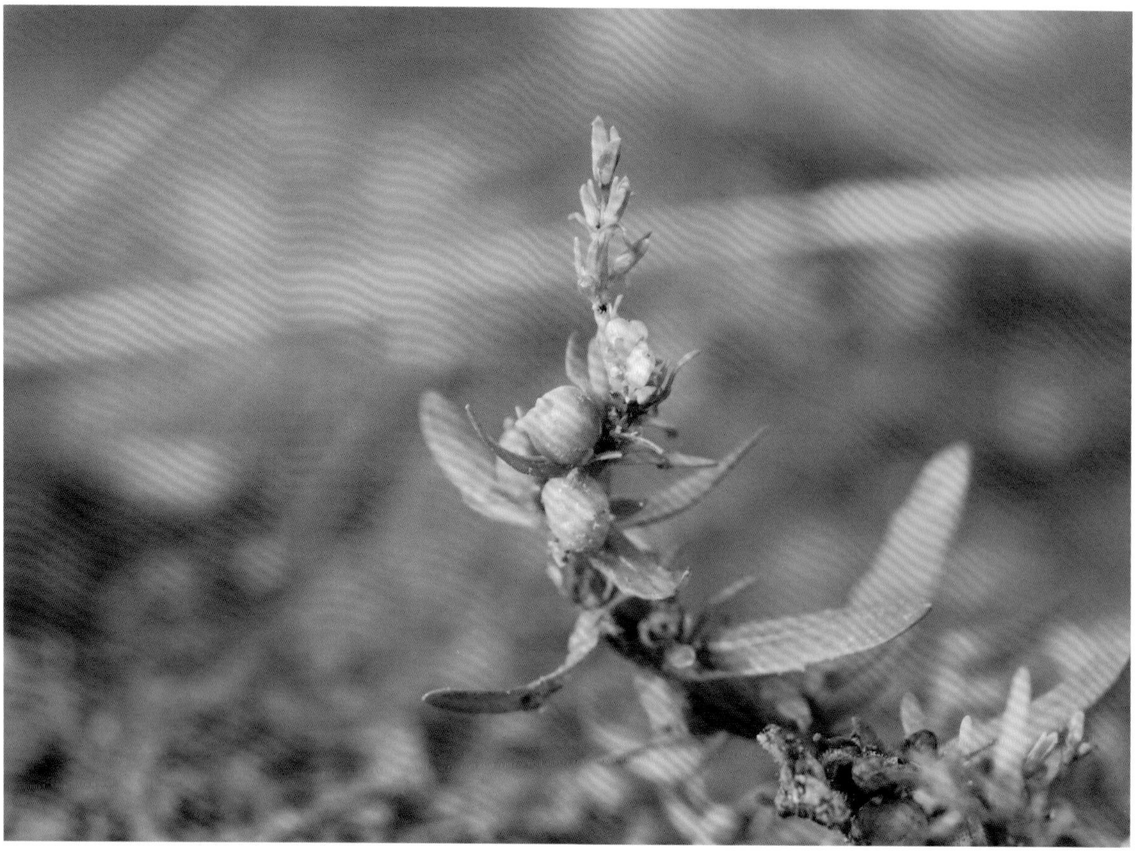

蚊母草

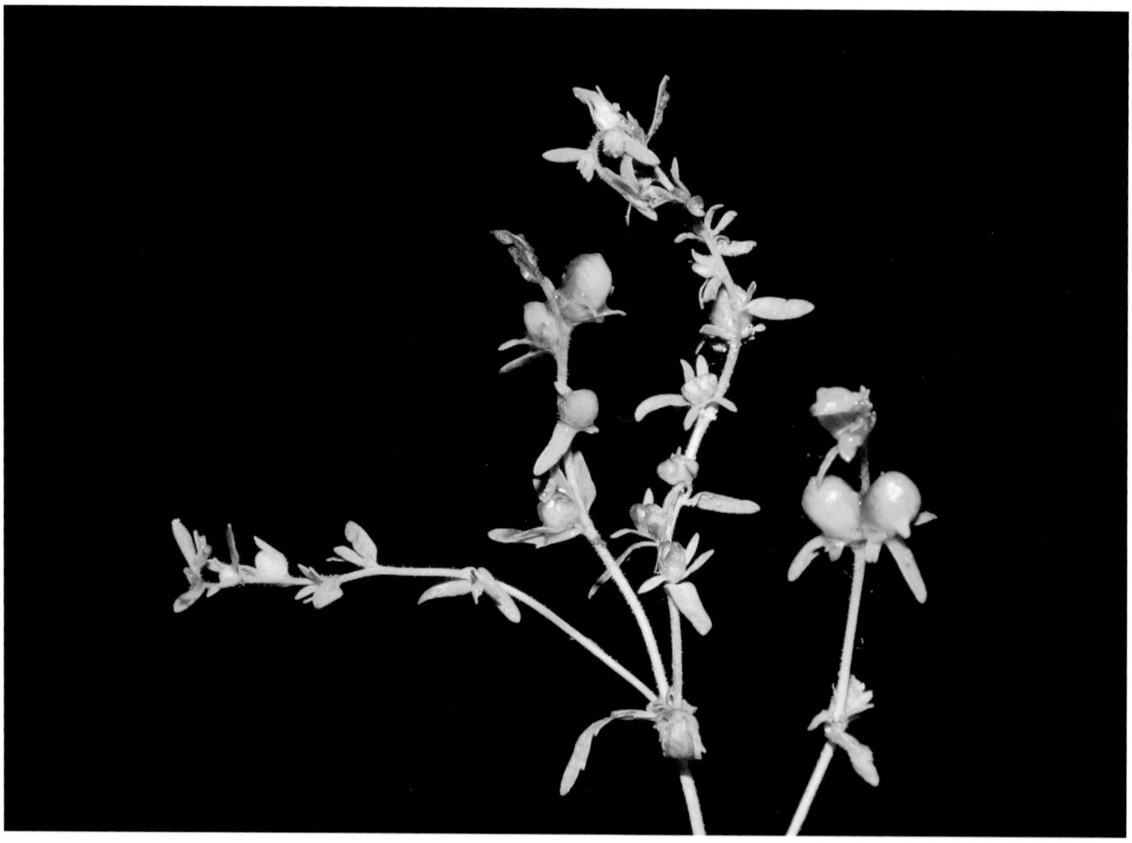

蚊母草

药材鉴别

须根丛生，细而卷曲，表面棕灰色至棕色，折断面白色。茎圆柱形，直径约 1 mm，表面枯黄色或棕色，老茎微带紫色，有纵纹；质柔软，折断面中空。叶大多脱落，残留的叶片淡棕色或棕黑色，皱缩卷曲。蒴果棕色，有多数细小而扁的种子。种子淡棕色，有虫瘿的果实大呈肉质桃形。无味。以虫瘿多、内有小虫者为佳。

功效主治

活血消肿，止血，止痛。主治吐血，咯血，鼻衄，便血，跌仆损伤。

用法用量

内服：煎汤，6 ~ 15 g；或研末；或捣汁服。外用：鲜品适量，捣烂外敷或煎水洗。

民族药方

1．跌仆损伤　①仙桃草 120 g。熬酒服，渣包伤处；或粉末 6 g，用酒吞服。②仙桃草 5 ~ 10 g。粉碎，加白糖兑水吞服。

2．劳伤吐血　仙桃草 15 g，瓜子金 60 g。水煎服。

3．月经不调，痛经　仙桃草 9 ~ 15 g。兑甜酒服。

4．红崩症　鲜仙桃草、小血藤各 10 g。水煎服。

5．补血　仙桃草末 9 g。蒸鸡肝或猪肝吃。或仙桃草、头晕药各 9 g。炖煮鸡蛋服。

6．咳血，吐血　仙桃草适量。晒干，研为细末，每次 10 ~ 15 g，每日 2 次，用冰糖冲服。

7．外伤出血　仙桃草散适量。外敷包扎，2 分钟即止血。

使用注意

孕妇忌服。

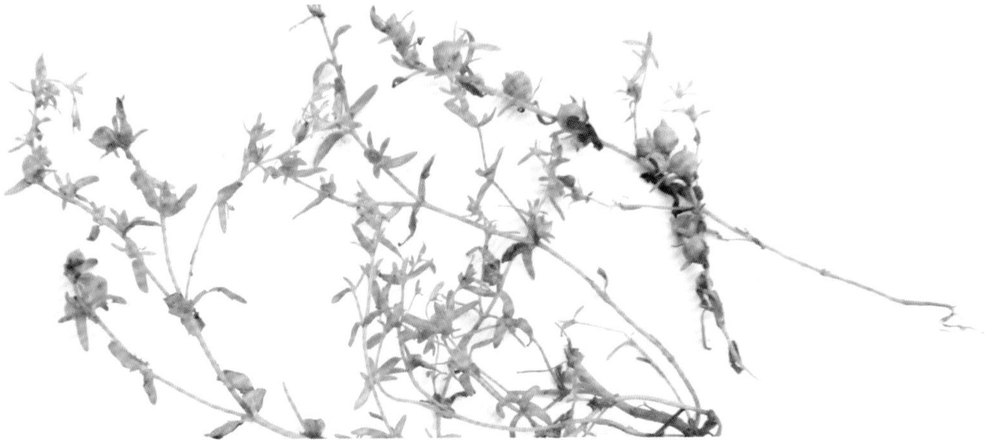

蚊母草

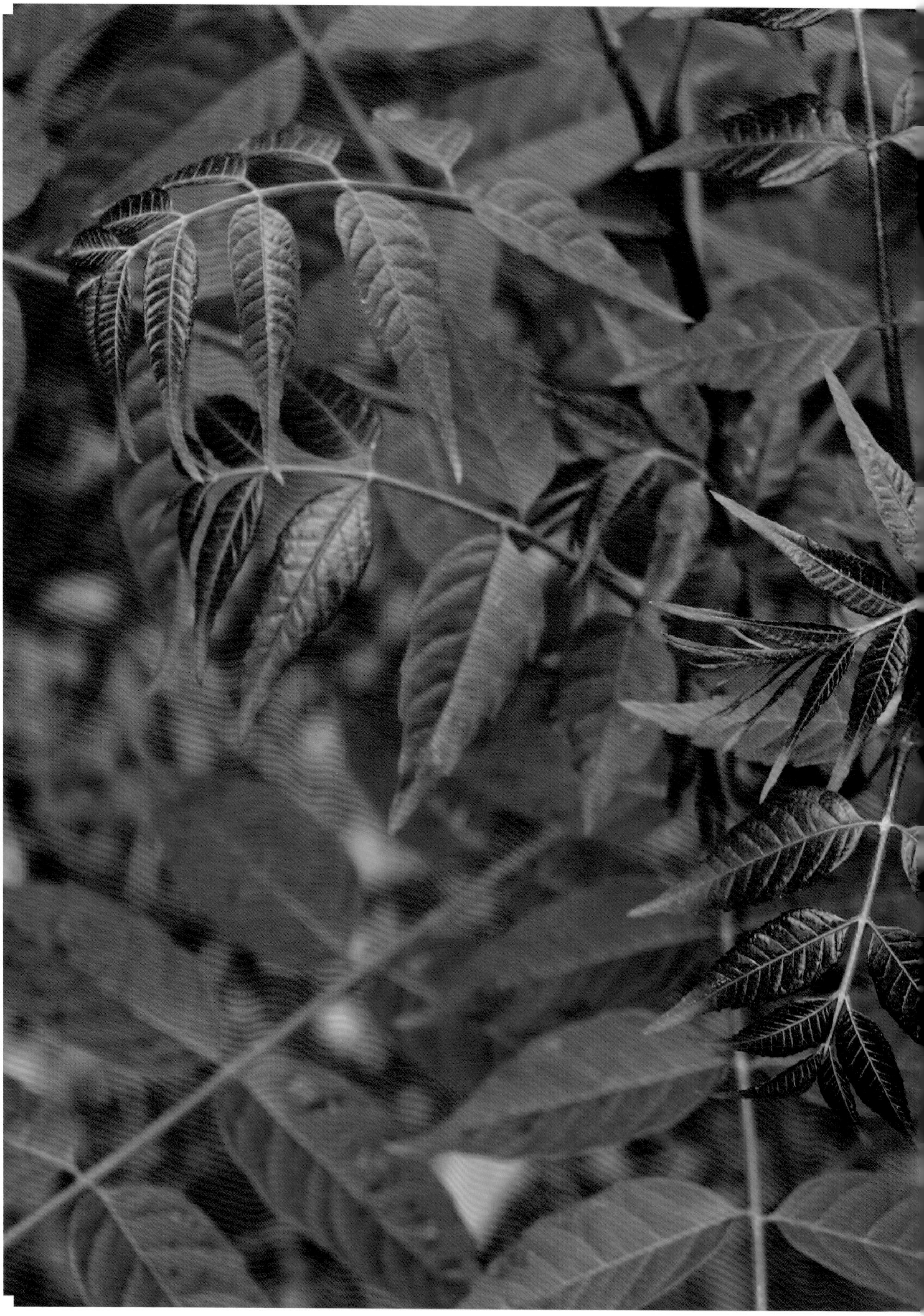

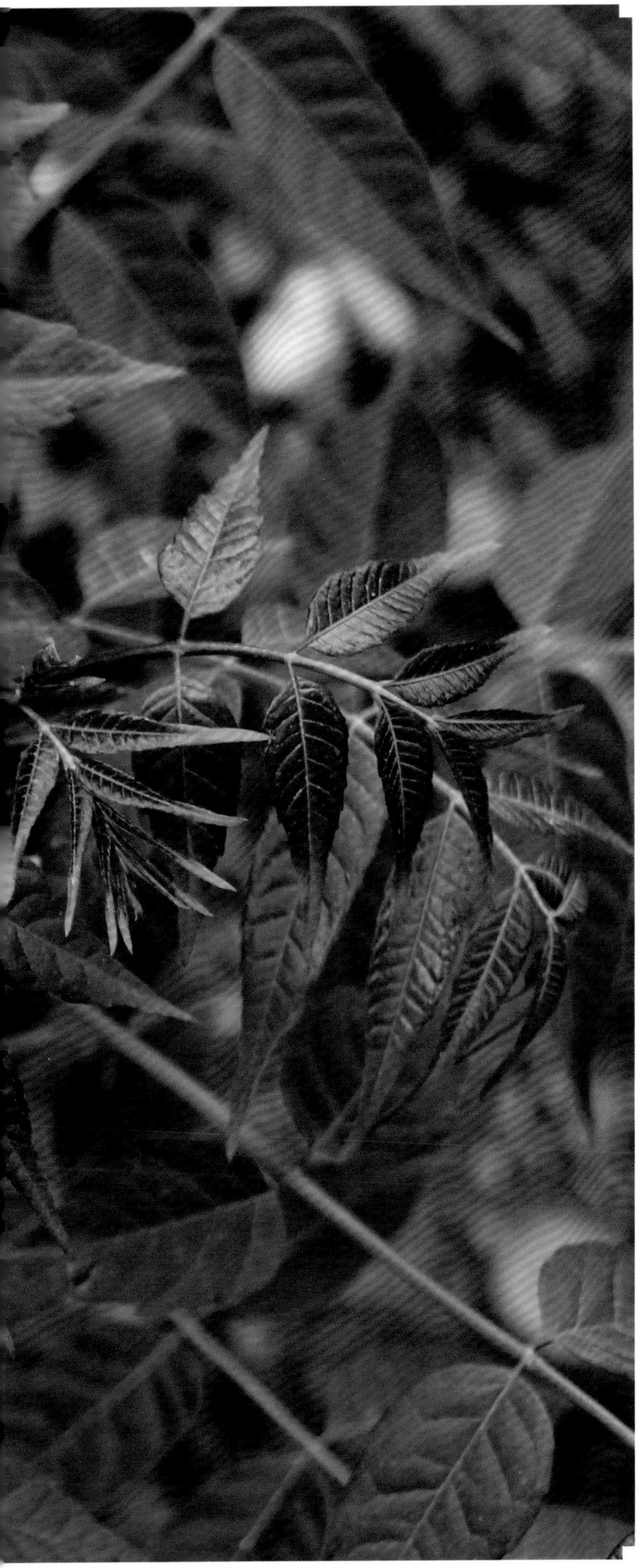

香椿

【苗药名】锐叶。

【别　名】椿白皮、香椿皮、椿皮。

【来　源】本品为楝科植物香椿 *Toona sinensis*（A. Juss）Roem. 的树皮或根皮。

【性味归经】味苦、涩，性冷。归热经。

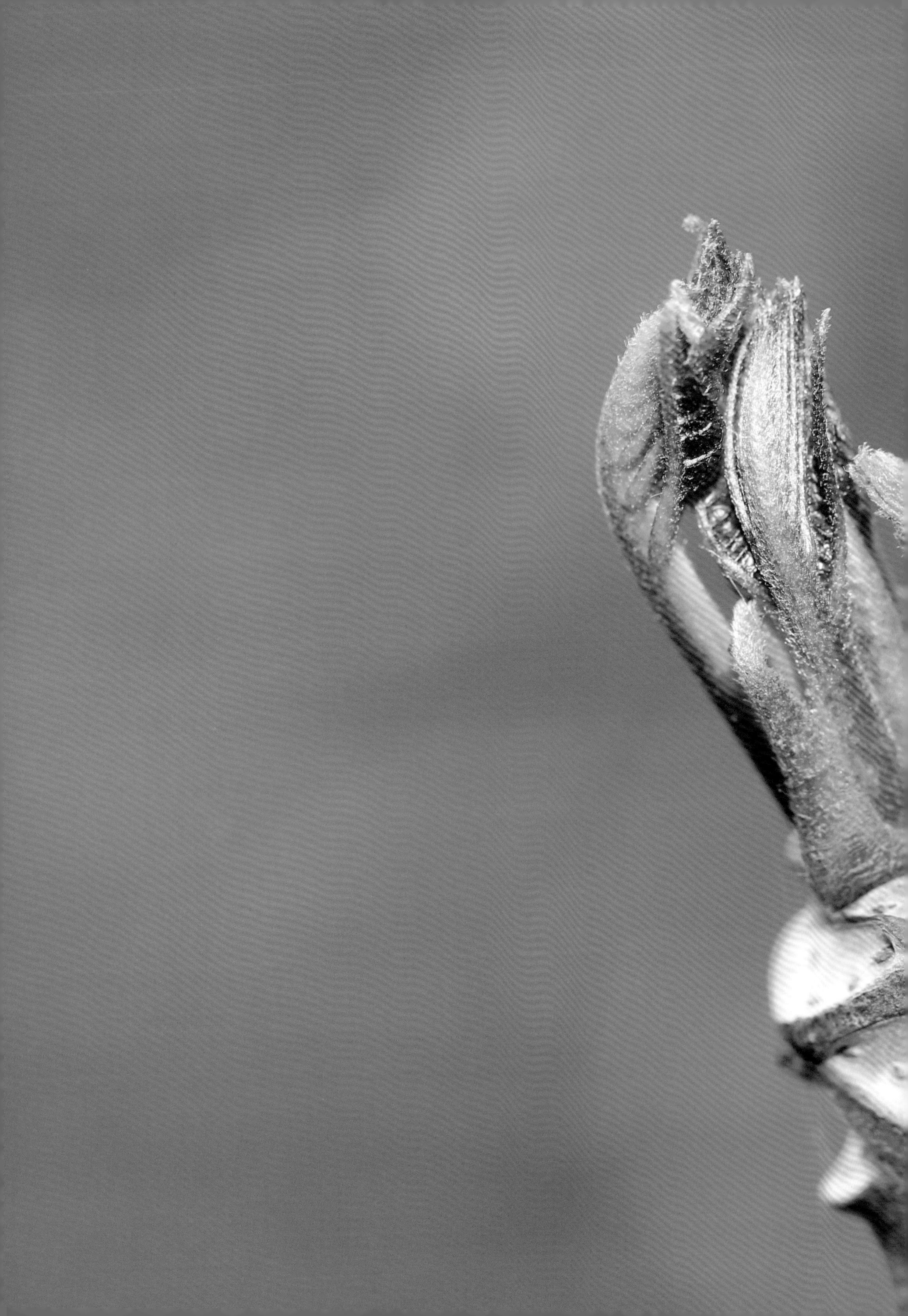

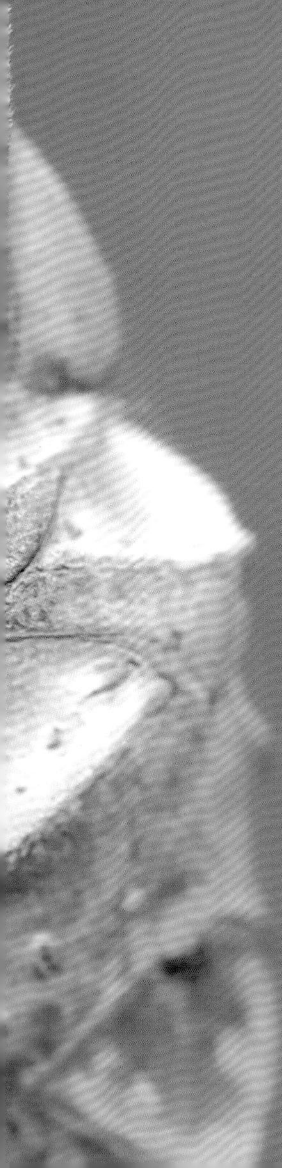

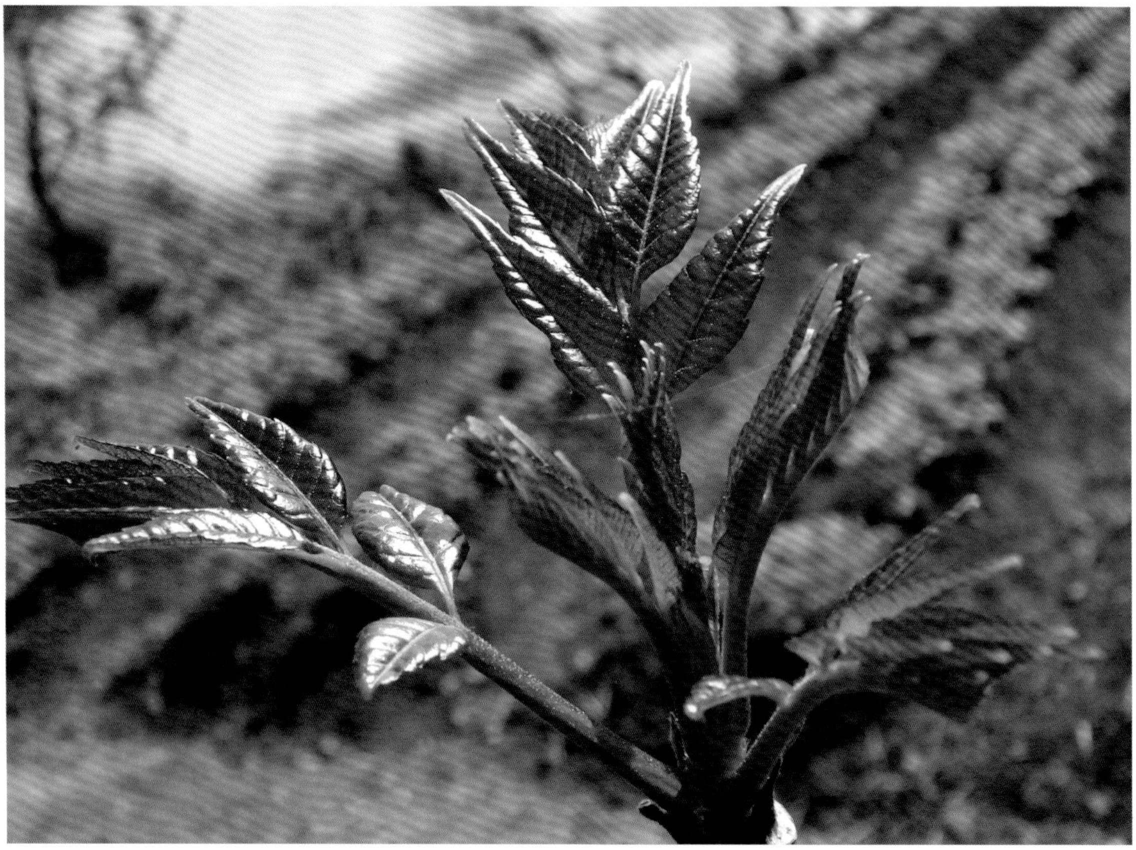

香椿

识别特征

落叶乔木，高达 16 m。树皮暗褐色，成片状剥落，小枝有时具柔毛。偶数羽状复叶互生，长 25 ~ 50 cm，有特殊气味，叶柄红色，基部肥大；小叶 8 ~ 10 对，小叶柄长 5 ~ 10 mm，叶片长圆形至披针状长圆形，长 8 ~ 15 cm，宽 2 ~ 4 cm，先端尖，基部偏斜，圆或阔楔形，全缘或有疏锯齿，上面深绿色，无毛，下面色淡，叶脉或脉间有长束毛。花小，两性，圆锥花序顶生；花芳香；花萼短小，5 裂；花瓣 5，白色，卵状椭圆形；退化雄蕊 5，与 5 枚发育雄蕊互生；子房上位，5 室，花盘远较子房为短。蒴果椭圆形或卵圆形，长约 2.5 cm，先端开裂为 5 瓣。种子椭圆形，一端有翅。花期 5—6 月，果期 9 月。

生境分布

生长于海拔 2700 m 以下的房前屋后、村边、路旁。分布于华北、华东、中南、西南及台湾、西藏等省区。

采收加工

全年均可采，干皮可从树上剥下，鲜用或晒干；根皮须先将树根挖出，刮去外面黑皮，以木槌轻捶之，使皮部与木质部分离，再行剥取，并宜仰面晒干，以免发霉发黑，亦可鲜用。

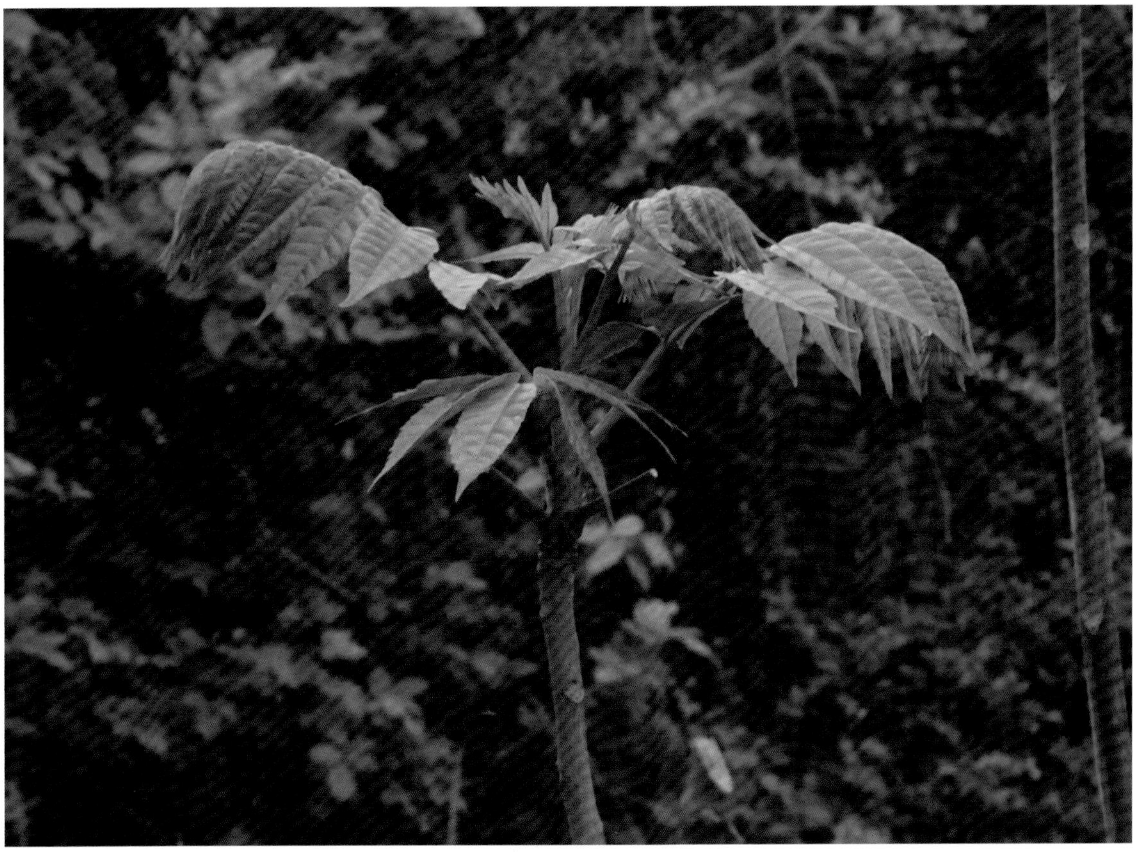

香椿

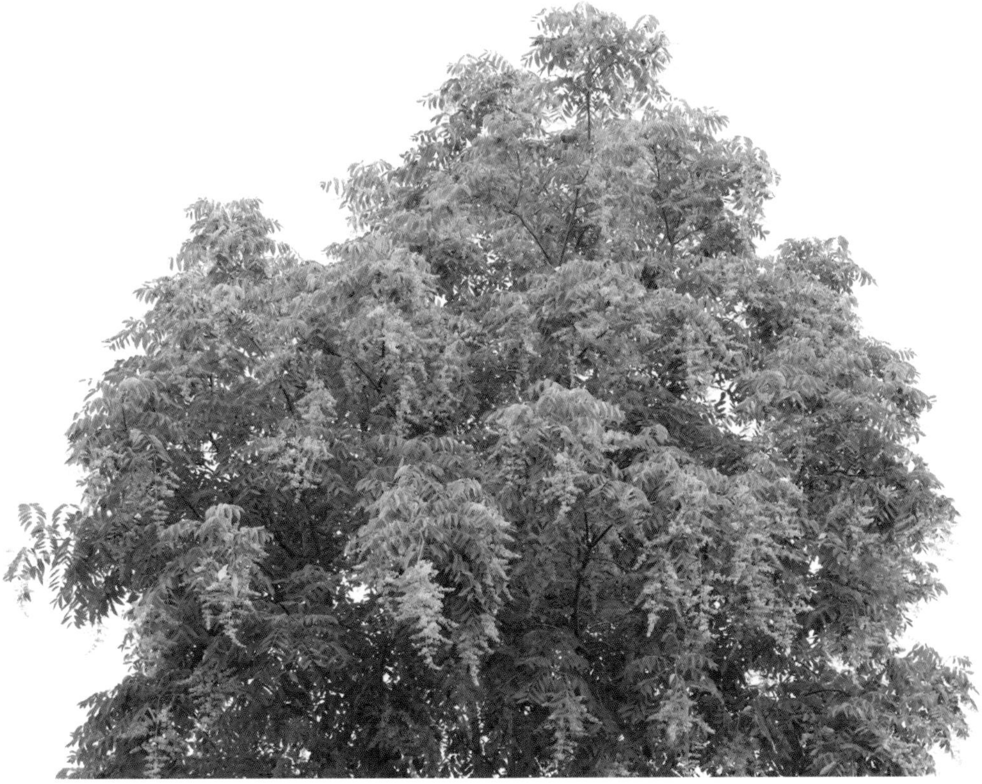

香椿

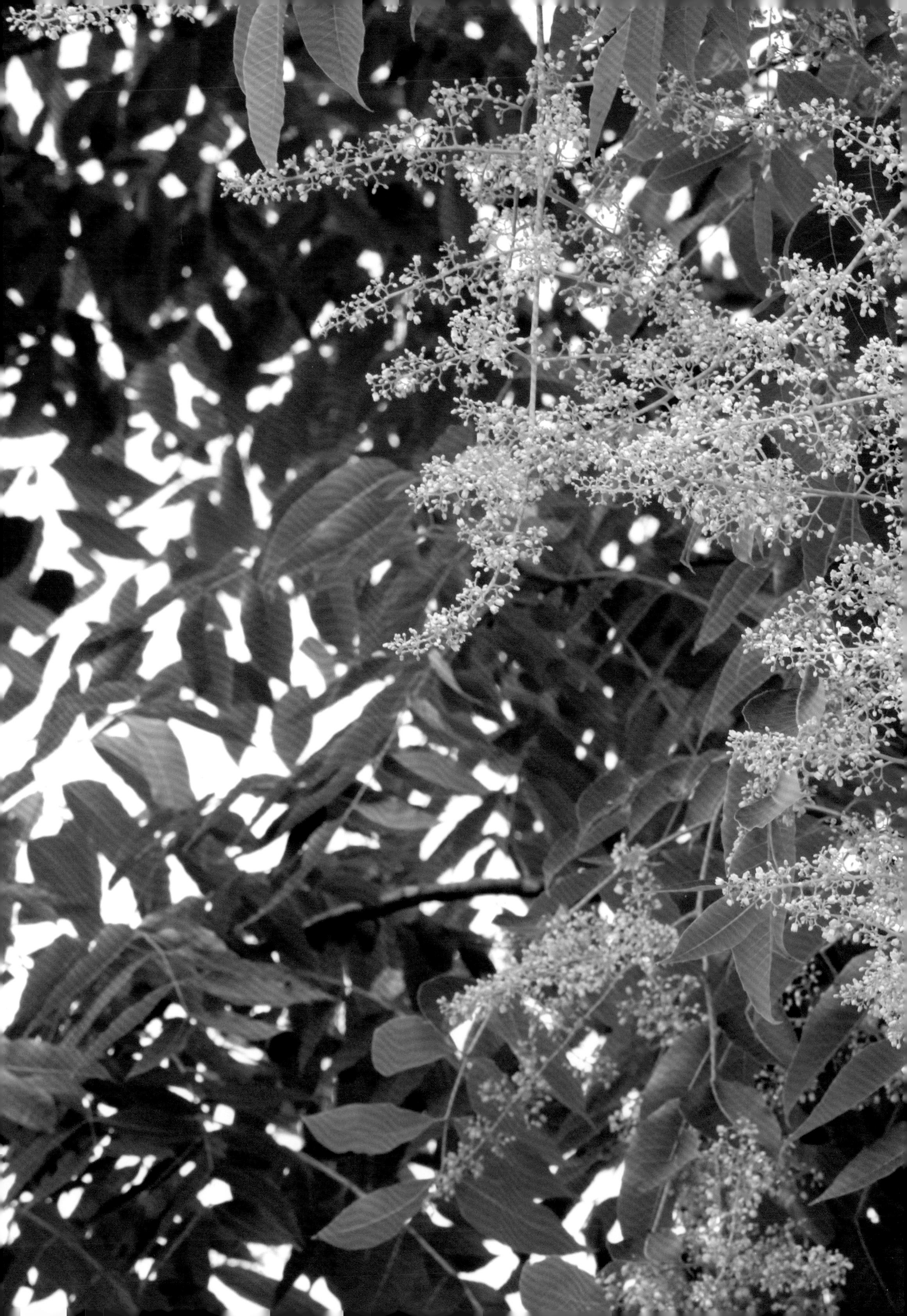

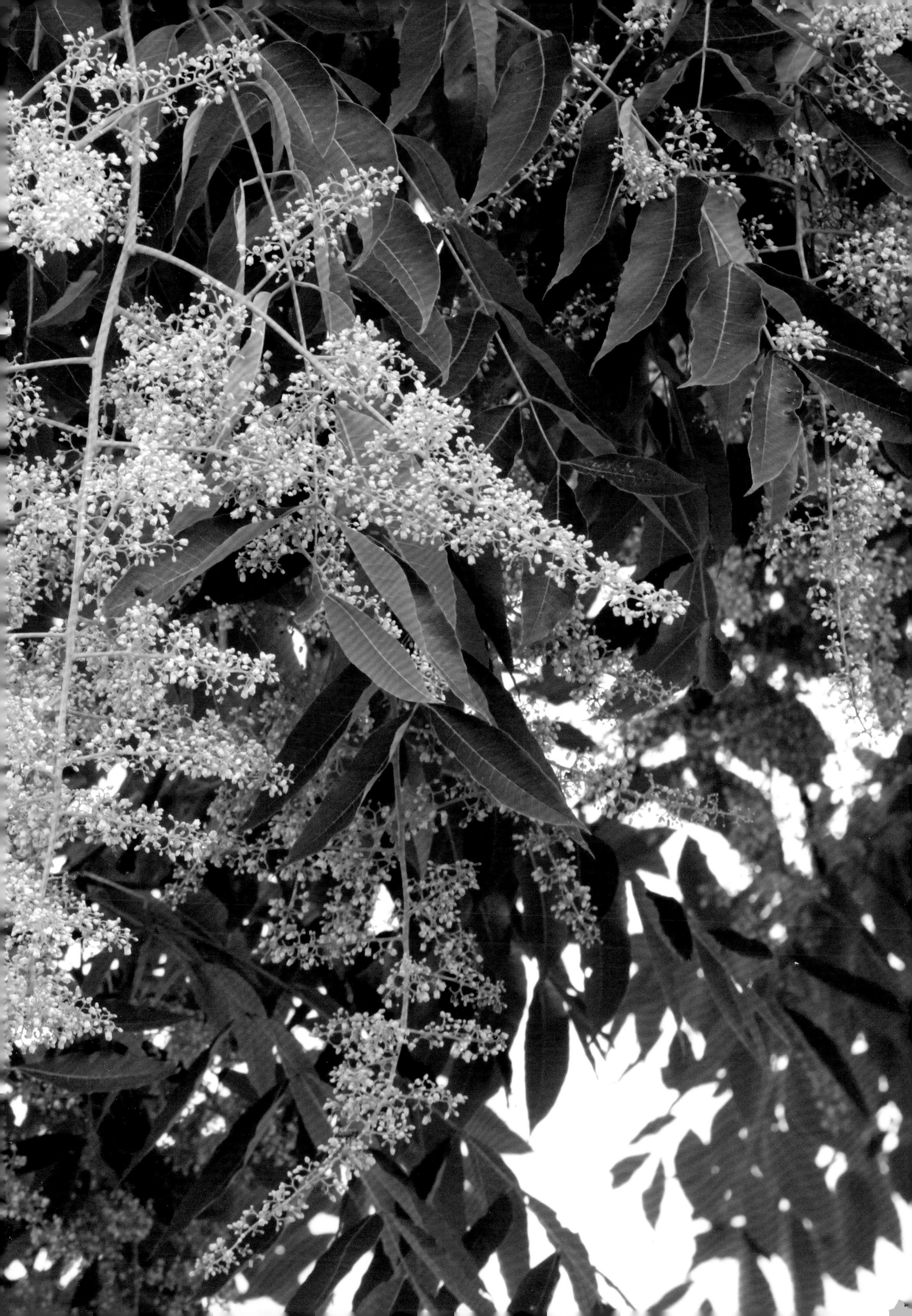

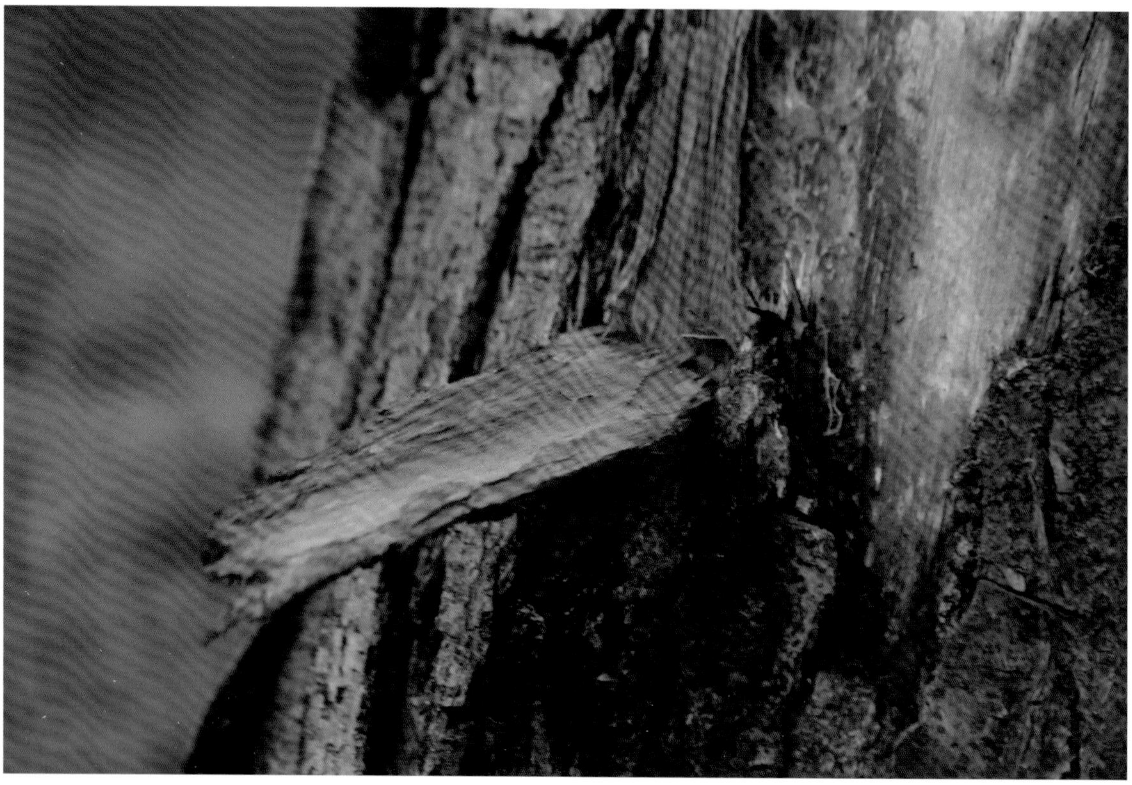

香椿

药材鉴别

本品呈半卷筒状或片状，厚0.2 ~ 0.6 cm。外表面红棕色或棕褐色，有纵纹及裂隙，有的可见圆形细小皮孔。内表面棕色，有细纵纹。质坚硬，断面纤维性，呈层状。有香气，味淡。

功效主治

清热燥湿，涩肠，止血，止带，杀虫。主治泄泻，痢疾，肠风便血，崩漏，带下，蛔虫病，丝虫病，疮癣。

用法用量

内服：煎汤，6 ~ 15 g；或入丸、散。外用：适量，煎水洗；或熬膏涂；或研末调敷。

民族药方

1．胃和十二指肠溃疡　椿根皮 18 g，水三七 10 g。水煎服。

2．麻疹　香椿根、西河柳、芫荽各15 g，紫萍3 g。水煎服。或单用煎服治麻疹未透。

使用注意

泻痢初起及脾胃虚寒者慎服。

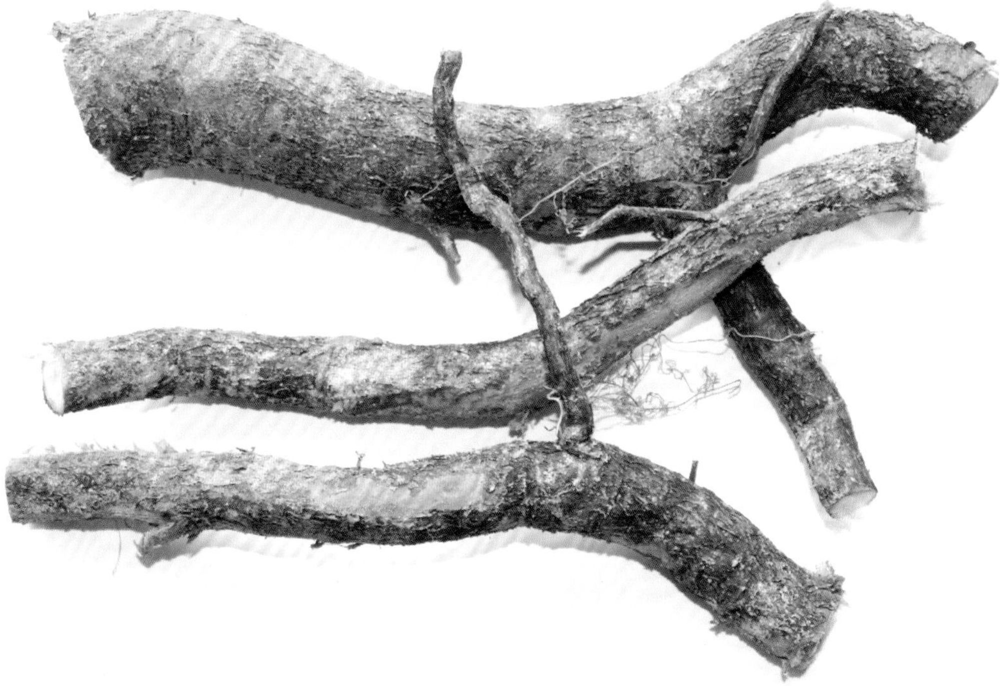

香椿药材

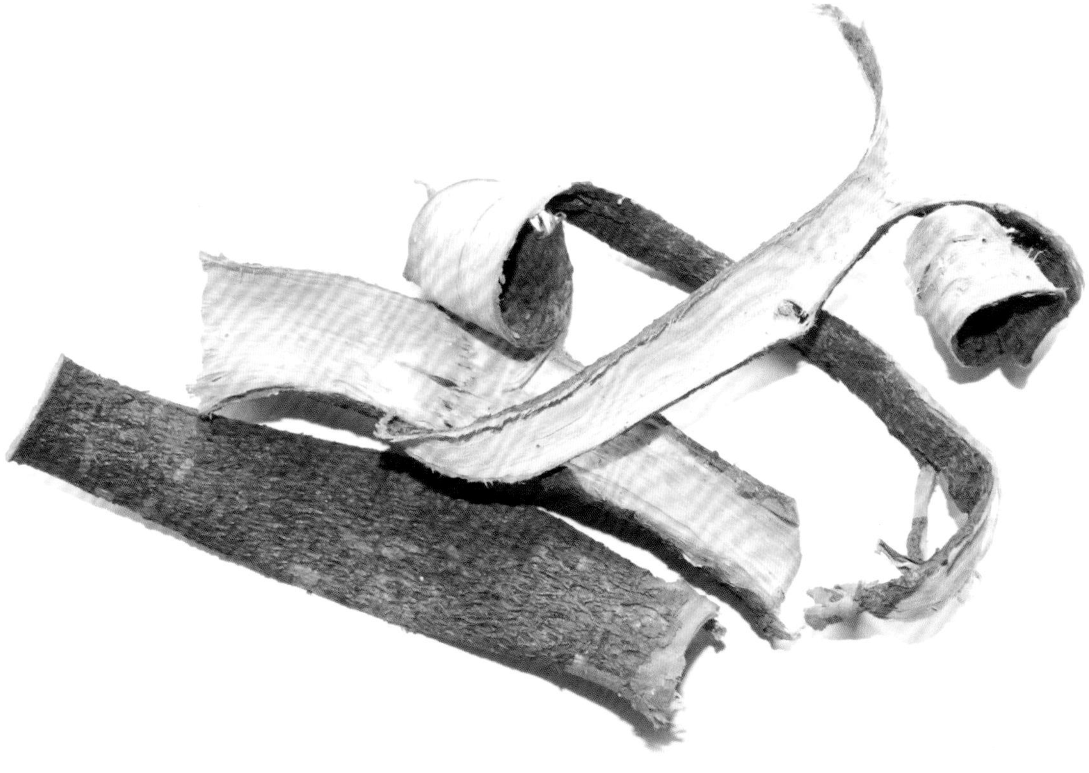

香椿根皮药材

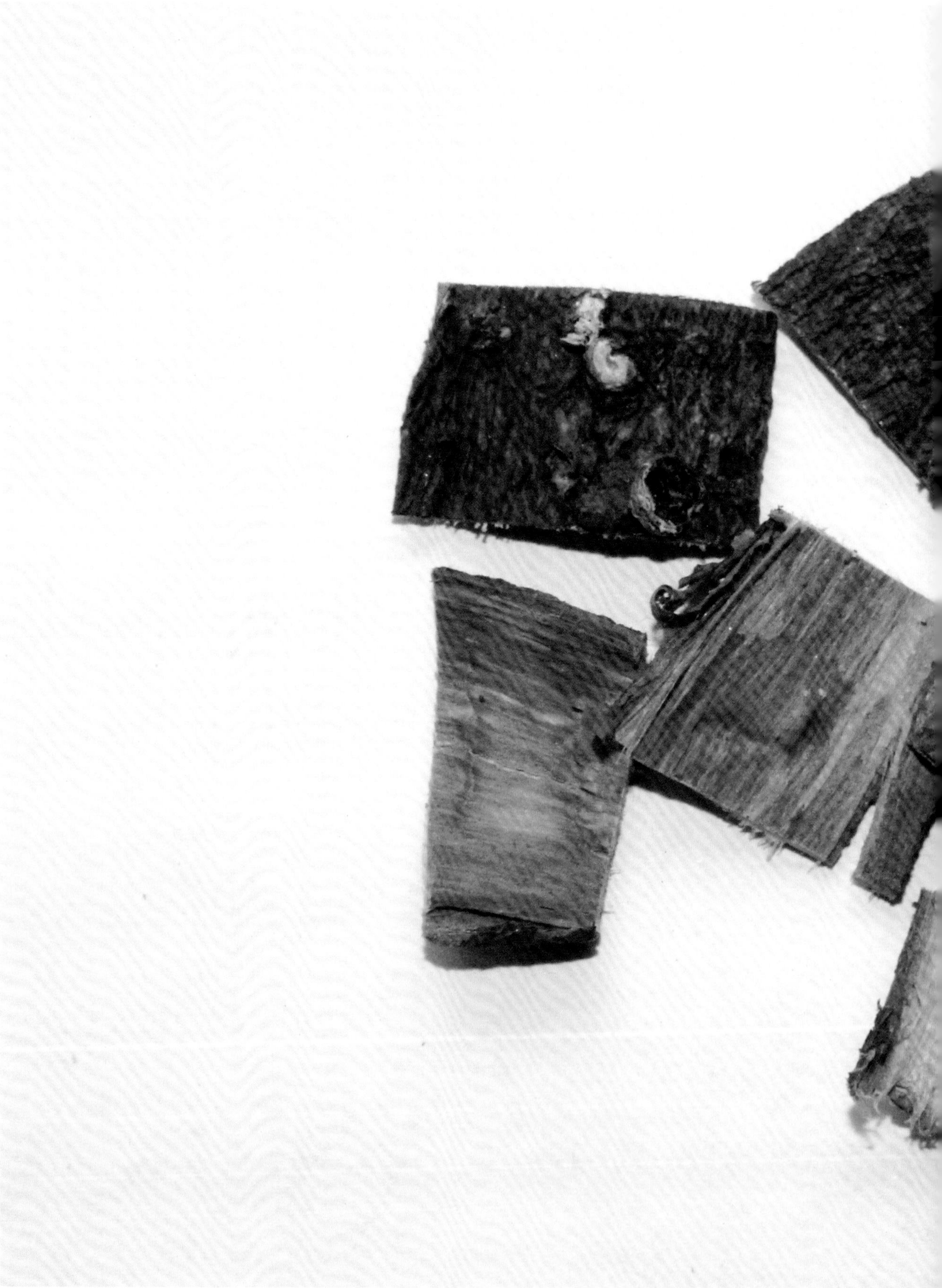

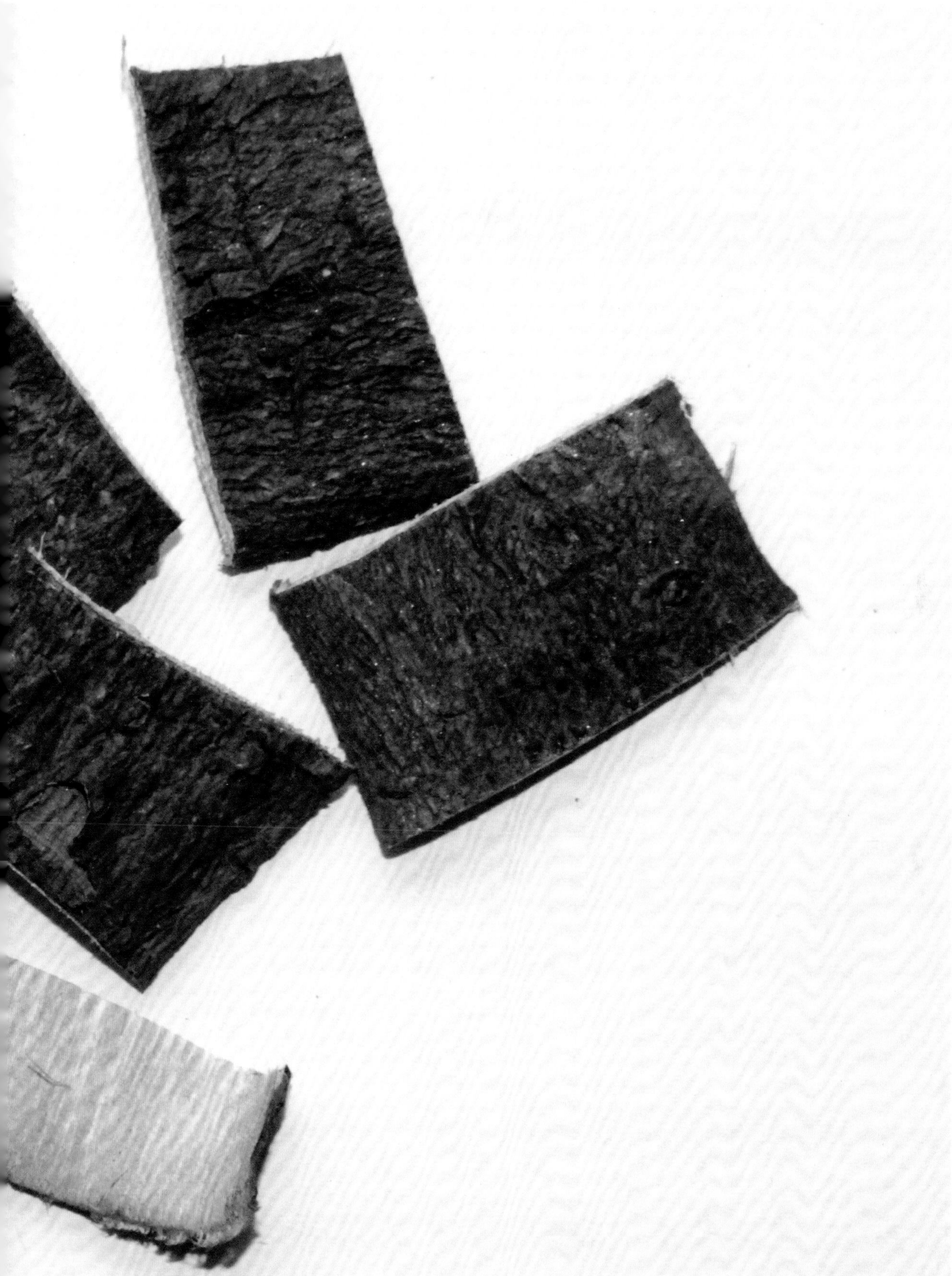

香椿根皮饮片

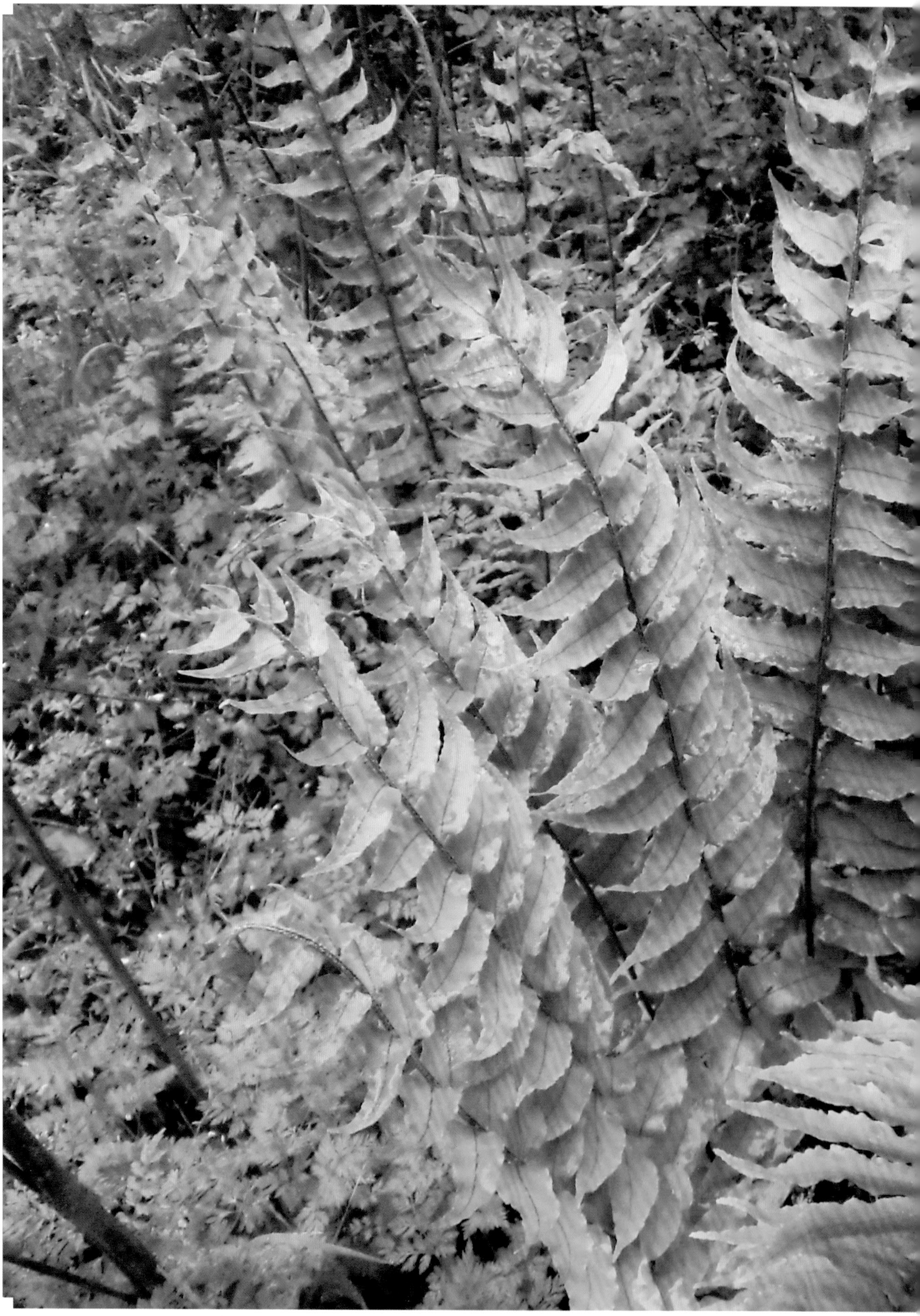

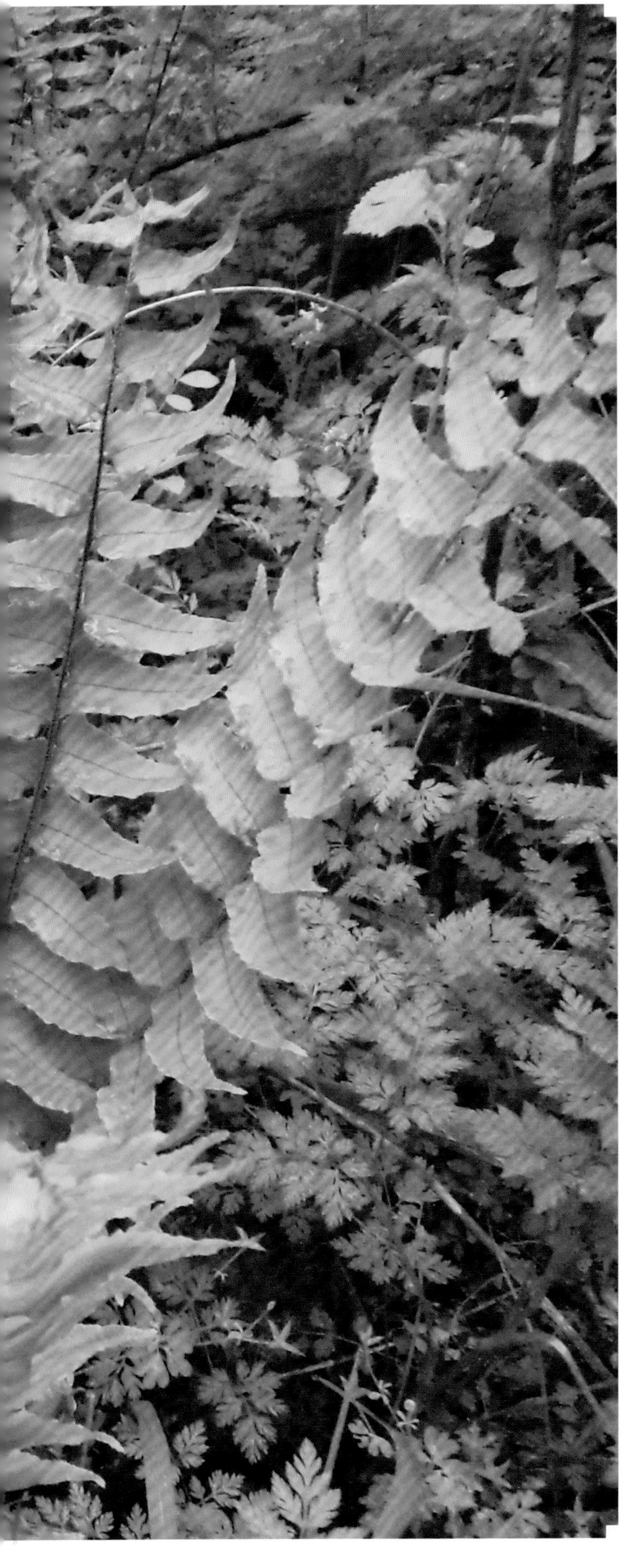

小贯众

【苗药名】窝汉嘎相。

【别　名】贯节、贯渠、贯来、贯中、贯钟、贯仲、绵马贯仲。

【来　源】本品为鳞毛蕨科植物贯众 *Cyrtomium fortunei* J. Sm. 的根茎。

【性味归经】味苦、涩，性冷。归热经。

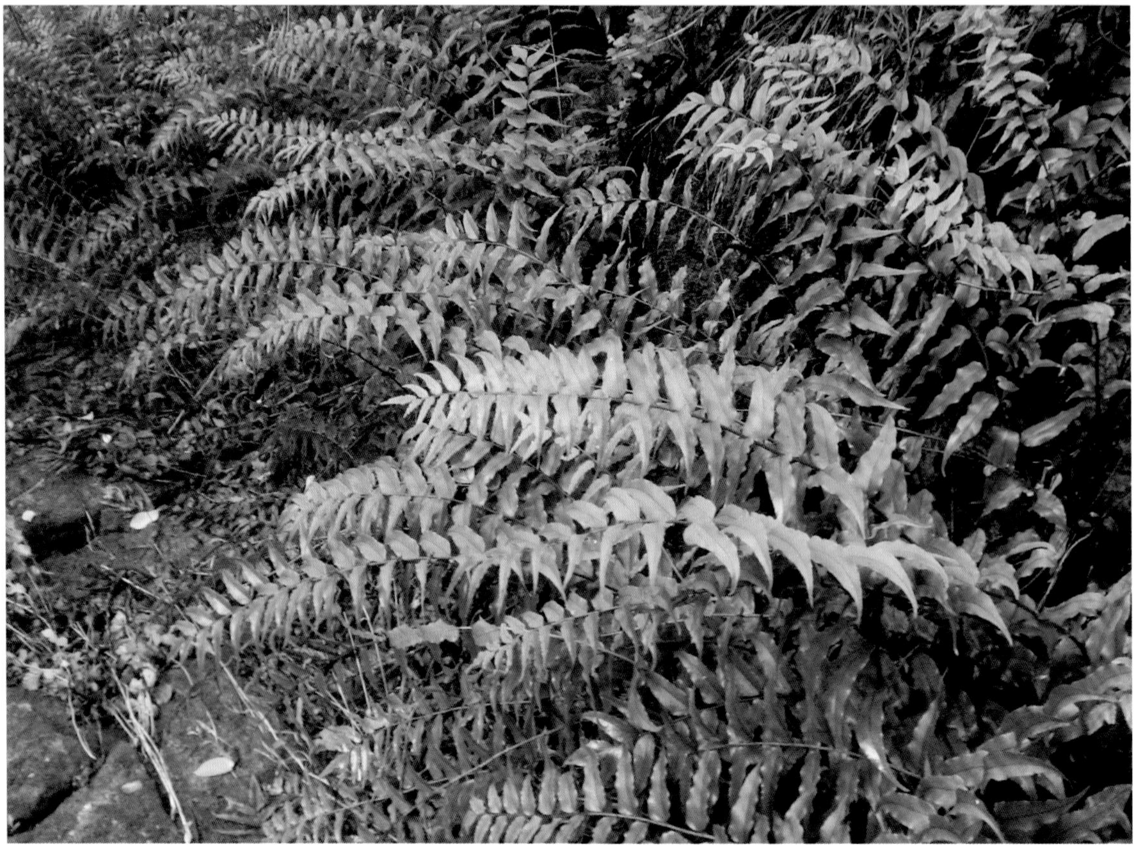

贯众

识别特征

植株高 30 ~ 70 cm。根茎短而斜升，连同叶柄基部密被黑褐色、阔卵状披针形大鳞片。叶簇生；叶柄长 10 ~ 25 cm，淡绿色，向上被疏鳞片；叶片长圆形至披针形，长 20 ~ 45 cm，宽 8 ~ 15 cm，基部不缩狭，1 回羽状；羽片 10 ~ 20 对，镰状披针形，有短柄，基部圆楔形，上侧稍呈尖耳状突起，边缘有细锯齿；叶脉网状。孢子囊群生于内藏小脉先端，散生于羽片背面；囊群盖圆盾形，棕色，全缘。

生境分布

生长于海拔 100 ~ 2300 m 的林缘、山谷和田埂、路旁。分布于华东、中南、西南及河北、山西、陕西、甘肃等省区。

采收加工

全年均可采收。全株掘起，清除地上部分及须根后充分晒干。

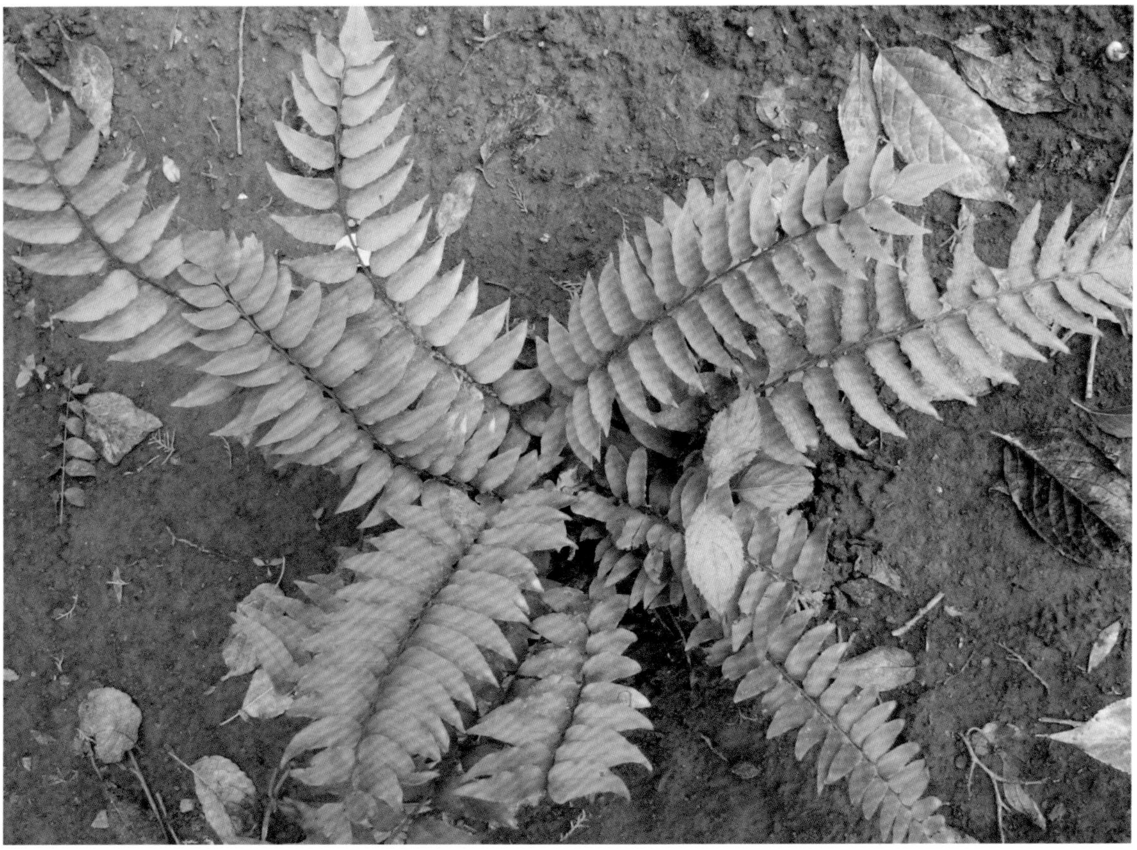

贯众

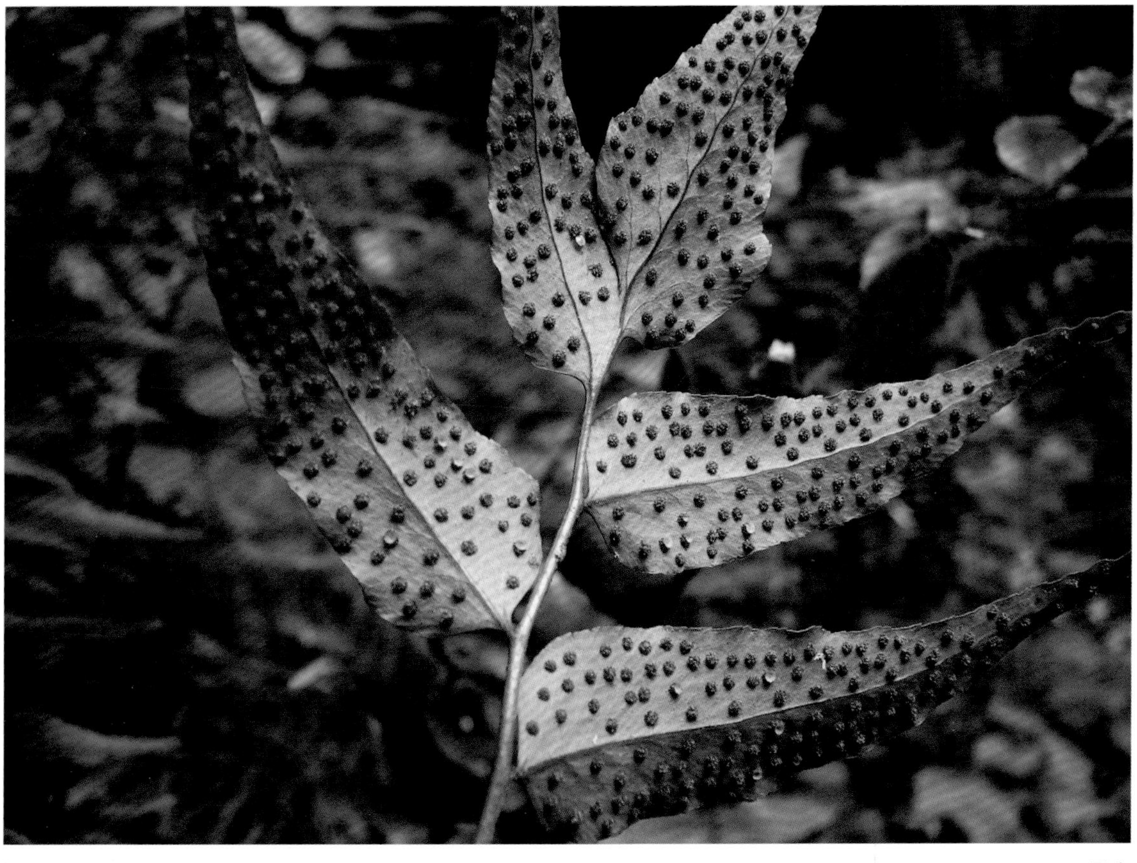

贯众

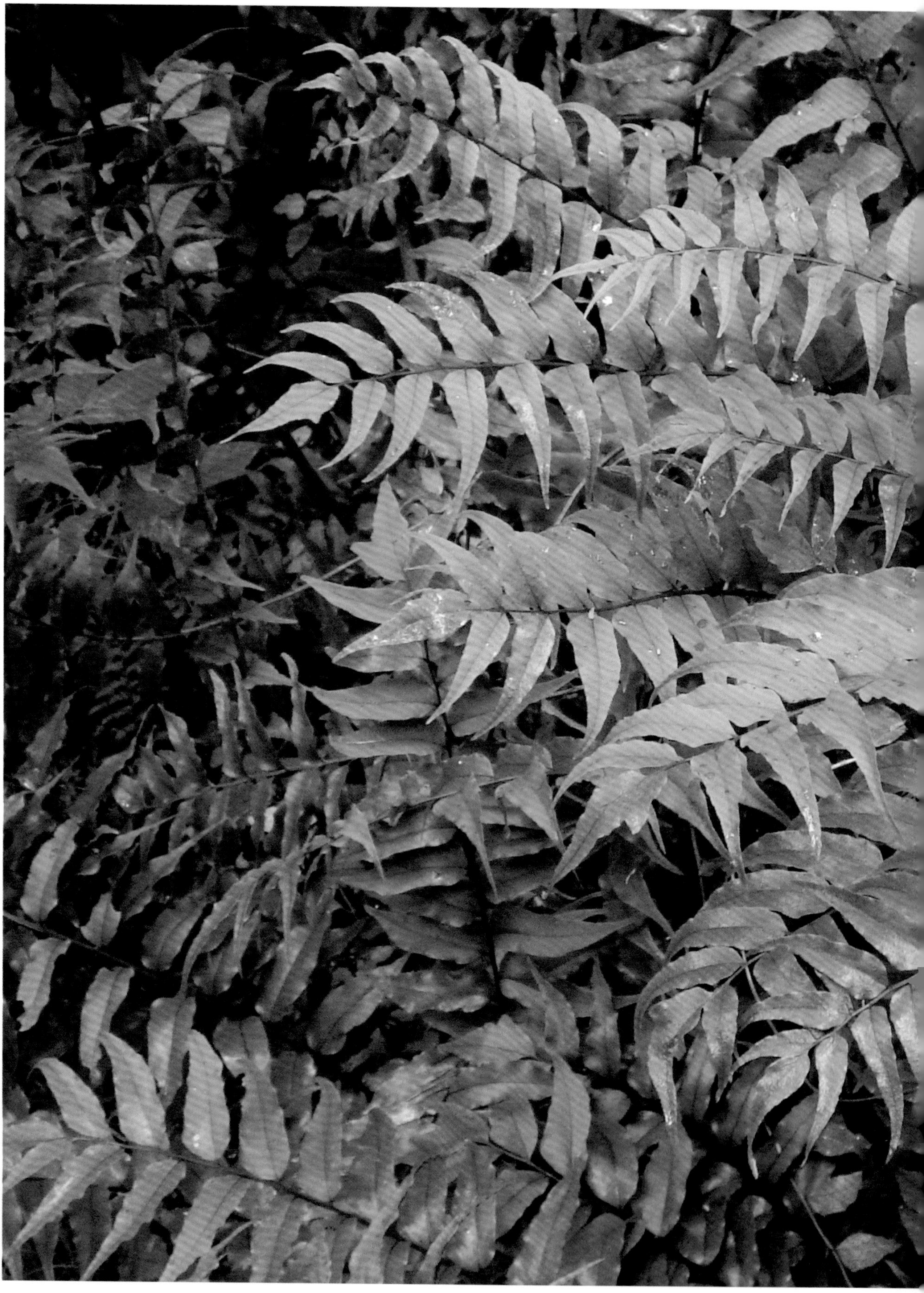

小贯众

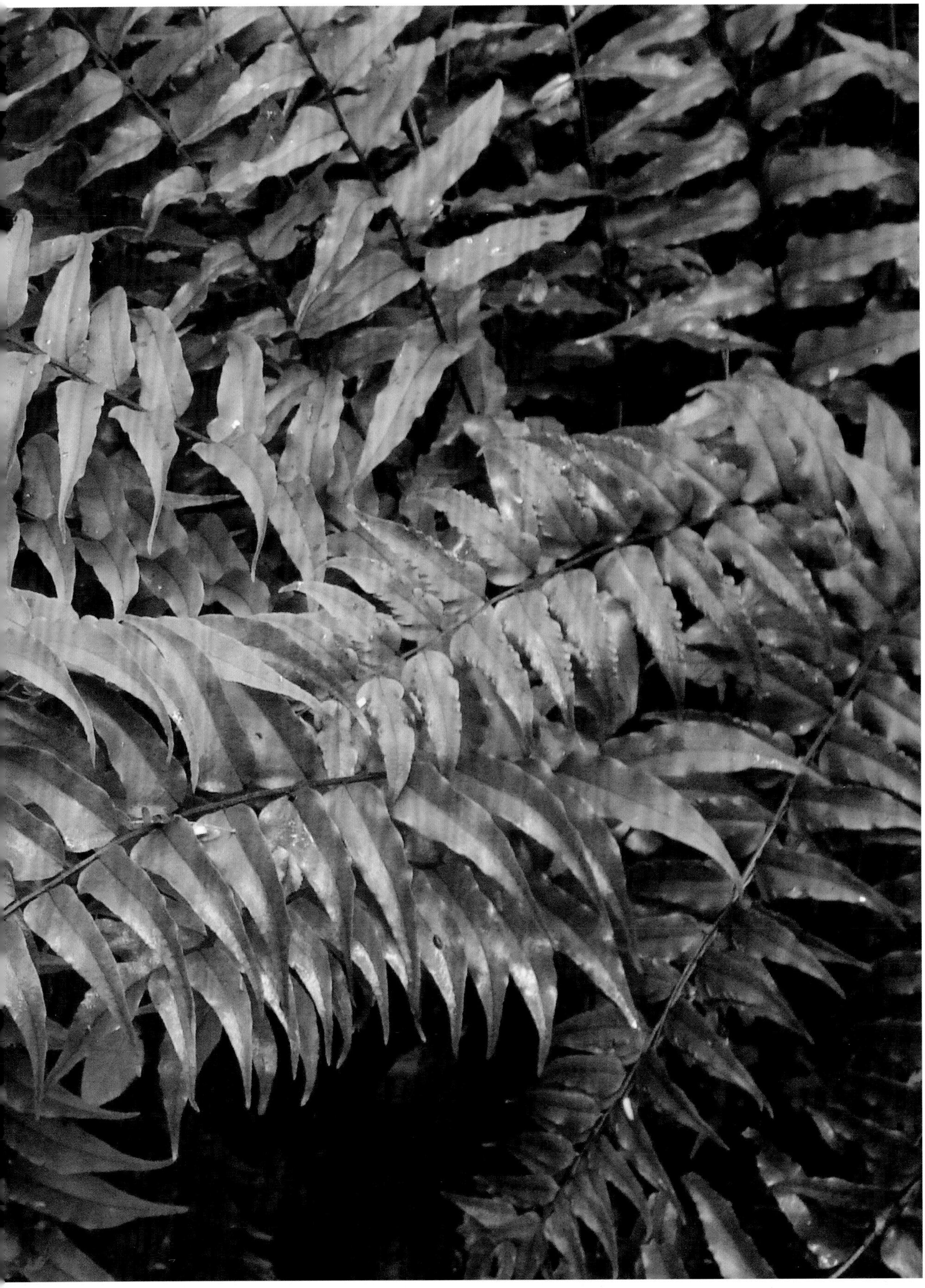

贯众

药材鉴别

本品为带叶柄残基的根茎。呈块状圆柱形或一端略细，微弯曲，长 10 ~ 30 cm，直径 2 ~ 5 cm。表面棕褐色，密集多数叶柄残基，倾斜地作覆瓦状围绕于根茎，并被有红棕色膜质半透明的鳞片；下部着生黑色较硬的须根。叶柄残基长 2 ~ 4 cm，直径 3 ~ 5 mm，棕黑色，有不规则的纵棱。根茎质较硬，折断面新鲜品绿棕色，干品红棕色，有 4 ~ 8 个类白色小点（分体中柱）排列成环；叶柄残基断面略呈马蹄形，红棕色，有 3 ~ 4 个类白色小点，呈三角形或四方形角隅排列。气微，味涩、微甘，易引起恶心。

功效主治

清热解毒，凉血祛瘀，驱虫。主治感冒，热病斑疹，高热不退，筋骨疼痛，白喉，乳痈，痢疾，黄疸，吐血，便血，崩漏，痔血，带下，中耳炎，跌仆损伤，肠道寄生虫。

用法用量

内服：煎汤，9 ~ 15 g。外用：适量，捣烂外敷；或研末调敷。

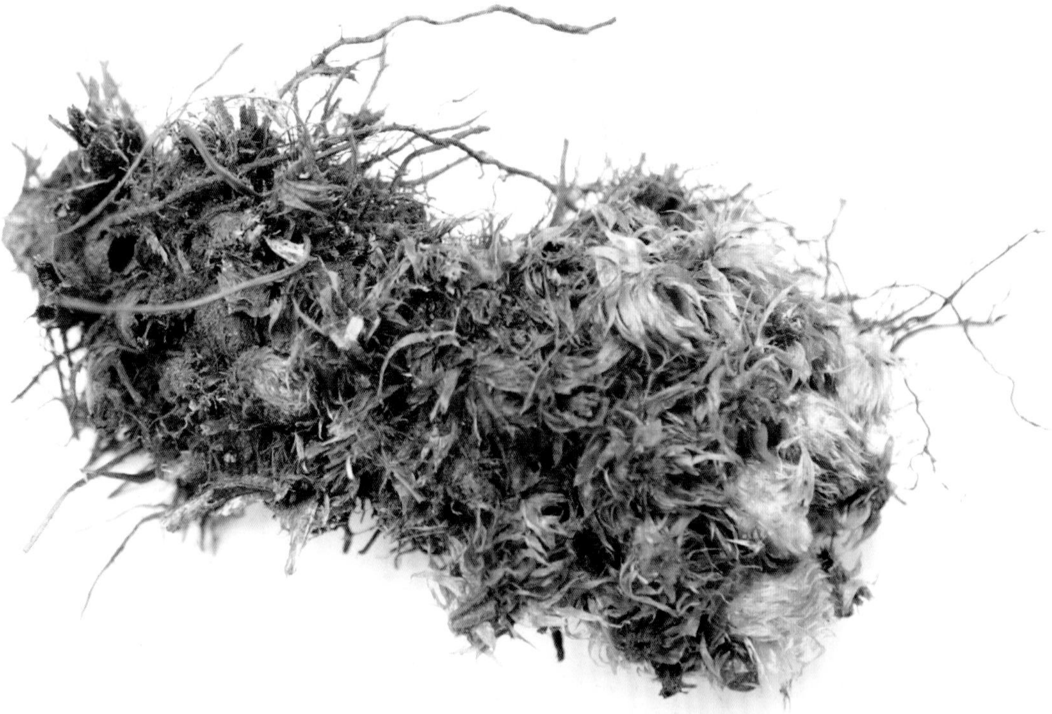

小贯众药材

民族药方

1. 中耳炎 小贯众、大青叶各 15 g，金银花、野菊花各 10 g。水煎服，并用鲜品捣烂敷患处。

2. 尿血 小贯众 15 g。水煎服。

3. 筋骨疼痛，高热不退 小贯众 15 g，野菊花 10 g，四块瓦 3 g，苕叶细辛 5 g。水煎服。

4. 头晕心悸 小贯众根茎 60 g。煨水服。

5. 漆疮 小贯众根茎 60 ~ 90 g。煨水洗患处。

6. 疝气偏坠 小贯众根 9 ~ 15 g。水煎服。

7. 赤痢 小贯众 24 g，槐花、地榆各 12 g。水煎服。

8. 血崩 小贯众根 3 g。醋炒，水煎服。

9. 痔疮出血 小贯众根茎 30 g。炖猪大肠吃。

10. 预防流行性感冒 小贯众、大青叶各 15 g，野菊花 9 g。水煎服。

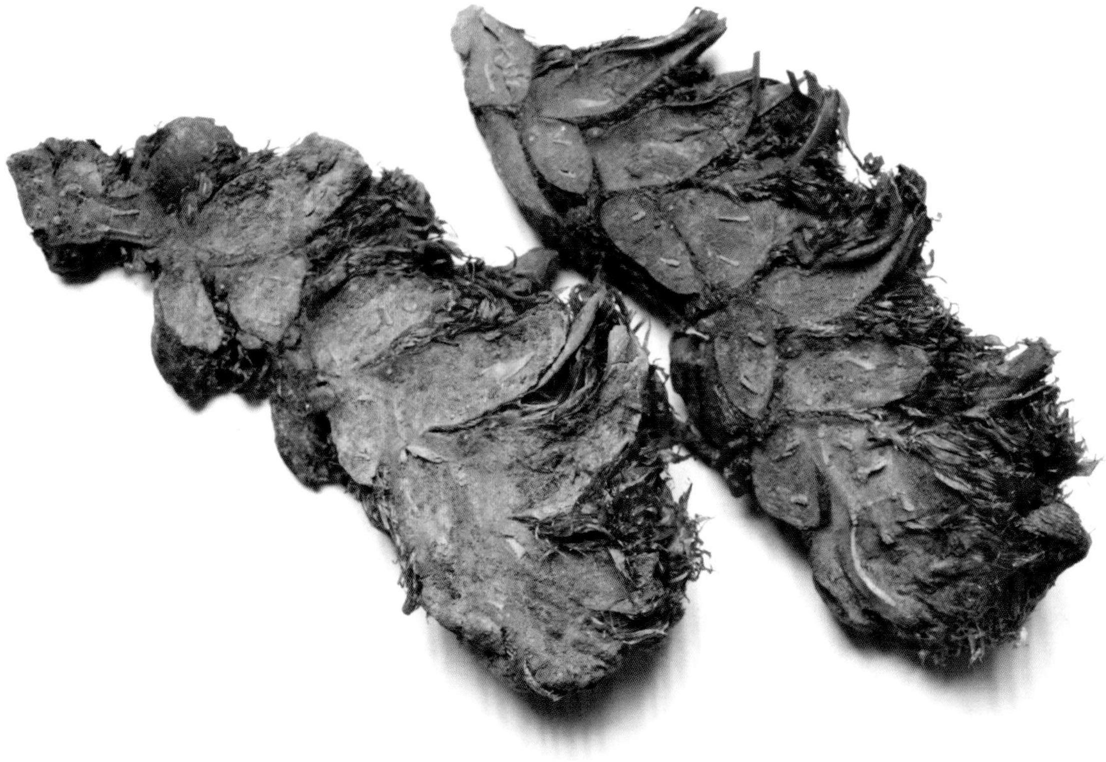

小贯众药材

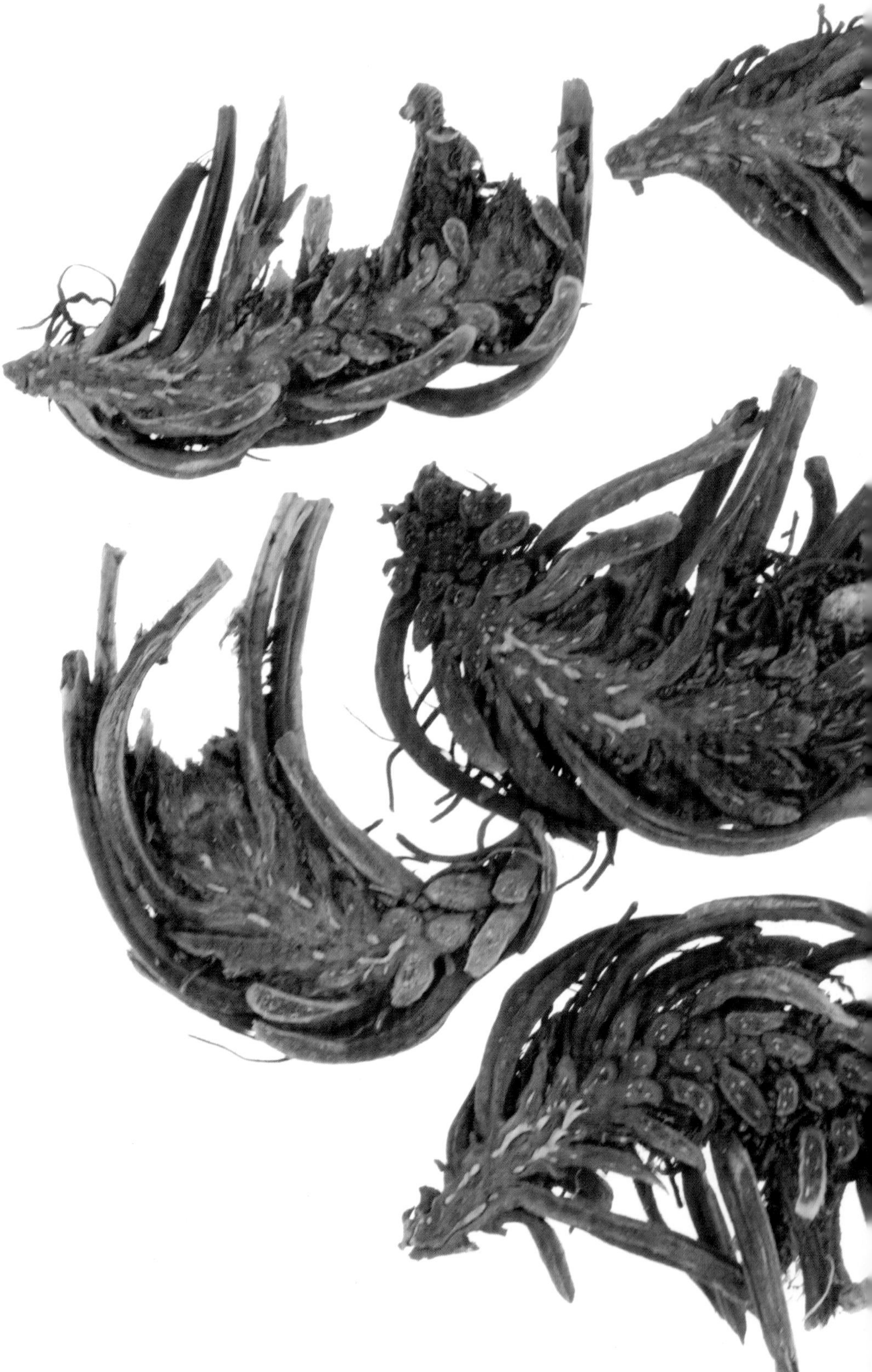

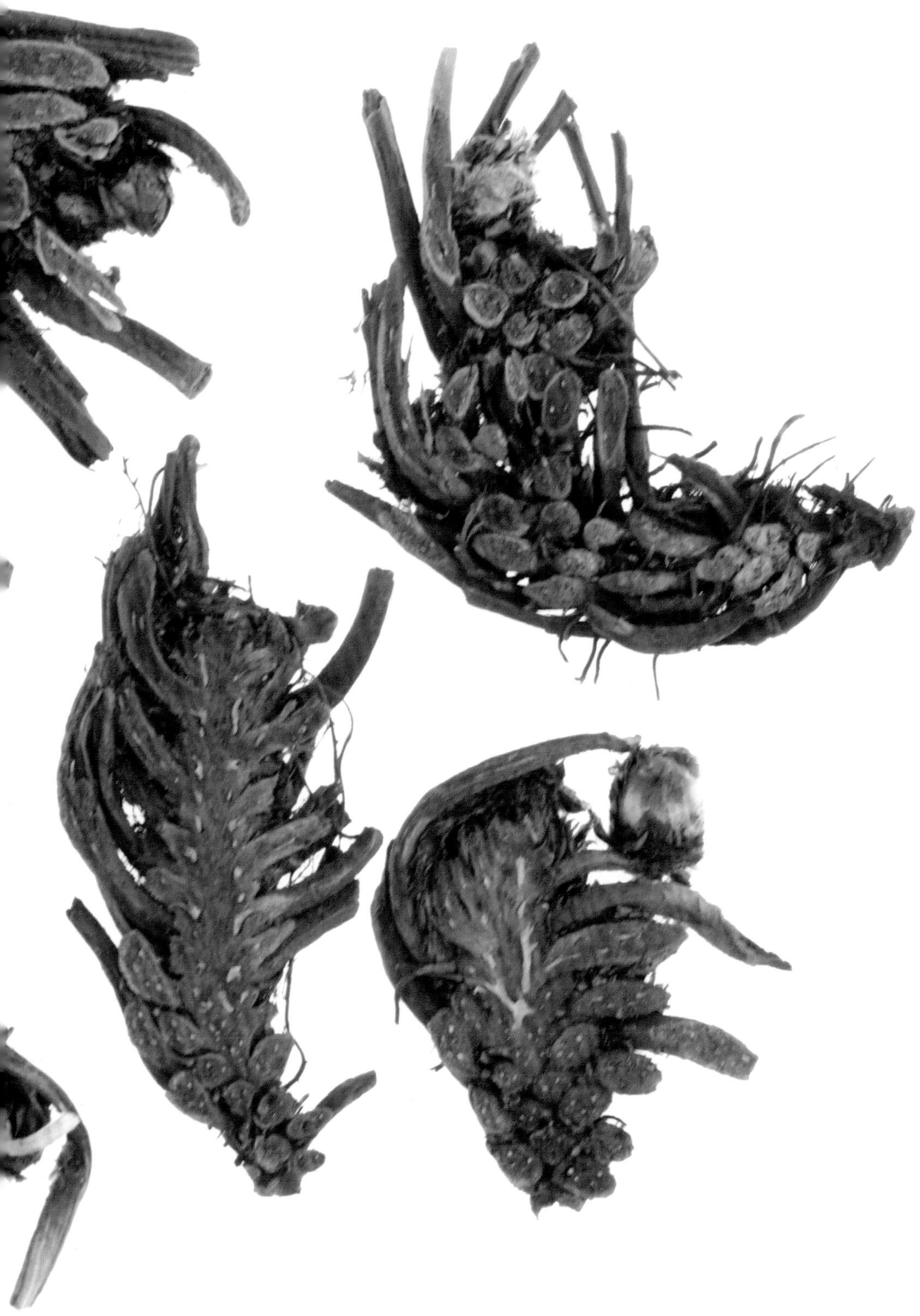

小贯众饮片

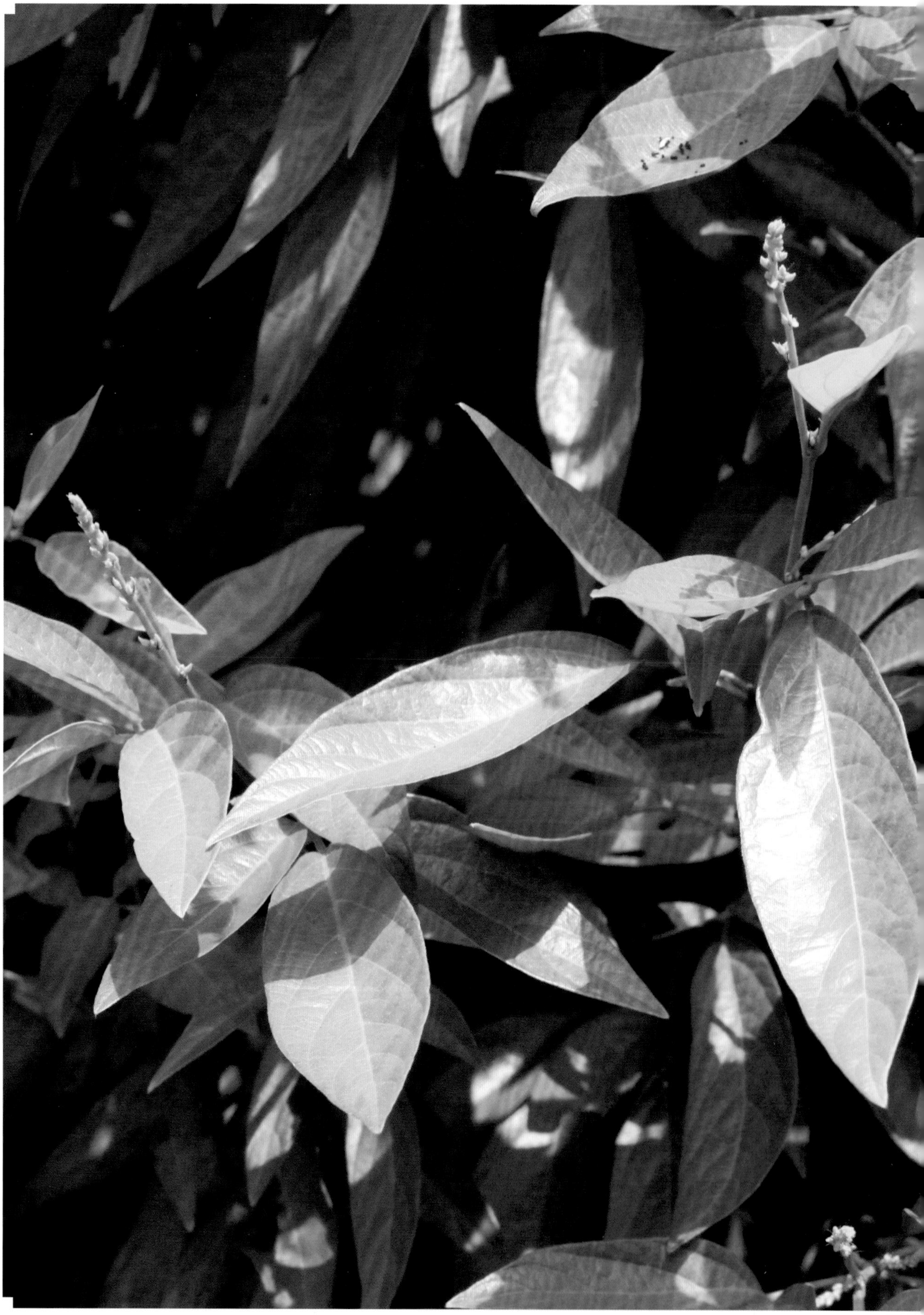

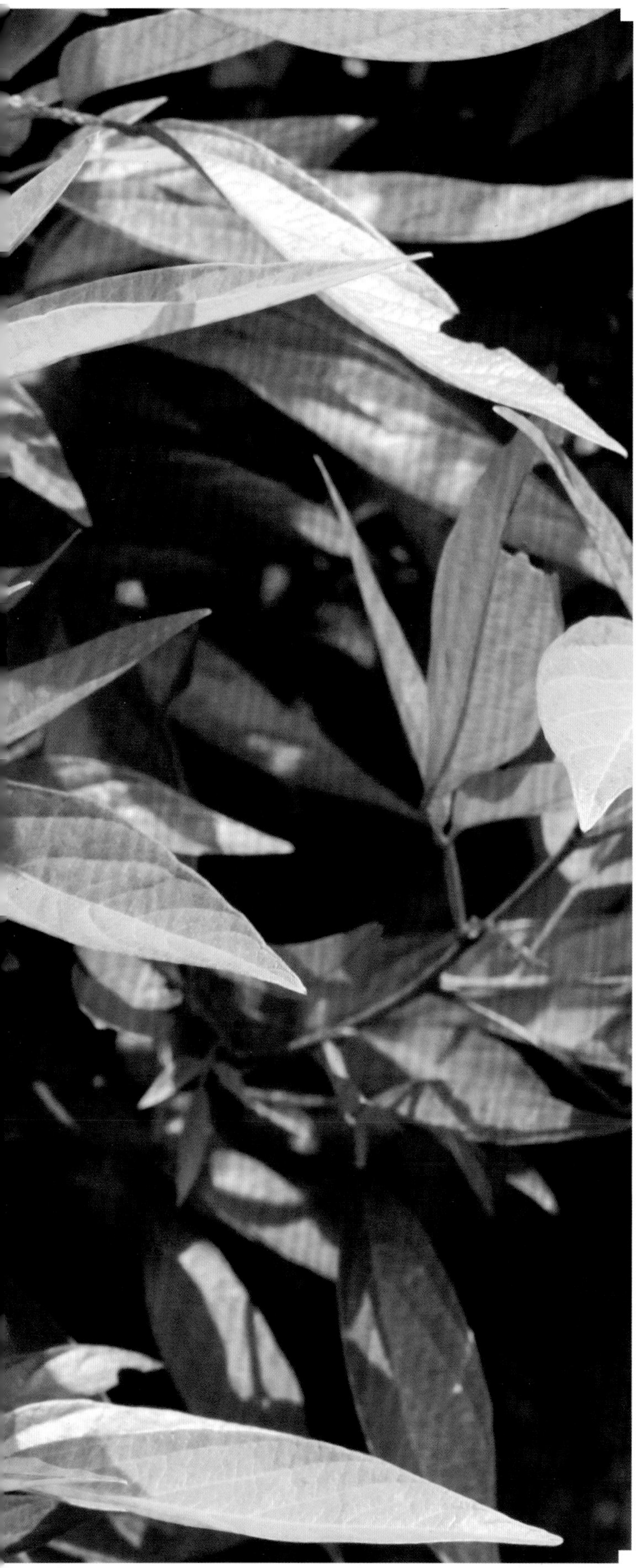

小槐花

【苗药名】孟刘笔。

【别　名】草鞋板、拿身草、味噌草、清酒缸、羊带归。

【来　源】本品为豆科植物小槐花 *Desmodium caudatum*（Thunb.）DC. 的根。

【性味归经】味苦、涩，性冷。归热经。

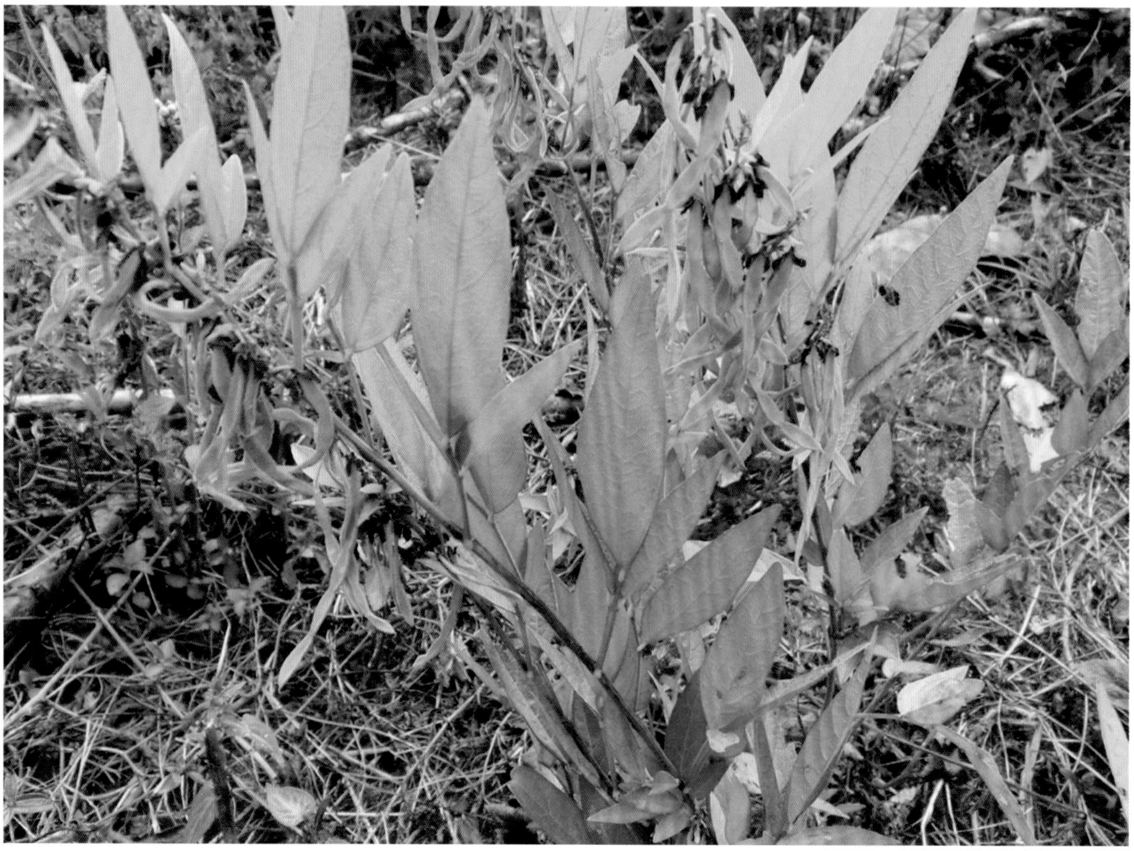

小槐花

识别特征

灌木，高 1 ~ 4 m。茎直立，多分枝，无毛。3 出复叶互生，顶生小叶披针形，长 4 ~ 10 cm，宽 1.5 ~ 4.0 cm，先端渐尖，基部楔形，全缘，疏被柔毛；侧生小叶较小；总叶柄扁平，长 1.5 ~ 3.0 cm。总状花序顶生或腋生；花萼 2 唇形，5 裂，裂齿披针形；蝶形花冠绿白色，长 7 ~ 8 mm，旗瓣钝圆；翼瓣小，卵形；龙骨瓣有爪；雄蕊 10，2 体；雌蕊 1，子房具密绢毛。荚果条形，长 5 ~ 8 cm，具钩状短毛，荚节 4 ~ 6，每节有椭圆形种子 1 枚，深褐色。花期 7—9 月，果期 8—11 月。

生境分布

生长于山坡、草地、林缘、路旁。分布于西南及江苏、安徽、浙江、江西、福建、台湾、湖北、广东、广西等省区。

采收加工

夏、秋二季采挖，洗净，晒干。鲜用四季可采。

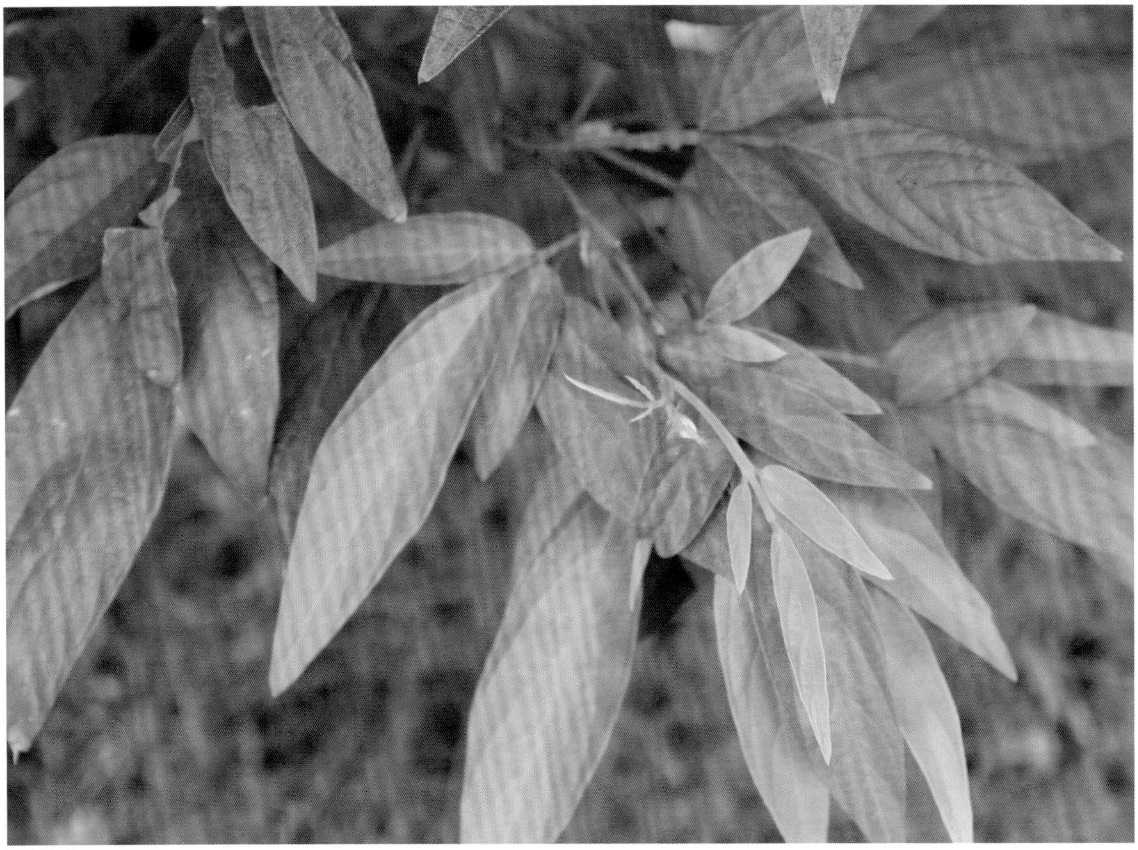

小槐花

药材鉴别

根圆柱形，有分枝，表面棕褐色，具纵皱及瘤状突起，头部有残留茎基，可见类圆形皮孔。质坚硬，不易折断，断面黄白色。气微，味淡。

功效主治

祛风利湿，活血，解毒，消积散瘀。主治风湿关节痛，湿热黄疸，消化不良，小儿疳积，咽喉痛，胃肠炎，痈肿疮疖。

用法用量

内服：15 ~ 30 g，煎服。外用：适量，煎水洗，捣敷或研末撒敷。

民族药方

1．小儿疳积 ①小槐花根 30 g。与猪瘦肉同炖，喝汤吃肉。②小槐花 10 g。炖猪骨服。

2．风湿关节痛 小槐花、水冬瓜各适量。捣烂敷患处。

3．胃痛 小槐花 20 g。水煎服。

4．毒蛇咬伤 小槐花根 15 ~ 30 g，红管药根 9 ~ 15 g。水煎服或鲜品捣烂绞汁服，每日 2 剂。伤口经外科常规处理后，用药外敷。

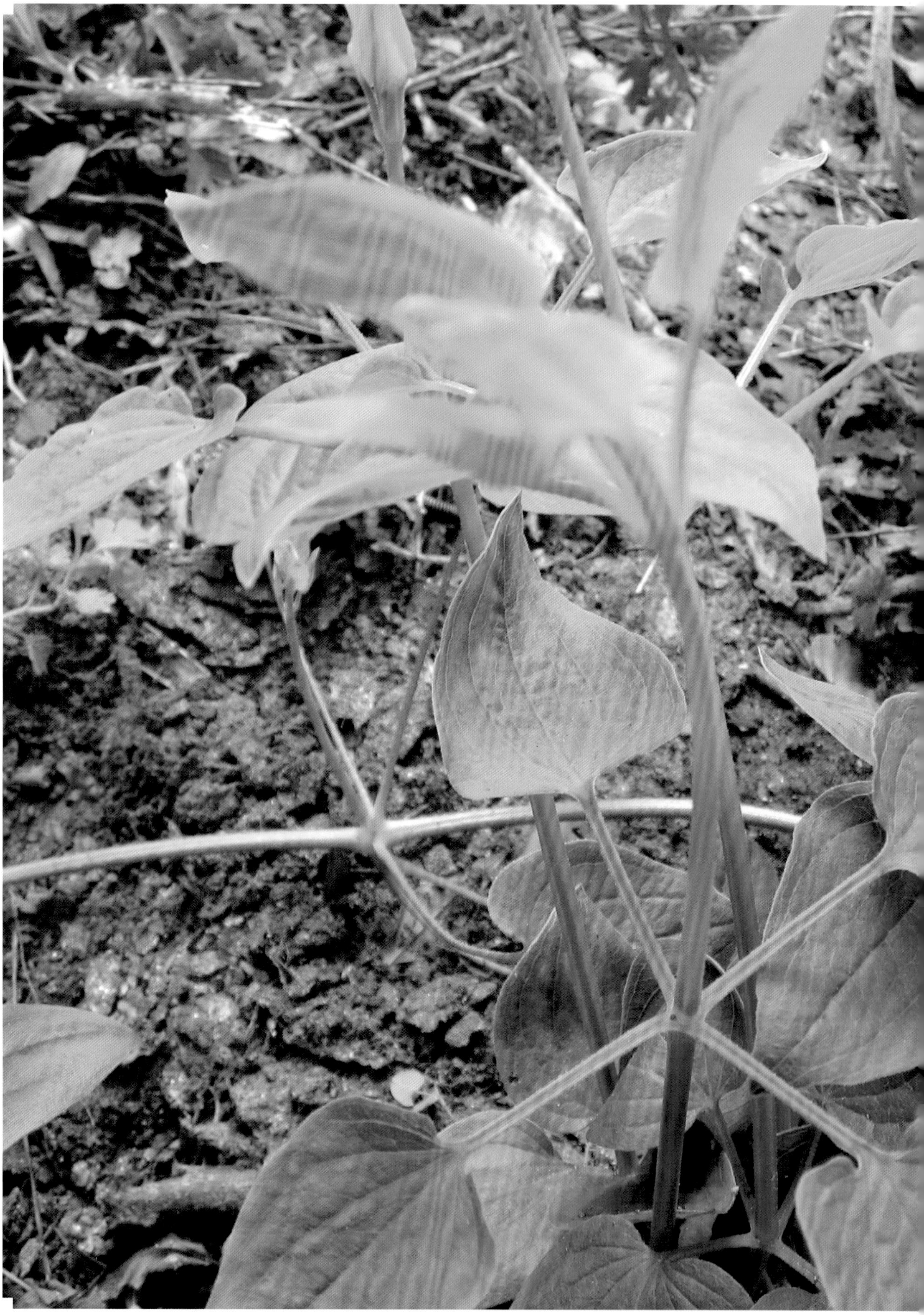

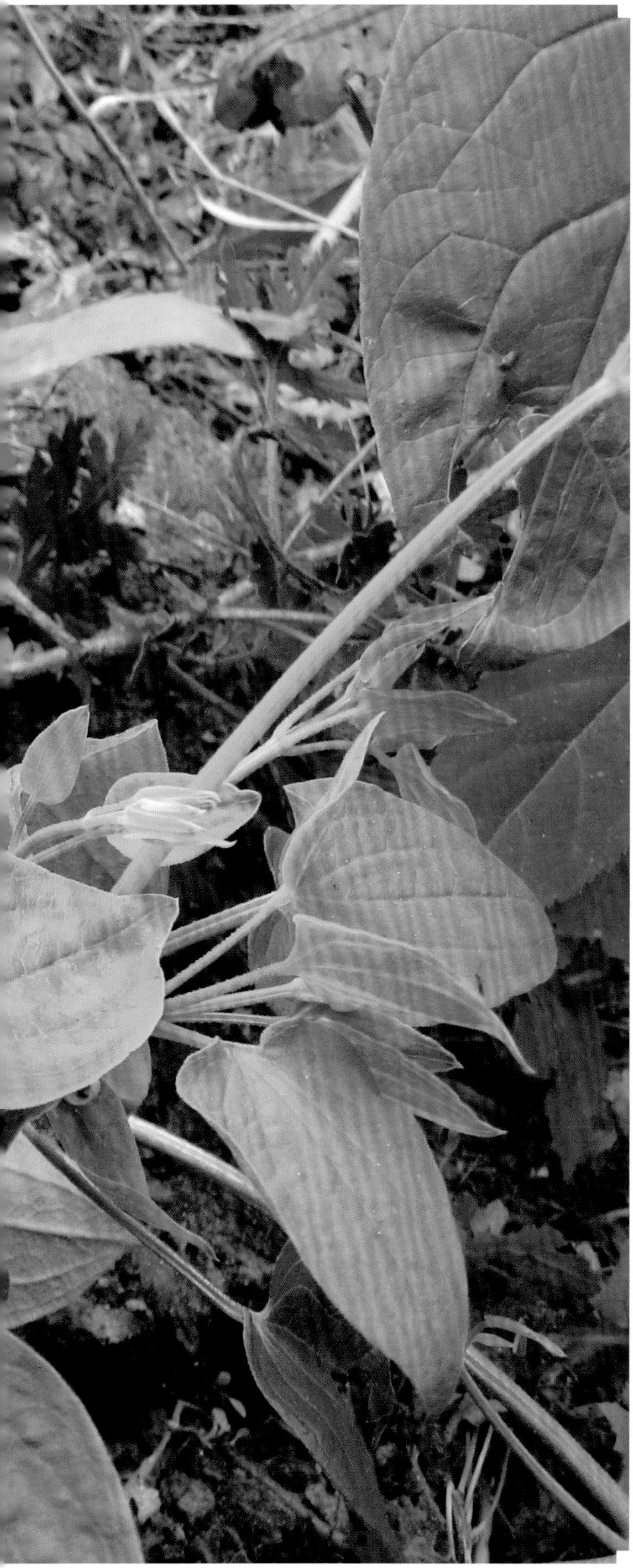

小血藤

【苗药名】咪沙。

【别　名】锯锯藤、拉拉秧、活血草、红茜草、小血藤、血见愁。

【来　源】本品为茜草科植物茜草 *Rubia cordifolia* L. 的根。

【性味归经】味酸涩，性冷。归热经。

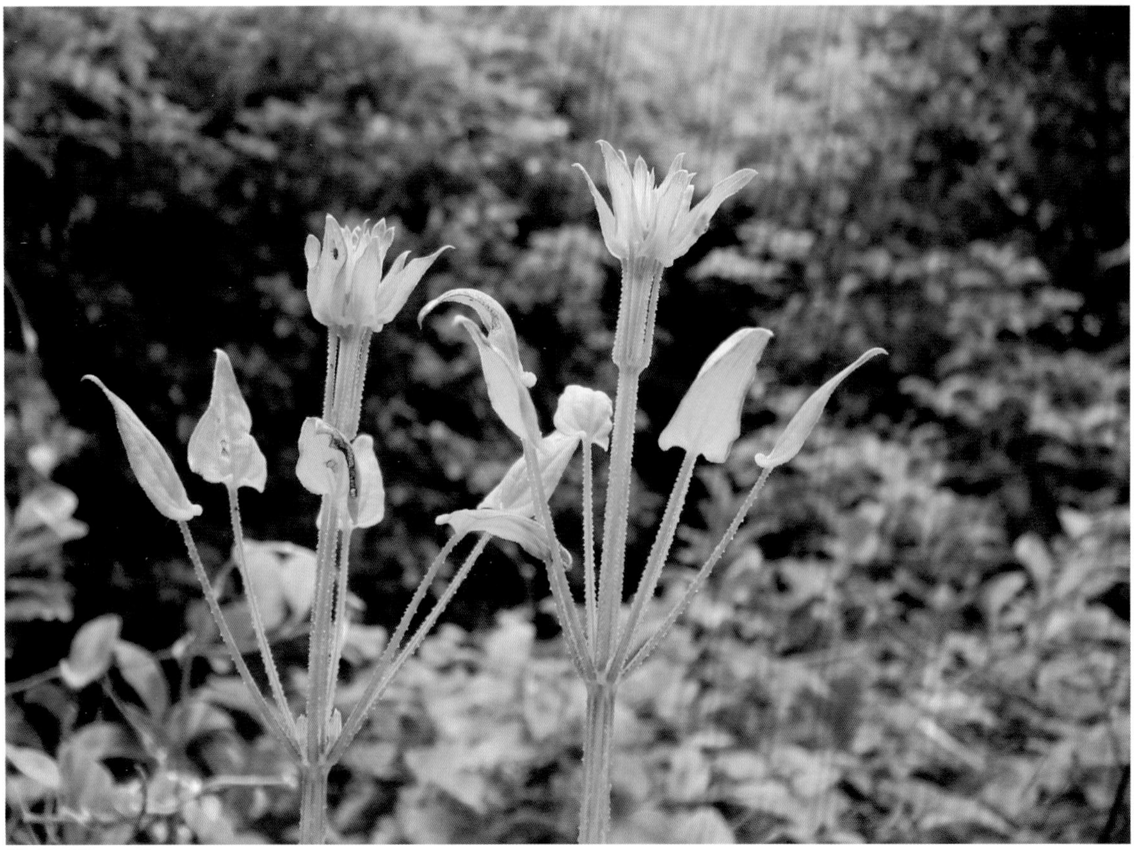

茜草

识别特征

多年生攀缘草本植物。根紫红色或橙红色；小枝有明显的 4 棱角，棱上有倒生小刺。叶 4 片轮生，纸质，卵形至卵状披针形，长 2 ~ 9 cm，宽可达 4 cm，先端渐尖，基部圆形至心形，上面粗糙，下面脉上和叶柄常有倒生小刺，基出脉 3 或 5 条；叶柄长短不齐，长的达 10 cm，短的仅 1 cm。聚伞花序圆锥状，腋生及顶生；花小，黄白色，花萼不明显；花冠辐射状，直径约 4 mm，5 裂，裂片卵状三角形；雄蕊 5，着生在花冠管内；子房下位，2 室，无毛。浆果球形，直径 5 ~ 6 mm，红色转为黑色。花期 6—9 月，果期 8—10 月。

生境分布

生长于山坡路旁、沟沿，灌木丛中及林缘。我国大部分地区均有分布。

采收加工

春、秋二季采挖，洗净，晒干。

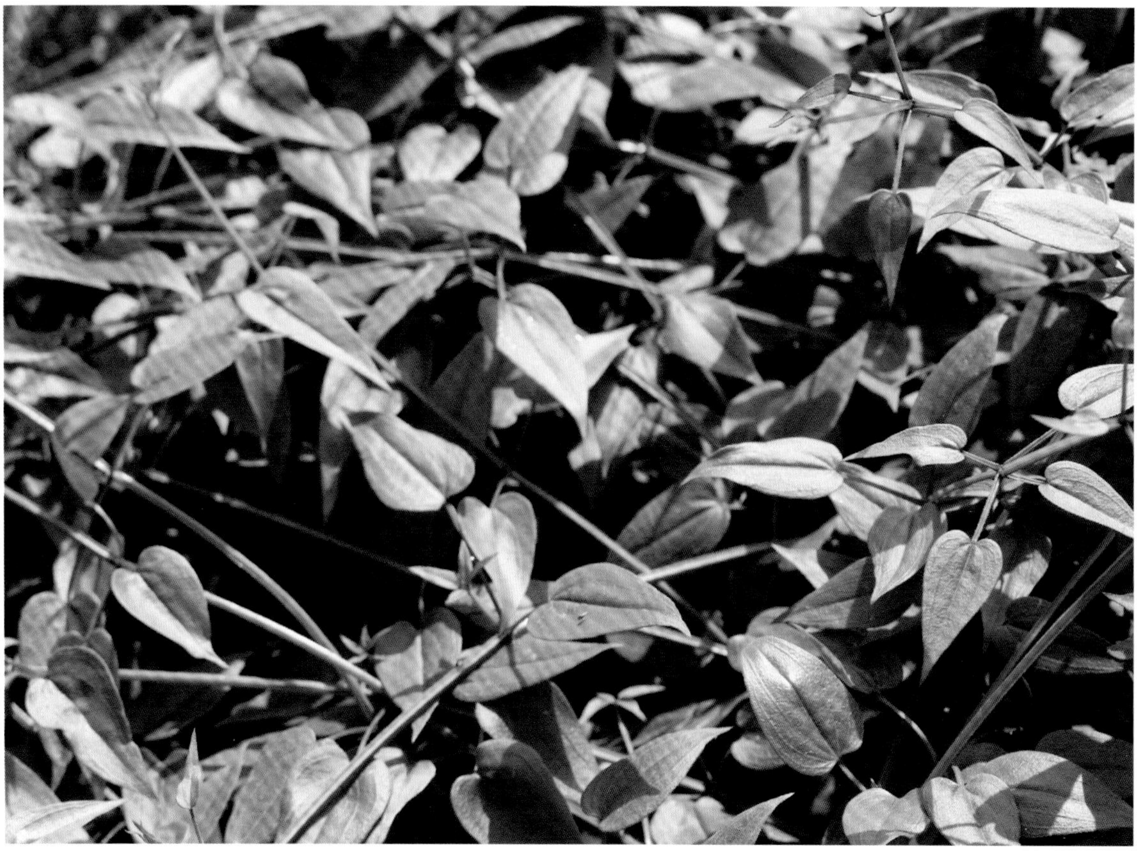

茜草

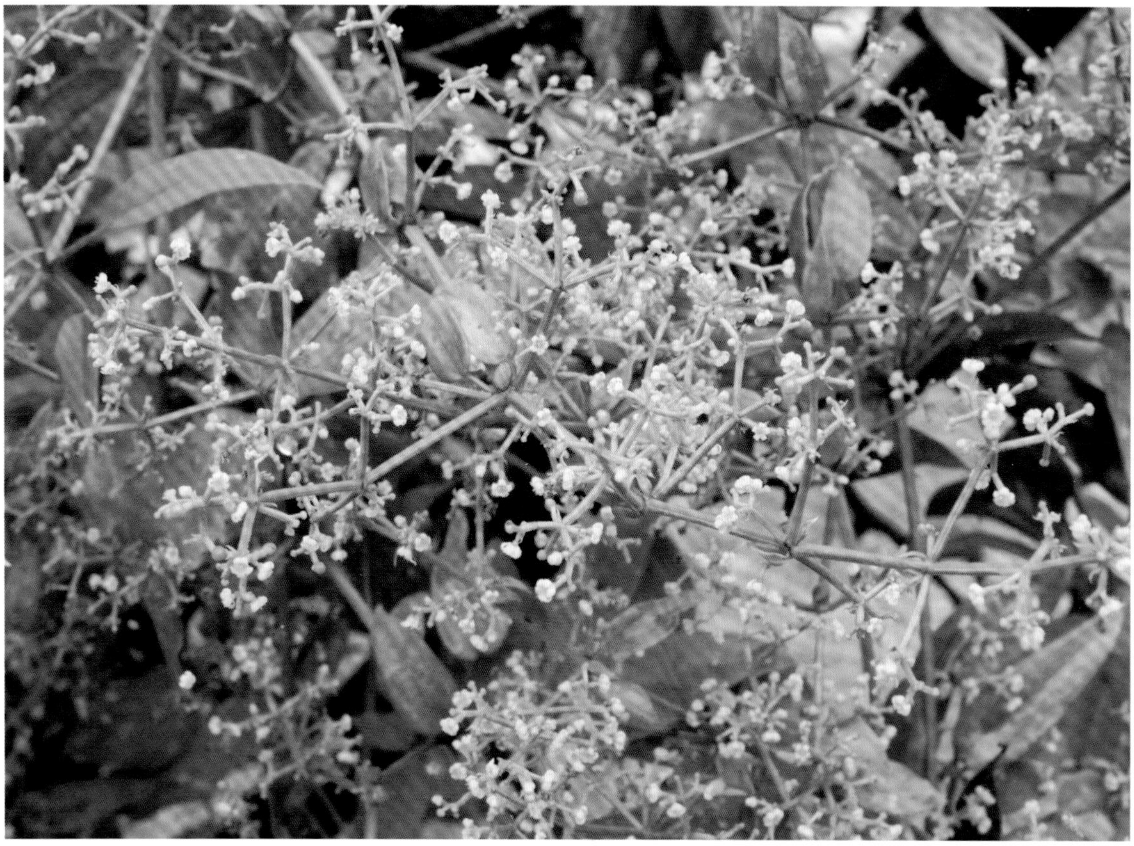

茜草

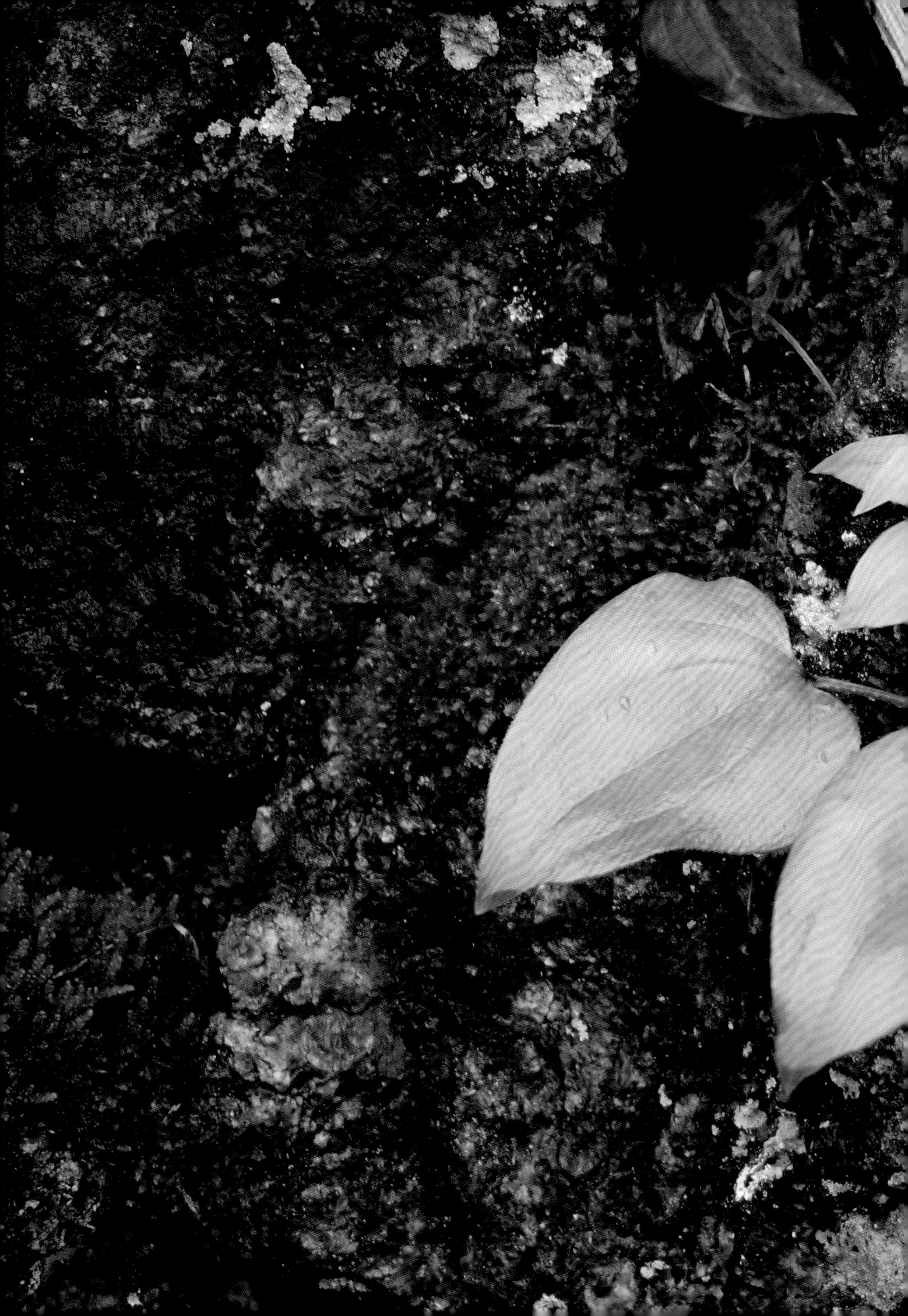

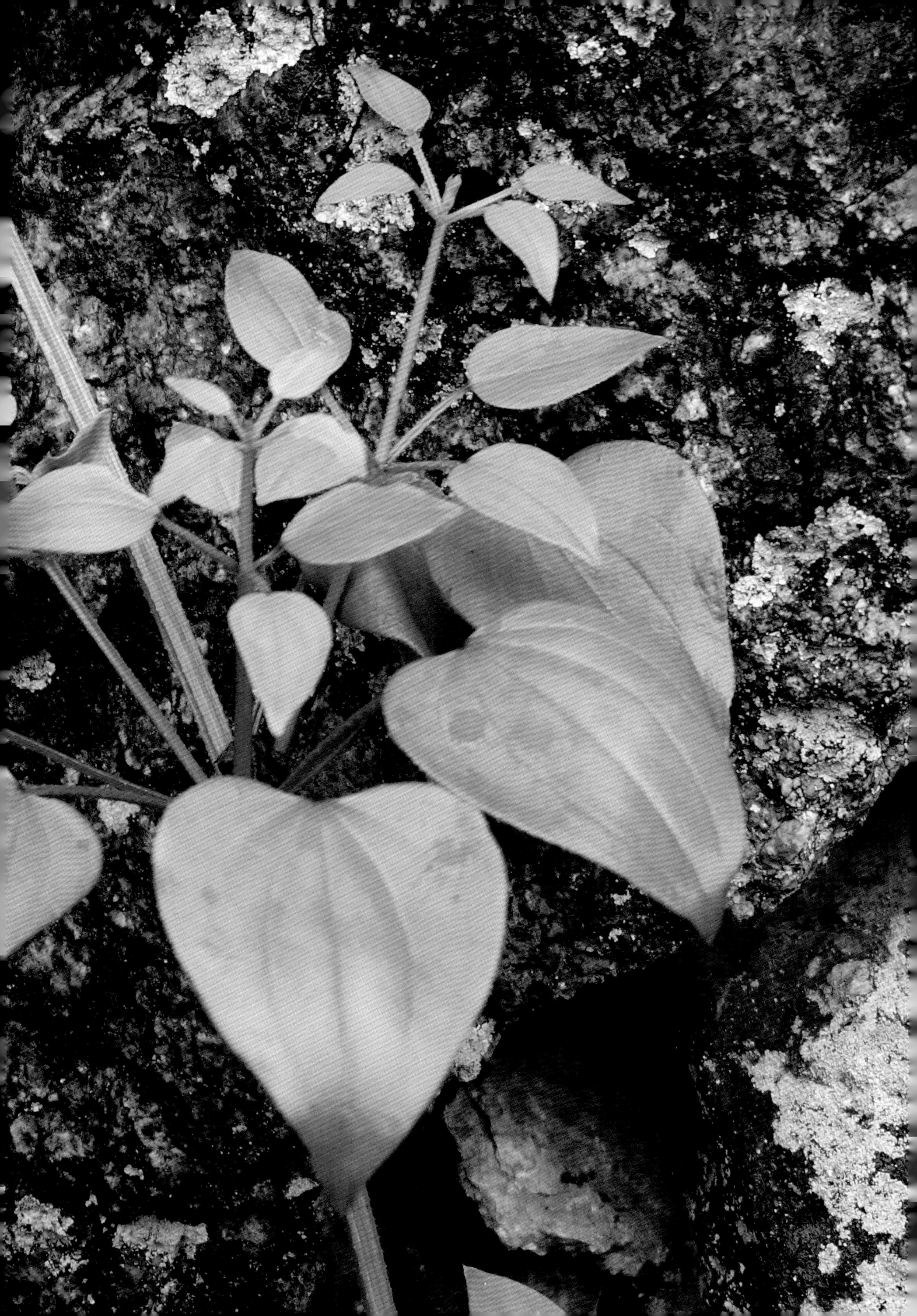

药材鉴别

根圆柱形，有的弯曲，完整的老根留有根头。根长 10 ~ 30 cm，直径 0.1 ~ 0.5 cm；表面红棕色，有细纵纹及少数须根痕；皮、木部较易分离，皮部脱落后呈黄红色。质脆，易断，断面平坦，皮部狭窄，红棕色，木部宽，粉红色，有众多细孔。气微，味微苦。

功效主治

凉血止血，活血化瘀。主治血热咯血，吐血，衄血，尿血，便血，崩漏，经闭，产后瘀阻腹痛，跌仆损伤，风湿痹痛，黄疸，疮痈，痔肿。

用法用量

内服：煎汤，10 ~ 15 g；或入丸、散；或浸酒。

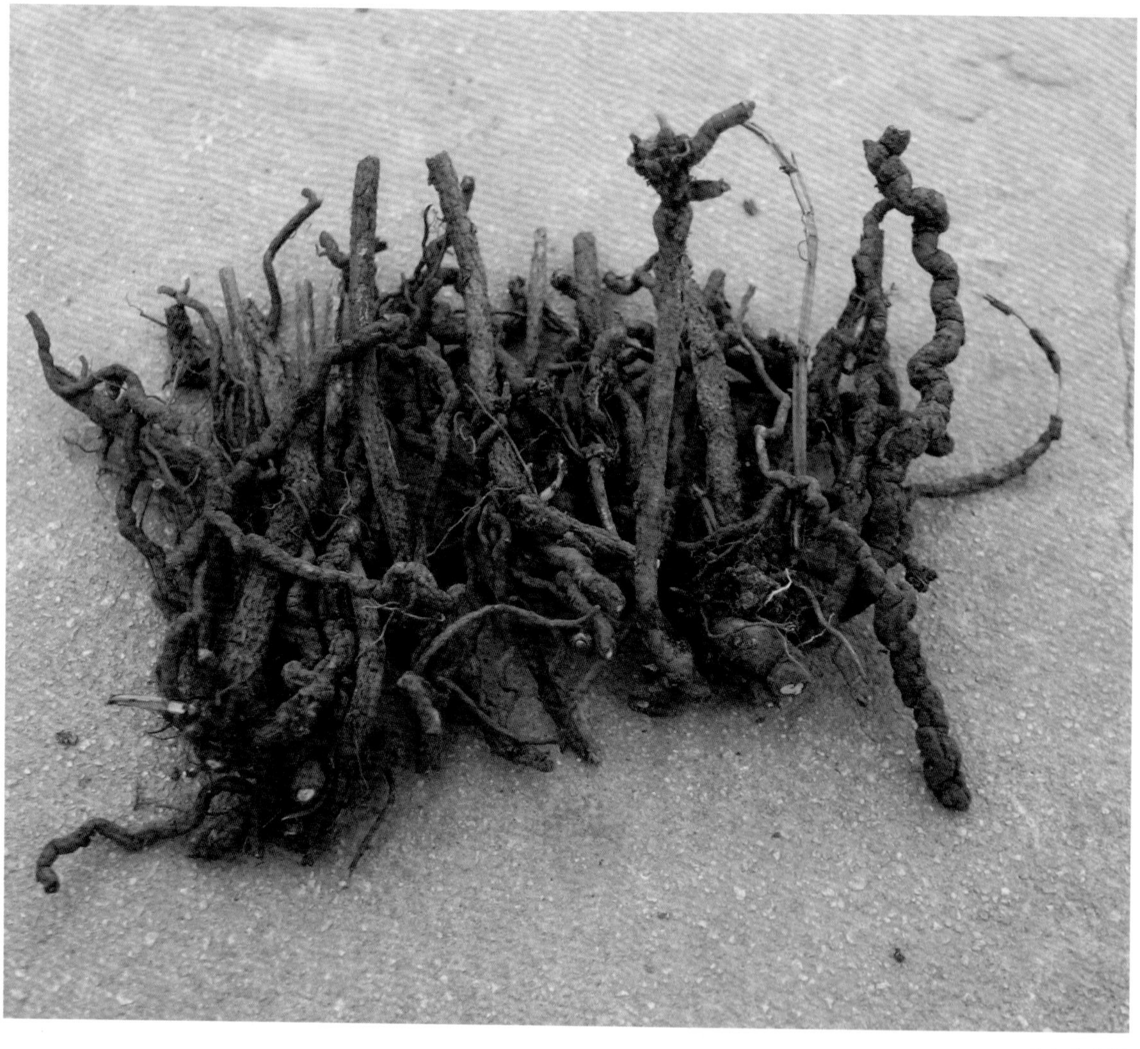

小血藤药材

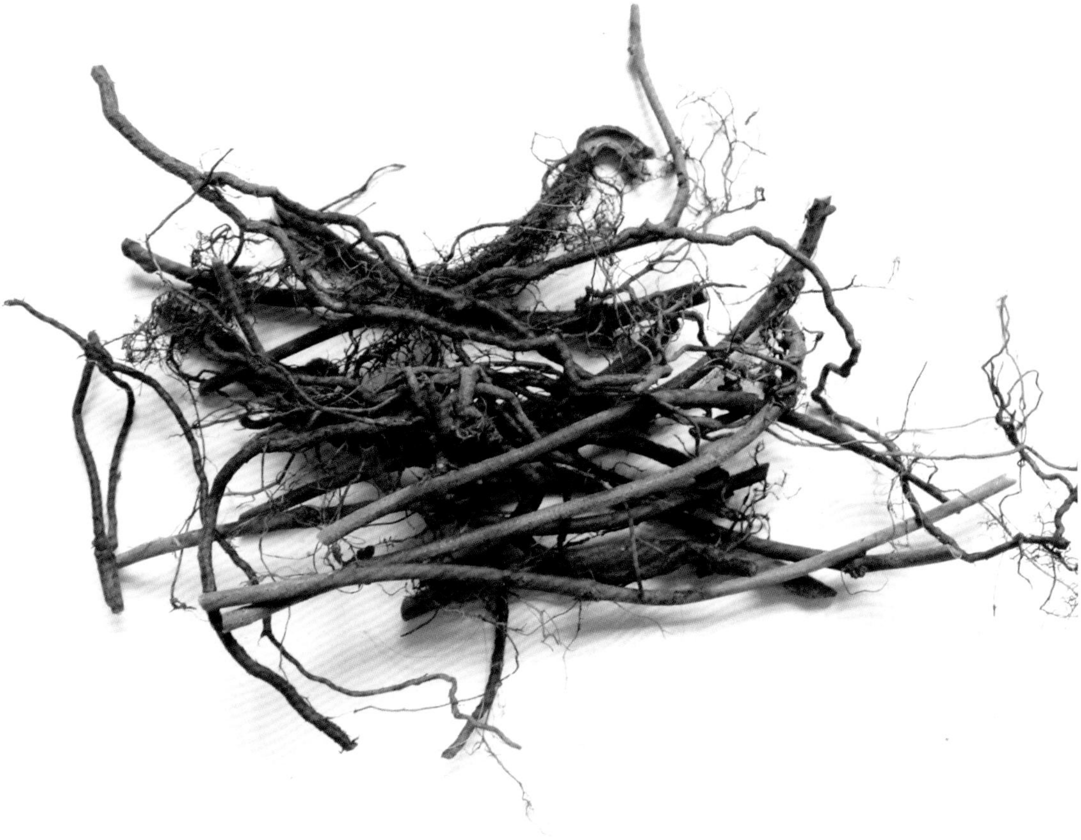

小血藤药材

民族药方

1．红崩症　鲜小血藤 20 g，仙桃草 15 g。水煎服。

2．血流不止　小血藤、茅草根各 15 g，三月泡、血余炭各 8 g，乌泡、仙鹤草、荆芥、萝卜各 10 g。水煎服。

3．月经不调　小血藤、月季花根各 20 g。水煎服。

4．月经不调，经期腹痛　小血藤 18 g，大血藤、仙鹤草各 12 g，益母草 15 g。水煎服，每日 3 次。

5．痔疮　小血藤 15 g，糯米 120 g。将小血藤和糯米放入猪大肠内煨熟，去掉药渣吃大肠。

6．体虚血少　小血藤、血人参各 15 g，油麻血藤 20 g。水煎服或炖猪脚服。

7．流鼻血　小血藤、茅草根各 30 g。水煎服。

8．软组织损伤　小血藤根 200 g，川军 100 g。共锉粗粉，布包煮 20 分钟，先洗，温后敷患部，冷后放置，可再次加热使用。

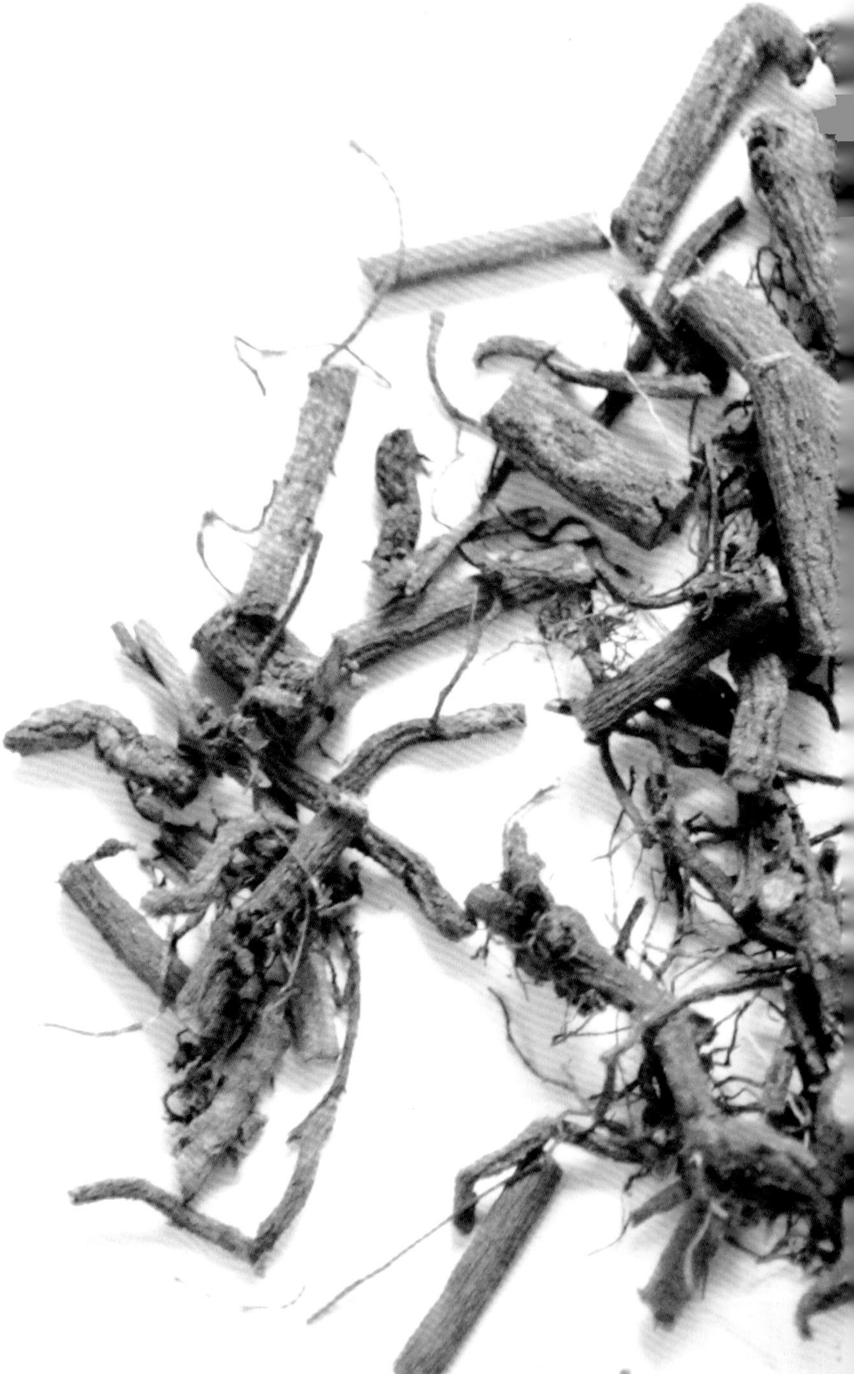

小血藤

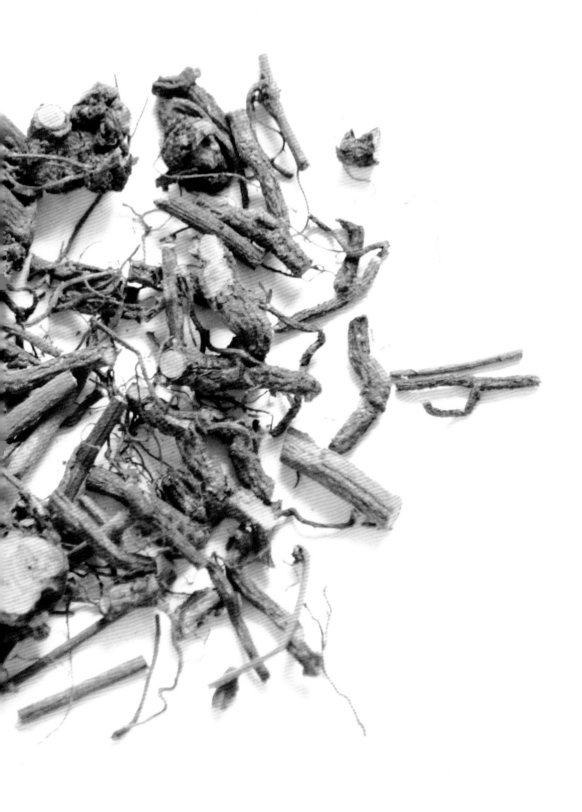

小血藤饮片

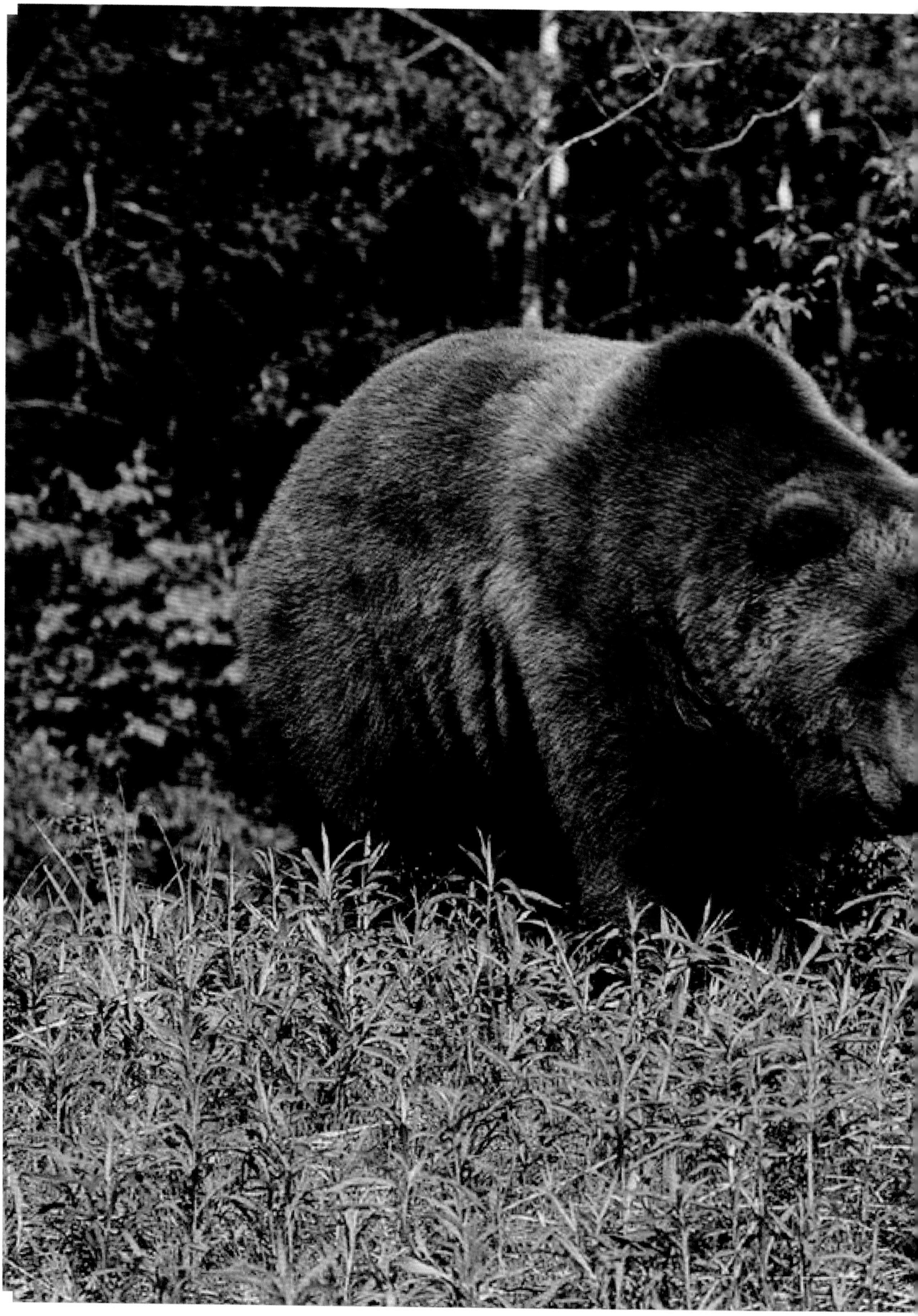

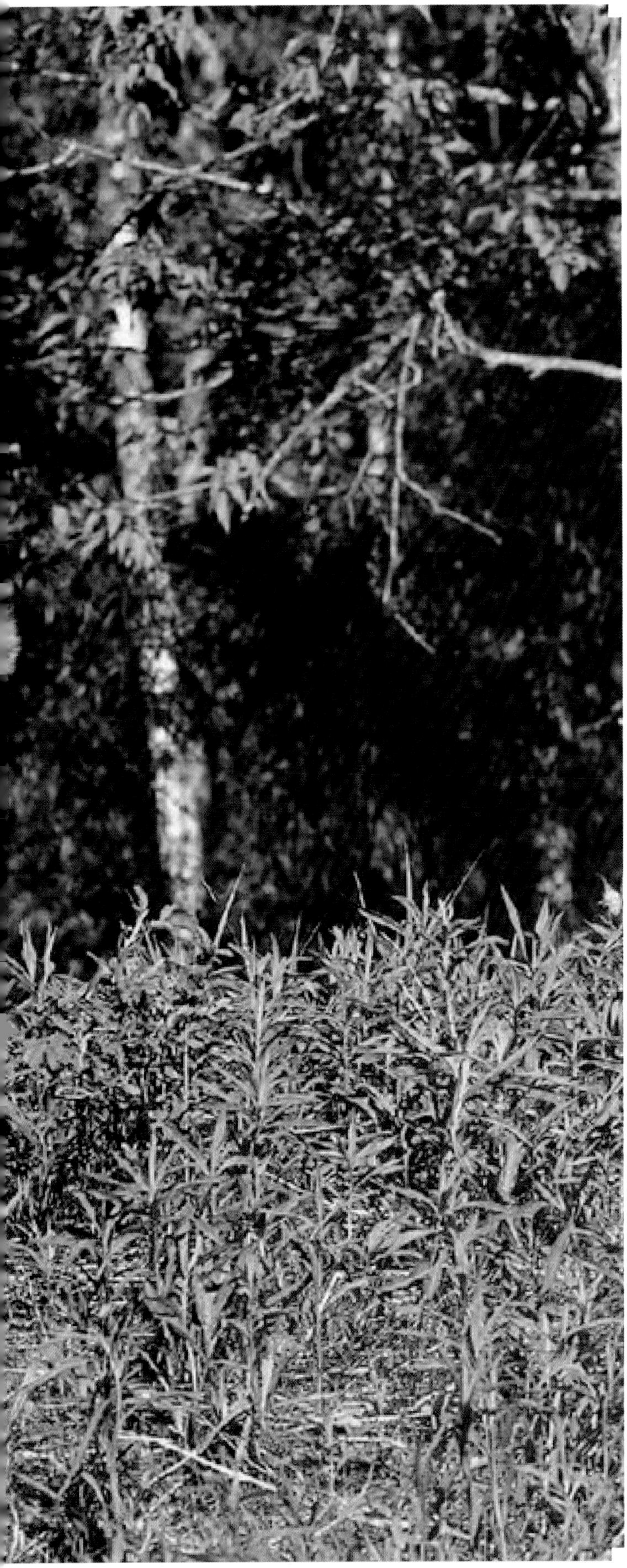

熊胆

【苗药名】兴滴。

【别　名】狗熊胆、黑瞎子胆。

【来　源】本品为熊科动物黑熊 *Selenarctos thibetanus* G. Cuvier 及棕熊 *Ursus arctos* Linnaeus 的胆囊。

【性味归经】味苦，性冷。归热经。

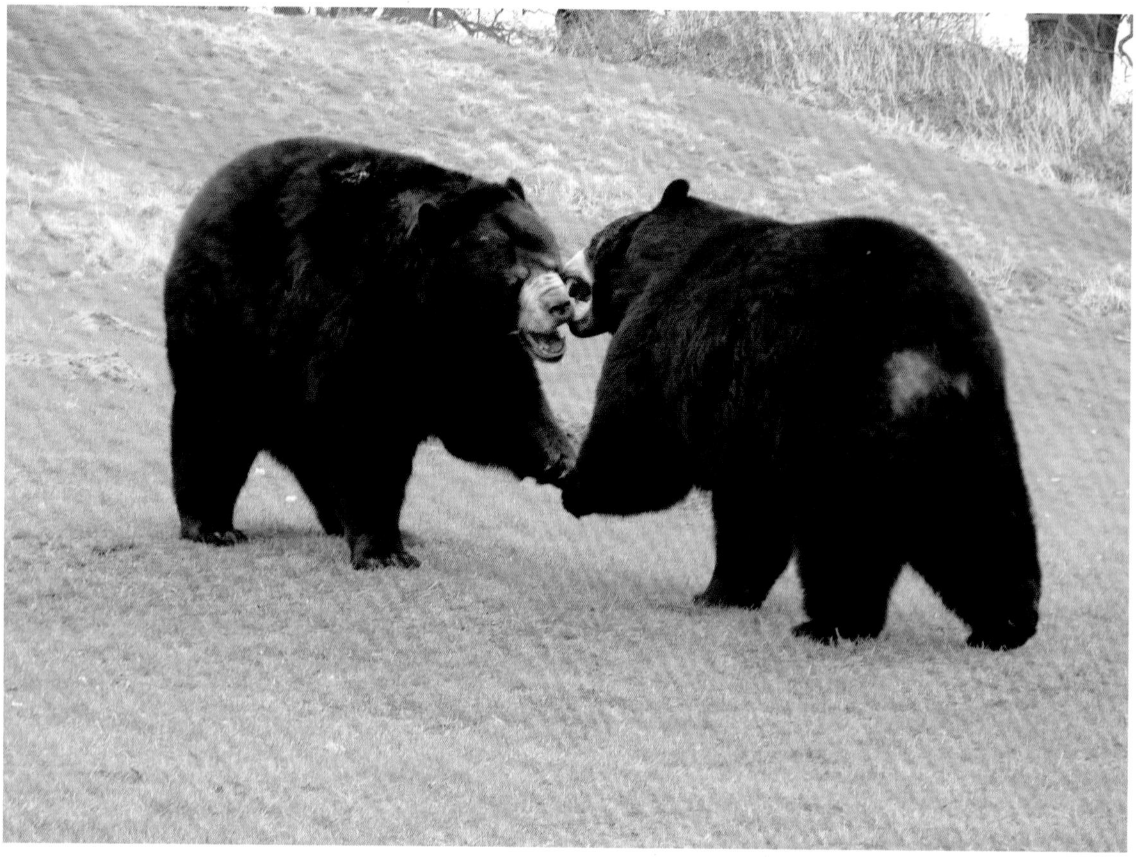

黑熊

原动物

1．黑熊 体形较大，长 1.5 ~ 1.7 m，体重约 150 kg。头部宽圆。吻部短而尖；鼻端裸露，眼小；耳较长且被有长毛，伸出头顶两侧。颈部短粗，两侧毛特别长。胸部有一倒人字形白斑，尾很短。毛较一致，漆黑色，有光泽。四肢粗壮，前后足均具 5 趾，前足腕垫宽大与掌垫相连，后足跖垫亦宽大而肥厚，前宽后窄，内侧中部无毛间隔。具爪。除其鼻面部棕色、下颌白色、倒人字形斑外，全身均为黑色并带有光泽。

2．棕熊 体形较大，长约 2 m，重 200 ~ 300 kg。头阔而圆，吻部较长，鼻也较阔，其端裸出，略侧扁。耳小，能动，内外被毛。肩端隆起，腰粗壮，尾短。四肢粗壮，前后足均具 5 趾，前足的爪长于后足。爪侧扁而弯曲，呈暗褐色。全身为黑棕色，或近黑色以至很淡的银灰色、棕黄色或棕红色。成体胸部无白色斑纹。

生境分布

1．黑熊 栖息于混交林或阔叶林中。一般居于山上的石洞或大树洞中，有冬眠习性，夏、冬二季有垂直迁移现象。白天活动，视觉较差，善爬树，游泳能力强。杂食性，但以植物为主。分布于东北、华北、西南、华南及陕西、甘肃、青海、安徽、浙江、江西、福建、台湾、西藏等省区。

2．棕熊 栖息于阔叶林、针叶林或混交林中。有冬眠习性，杂食以植物为主。分布于东北及甘肃、青海、新疆、四川、贵州、西藏等省区。

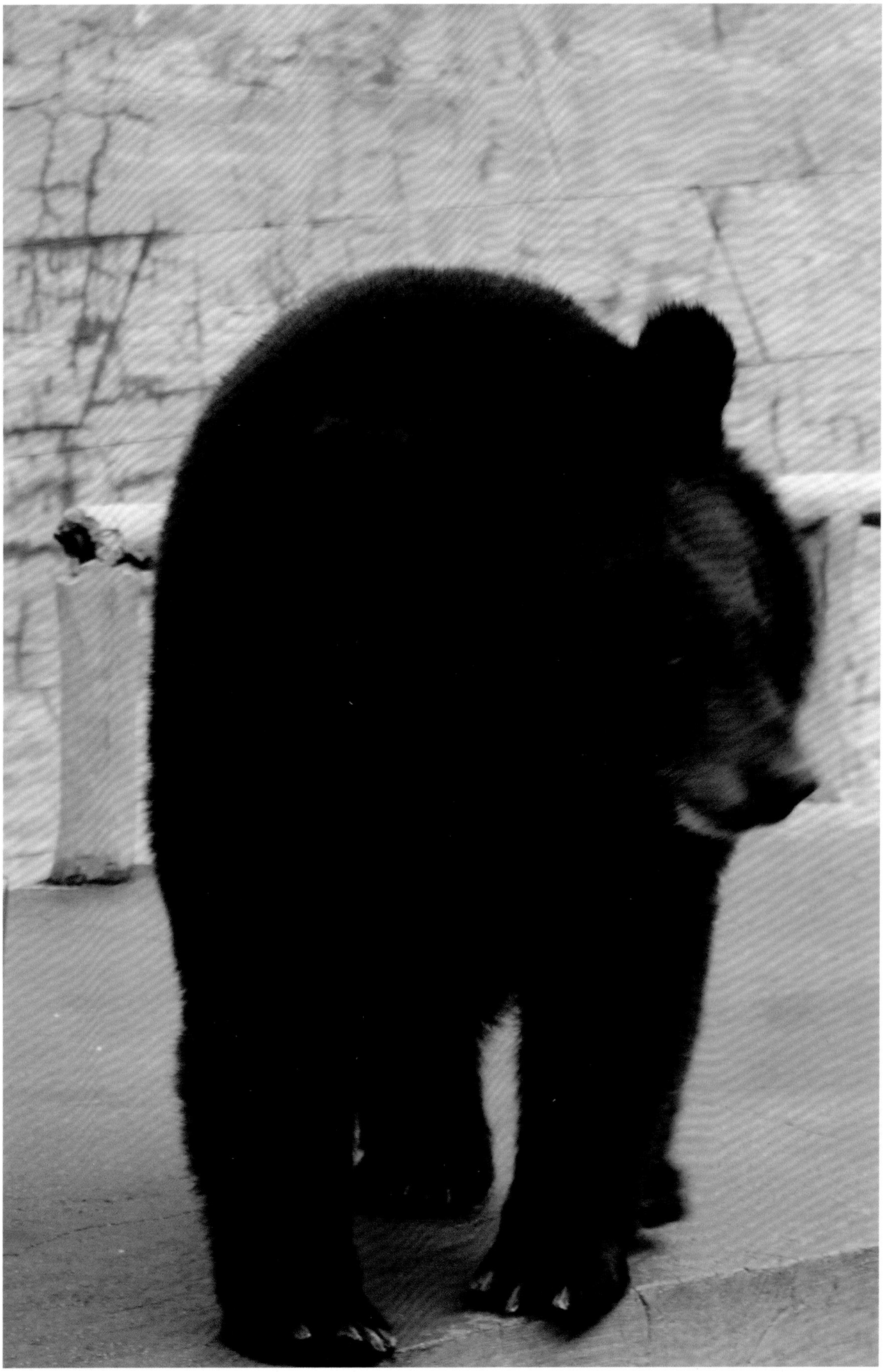

黑熊

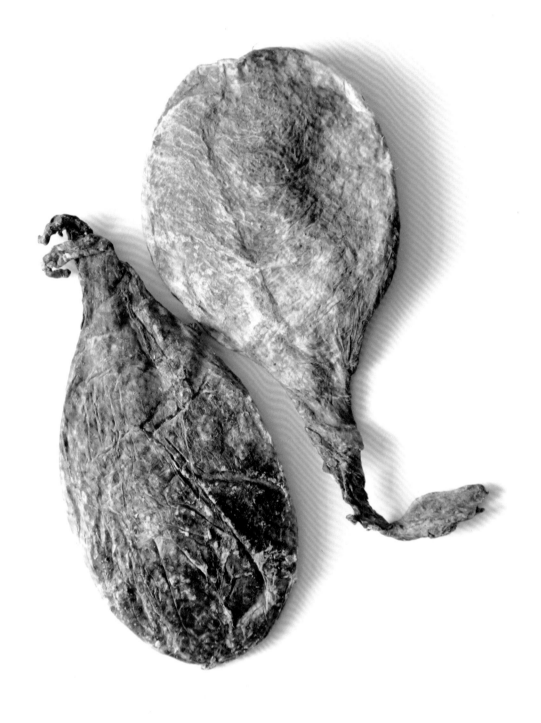

熊胆药材

采收加工

胆囊取出后，要将胆囊管口扎紧，剥去胆囊外附着的油脂，用木板夹扁，置通风处阴干，或置石灰缸中干燥。我国已能人工活取熊胆汁，通过手术造成熊胆囊瘘管，定期接取胆汁，并将胆汁制成熊胆粉以供药用。黑熊与棕熊均为国家二级保护动物，数量稀少，严禁捕猎。

药材鉴别

本品呈长扁卵形，上部狭细，下部膨大成囊状，长 10 ~ 20 cm，宽 5 ~ 10 cm。表面黑色、棕黑色或黄棕色，显光泽，微有皱褶。囊内有干燥的胆汁，习称“胆仁”，呈块状、颗粒状或粉状。金黄色，透明如琥珀，有光泽，质松脆者习称“金胆”或“铜胆”；黑色、质坚脆或呈稠膏状者习称“墨胆”或“铁胆”；黄绿色，光泽较差，质脆者称“菜花胆”。气清香，味极苦，有黏舌感。以个大、皮薄、胆仁金黄明亮、质松脆者为佳。

功效主治

清热解毒，平肝明目，杀虫止血。主治湿热黄疸，暑湿泄痢，热病惊痫，目赤翳障，喉痹，鼻蚀，疔疮，痔漏，疳积，蛔虫病，多种出血。

用法用量

内服：入丸、散，0.2 ~ 0.5 g。外用：适量，研末调敷或点眼。

民族药方

1. 目赤翳障 熊胆 0.3 g，黄连 3 g，冰片 0.9 g。加冷水 12 g 调匀，贮在瓶内备用，常点患处。孕妇慎用。

2. 神经性胃痛 熊胆适量。研末，每次 0.9 g，每日 3 次，开水送服。

3. 痔疮 熊胆汁、片脑（研细）各等份。用水调匀，用棉签蘸取涂痔上。

4. 跌仆昏迷 熊胆汁 1.5 ~ 3.0 g。冲酒服。

5. 乙型病毒性肝炎 熊胆乙肝胶囊。主要成分：熊胆粉、龙胆、丹参、柴胡、虎杖、板蓝根、郁金、白芍、枸杞子、茯苓、黄芪、麦芽（炒）、甘草、孢子粉，每粒含生药 1 g。每次 6 粒，每日 3 次，空腹服，2 个月为 1 个疗程。一般治疗 1 ~ 2 个疗程。

6. 单纯疱疹性角膜炎 0.5% 熊胆珍珠眼液，每 2 小时滴眼 1 次，每次 1 ~ 2 滴，前 3 日白天不少于 6 次，以后白天滴药不少于 4 次。

7. 白塞综合征 熊胆蒙花散（熊胆、黄连、密蒙花、蒺藜、木贼、黄柏、竹叶各适量）。制成粉剂，每次 5 g，每日 3 次，饭前服用。

使用注意

虚证禁服。

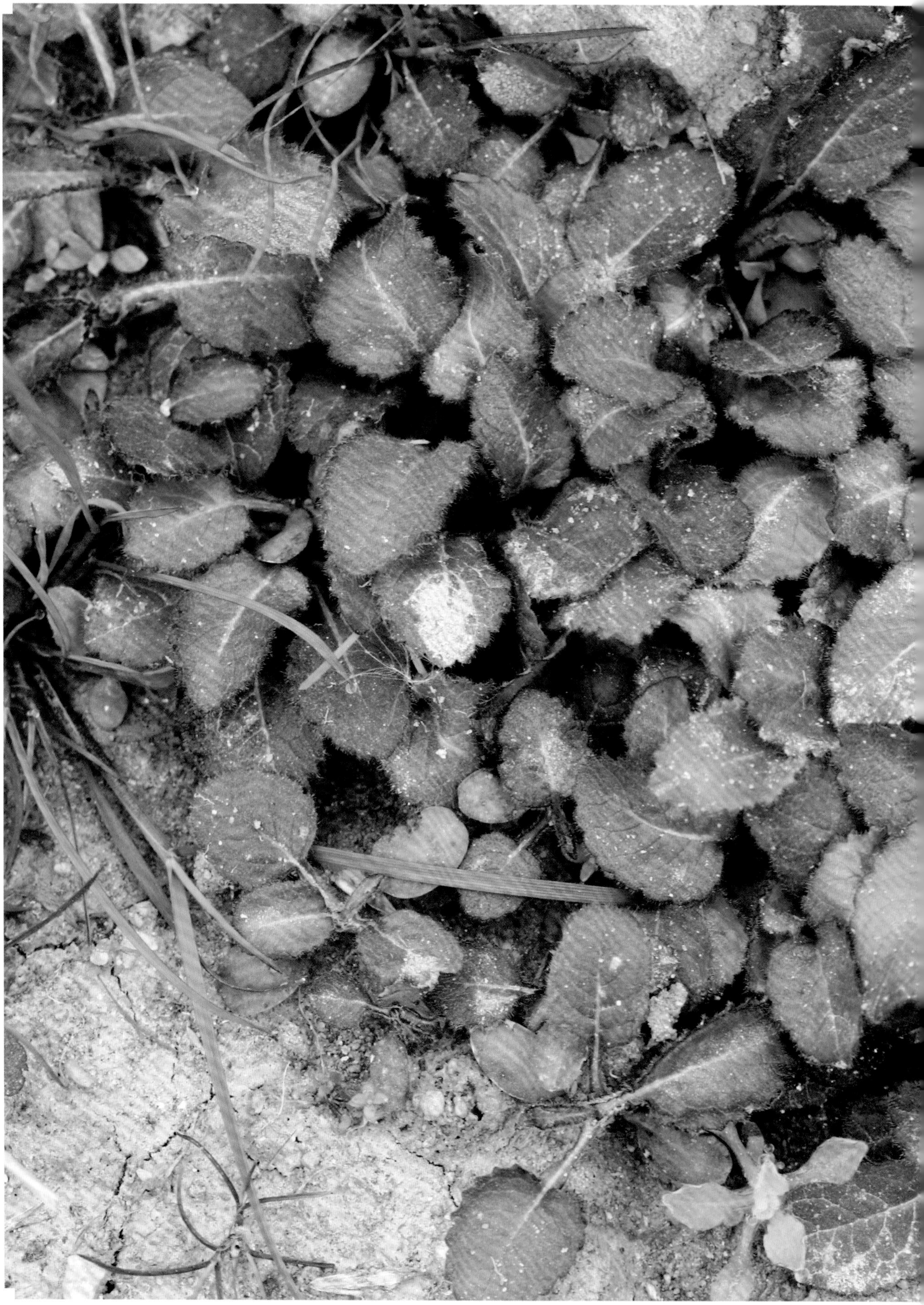

续断

【苗药名】阿锐嘎亚。

【俗　名】川续断、接骨、龙豆、川断、属折、和尚头、川萝卜根。

【来　源】本品为川续断科植物川续断 *Dipsacus asper* Wall. ex Henry 的根。

【性味归经】味辛、苦，性热。归冷经、半边经。

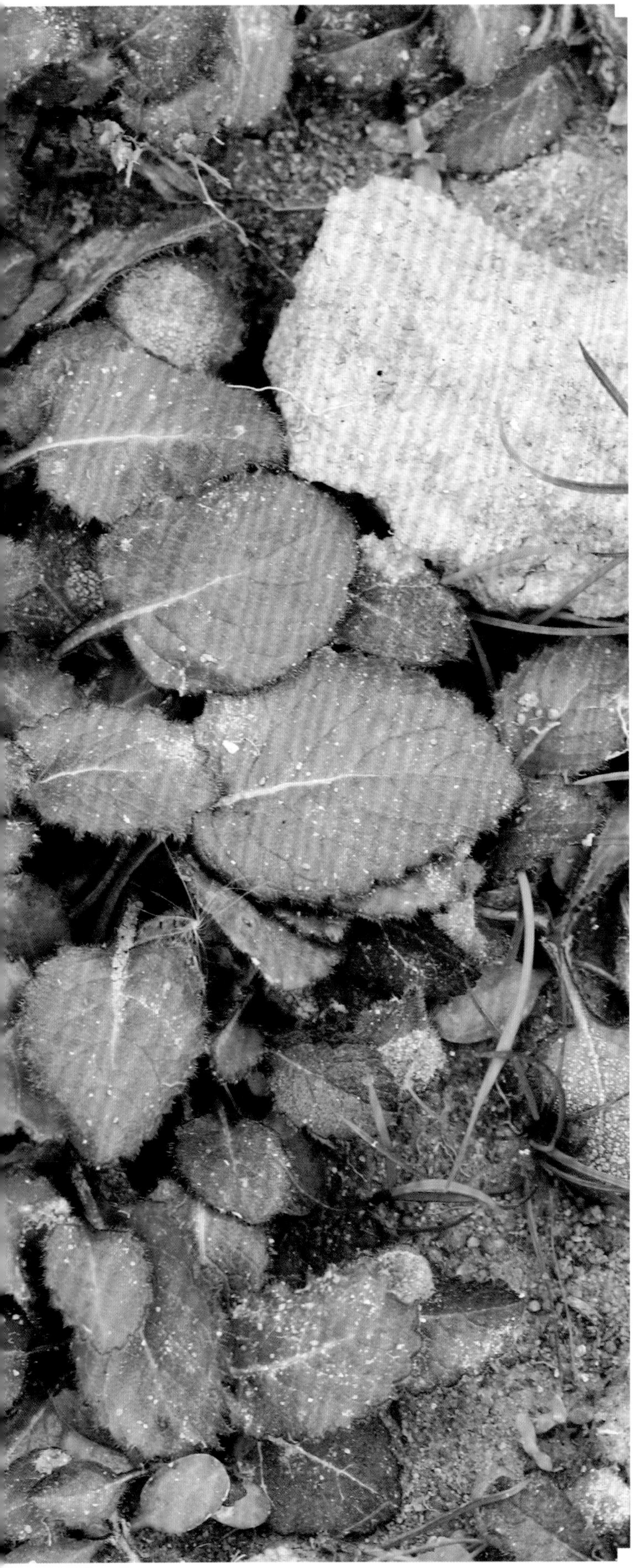

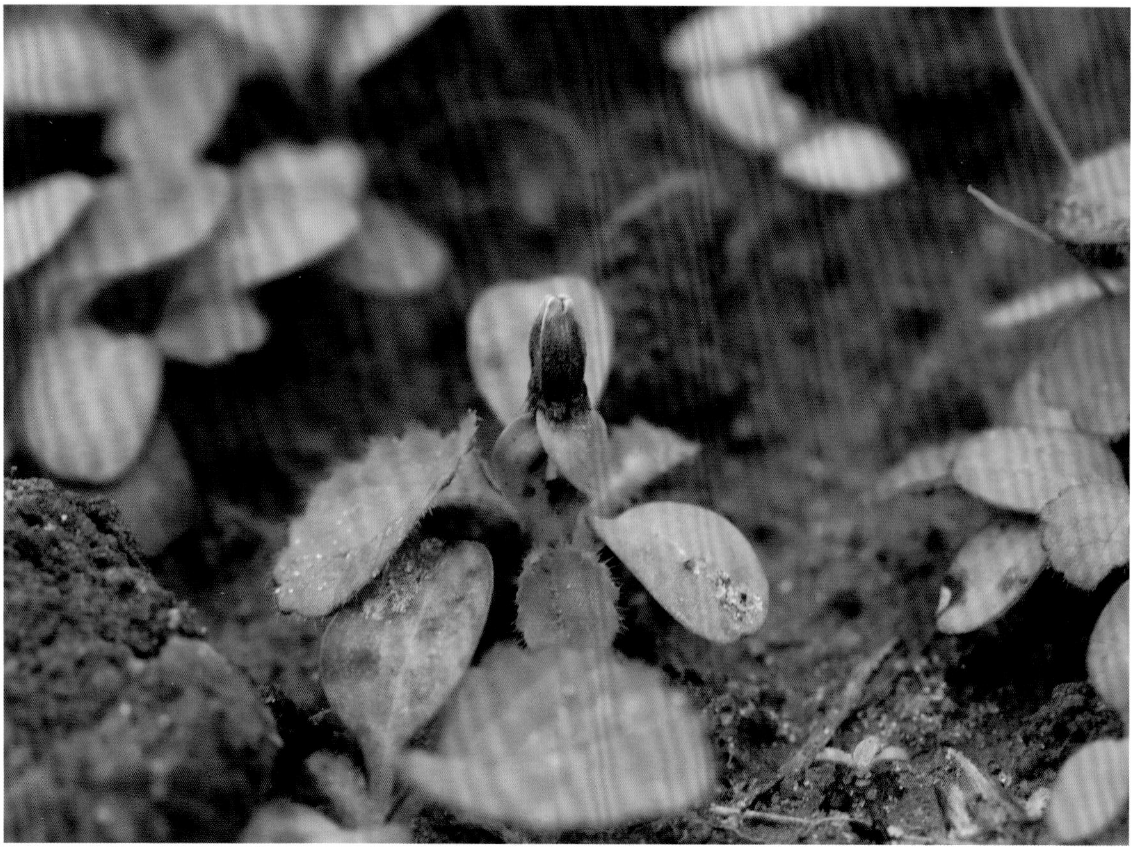

川续断

识别特征

多年生草本植物，高 1 m，主根 1 条至数条，圆锥柱状，黄褐色。茎具棱，棱上有疏弱刺毛。基部叶丛生，具长柄，叶片羽状深裂，顶裂卵形，较大，中央裂片椭圆形或宽披针形，长可达 12 cm，顶端渐尖，有疏粗齿，两侧裂片 1 ~ 2 对，较小，两面被短毛和刺毛；柄短或无柄。头状花序球形，总花梗长；总苞片窄条形，被短毛；苞片倒卵形，被短毛；花萼浅盘状；花冠白色，基部有较短细筒，向上较宽，顶端 4 裂，外被短毛；雄蕊 4，伸出花冠外。瘦果倒卵柱状，包藏于小总苞内，仅顶端外露。花期 8—9 月，果期 9—10 月。

生境分布

生长于沟边草丛和林边。分布于江西、湖北、湖南、广西、四川、云南、贵州、西藏等省区。

采收加工

秋季采收，将全根挖起，除去泥土，用微火烘至半干，堆置“发汗”至内心成绿色时，再烘干。忌日晒，以免影响质量。

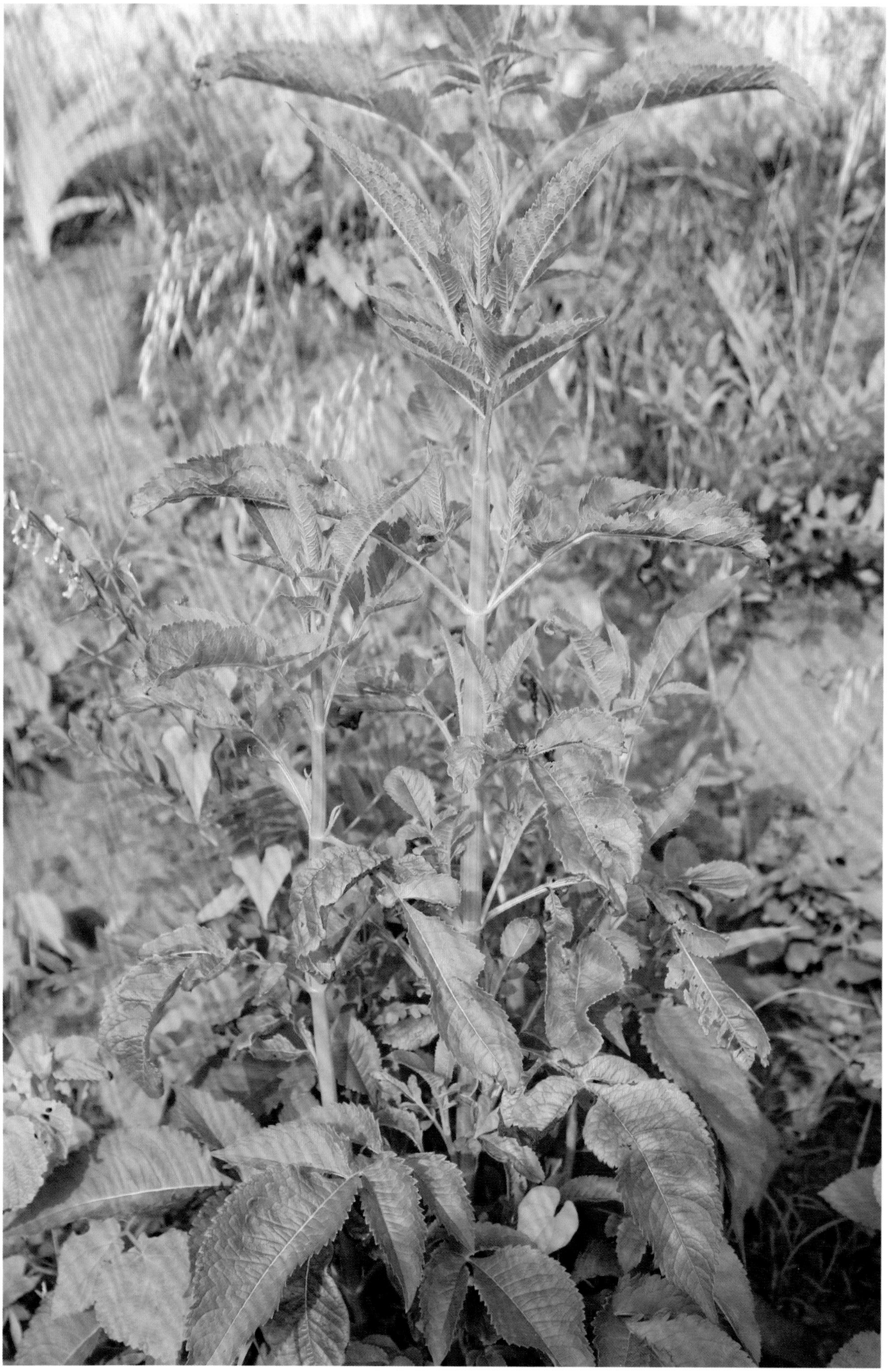

川续断

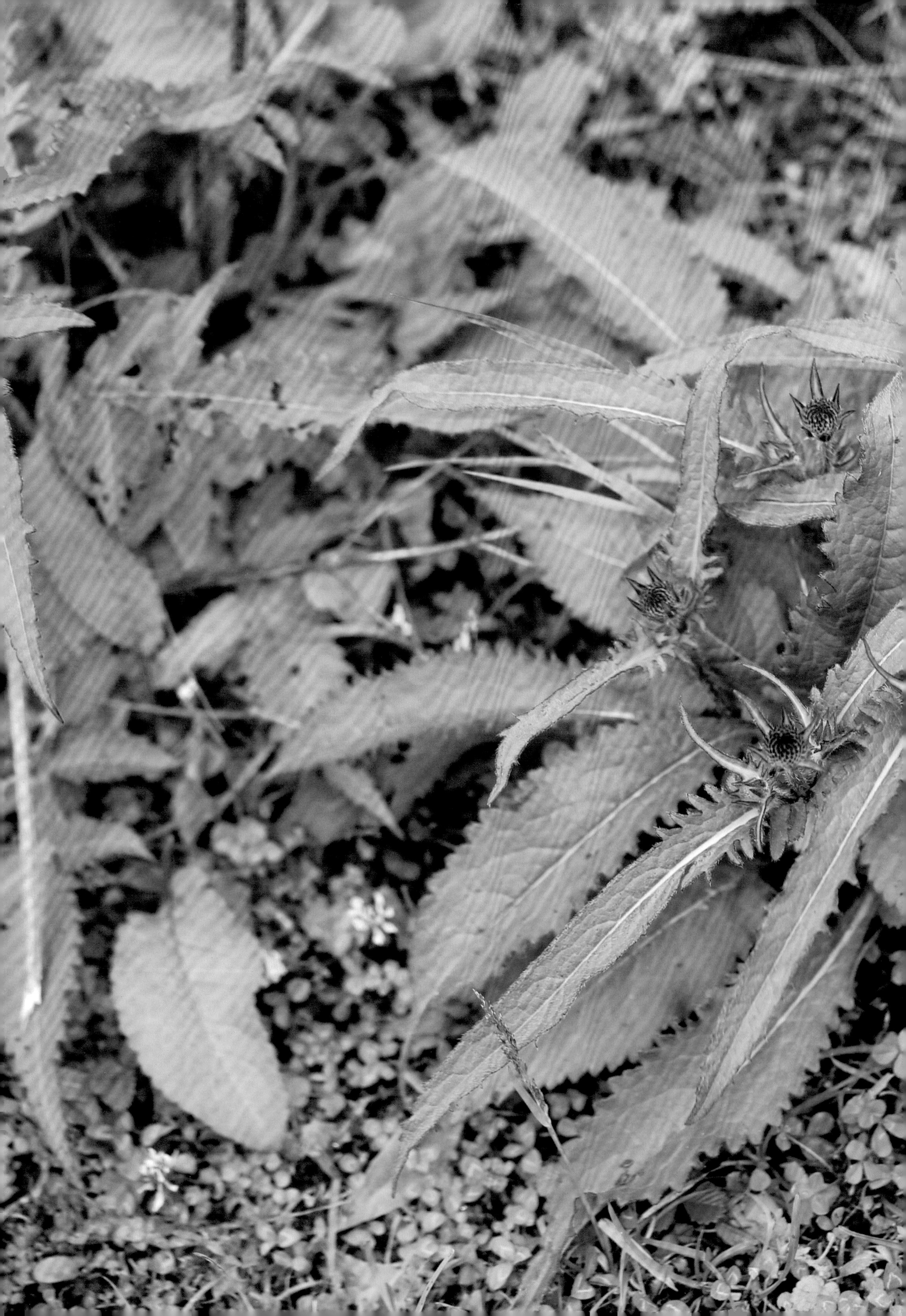

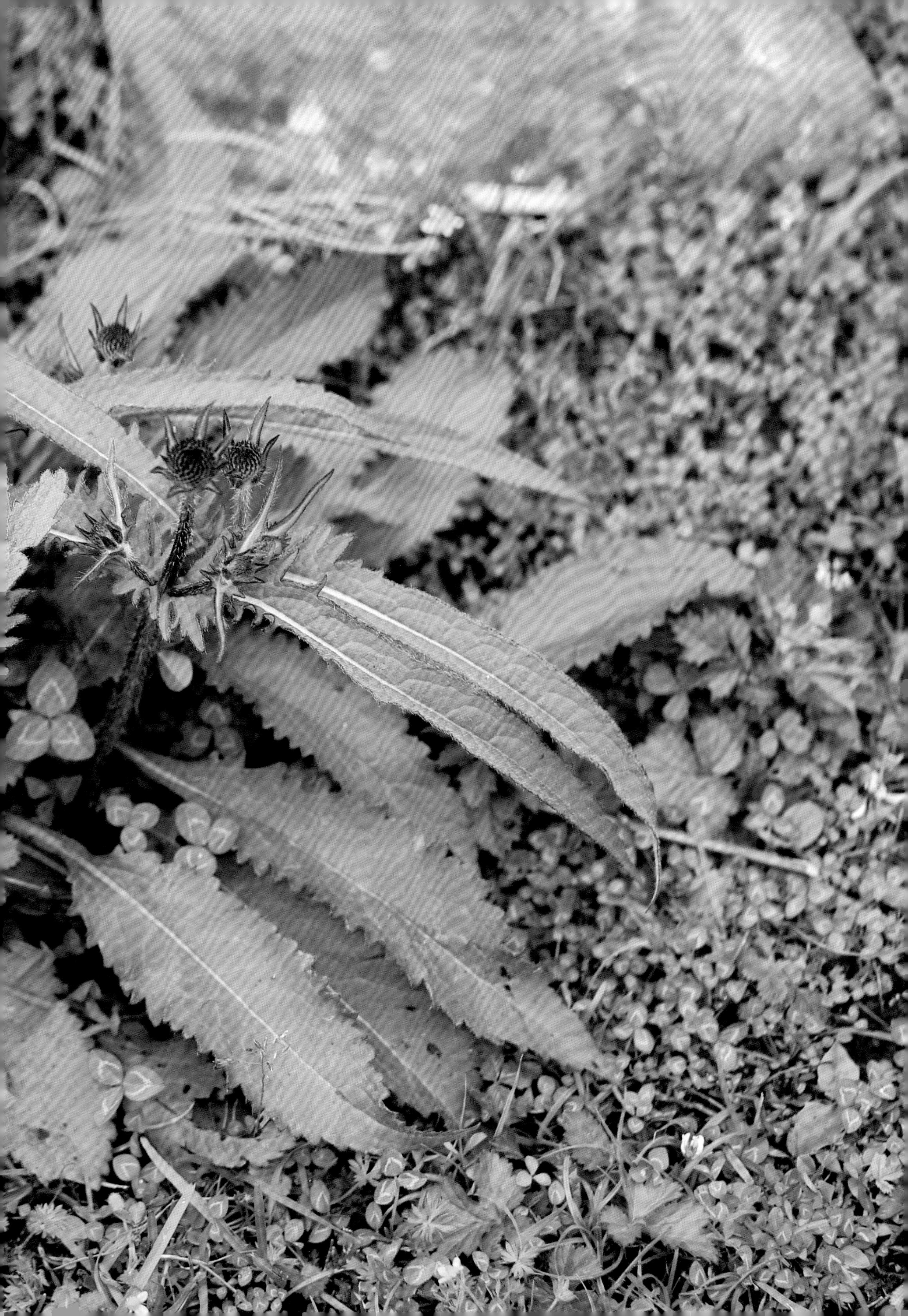

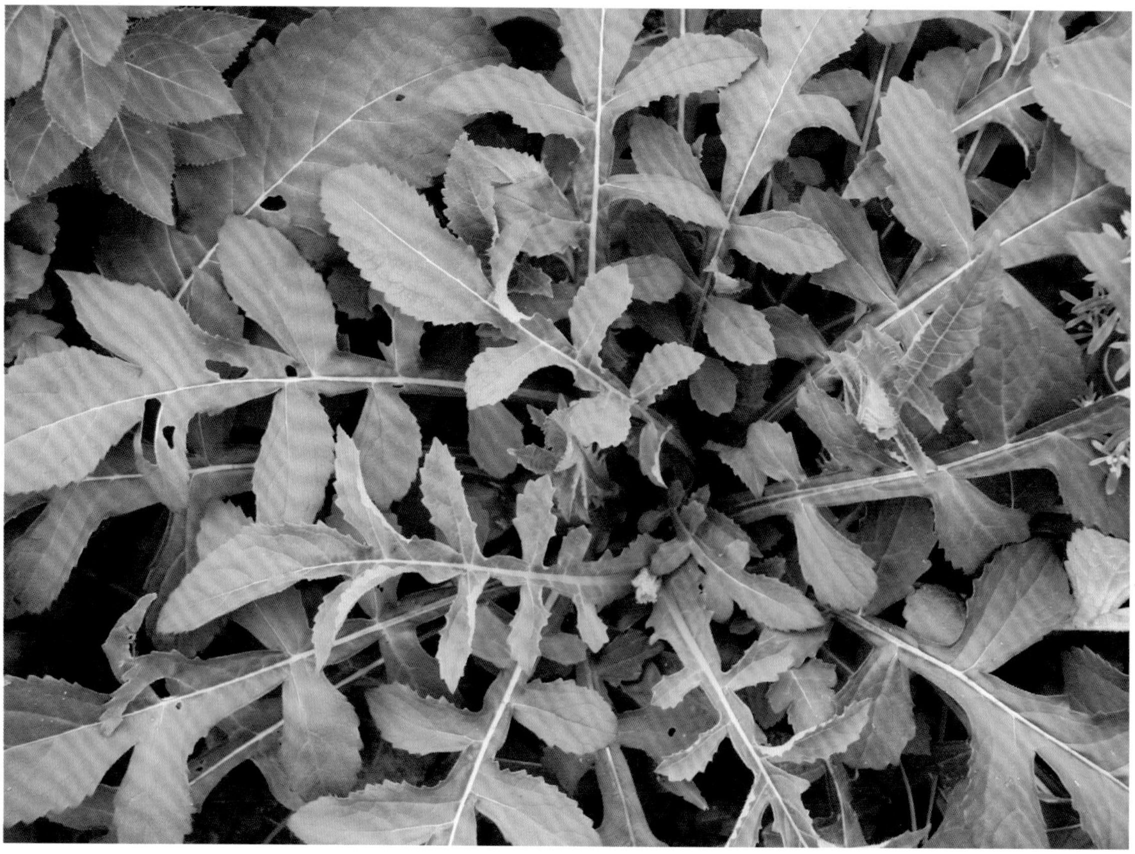

川续断

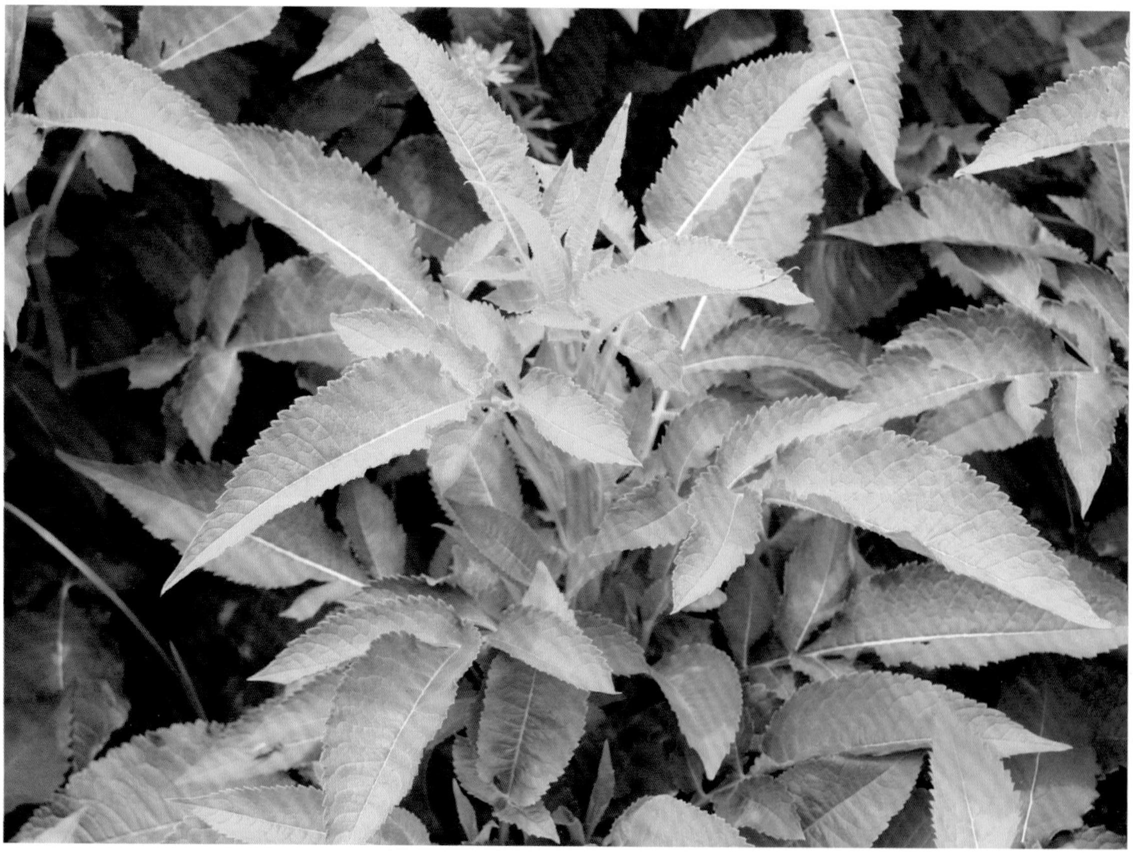

川续断

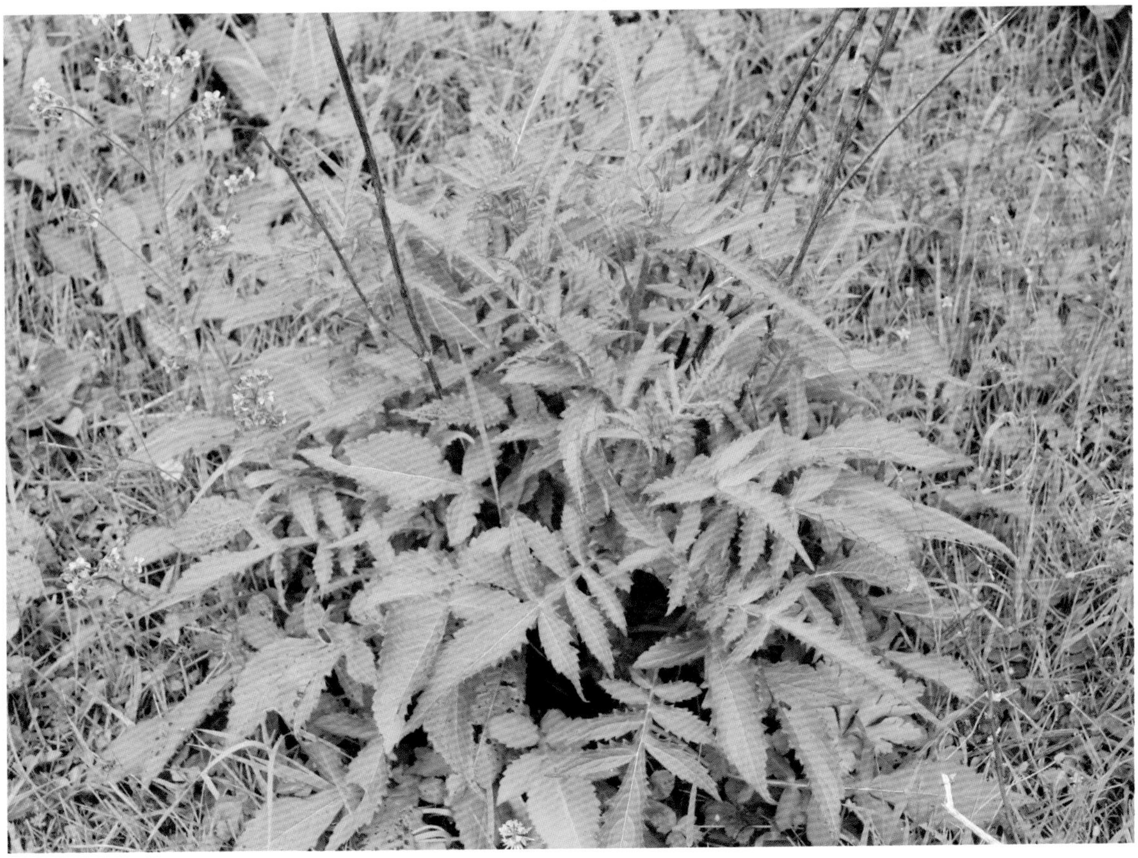

川续断

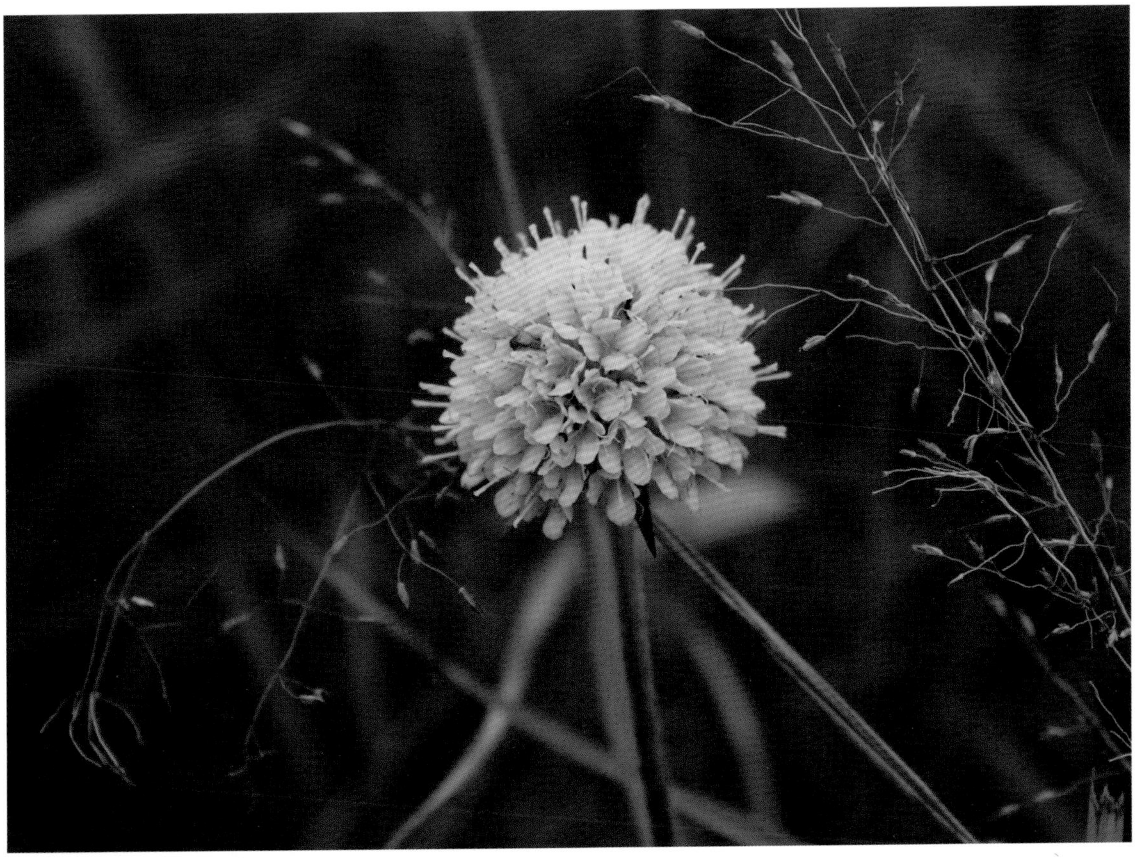

川续断花序

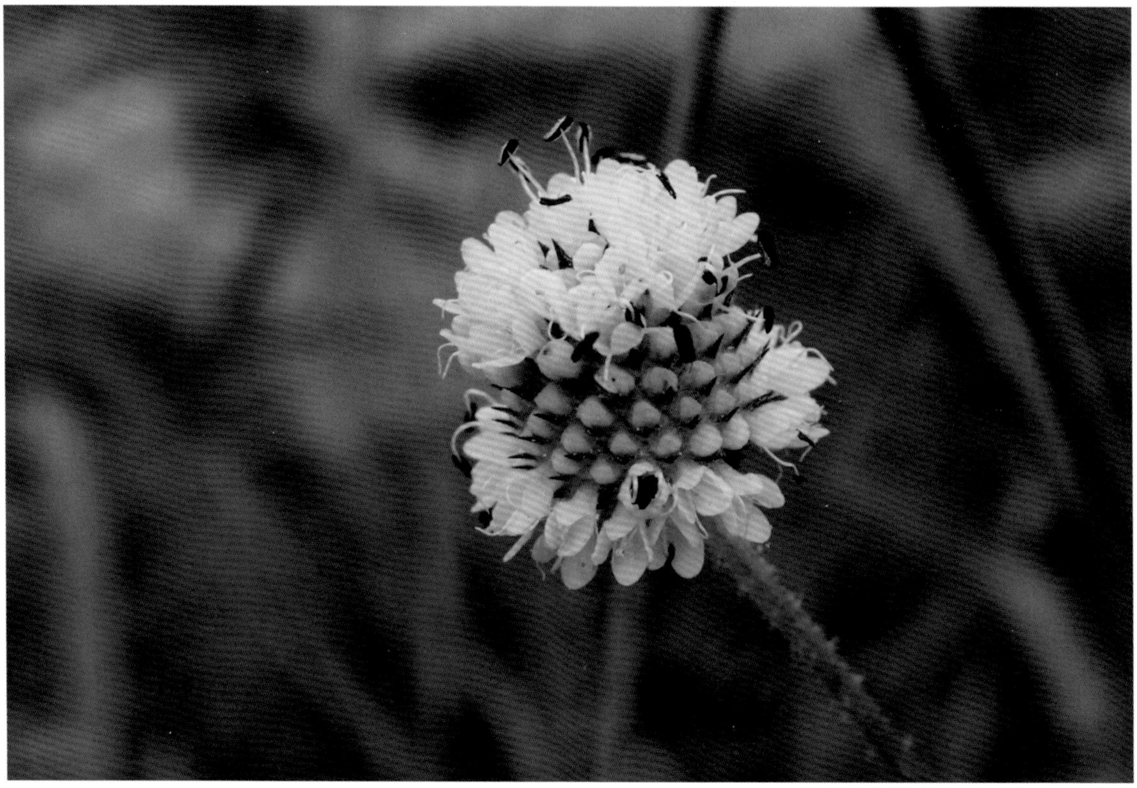

川续断花序

药材鉴别

根长圆柱形，略扁，微弯曲，长 5 ~ 15 cm，直径 0.5 ~ 2.0 cm，表面棕褐色或灰褐色，有多数明显而扭曲的纵皱纹及沟纹，并可见横长皮孔及少数须根痕。质稍软，久置干燥后变硬。易折断，断面不平坦，皮部绿褐色或浅褐色，木部黄褐色，可见放射状花纹。气微香，味苦，微甜而后涩。以条粗、质软、皮部绿褐色者为佳。

功效主治

补肝肾，强筋骨，调血脉，止崩漏。主治腰背酸痛，肢节痿痹，跌仆损伤，损筋折骨，胎动漏红，血崩，遗精，带下，痈疽疮肿。

用法用量

内服：煎汤，6 ~ 15 g；或入丸、散。外用：鲜品适量，捣烂外敷。

民族药方

1. 胎动不安 续断、艾叶各 12 g，黄芩 15 g，天花粉 6 g，杜仲 9 g，川芎 3 g。煨水服。

2. 月经不调 续断、对叶莲各 18 g，茴香根 15 g，红牛膝 12 g，蜘蛛香 9 g，月季花 12 朵，芙蓉花 1 朵。煨水服。

3．胃痛　续断 9 ~ 15 g。水煎服，忌酸、辣食物。

4．先兆性流产　续断、菟丝子、阿胶、党参、白术、山药、白芍、黄芩、桑寄生各适量。水煎服，每日 1 剂，10 日为 1 个疗程。

5．习惯性流产　续断、菟丝子、狗脊、桑寄生、山药、炒白芍等各适量。水煎服，每日 1 剂，疗程 1 ~ 3 个月。

6．腰椎骨质增生　续断、黄芪、牛膝、丹参、自然铜、茯苓、白术、杜仲各适量。水煎服，每日 1 剂，15 日为 1 个疗程，需连用 1 ~ 4 个疗程。

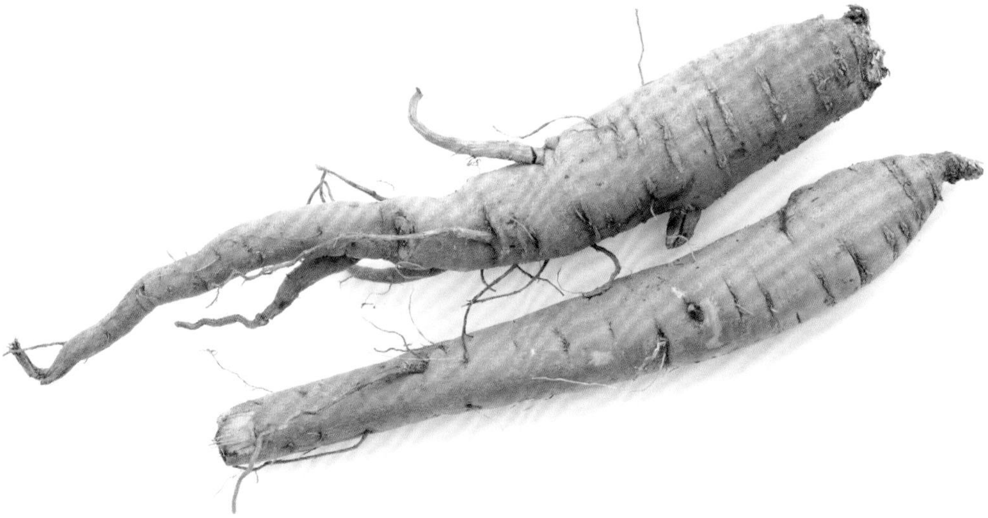

续断药材

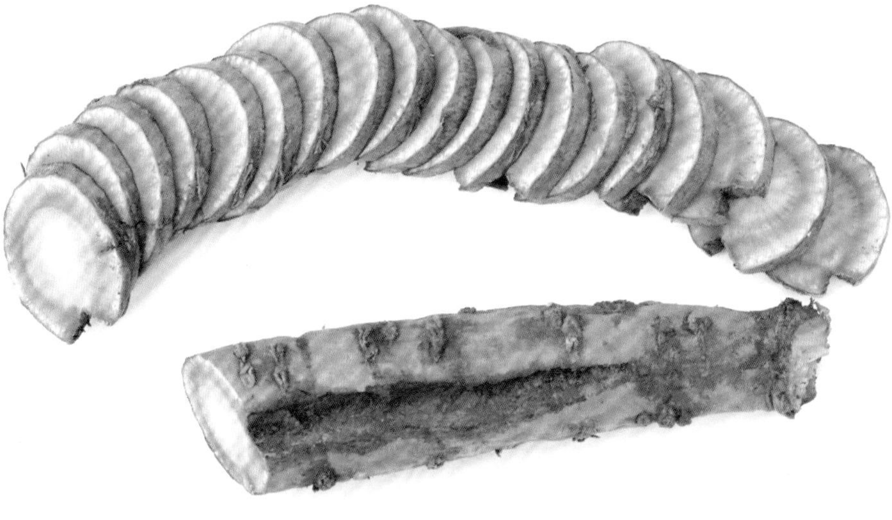

续断药材

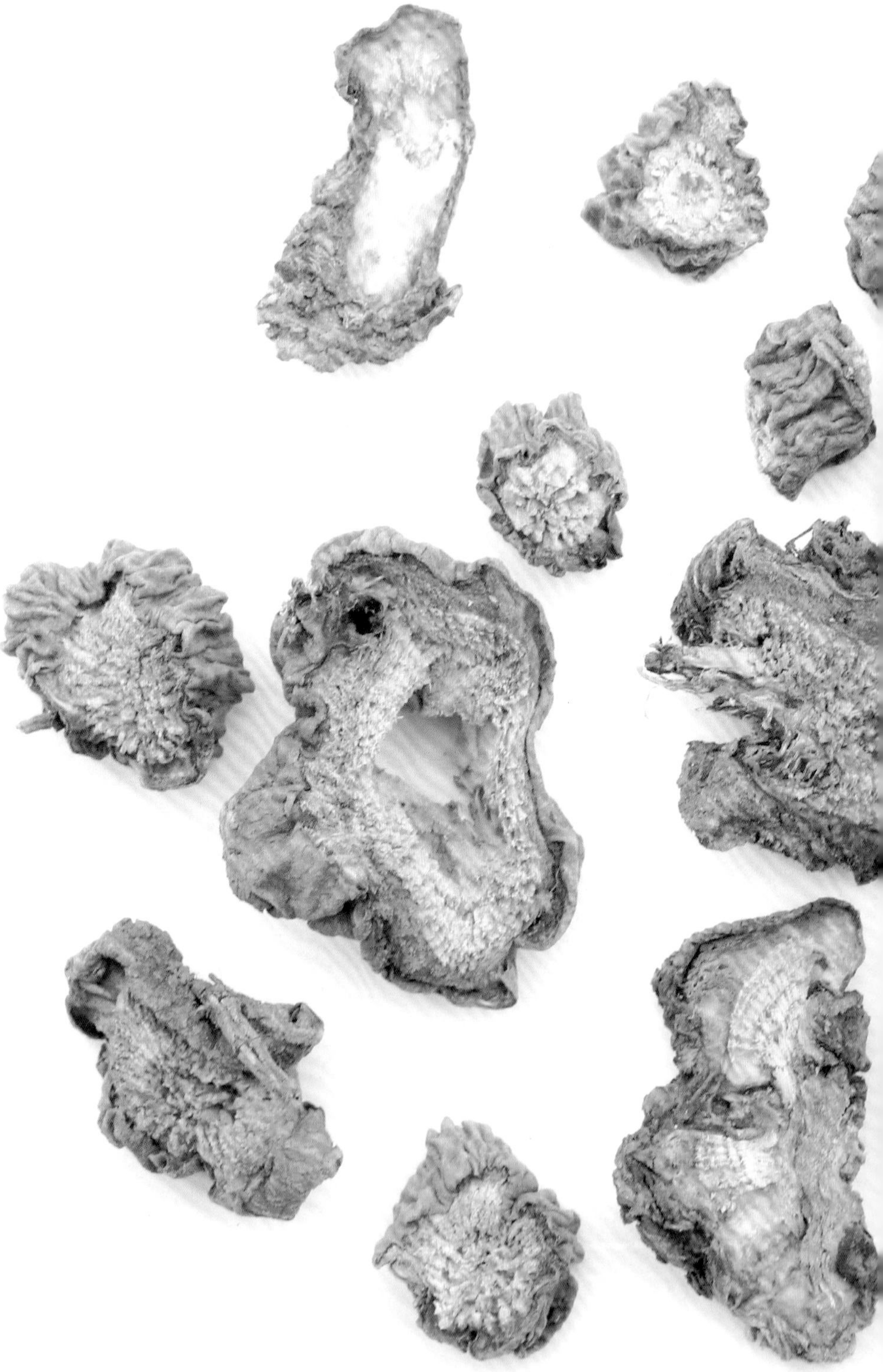

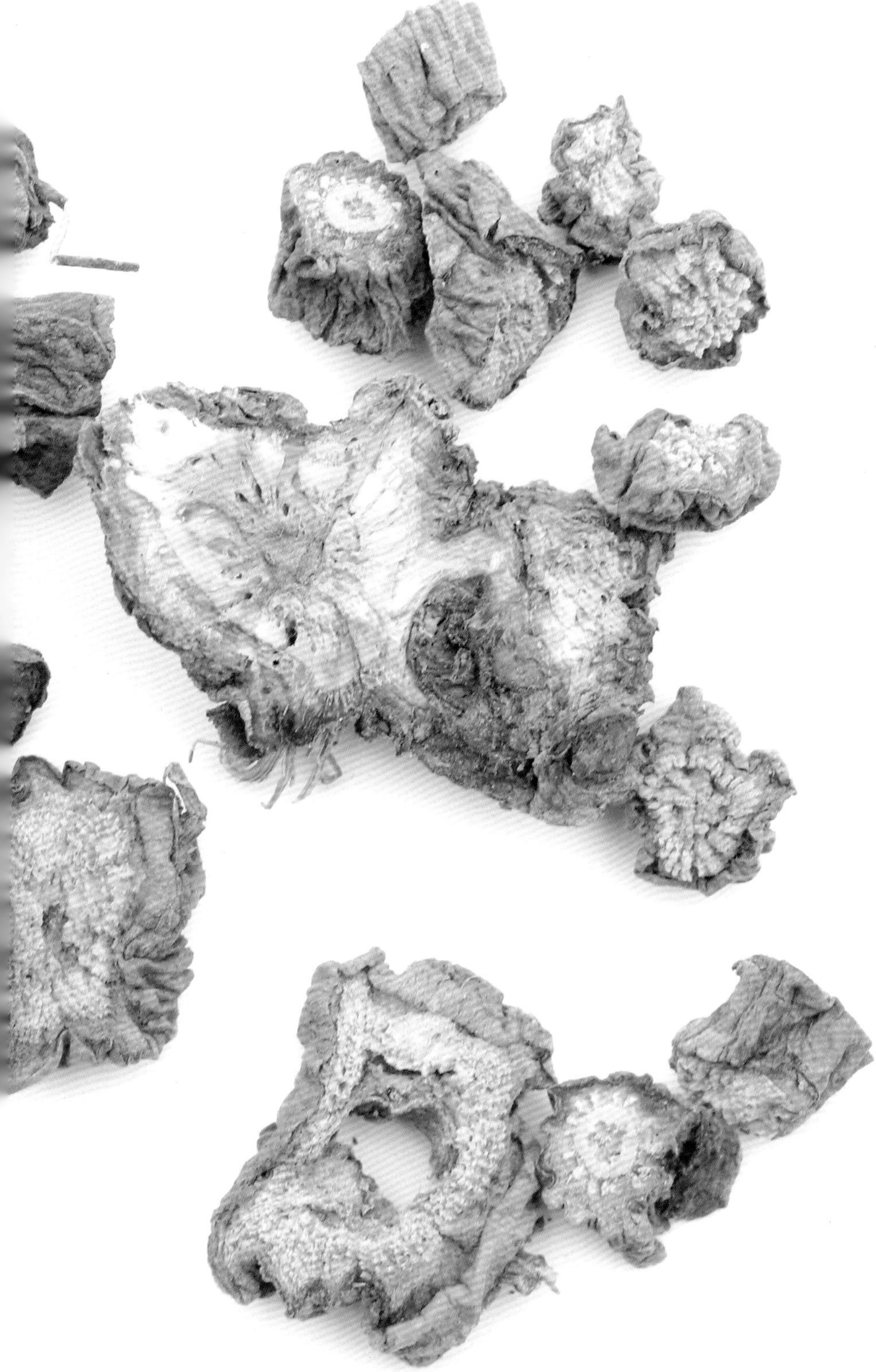

续断饮片

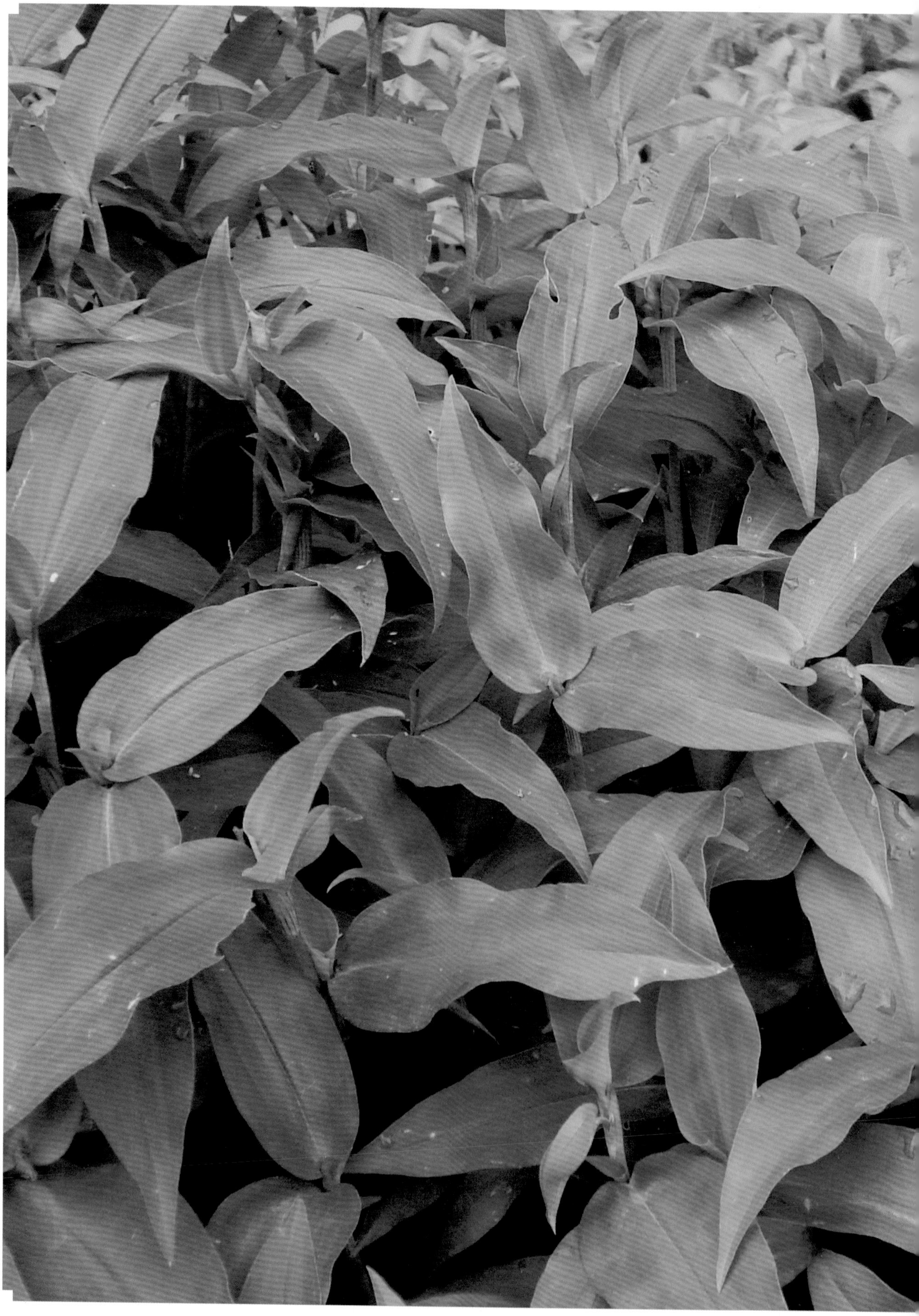

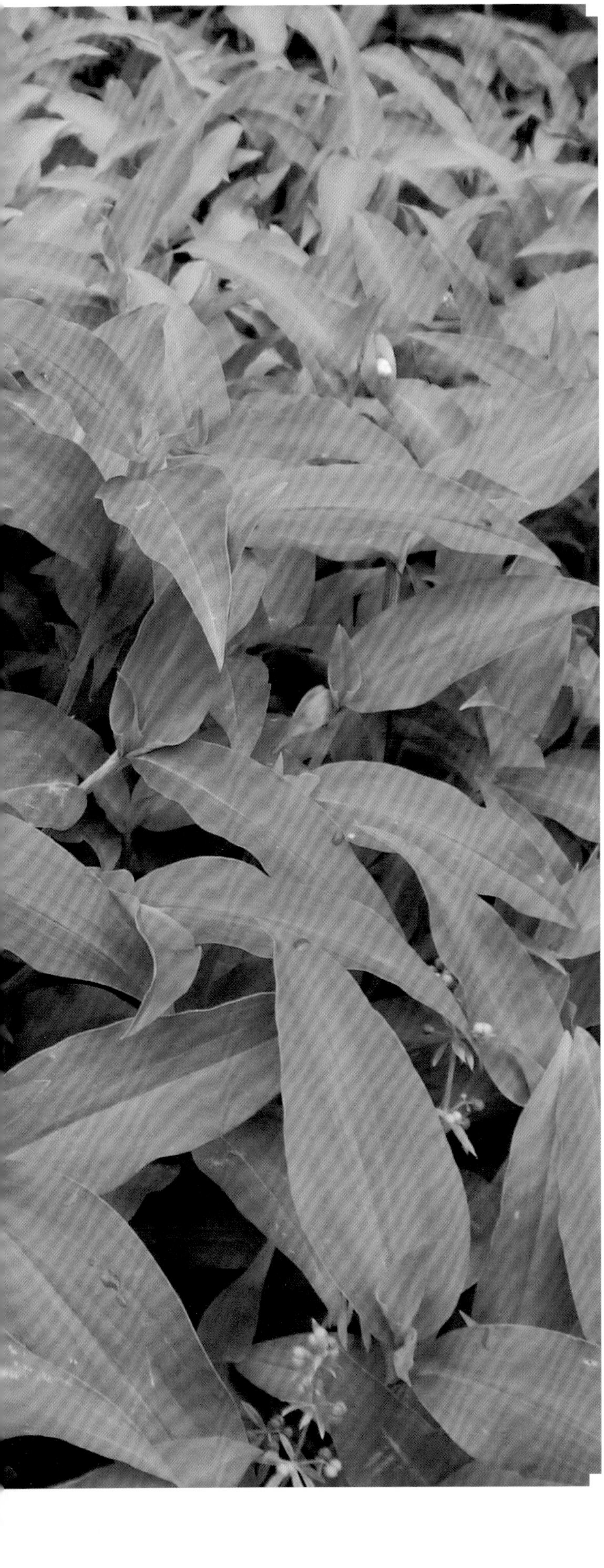

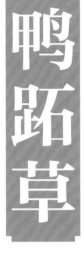

鸭跖草

【苗药名】窝嘎领。

【别　名】竹叶菜、马儿草。

【来　源】本品为鸭跖草科植物鸭跖草 *Commelina communis* L. 的全草。

【性味归经】味甜，性冷。归热经。

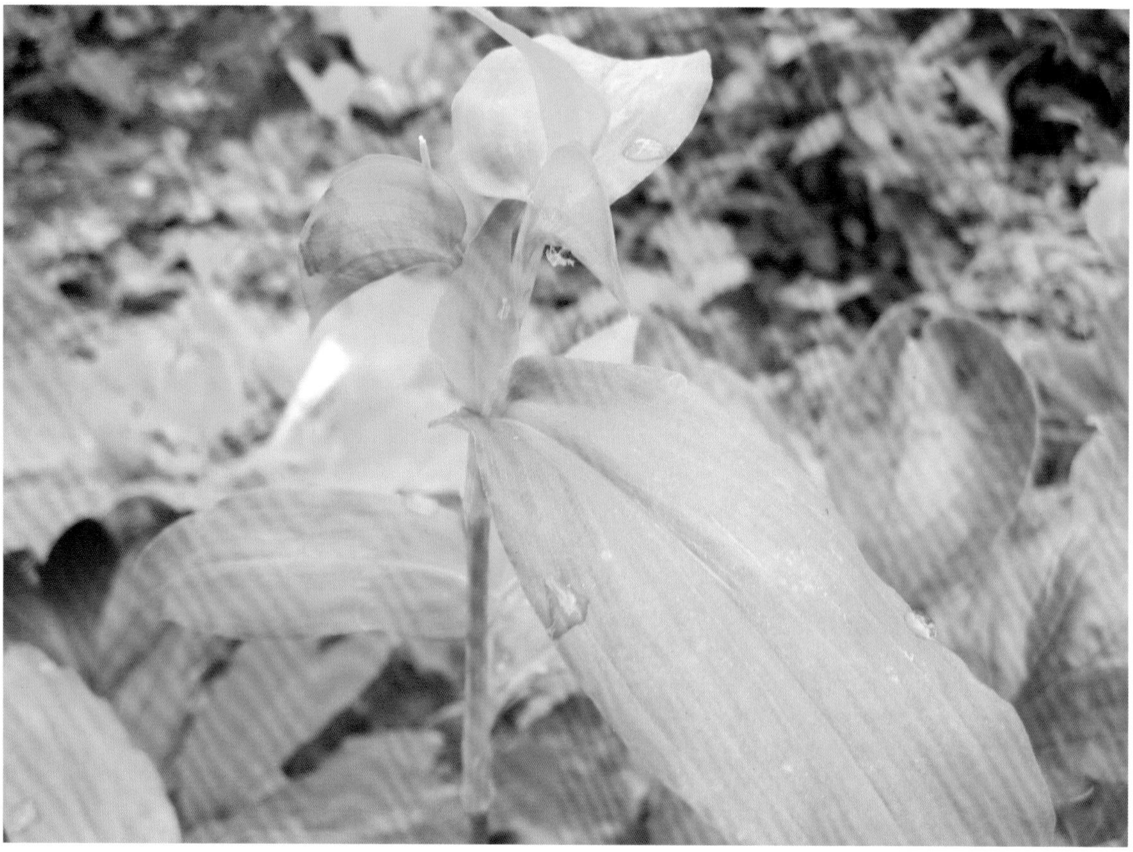

鸭跖草

识别特征

一年生草本植物，植株高 15 ~ 60 cm，多有须根。茎多分枝，具纵棱，基部匍匐，仅叶鞘及茎上部被短毛，茎下部匍匐生根，长达 1 m。叶披针形至卵状披针形，长 3 ~ 8 cm。总苞片佛焰状，有 1.5 ~ 4.0 cm 长的柄，与叶对生，心形，稍镰刀状弯曲，顶端短急尖，长近 2 cm，边缘常有硬毛；聚伞花序有花数朵，略伸出佛焰苞；萼片膜质，内有 2 枚常靠近或合生；花瓣深蓝色，有长爪；雄蕊 6 枚，3 枚能育而长，3 枚退化顶端成蝴蝶状，花丝无毛。蒴果椭圆形，种子 4 枚。花期 7—9 月，果期 9—10 月。

生境分布

生长于谷溪、路边。分布于贵州、云南、四川等省区。

采收加工

6—7 月开花期采收全草，鲜用或阴干。

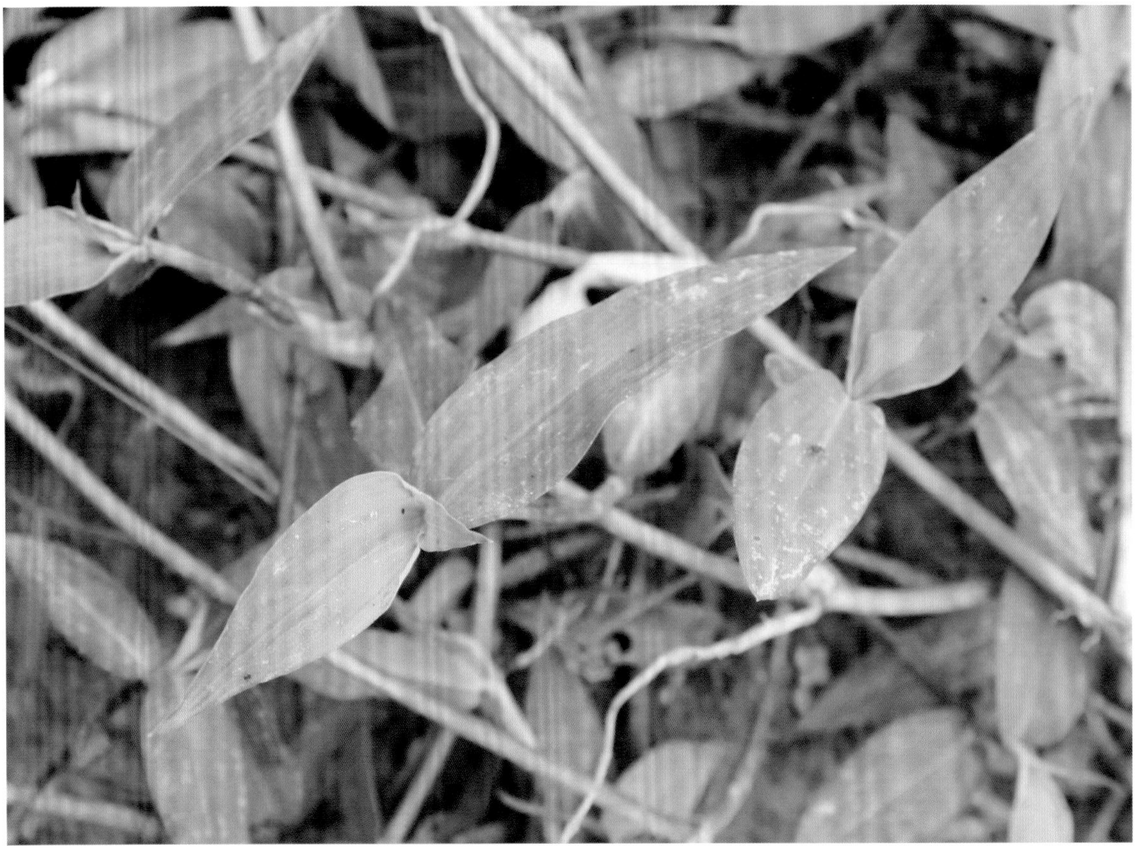

鸭跖草

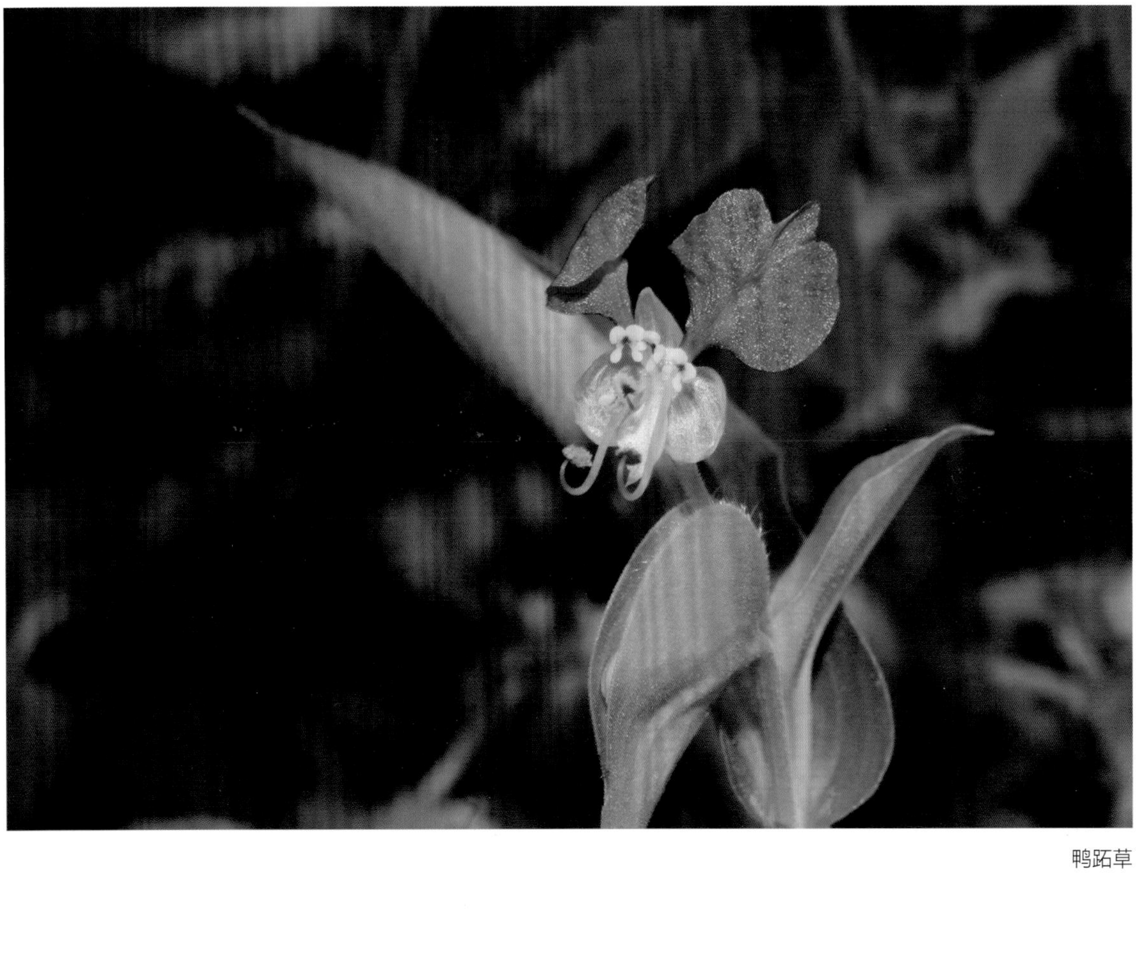

鸭跖草

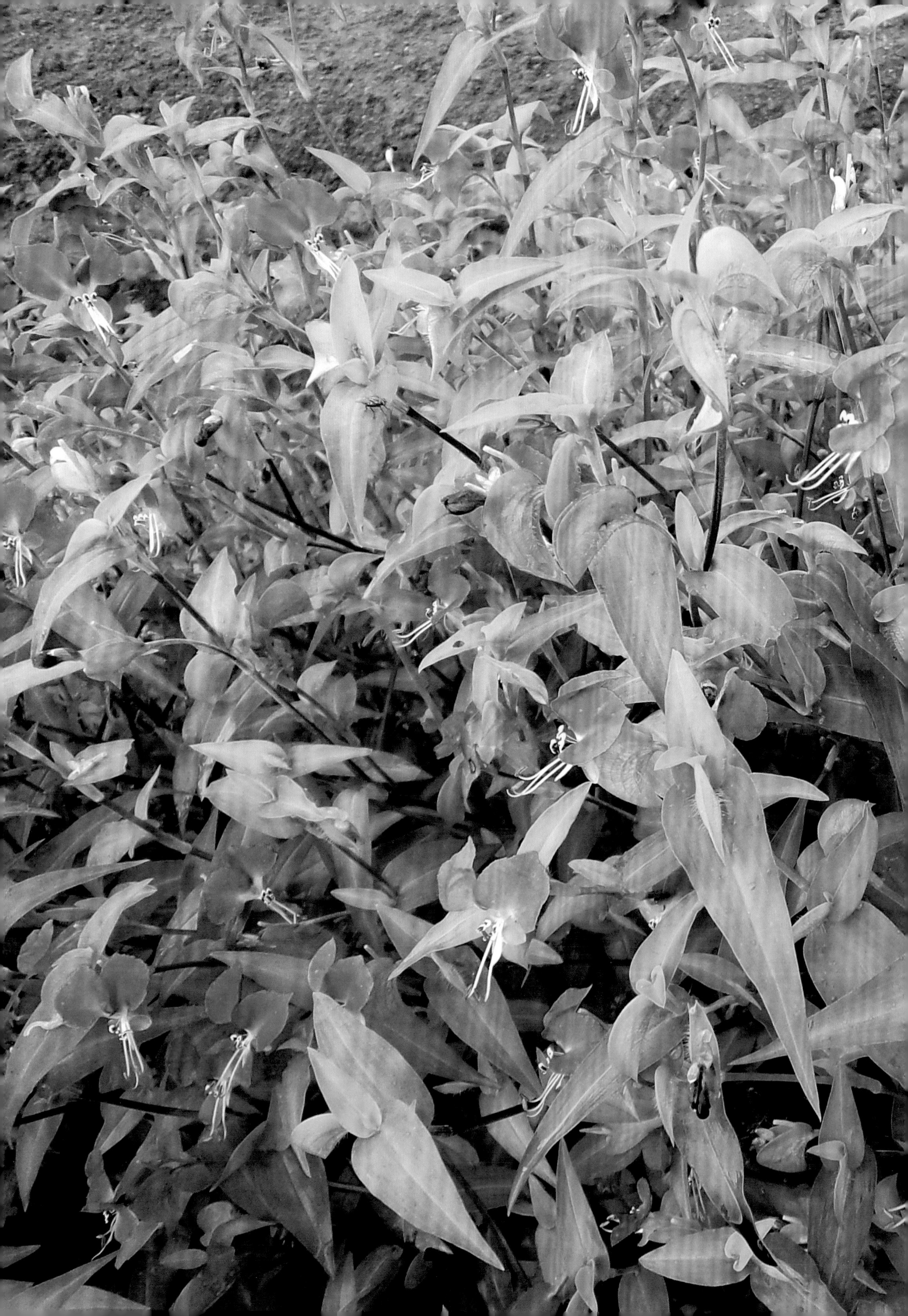

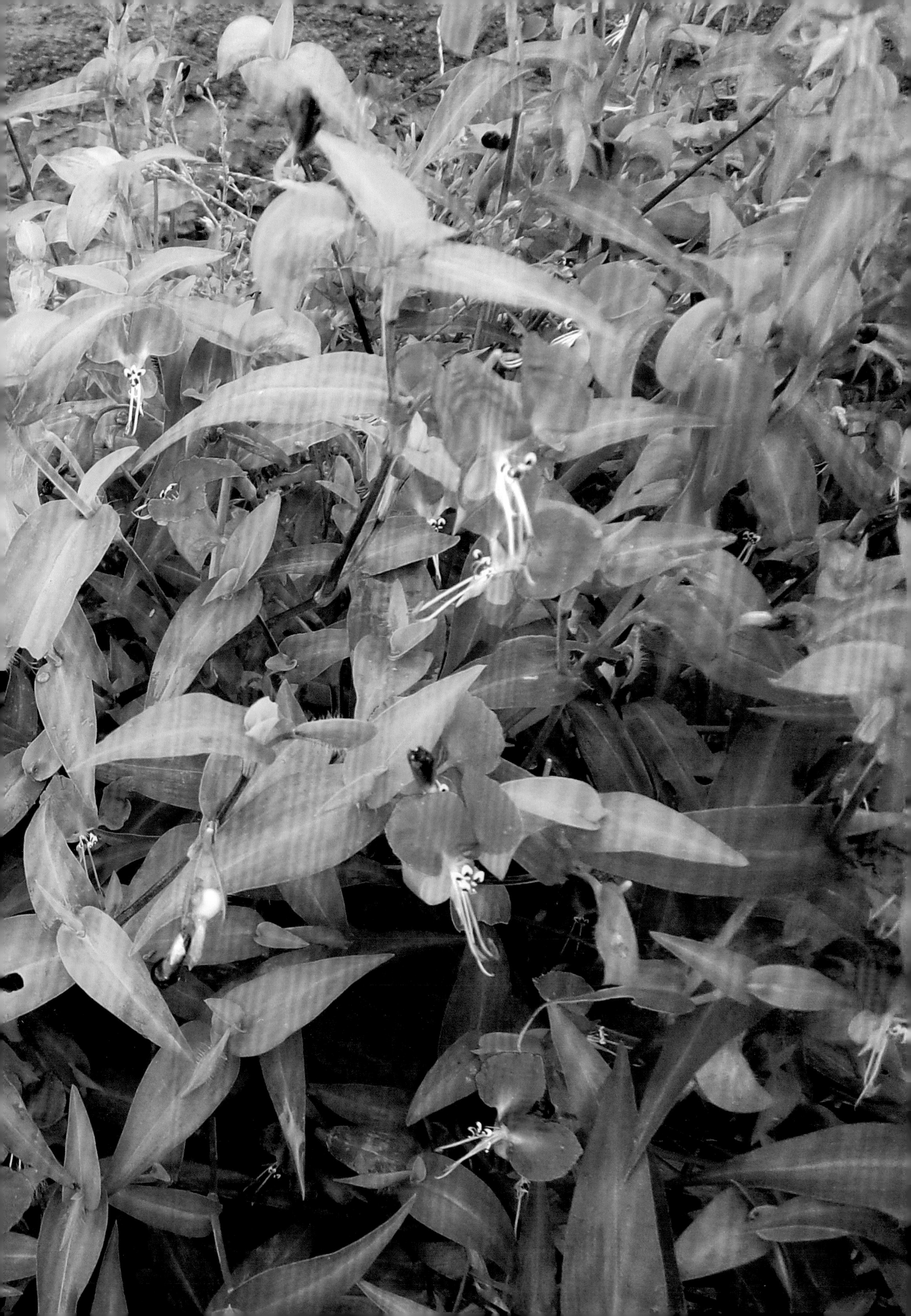

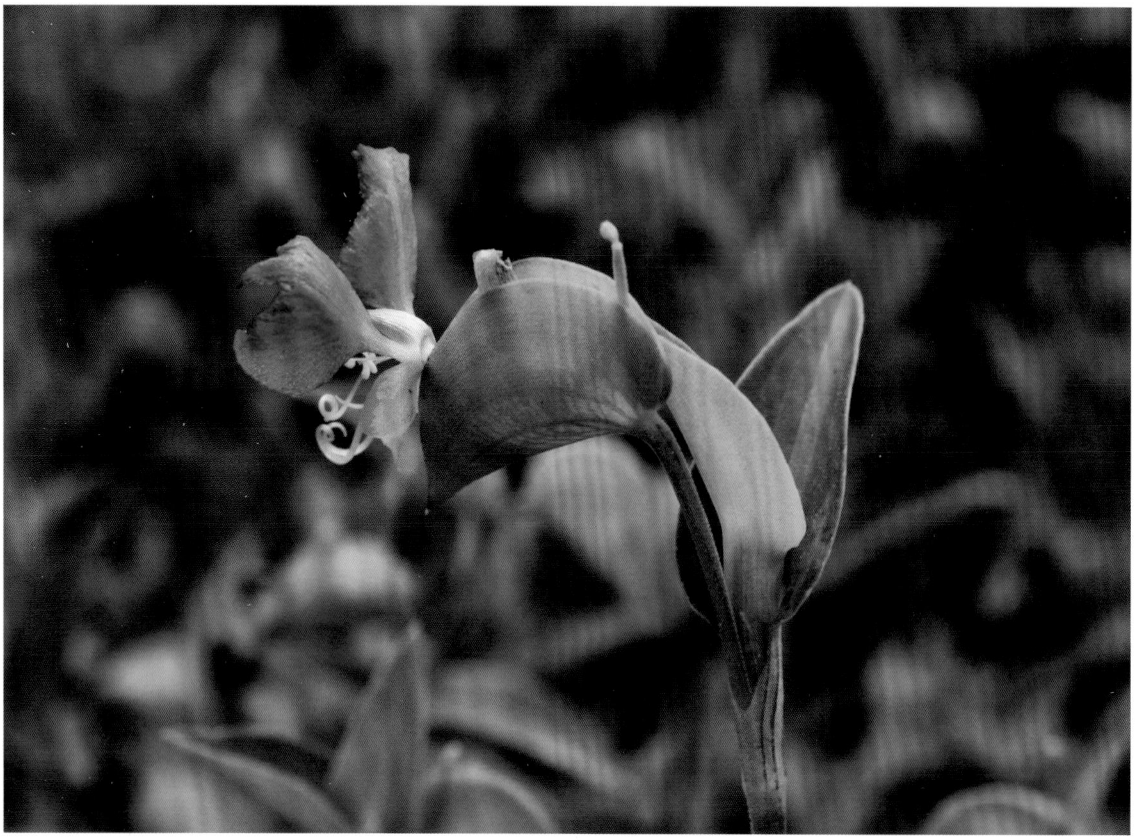

鸭跖草

药材鉴别

全草长至 60 cm，黄绿色，老茎略呈方形，表面光滑，具数条纵棱，直径约 2 mm，节膨大，基部节上常有须根；断面坚实，中部有髓。叶互生，皱缩成团，质薄脆，易碎；完整叶片展平后呈卵状披针形或披针形，长 3 ~ 9 cm，宽 1 ~ 3 cm，先端尖，全缘，基部下延成膜质鞘，抱茎，叶脉平行。聚伞花序，总苞心状卵形，折合状，边缘不相连；花多脱落，萼片膜质，花瓣蓝黑色。气微，味甘、淡。以色黄绿者为佳。

功效主治

清热解毒，利水消肿。主治风热感冒，热病发热，咽喉肿痛，痈肿疔毒，水肿，小便热淋涩痛。

用法用量

内服：煎汤，15 ~ 30 g，鲜品 60 ~ 90 g；或捣汁。外用：适量，捣烂外敷。

民族药方

1．高热不退　鸭跖草 15 g，马鞭草 10 g。水煎服。

2．小儿米汤尿　鸭跖草 10 g，白茅根 15 g。水煎服。

3．咽喉肿痛　鸭跖草 15 g，金银花、九里光、八爪金龙各 10 g。水煎服。

4．防治普通感冒、流行性感冒　鸭跖草 60 ~ 90 g。水煎服，每日 2 ~ 3 次。

5．急性病毒性肝炎　鸭跖草全草 30 ~ 60 g。水煎服，每日 2 次，15 ~ 20 日为 1 个疗程。

6．丹毒　鲜鸭跖草叶 50 片，食醋 500 ml。将叶片入食醋中浸泡 1 小时，外敷患处（将病灶全部敷罩），干则更换，每日换 4 ~ 6 次，至愈为止。

7．睑腺炎　先用生理盐水洗净患处，然后将洗净的一支或一段鲜鸭跖草，以 45° 置于乙醇灯上点燃上段，顷刻即见下段有水珠泡沫液体沸出，即将之滴涂于患处，无须冲洗或其他处理。

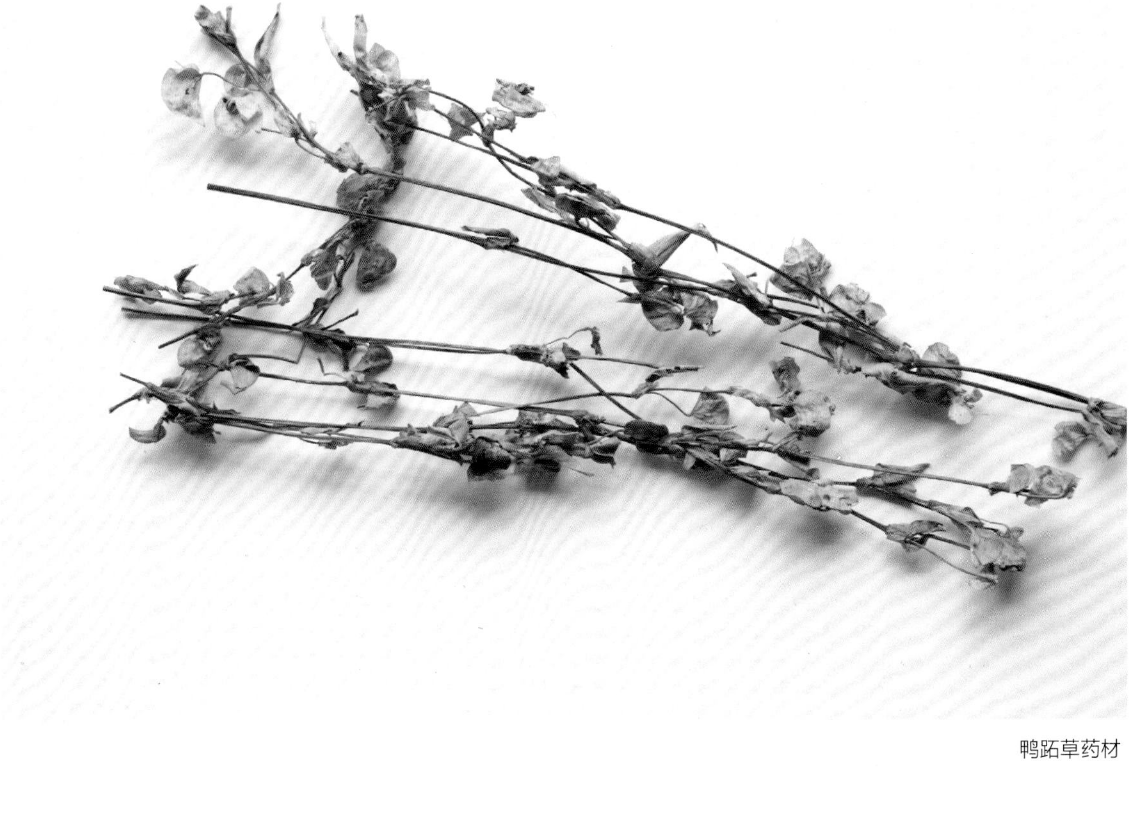

鸭跖草药材

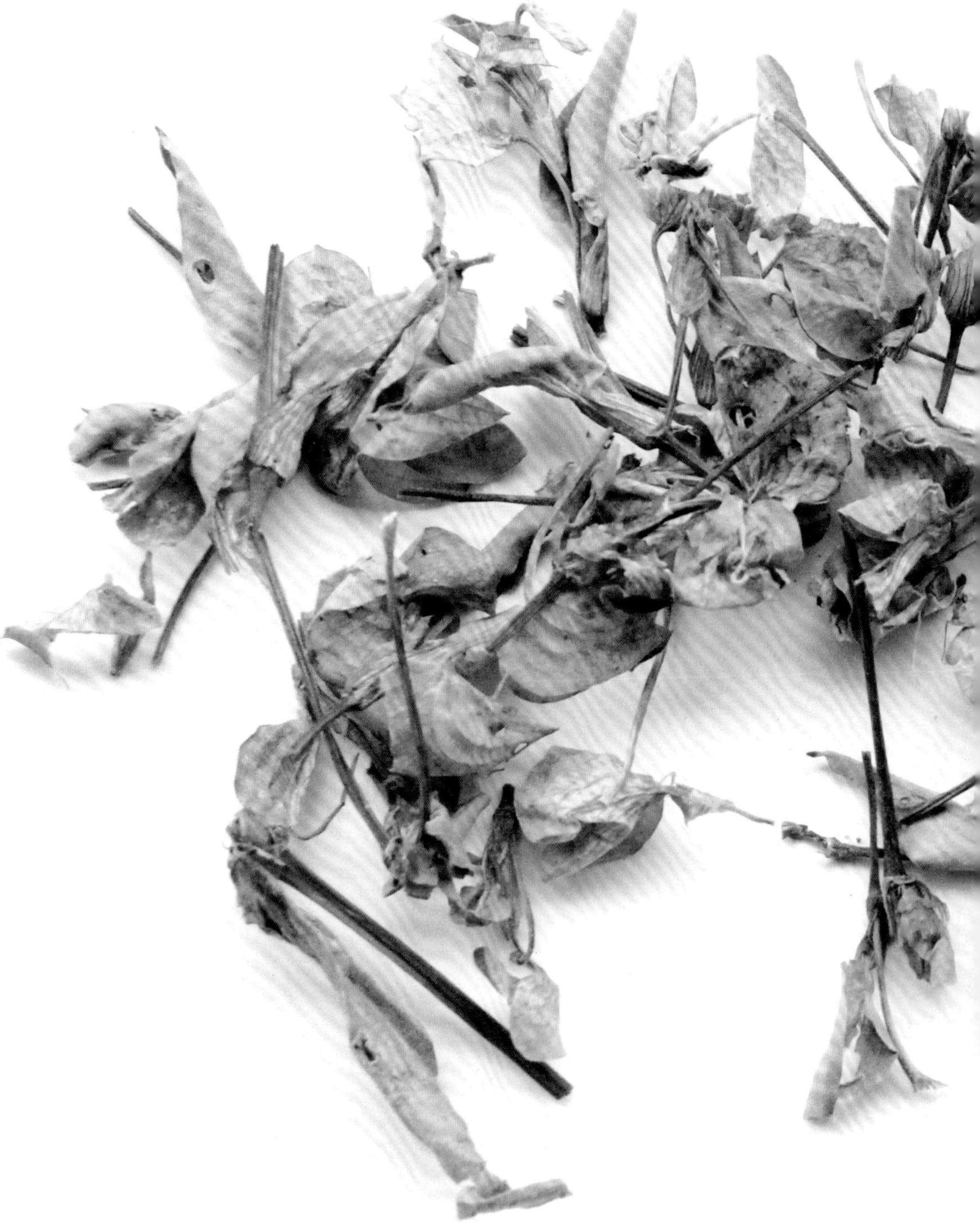

鸭跖草

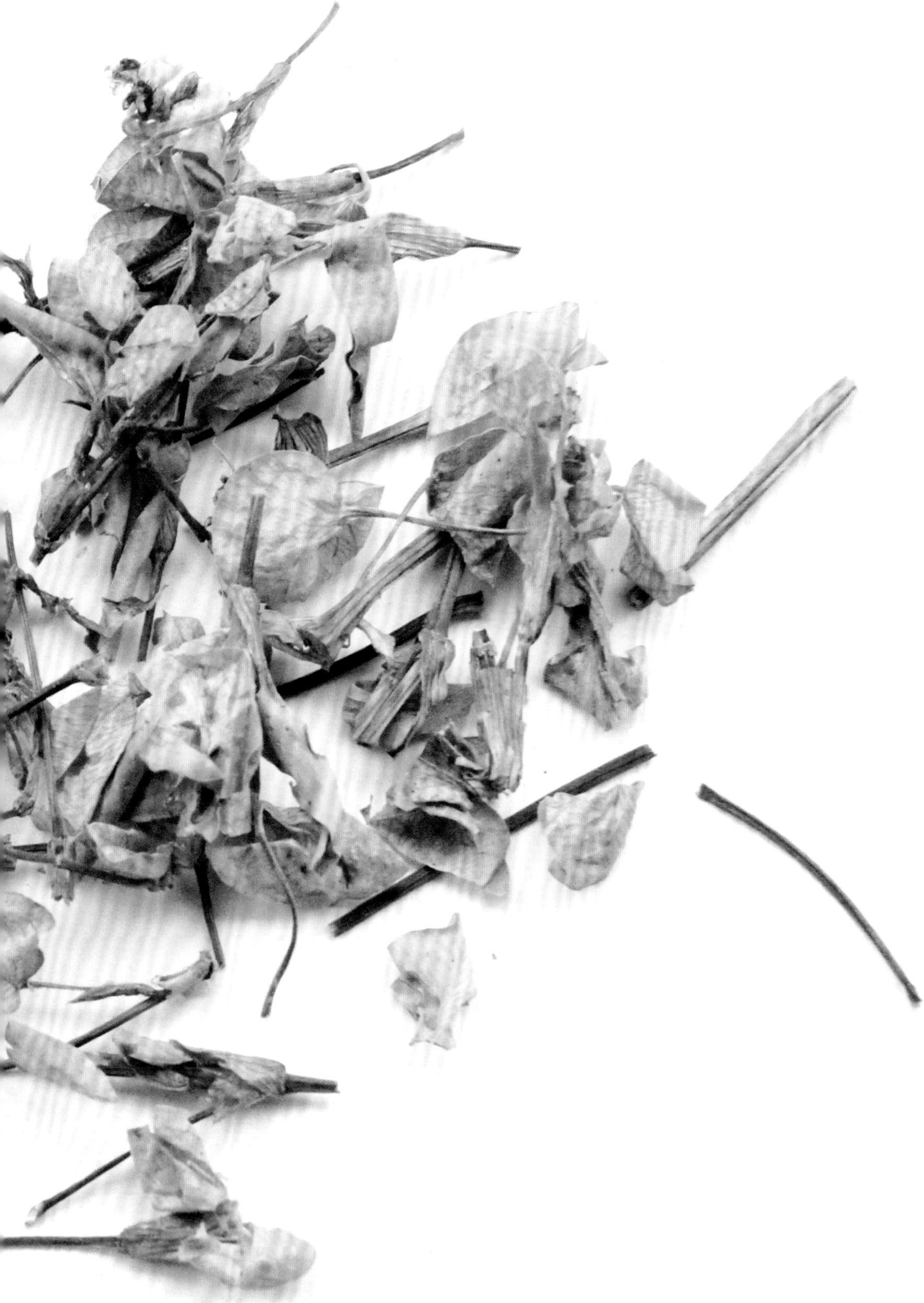

鸭跖草饮片

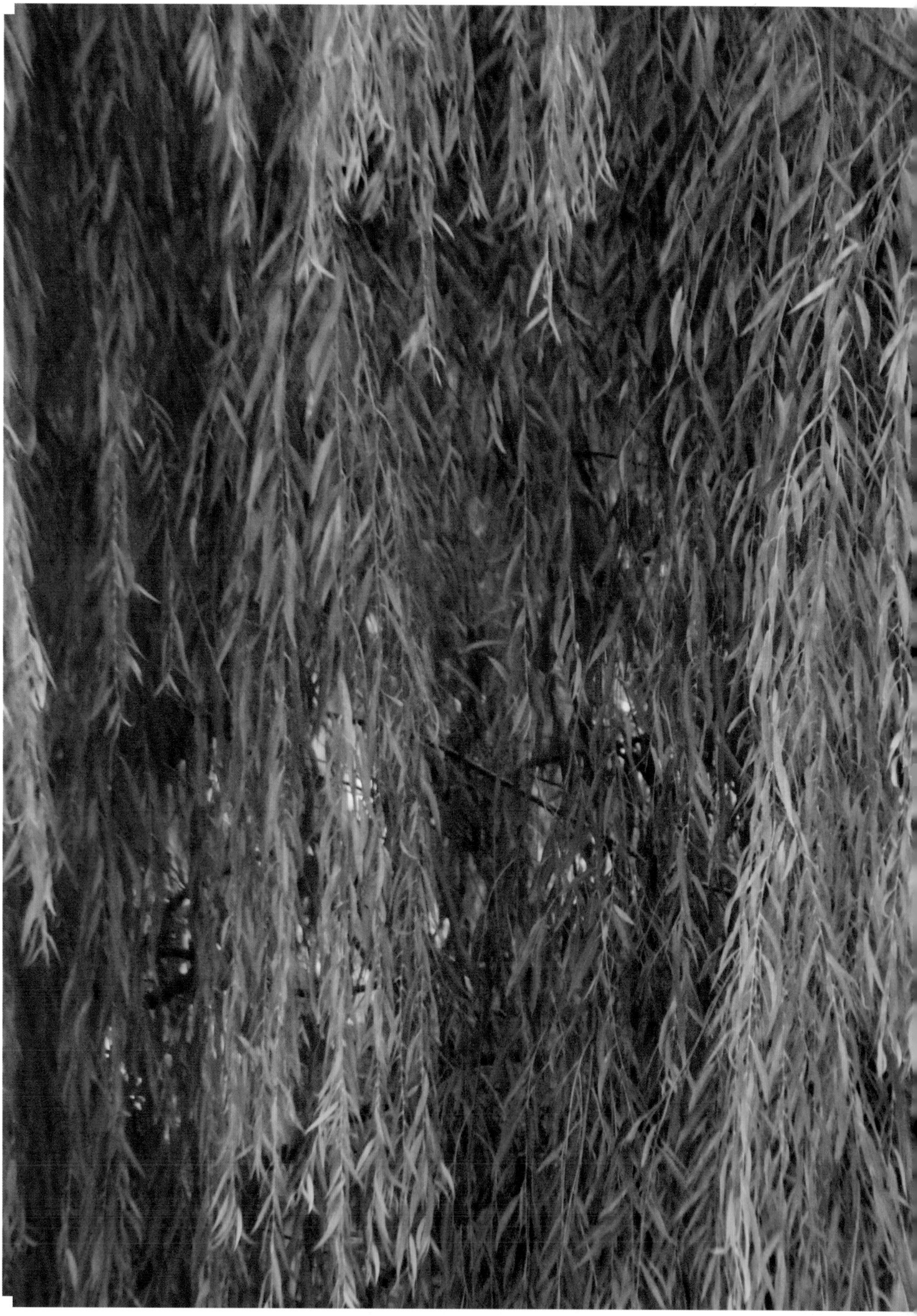

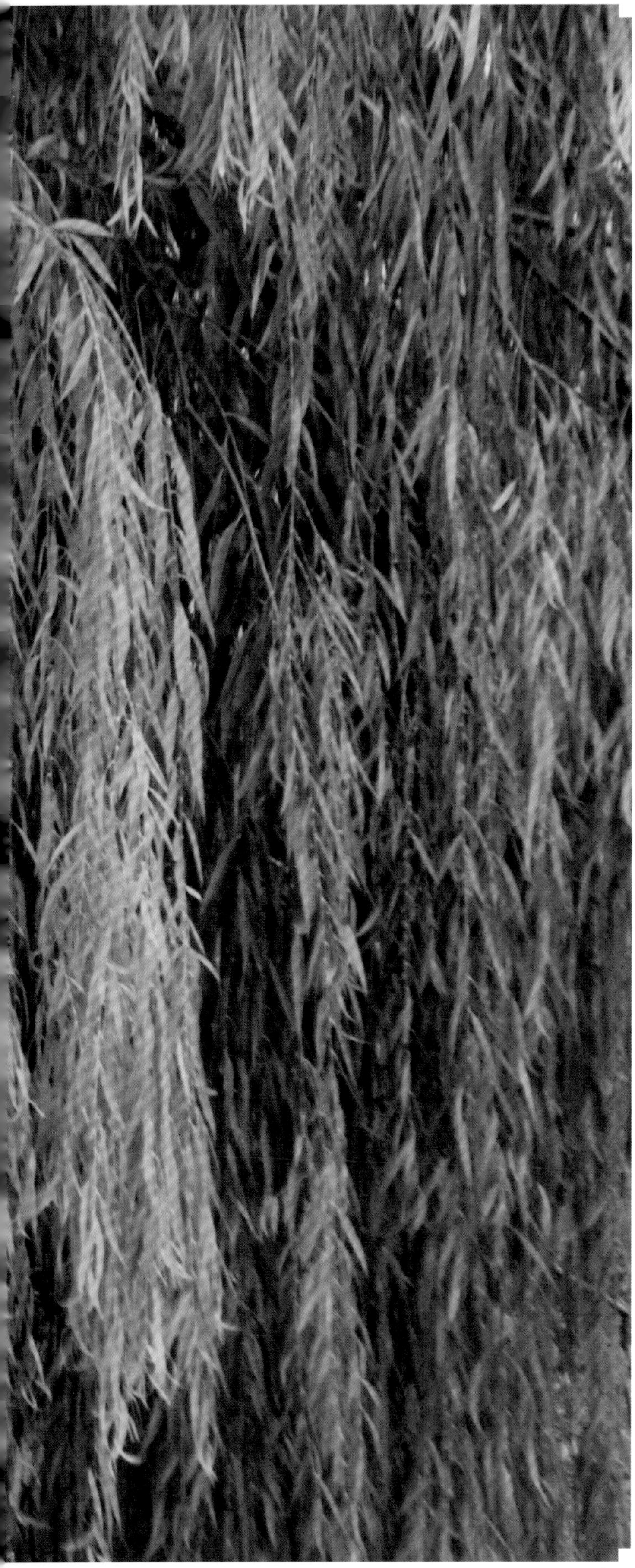

杨柳

【苗药名】嘎给豆阿溜。

【别　名】柳树、线柳、清明柳、倒垂柳、吊杨柳、青龙须。

【来　源】本品为杨柳科植物垂柳 *Salix babylonica* L. 的花、枝条或根皮。

【性味归经】味苦，性冷。归热经。

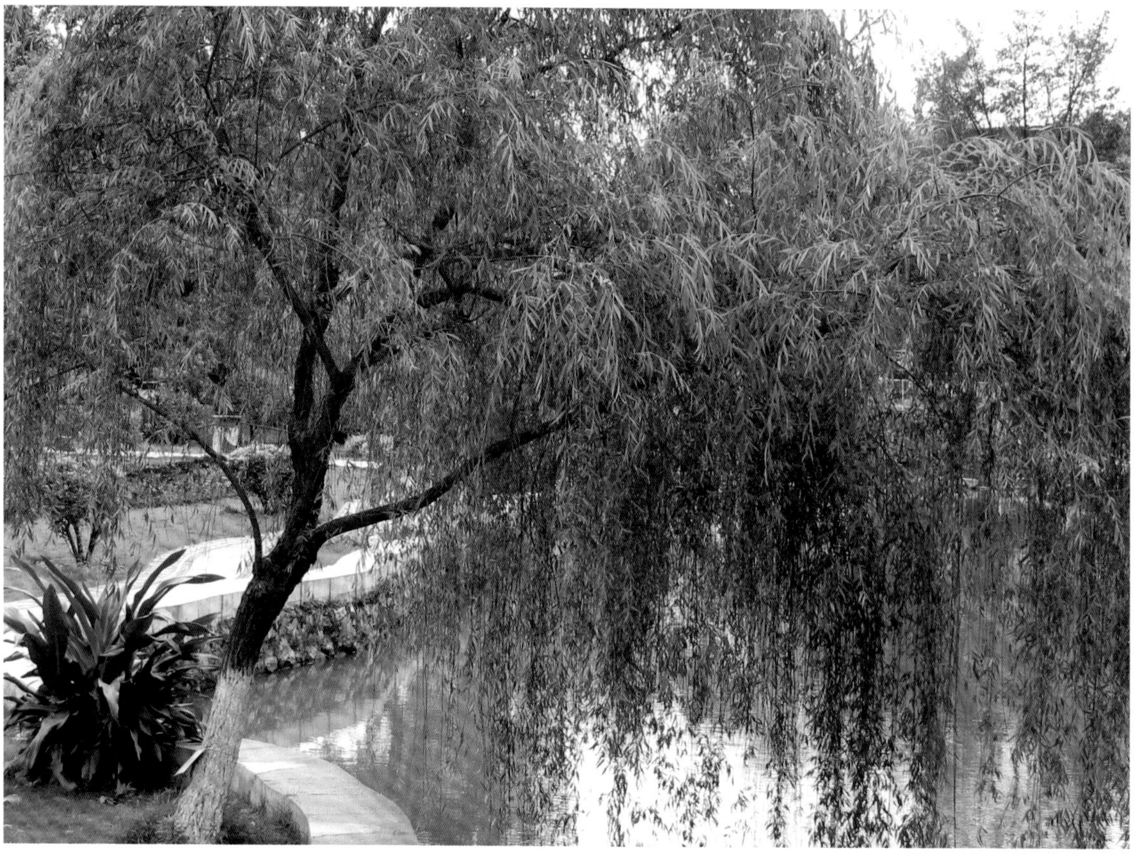

柳

识别特征

乔木，高达 18 m。树冠开展而疏散。树皮灰黑色，小枝嫩时被柔毛，多下垂。叶狭披针形，长 9 ~ 16 cm，宽 0.5 ~ 1.5 cm，先端长渐尖，基部楔形，边缘有锯齿；叶柄长（3 ~ ）5 ~ 10 mm；托叶仅生在萌发枝上。花序与叶同时开放；雄花序长 1.5 ~ 3.0 cm，轴有毛；雄蕊 2，花药红黄色；苞片披针形，腺体 2；雌花序长 2 ~ 5 cm，基部有 3 ~ 4 小叶；子房椭圆形，无柄或近无柄，花柱短，柱头 2 ~ 4 深裂；腺体 1。苞片披针形，外面有毛；蒴果长 3 ~ 4 mm。花期 3—4 月，果期 4—5 月。

生境分布

耐水湿，也能生长于旱处。全国各地普遍栽培。

采收加工

春季摘取嫩树枝条，鲜用或晒干。

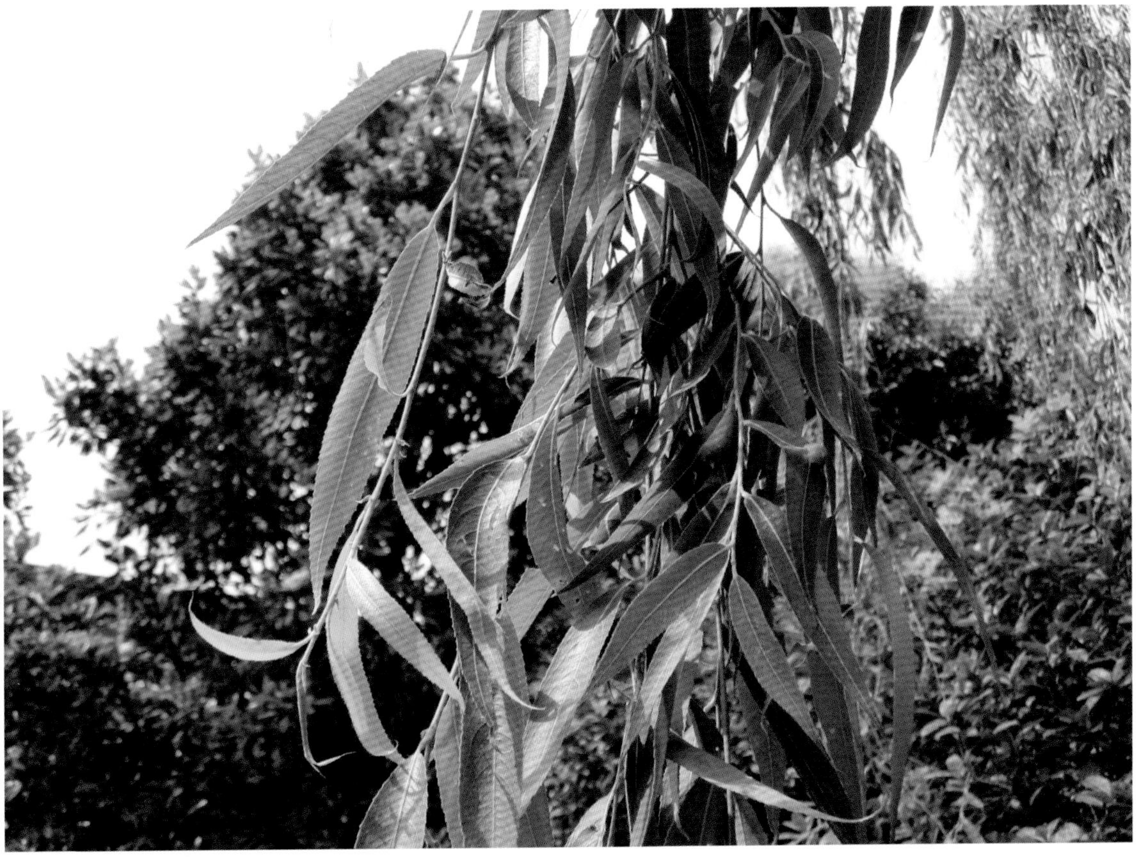

柳

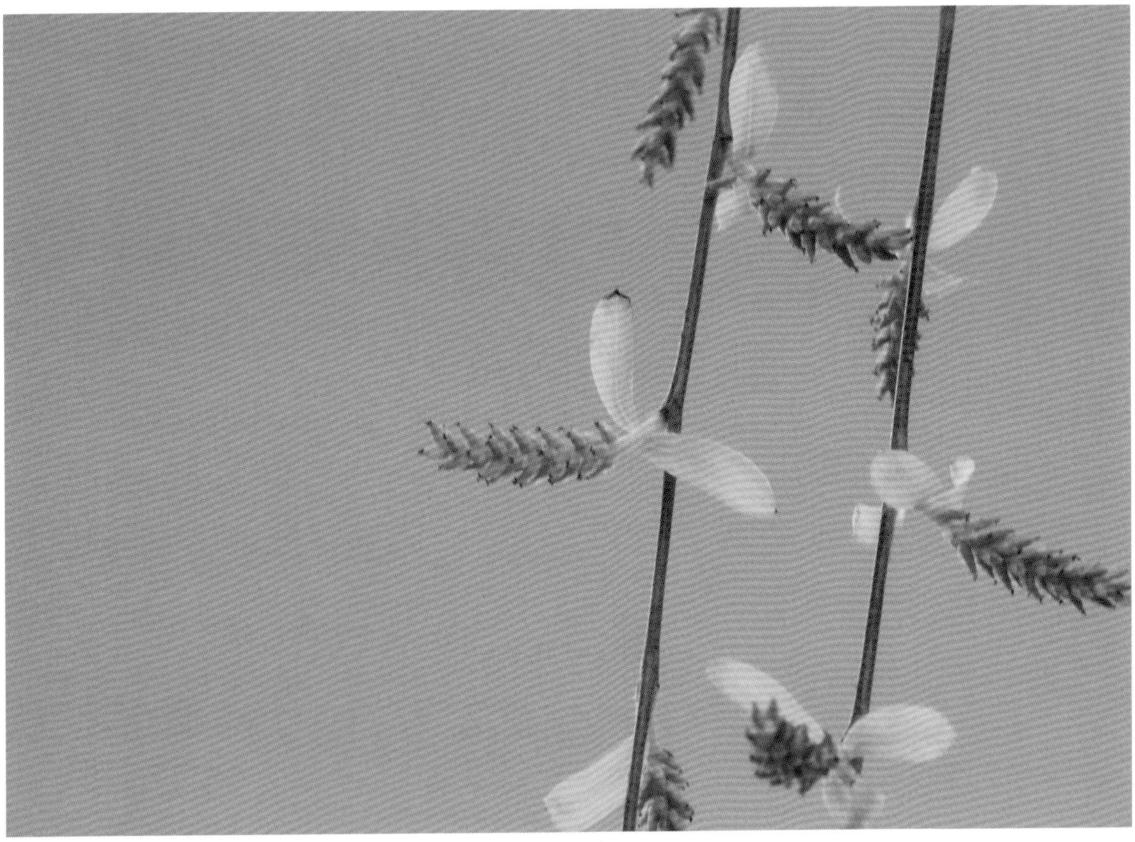

柳

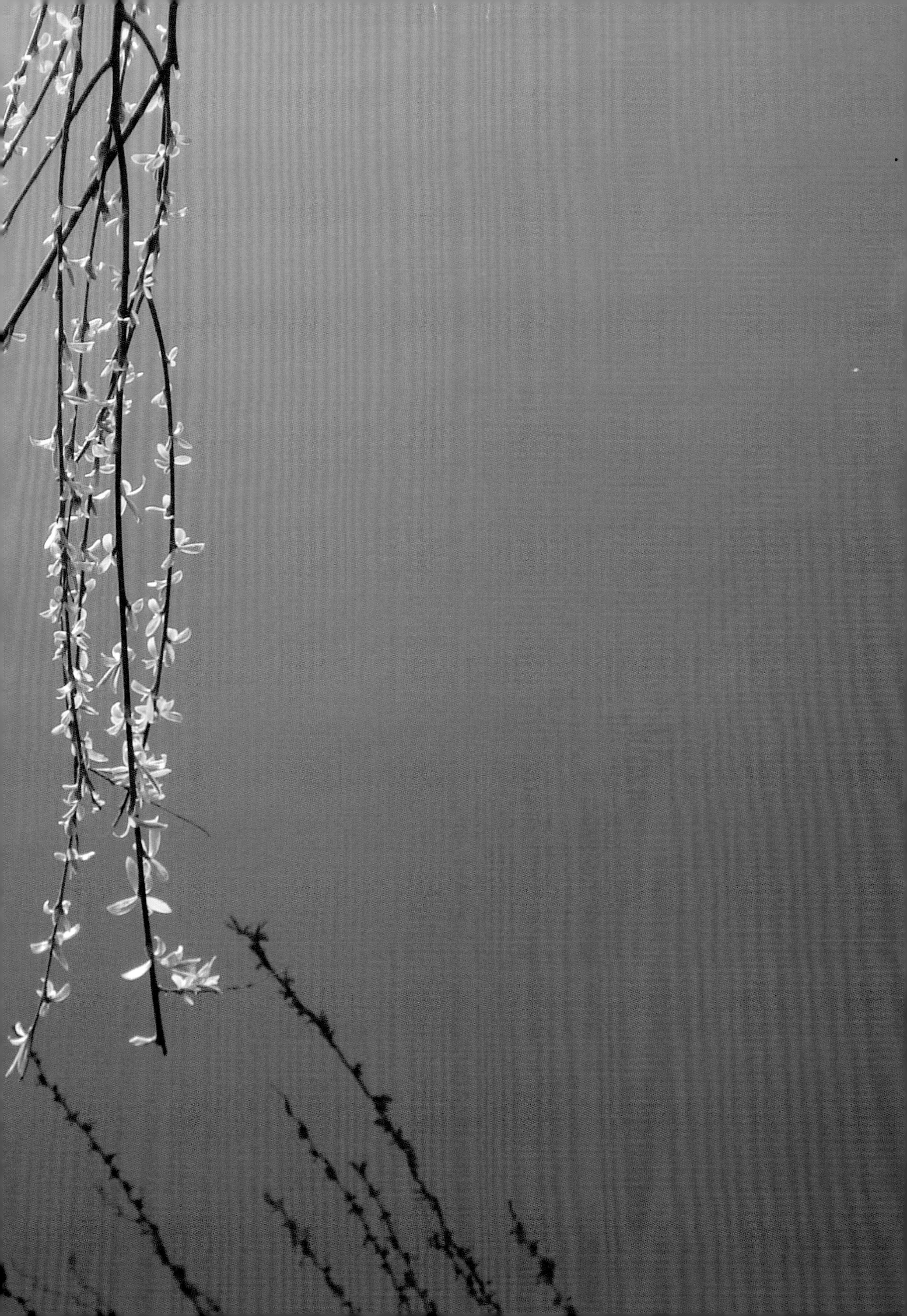

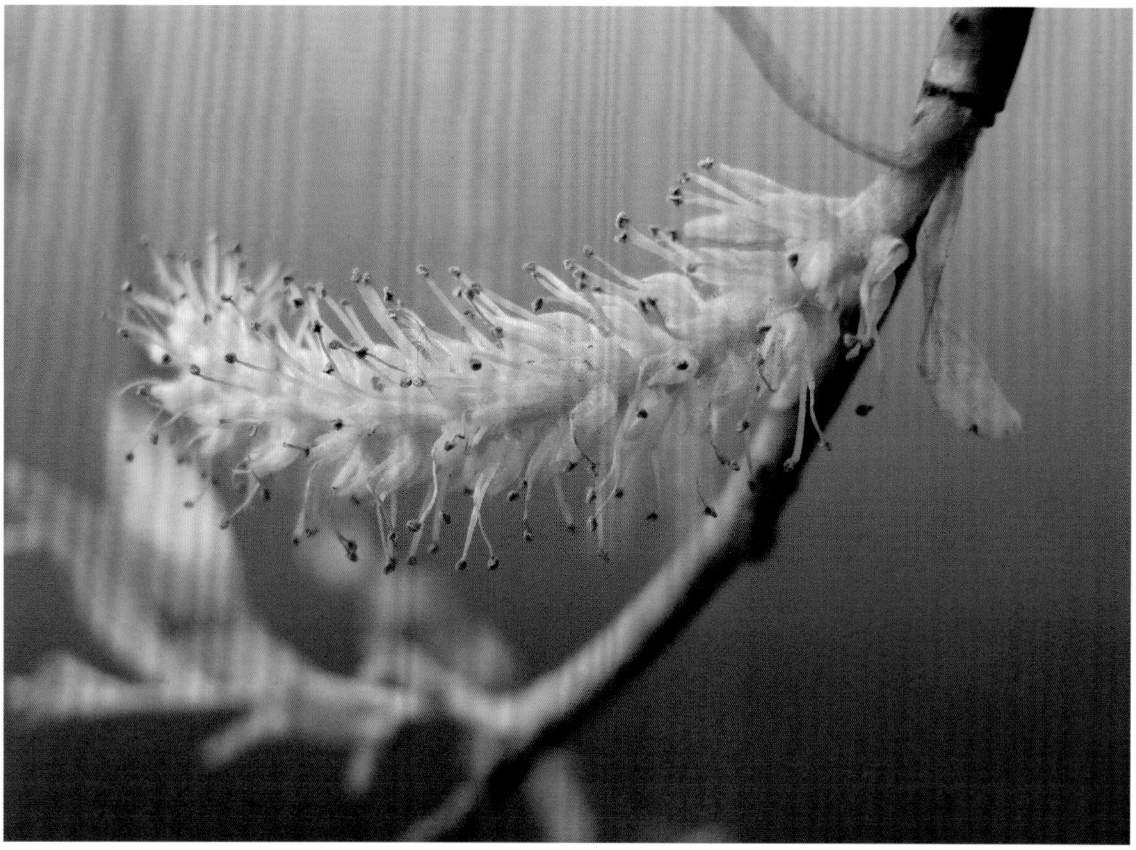

柳

药材鉴别

嫩枝圆柱形，直径 5 ~ 10 mm，表面微有纵皱纹，节间长 0.5 ~ 5.0 cm，质脆易断，断面不平坦，皮部薄而浅棕色，中央有黄白色髓部。气微，味微苦、涩。

功效主治

祛风利湿，解毒消肿，止痛。主治风湿痹痛，小便淋浊，传染性肝炎，黄疸，风疹瘙痒，疔疮，丹毒，龋齿，龈肿。

用法用量

内服：煎汤，15 ~ 30 g。外用：适量，煎水含漱；或熏洗。

民族药方

1. 黄疸 杨柳花、酢浆草各 15 g。煨水服。

2. 疔疮 杨柳根皮、蜂糖罐根皮、黄花根各 15 g。煨水服。另用药渣捣烂，外敷患处。

3. 癣 柳枝、桃叶、核桃叶各 3 g。捣茸泡醋，搽患处。

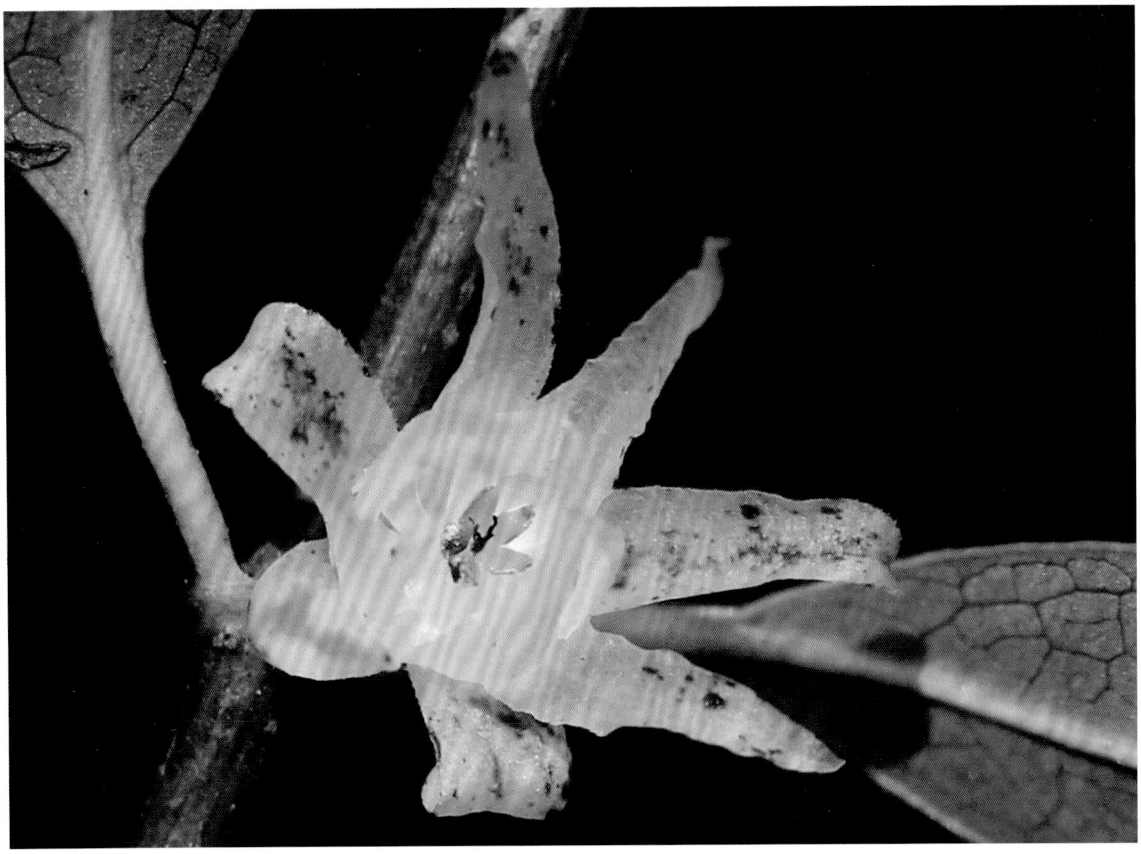

柳花

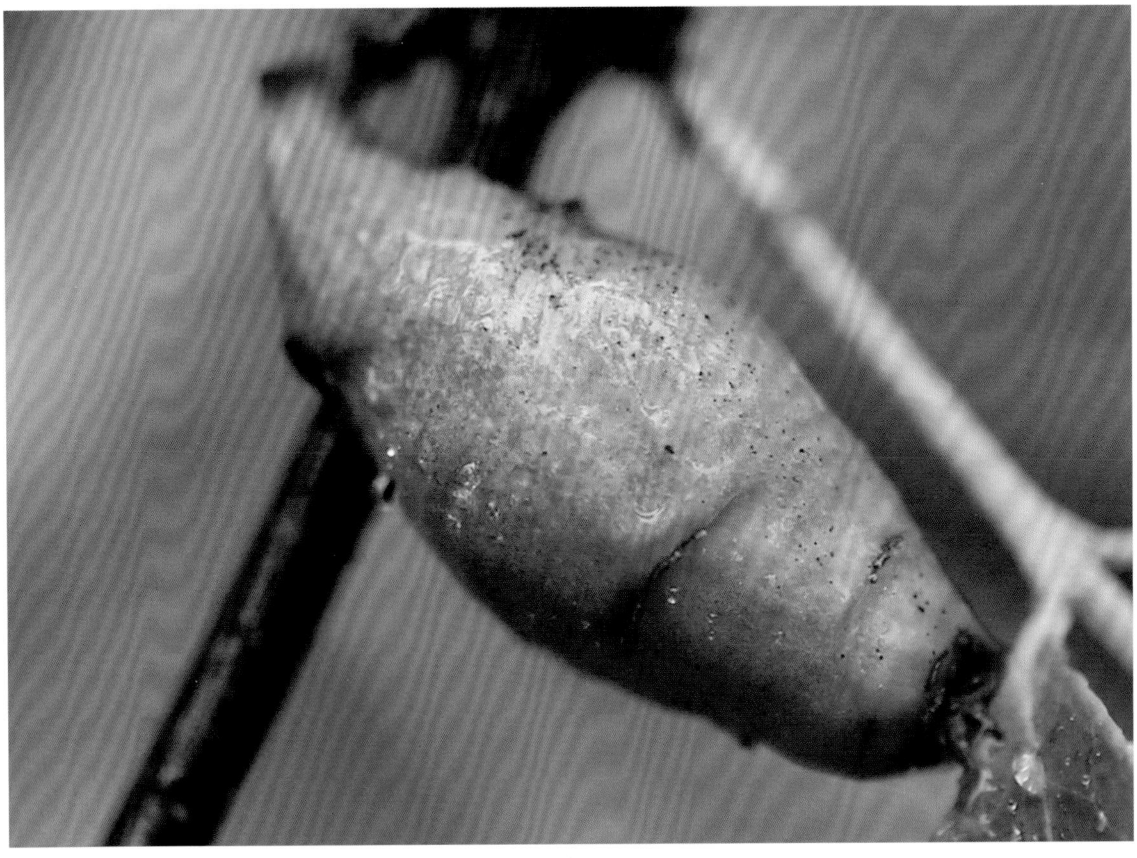

柳果

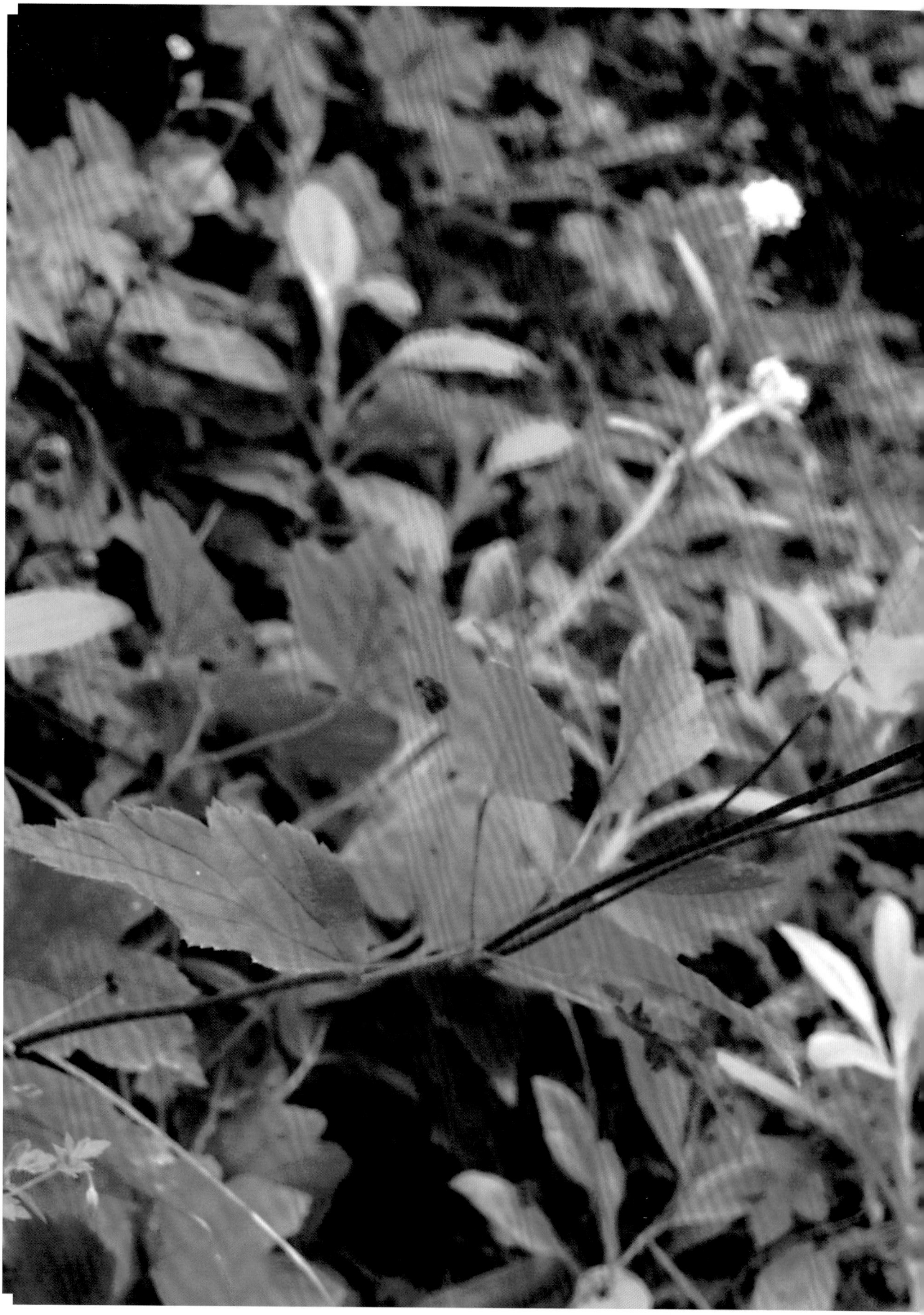

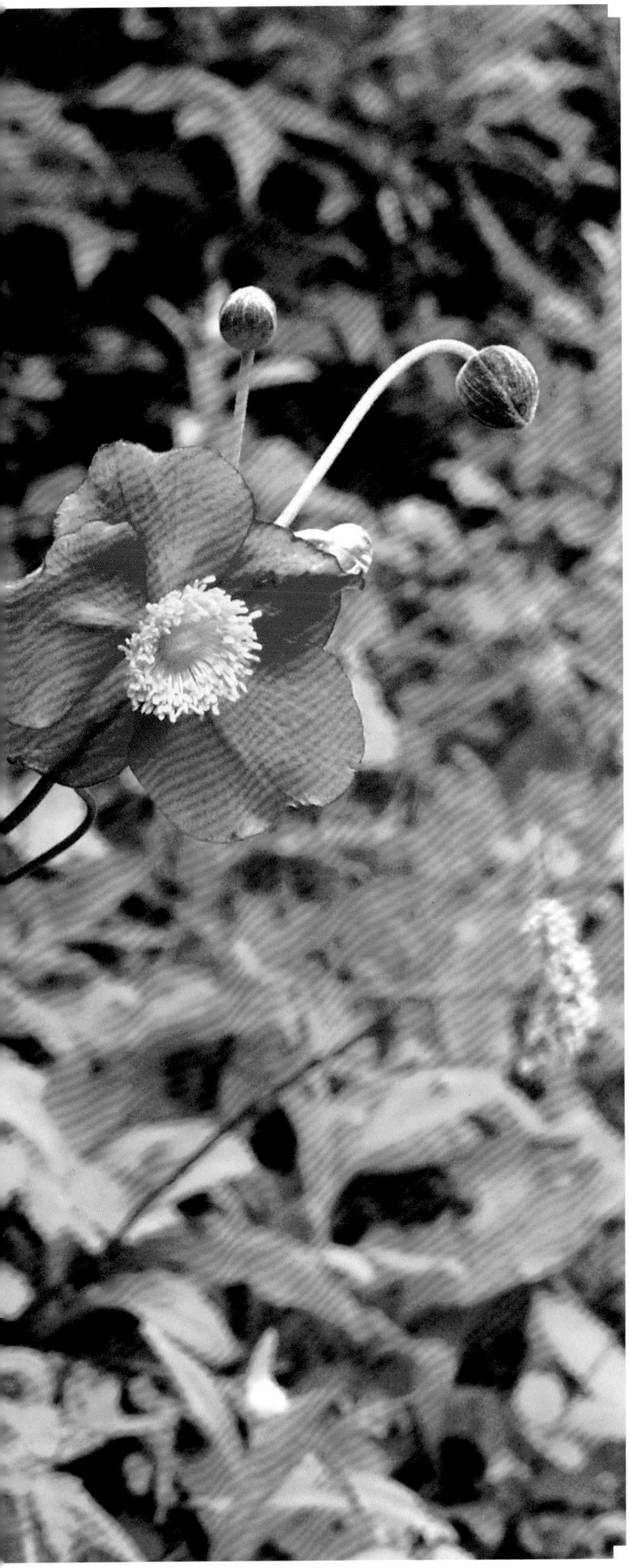

野棉花

【苗药名】米化棍。

【别　名】打破碗花花、霸王草、湖北秋牡丹、大头翁。

【来　源】本品为毛茛科植物打破碗花花 *Anemone hupehnsis* Lem. 的根或全草。

【性味归经】味苦、辛，性冷。归热经。

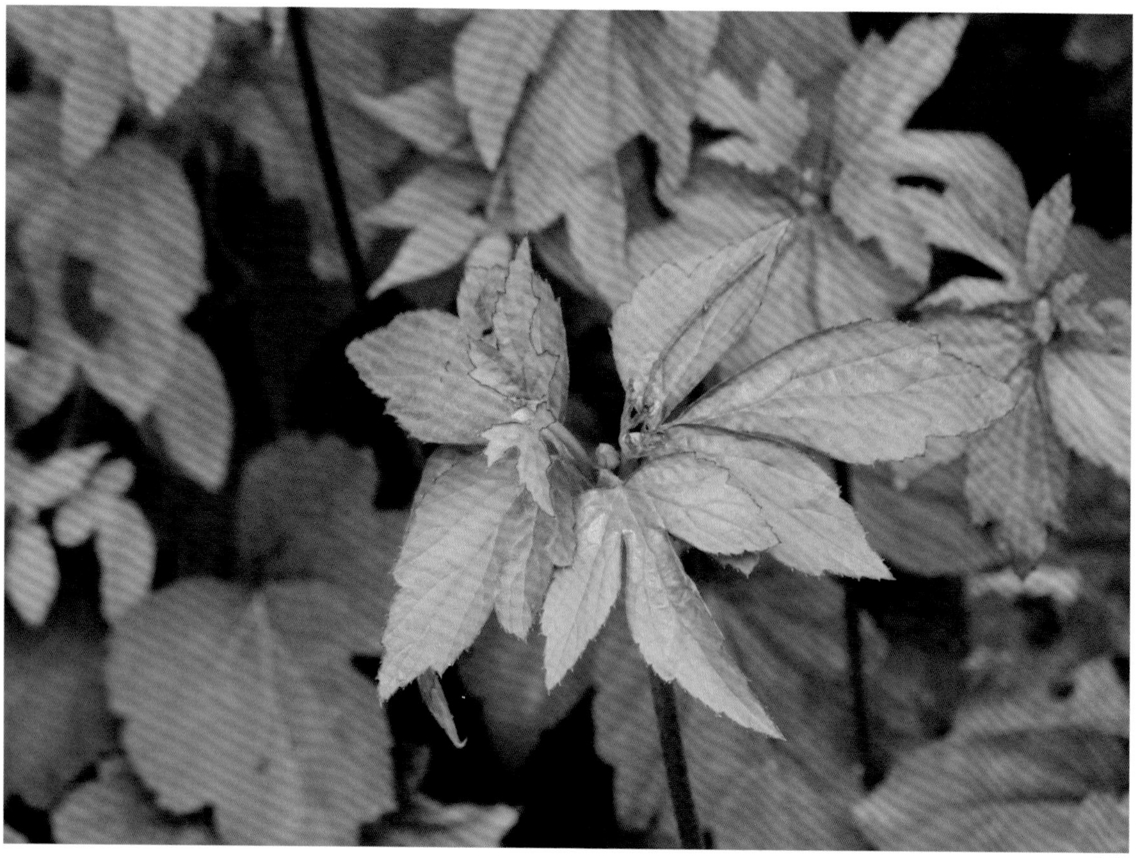

打破碗花花

识别特征

多年生草本植物，高 20 ~ 120 cm。根斜生或垂直生长。基生叶 3 ~ 5，长 12 ~ 40 cm，具长柄，为 3 出复叶或少数为单叶；小叶卵形，长 4 ~ 11 cm，宽 3 ~ 10 cm，不分裂或不明显的 3 浅裂，边缘具齿，下面疏生短毛。花葶高 20 ~ 80 cm，疏生短柔毛；聚伞花序 2 ~ 3 回分枝；总苞苞片 3，具柄，叶状；萼片 5，红紫色，长 2 ~ 3 cm，外面密生柔毛；无花瓣，雄蕊多数；心皮多数。聚合果球形；瘦果长约 3.5 mm，密生白色绵毛。花期 7—10 月。

生境分布

生长于丘陵和低山草坡或沟边。分布于西南各地。

采收加工

夏、秋二季采收，鲜用或晒干备用。

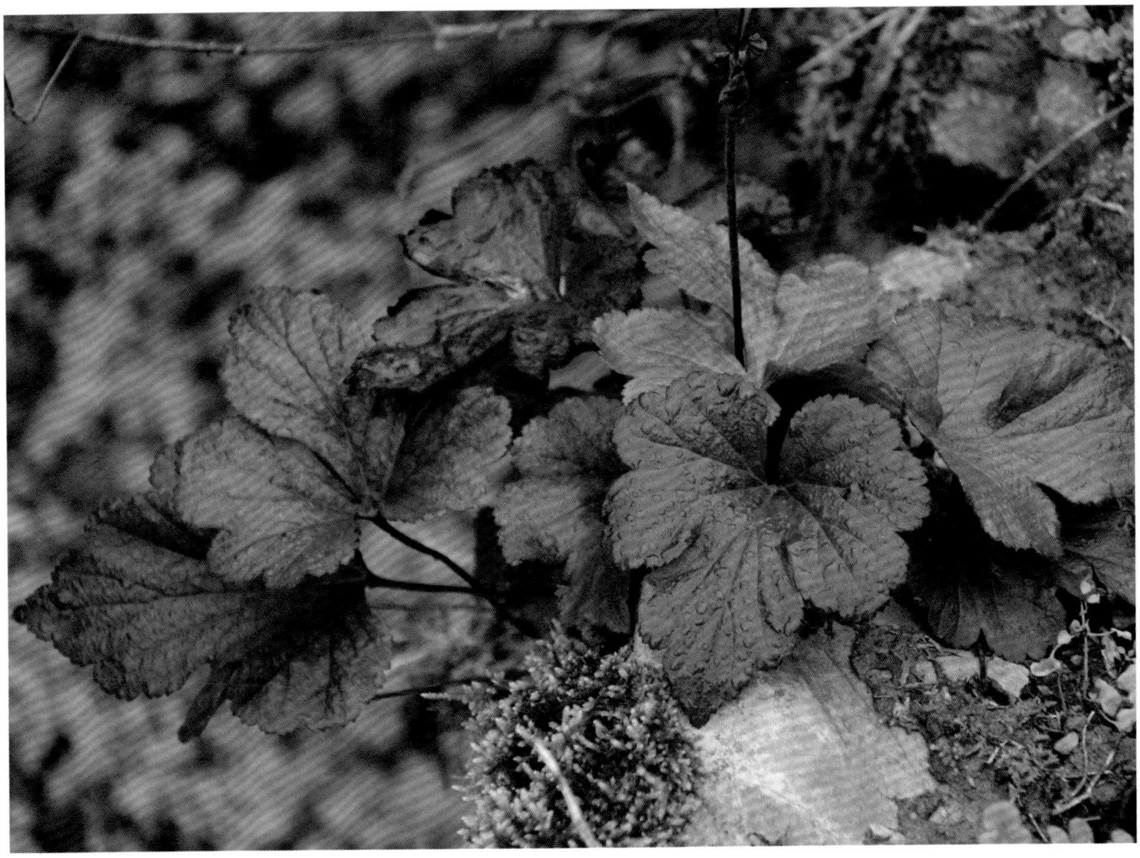

打破碗花花

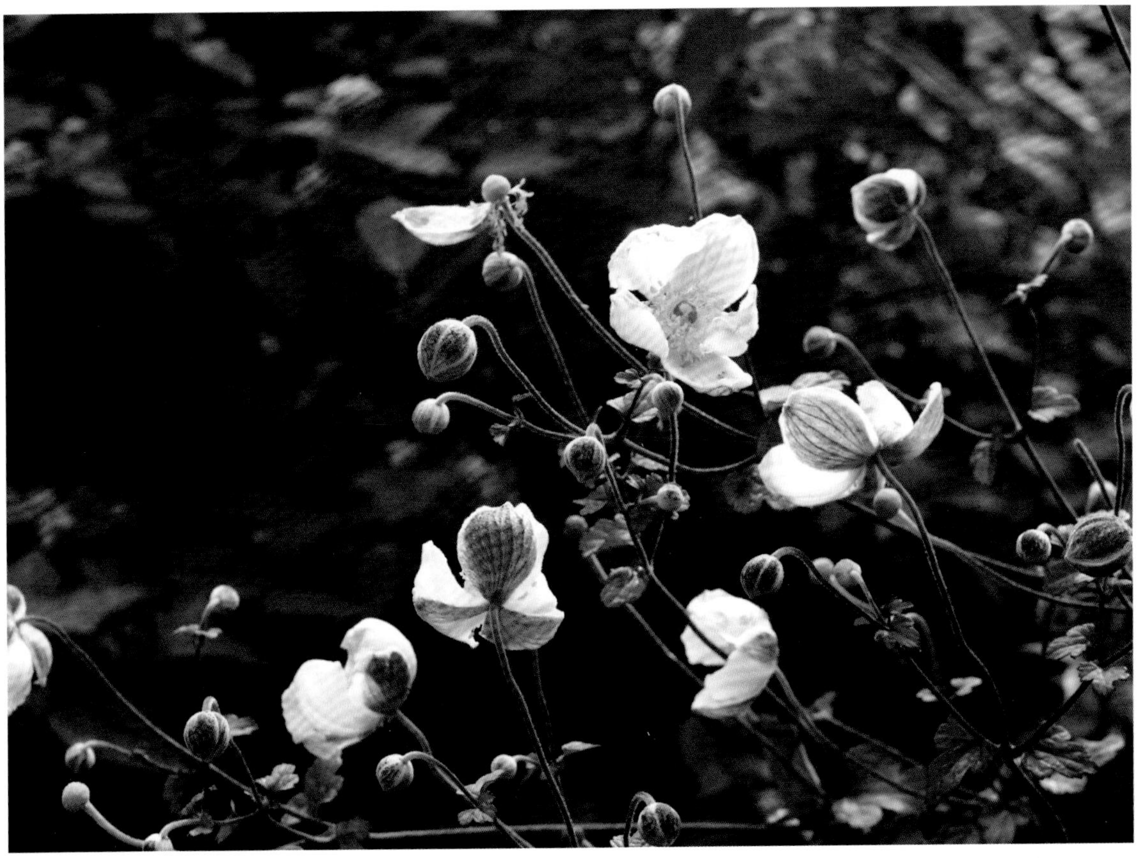

打破碗花花

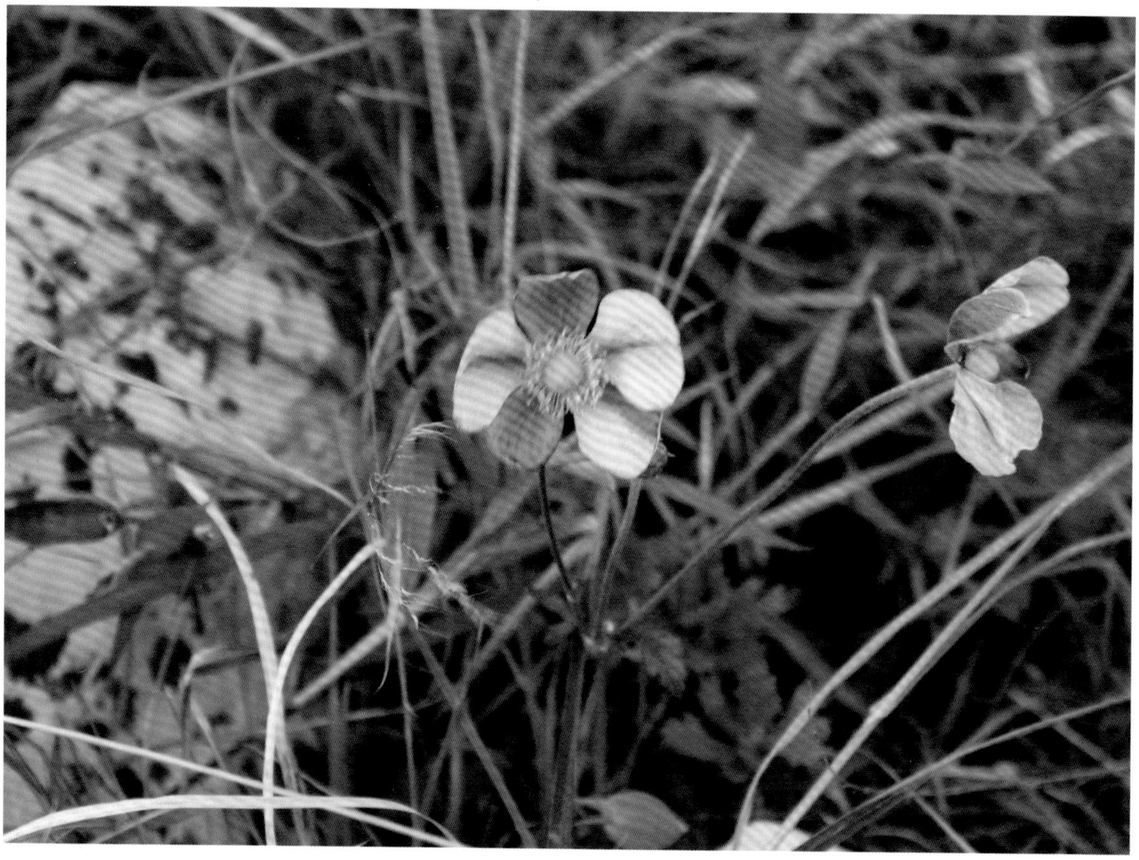

打破碗花花

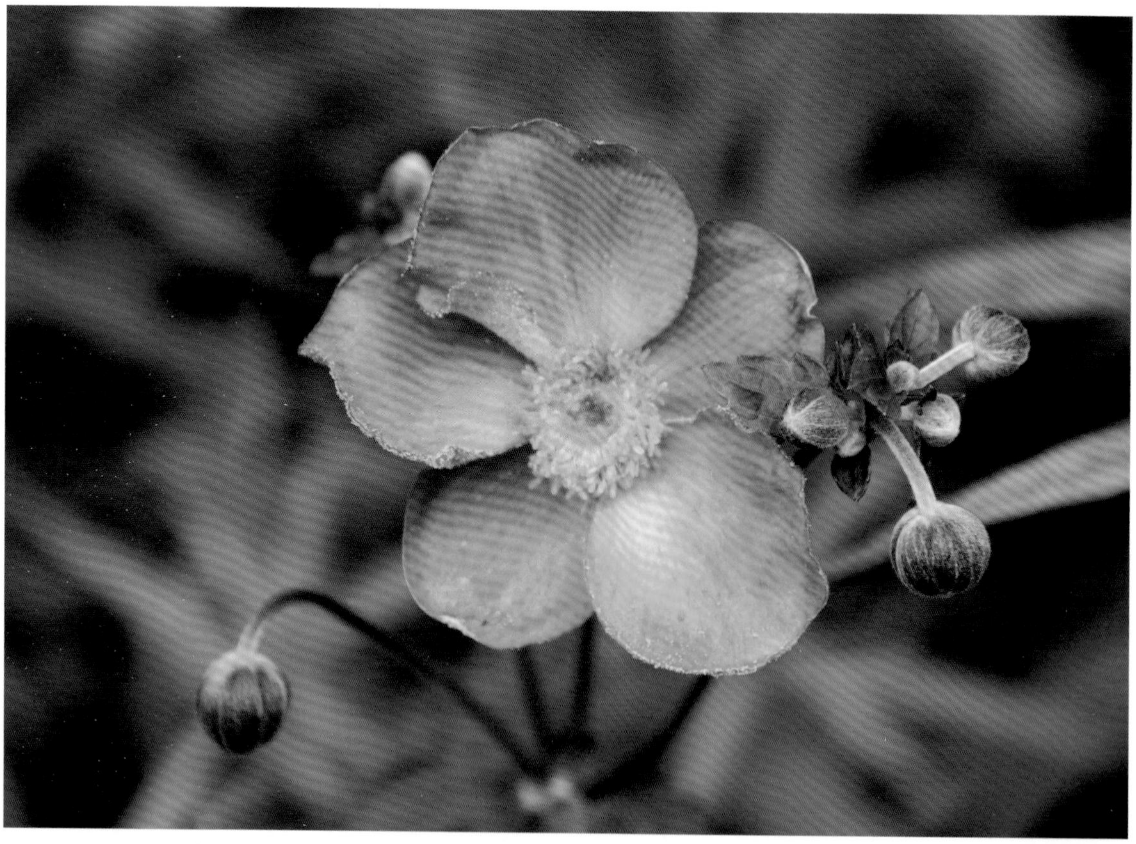

打破碗花花

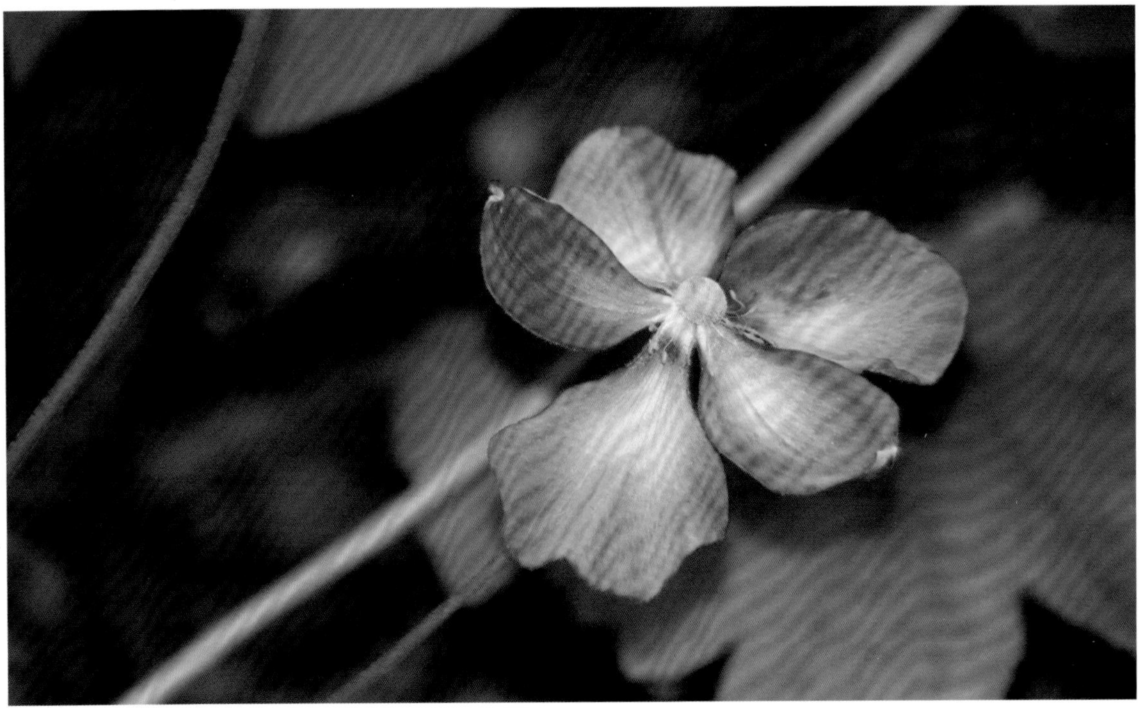

打破碗花花

药材鉴别

全草长可达 1 m。根呈长圆柱形，表面灰棕色；质坚硬，不易折断。基生叶为 3 出复叶或单叶，长 10 ~ 40 cm，茎纤细，茎生叶多为单叶，少有 3 出复叶，聚伞花序顶生，2 ~ 3 回分枝或成单花。

功效主治

清热利湿，解毒杀虫，消肿散瘀。主治痢疾，泄泻，疟疾，蛔虫病，疮疖痈肿，瘰疬，跌仆损伤，现亦用于治急性黄疸型肝炎。

用法用量

内服：煎汤，3 ~ 9 g；或研末；或泡酒。外用：煎水洗；或捣烂外敷；或鲜叶捣烂取汁涂。

民族药方

1. 疟疾 野棉花 10 g。水煎服。

2. 跌仆损伤 野棉花、铁筷子各 10 g。煎水外洗患处。

3. 痢疾 野棉花 10 g。水煎服。

4. 跌仆损伤 野棉花 30 g。童便泡 24 小时，晒干研粉，黄酒冲服，每次 2 ~ 3 g，每日 2 次。

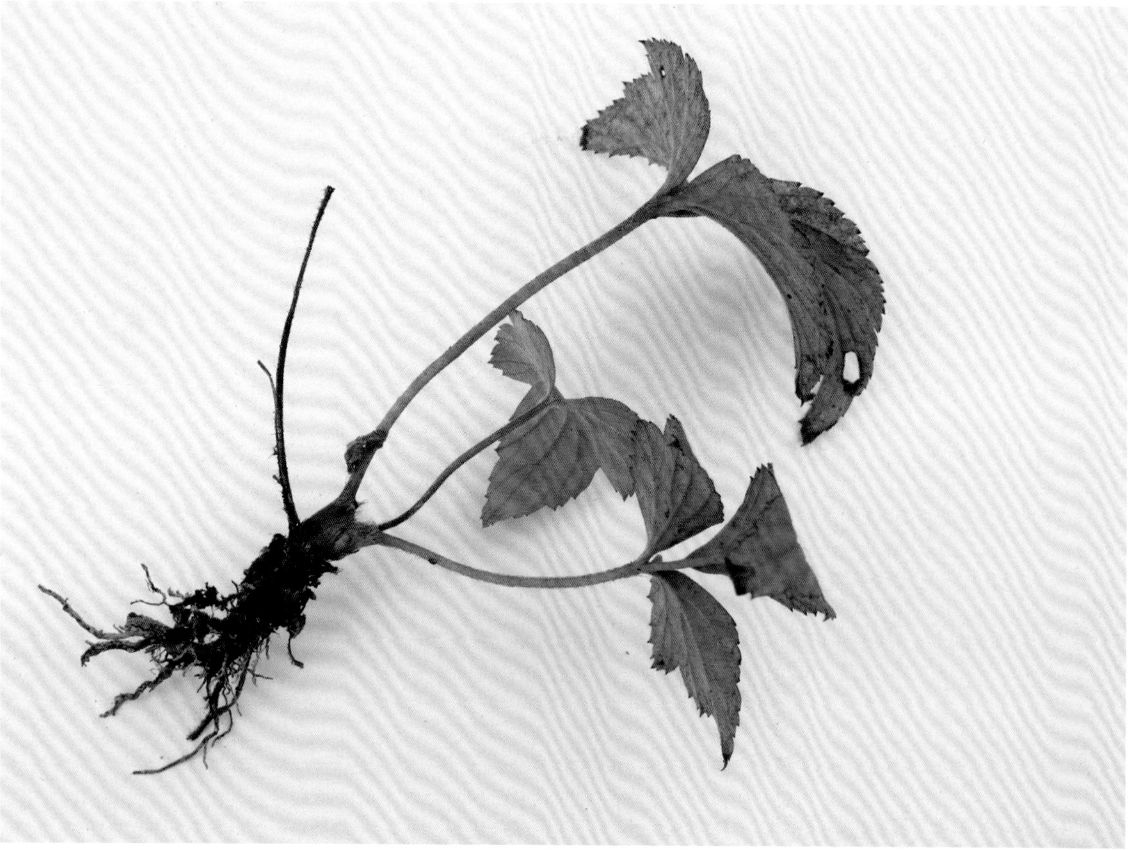

野棉花药材

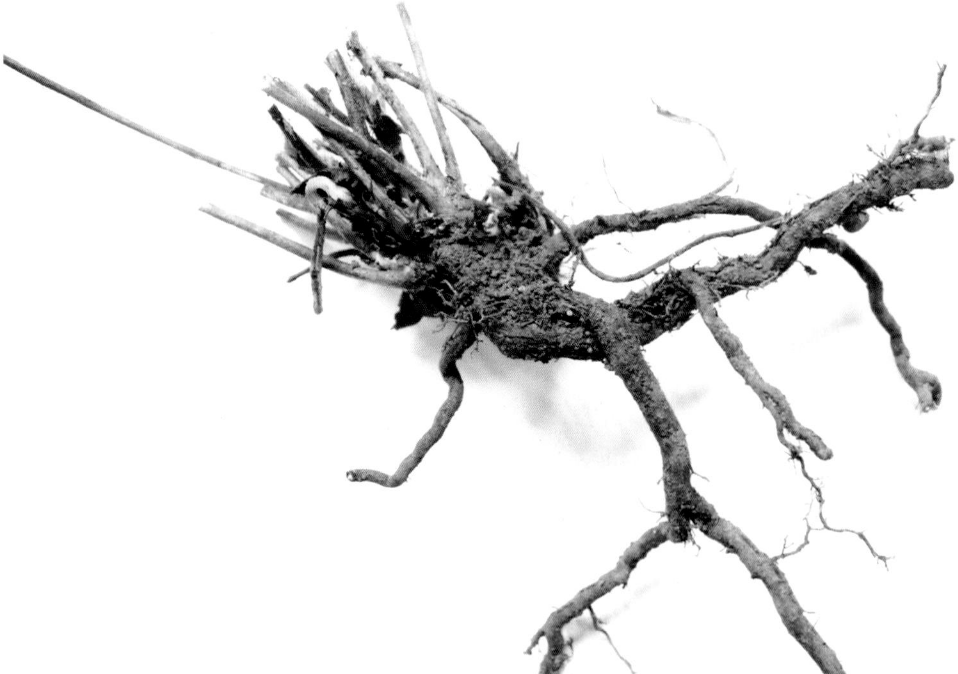

野棉花（根）药材

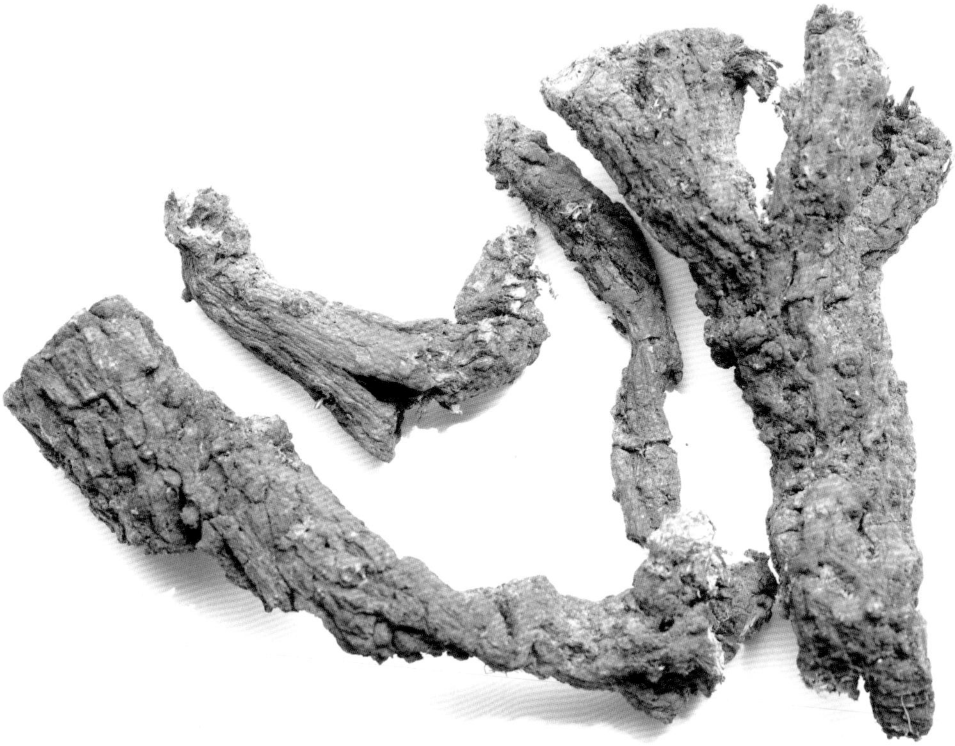

野棉花药材

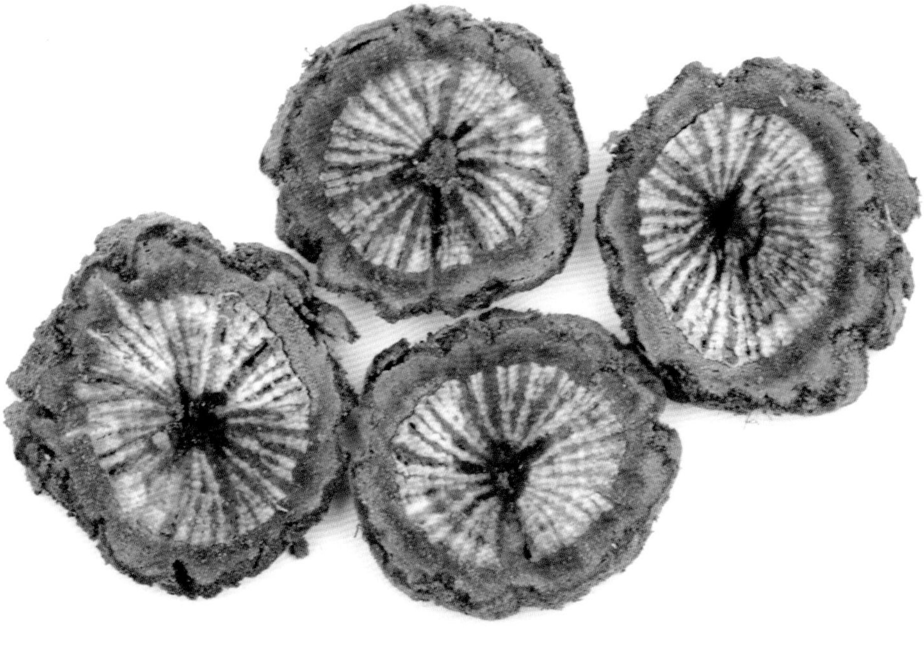

野棉花饮片

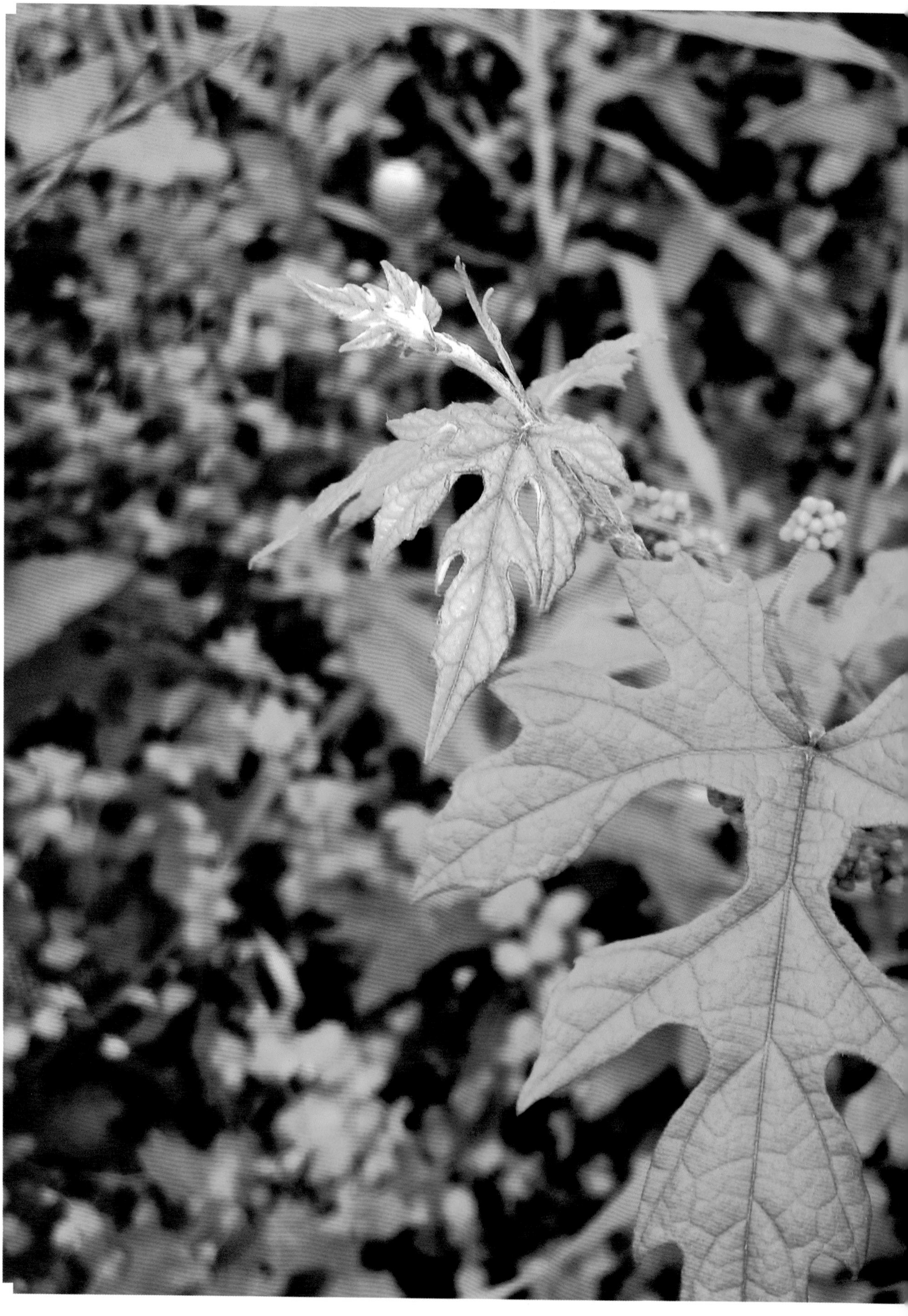

野葡萄

【苗药名】嘎龚正格收。

【别　名】赤葛、金刚散、五爪金、玉葡萄根、绿葡萄。

【来　源】本品为葡萄科植物三裂叶蛇葡萄 *Ampelopsis delavayana* Planch. 的根。

【性味归经】味苦、涩，性冷。归热经。

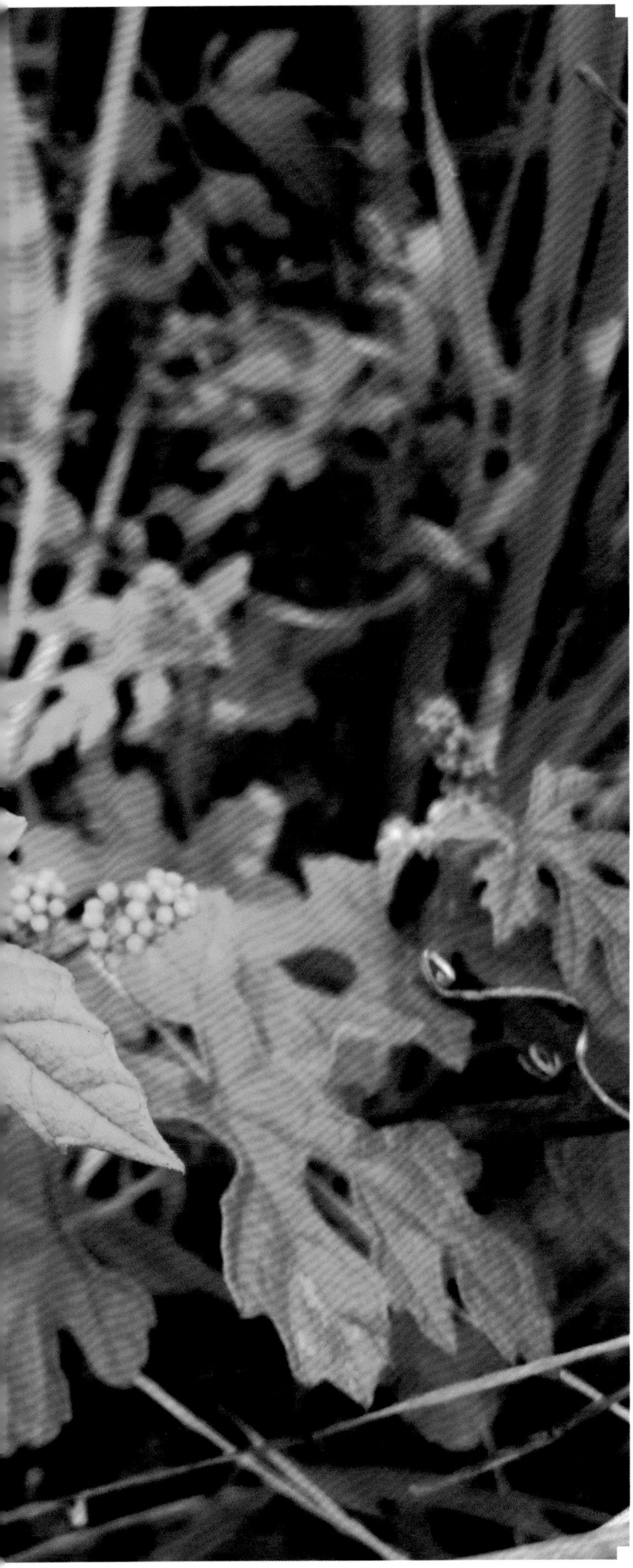

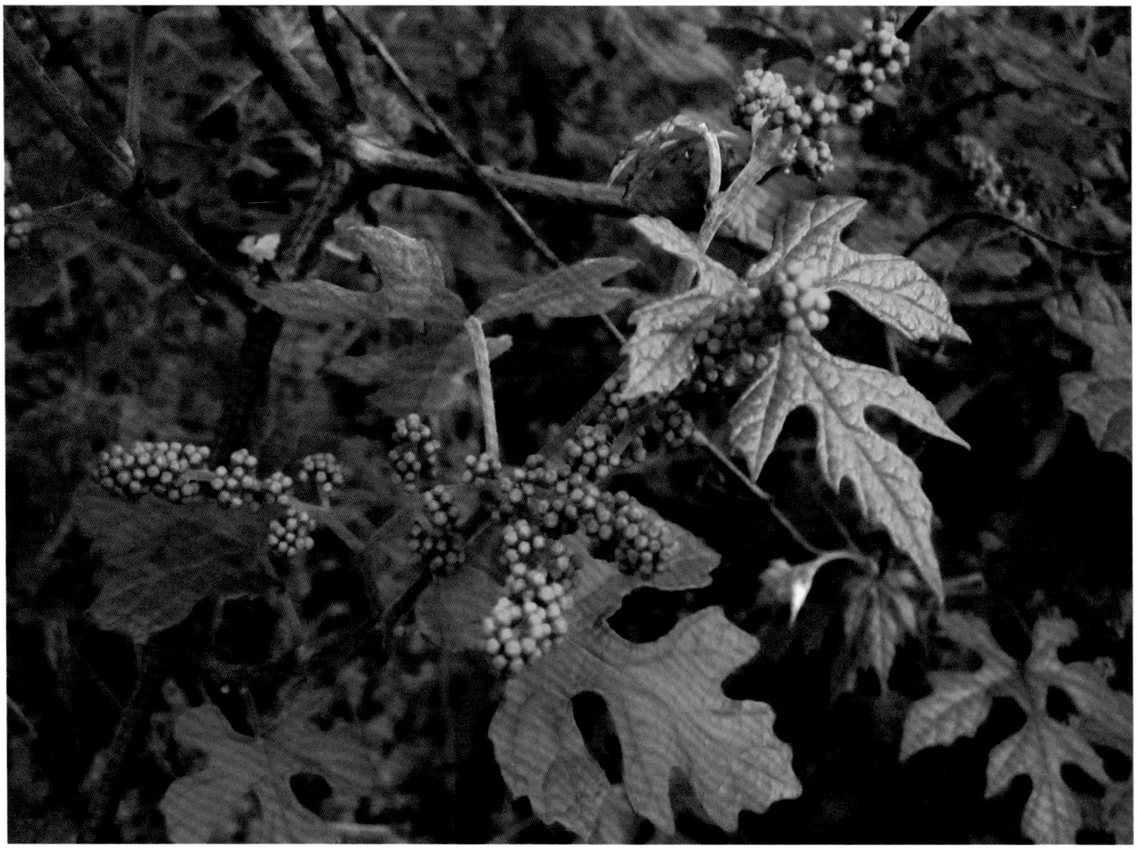

三裂叶蛇葡萄

识别特征

木质藤本植物。茎粗约 1 cm，光滑，具细纹与圆齿齿孔，嫩枝被红褐色短柔毛或近无毛。卷须 2 分叉，与叶对生。单叶互生；叶片掌状 3 全裂，中央小叶长椭圆形或宽卵形，稀菱形，长 3 ~ 8 cm，先端渐尖，基部楔形，有短柄，侧生小叶极偏斜，呈斜卵形；少数成单叶 3 浅裂，宽卵形，先端渐尖，基部心形，边缘有带凸尖的圆齿，上面深绿色，光滑，下面有微毛，灰绿色。聚伞花序与叶对生；花两性，淡绿色；花萼边缘稍分裂；花瓣 5，雄蕊 5，花丝短；花盘杯状，与子房离生。浆果蓝紫色，球形或扁球形。花期 5—6 月，果期 8 月。

生境分布

生长于低山、丘陵地区的路旁、林边、河边，或为栽培。分布于西南、中南及陕西、甘肃、江苏、浙江、江西、福建等省区。

采收加工

秋、冬二季采收茎藤，晒干或烘干。鲜用，全年可采。

药材鉴别

根呈圆柱形，略弯曲，长 13 ~ 30 cm，直径 0.5 ~ 1.5 cm。表面暗褐色，有纵皱纹。质硬而脆，易折断。断面皮部较厚，红褐色，粉性，木部色较淡，纤维性，皮部与木部易脱离。气微，味涩。茎藤圆柱形，表面红褐色，具纵皱纹，可见互生的 3 出复叶，两侧小叶基部不对称。有的残存与叶对生的茎卷须。气微，味涩。以条粗、皮厚者为佳。

功效主治

活血通络，止血生肌，解毒消肿。主治风湿痹痛，跌仆瘀肿，创伤出血，烫伤，疮痈。

用法用量

内服：煎汤，10 ~ 30 g；或浸酒。外用：适量，鲜品捣烂外敷或干粉调敷。

民族药方

1．外伤肿痛，风湿性腰腿痛，胃痛，痢疾，肠炎 野葡萄根 9 ~ 15 g。水煎服。或用 60 g 加酒 500 ml，浸泡 5 ~ 7 日后备用，每次 10 ml，每日 3 次。

2．风湿关节痛，跌仆损伤 野葡萄根 30 g。酒浸或酒炒煎水服。或根皮研粉，酒调外敷，并用酒送服 3 g。

3．骨折 野葡萄、大血藤、血三七、水冬瓜各 60 g，车前草、马鞭草各 50 g。捣烂加适量白酒，外包患处。

4．枪伤，水火烫伤 野葡萄根适量。研细，加入鸡蛋清调匀外敷。

5．外伤出血 野葡萄根皮适量。研干粉撒敷伤口。

6．烧烫伤 野葡萄鲜根适量。捣烂，兑少量麻油外敷。

7．痈肿 野葡萄干粉适量。调敷患部。或用鲜品捣烂外敷。

8．慢性骨髓炎，脓肿 野葡萄根（去粗皮和木心）500 g。研为细末，与鸡蛋清 4 个、麻油 30 g、95% 乙醇或白酒 25 ml 调匀，外敷患处。

9．疮疖 野葡萄根 1000 g，虎杖 500 g，凡士林适量。将野葡萄根刮去外层皮抽去木质心后，切片晒干，与虎杖片共研粉末，过 100 目筛，用凡士林调成软膏，外敷患处，每日 1 ~ 2 次。

10．角膜云翳 野葡萄根、茎适量。制成 30% 眼药水，滴眼。

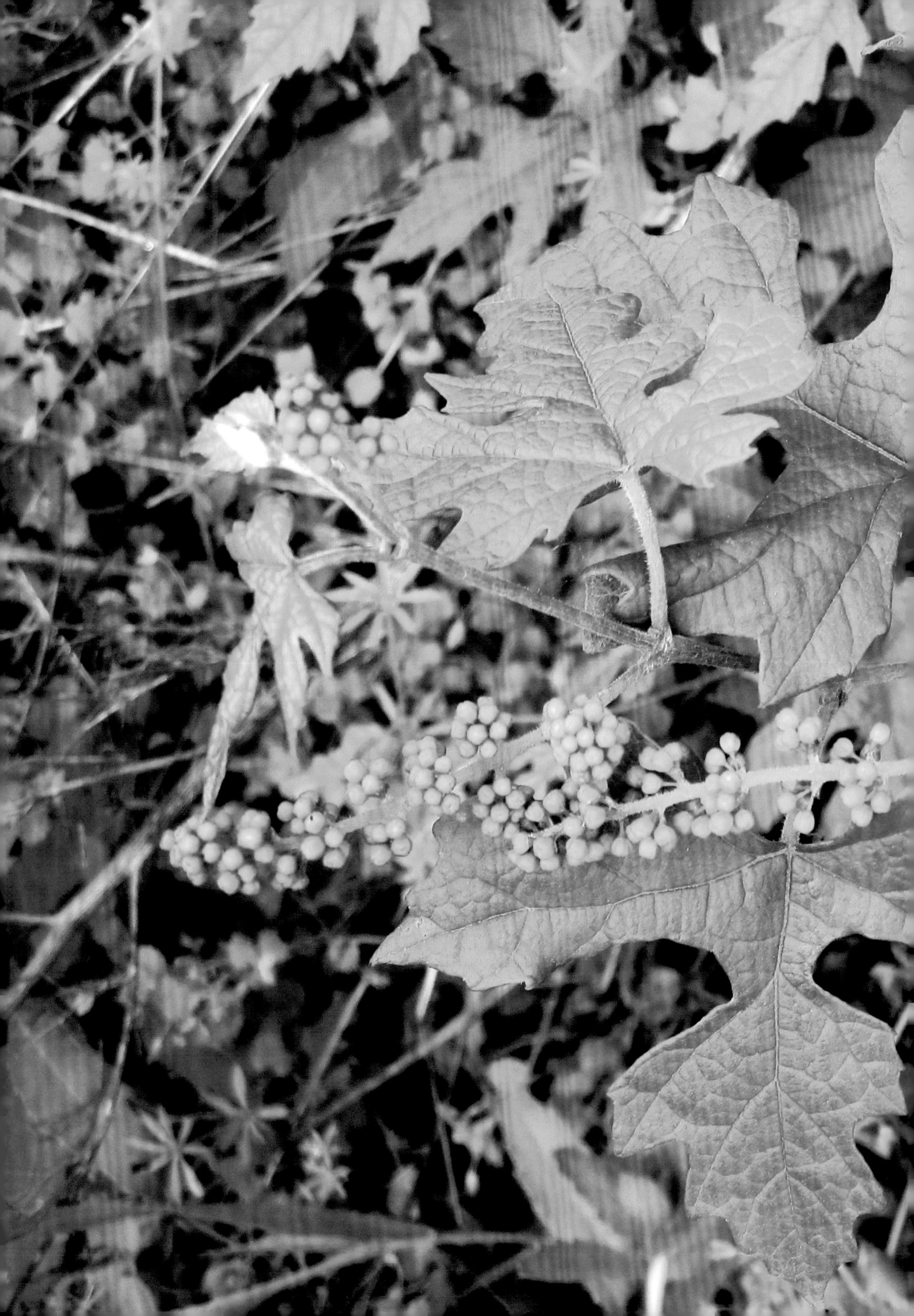

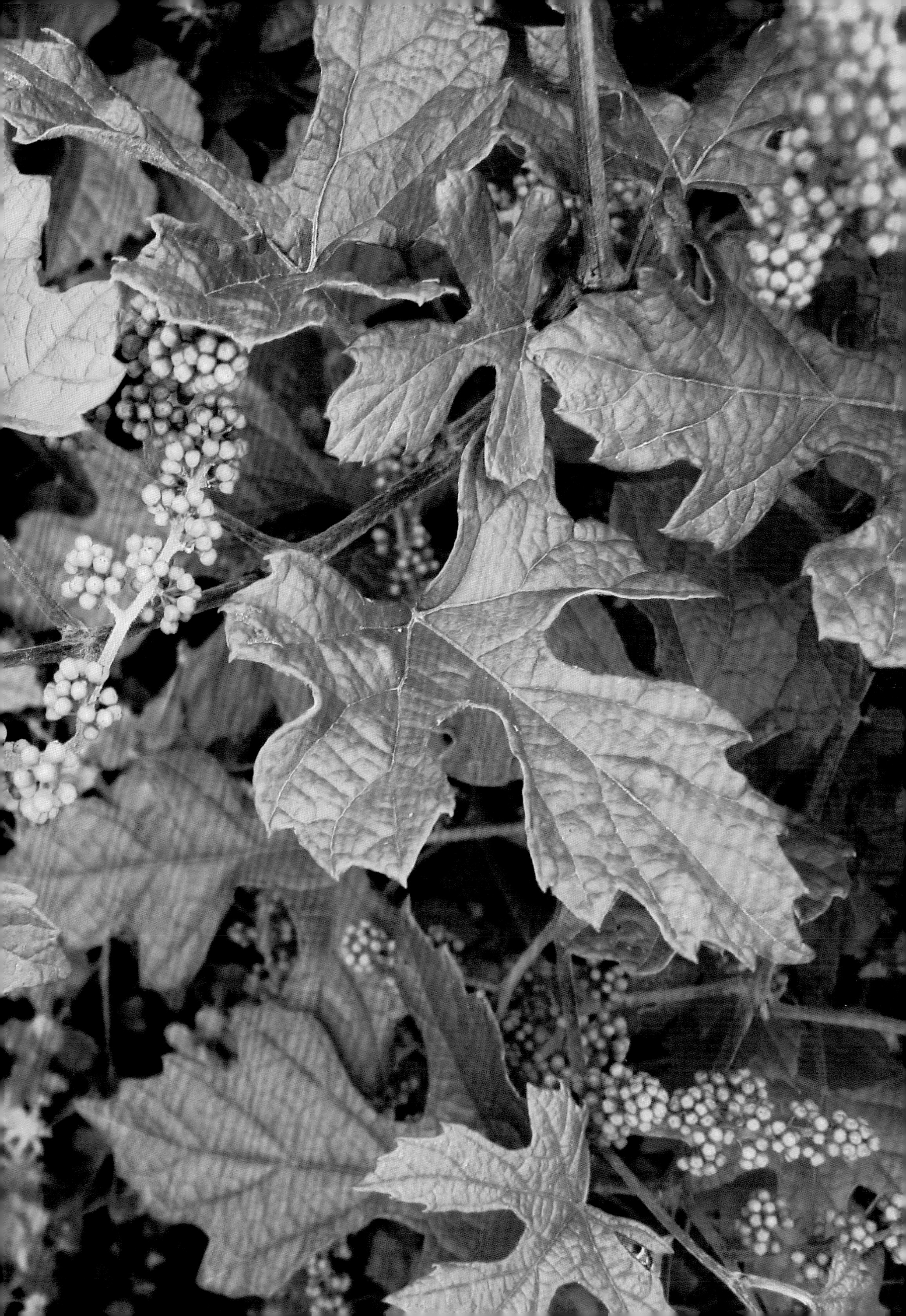

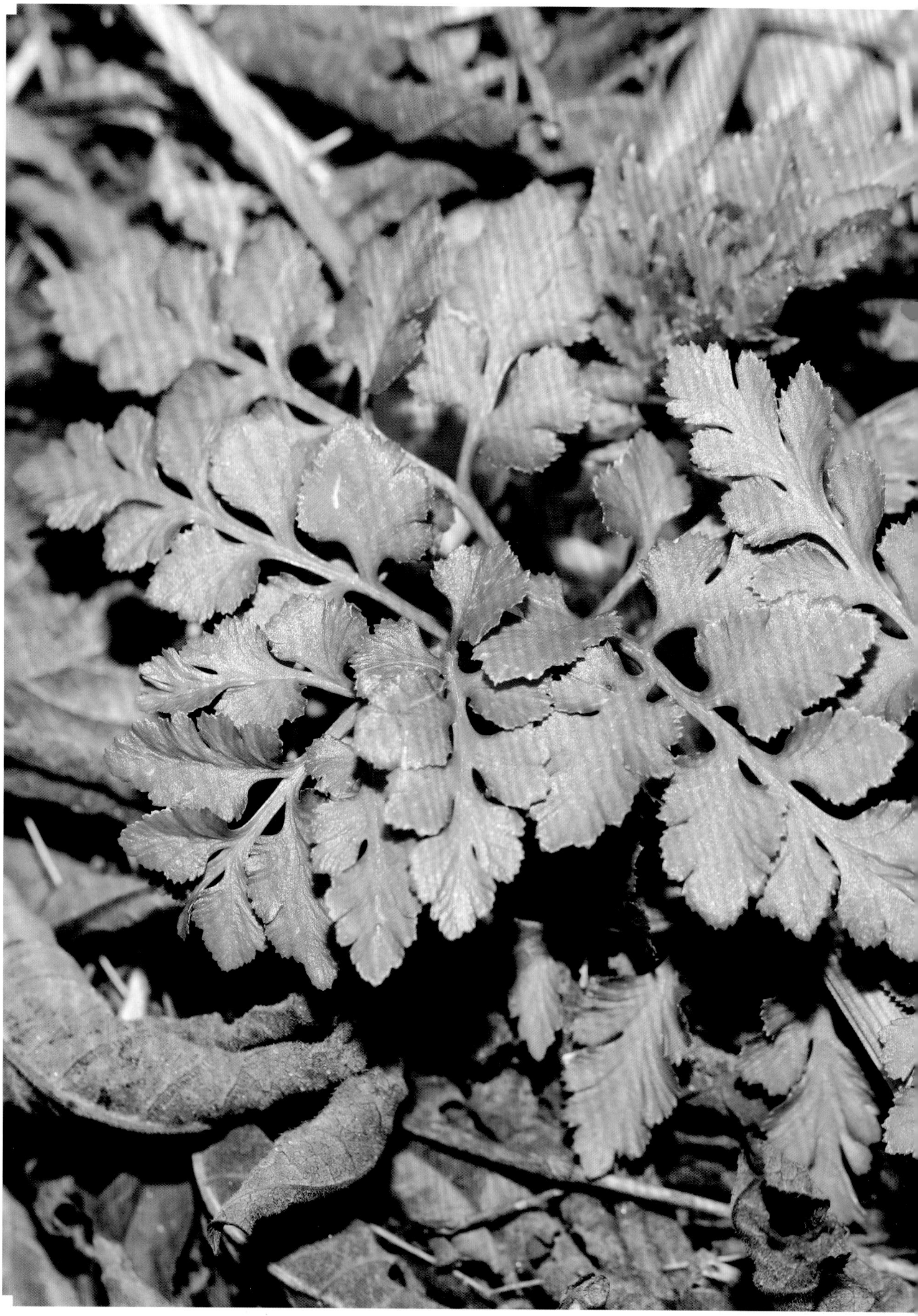

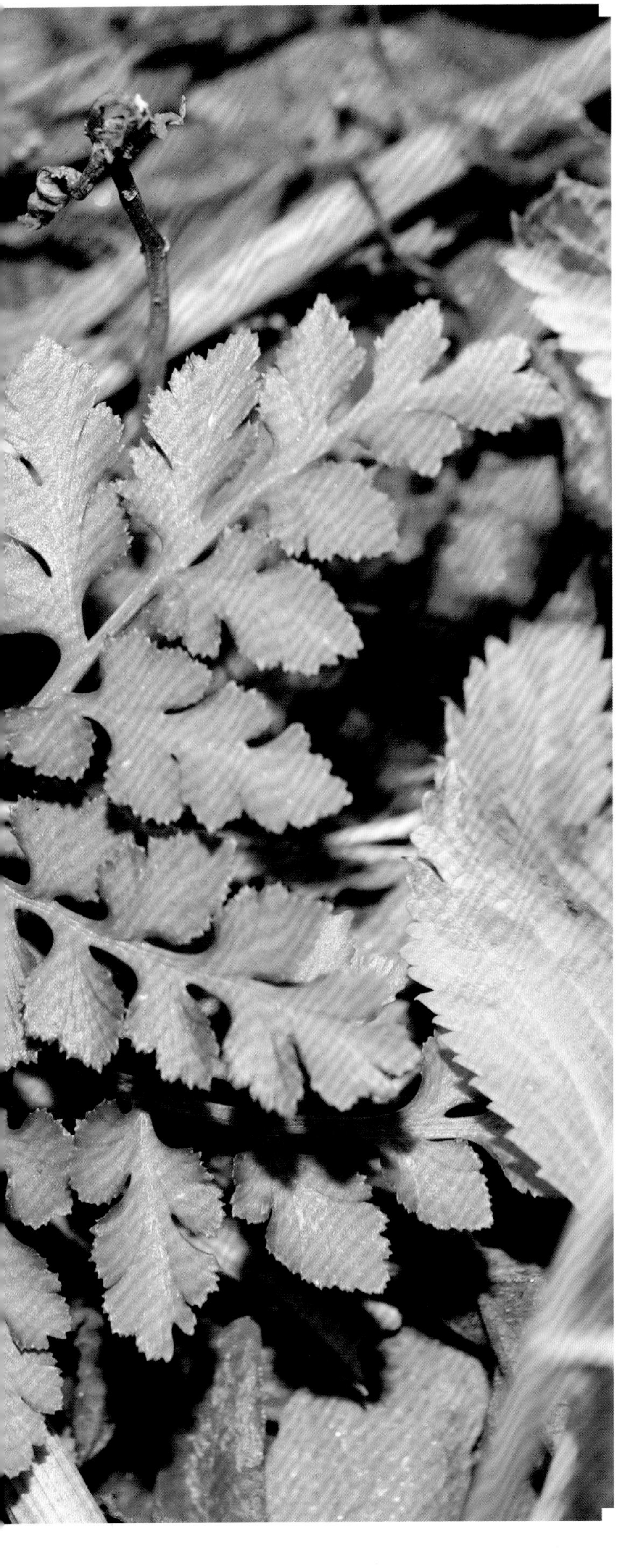

一朵云

【苗药名】窝久碧幼。

【别　名】花蕨、独立金鸡、独脚蒿、小春花、蛇不见。

【来　源】本品为阴地蕨科植物阴地蕨 *Sceptridium ternatum*（Thunb.）Lyon 的全草。

【性味归经】味甜，性冷。归热经。

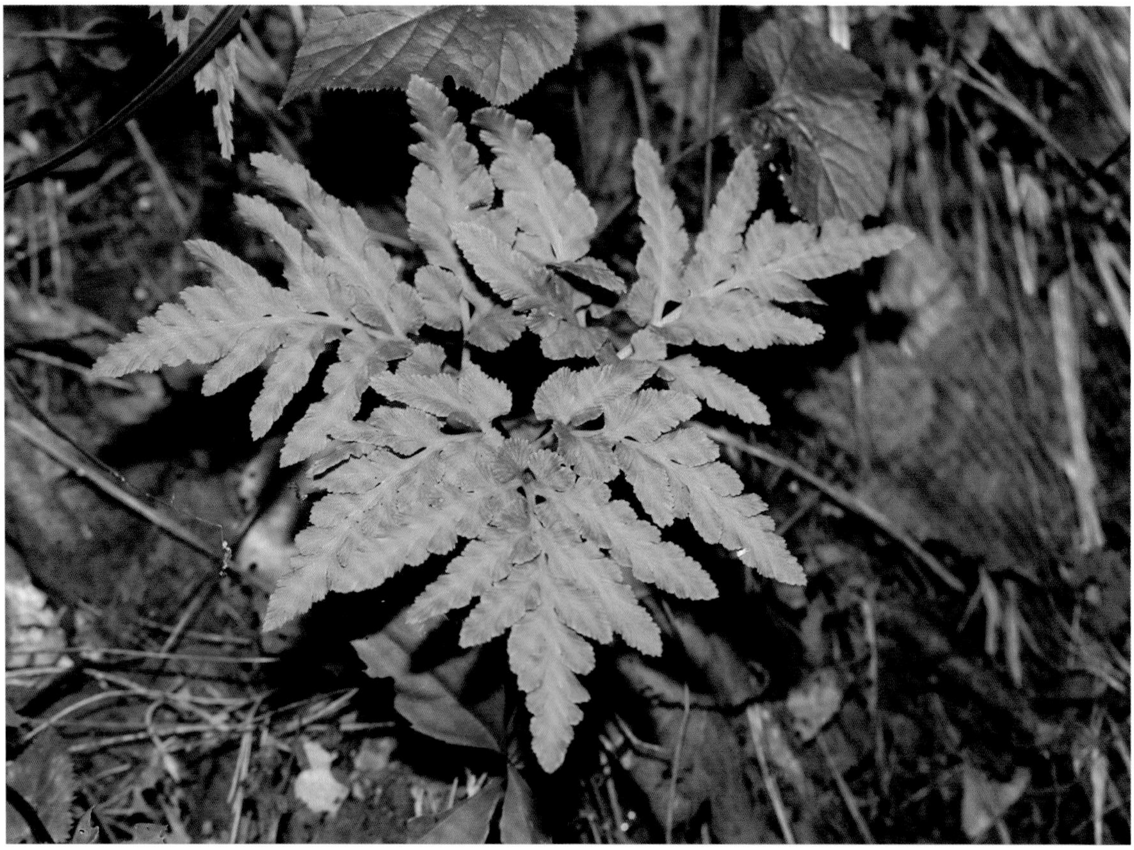

阴地蕨

识别特征

植株高 10 ~ 40 cm。根状茎短而直立，有一簇肉质的根。叶 2 型，总叶柄短，细弱，长 2 ~ 4 cm。营养叶具柄，长 3 ~ 8 cm；叶片阔三角形，长 8 ~ 10 cm，宽 10 ~ 12 cm，3 回羽状分裂，侧生羽片 3 ~ 4 对，近对生或互生，有柄，基部一对最大，长、宽各 4 ~ 5 cm；2 回小羽片 3 ~ 4 对，卵形至狭卵形，有柄；末回羽片为长卵形或卵形，无柄，边缘有不整齐的细锯齿，叶脉不明显。孢子叶由总柄抽出，具长柄，长 12 ~ 25 cm，远超出营养叶之上。孢子囊穗圆锥形，长 4 ~ 10 cm，2 ~ 3 回羽状；孢子囊圆球形，黄色。

生境分布

生长于海拔 200 ~ 2200 m 的丘陵灌丛阴湿地或山坡草丛。分布于长江流域及贵州、广西、福建、台湾等省区。

采收加工

秋季至次春采收，连根挖取，洗净，鲜用或晒干。

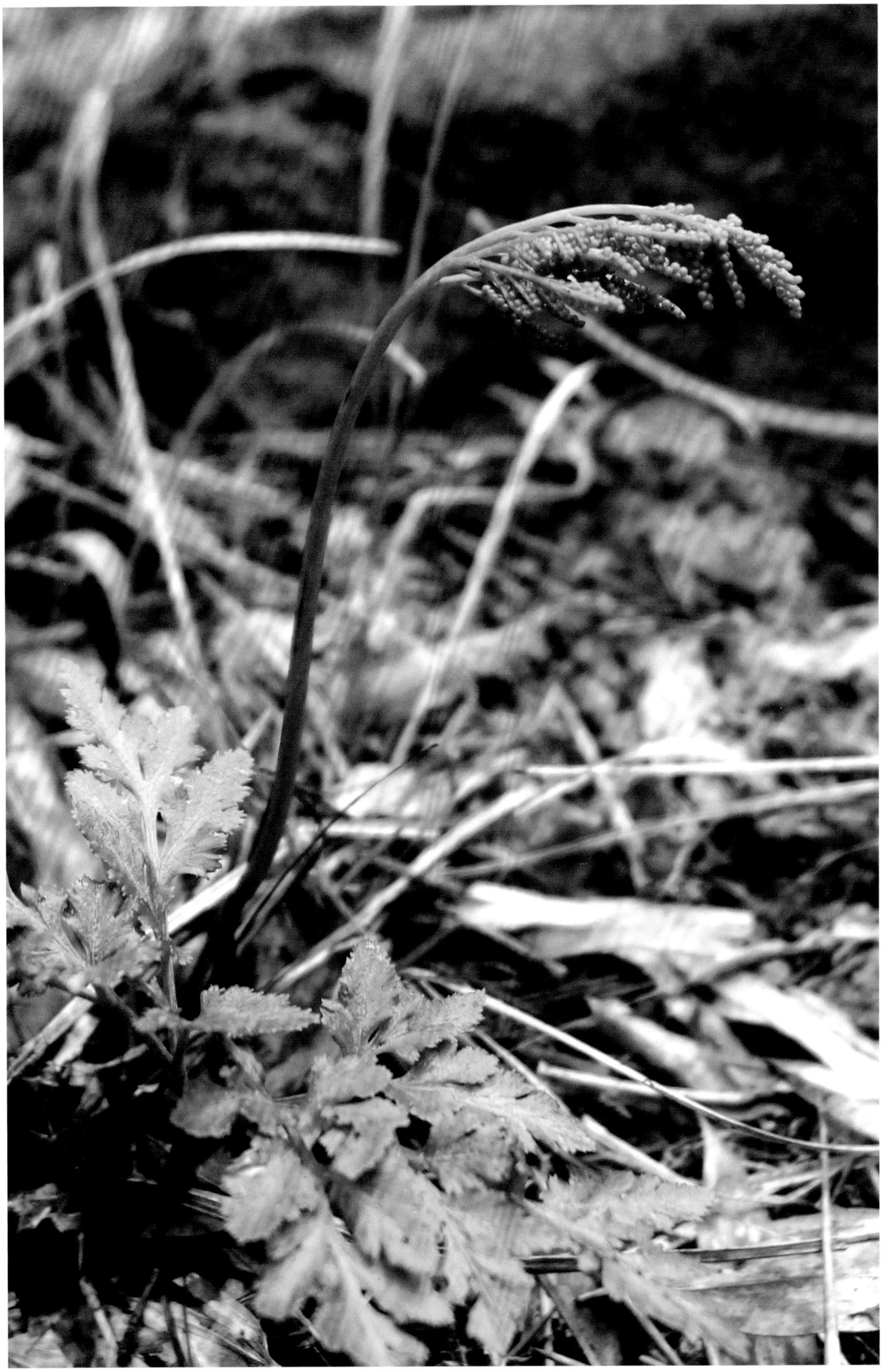

阴地蕨

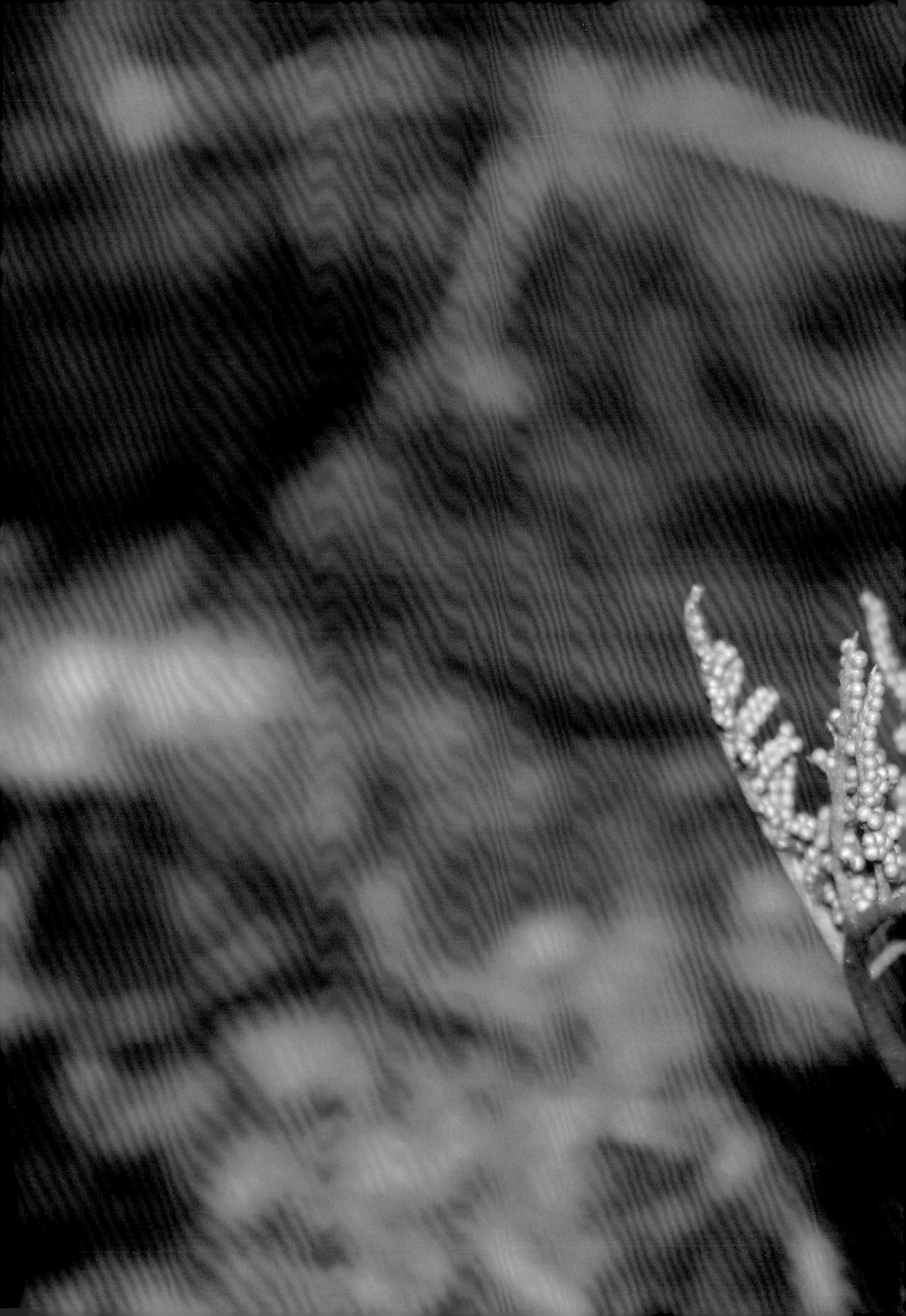

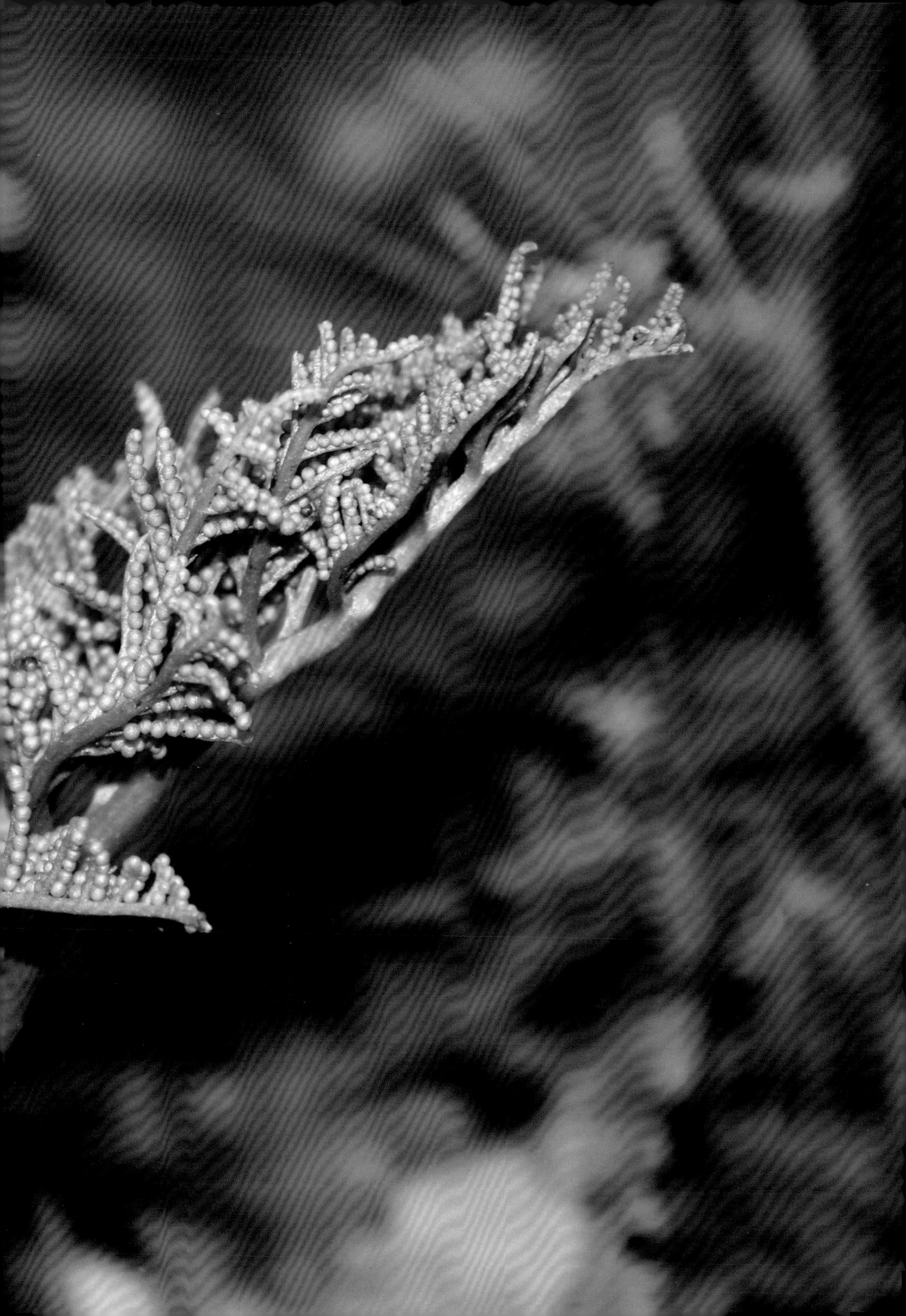

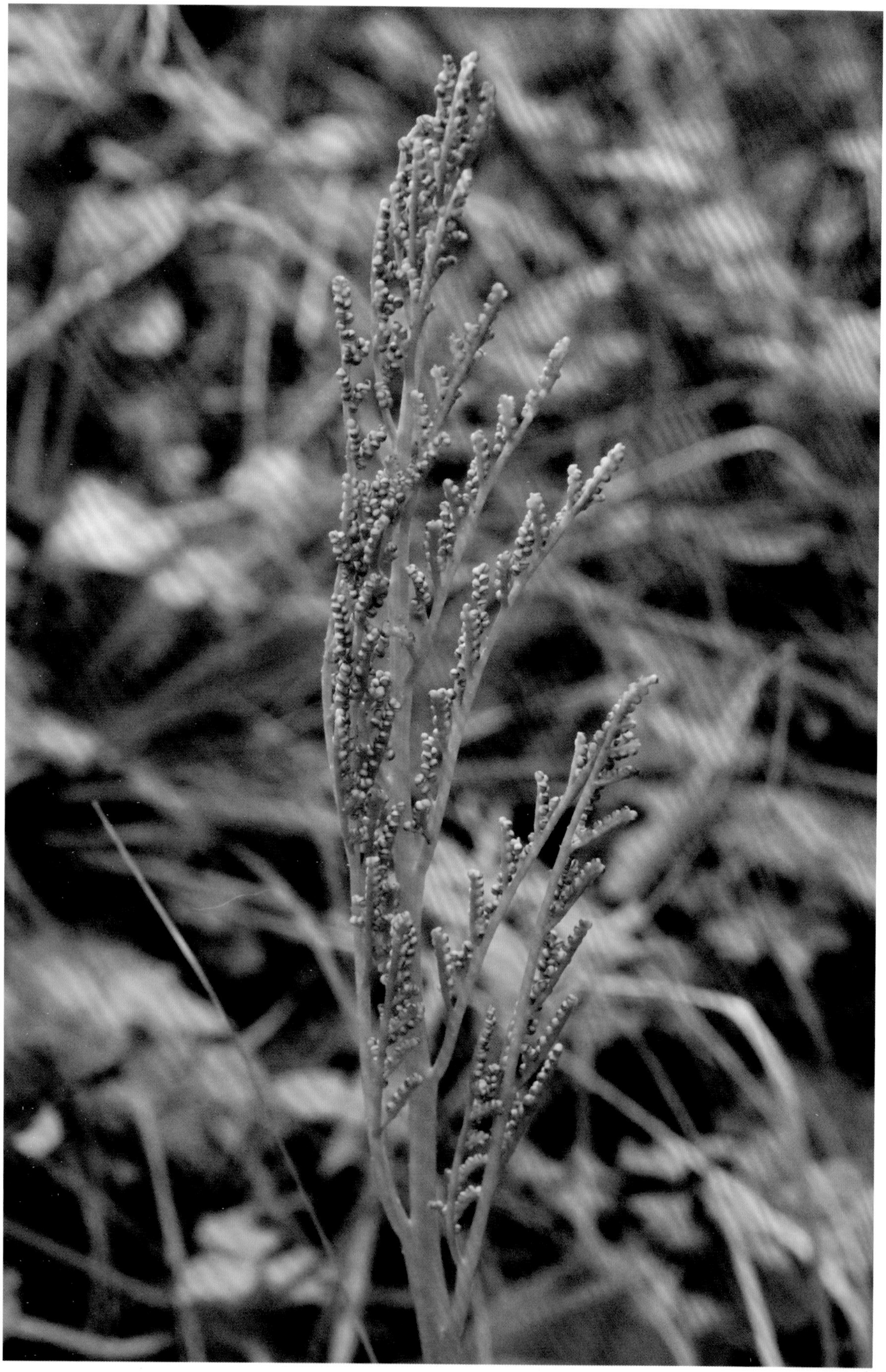

阴地蕨

药材鉴别

根茎长0.5 ~ 1.0 cm，直径2.0 ~ 3.5 cm，表面灰褐色，下部簇生数条须根，根长约5 cm，直径2 ~ 3 mm，常弯曲，表面黄褐色，具横向皱纹；质脆易断，断面白色，粉性。总叶柄长2 ~ 4 cm，表面棕黄色，基部有干缩褐色的鞘；营养叶柄长3 ~ 18 cm，直径1 ~ 2 mm，三角状而扭曲，具纵条纹，淡红棕色；叶片蜷缩，黄绿色或灰绿色，展开后呈阔三角形，3回羽裂，侧生羽片3 ~ 4对；叶脉不明显。孢子叶柄长12 ~ 25 cm，黄绿色或淡红棕色；孢子囊穗棕黄色。气微，味微甘而微苦。以根多、叶绿者为佳。

功效主治

润肺，止咳，主治肺热咳嗽，咳血，百日咳。

用法用量

内服：煎汤，6 ~ 12 g，鲜品15 ~ 30 g。外用：适量，捣烂敷。

民族药方

1. 肺虚咳嗽　一朵云10 g。水煎服。

2. 热咳　一朵云全草6 ~ 15 g，白萝卜、冰糖各适量。水煎服。

3. 小儿肺炎　一朵云、紫花地丁各3 ~ 10 g，绿珊瑚3 ~ 6 g。水煎服，每日3次分服。

4. 百日咳　一朵云、生扯拢、兔耳风各15 g。水煎，兑蜂蜜服。

使用注意

虚寒、体弱及腹泻者禁服。

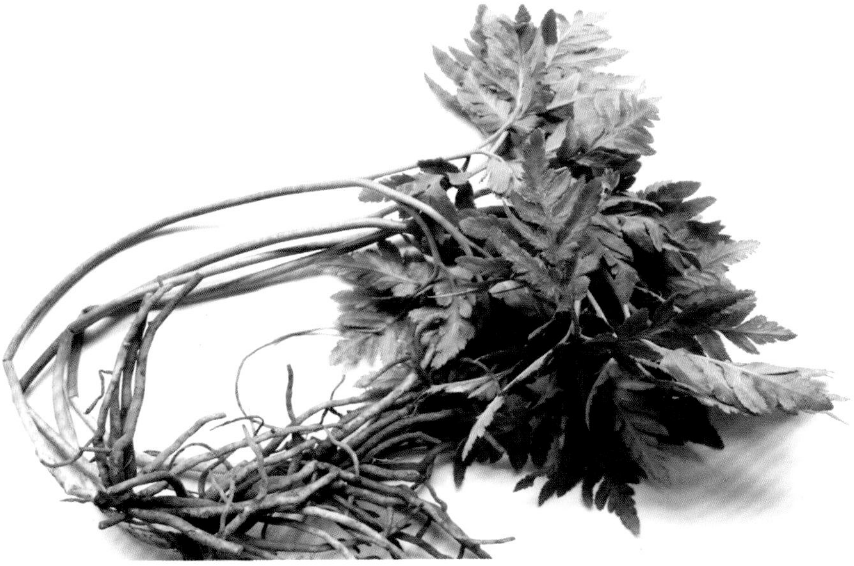

一朵云药材

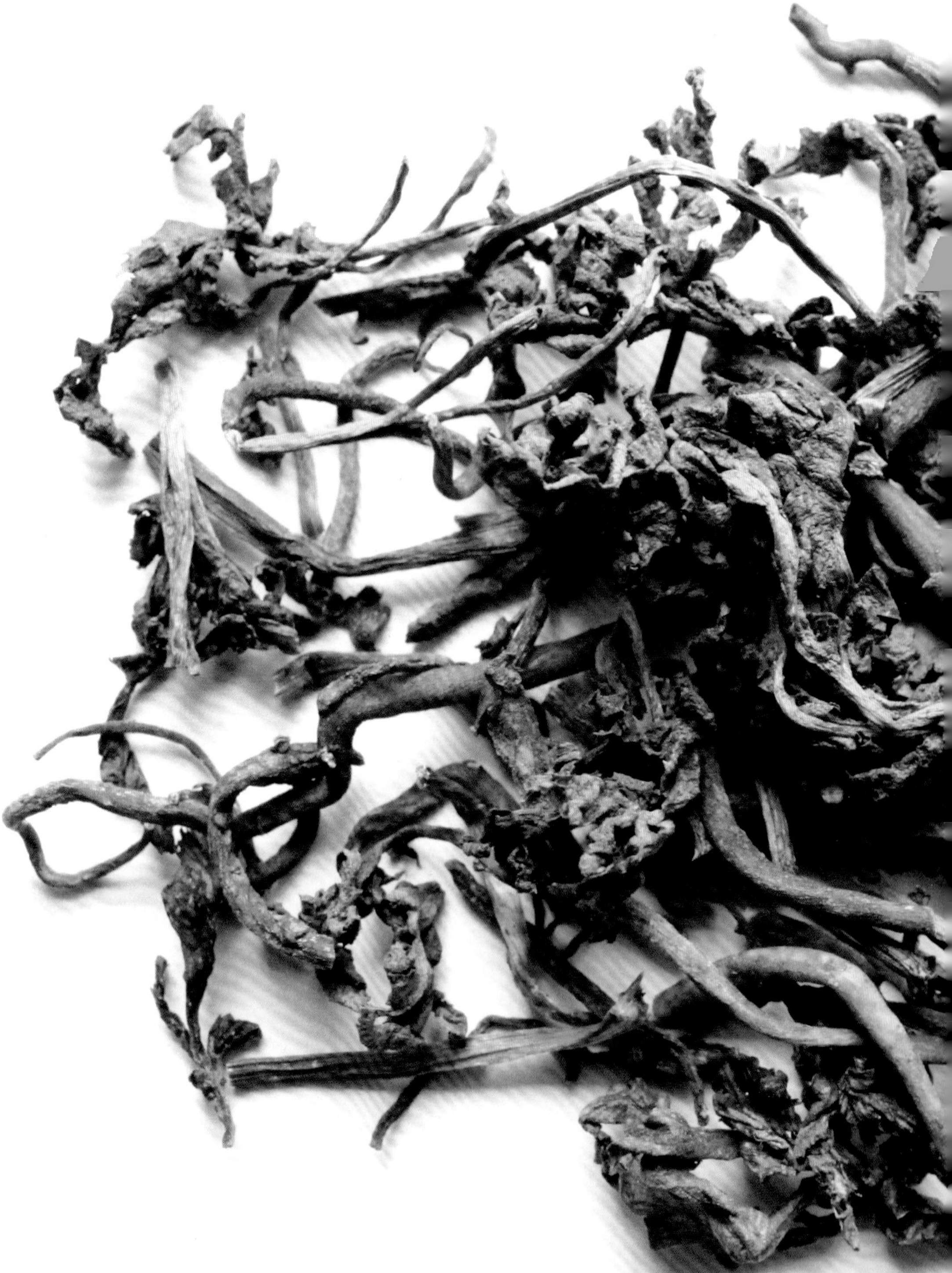

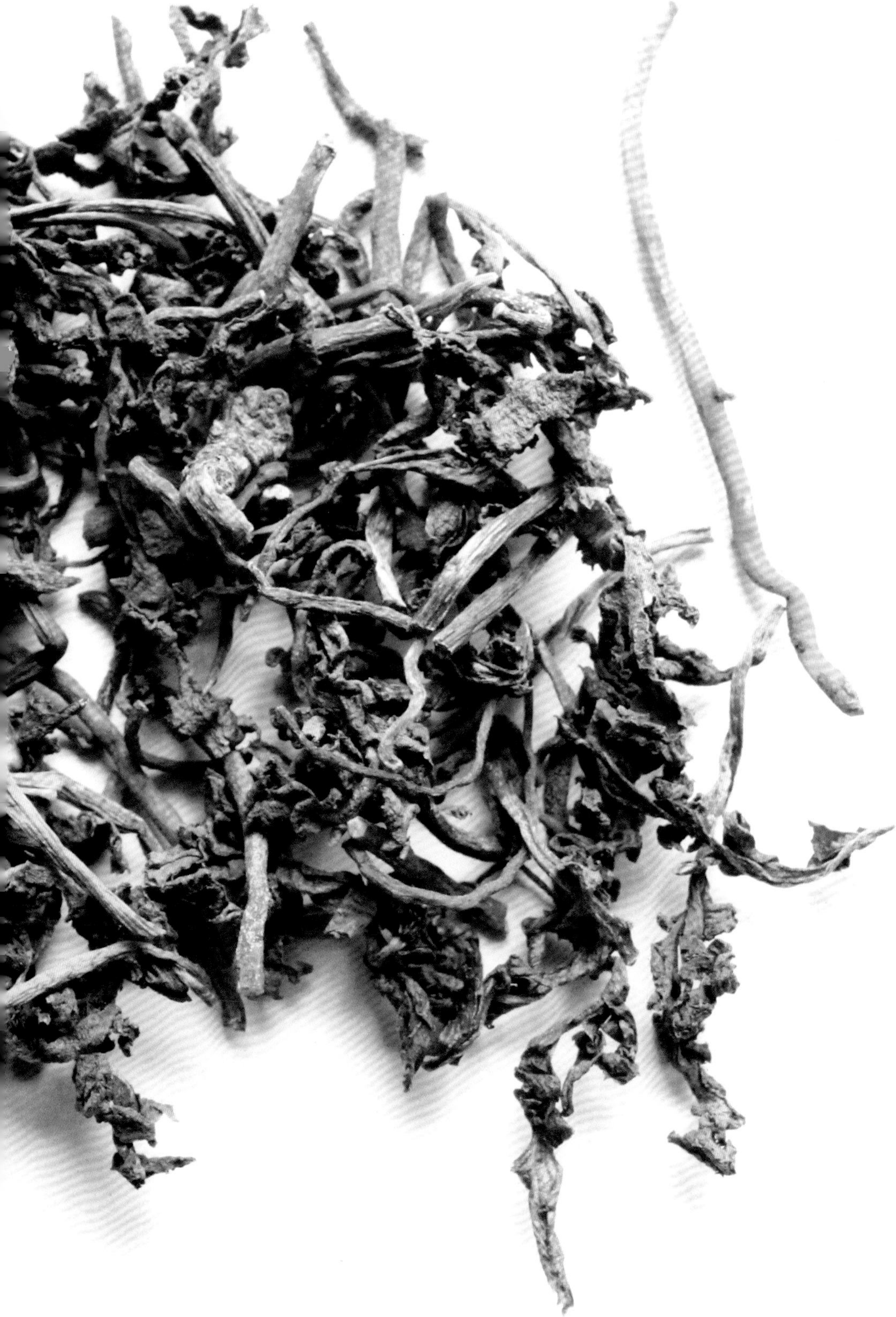

一朵云饮片

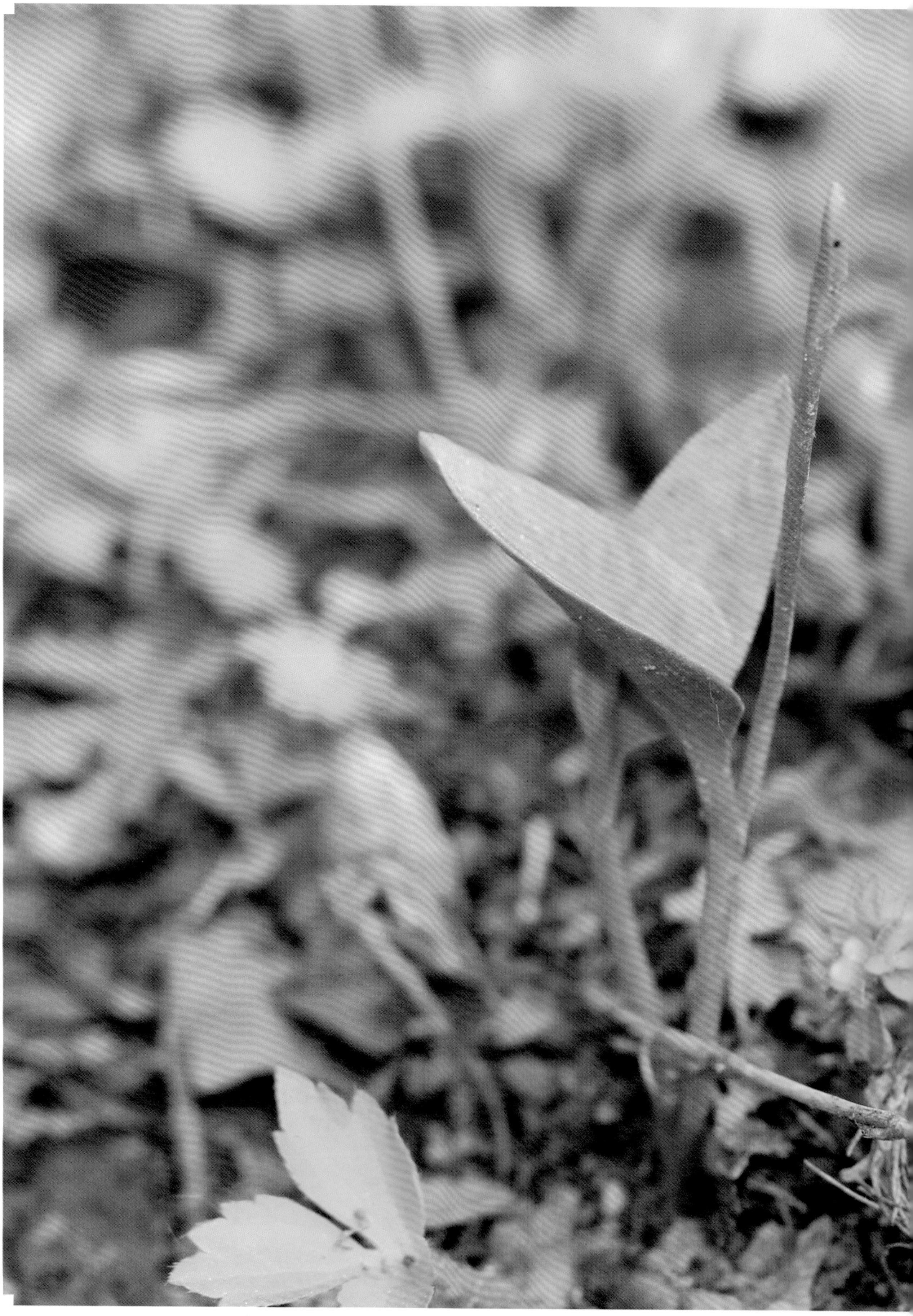

一支箭

【苗 药 名】蛙敲捞。

【别　　名】钝头瓶尔小草、心叶一支箭、独叶一支箭。

【来　　源】本品为瓶尔小草科植物瓶尔小草 *Ophiogluossum vulgatum* L. 等的带根全草。

【性味归经】味甜，性冷。归热经。

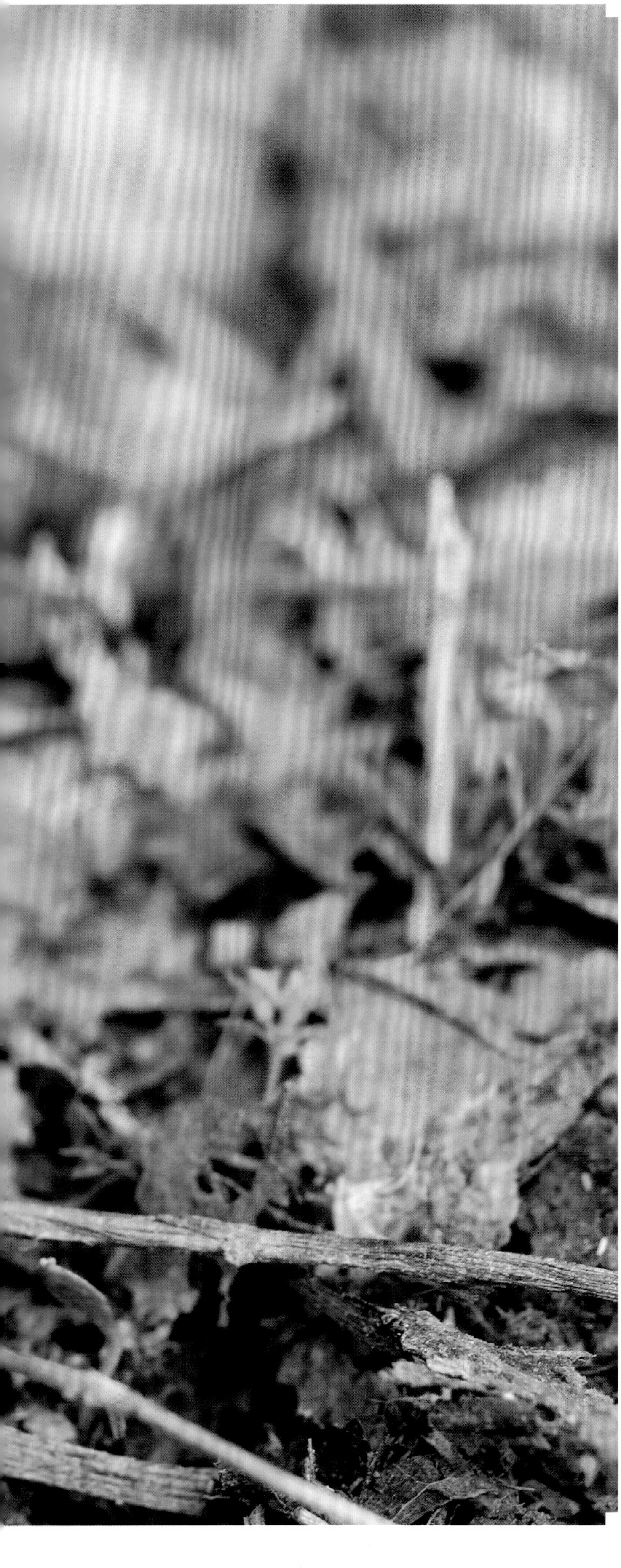

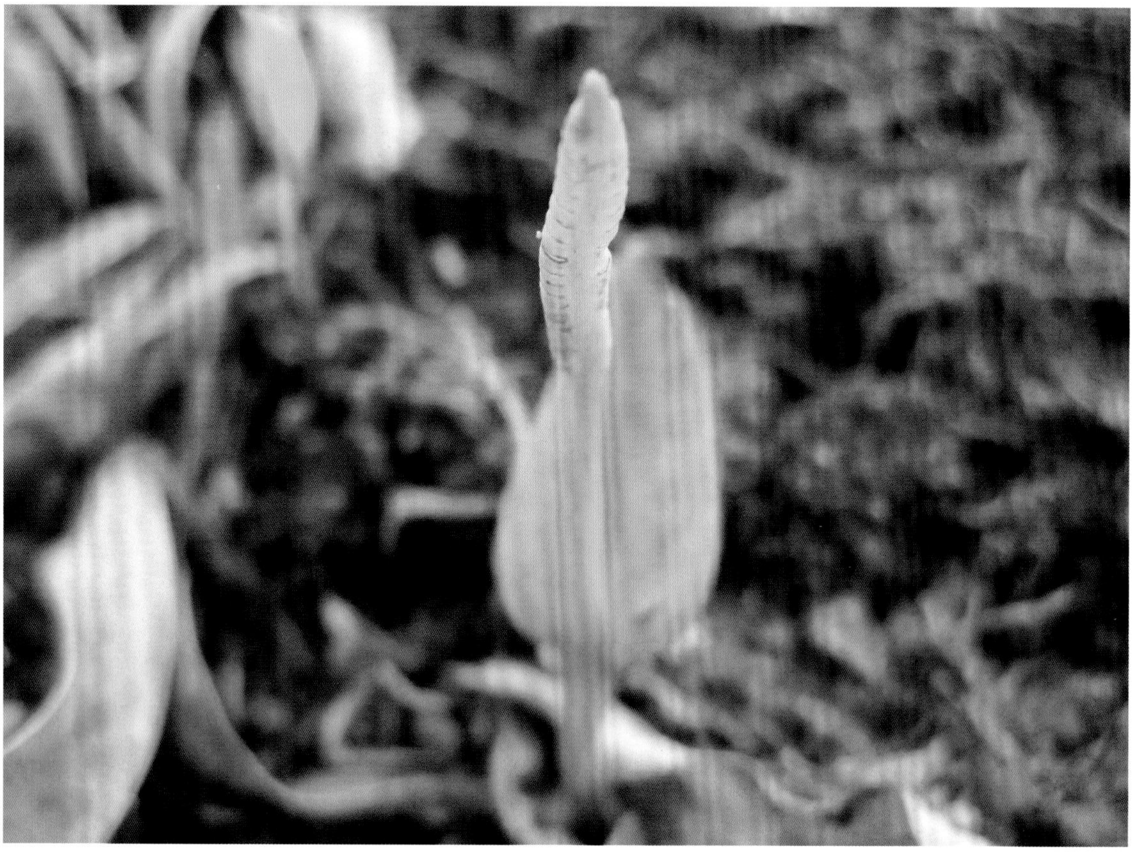

瓶尔小草

识别特征

多年生小草本，植株高 20 cm。根茎圆柱形，短而直立；茎丛生，肉质粗根。具总梗 1 ~ 3 个，长 10 ~ 20 cm，营养叶 1 枚，肉质，由总柄 5 ~ 10 cm 处生出，狭或长圆状卵形，顶端钝圆或锐尖，全缘，基部长楔形而下延，无柄。孢子囊穗呈柱状，自总柄顶端生出，柄长 6 ~ 15 cm，先端具凸尖，有营养叶；孢子囊扁球形，无柄，熟时横裂；孢子呈球状四面体。

生境分布

生长于海拔 350 ~ 3000 m 的潮湿草地、灌木林中或田边。分布于长江中下游以南各地。

采收加工

春、夏二季采挖带根全草，去泥土，洗净，晒干或鲜用。

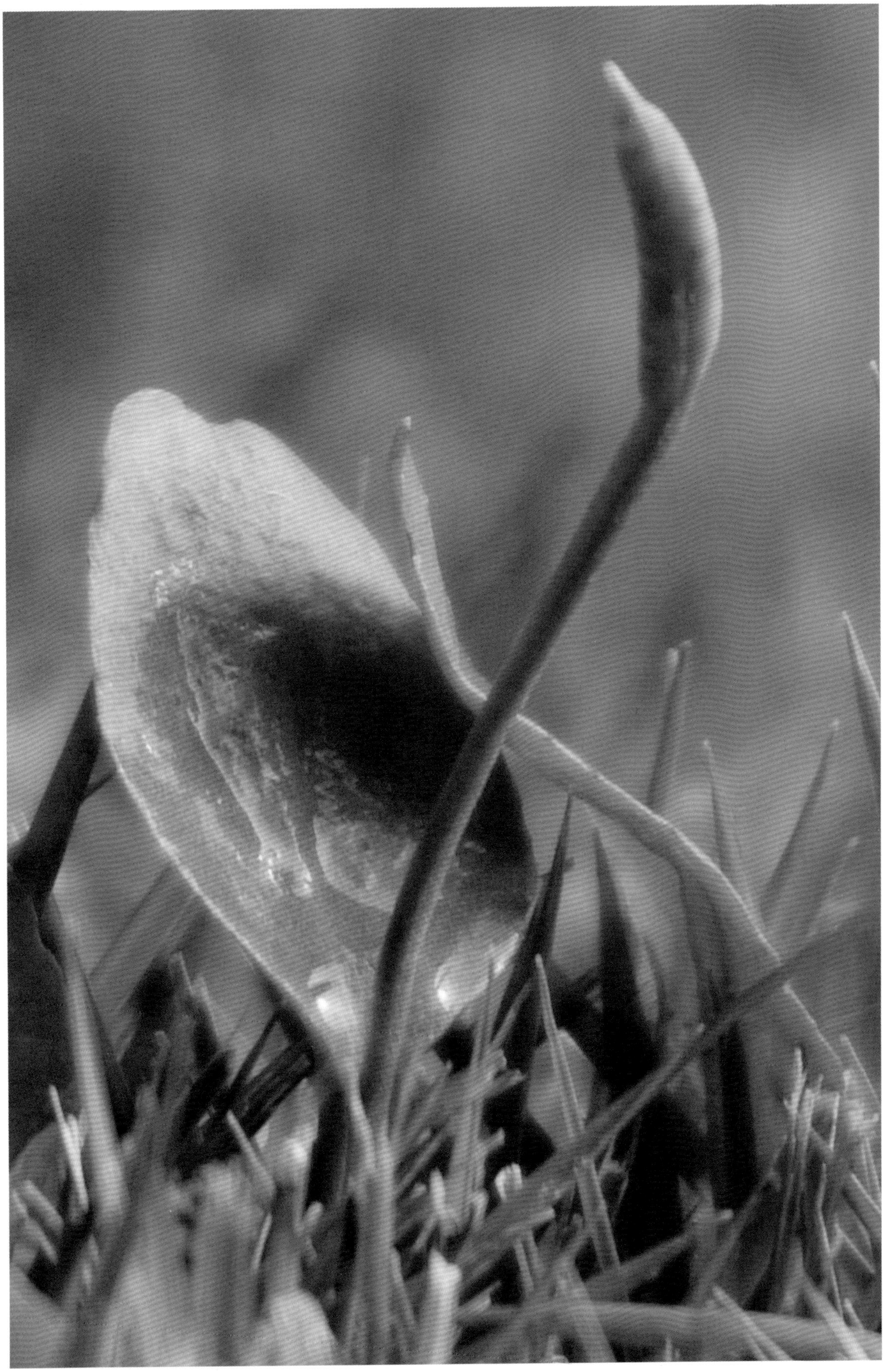

瓶尔小草

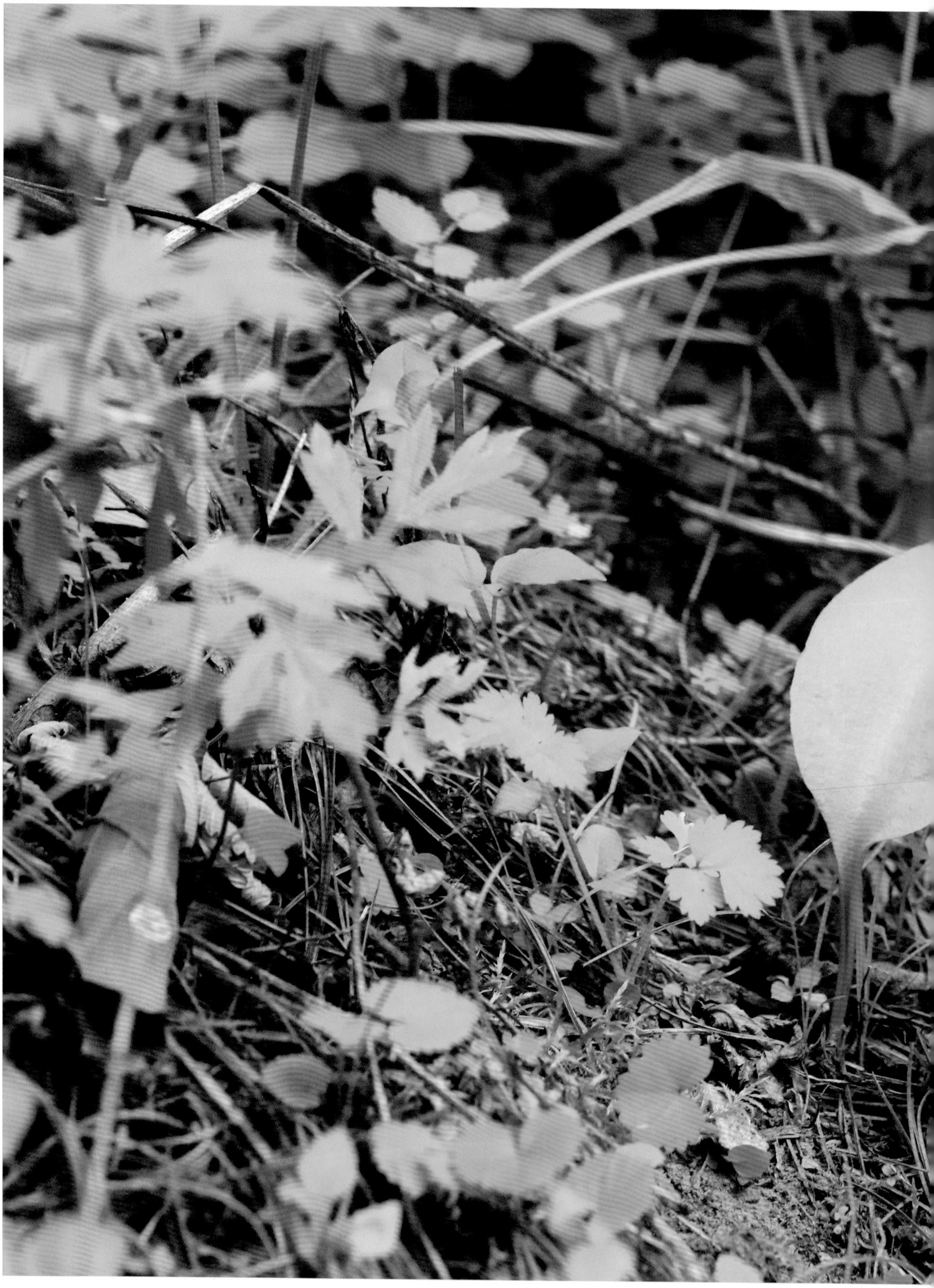

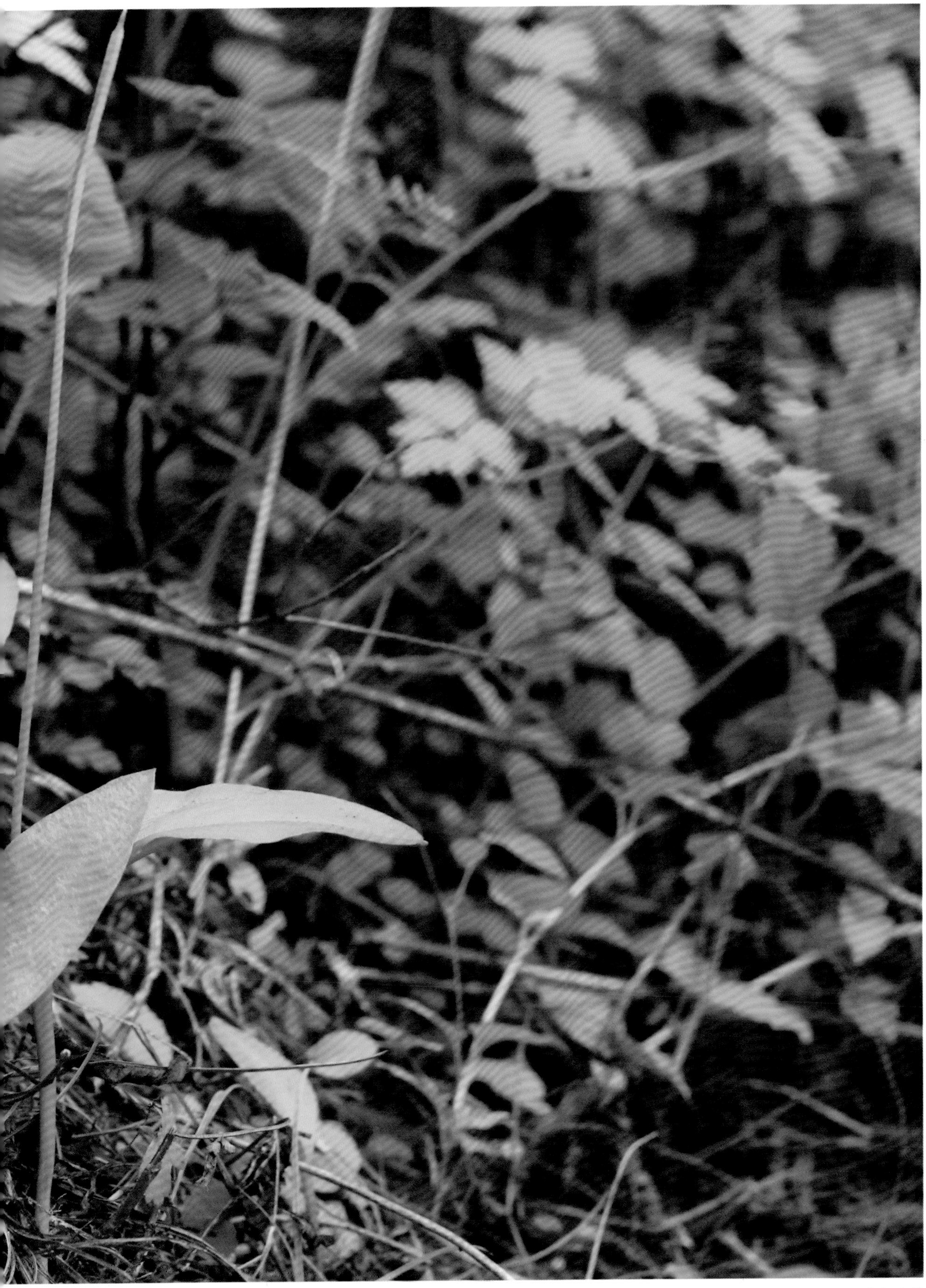

瓶尔小草

药材鉴别

全体呈蜷缩状。根茎短。根多数，具纵沟，深棕色。叶通常 1 枚，总柄长 9 ~ 20 cm。营养叶从总柄基部以上 6 ~ 9 cm 处生出，皱缩，展开后呈卵状长圆形或狭卵形，长 3 ~ 6 cm，宽 2 ~ 3 cm，先端钝或稍急尖，基部楔形下延，微肉质，两面均淡褐黄色，叶脉网状。孢子叶线形，自总柄顶端生出。孢子囊穗长 2.5 ~ 3.5 cm，先端尖，孢子囊排成 2 列，无柄。质地柔韧，不易折断。气微，味淡。

功效主治

清热解毒，活血祛瘀，止痛。主治痈肿疮毒，疥疮，毒蛇咬伤，烧烫伤，瘀滞腹痛，跌仆损伤，胃痛，小儿高热。

用法用量

内服：煎汤，15 ~ 30 g。外用：适量鲜品捣烂；或煎水洗；或研末调敷。

民族药方

1. 毒蛇咬伤　一支箭鲜品适量。捣烂外敷。或一支箭 15 g。吞服。

2. 跌仆损伤　一支箭 5 g。吞服。

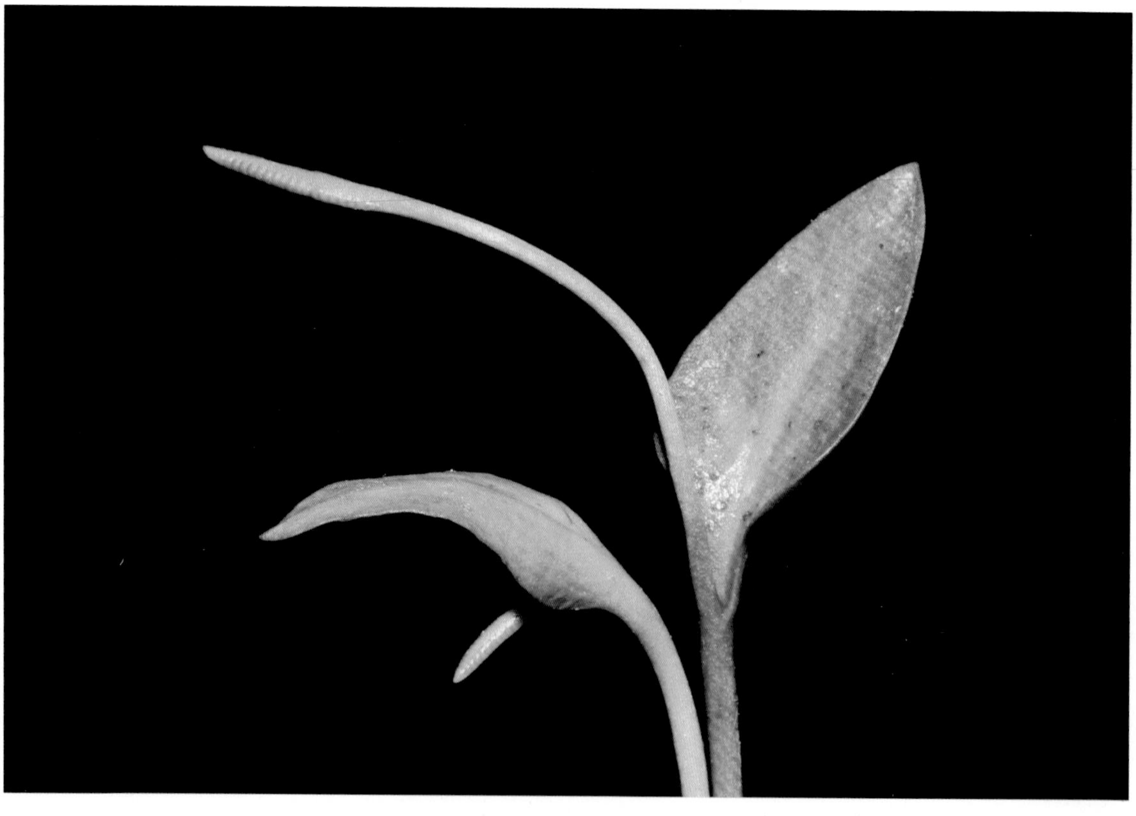

瓶尔小草

3．胃痛　一支箭、通关散各 30 g。共研细粉，每服 1 g。

4．小儿高热　①一支箭 20 g，九头狮子草 10 g。水煎服。②一支箭 3 ~ 9 g。水煎服，每日 2 次。

5．疮痈肿毒　一支箭适量。醋或蜂蜜调匀外敷。

6．蛇风症　一支箭、羊屎条各 5 g，伸筋草 10 g。水煎服，治脚后翻。

7．新旧伤痛　一支箭根、五加皮、六厘麻、白花丹各 10 g，二郎箭 13 g，三百棒 3 g，四块瓦、七叶莲、八爪金龙、九龙盘、十大功劳、红刺老包各 16 g。上药共研末，制成水丸，伤痛时，用酒吞服 3 g。

8．肺炎　一支箭 15 g。水煎服。

9．胃热痛，肺结核潮热　一支箭全草 15 ~ 30 g。水煎服。或用全草 30 g。研细粉，开水冲服。

10．疔疮　一支箭 15 g。水煎服，渣敷患处。

11．毒蛇咬伤　①一支箭 15 g。水煎服。另取鲜药适量，捣烂敷患处。也可用一支箭干粉 3 g。每日分 3 次，用酒送服。另取 3 g 调酒，由上而下搽伤口周围，勿搽伤口。②一支箭加鸡蛋清调敷伤口周围，留伤口出毒。

12．小儿疳积　一支箭、使君子各 6 g，鸡内金 3 g。水煎服。

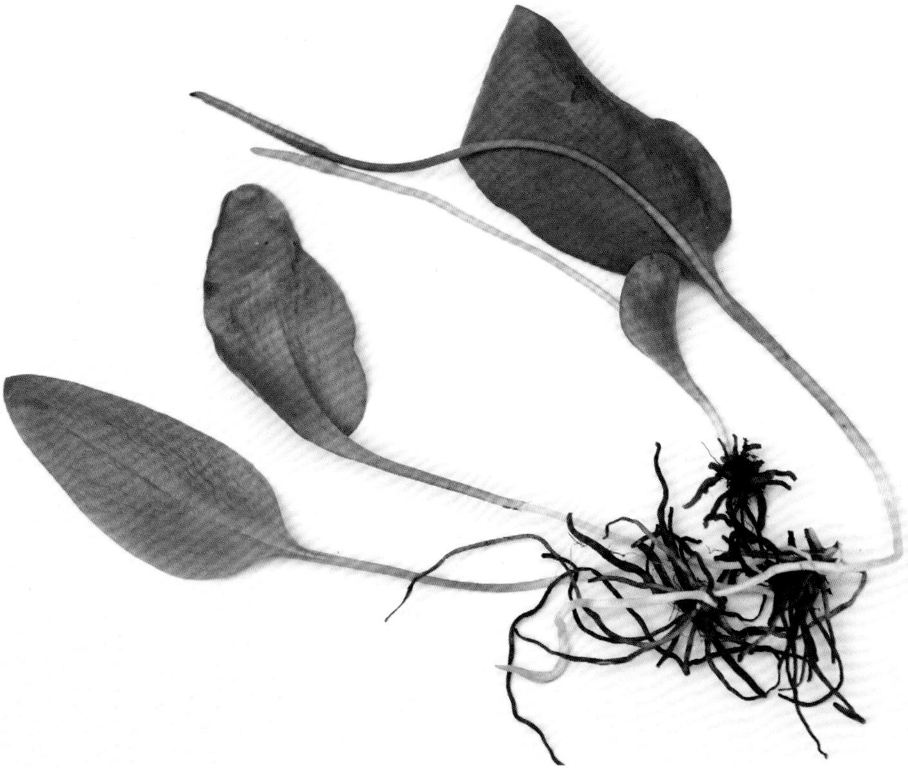

一支箭药材

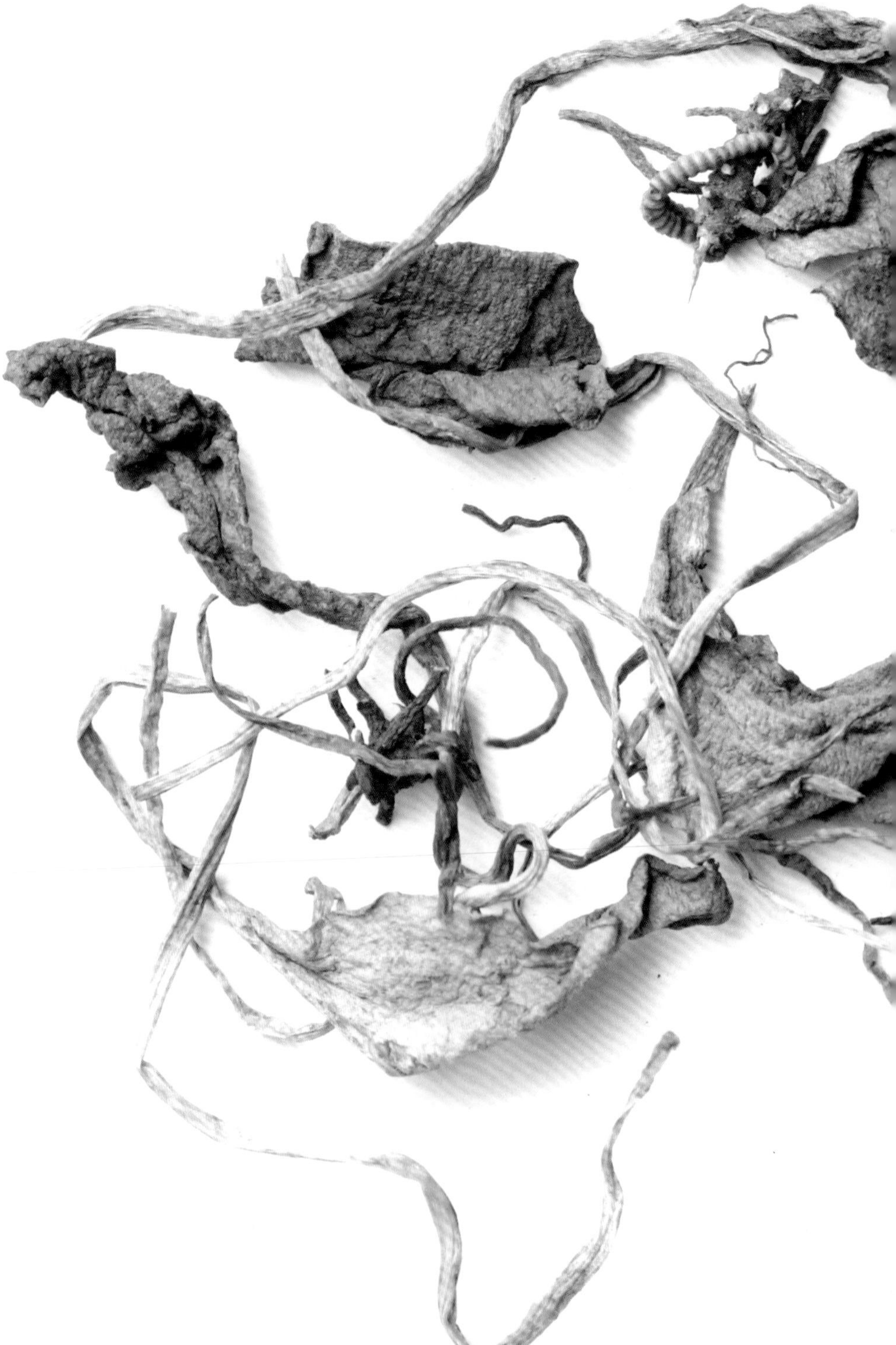

一支箭

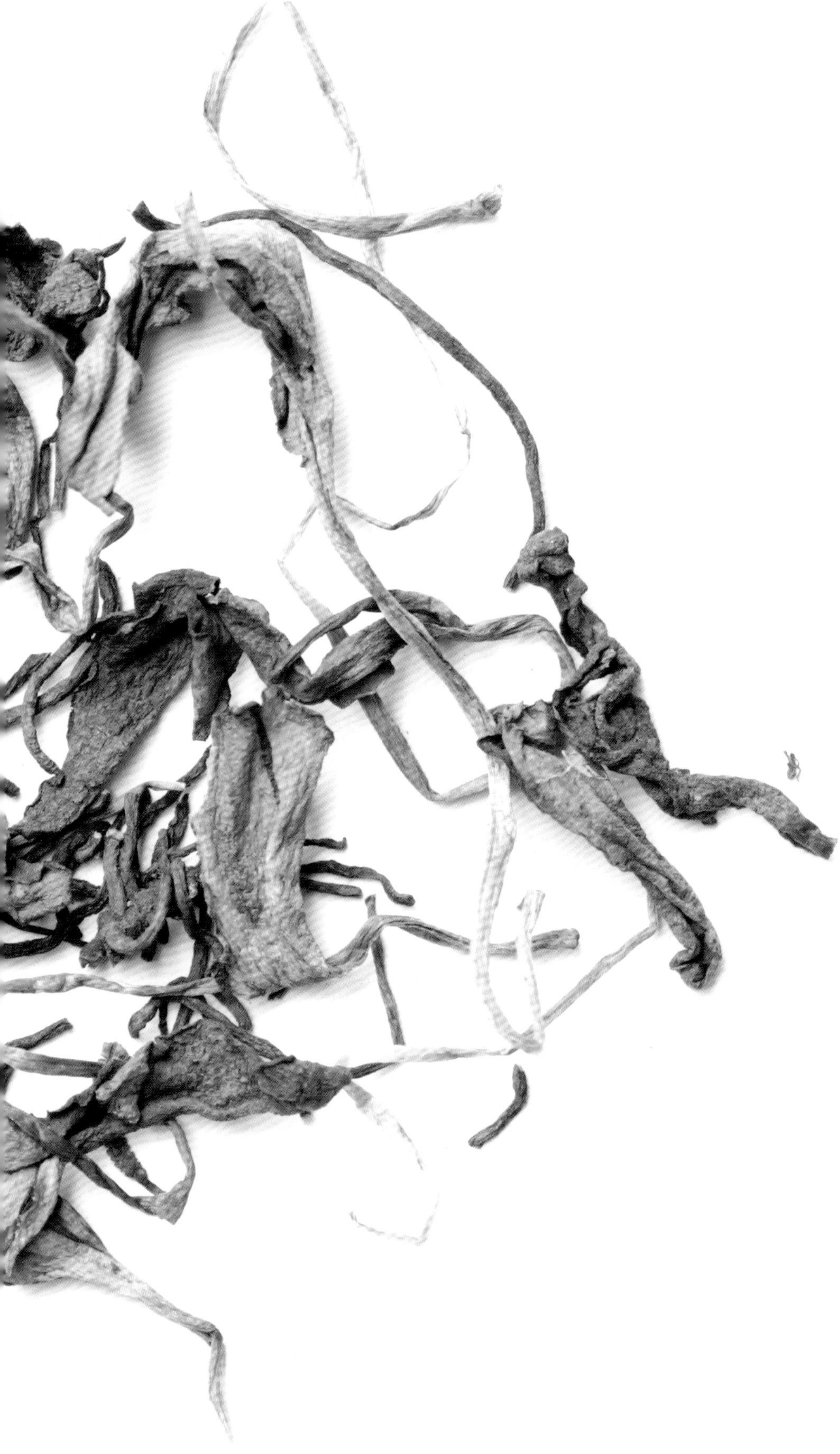

一支箭饮片

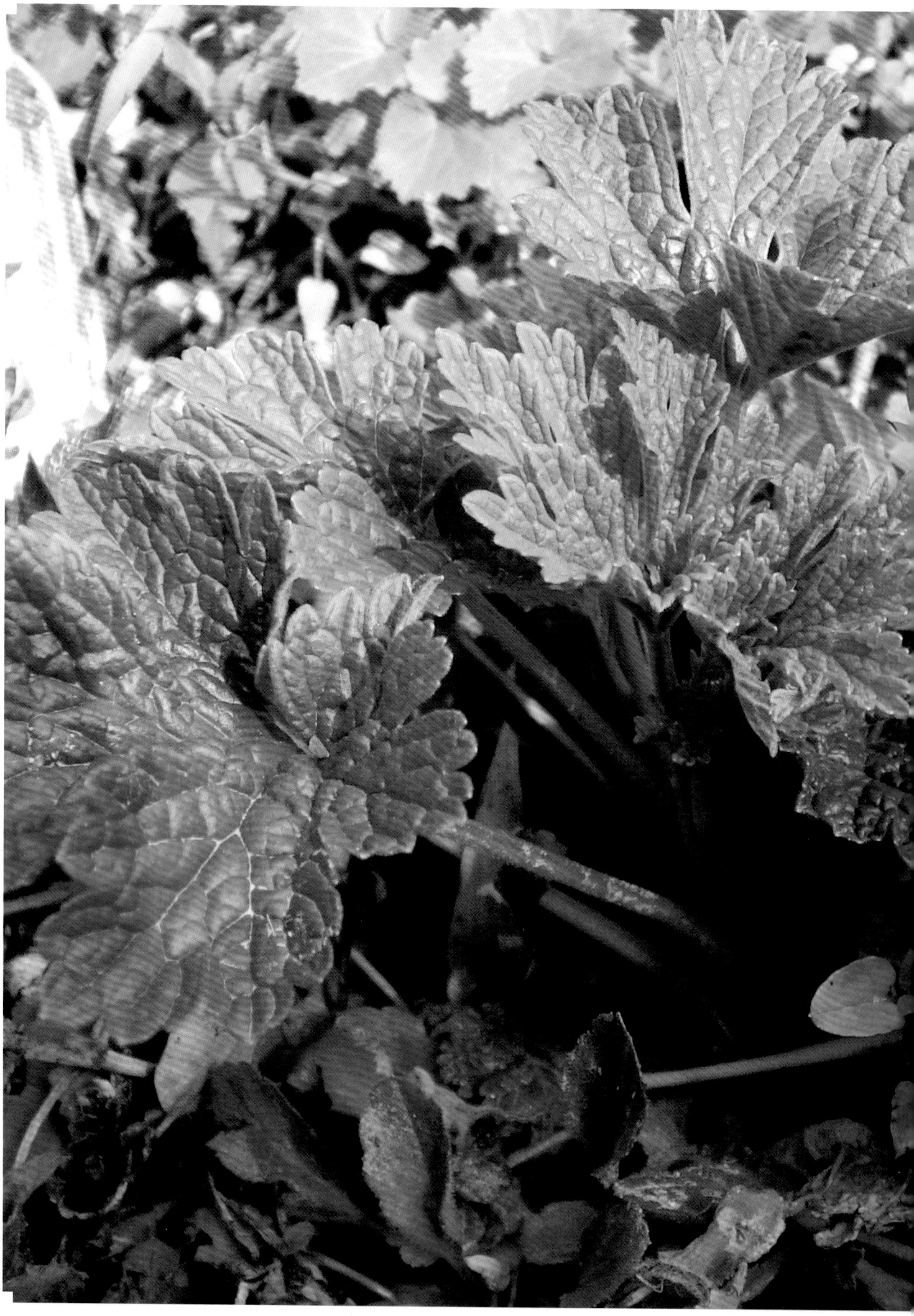

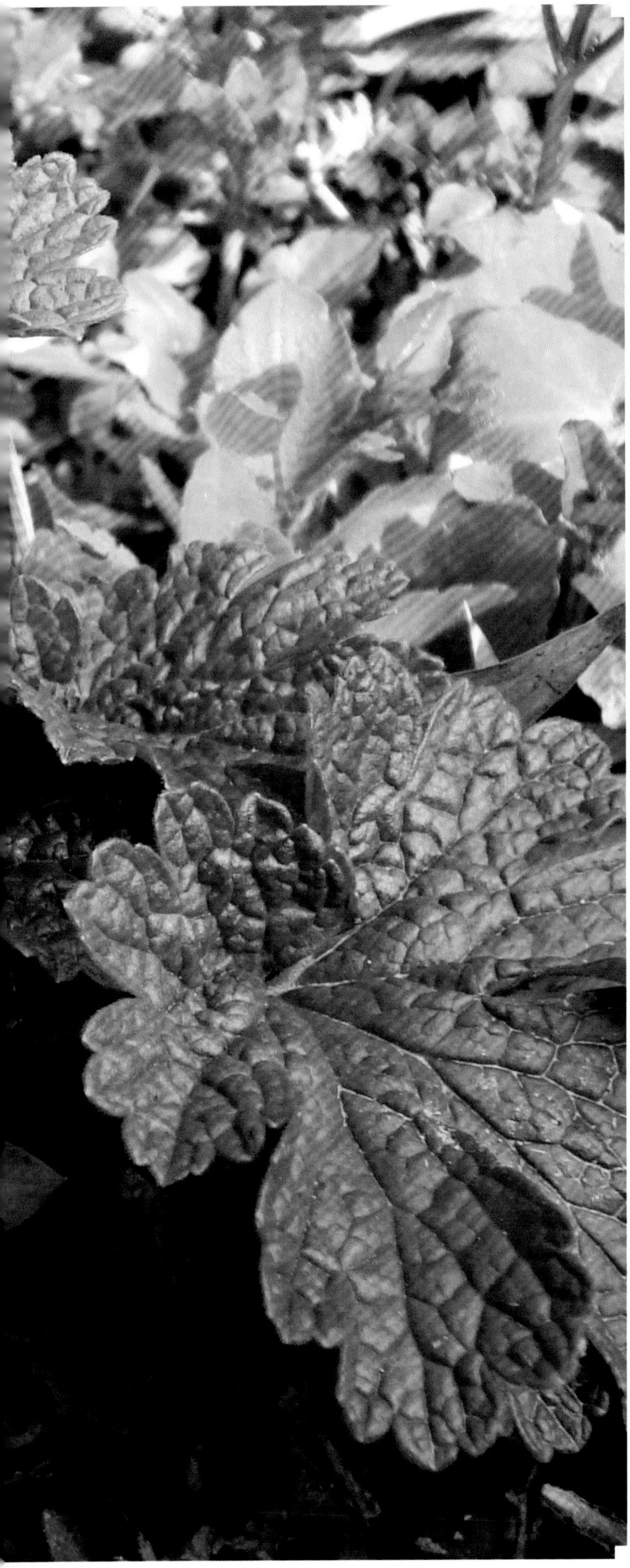

益母草

【苗药名】阿奶嘎。

【别　名】茺蔚、坤草、益母蒿、红花艾、益母艾。

【来　源】本品为唇形科植物益母草 *Leonurus artemisia*（Lour.）S. H. Hu 的全草。

【性味归经】味苦、辛，性微冷。归热经。

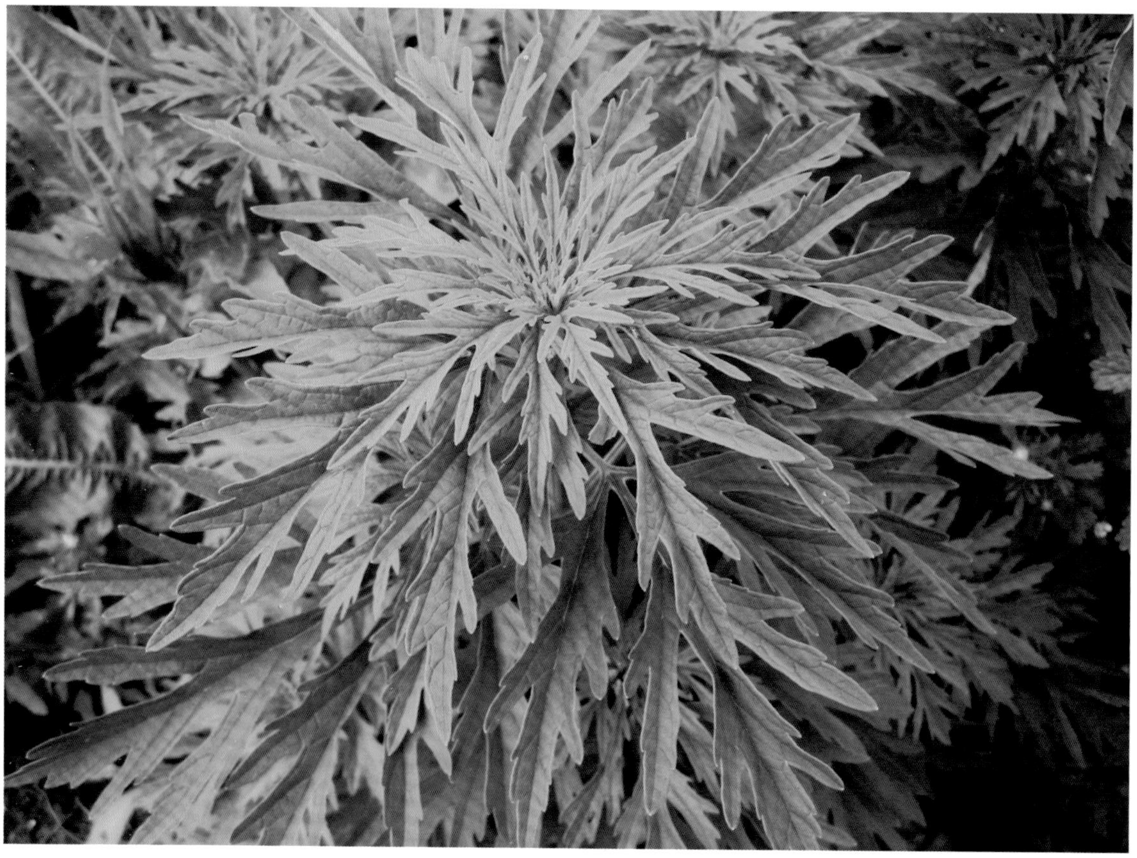

益母草

识别特征

一年或二年生草本植物。茎直立，方形，单一或分枝，高 100 cm。叶对生，叶形多种，一年生植物基生叶具长柄，叶片略呈圆形，直径 4 ~ 8 cm，叶缘 5 ~ 9 浅裂，裂片具 2 ~ 3 钝齿，基部心形；茎中部的叶有短柄，3 全裂；最上部的叶不分裂，线形，近无柄，上下两面均被短柔毛。花序上的叶呈条状披针形，全缘；轮伞花序，下部有刺状苞片；花萼筒状钟形，齿 5，前二齿长；花冠粉红色或淡紫色，花冠筒内有毛环，檐部 2 唇形，下唇 3 裂，中裂片倒心形；雄蕊 4，子房 4，柱头 2 裂。坚果 3 棱形。花期 6—8 月，果期 7—9 月。

生境分布

生长于山野荒地、田埂、草地、溪边等处。分布于全国各地。

采收加工

夏季生长茂盛而花未全开时，割取地上部分，鲜用或晒干备用。

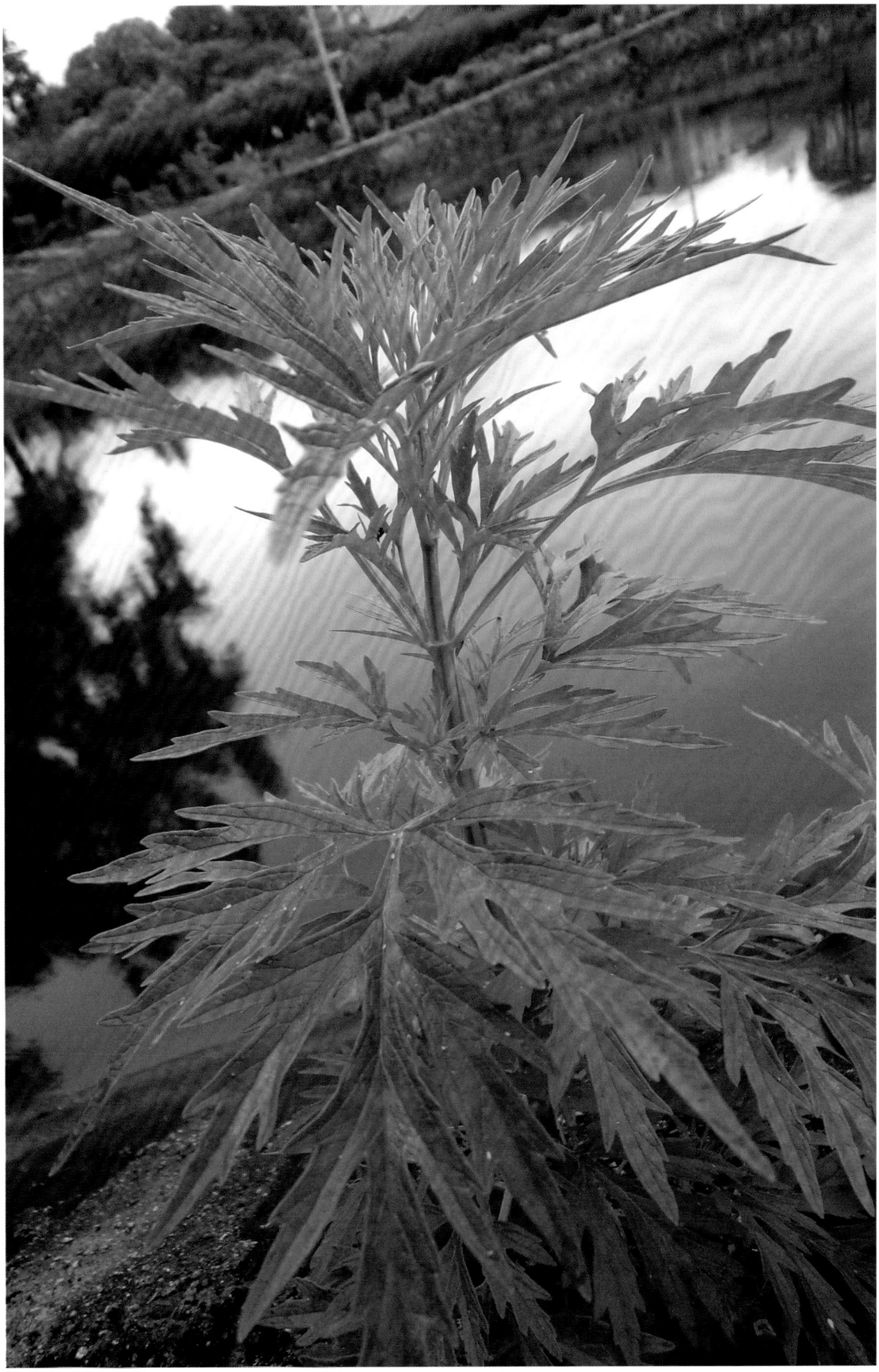

益母草

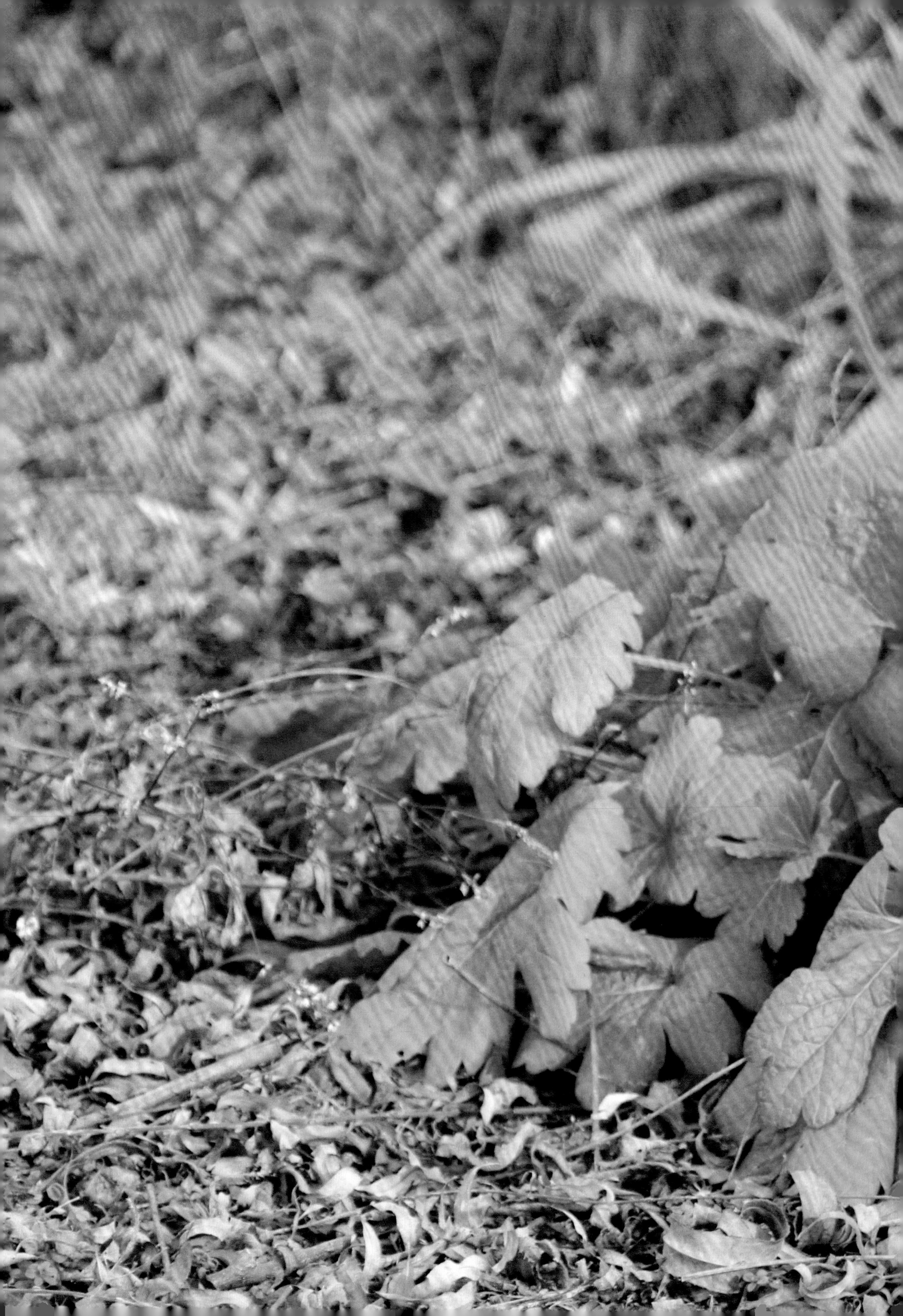

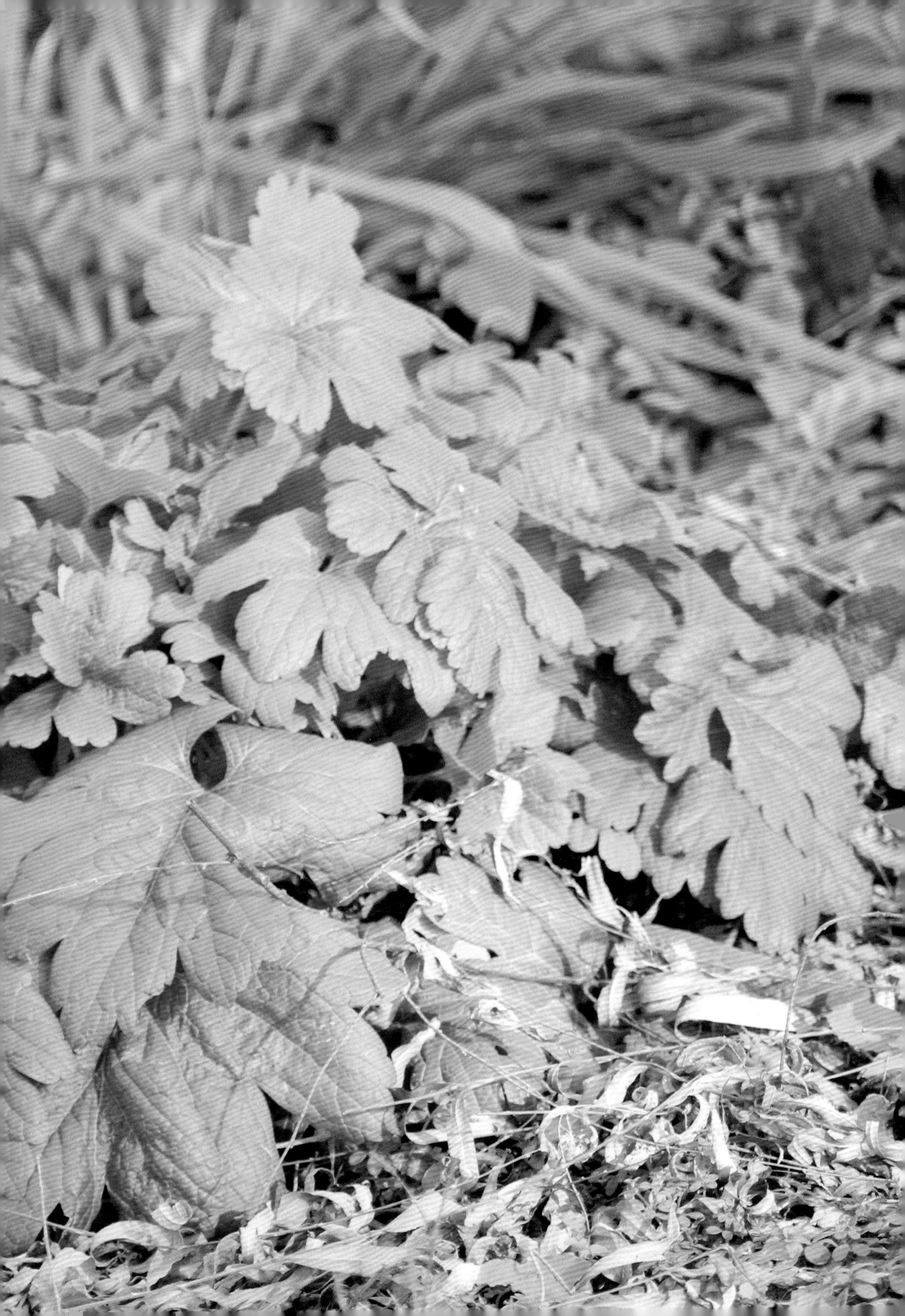

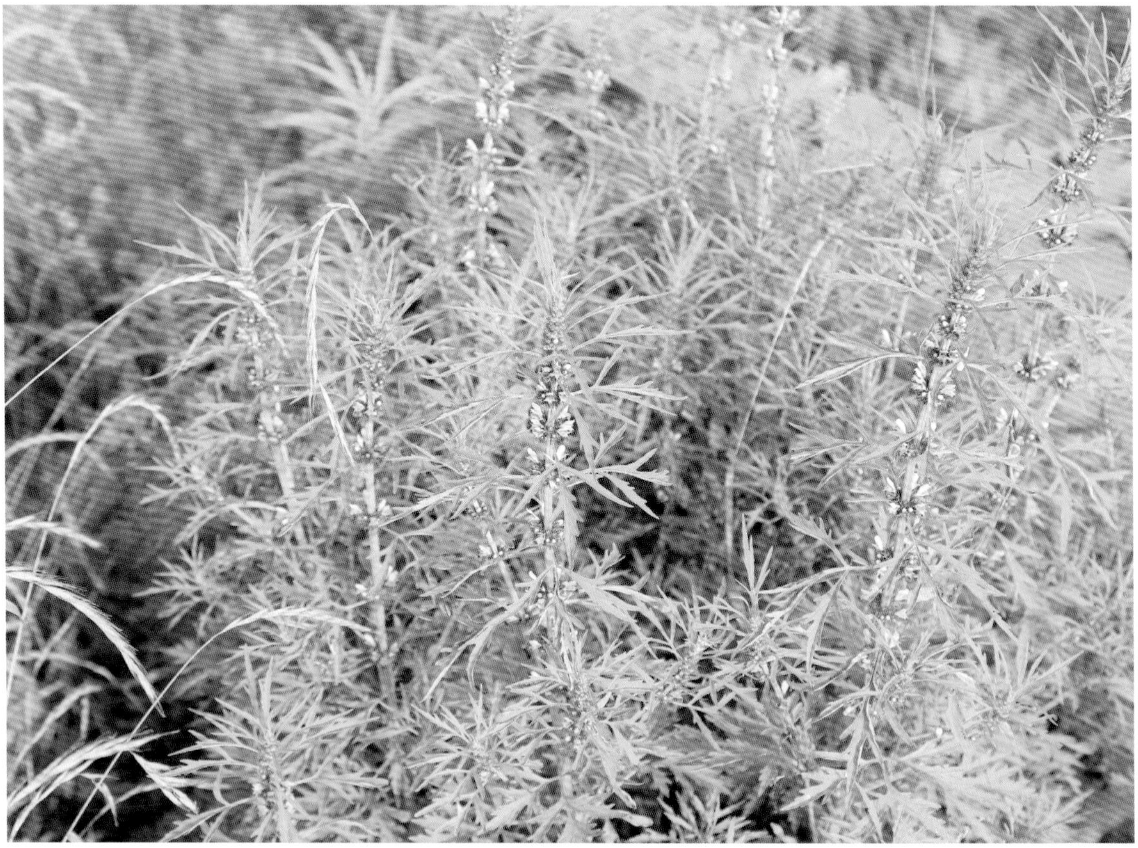

益母草

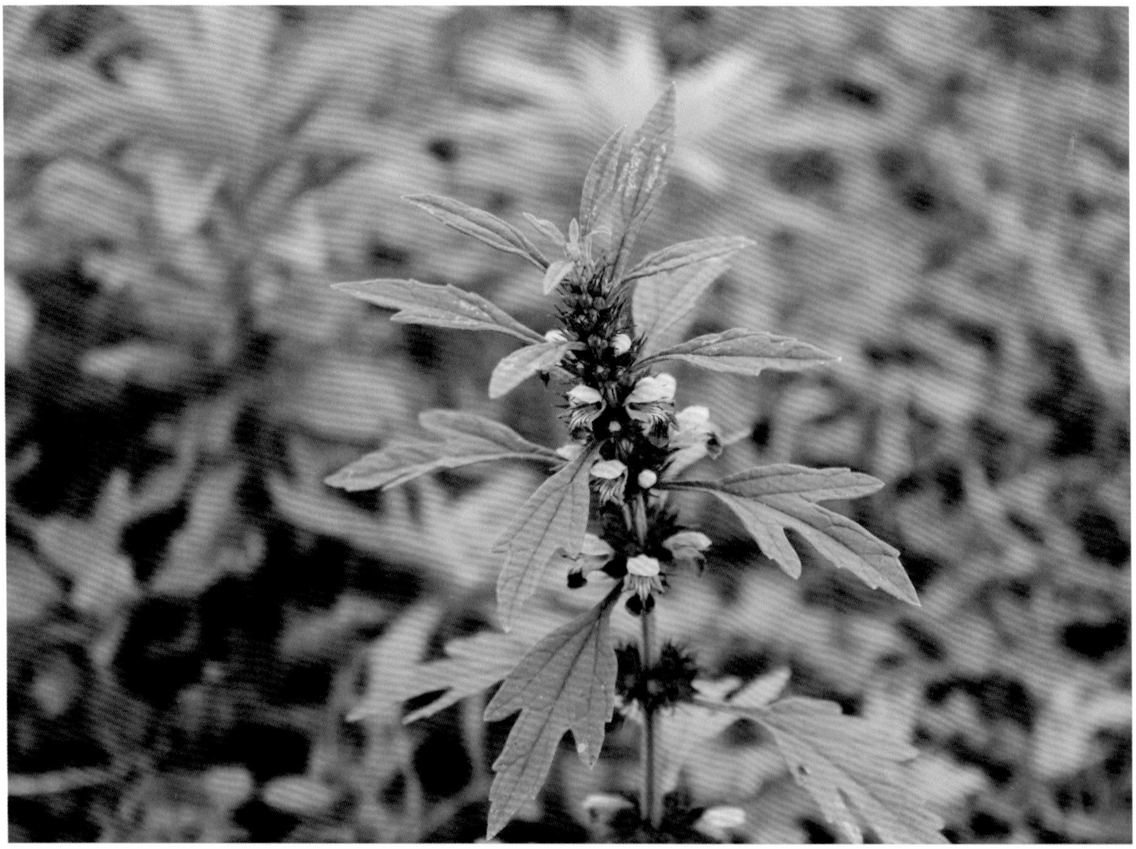

益母草

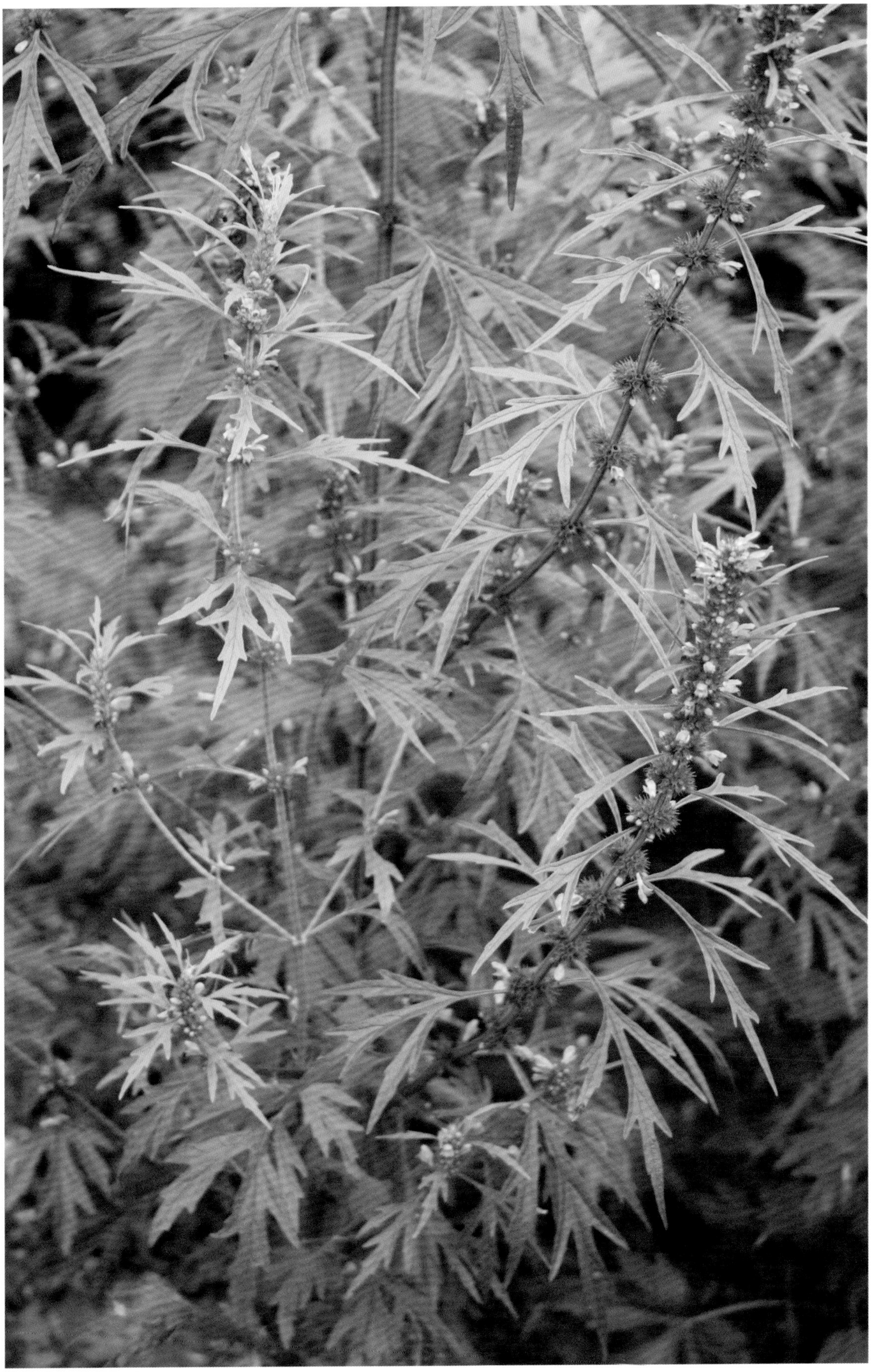

益母草

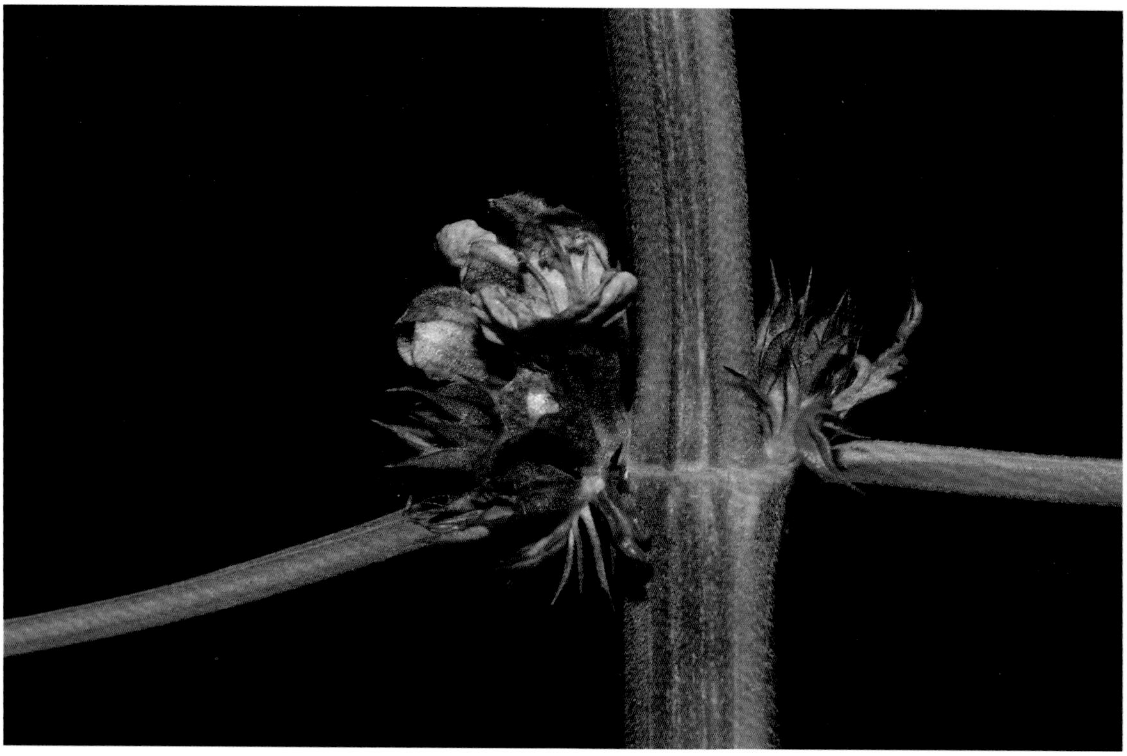

益母草

药材鉴别

茎呈方柱形，上部多分枝，四面凹下成纵沟，长 30 ~ 60 cm，直径约 0.5 cm；表面灰绿色或黄绿色；体轻，质韧，断面中部有髓。叶交互对生，有柄；叶片灰绿色，多皱缩，破碎，易脱落；完整者下部叶掌状 3 裂，上部叶羽状深裂或浅裂成 3 片，裂片全缘或具少数锯齿。轮伞花序腋生，小花淡紫色，花萼筒状，花冠 2 唇形。气微，味微苦。

功效主治

活血调经，利尿消肿。主治月经不调，痛经，经闭，恶露不尽，水肿尿少，急性肾炎性水肿。

用法用量

内服：煎汤 10 ~ 15 g；或煎煮；或入丸、散。外用：适量，煎水洗；或鲜草捣烂外敷。

民族药方

1．月经不调　益母草 15 g，对叶莲 10 g。水煎服。

2．痛经　益母草 30 g。水煎服。

3．白带过多　益母草 15 g，夜关门、香椿皮各 10 g。水煎服。

4．产前产后诸病　益母草适量。水煎服。

5．月经不调　①益母草、元宝草、马鞭草、小血藤各 15 g。水煎服。②益母草、仙鹤草各 30 g。水煎浓汁服。

6．经期腹痛　益母草、艾叶各 5 g，土牛膝、香附子、五花血藤各 3 g。水煎服，每日 3 次。

7．月经不调　益母草、红糖各 10 g，胡椒 2 g。前二药煨水后，加红糖服。

8．促进子宫收缩（产后 3 日）　益母草约 500 g。水煎，加红糖服，每日 3 次。

9．月经过多　益母草、大乌泡根、白糖各 10 g。煨水服。

10．产后血瘀痛、恶露不止　益母草 20 g，棕榈子（炒黑）5 g。煨水服。

11．经来腹痛头晕　益母草 3 g，小血藤、连钱草、紫苏各 2 g，月季花、红花各 1 g。泡酒 250 ml，每次 5 ml，每日 2 次。

12．经闭　益母草、算盘子根各 6 g，徐长卿、红牛膝、泽兰各 5 g。泡酒 500 ml，早、晚各服 10 ml。

13．骨折　鲜益母草、鲜酸咪咪各等份。捣烂，加白酒适量，炒热包患处。

14．功能失调性子宫出血　益母草片。内服。每日相当于生药 15 g，可于 15 ~ 30 日止血。

使用注意

阴虚血少、月经过多、瞳仁散大者均禁服。

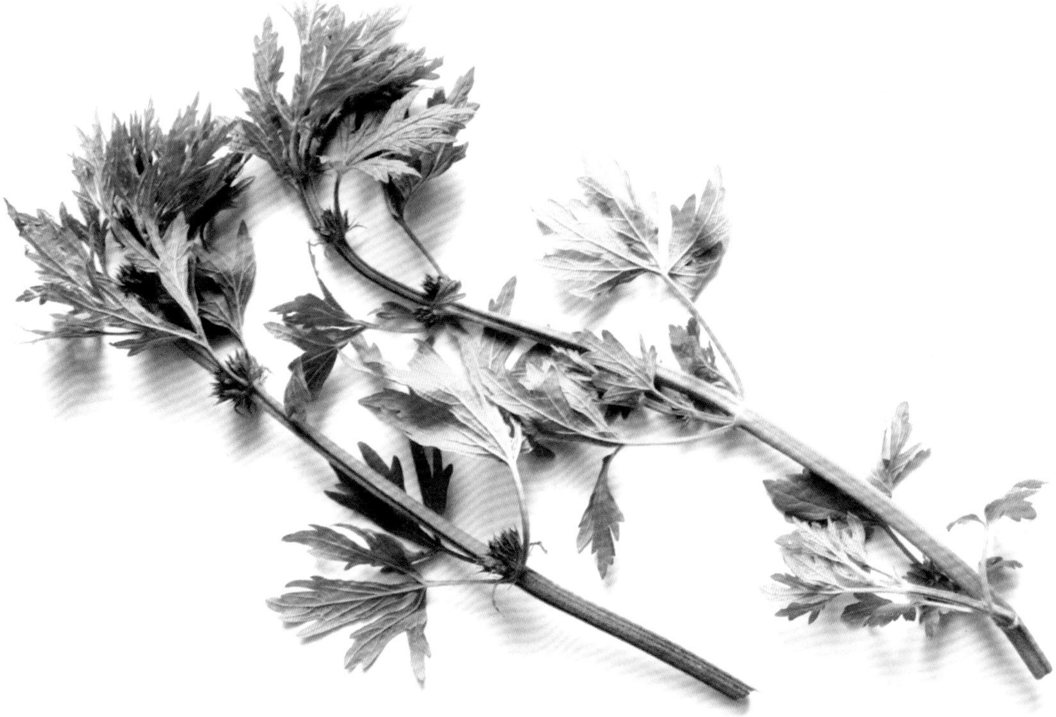

益母草药材

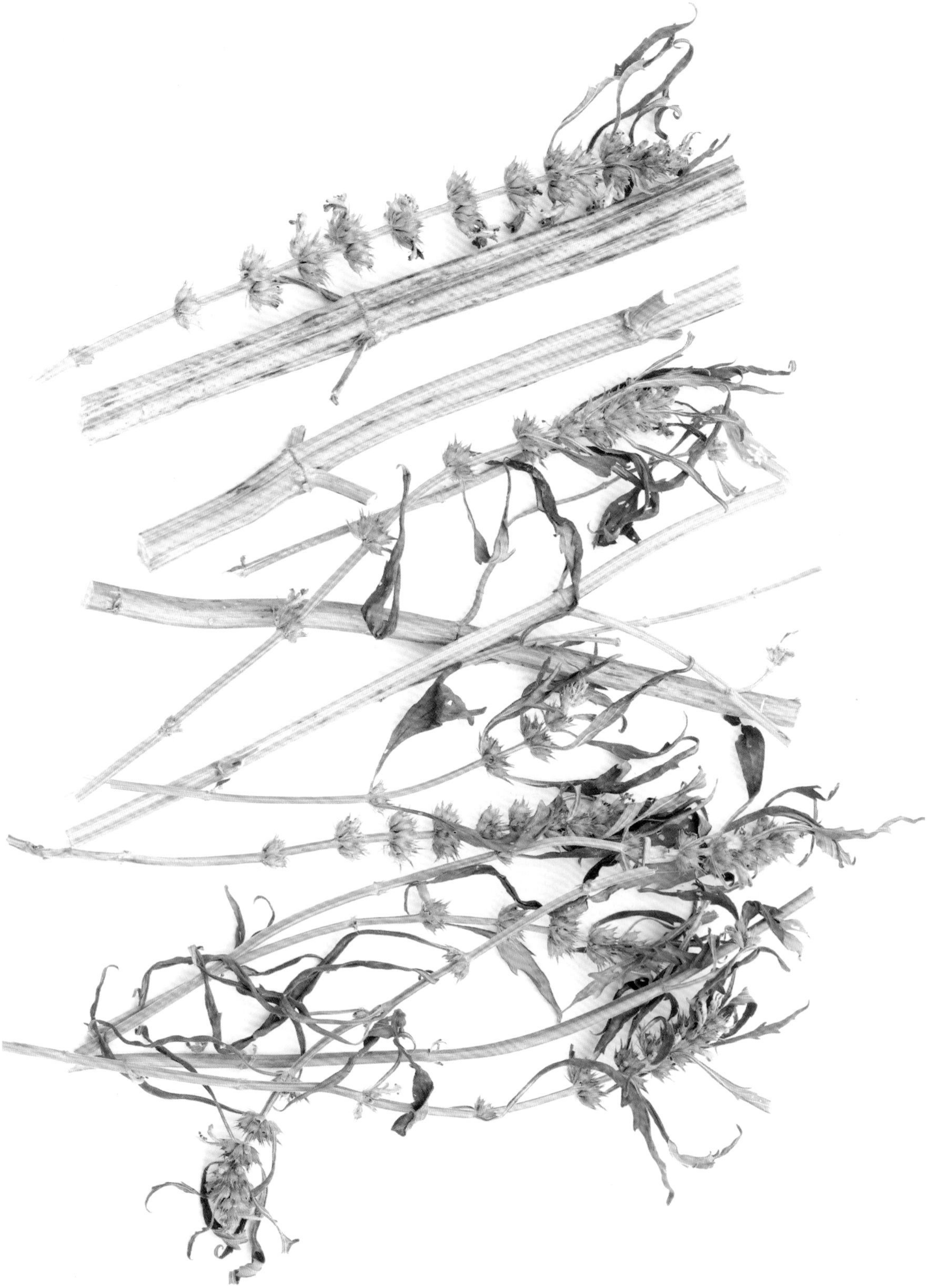

益母草药材

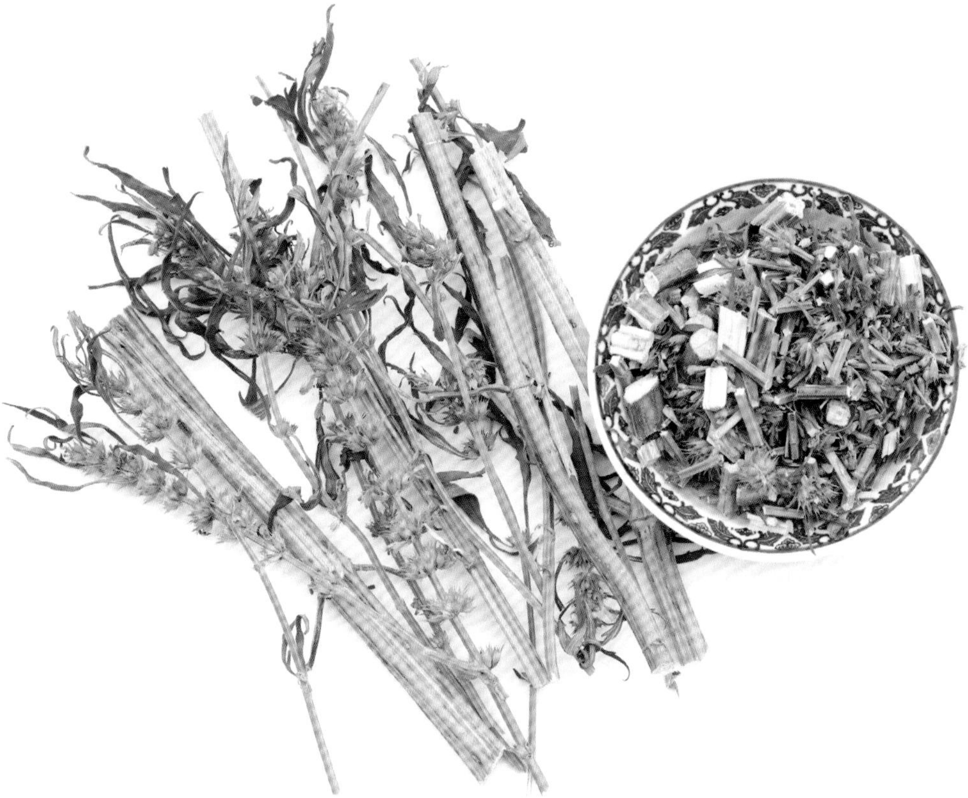

益母草饮片

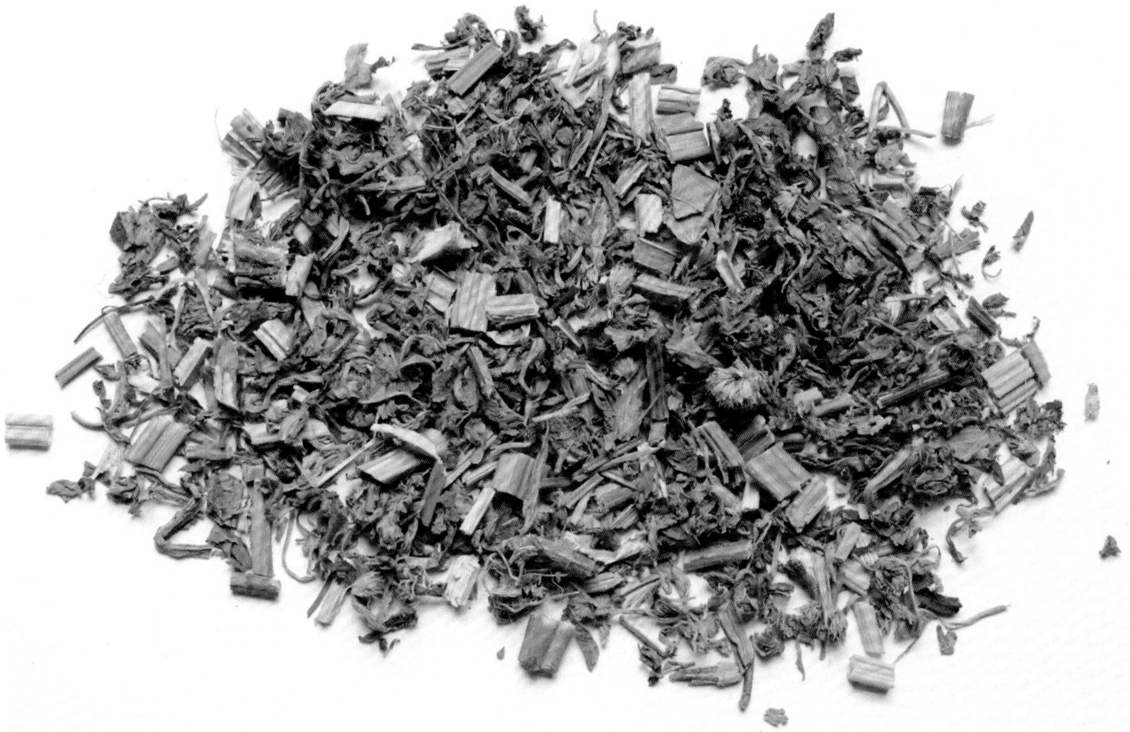

益母草饮片

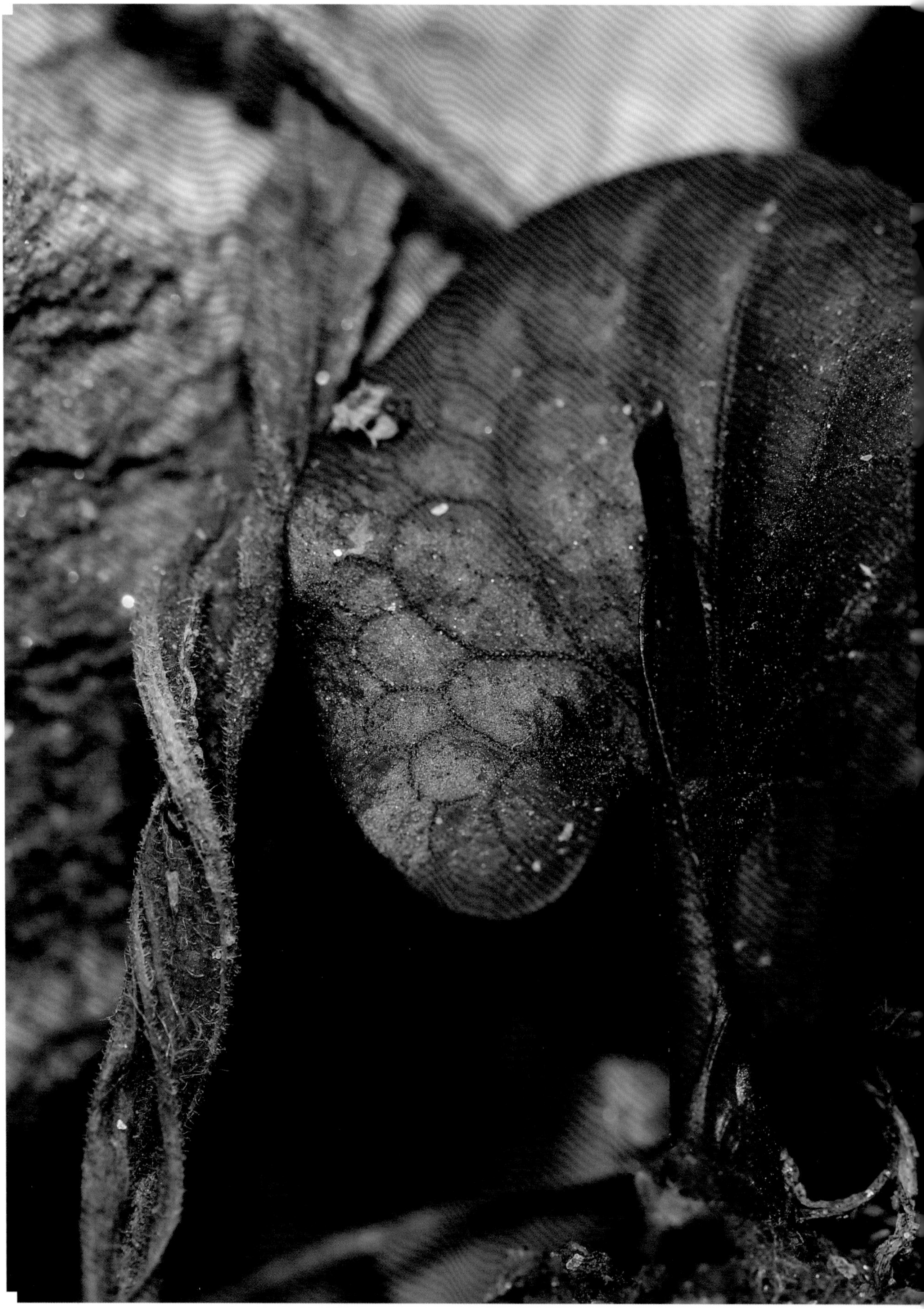

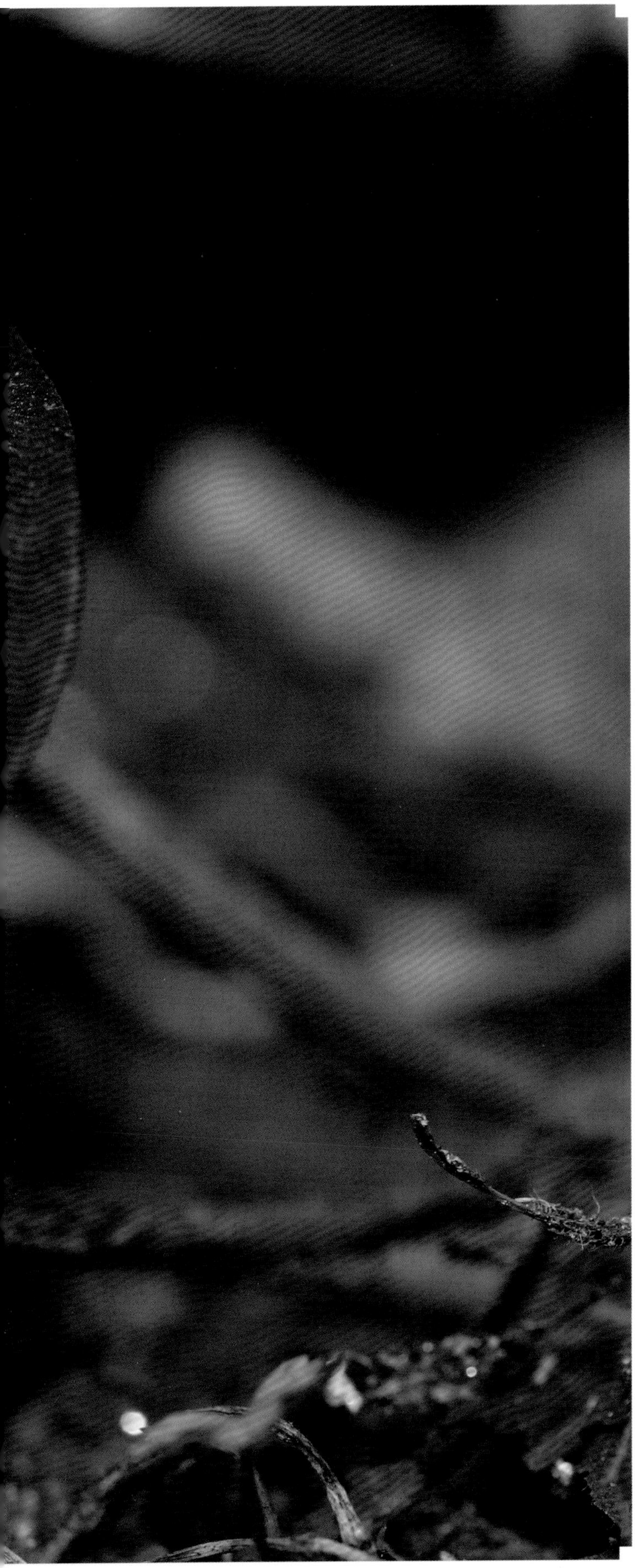

鱼腥草

【苗药名】锐主。

【别　名】肺形草、臭草。

【来　源】本品为三白草科植物蕺菜 *Houttuynia cordata* Thunb. 的全草。

【性味归经】味甜、酸、辛，性冷。归热经。

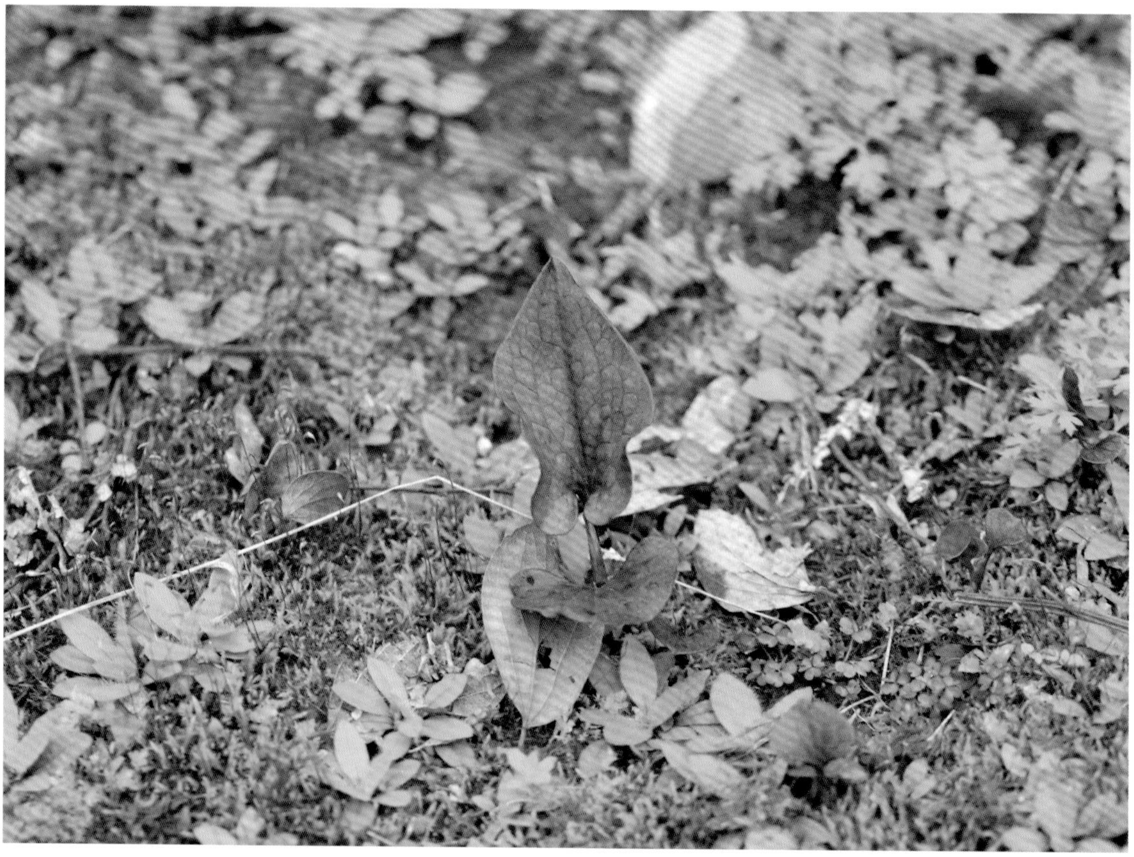

蕺菜

识别特征

多年生草本植物，高 15 ~ 50 cm。根茎发达，圆形，节具须根；茎下部伏地，无毛或被疏毛。叶互生，心形或宽卵形，长 3 ~ 9 cm，宽 4 ~ 6 cm，先端渐尖，基部心形，全缘，有细腺点，下面常紫色，两面脉上被柔毛；叶柄长 1 ~ 4 cm，被疏毛；托叶膜质，条形，长约 2.5 cm，下部与叶柄合生，边缘被细毛。穗状花序生于茎的上端，与叶对生，长约 2 cm；总苞片 4 枚，长方状倒卵形，大小不一，白色；花小而密，无花被，具 1 小的披针形苞片；雄蕊 3，花丝下部与子房合生；雌蕊 1，由 3 个下部合生的心皮组成，子房上位，花柱 3，分离。蒴果卵圆形，顶端开裂；种子多数，卵形。花期 5—6 月，果期 10—11 月。

生境分布

生长于田边、阴湿地或水边。分布于西北、华北、华中及长江以南各地。

采收加工

栽种当年或第 2 年夏、秋二季采收带根全草，洗净晒干。鲜用随时可采。

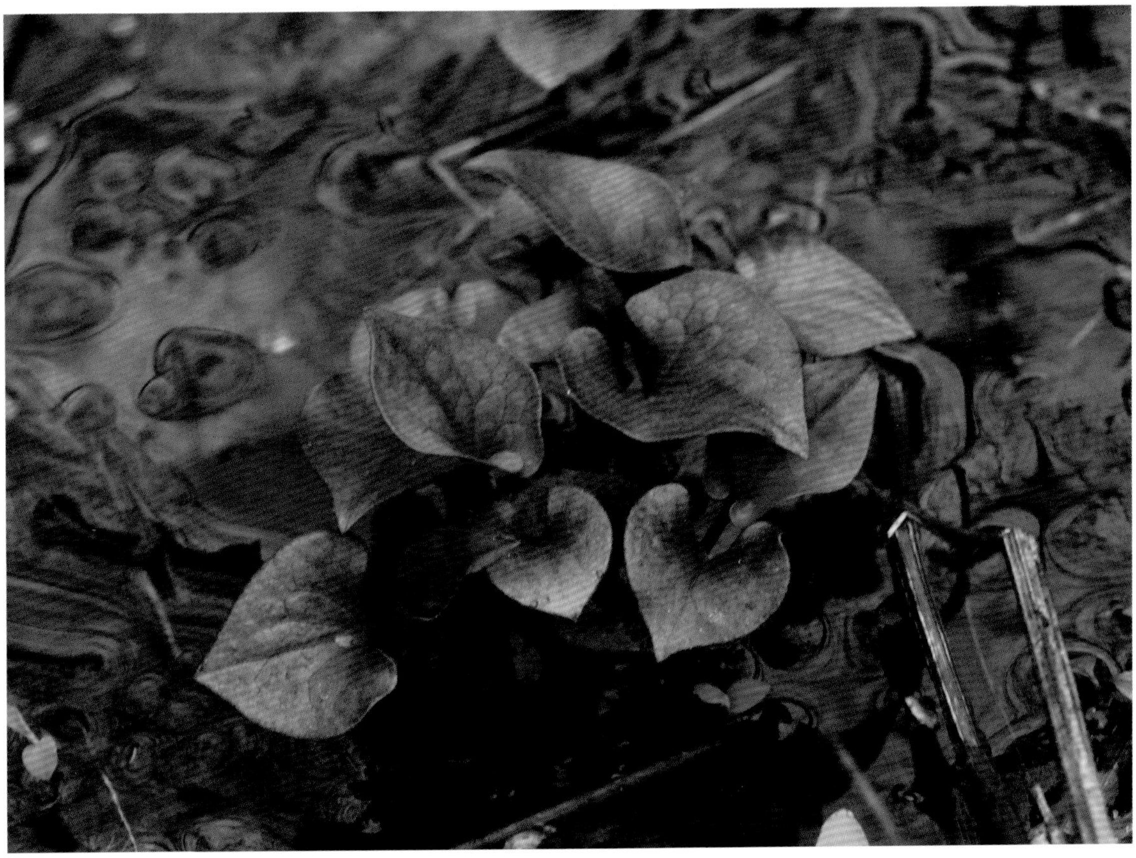

蕺菜

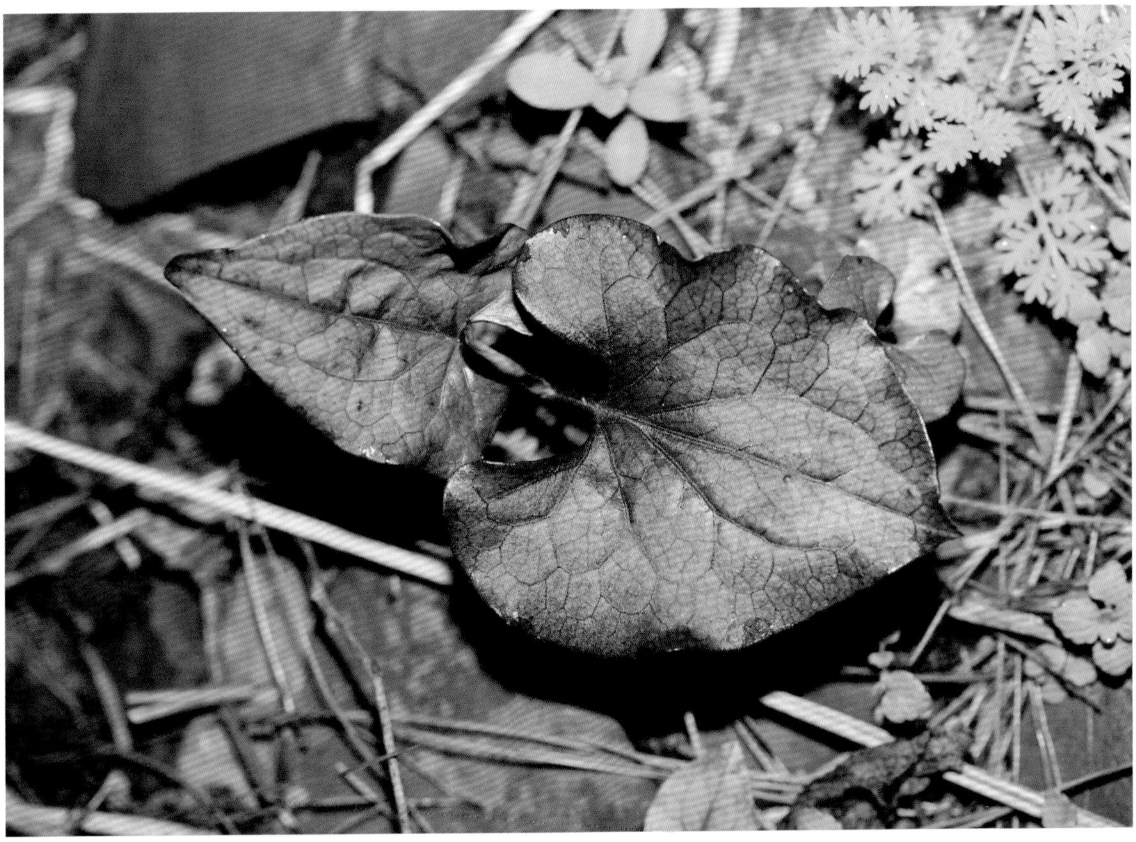

蕺菜

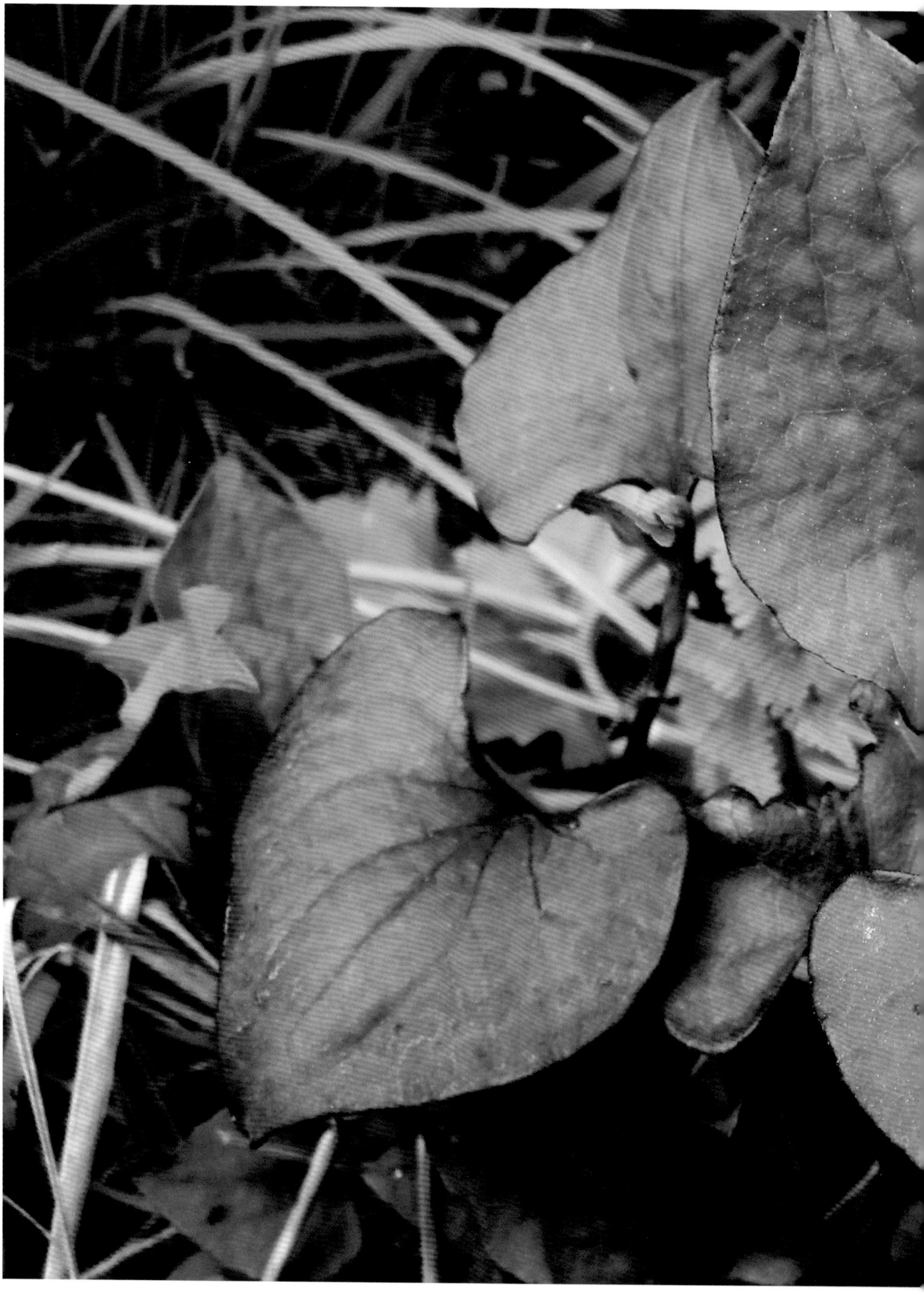

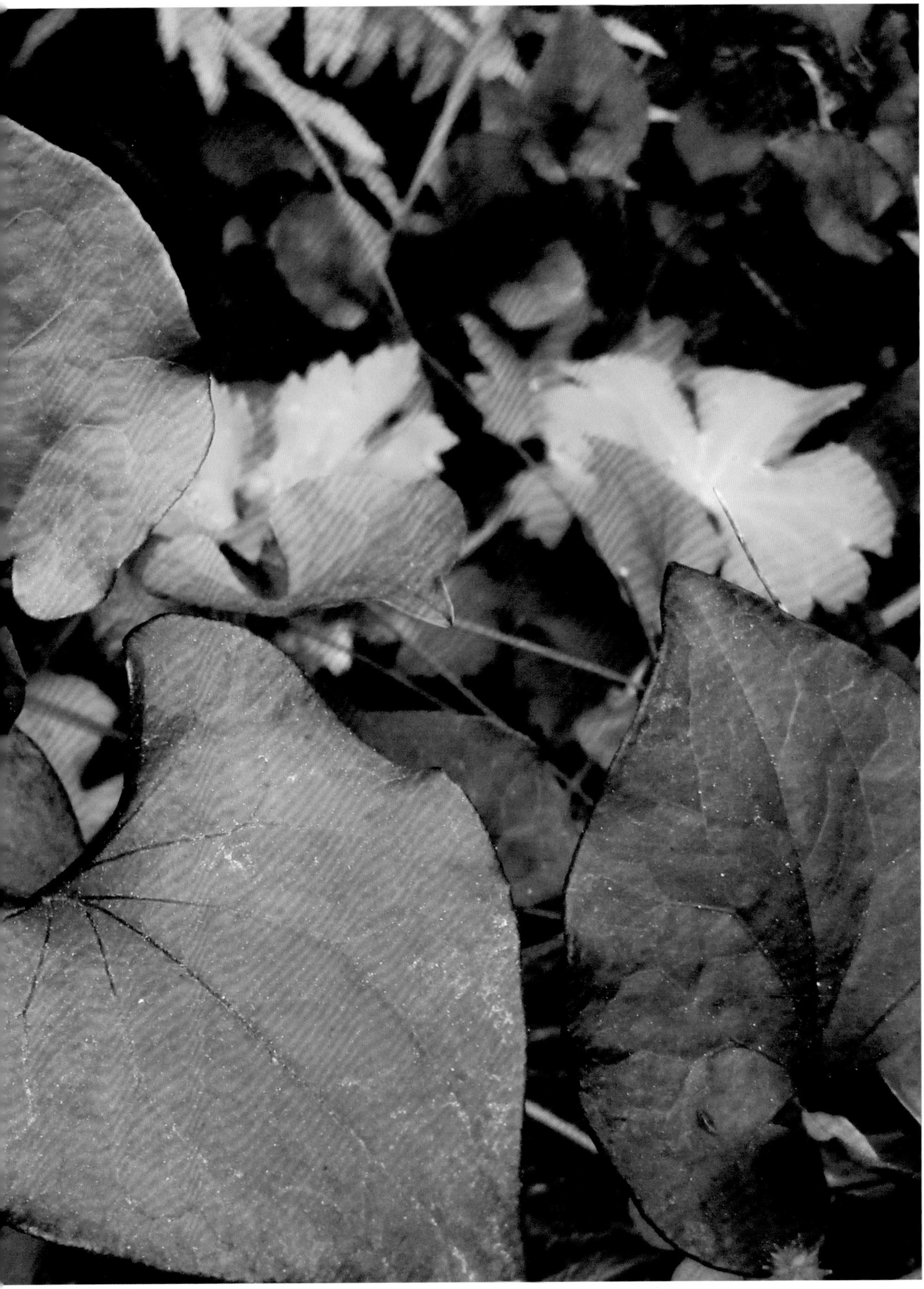

蕺菜

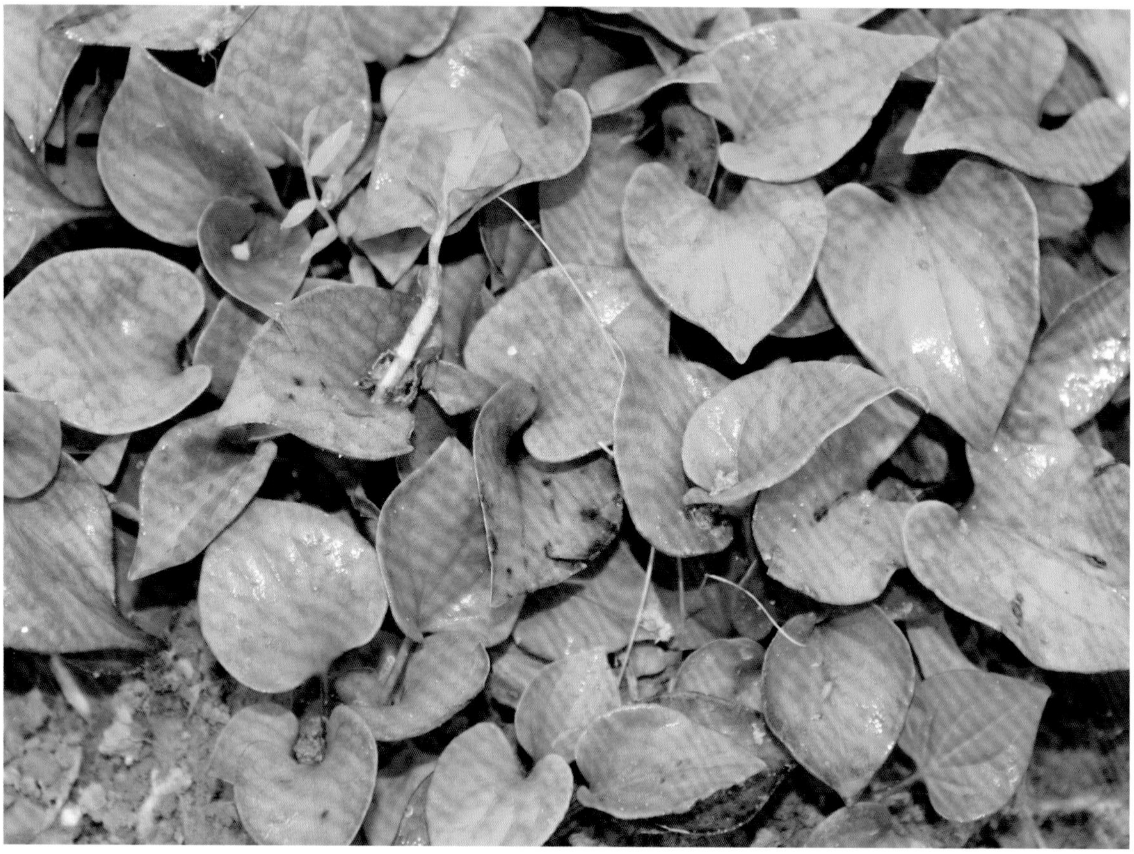

蕺菜

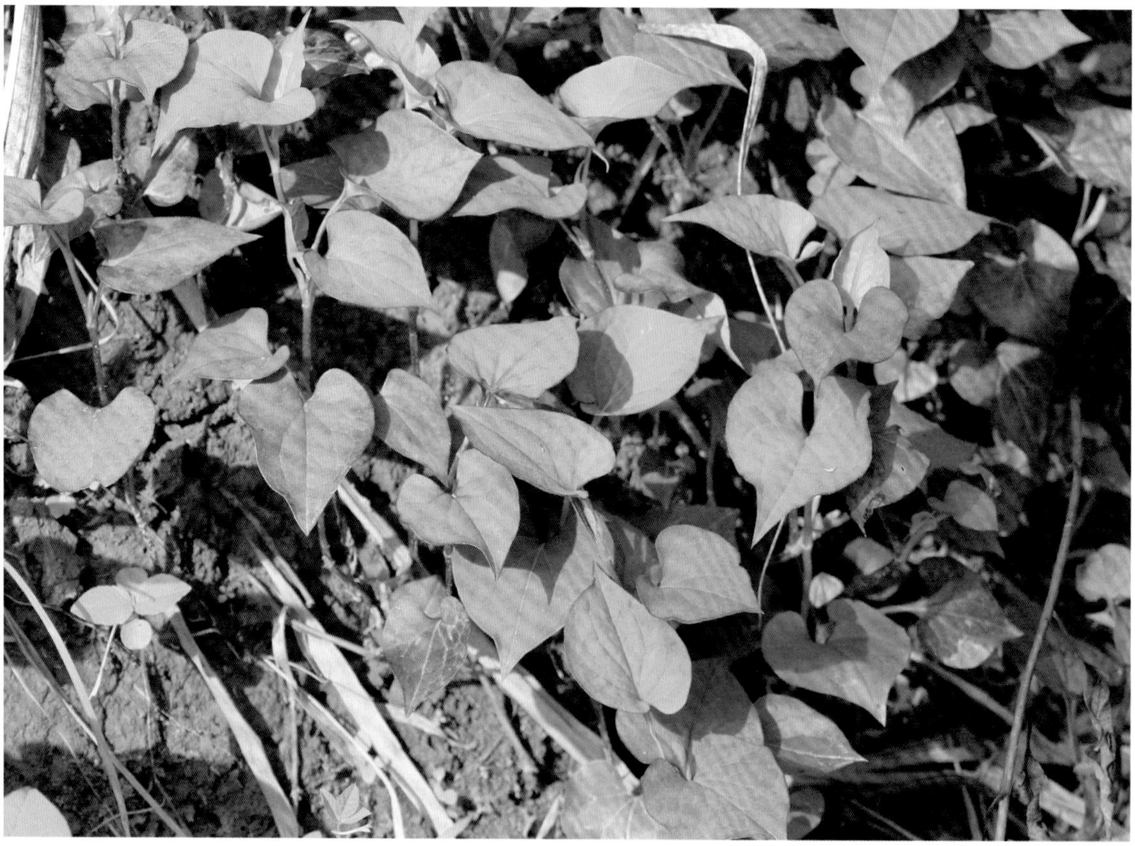

蕺菜

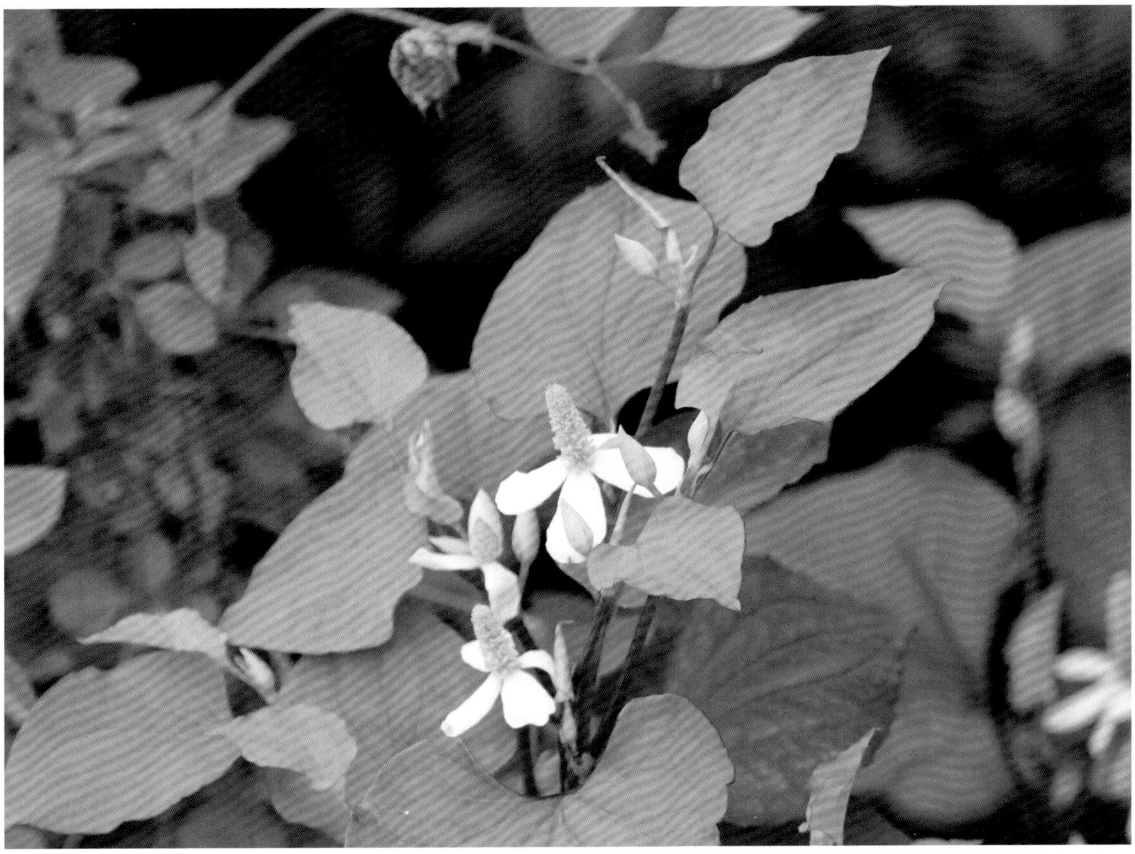
蕺菜

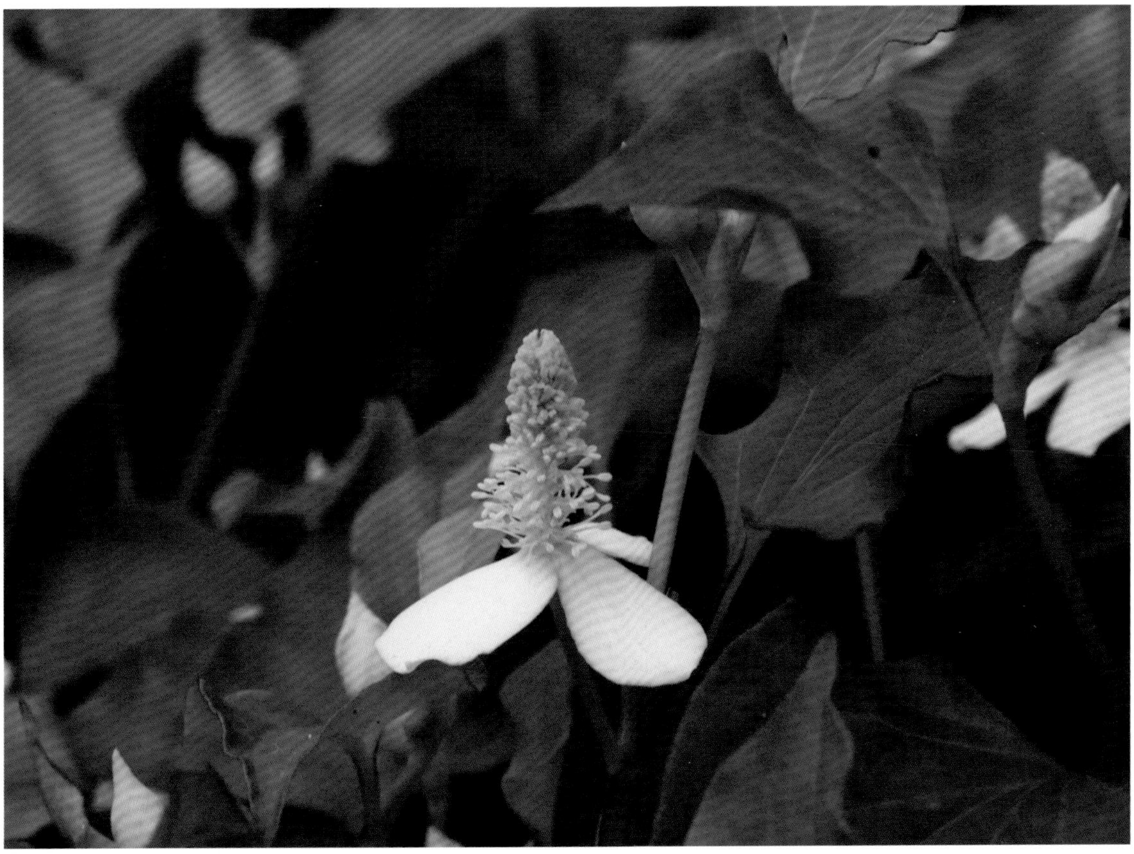
蕺菜

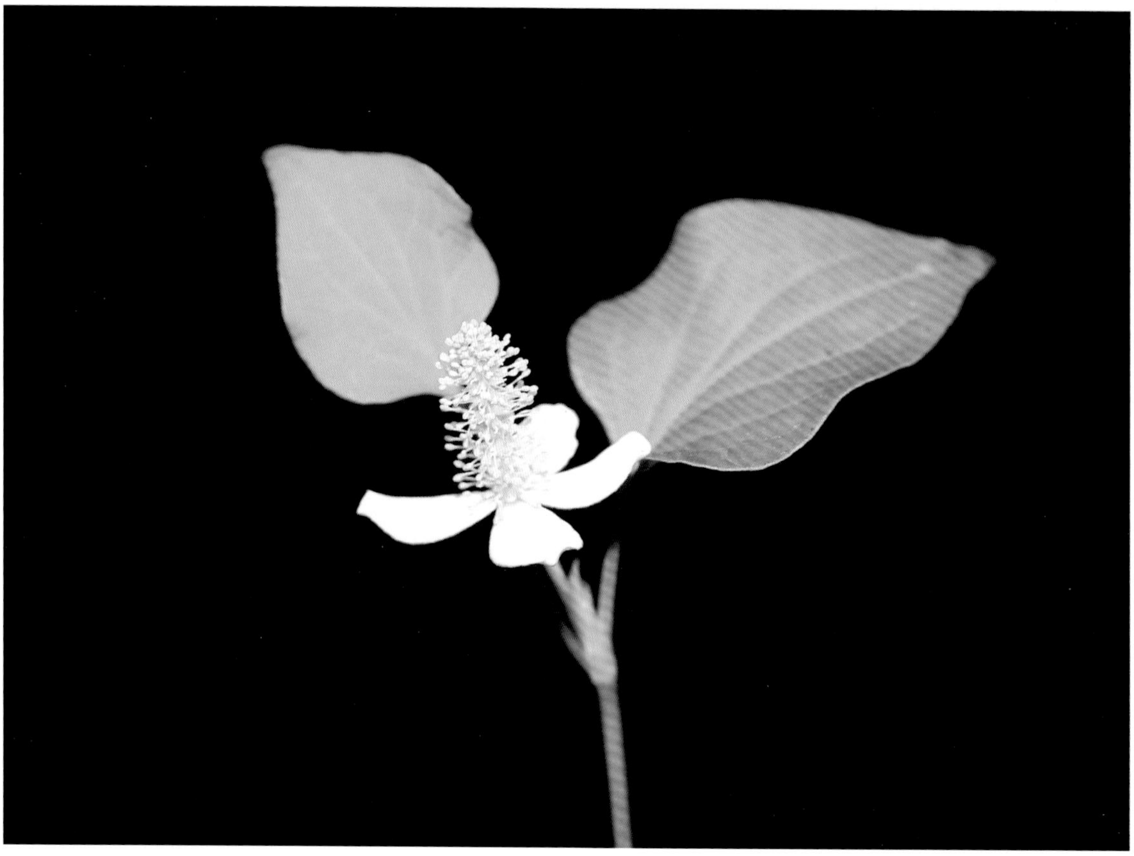

蕺菜

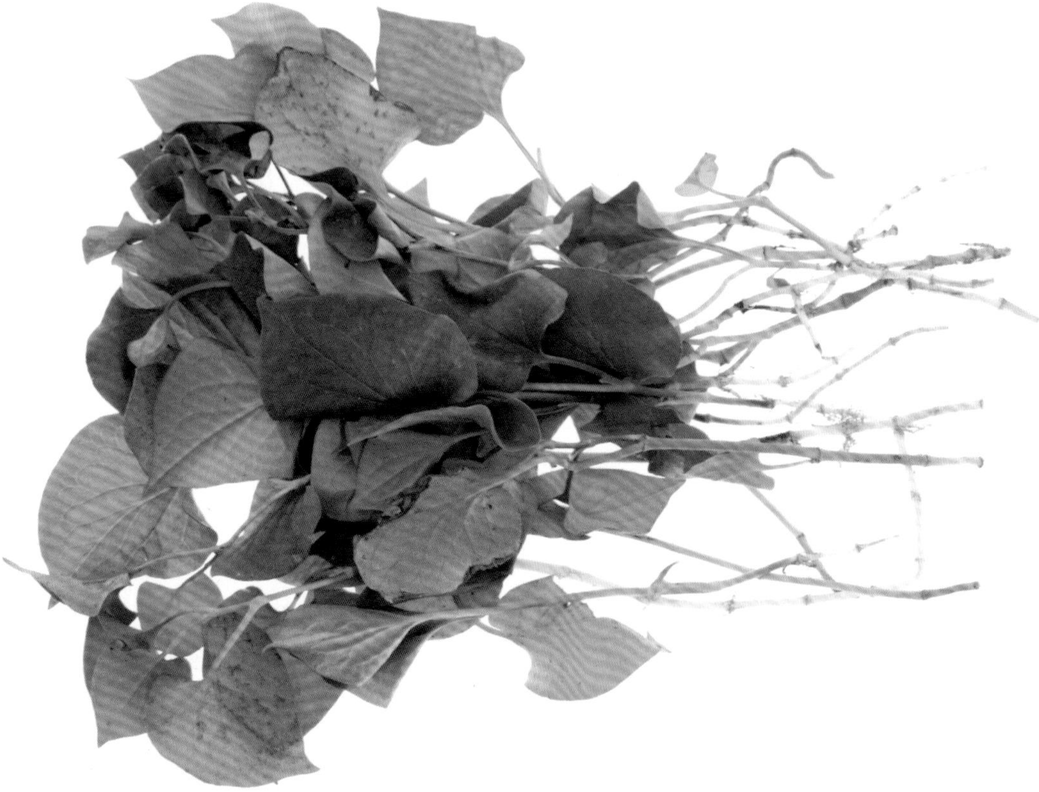

鱼腥草药材

药材鉴别

茎扁圆形，皱缩而弯曲，长 20 ~ 30 cm；表面黄棕色，具纵棱，节明显，下部节处有须根残存；质脆，易折断。叶展平后呈心形，长 3 ~ 5 cm，宽 3.0 ~ 4.5 cm；上面暗绿色或黄绿色，下面绿褐色或灰棕色；叶柄细长，下部与叶柄合生为叶鞘。穗状花序顶生，搓碎有鱼腥气，味微涩。以叶多、色绿、有花穗、鱼腥气浓者为佳。

功效主治

清热解毒，消痈排脓，利尿消肿。主治肺痈吐脓，痰热喘咳，喉蛾，热痢，痈肿疮毒，热淋。

用法用量

内服：煎汤，10 ~ 30 g，不宜久煎；或鲜品捣汁，用量加倍。外用：适用，捣烂外敷或煎汤熏洗。

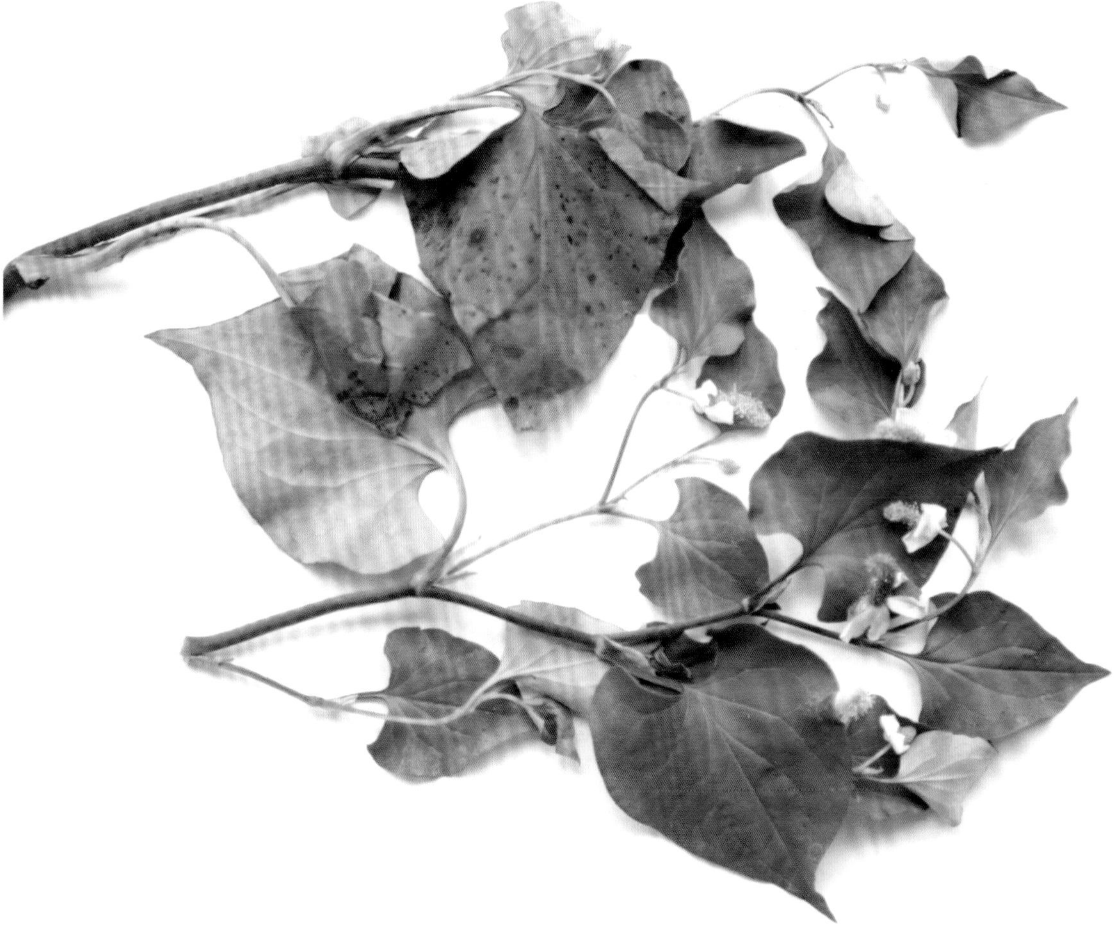

鱼腥草药材

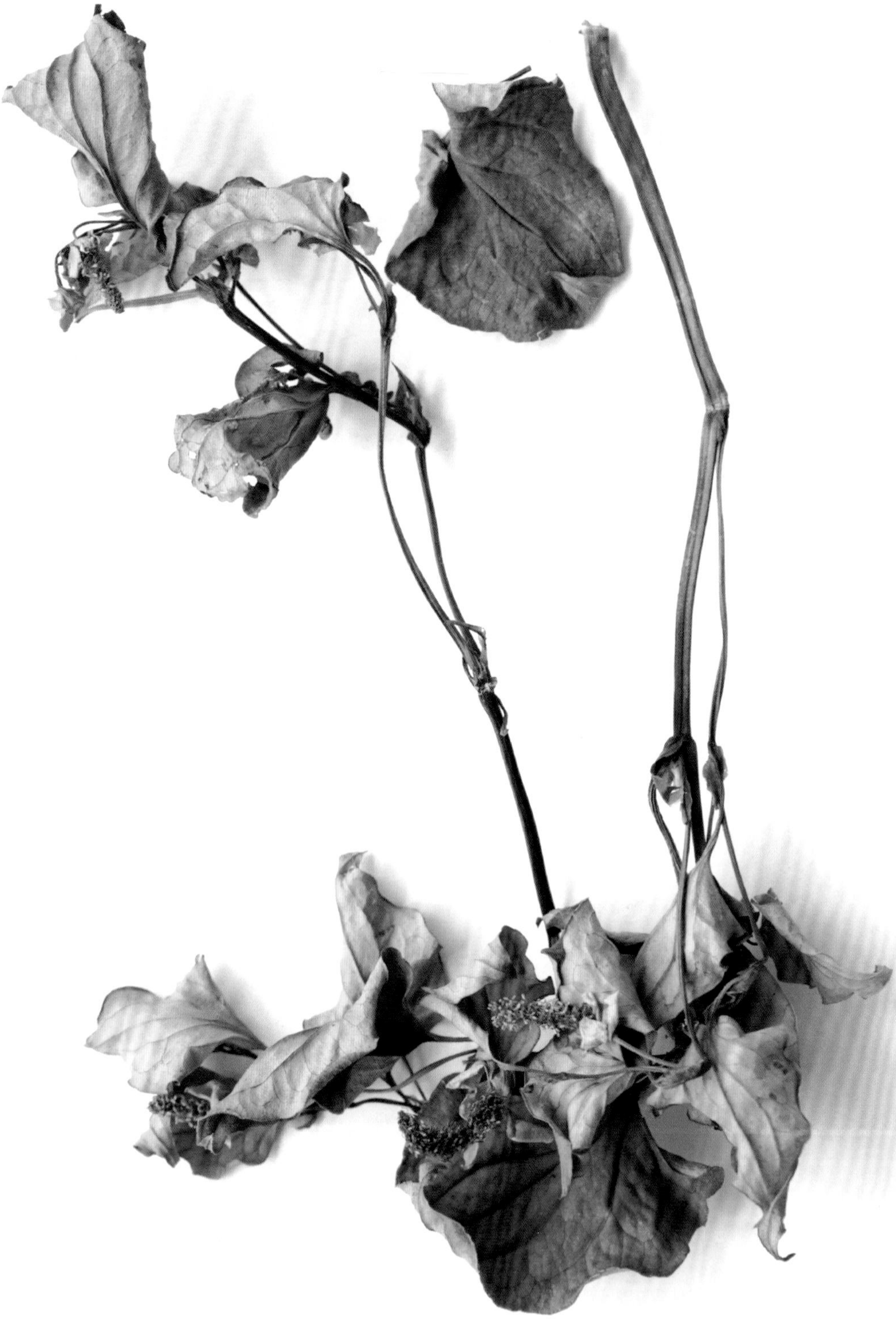

鱼腥草药材

民族药方

1．发热，胸痛，咳嗽 鱼腥草20 g，金银花、桔梗各15 g，阎王刺10 g。水煎服。

2．痨咳，盗汗 鱼腥草叶63 g，猪肚（猪胃）1个。将鱼腥草叶放在猪肚内，炖烂。汤肉齐服，分3次服，每日1剂，连用3剂。

3．无名肿毒 鱼腥草60 g。捣烂包患处。

4．胎动不安 鱼腥草、苎麻根各30 g。煨水服。

5．食积腹胀 鱼腥草、刺梨根各30 g。水煎服。

6．肺脓肿 鱼腥草15 g。水煎服，每日1剂。

7．肺结核 ①鱼腥草、罗汉松果、黄花香果各适量。碾末，开水送服，每日4次。②鱼腥草30 g，三颗针6 g，夏枯草10 g。水煎服。

8．小儿肺脓肿 鲜鱼腥草50 g。水煎服，每日1剂，另配中药煎剂：金银花、薏苡仁、芦根各6～12 g，黄芩3～6 g，桔梗、杏仁各5～10 g。水煎分3次服。

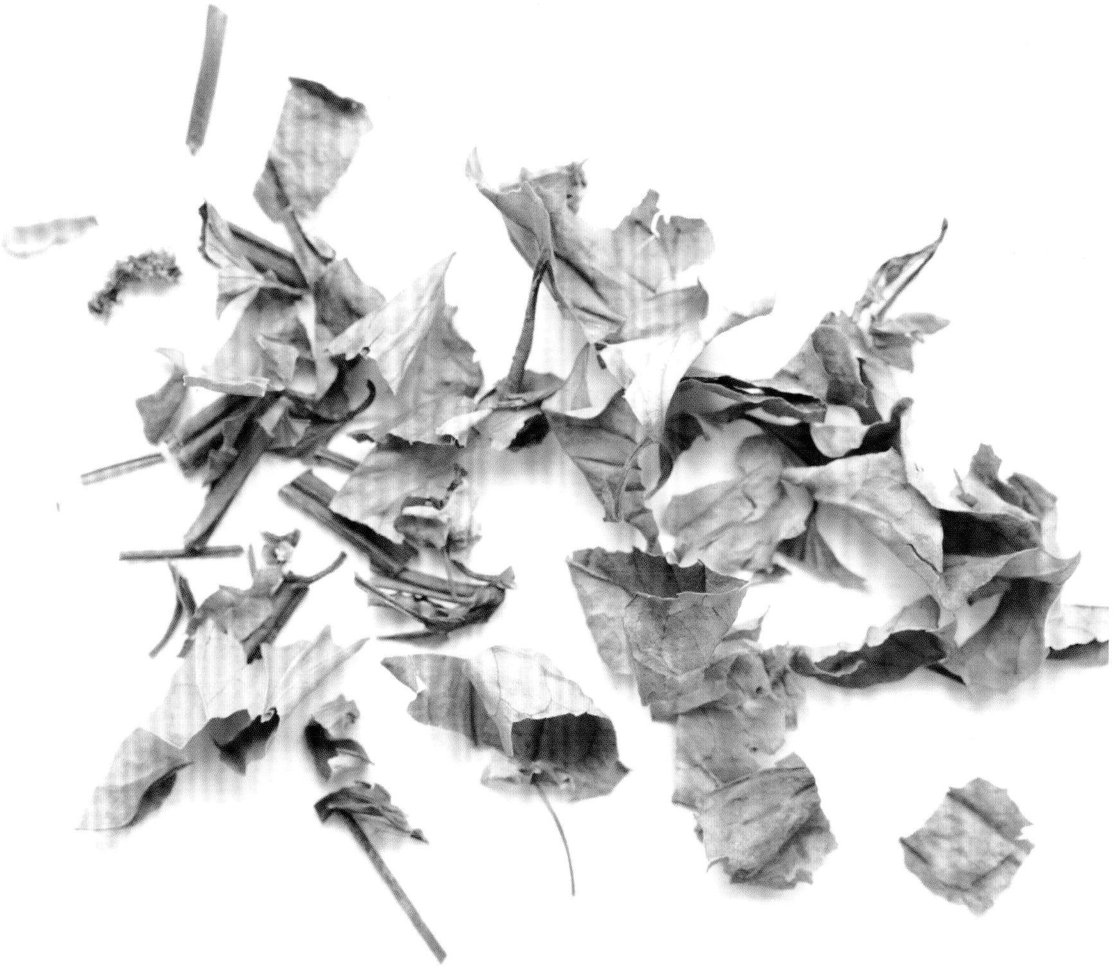

鱼腥草饮片

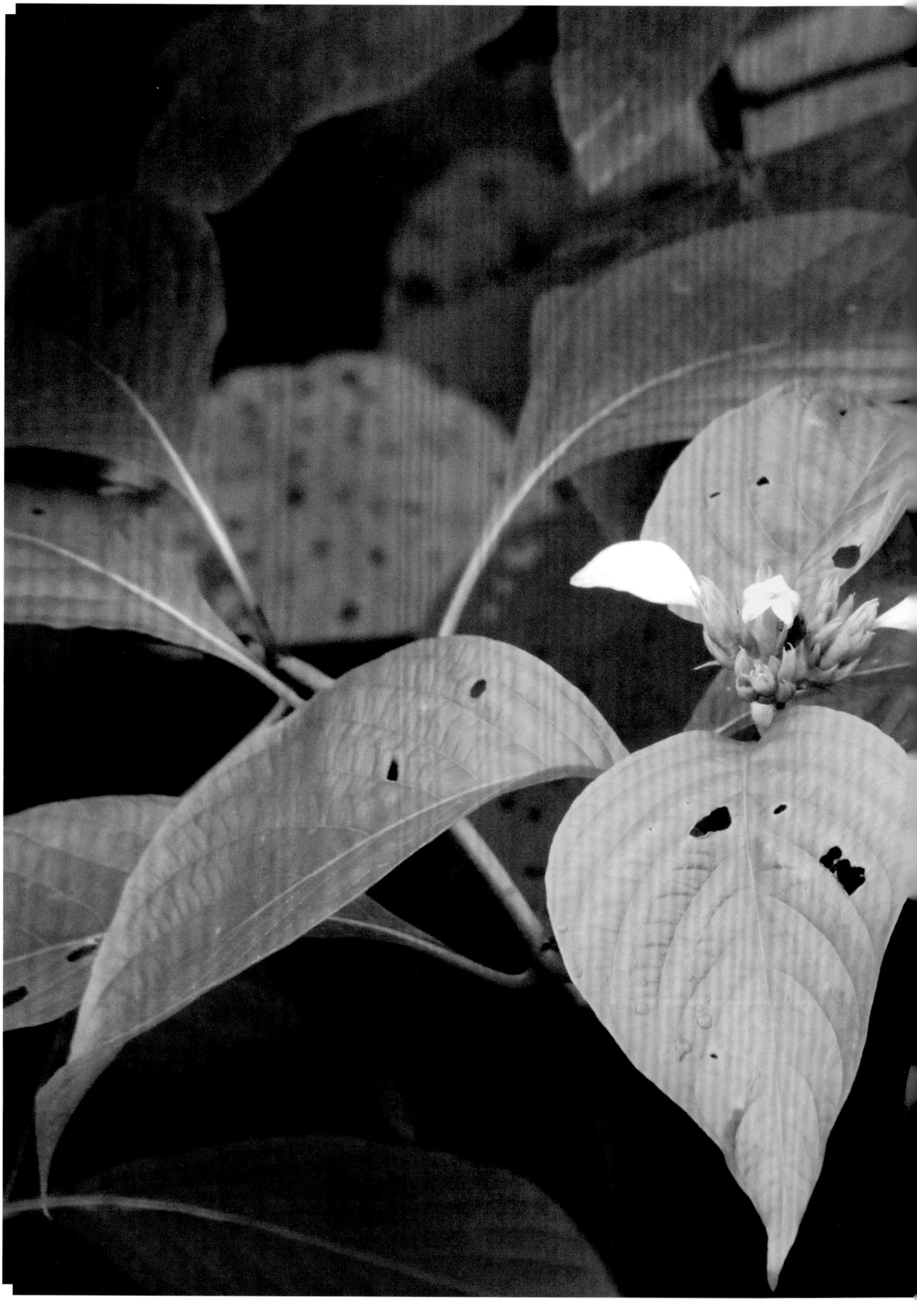

玉叶金花

【苗药名】阿岗奴。

【别　名】白纸扇、野白纸扇、蝴蝶藤、生肌藤、白叶子、凉藤子。

【来　源】本品为茜草科植物玉叶金花 *Mussaenda pubescens* Ait. f. 的根、枝、叶或全草。

【性味归经】味苦，性冷。归热经。

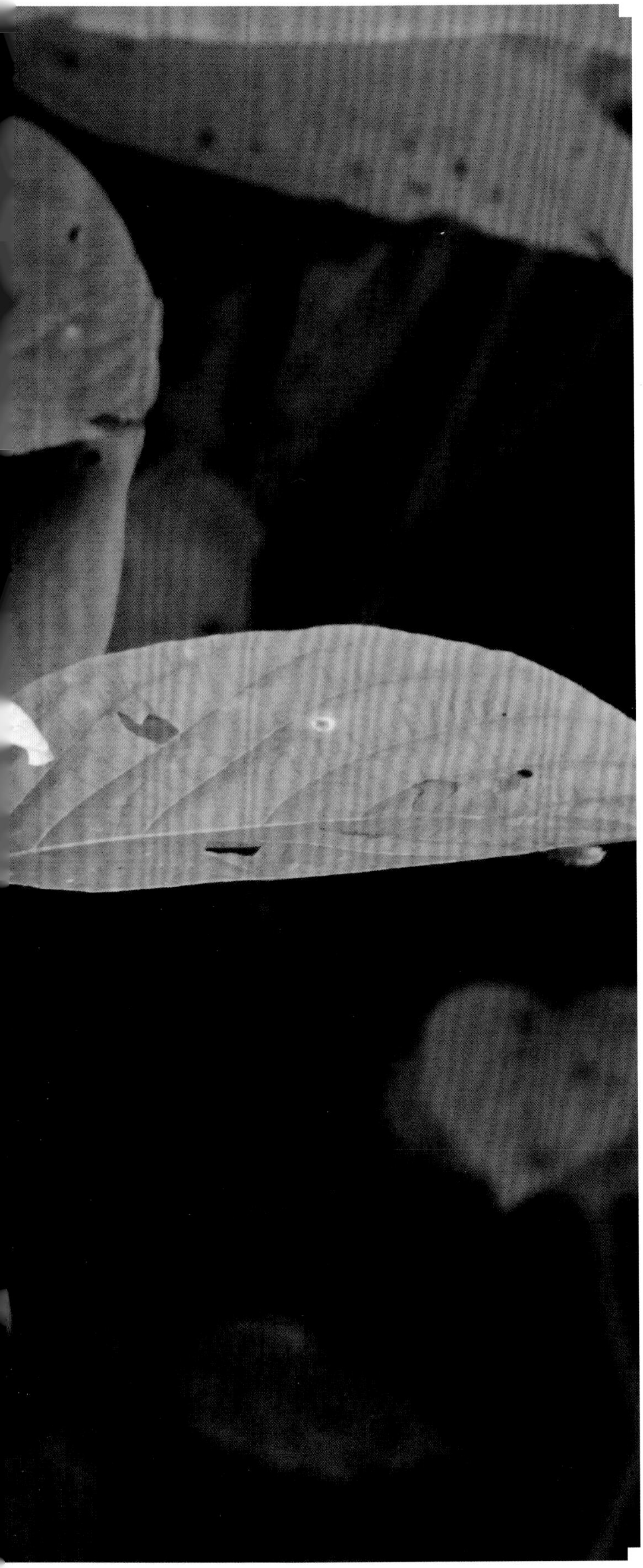

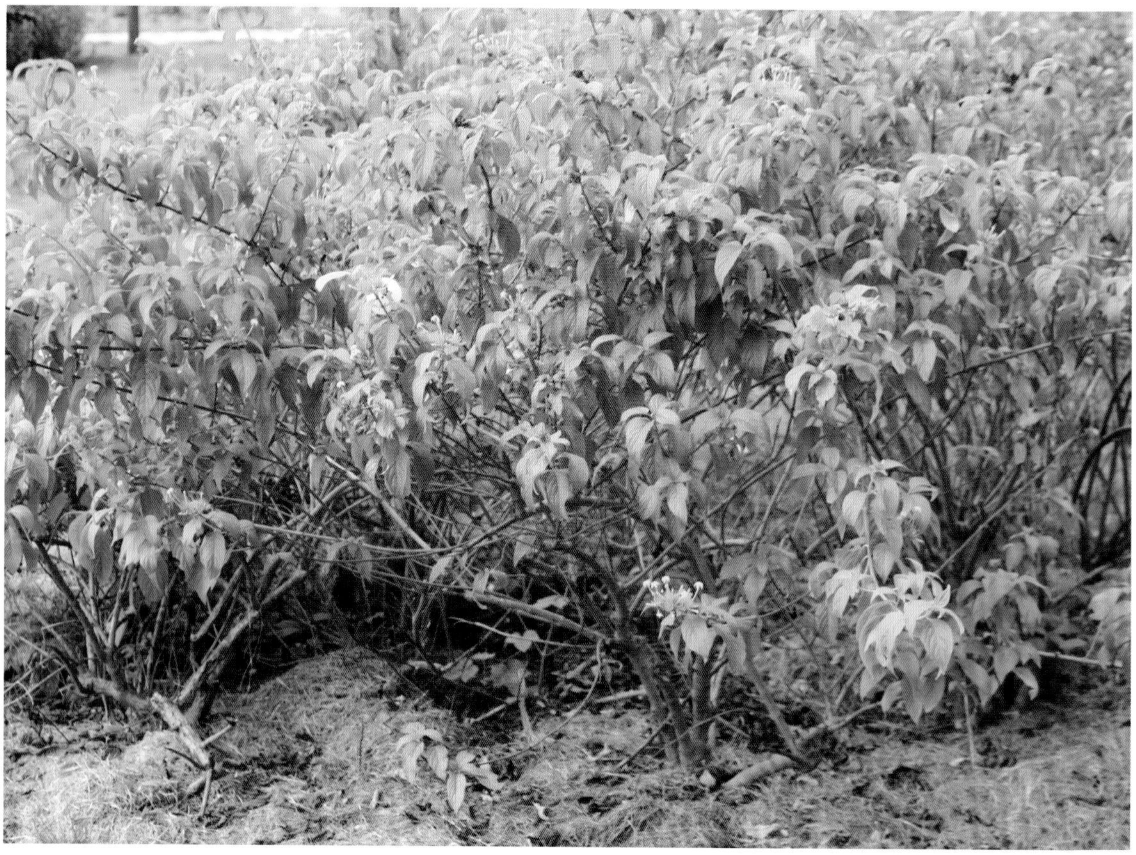

玉叶金花

识别特征

攀缘灌木。小枝被平伏的短柔毛。叶对生，有时近轮生，膜质或薄纸质，卵状披针形，长 4 ~ 8 cm，宽 1.5 ~ 2.5 cm，顶端渐尖。基部楔形，上面近无毛或被疏毛，下面密被短柔毛。叶柄长 2 ~ 8 mm，被粗柔毛。托叶三角形。花序顶生，稠密，聚伞花序，总花梗长 8 ~ 11 mm，有时极短。苞片条形，被长柔毛。花梗极短，萼管陀螺形，长 3 ~ 4 mm，外面被柔毛，萼檐裂片线形，比萼管长 2 倍以上。基部被毛稍密，渐向上稀疏，花瓣状裂片广椭圆形，顶端钝或急尖，基部收狭，具柄，两面被柔毛，有纵脉 5 ~ 7 条；雄蕊 5，长于花冠管喉部，花丝短，子房下位，2 室。浆果近球形，肉质，长 8 ~ 10 mm，宽 6 ~ 7.5 mm，被疏柔毛，聚集成团，干后黑色。花期春、夏季，果期秋、冬季。

生境分布

生长于较阴的山坡、灌木丛、河谷、林旁或路边。主产于贵州独山、荔波、黄平、德江、遵义、长顺等地；长江以南各地均有分布。

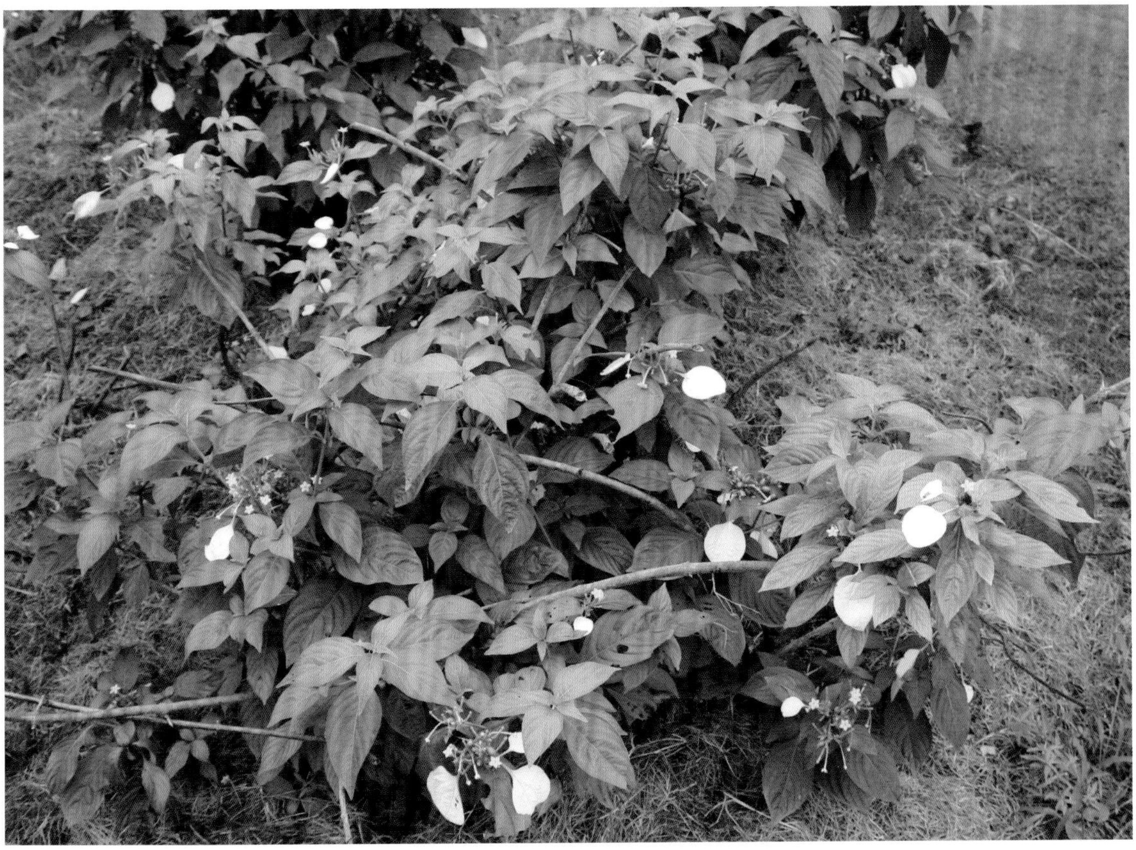

玉叶金花

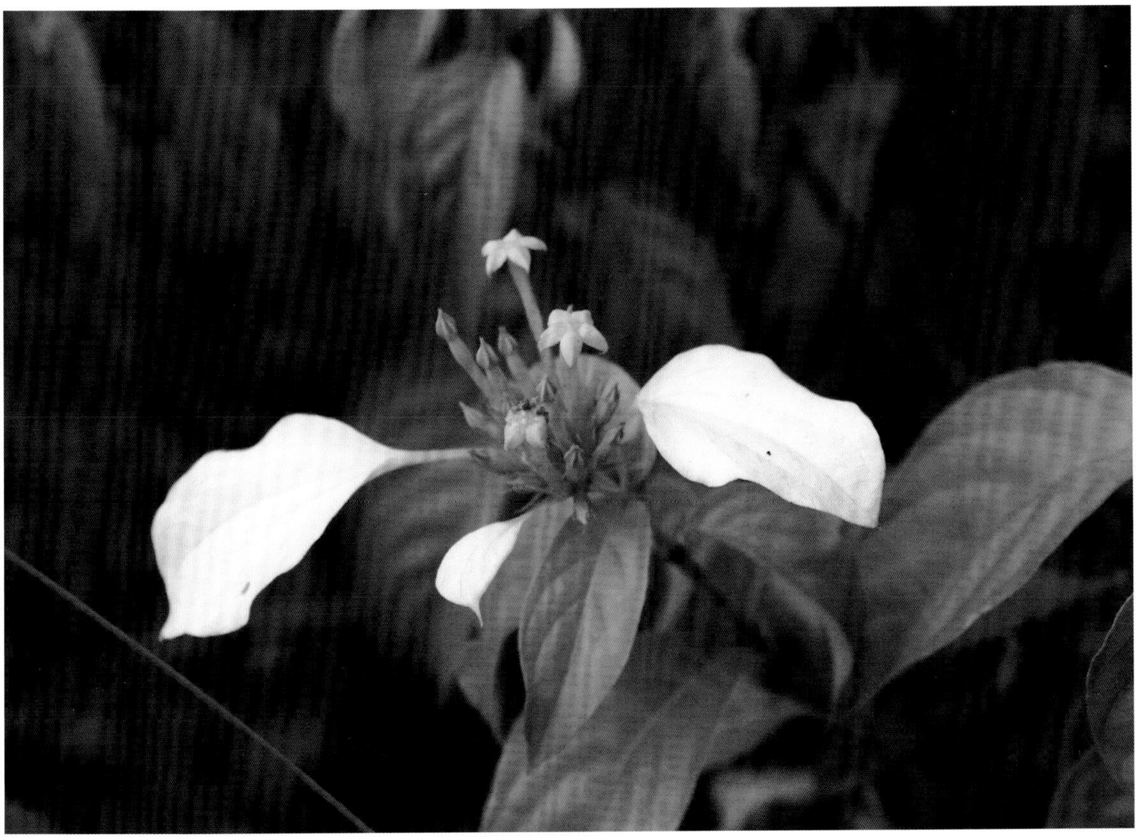

玉叶金花

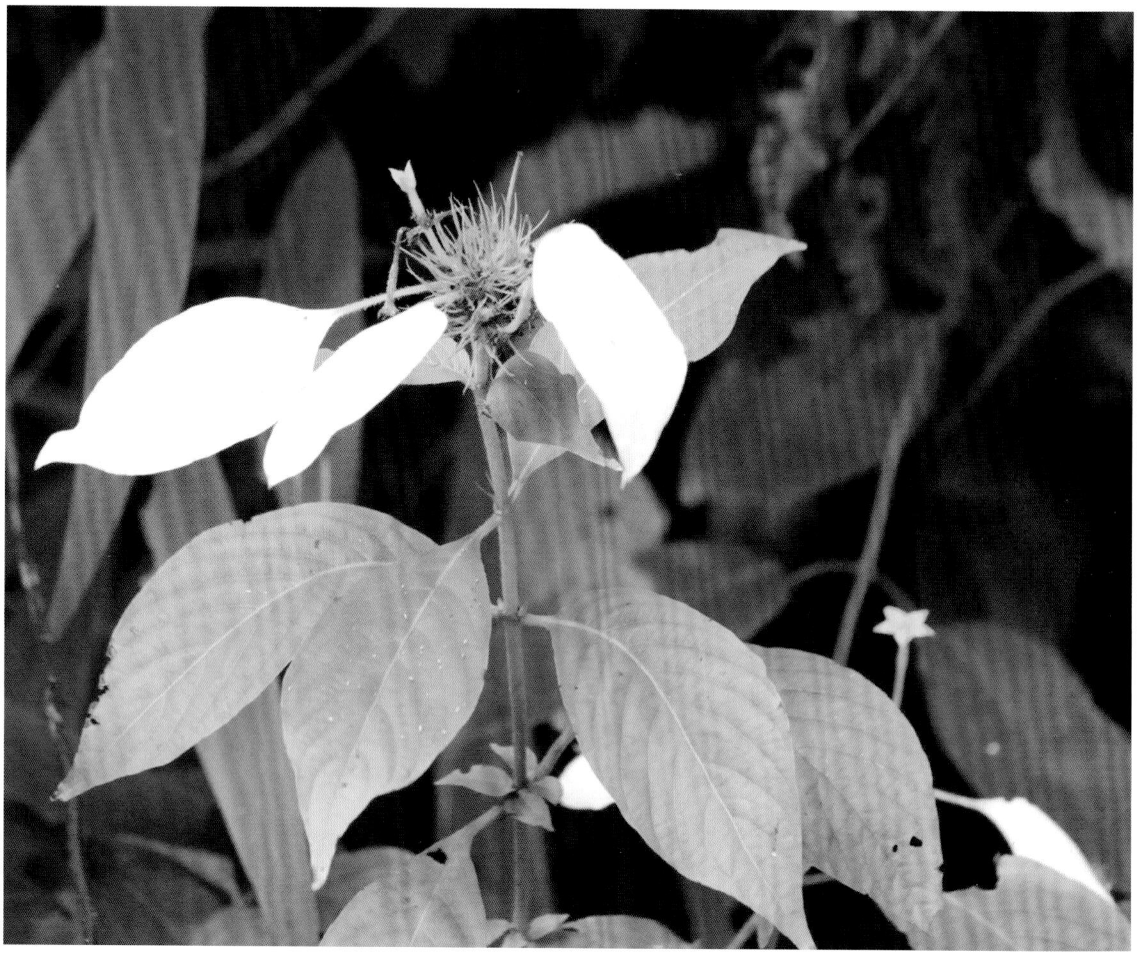

玉叶金花

采收加工

全年均可采收，除去泥土、杂质，鲜用或晒干备用。

药材鉴别

茎圆柱形，表面棕色，具细纵纹、点状皮孔及叶痕。质坚硬，断面黄白色或淡黄绿色，髓部明显，白色。气微，味淡。

功效主治

清热疏风，凉血解毒。主治感冒，支气管炎，扁桃体炎，肾炎。

民族药方

1. **感冒发热**　玉叶金花、马兰各 30 g。水煎服。
2. **支气管炎，扁桃体炎**　玉叶金花、矮地茶各 30 g，八爪金龙 10 g。水煎服。

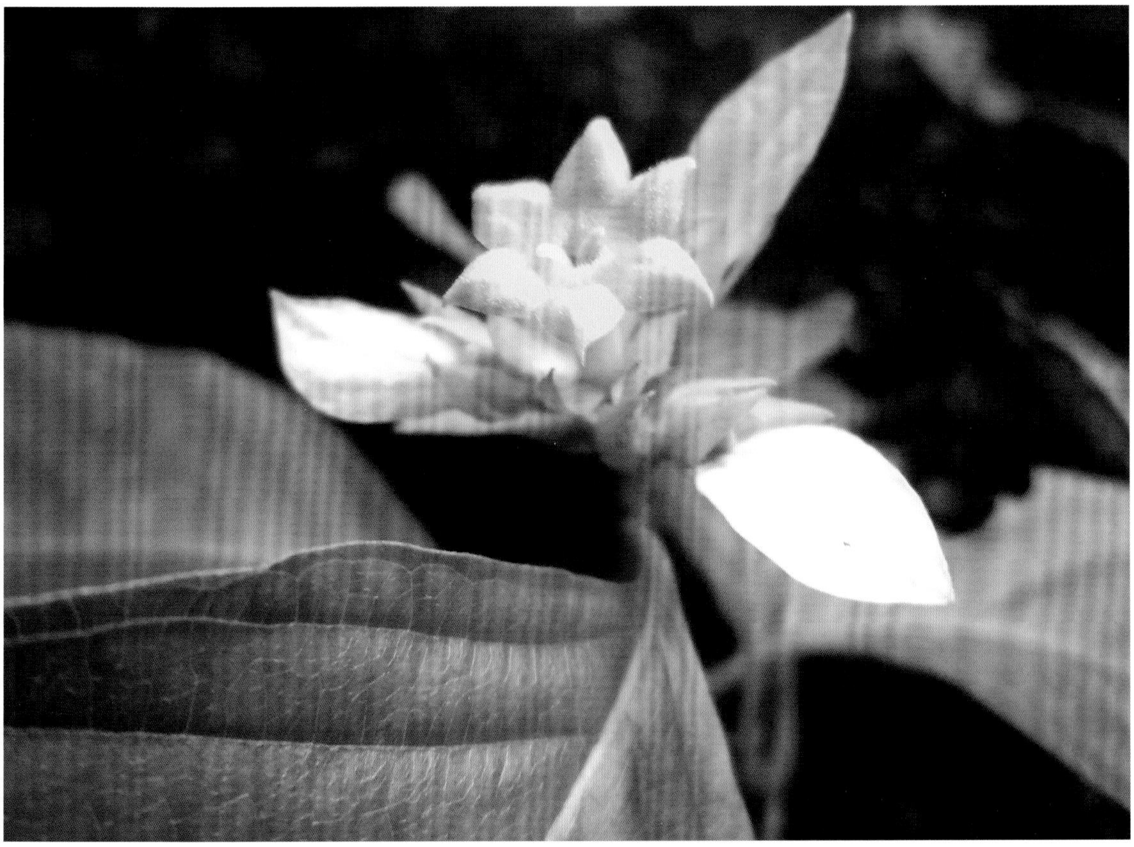

玉叶金花

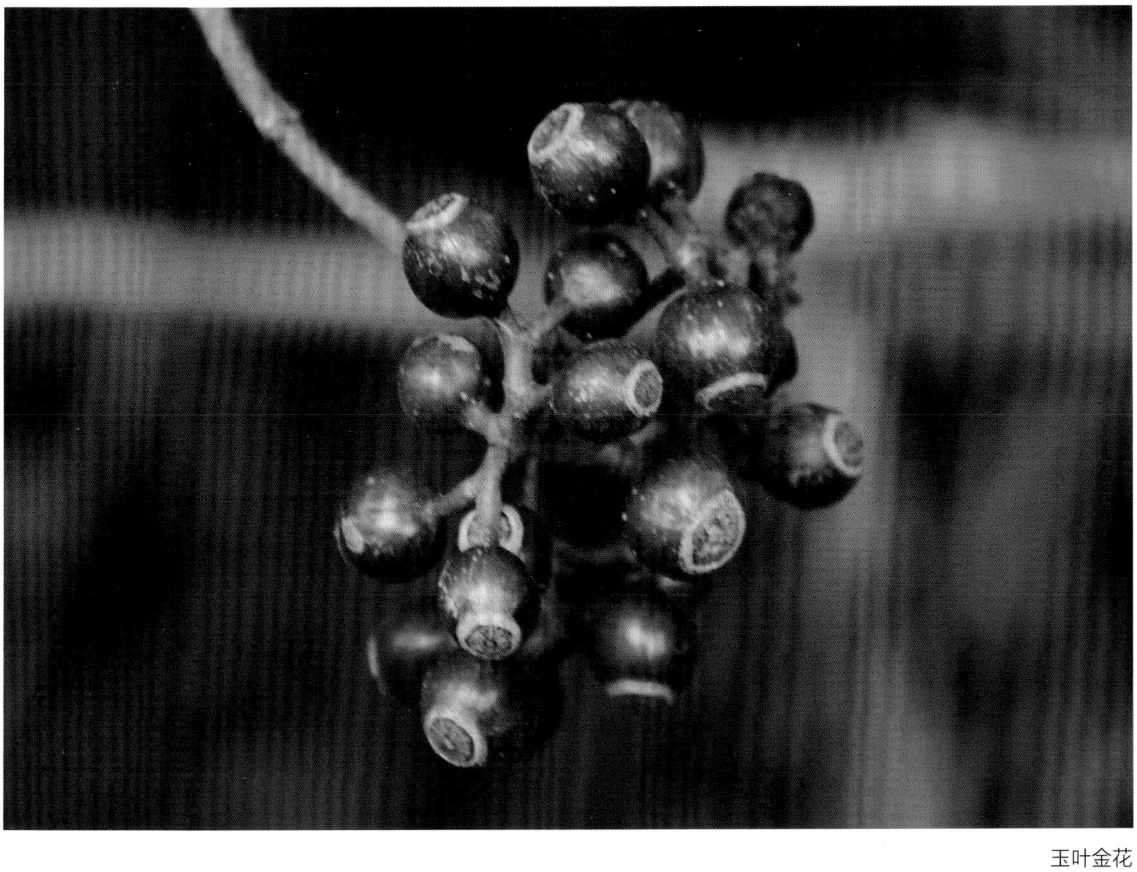

玉叶金花

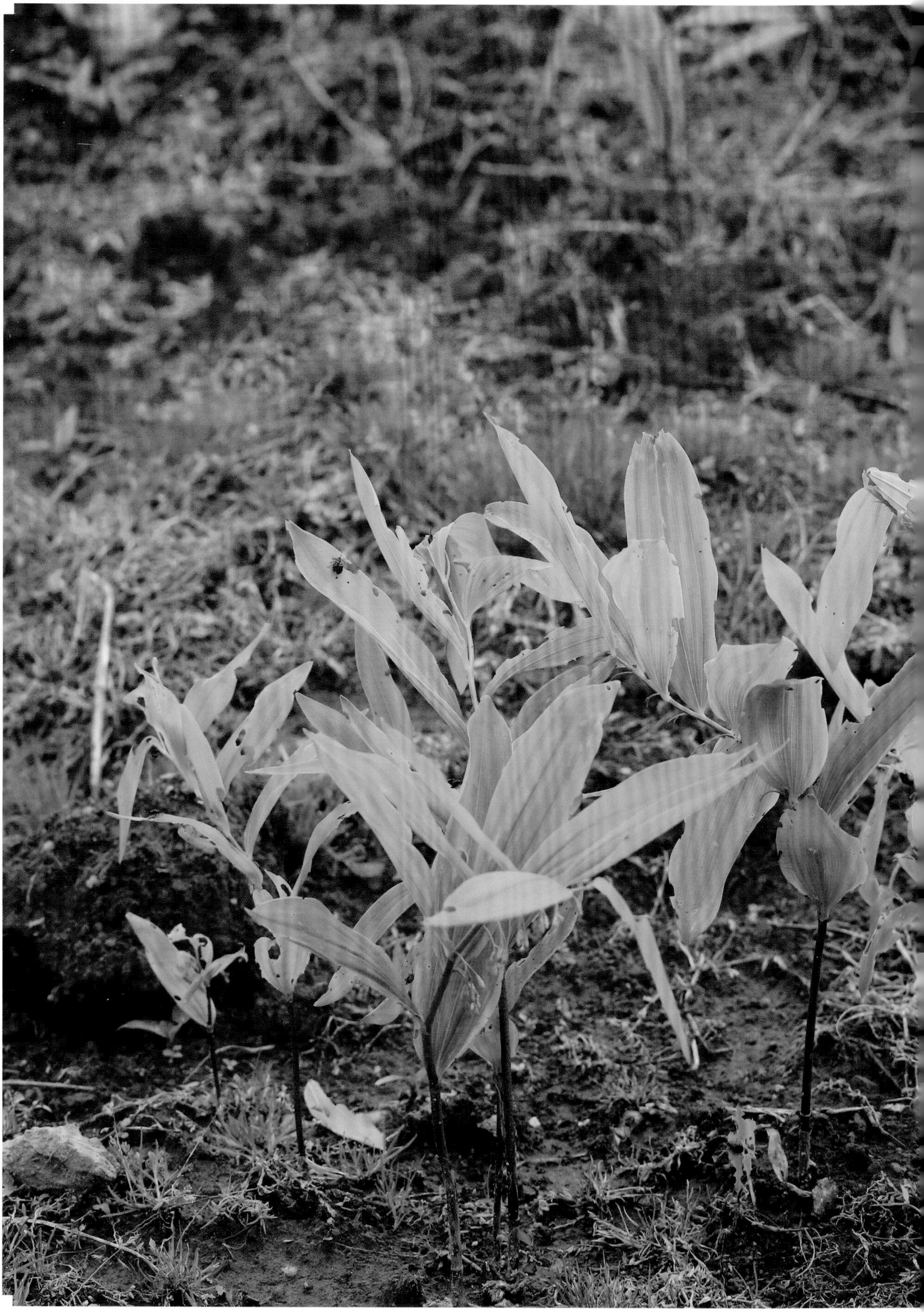

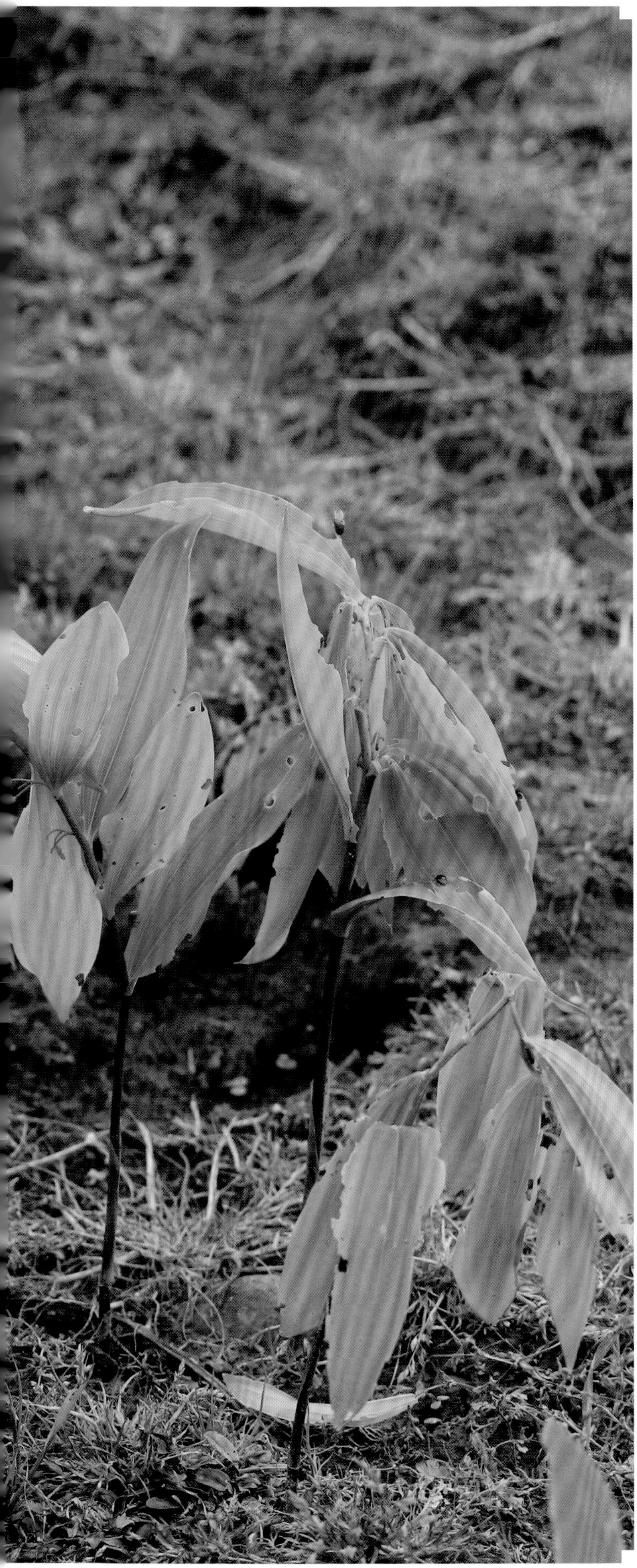

玉竹

【苗药名】锐龚罗。

【别　名】竹根七、竹叶三七、黄三七、十样错。

【来　源】本品为百合科植物深裂竹根七 *Disporopsis pernyi*（Hua）Diels. 的根茎。

【性味归经】味甜、淡，性微冷。归热经。

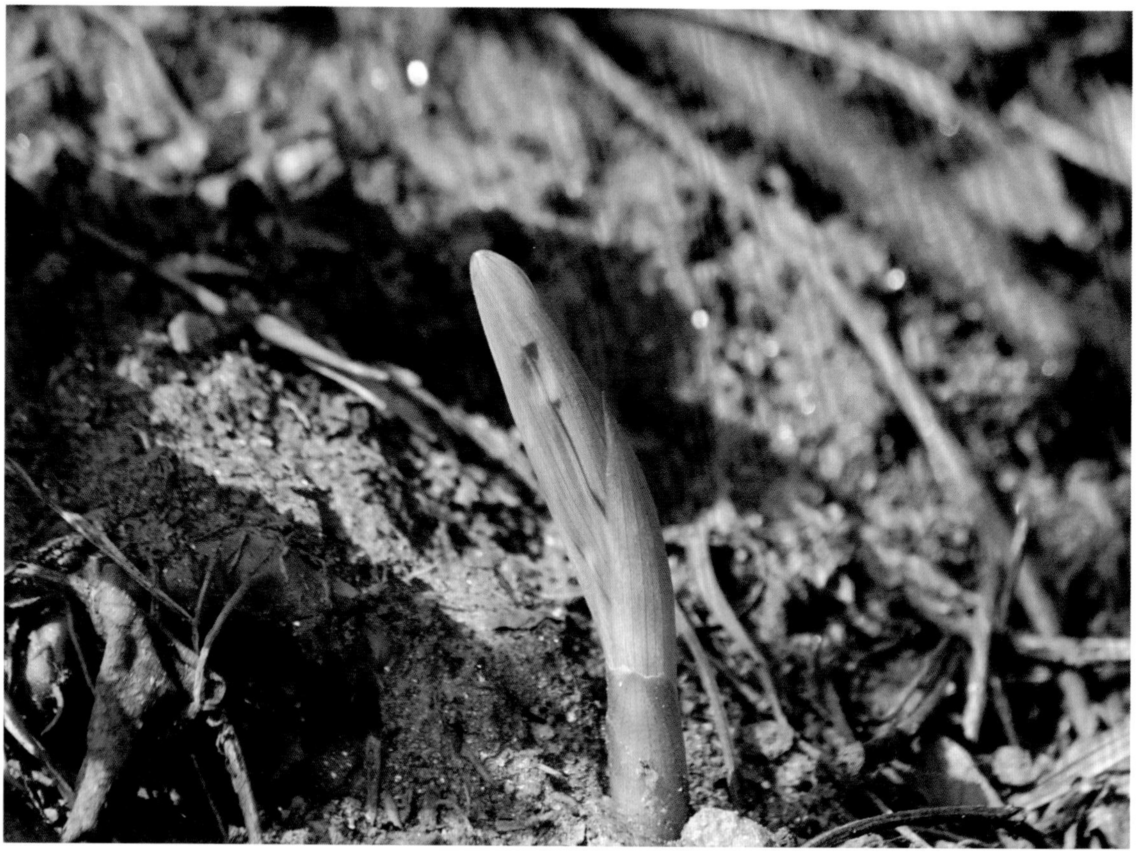

深裂竹根七

识别特征

多年生草本，高 20 ~ 30 cm。根茎横走，圆柱形略扁，肉质，有环节及茎基痕迹，外皮黄色，须根多数。茎直立或稍倾斜，绿色，有细纵棱。叶互生，叶片卵状披针形，长 6 ~ 10 cm，宽 1.8 ~ 2.8 cm，先端渐尖，基部宽楔形，全缘；3 出脉。花单生或成对生于叶腋，花梗长 1.0 ~ 1.5 cm；花被基部筒状，先端 6 裂，白色，副花冠 6 片，每片又 2 裂；子房上位。浆果球形，直径 6 ~ 7 mm。种子 1 ~ 3 颗。花期 4—5 月，果期 11—12 月。

生境分布

生长于海拔 500 ~ 2500 m 的林下或阴凉山谷、水旁。分布于浙江、江西、台湾、湖北、湖南、广东、广西、四川、贵州、云南等省区。

采收加工

夏、秋二季采收，洗净，鲜用或蒸后晒干。

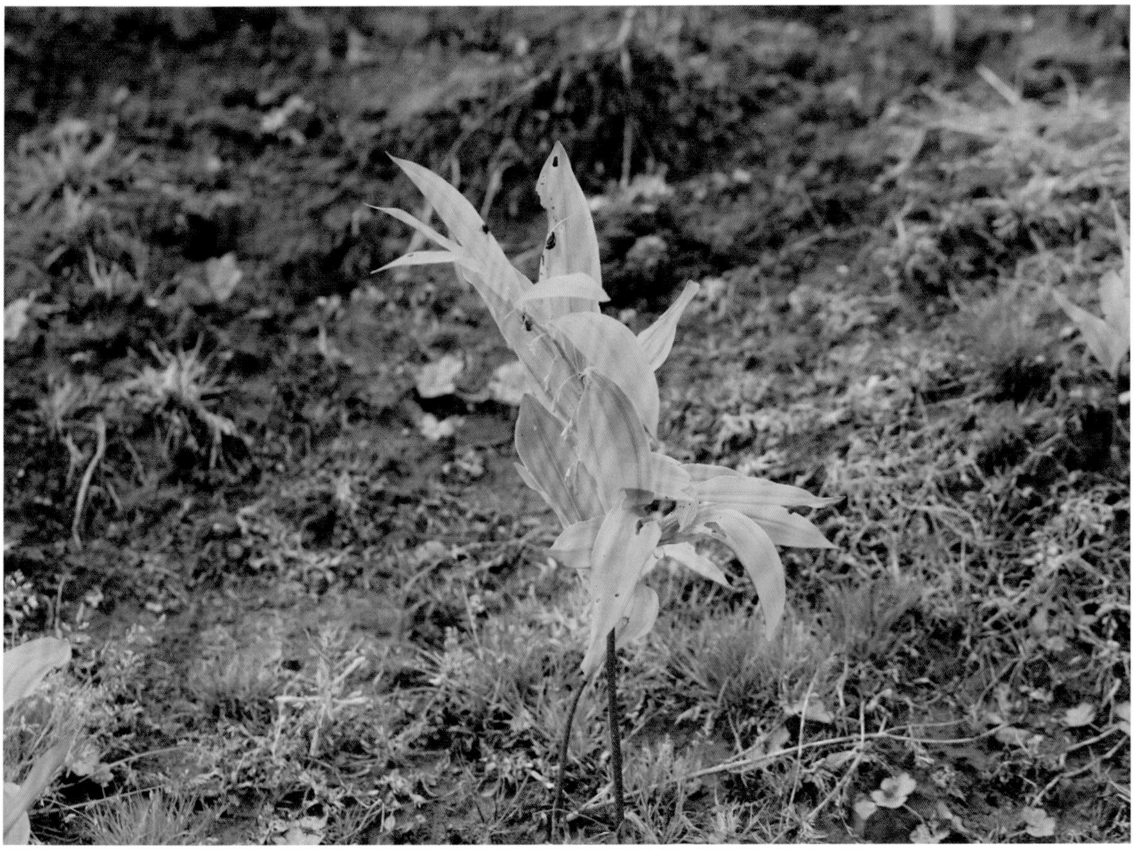

深裂竹根七

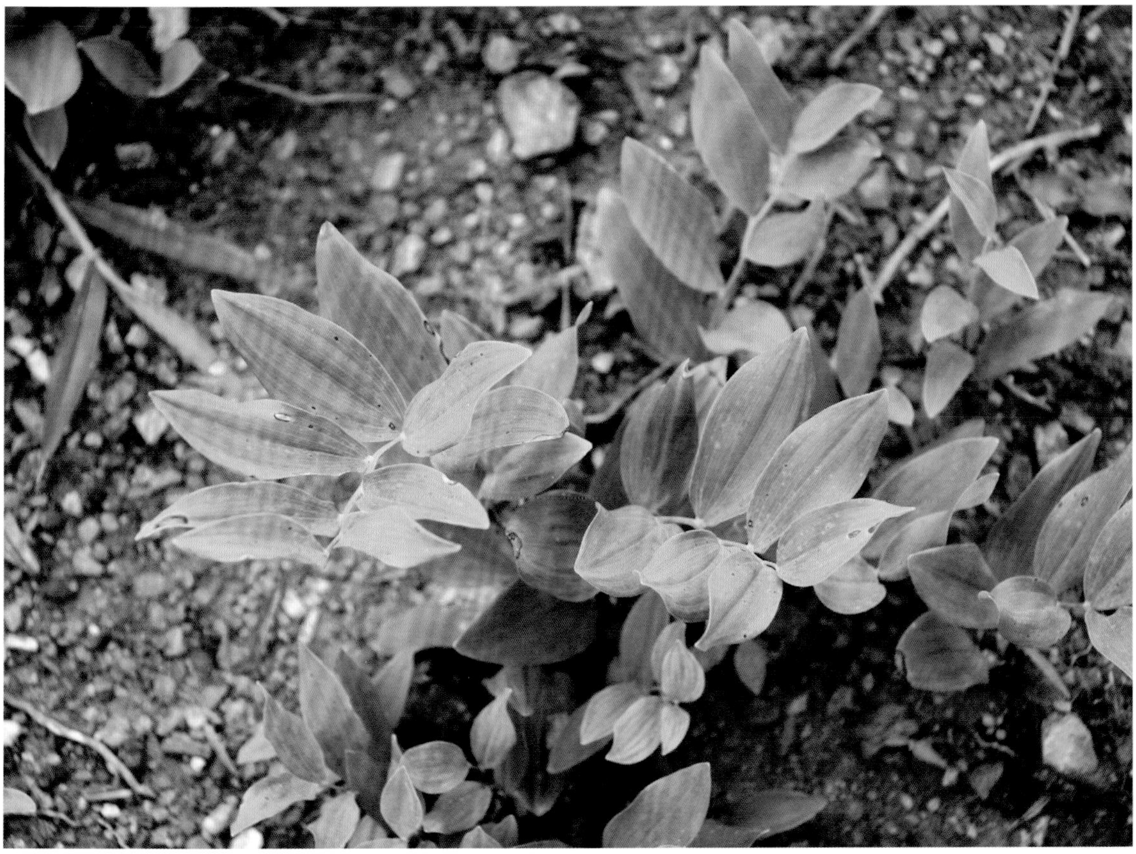

深裂竹根七

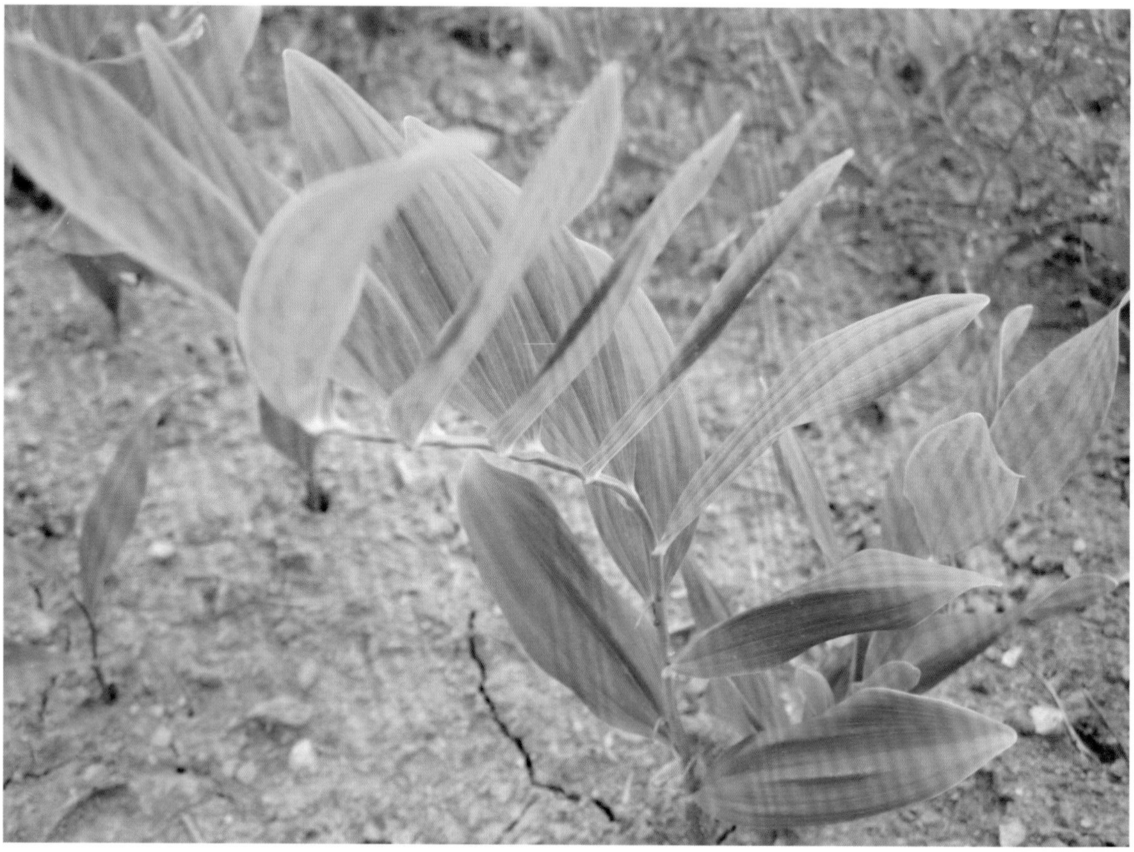

深裂竹根七

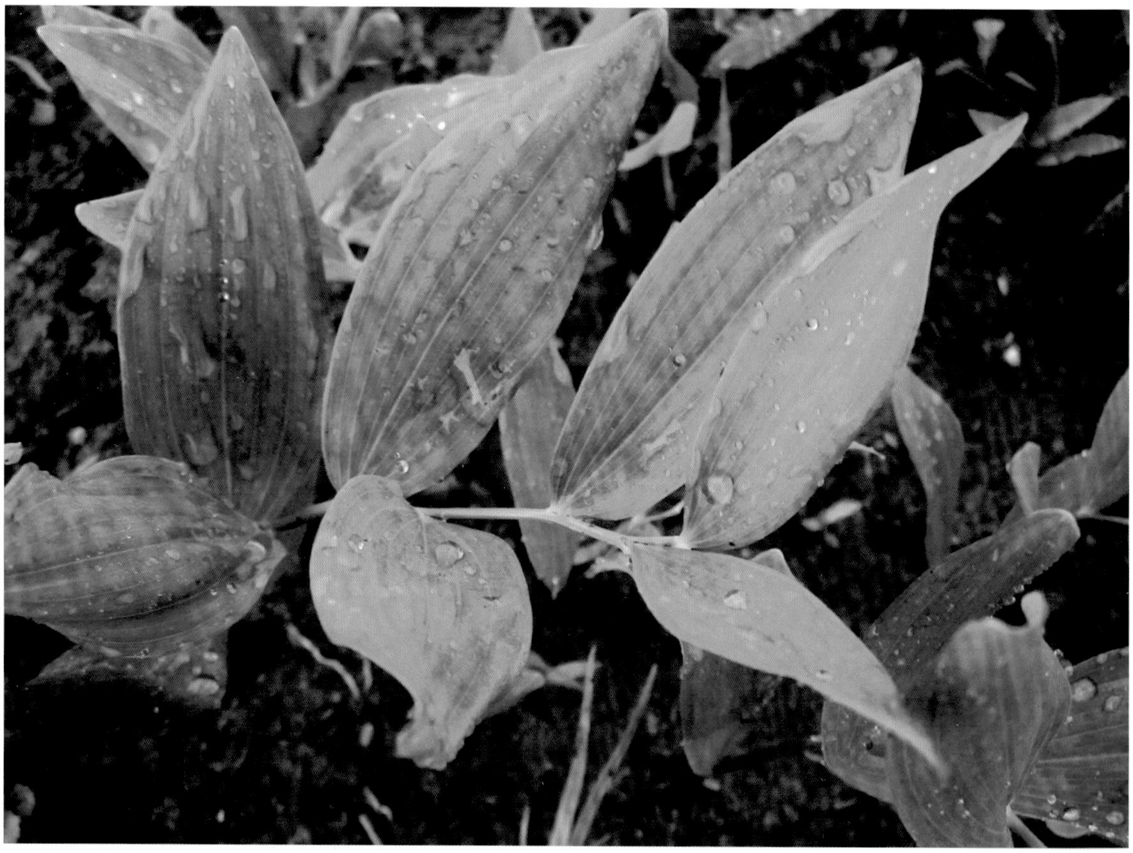

深裂竹根七

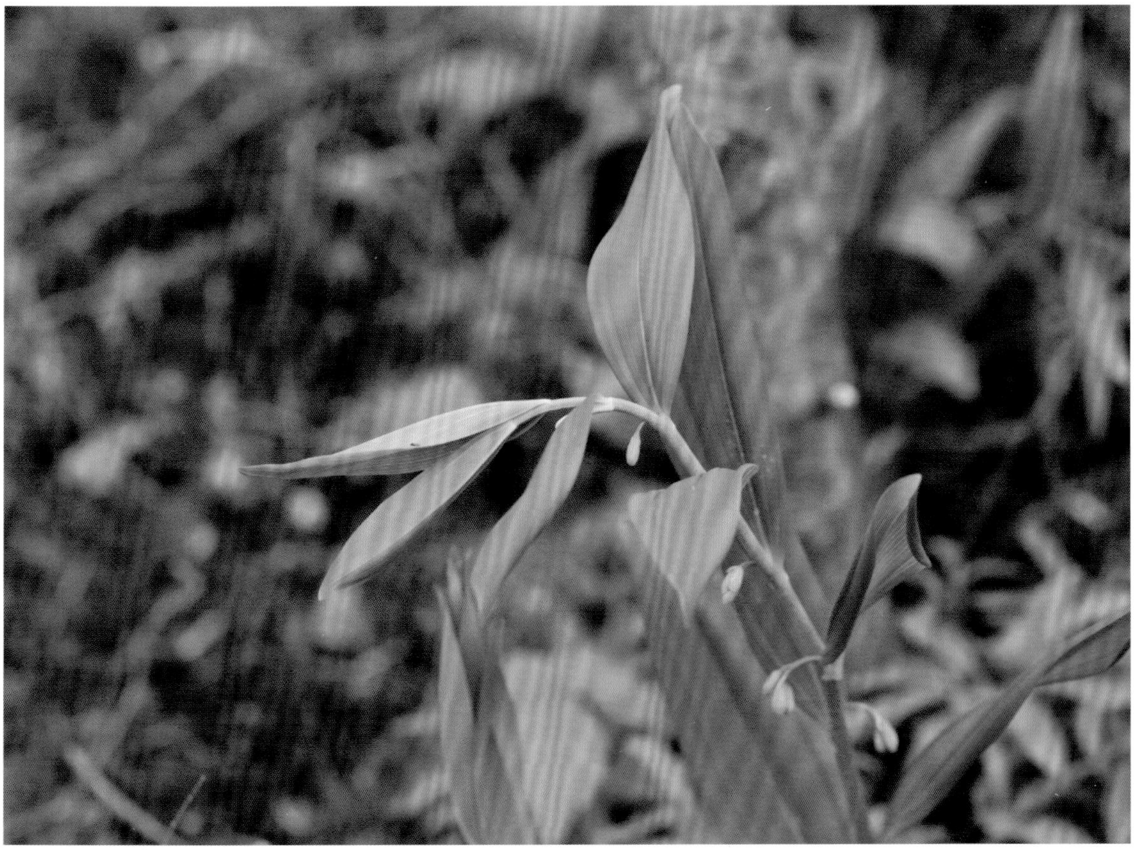

深裂竹根七

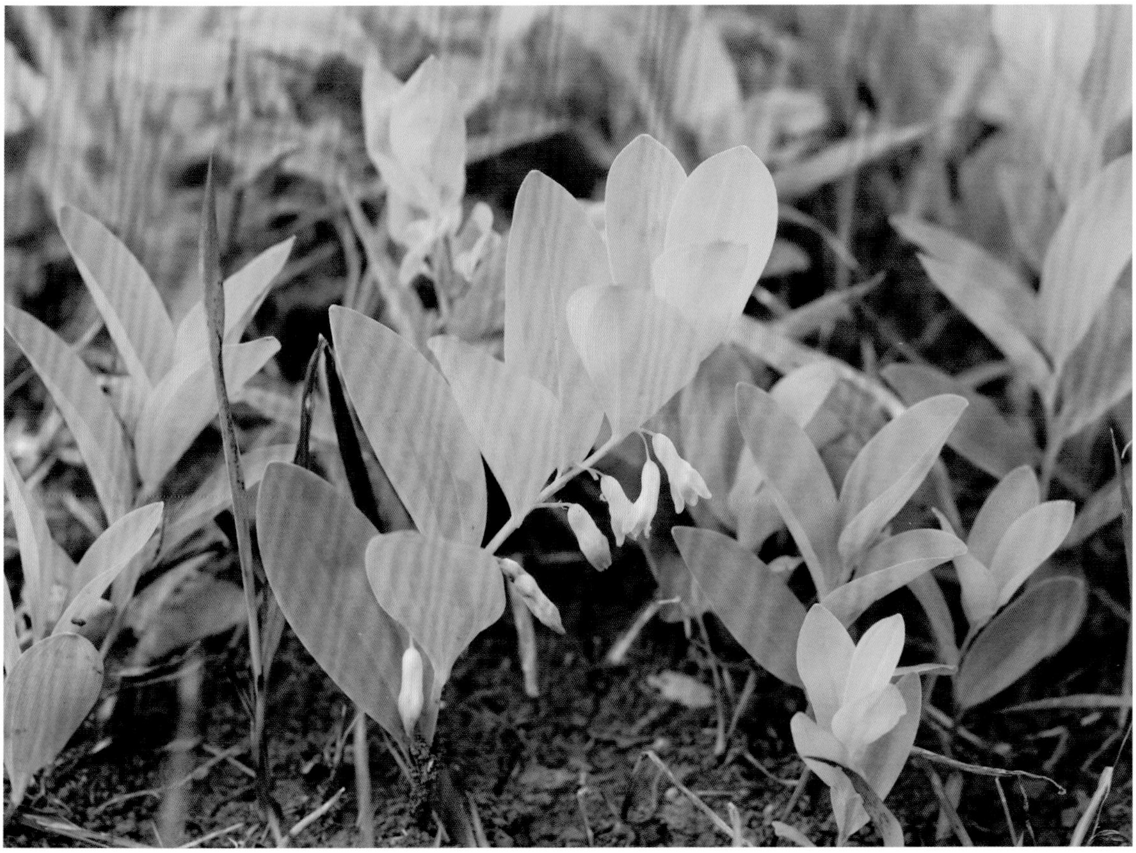

深裂竹根七

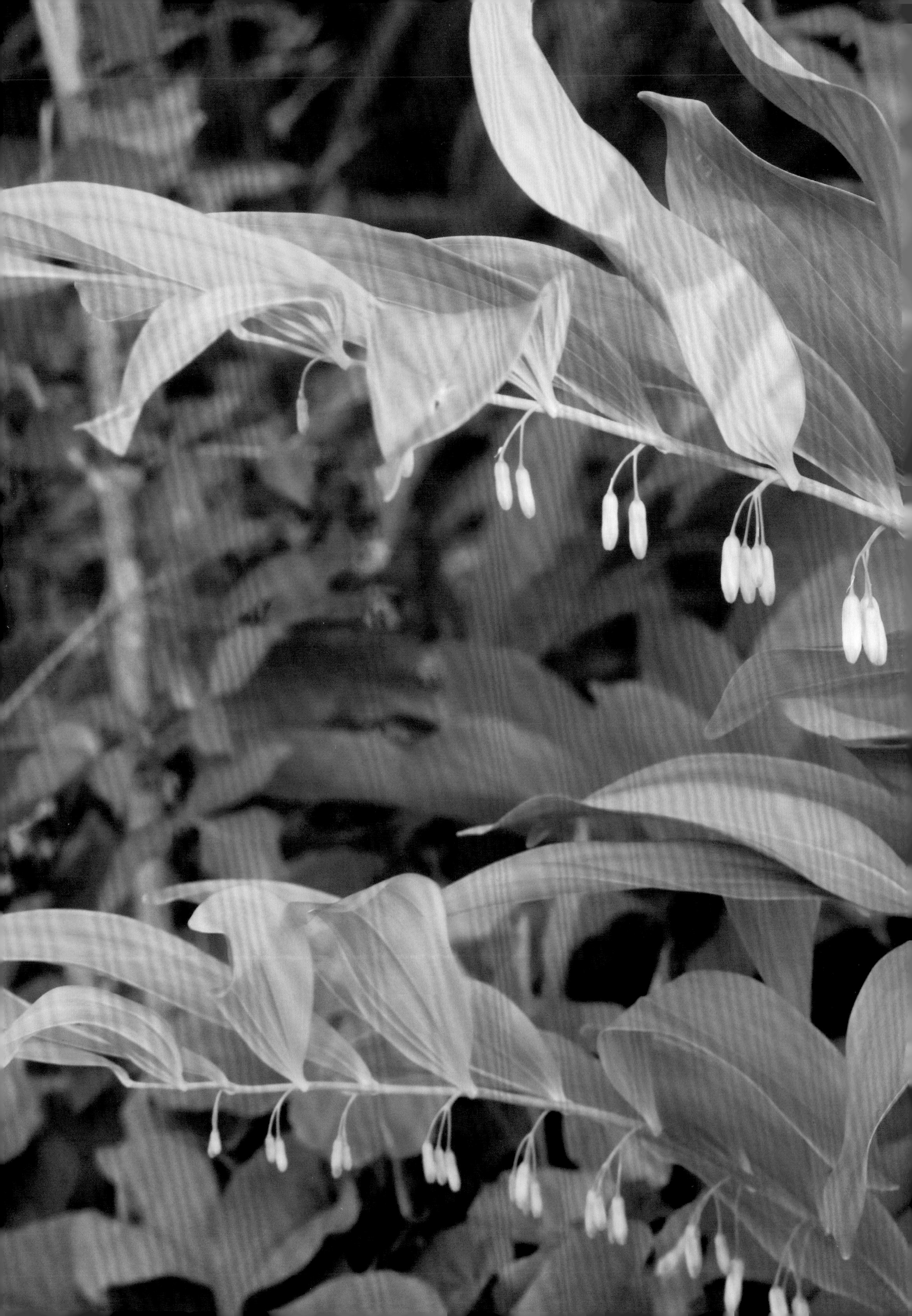

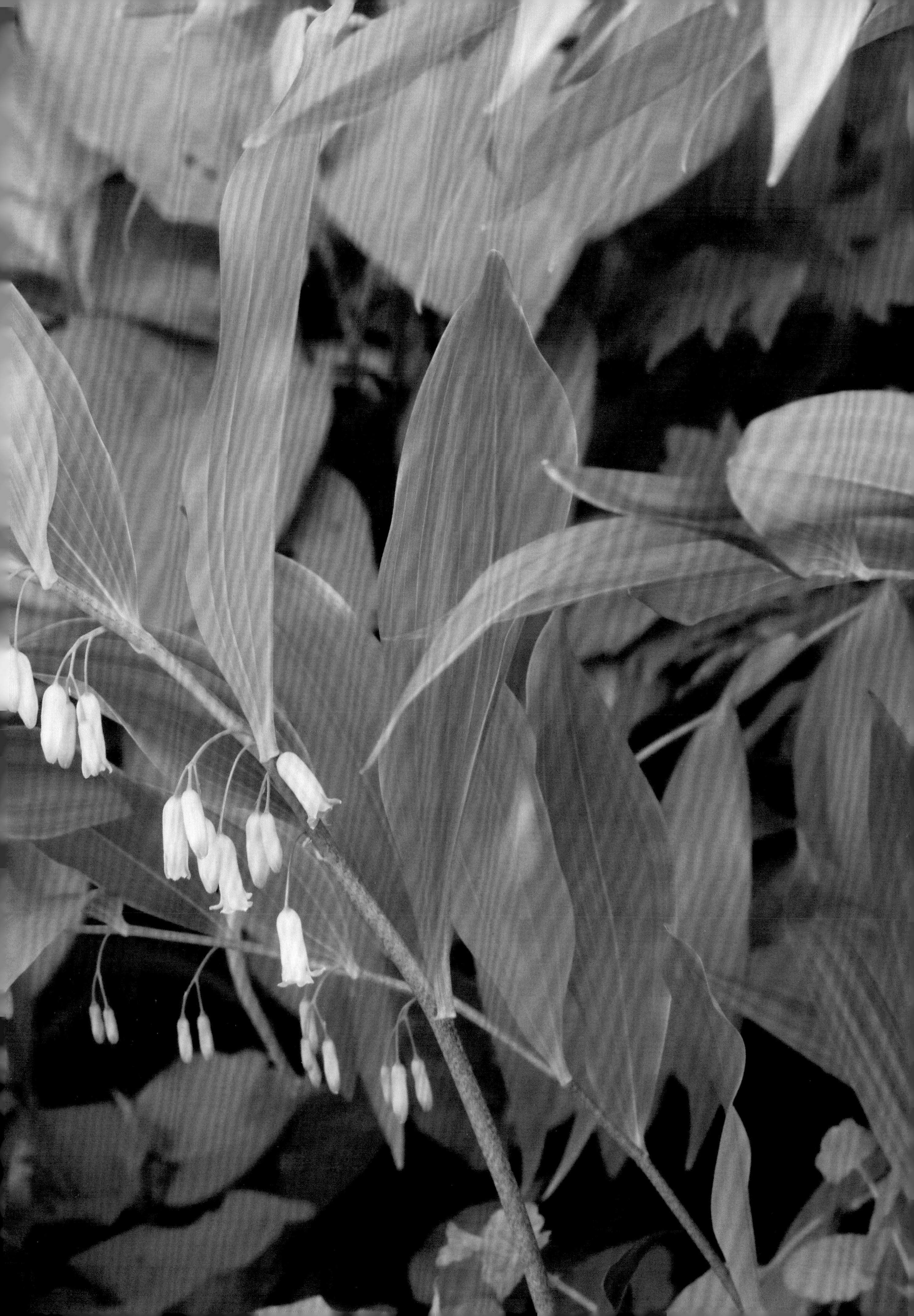

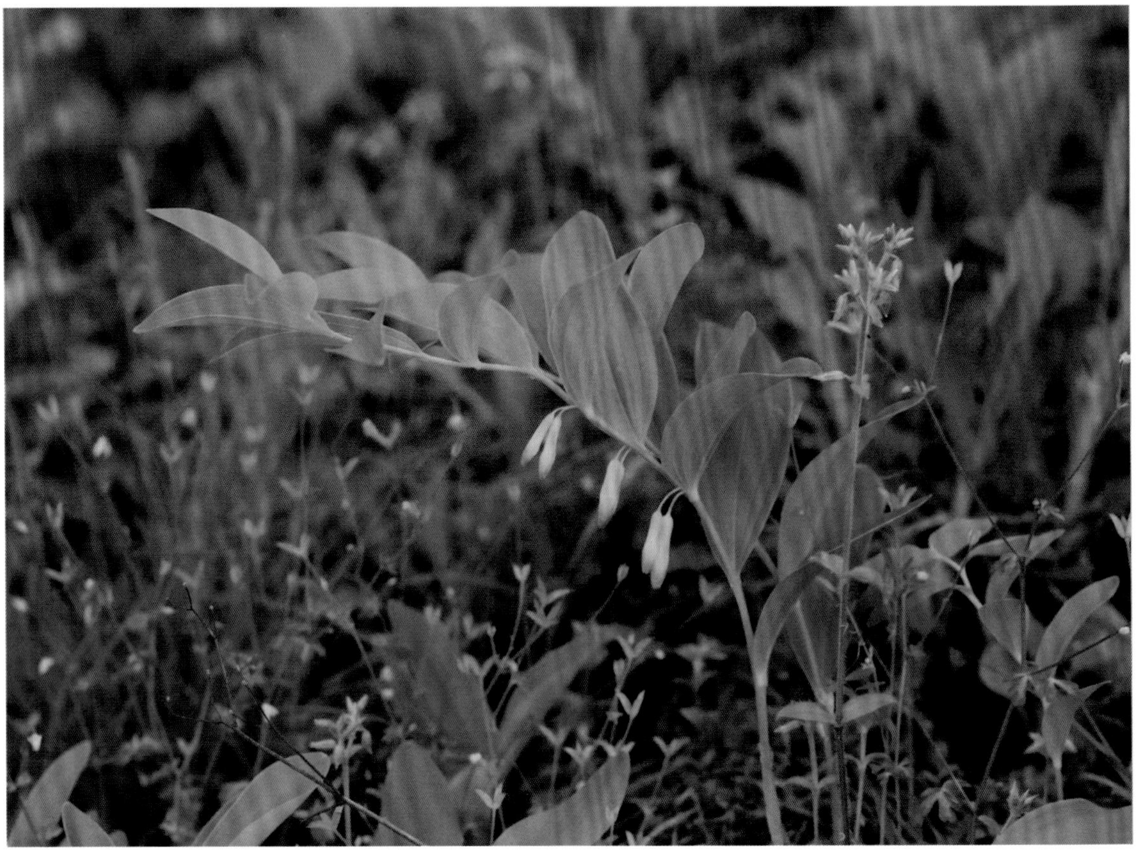

深裂竹根七

功效主治

益气健脾，养阴润肺，活血舒筋。主治产后虚弱，小儿疳积，阴虚咳嗽，多汗，口干，跌仆肿痛，风湿疼痛，腰痛。

用法用量

内服：煎汤，15 ~ 30 g，或浸酒。外用：适量，鲜品捣烂外敷，或浸酒搽。

民族药方

1. **产后虚弱**　玉竹 30 g，仔鸡 1 只。同炖吃。
2. **虚咳多汗**　玉竹、红姨妈菜各 15 g。炖肉吃。
3. **风湿疼痛**　玉竹、生黄精、白尾笋各15 g。泡酒500 ml，每次10 ml，每日2次。
4. **夜间多尿或遗精腰痛**　玉竹、丹参、仙茅各 15 g。煨水或泡酒服。
5. **发热自汗，虚劳咳嗽**　玉竹、泡参各5 g，麦冬、甘草各3 g。水煎服，每日3次。
6. **月经过多，头昏心烦**　玉竹、泡参各 20 g，大山羊根 2 g。炖肉吃。
7. **血虚**　玉竹、人参各 10 g。水煎服或炖肉服。
8. **气虚**　玉竹、党参各 10 g，响铃草 5 g。水煎服或炖肉服。

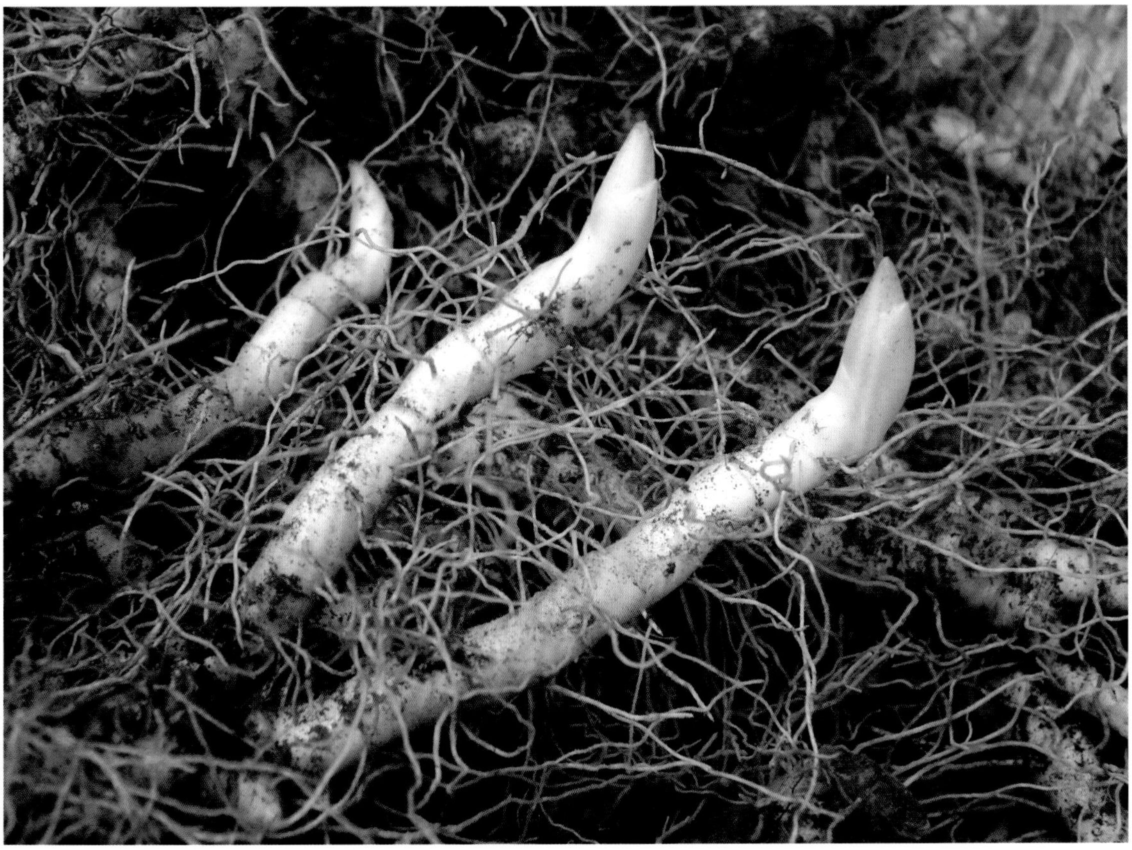
玉竹药材

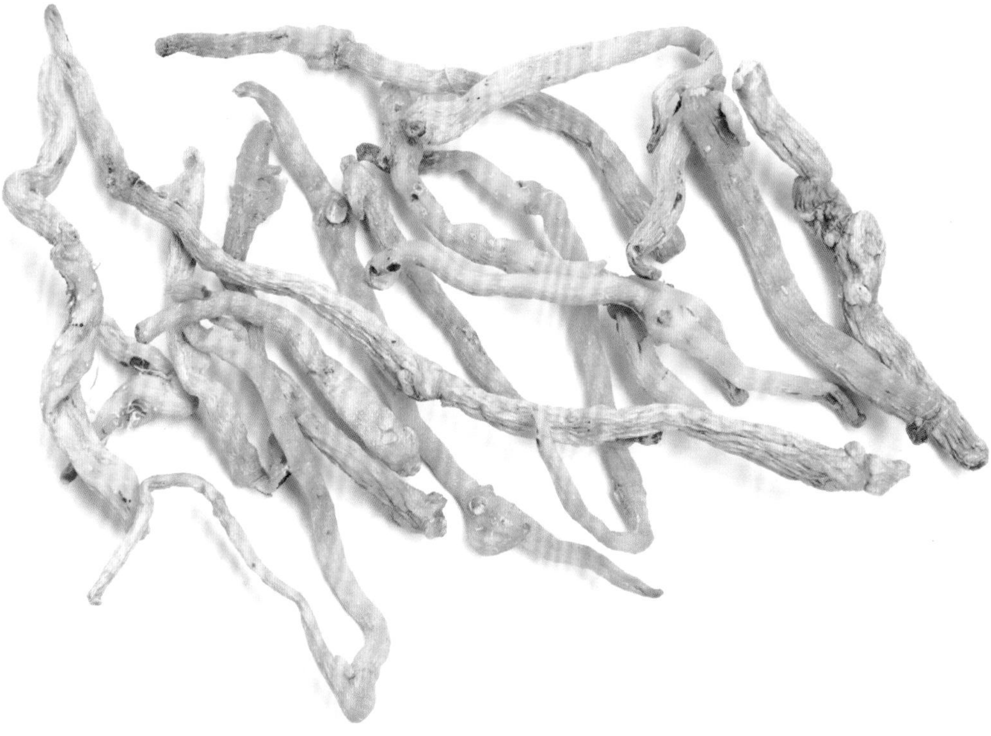
玉竹药材

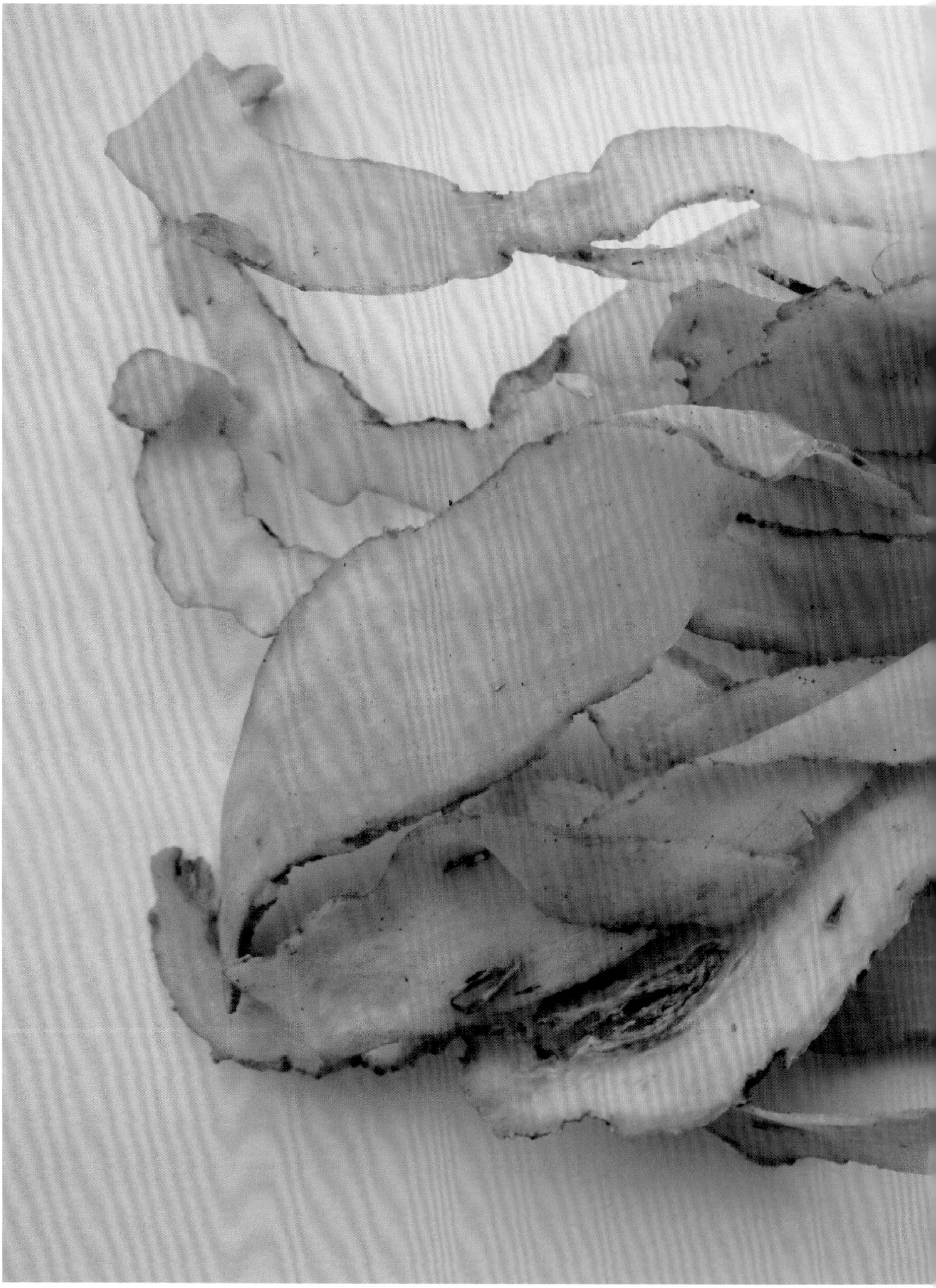

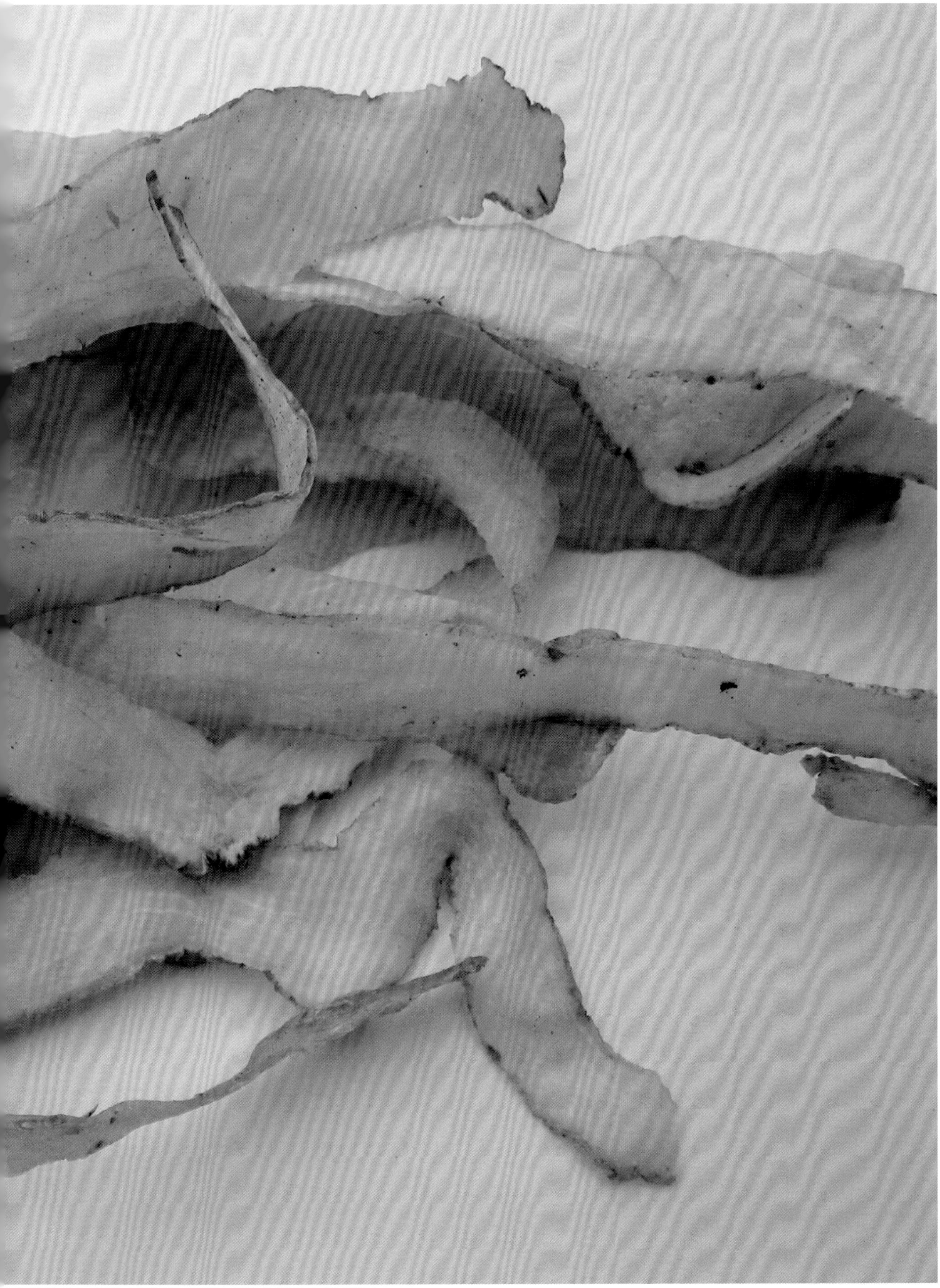

玉竹饮片

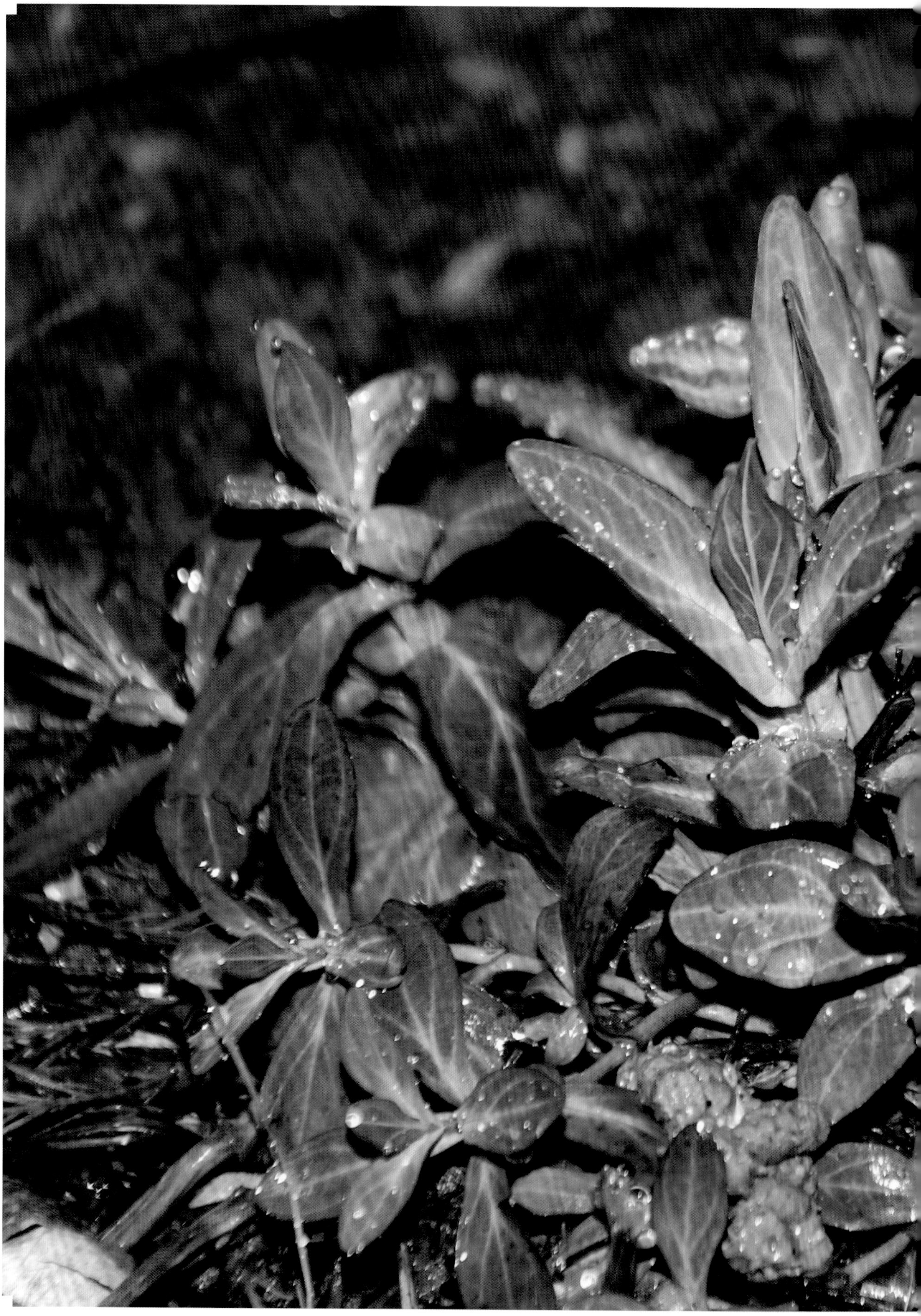

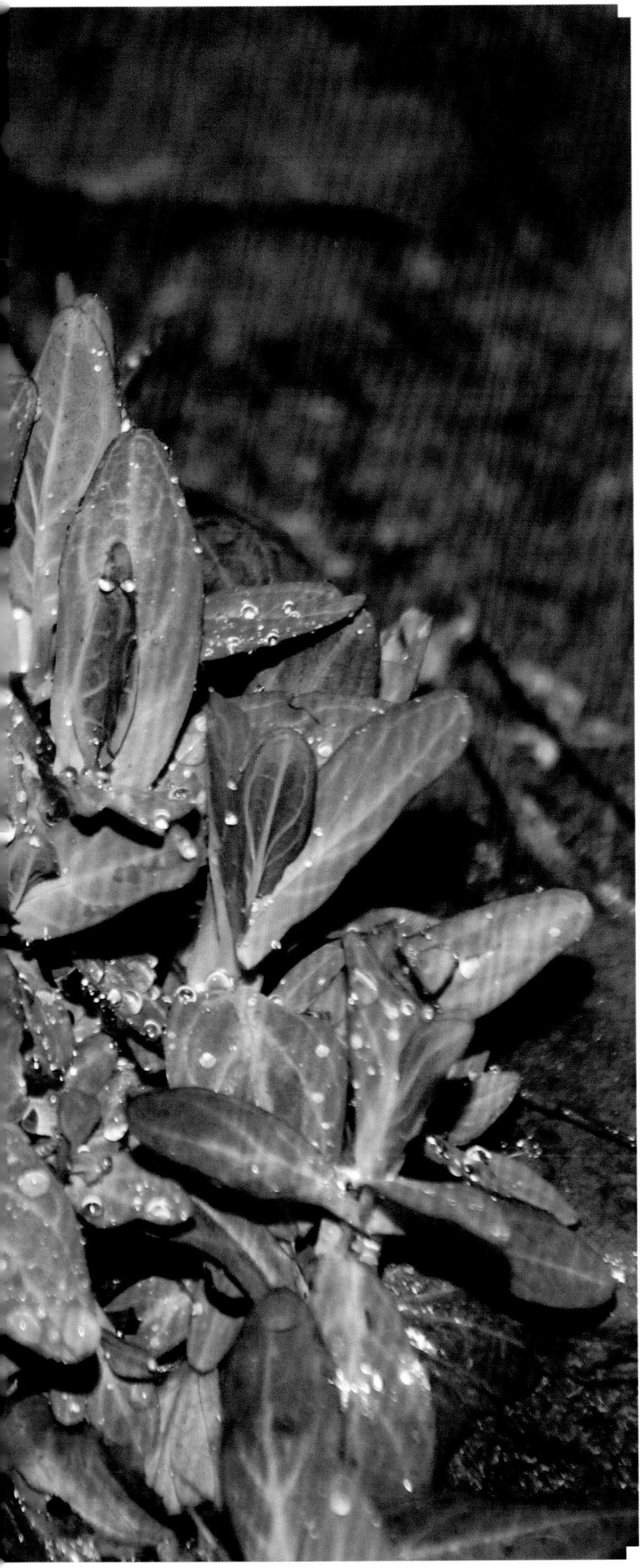

元宝草

【苗药名】锐对陇。

【别　名】对叶草。

【来　源】本品为藤黄科植物元宝草 *Hypericum sampsonii* Hance 的全草。

【性味归经】味苦、辛，性冷。归热经。

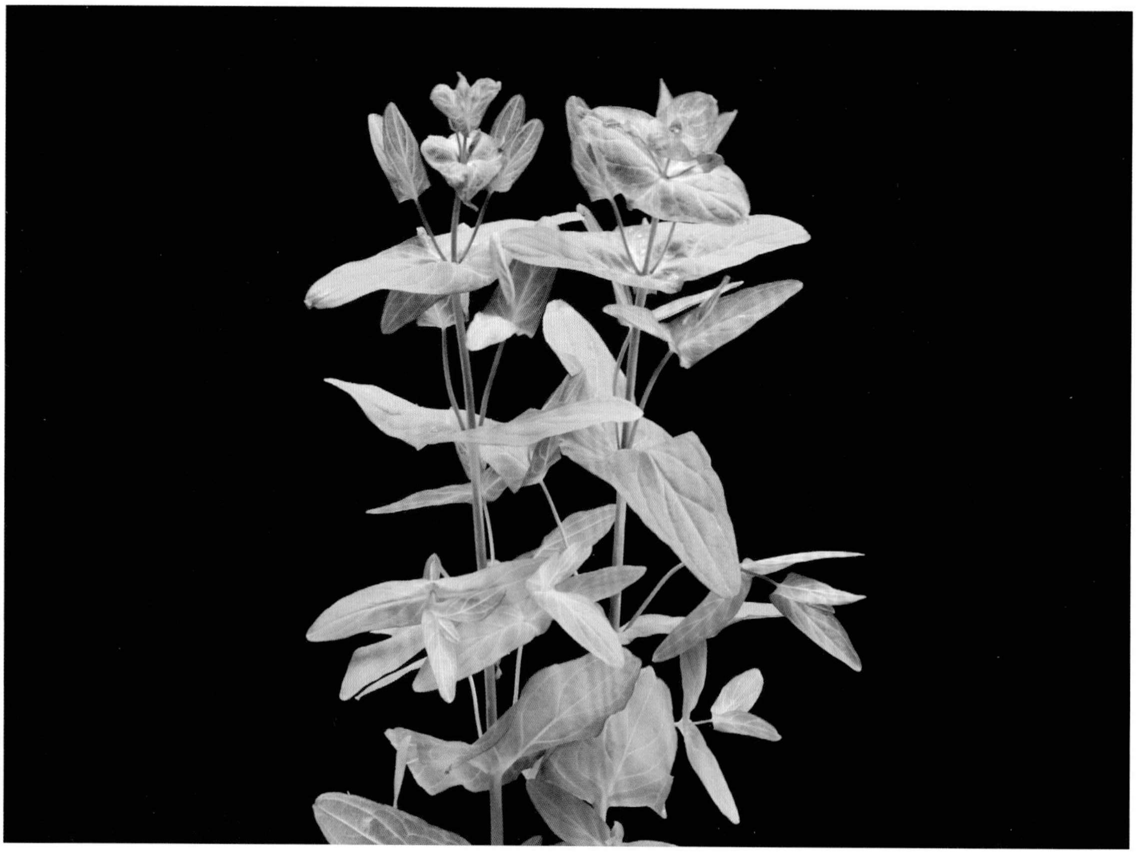

元宝草

识别特征

多年生草本植物，高 0.5 ~ 1.0 m，全体无毛。茎圆柱形，有分枝。单叶对生，两叶基部联合为一体向茎贯穿其中；叶片披针形至椭圆状披针形，长 2.5 ~ 7.0 cm，宽 1.0 ~ 3.5 cm，散生黑色腺点。伞房状聚伞花序顶生或腋生，花直径 6 ~ 10 mm；萼片 5，其上散生油点及黑色斑点；花瓣 5，黄色，雄蕊多数 3 束，花药有黑色腺点；子房 3 室，花柱 3。蒴果卵圆形，长 6 ~ 9 mm，散生黄褐色囊状腺点。种子黄褐色，圆柱形。花期 5—6 月，果期 7—8 月。

生境分布

生长于山坡、草地、沟边、路旁及灌木丛。分布于西南、中南和华东等地。

采收加工

8—9 月种子成熟时，收割全草，晒干。

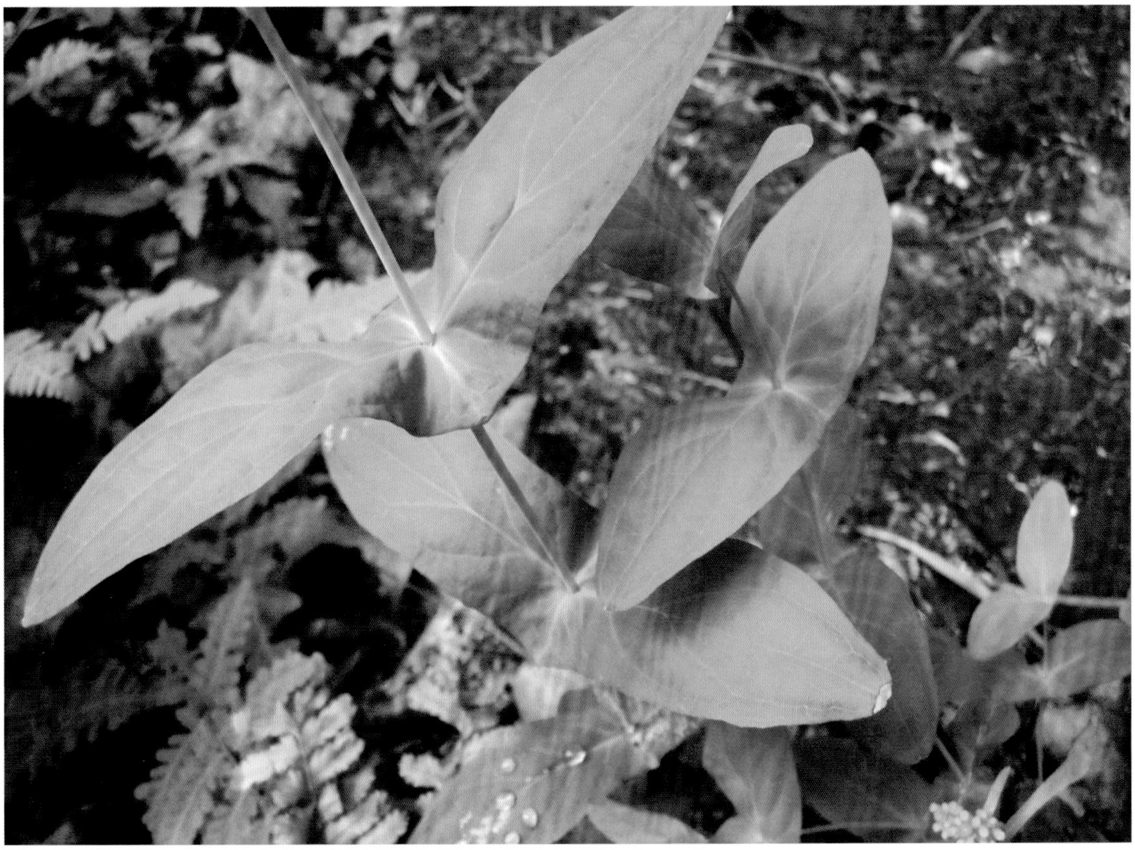

元宝草

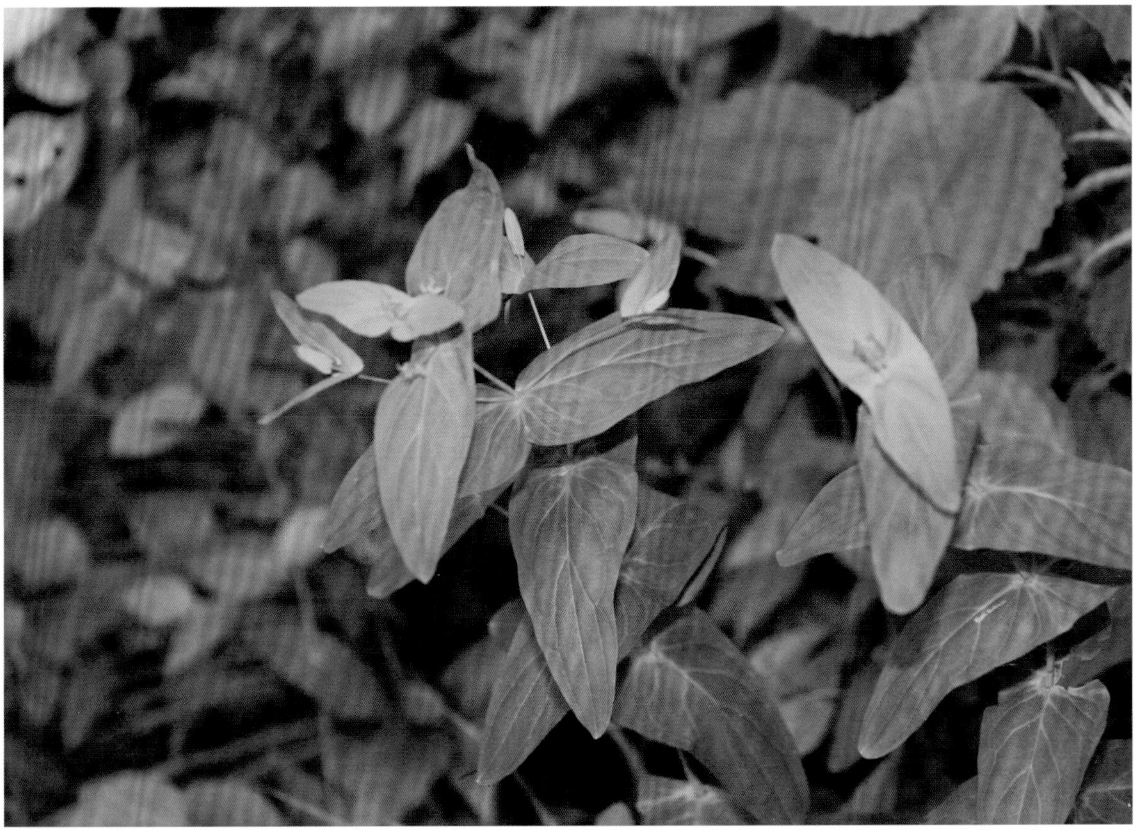

元宝草

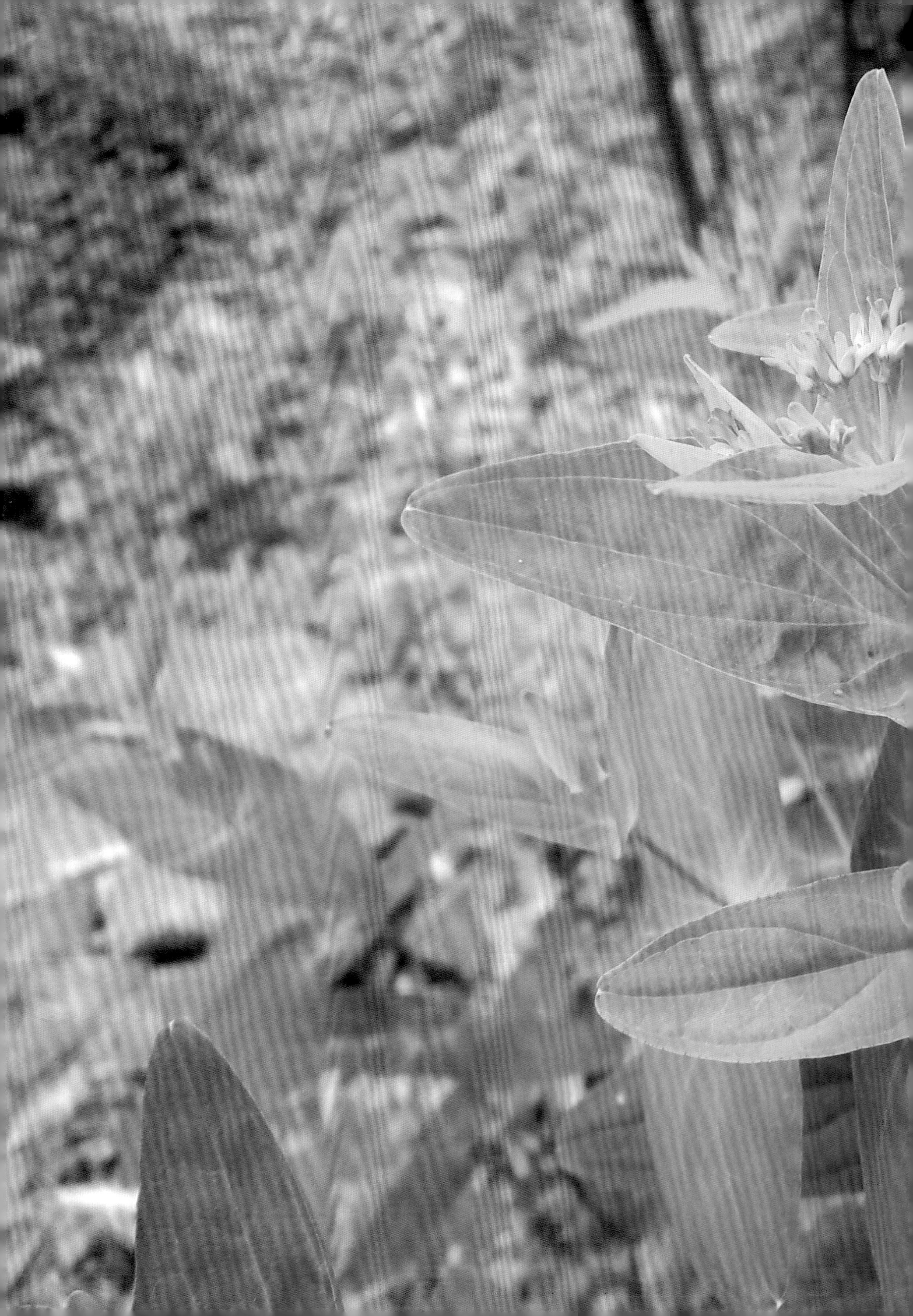

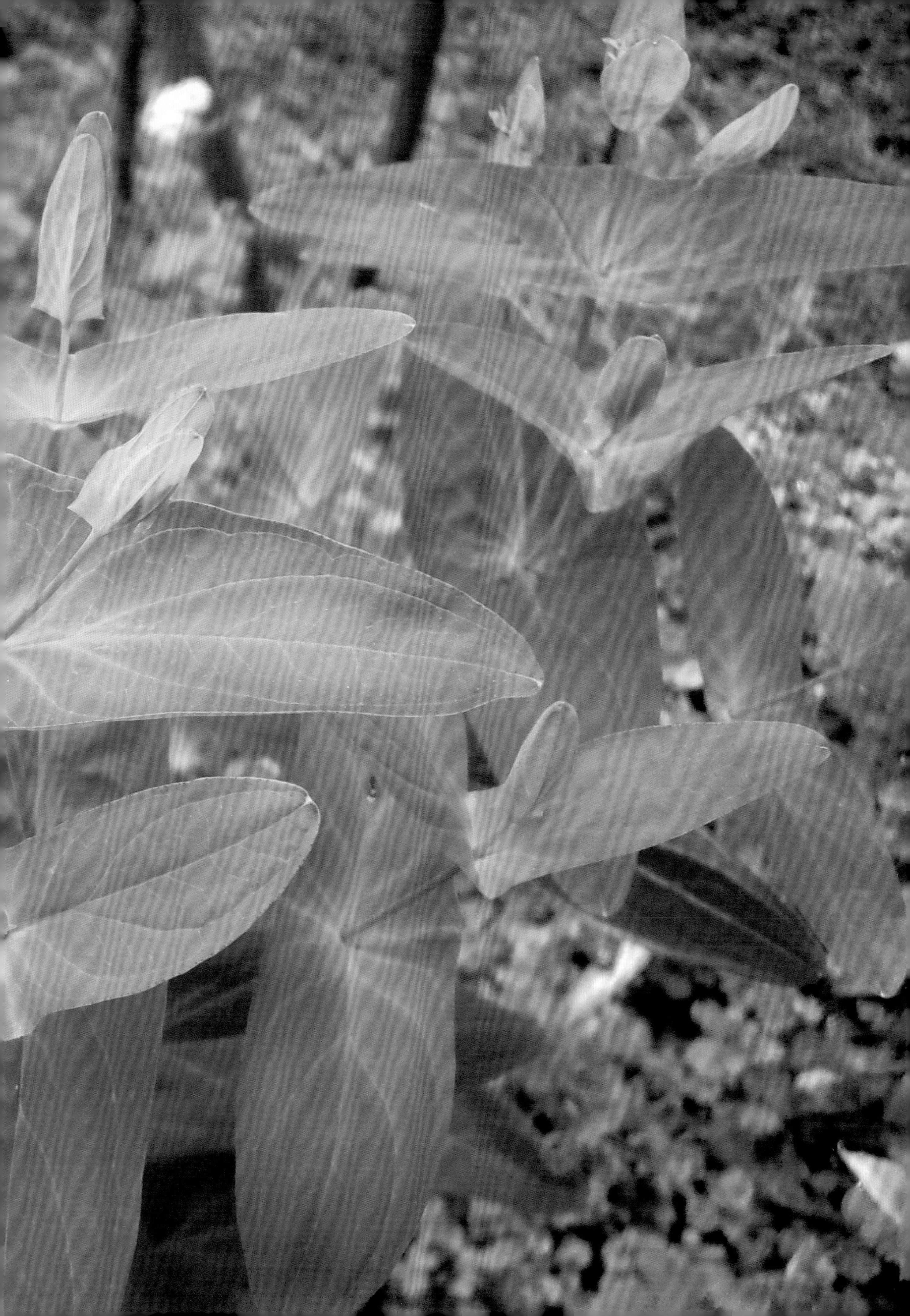

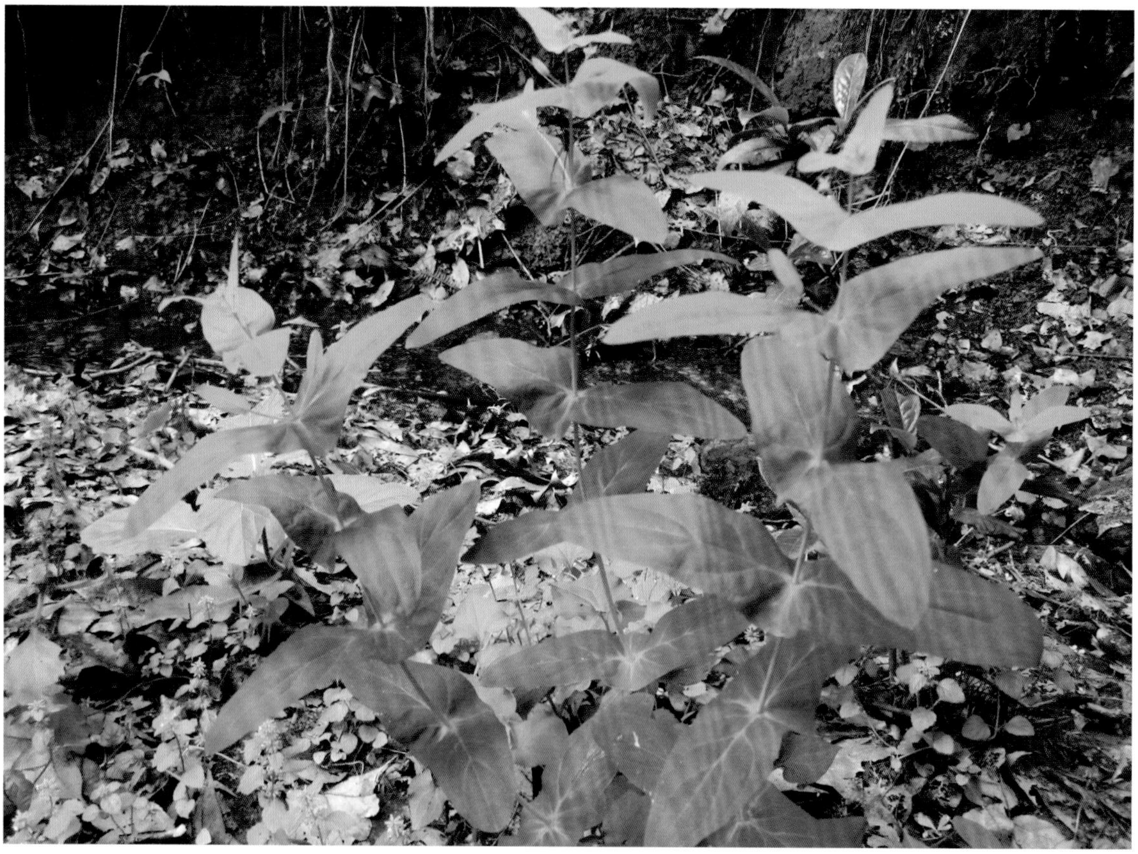

元宝草

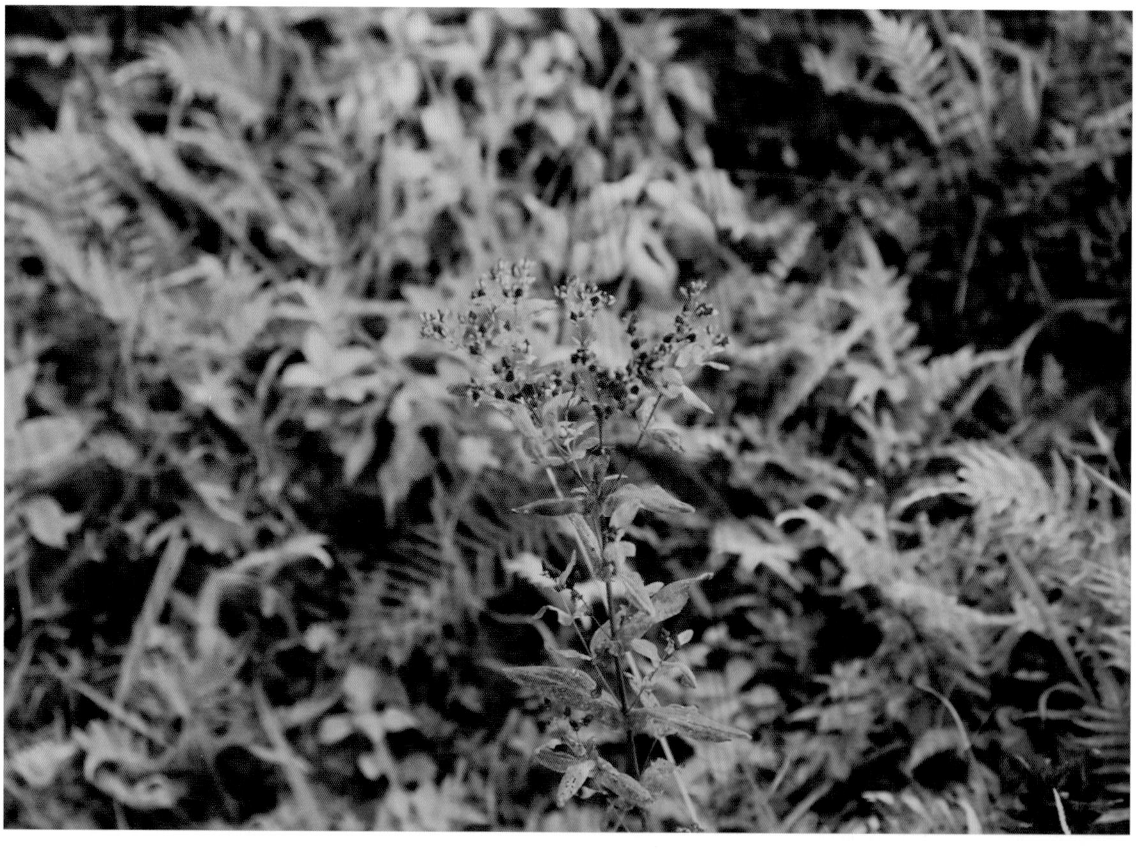

元宝草

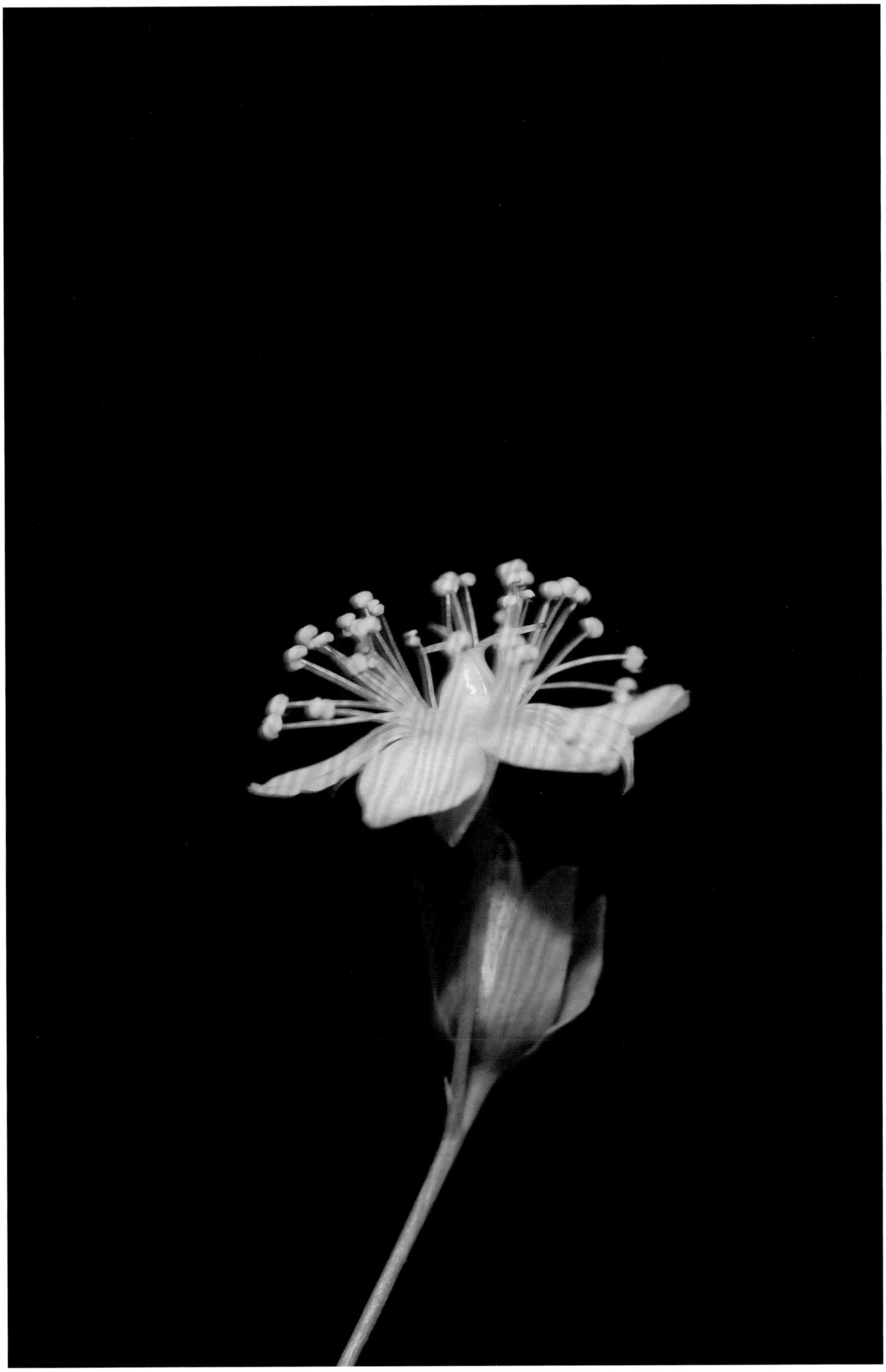

元宝草

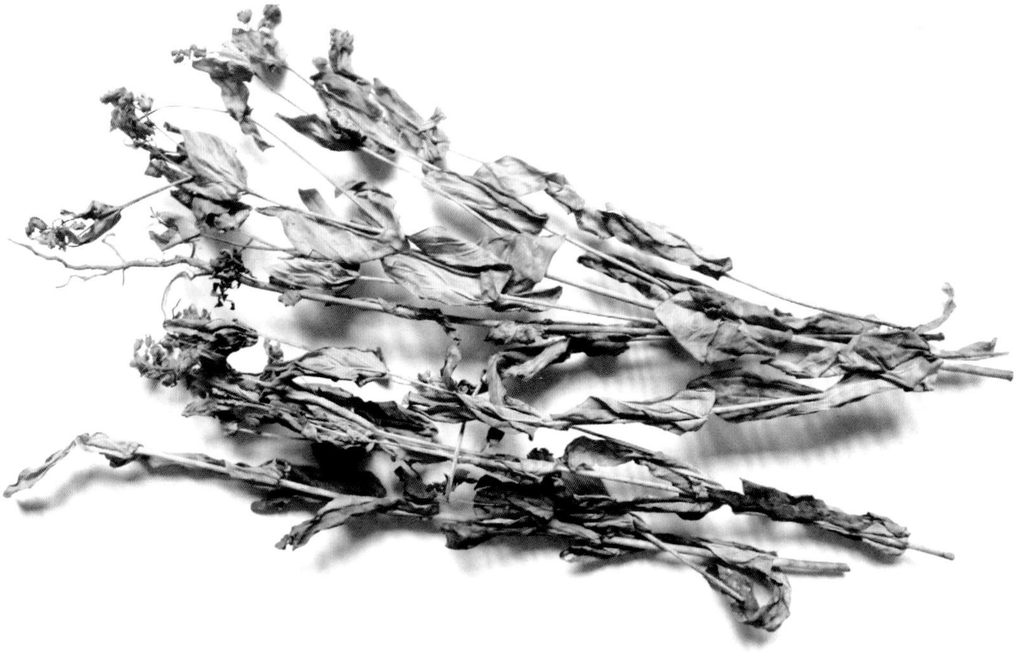

元宝草药材

药材鉴别

全草长 30 ~ 80 cm。根细圆柱形，稍弯曲，长 5 ~ 15 cm，淡棕色。茎圆柱形，直径 0.2 ~ 0.5 cm，表面棕黄色至深棕色，断面中空。叶对生，两叶基部完全合生，棕褐色，多皱缩破碎，完整者两叶长 7 ~ 13 cm，全缘，茎自中部贯穿，下表面有多数黑色腺点。蒴果卵圆形，种子细小，多数。气微，味淡。

功效主治

通经活血，止血生肌，清热解毒，祛风通络。主治吐血、尿血，跌仆损伤，月经不调，蛇咬伤，小儿高热，痢疾，肠炎，风湿痹痛。外用治乳腺炎、烧烫伤、痈肿疮毒。

用法用量

内服：煎汤，干品 9 ~ 15 g，鲜品 30 ~ 60 g。外用：适量，鲜品洗净捣敷，或干品研末外敷。

民族药方

1．月经不调 ①元宝草、月月红、益母草各 30 g，米酒 1 杯。水煎服。②元宝草 15 g，过路黄子 6 g。蒸酒服。③元宝草、红牛膝、十样错各 15 g。煎甜酒吃。

2．蛇咬伤 ①元宝草适量。捣烂敷伤口。②元宝草适量。捣烂外敷。

3．痢疾 元宝草 10 g。水煎服。

4．吐血，流鼻血 元宝草、白茅根各 30 g。水煎服。

5．老年支气管炎 鲜元宝草、鲜果上叶、爬地香、黄草各 10 g。水煎浓缩，加蜂蜜，每日 2 次。

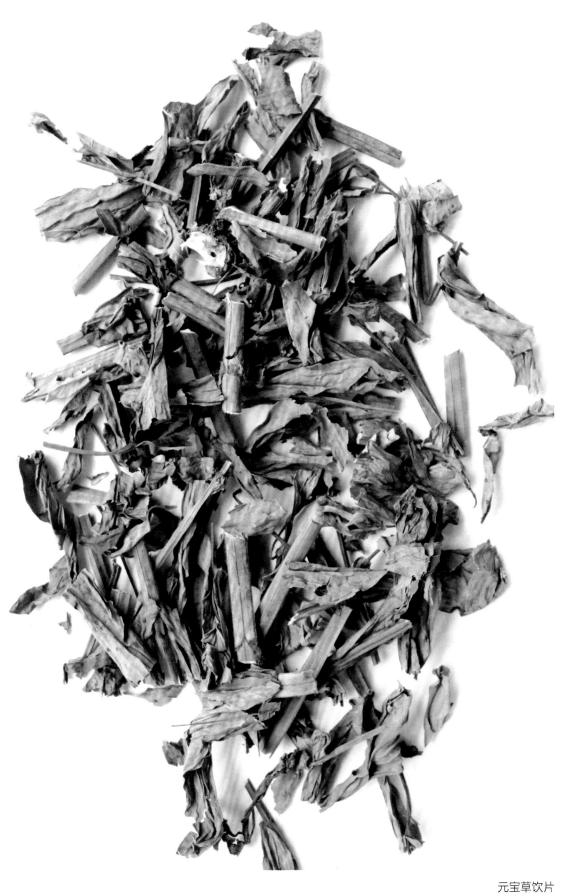

元宝草饮片

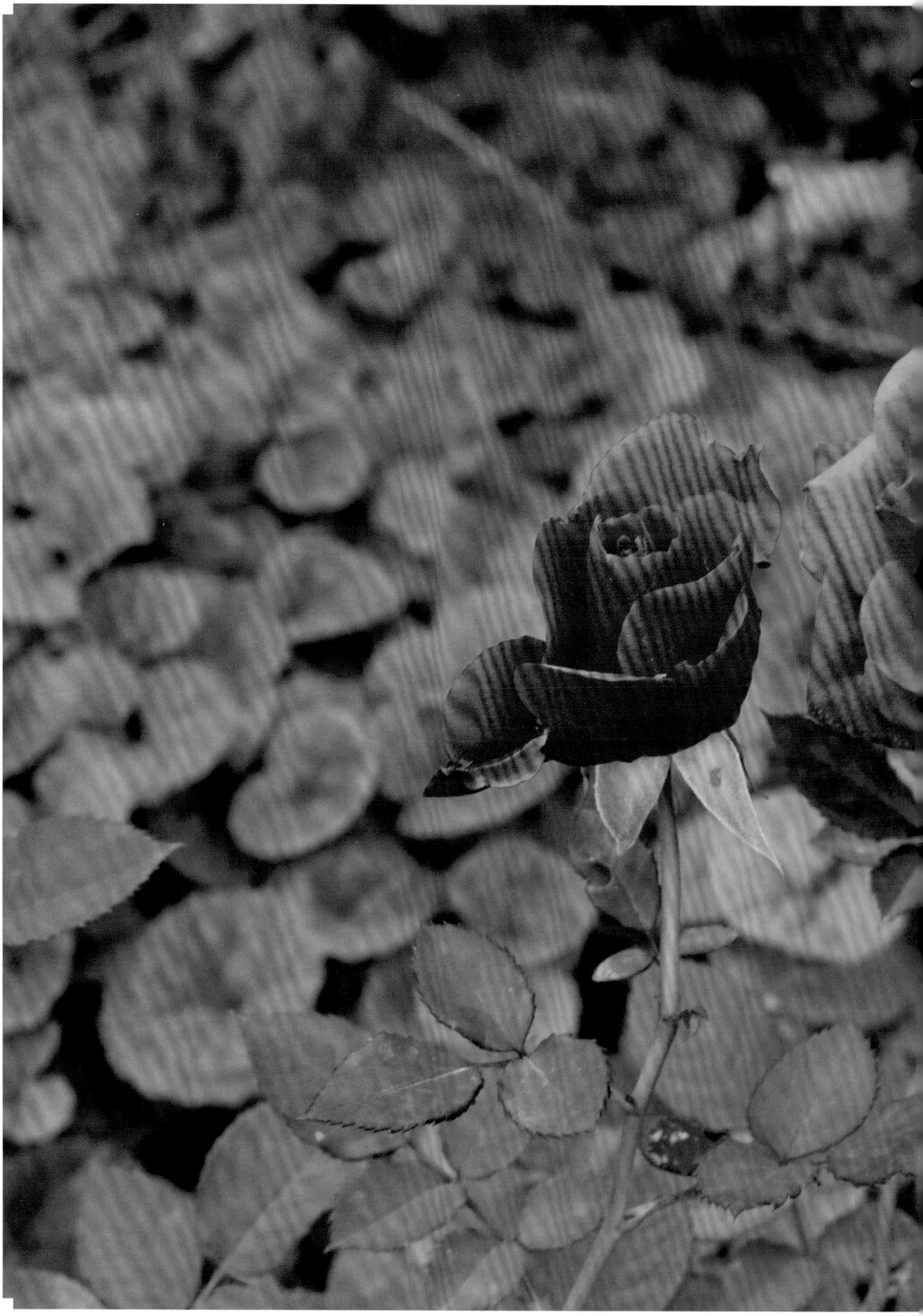

月季花

【苗药名】榜布仰。

【别　名】四季花、月月红、月贵花、月记、月月花、月季红。

【来　源】本品为蔷薇科植物月季 *Rosa chinensis* Jacq. 的花。

【性味归经】味甜，性热。归冷经。

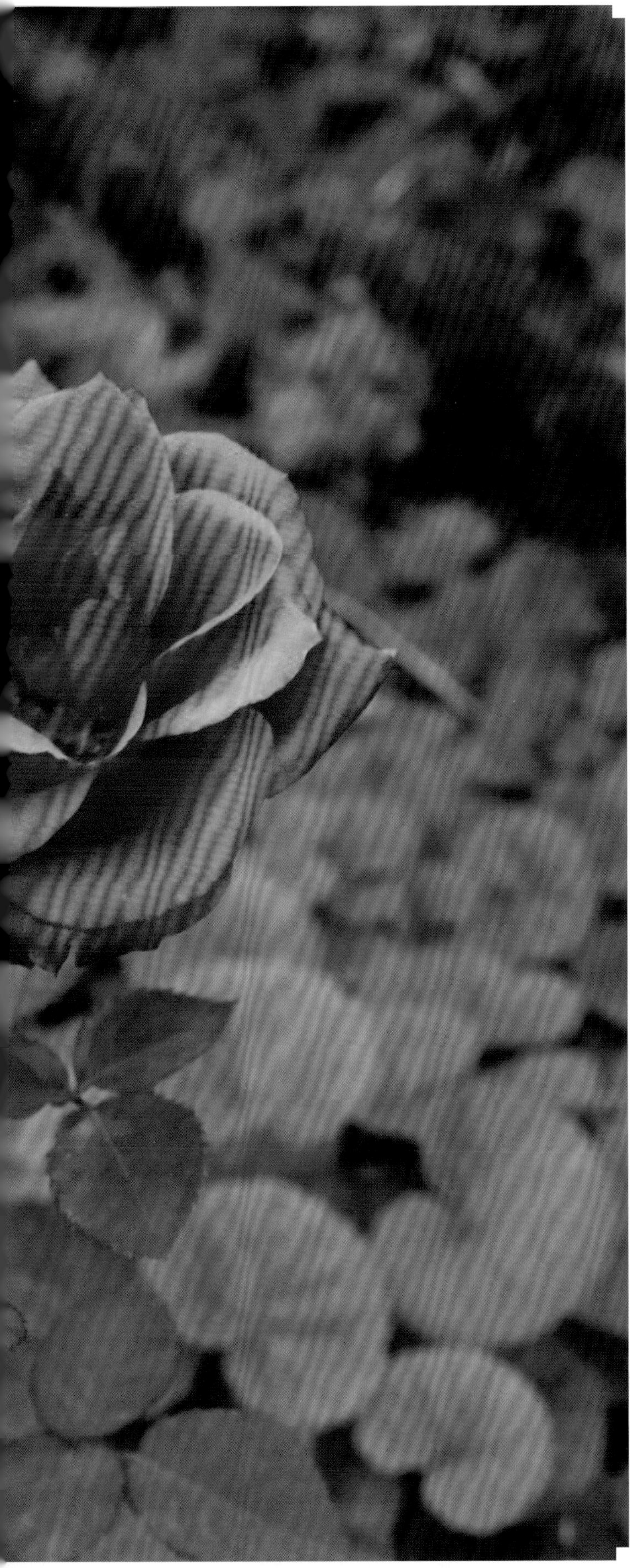

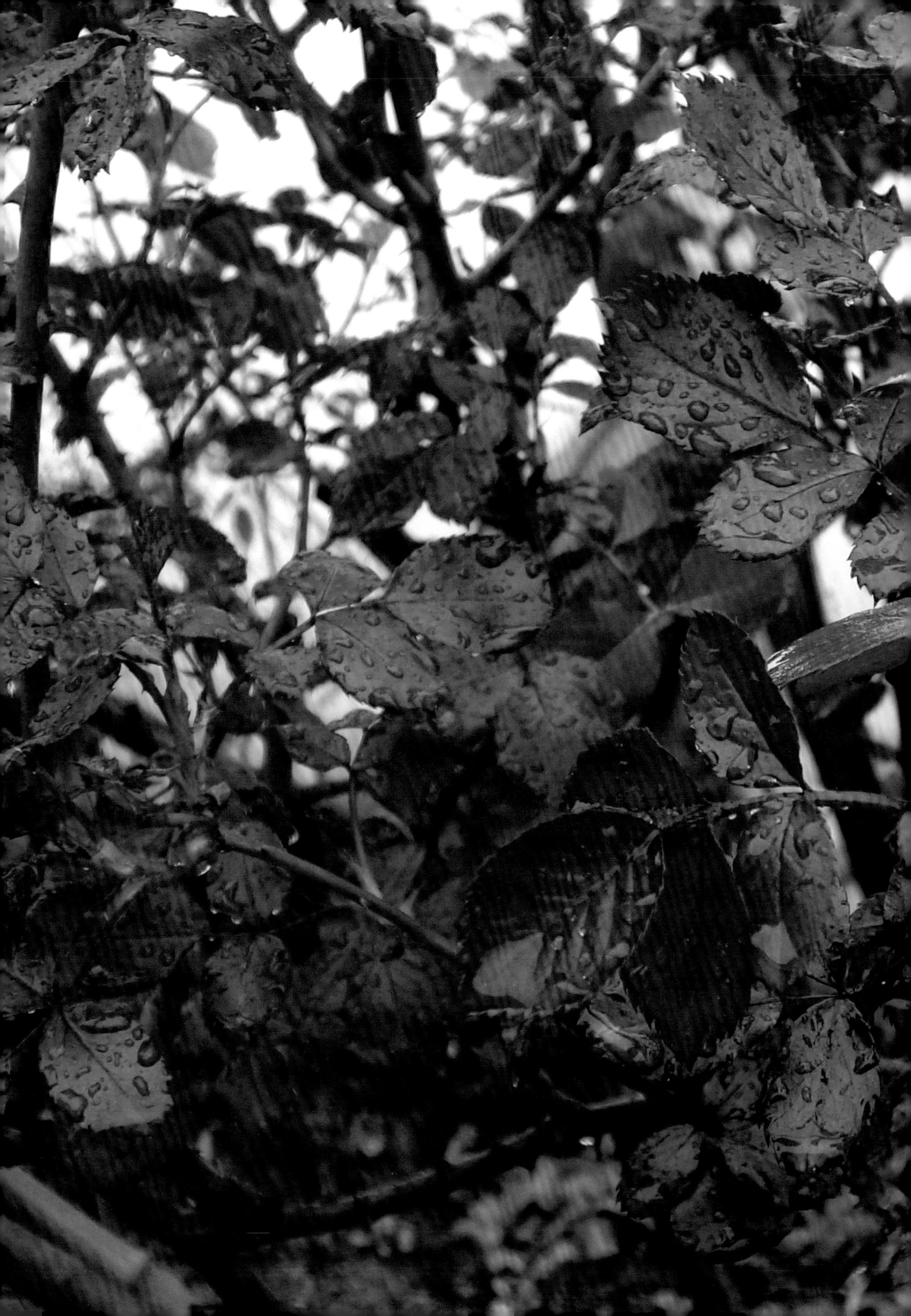

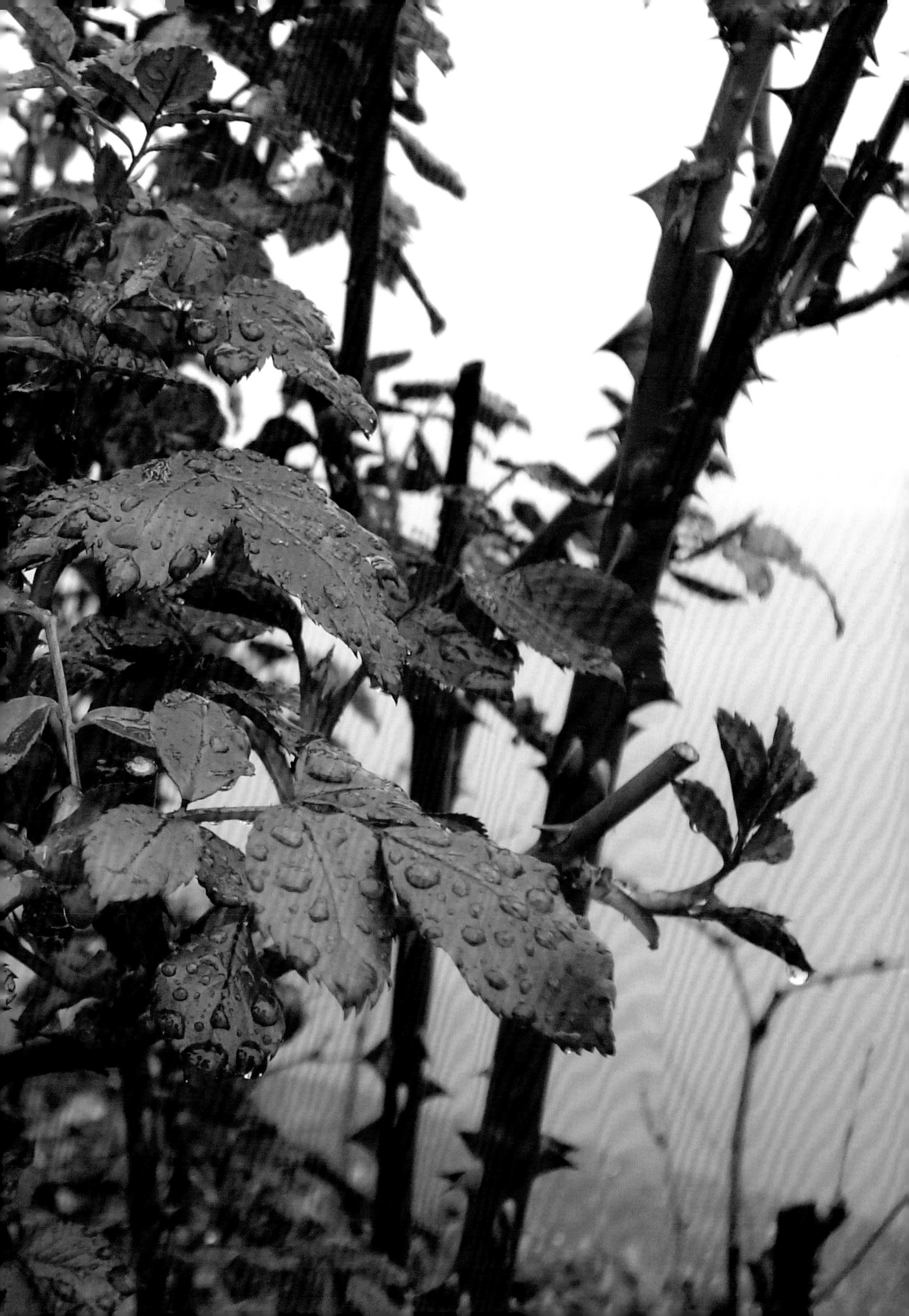

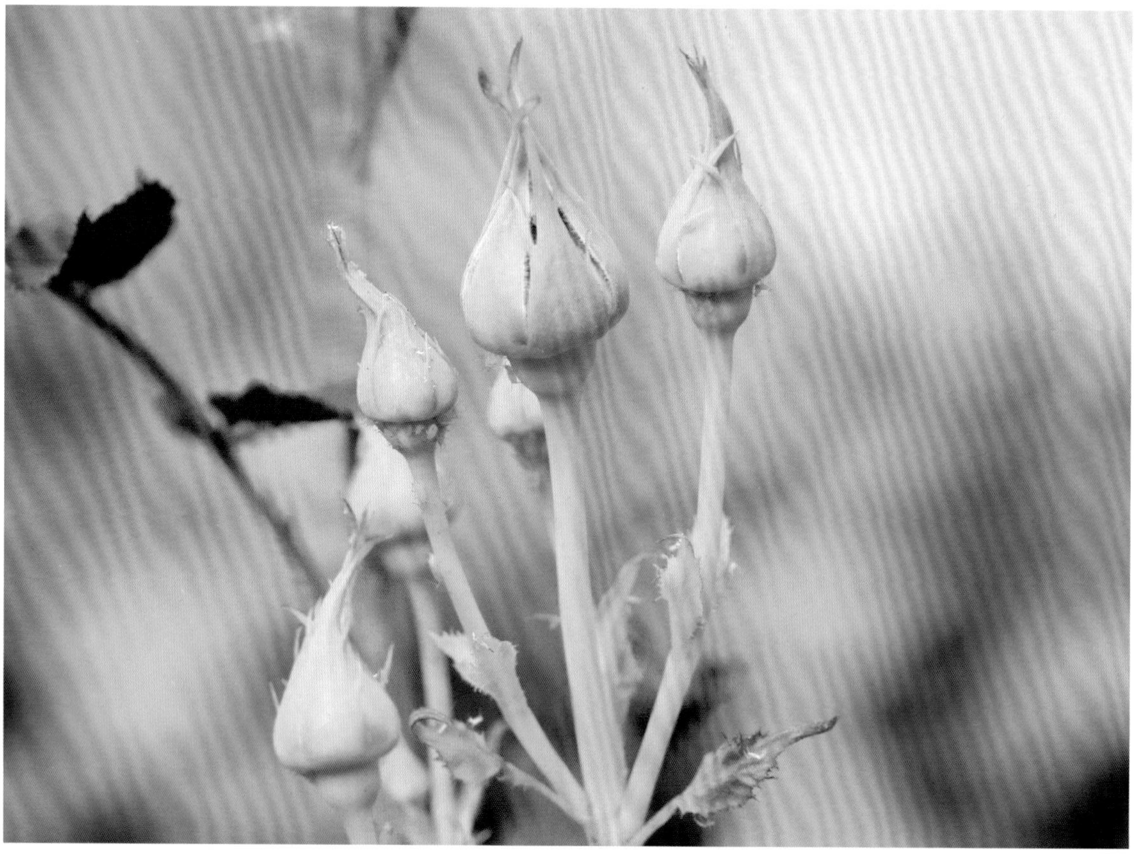

月季花

识别特征

常绿灌木。枝直立，枝条张开，小枝有粗壮而略带钩状的皮刺或无刺。羽状复叶，小叶 3 ~ 5 片，也有 7 片，宽卵形或卵状长圆形，长 2 ~ 6 cm，宽 1 ~ 3 cm，先端渐尖，基部宽楔形或近圆形，边缘有锐锯齿，两面无毛叶柄及叶轴疏生皮刺及腺毛，托叶大部附生于叶柄上，边缘有腺毛或羽裂。花单生或数朵聚生成伞房状；花梗长，散生短腺毛；萼片卵形，先端尾尖，羽裂，边缘有腺毛；花瓣红色或玫瑰色，重瓣，花瓣倒卵形，微香；花柱分离，子房被茸毛。果实卵形或陀螺形，长 1.5 ~ 2.0 cm，红色。萼片宿存。花期 5—9 月，果期 8—11 月。栽培者可常年开花。

生境分布

生长于山坡路旁。全国各地普遍栽培。

采收加工

在 5 月上旬至 6 月上旬和 9 月下旬至 10 月下旬两个盛花期，选晴天于上午露水干后，采摘半开放的花蕾，及时摊开晾干，或用小火烘干。

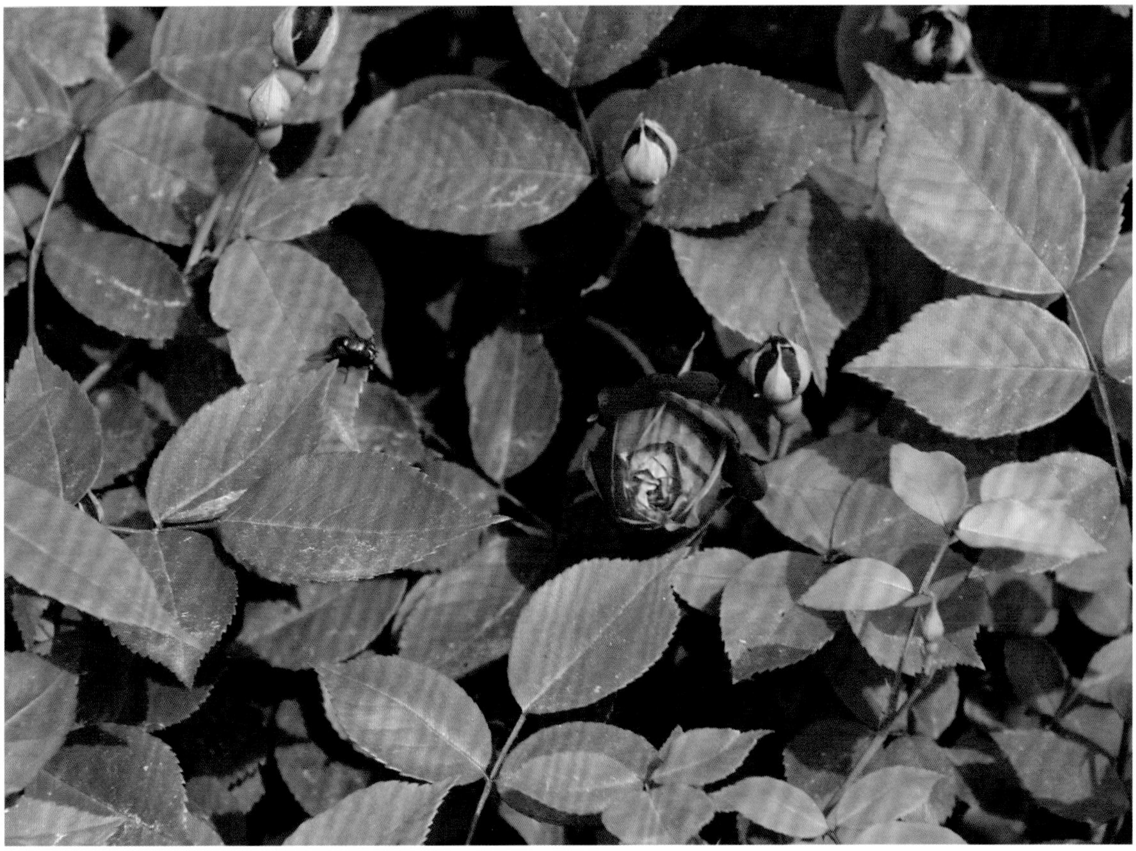

月季花

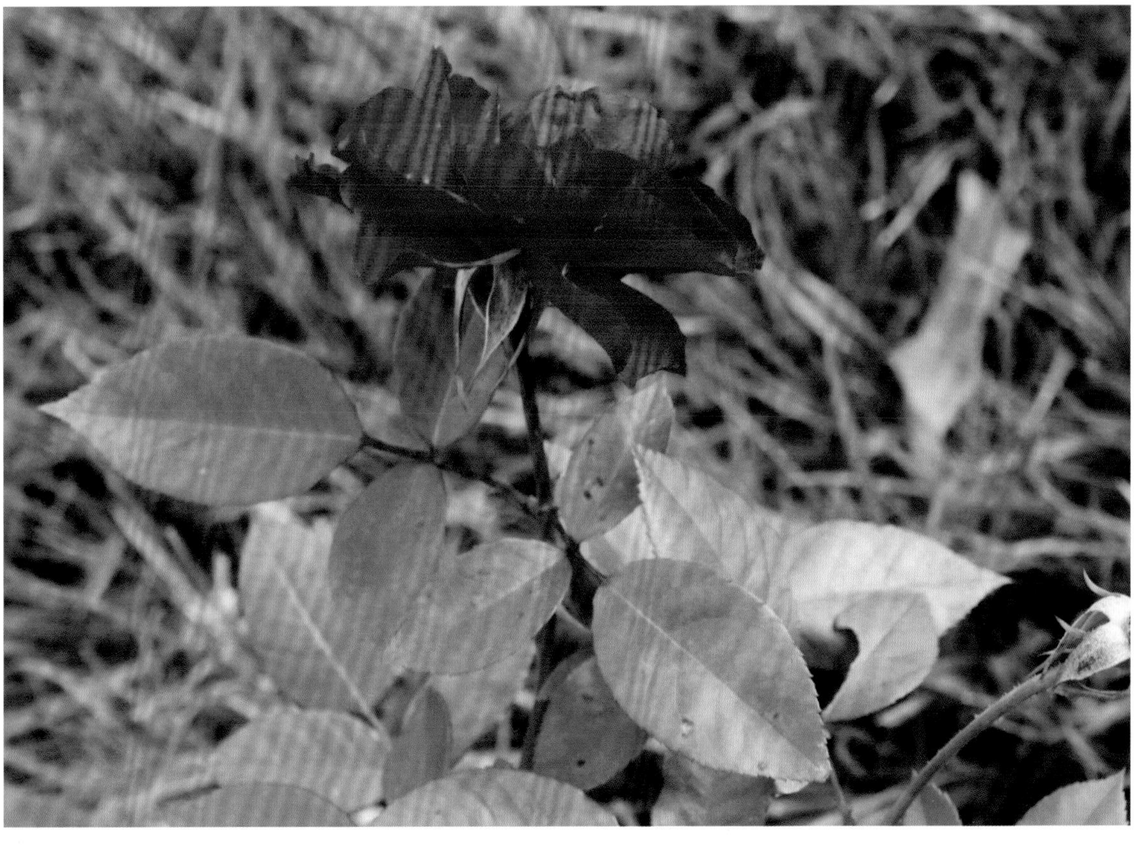

月季花

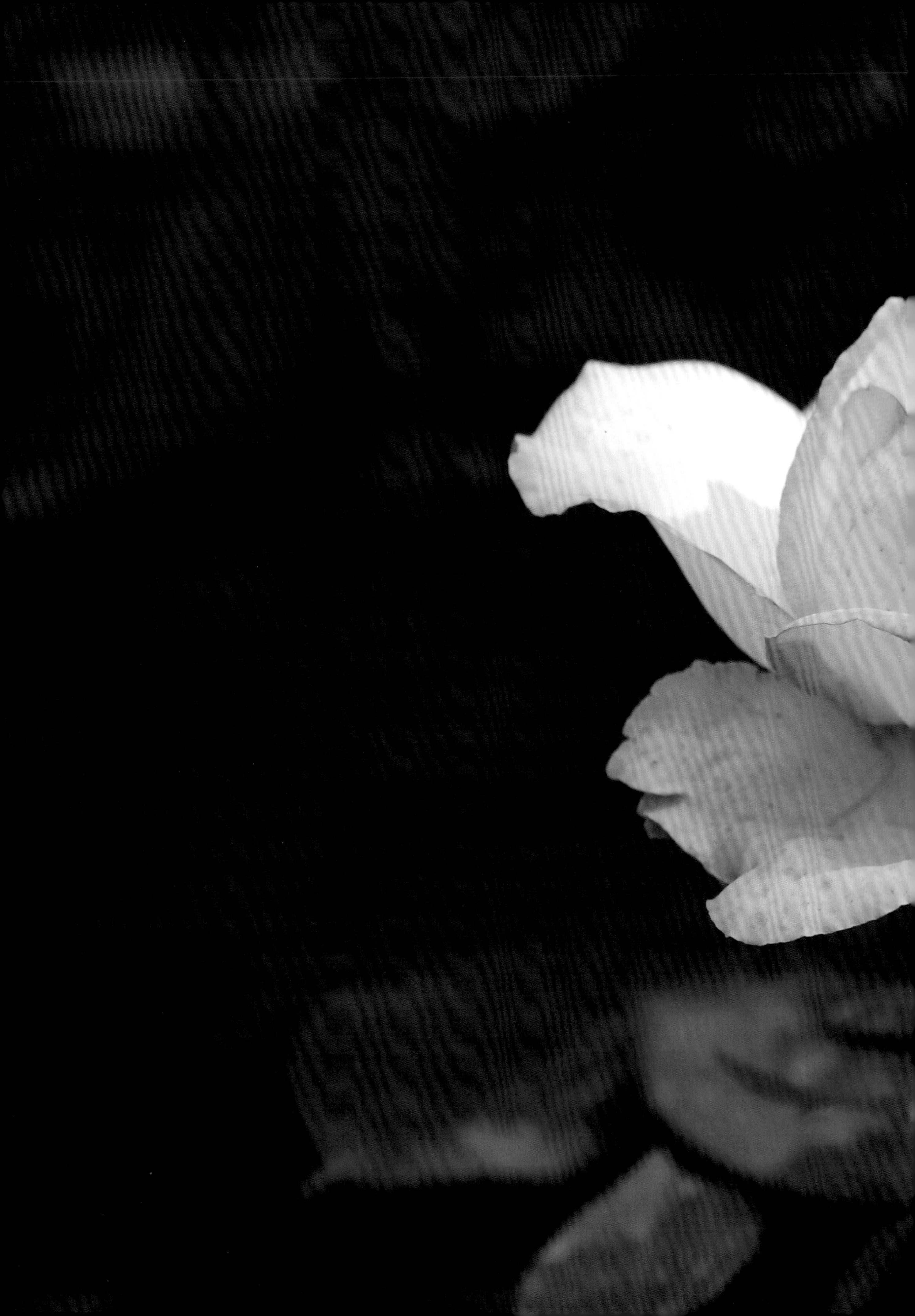

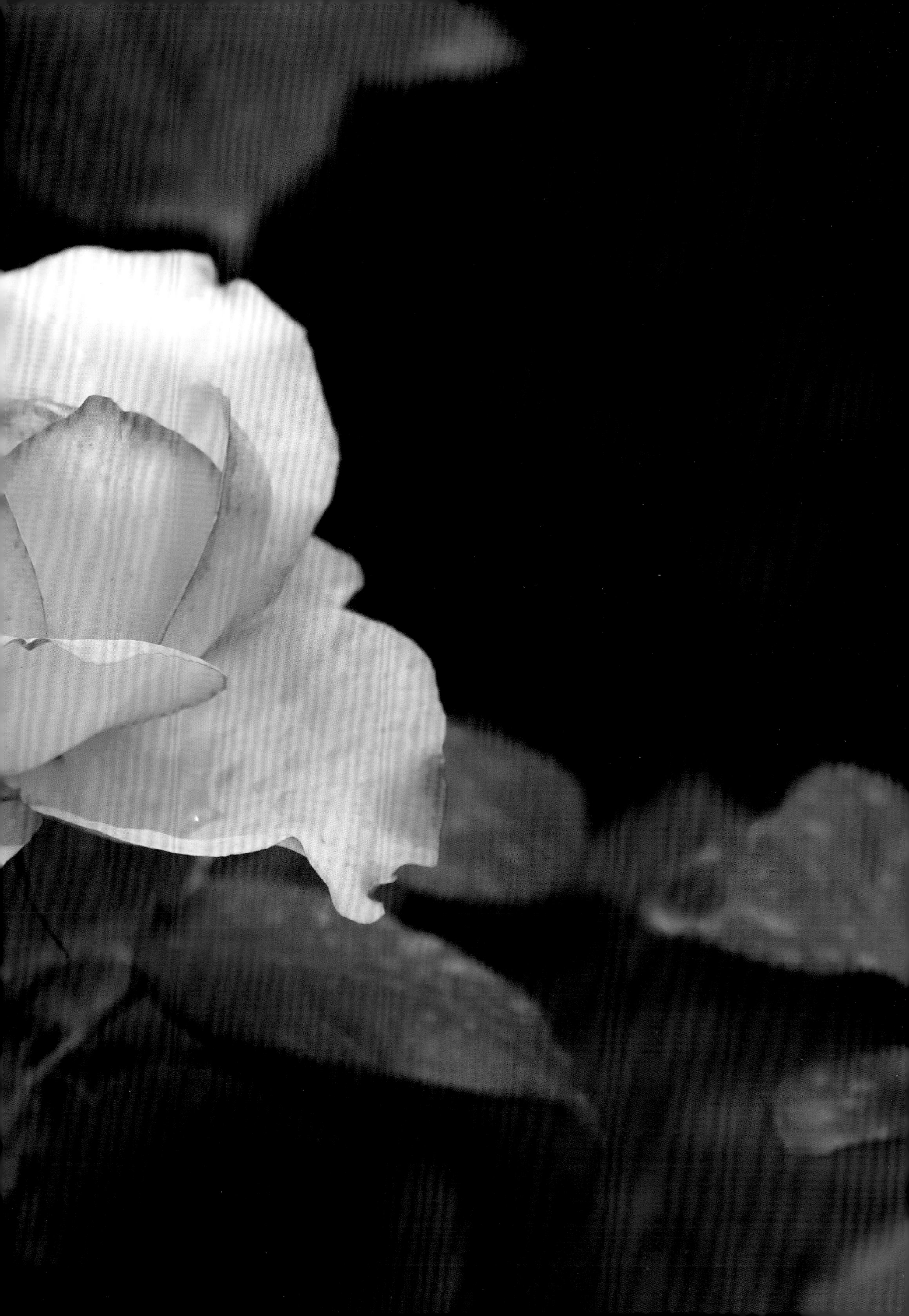

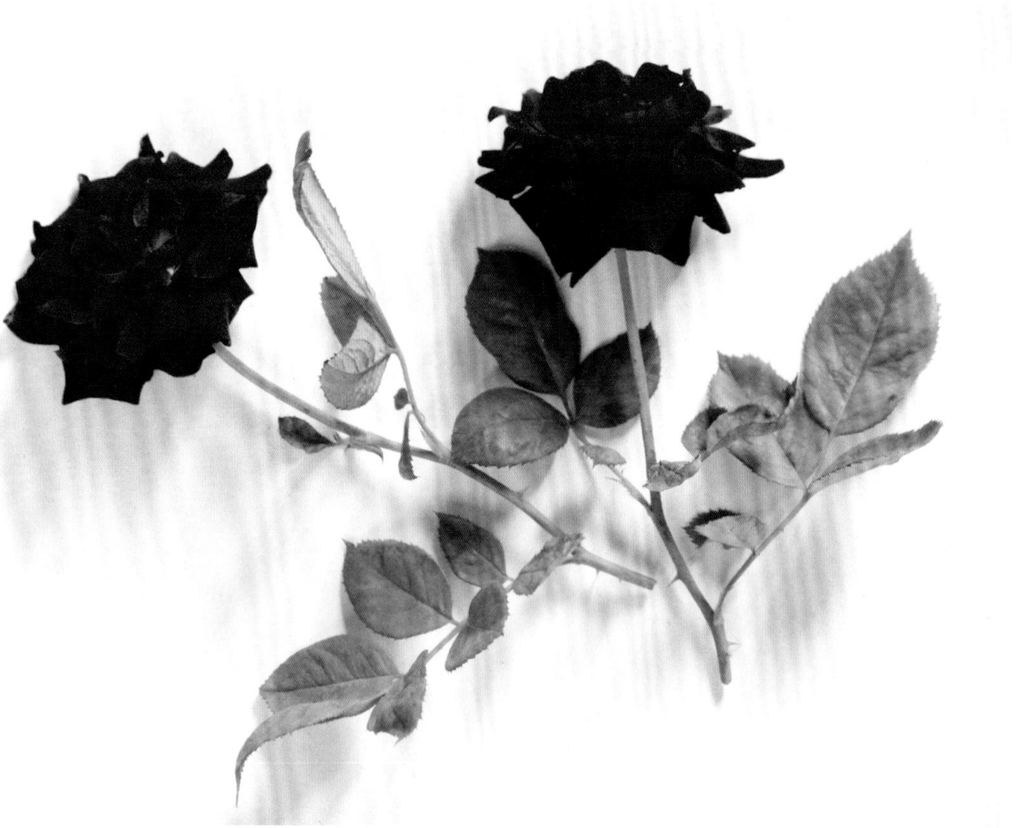

月季花药材

药材鉴别

花蕾多呈卵圆形或类球形，花朵多呈圆球形，直径 1.0 ~ 1.5 cm，常杂有散碎的花瓣，呈紫色或粉红色。花瓣多呈长圆形，有纹理，中央为黄色花蕊，花萼绿色，先端裂为 5 片，下端有膨大成长倒圆锥形或倒卵形的花托。质脆，易破碎。气清香，味微苦、涩。以完整、色紫红、半开放、气清香者为佳。

功效主治

活血调经，解毒消肿，涩精止带，止血。主治月经不调，痛经，闭经，跌仆损伤，外伤出血，瘀血肿痛，瘰疬，痈肿，烫伤，遗精，带下。

用法用量

内服：花煎汤或开水泡服，3 ~ 6 g，鲜品 9 ~ 15 g；根煎汤加量 9 ~ 30 g。外用：适量，鲜品捣烂外敷患处，或干品研末调搽患处。

民族药方

1．月经不调 月季花、庐山石韦各15 g，狗脊6 g。水煎服。

2．月经不调，血瘀经闭 月季花、赤芍各9 g，鸡冠花10 g。水煎服。

3．妇女不孕 月季花6 g，元宝草、连钱草、薏苡仁各9 g，益母草、萱草根各15 g。泡白酒500 ml，早、晚各服15 ml。

4．筋骨疼痛或骨折后遗疼痛 月季花适量。烘干研末，每次3 g，用酒吞服，服后卧床发汗。

5．白带不正常 月季花15 g，冬瓜子30 g。水煎加冰糖，每日分3次服。

6．月经不调 月季花、鸡冠花、赤芍各适量。水煎取汁，用白酒冲服。

7．妇女痞块在腹 月季花、红花、益母草、连钱草、紫苏根各6 g，茜草、紫菀各10 g，土知母3 g。泡酒500 ml，内服，每次16 ml，每日3次。

8．肺虚咳嗽咯血 月季花15 g。水煎加冰糖服。

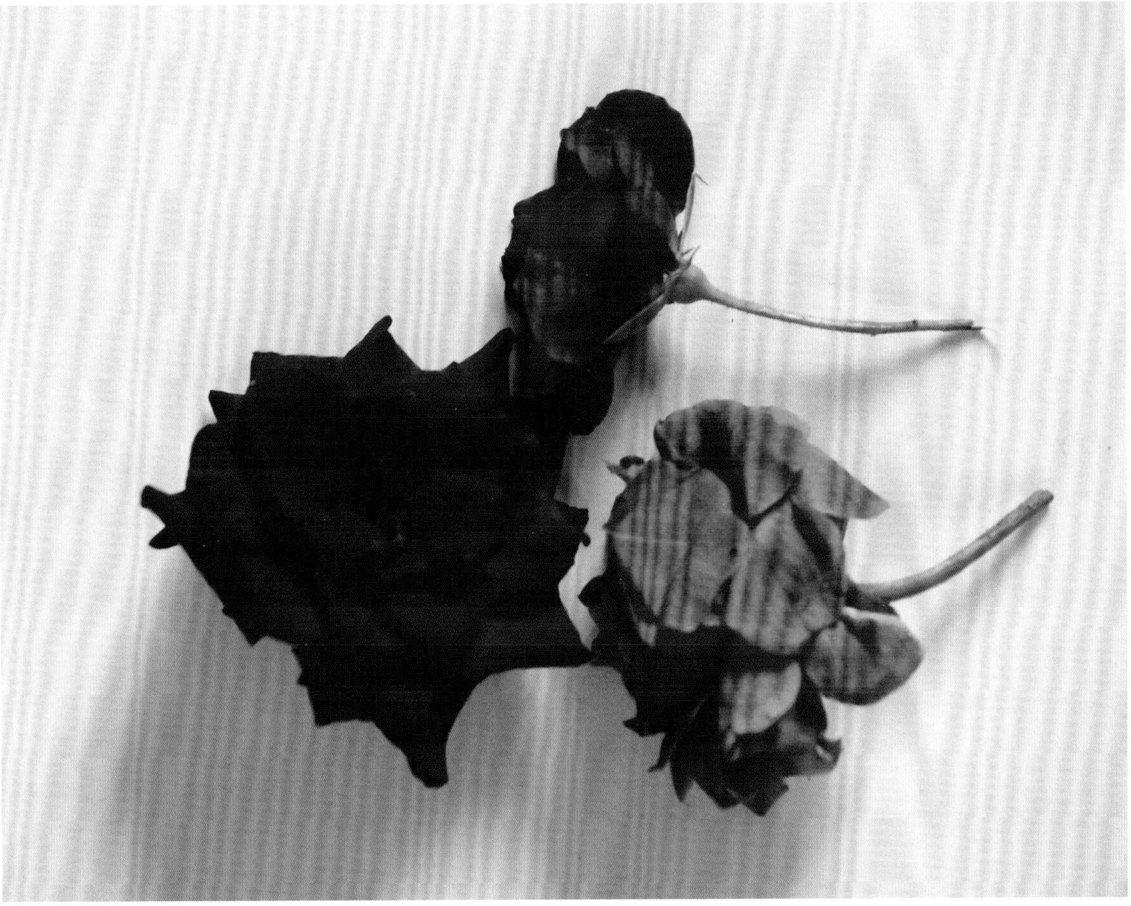

月季花药材

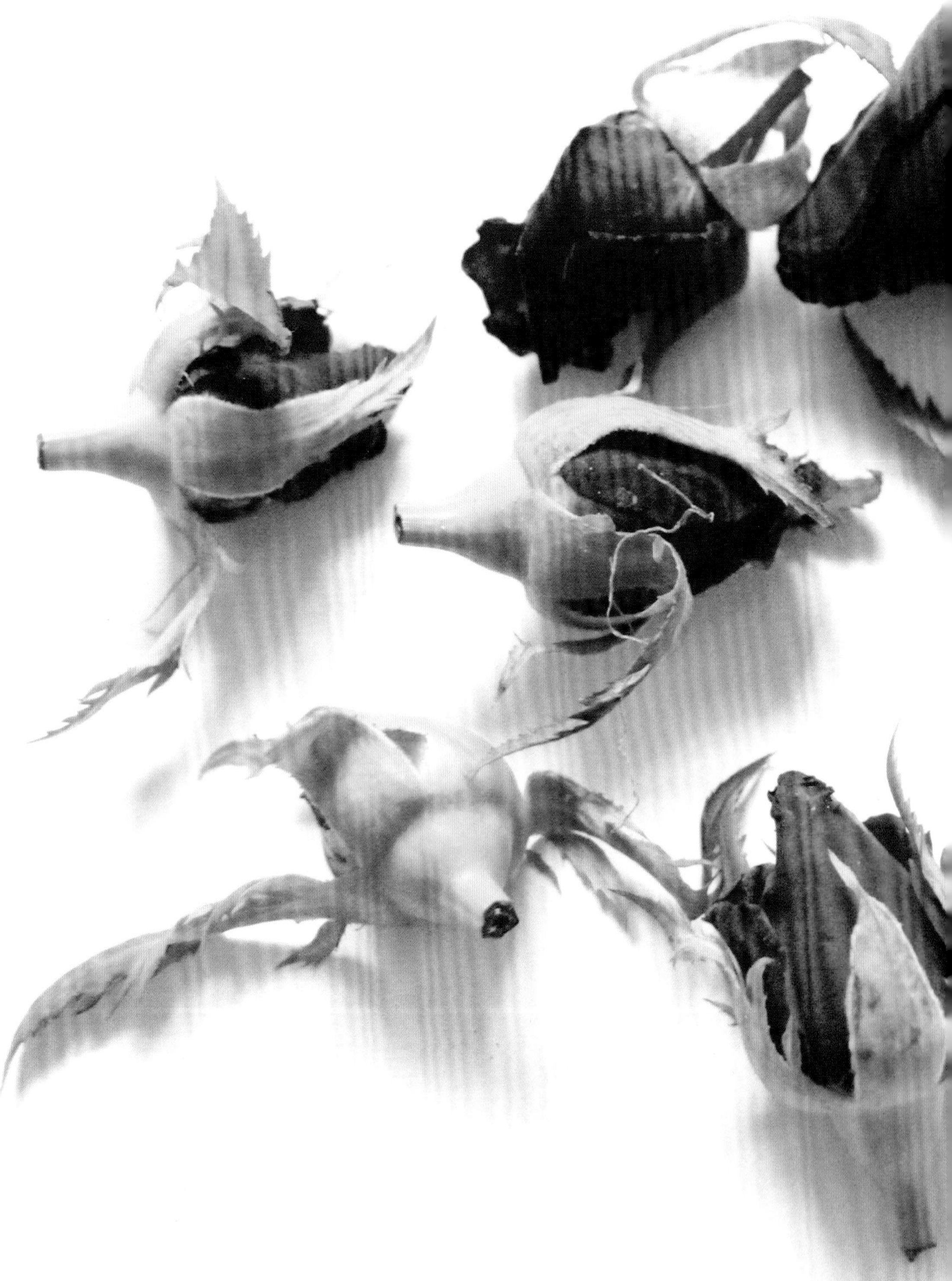

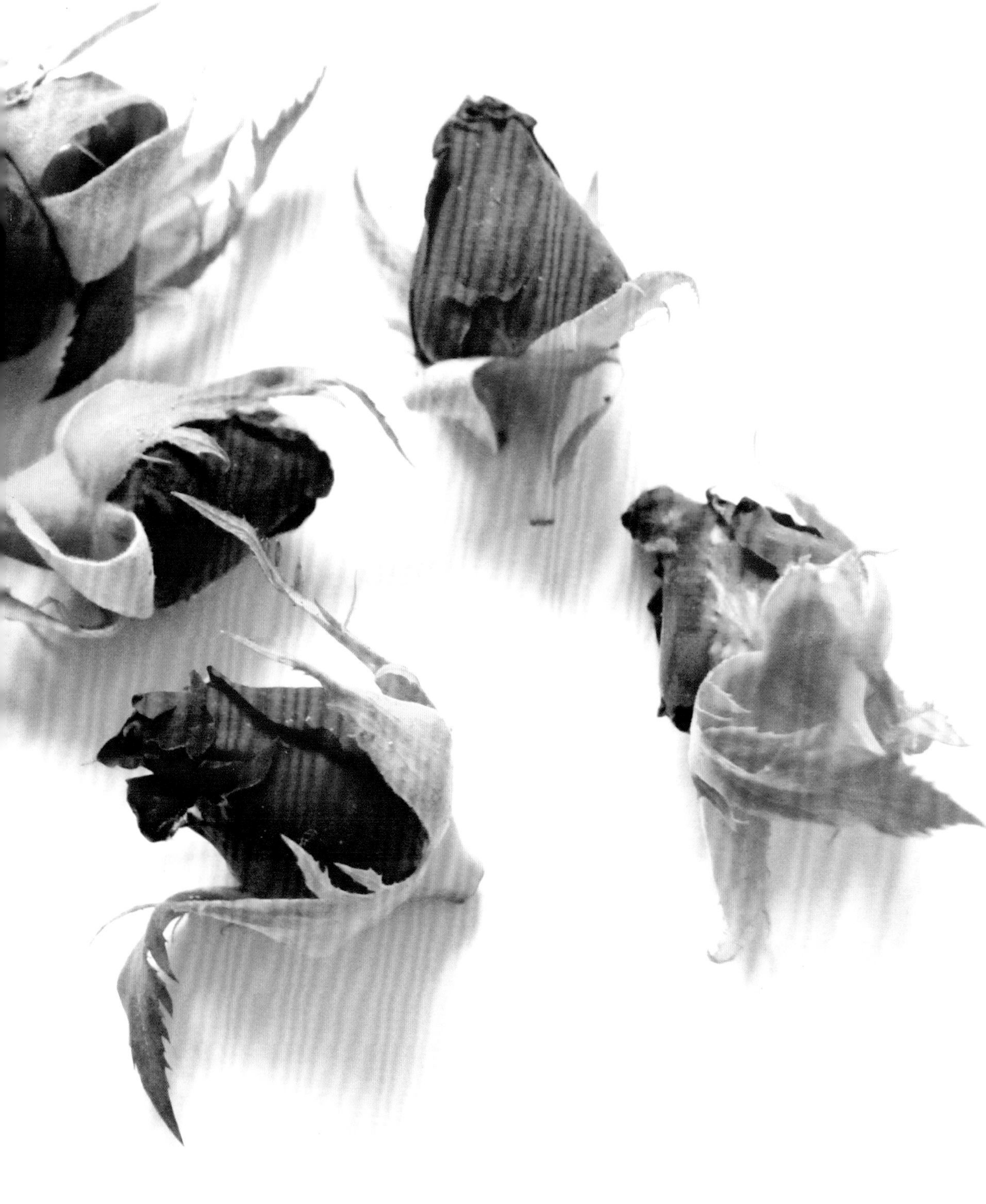

月季花饮片

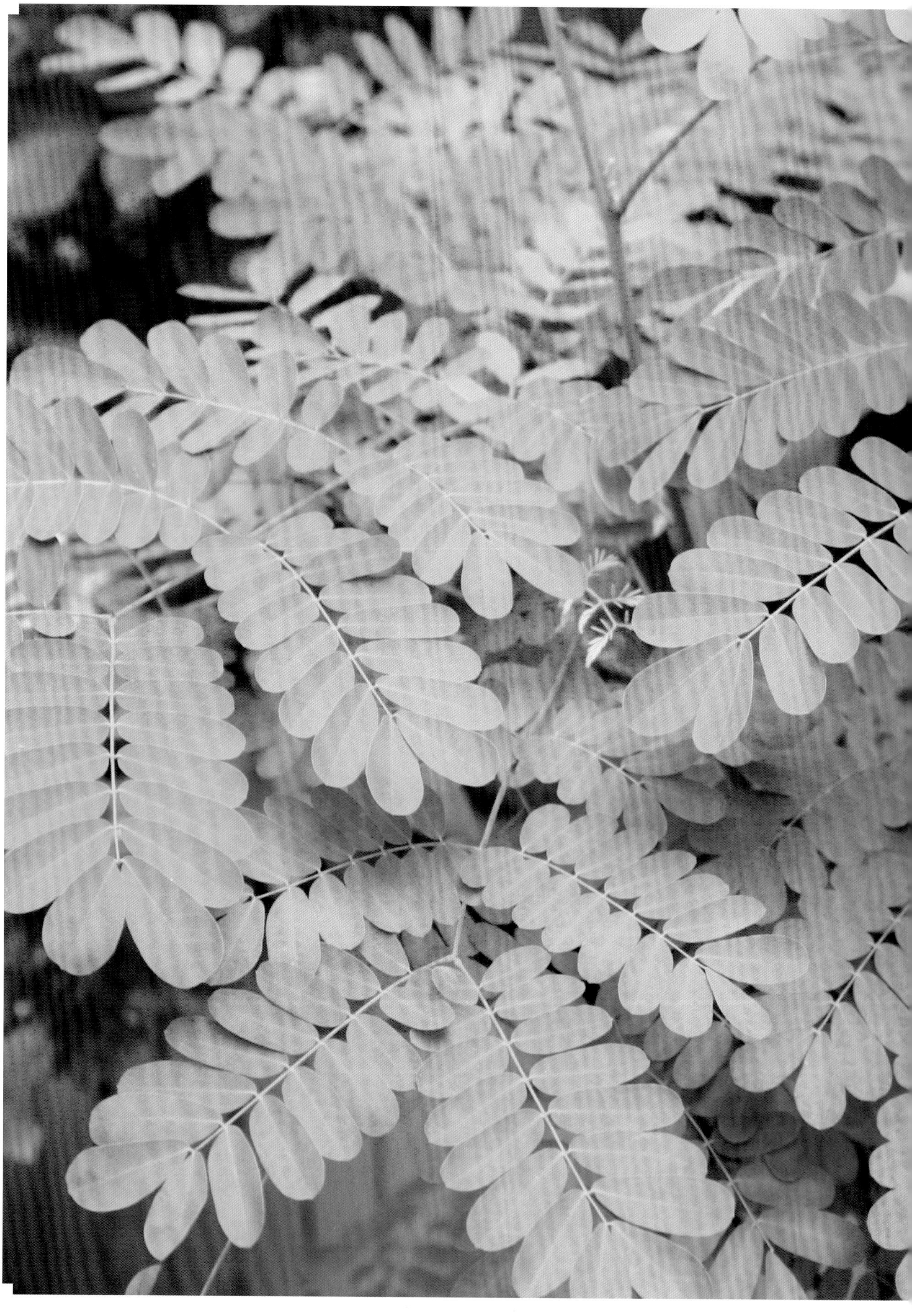

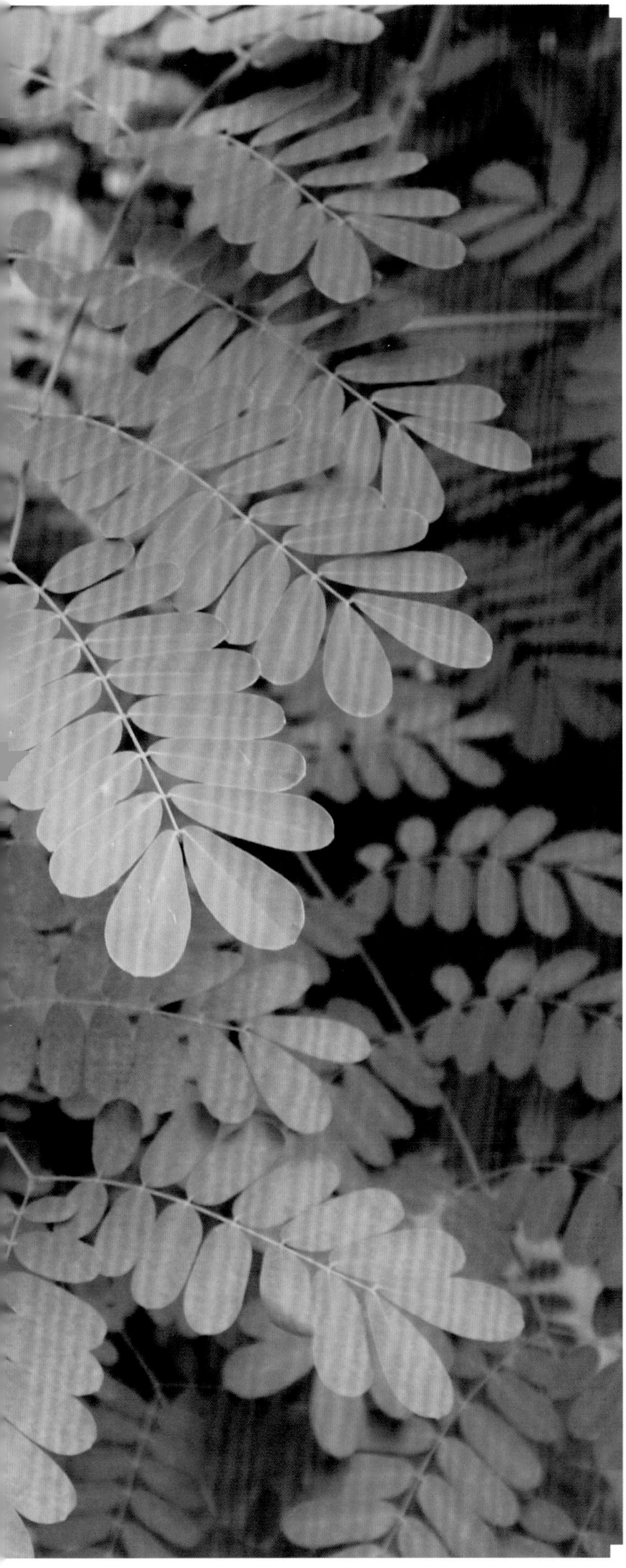

云实

【苗药名】嘎龚布加非。

【别　名】阎王刺。

【来　源】本品为豆科植物云实 *Caesalpinia decapetala*（Roxb.）Alston 的根或根皮。

【性味归经】味辣，性热。归冷经。

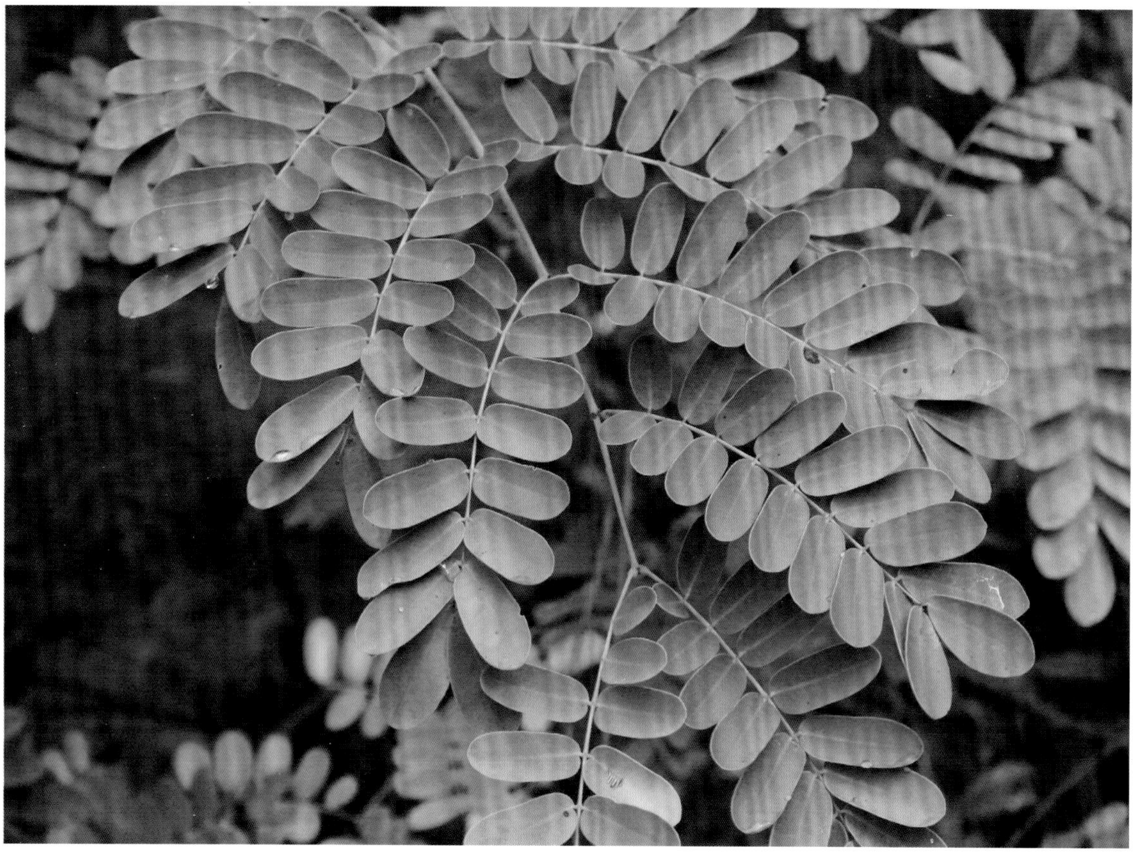

云实

识别特征

攀缘灌木，高约 4 m。幼枝密被棕色柔毛，老即脱落；茎枝浅棕红色，具倒钩状短刺。2 回羽状复叶，互生，长 20 ~ 30 cm，羽片 3 ~ 10 对，有柄，长有钩刺；小叶 6 ~ 12 对，膜质，长圆形，长 1.0 ~ 1.5 cm，宽 0.6 ~ 1.5 cm，先端钝或微缺，基部圆，全缘，两面被柔毛。总状花序，顶生，长 15 ~ 30 cm；花对称，花冠黄色，萼片 5，被柔毛，花瓣 5，膜质，倒卵形；雄蕊 10，分离，基部被柔毛；子房上位，1 室，有胚珠数颗。荚果长椭圆形，扁而偏斜，长 6 ~ 12 cm，宽 2 ~ 3 cm，有缘，沿腹缝有宽 2 ~ 4 mm 的狭翅；种子 6 ~ 9 粒，扁圆形，棕黑色。花期 4—5 月，果期 7—8 月。

生境分布

生长于丘陵、山谷、林缘，灌丛及溪边。分布于华北、华东、中南、西北、西南等地。

采收加工

全年可采，挖根，除去泥沙，洗净，切片或剥取根皮，干燥。

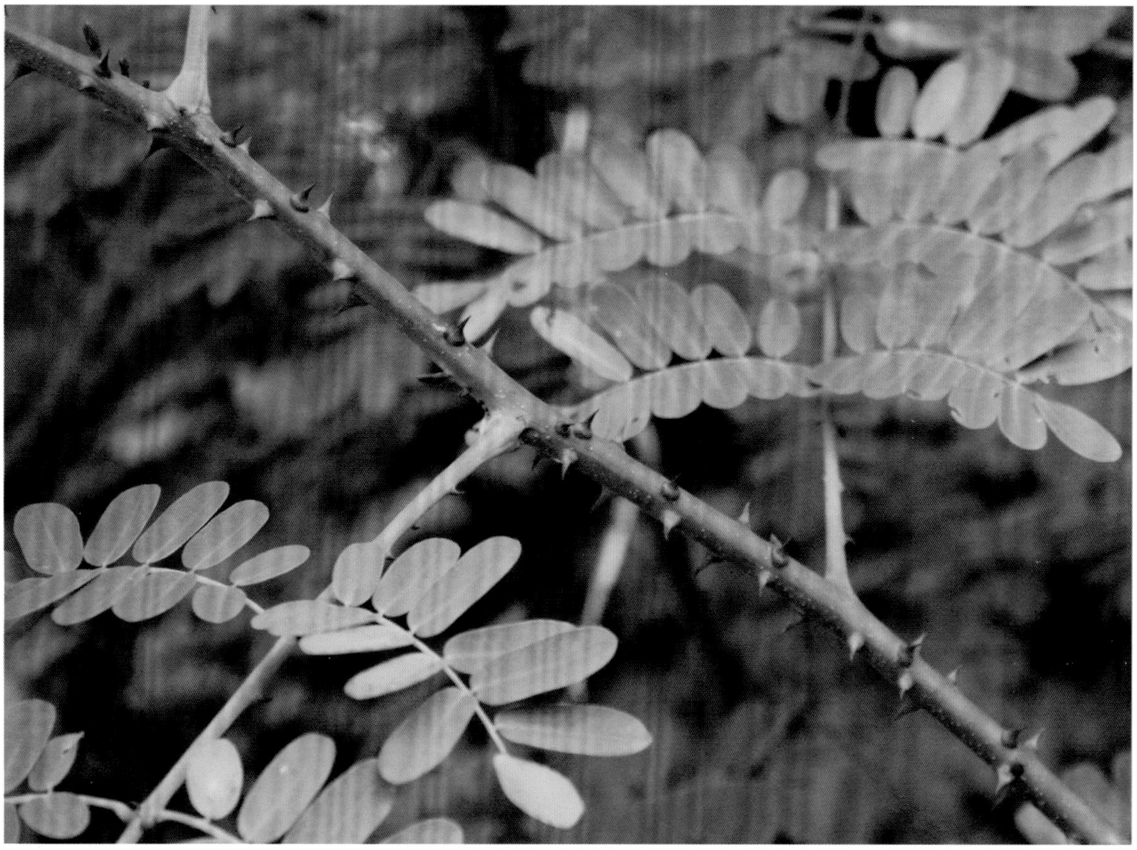

云实

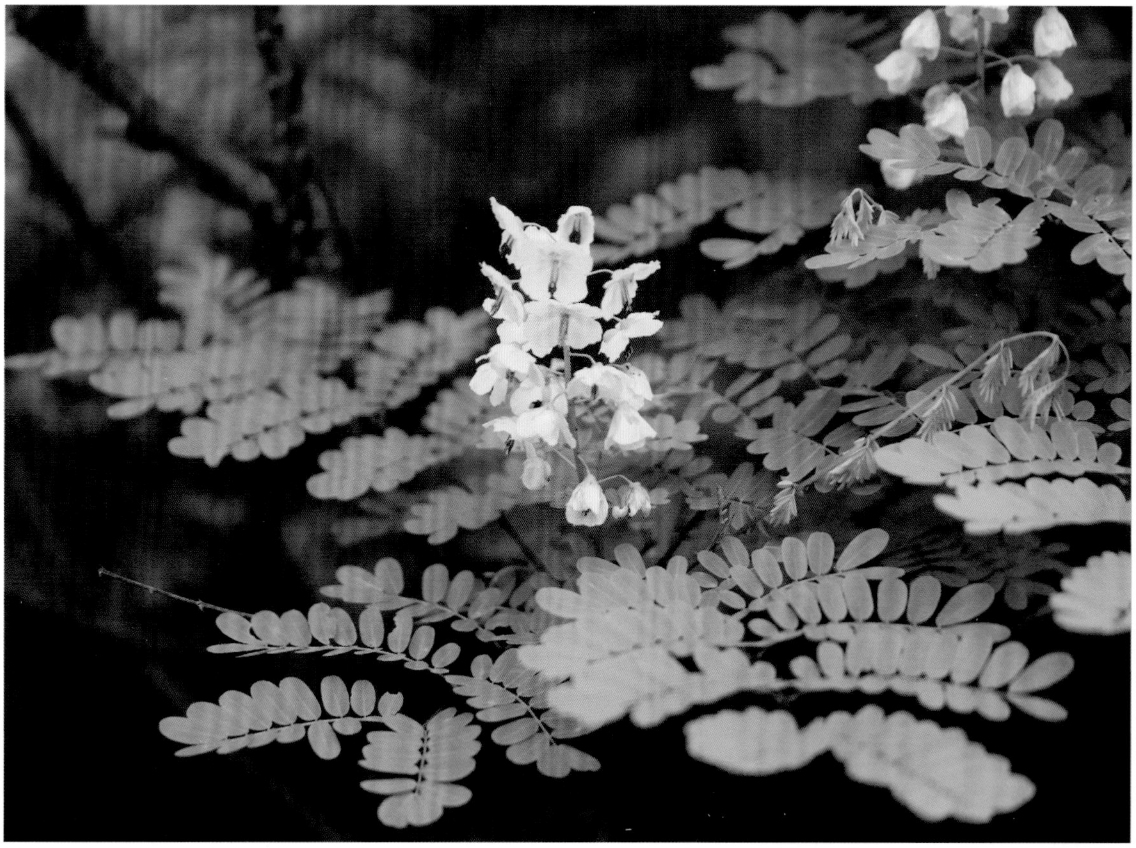

云实

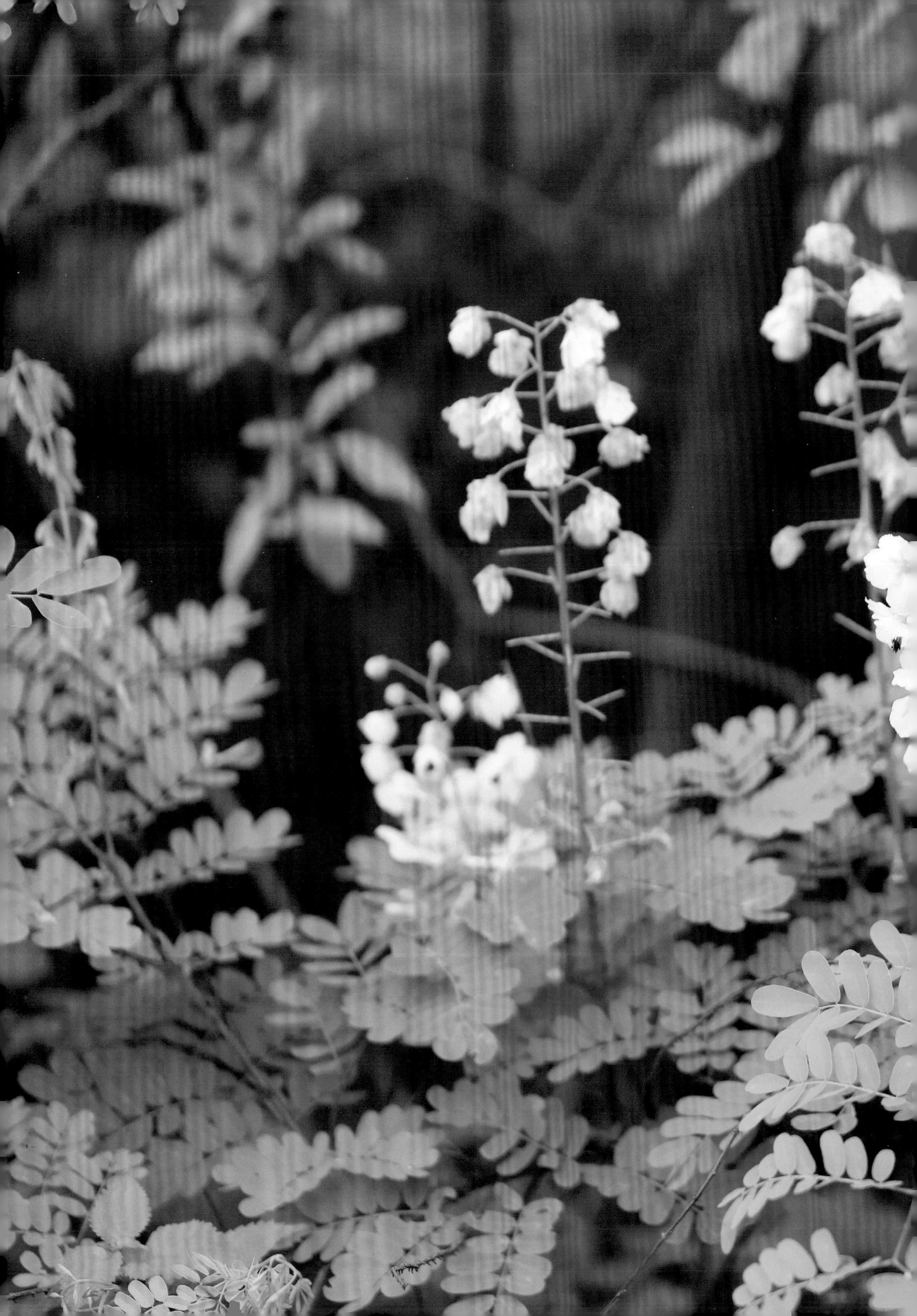

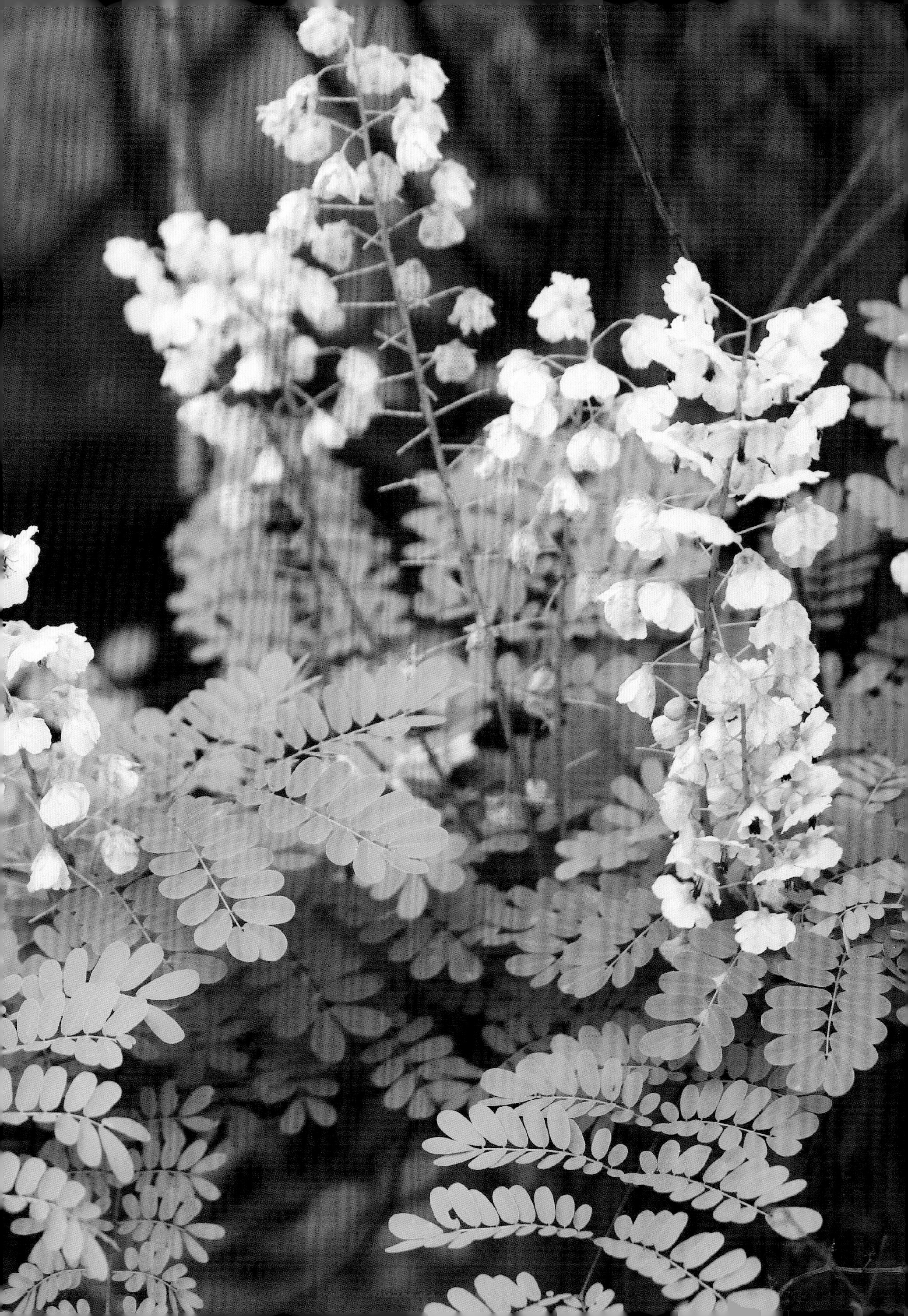

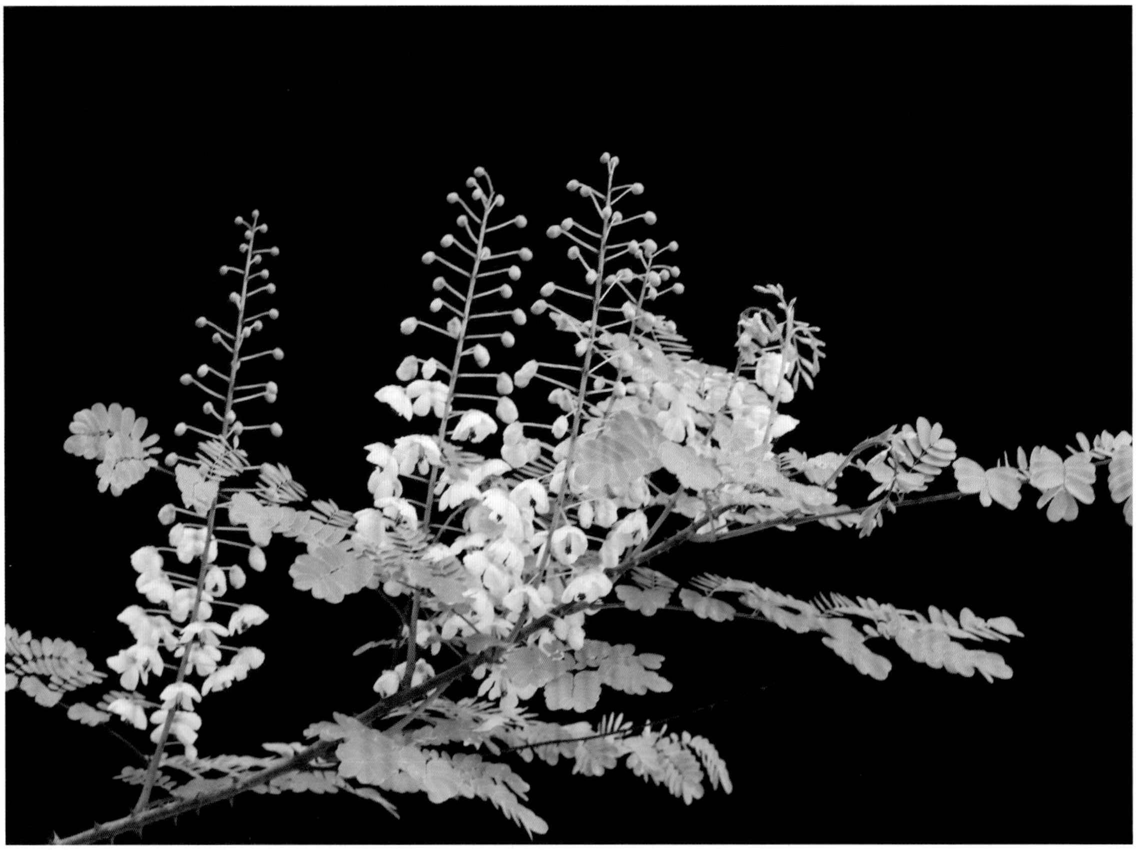

云实

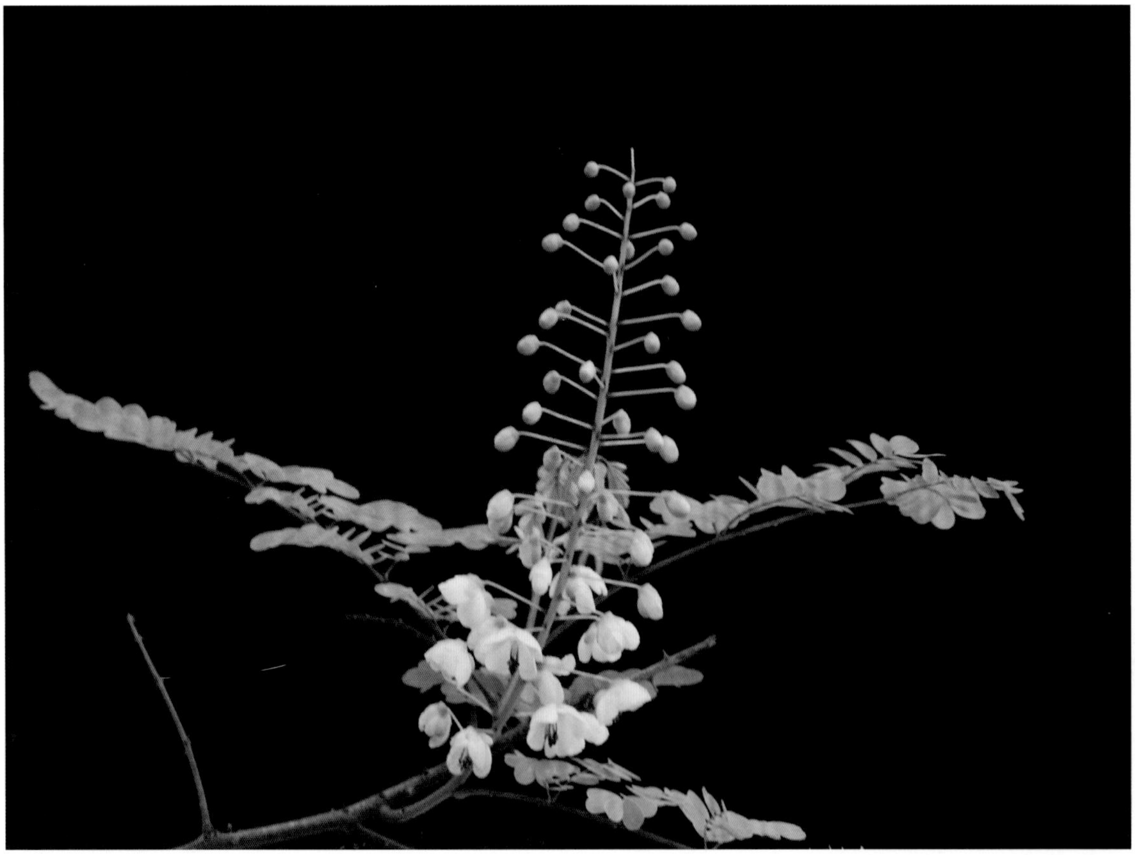

云实

药材鉴别

根：圆柱形，弯曲，有分支，不等长，直径 2 ~ 6 cm，根头膨大，外皮粗糙，具纵皱纹及横皮孔，不易折断，灰褐色。断面，皮部棕黄色，木部白色。气微，味辛、涩、微苦。根皮：半卷筒状、槽状或片状，厚 0.2 ~ 0.6 cm，外表皮灰褐色，粗糙，有长 0.2 ~ 0.4 cm 灰白色横向皮孔；内表皮浅灰棕色或红棕色，有纵纹；质脆，易折断；断面可见颗粒状维管束；嚼之口感粗糙。气微，味涩、微苦。

功效主治

解表散寒，止咳祛痰，祛风，除湿。主治感冒咳嗽，支气管炎，身痛，腰痛、喉痛，跌仆损伤，风湿疼痛，皮肤瘙痒，蛇咬伤。

用法用量

内服：15 ~ 30 g，煎汤或泡酒服。外用：适量，捣烂外敷。

民族药方

1．冷经引起的受凉感冒、头痛咳嗽、身寒肢冷　云实根皮、马鞭草各 5 g，蓝布正 7 g，生姜 10 g。水煎服。

2．风寒感冒　云实根 15 g。蒸酒或煨水服。

3．冷骨风　云实根、透骨香各 9 g，木姜子 15 g。泡酒服。

4．变应性皮炎　鲜云实根 50 ~ 200 g。水煎服并外搽。

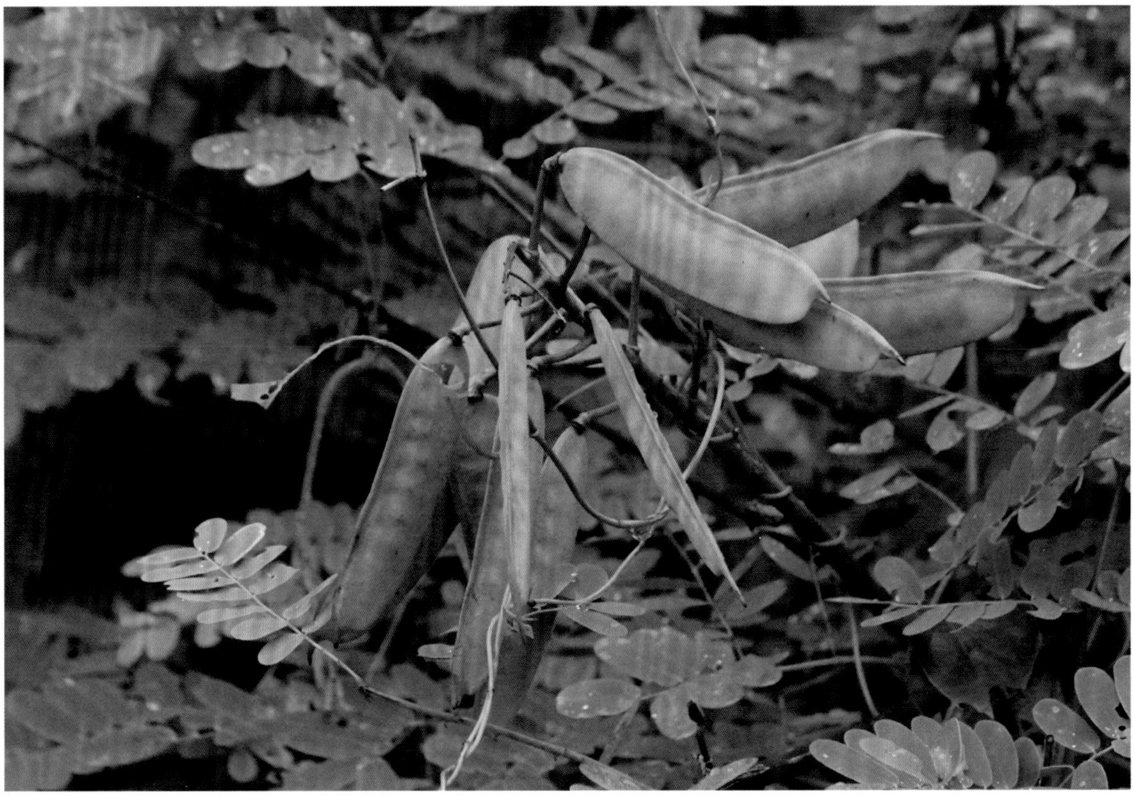

云实

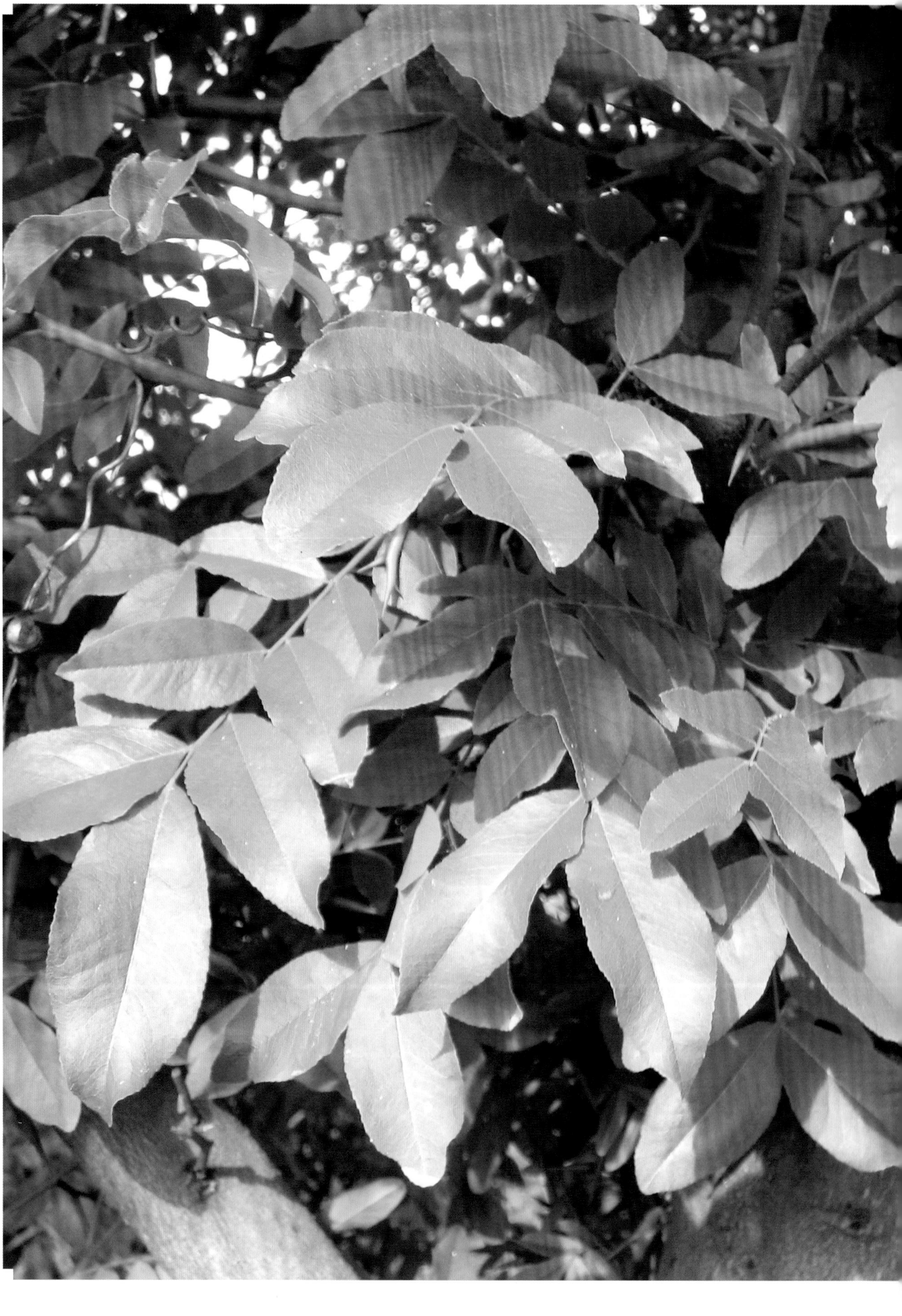

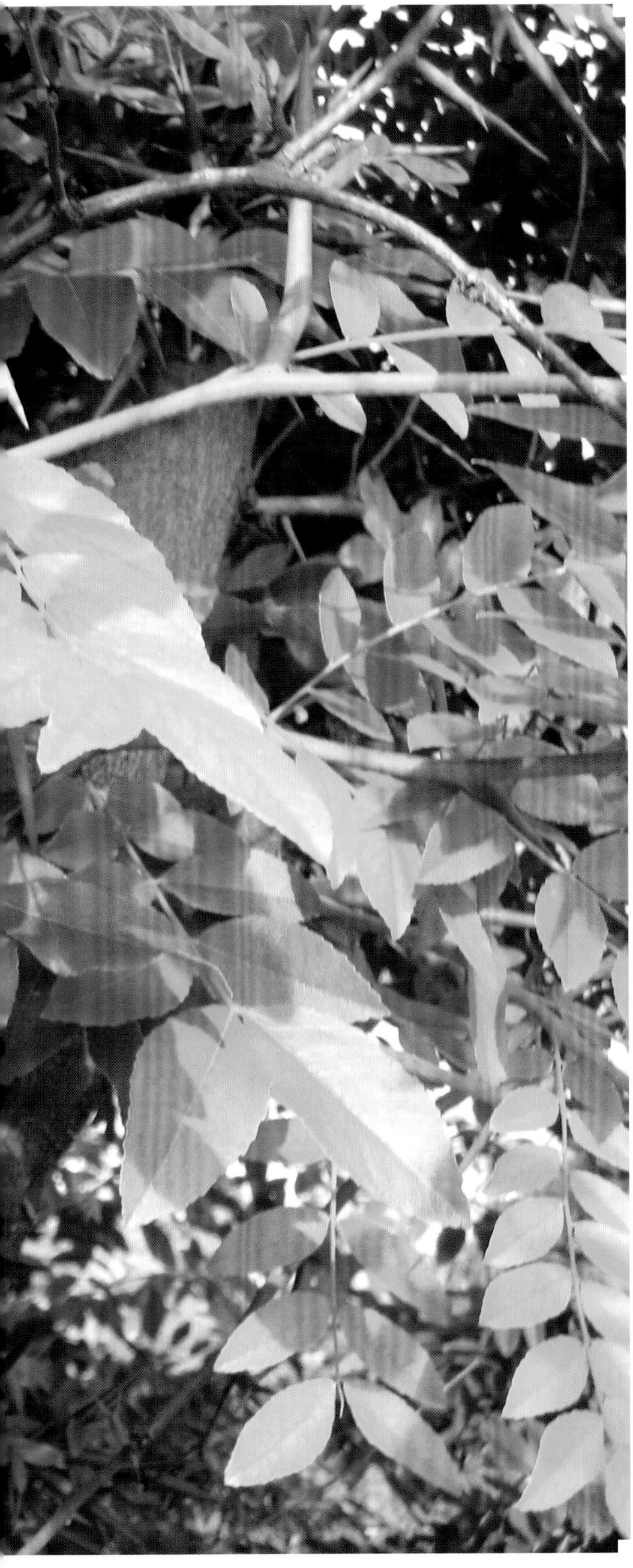

皂角刺

【苗药名】波豆豆沙碧。

【别　名】天丁、皂荚刺、皂刺、皂角针、皂针。

【来　源】本品为豆科植物皂荚 *Gleditsia sinensis* Lam. 的棘刺。

【性味归经】味辛，性热。归冷经。

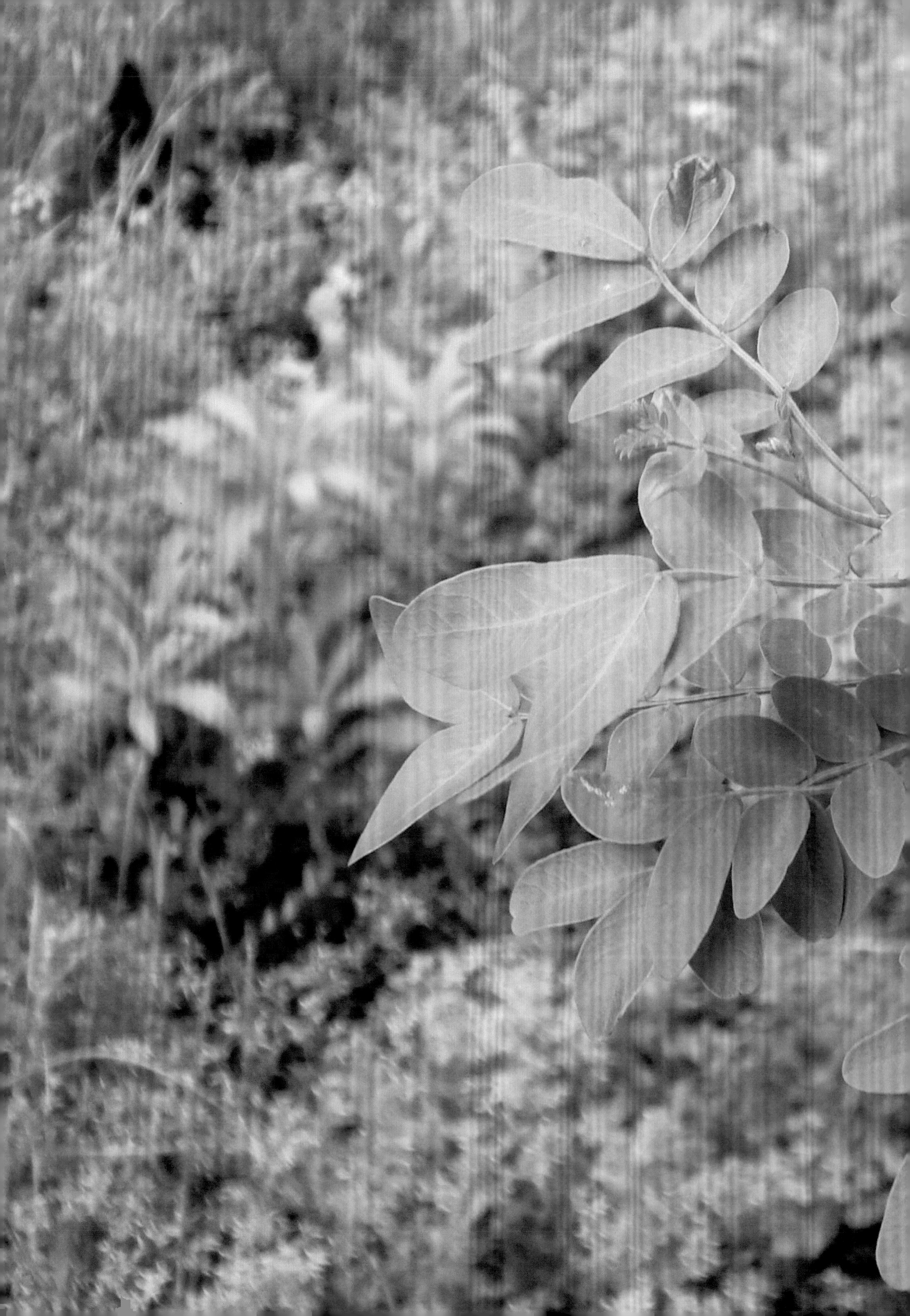

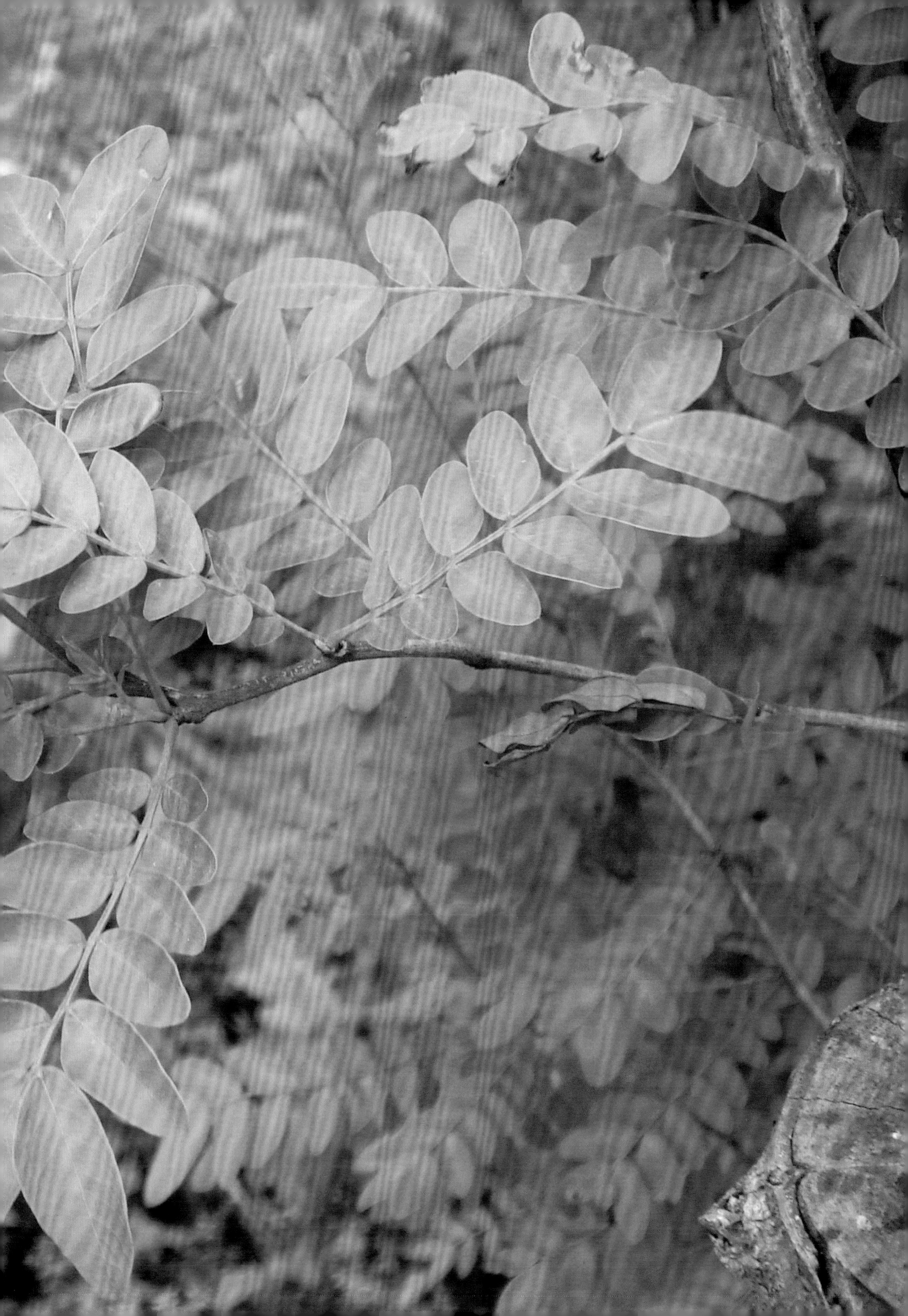

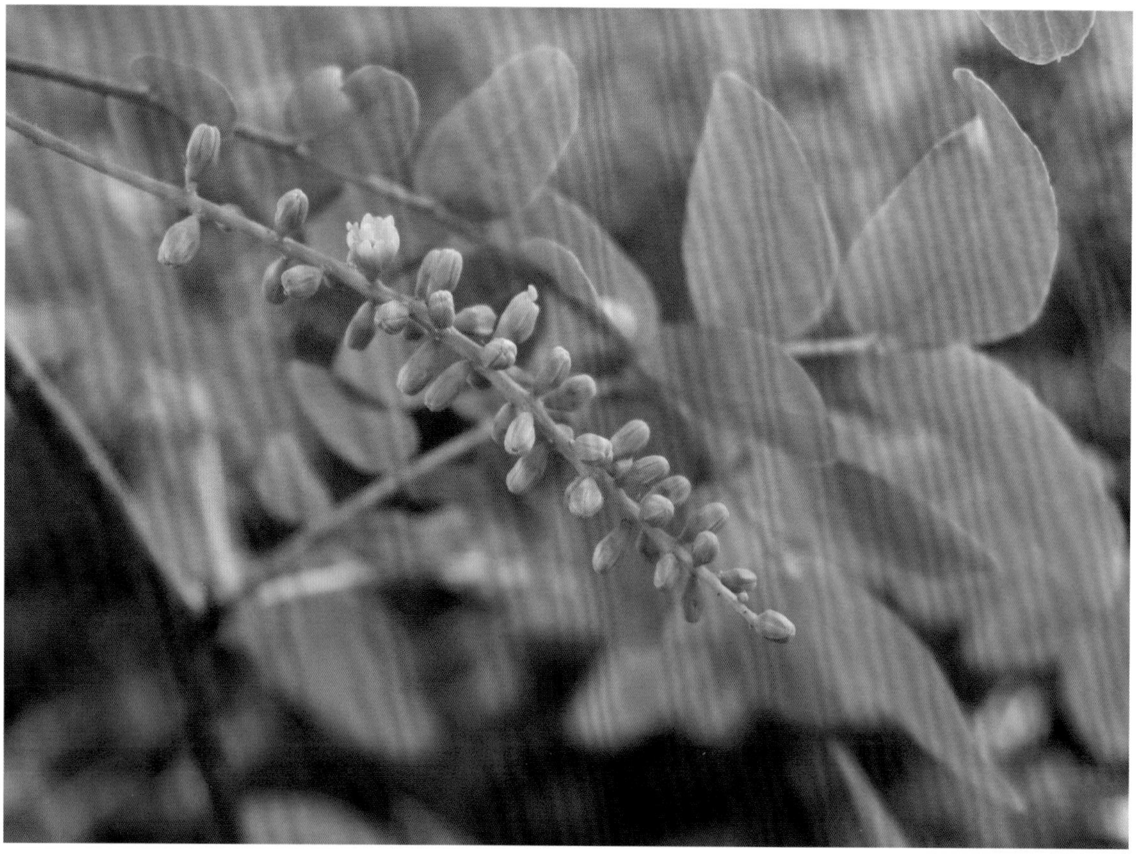

皂荚

识别特征

落叶乔木，高达 18 m，茎、枝上有粗壮棘刺，常分枝，红褐色。双数羽状复叶；小叶 4 ~ 7 对，小叶片椭圆形，长 3 ~ 8 cm，宽 1.5 ~ 3.0 cm，先端钝，基部斜楔形，边缘有细锯齿。花杂性，腋生或顶生总状花序；花萼钟形，裂片 4；花瓣 4，淡黄色；雄蕊 8，4 长，4 短；子房条形，扁平。荚果扁平，长达 30 cm，紫黑色，被白霜。种子长椭圆形，红褐色。

生境分布

生长于海拔 650 ~ 1300 m 的山坡和村旁。分布于东北、华北、华东、中南和贵州、四川等省区。

采收加工

全年均可采，但以 9 月至翌年 3 月间为宜，切片晒干。

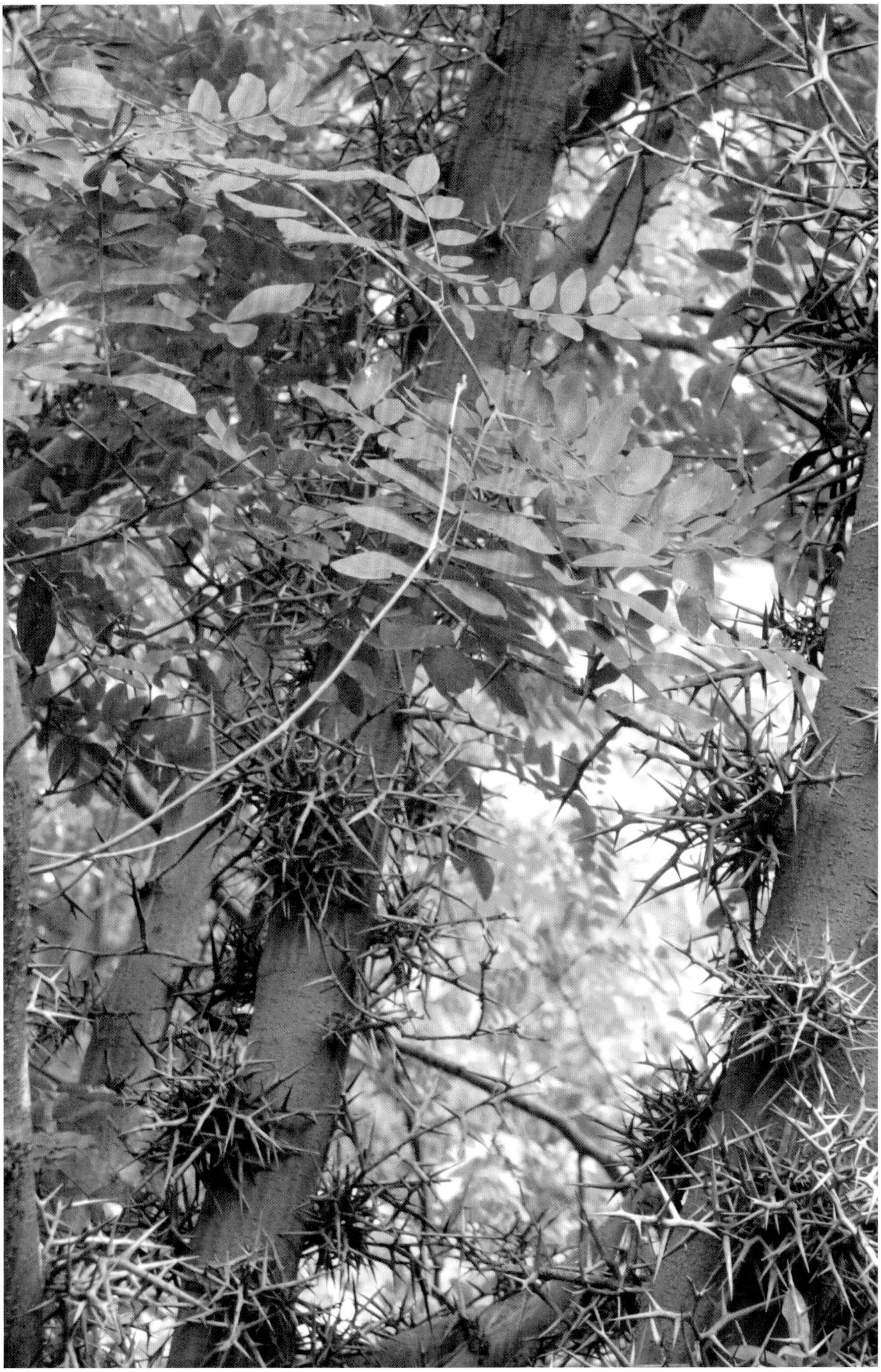

皂荚

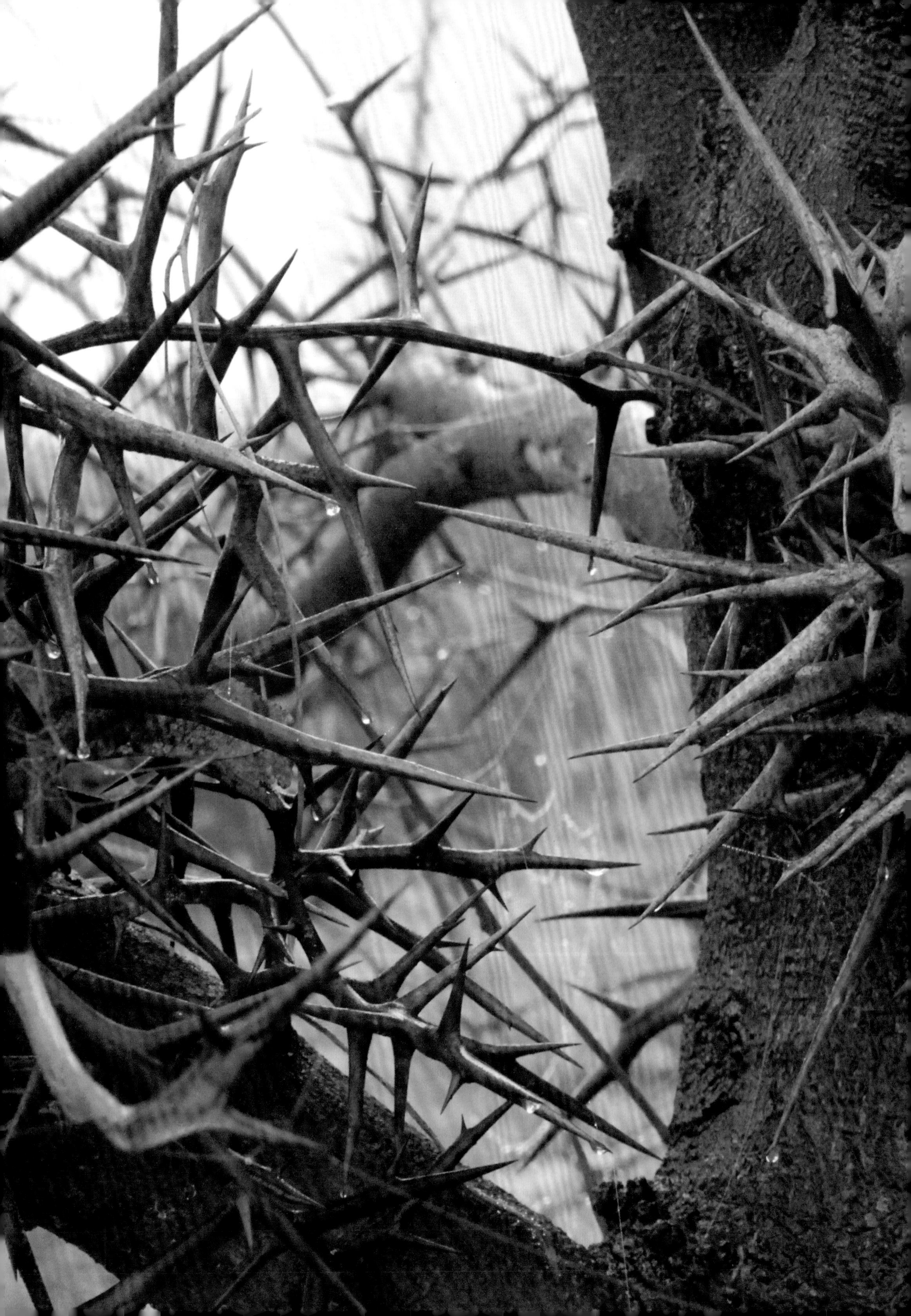

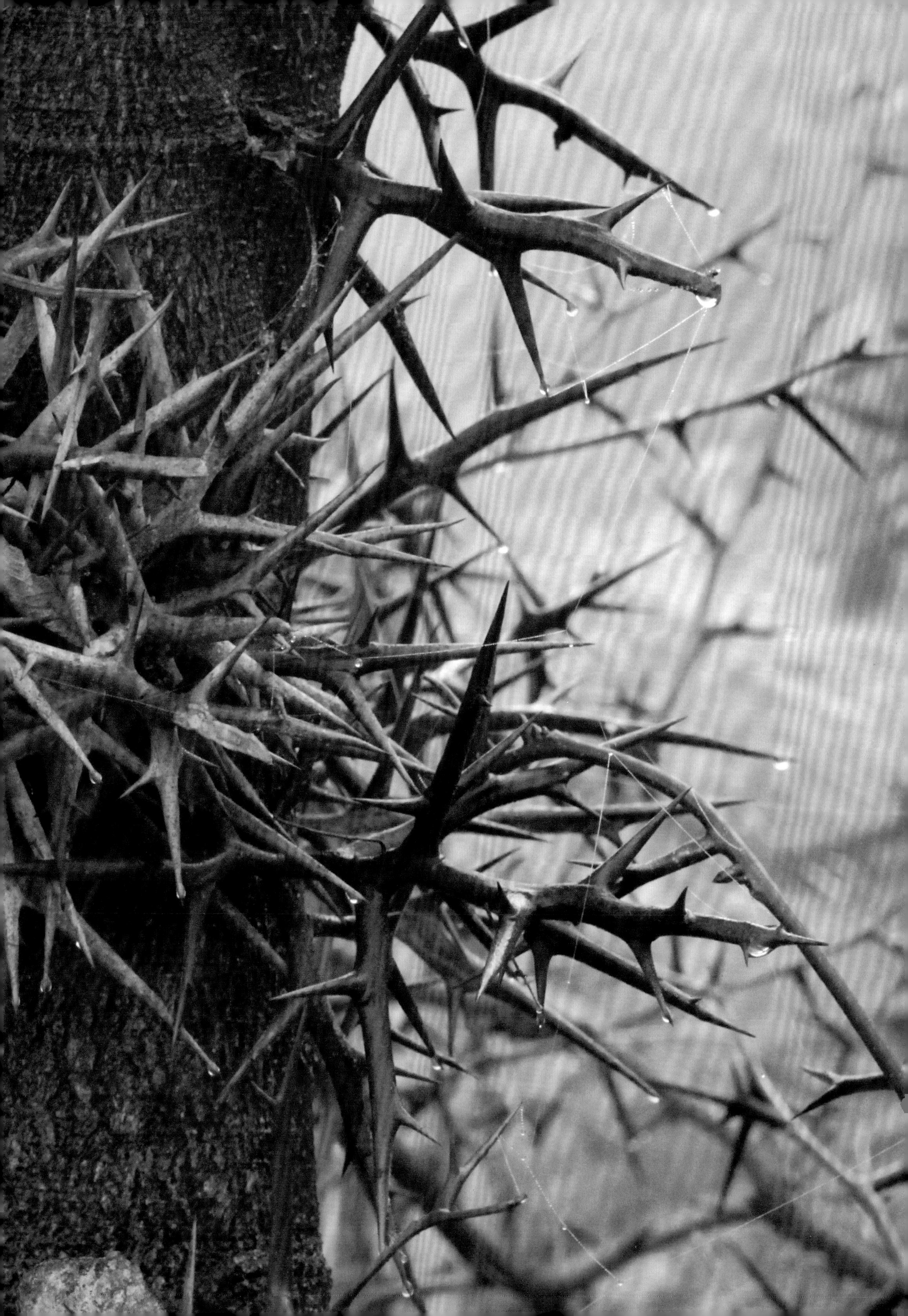

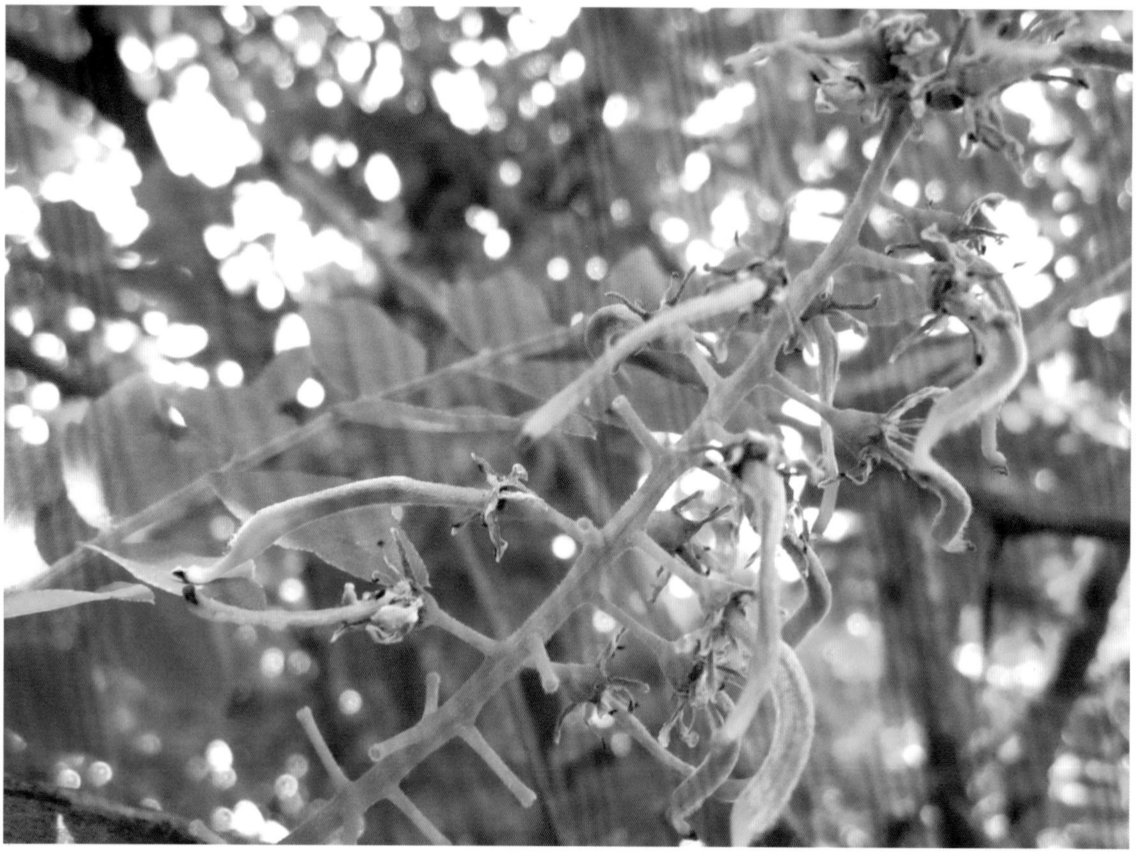

皂荚

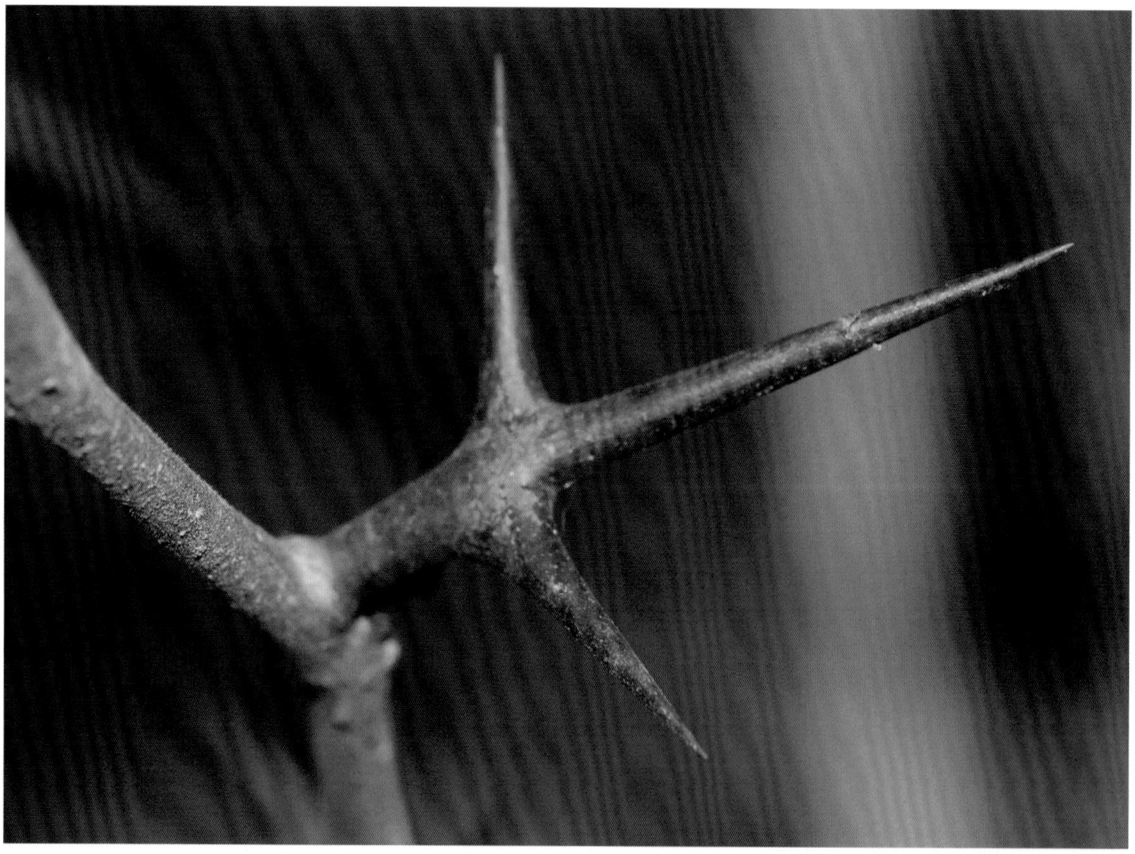

皂角刺

药材鉴别

完整的棘刺为主刺及 1 ~ 2 次分支；扁圆柱状，长 5 ~ 18 cm，基部粗 8 ~ 12 mm，末端尖锐；分支刺螺旋形排列，与主刺呈 60° ~ 80°，向周围伸出，一般长 1 ~ 7 cm；于次分支上又常有更小的刺，分支刺基部内侧常呈小阜状隆起；全体紫棕色，光滑或有细皱纹。体轻，质坚硬，不易折断。以片薄、纯净、无枝梗、色棕紫、切片中间棕红色者为佳。

功效主治

消肿透脓，搜风，杀虫。主治痈疽肿毒，瘰疬，疠风，疮疹顽癣，产后缺乳，胎衣不下。

用法用量

内服：煎汤，3 ~ 9 g；或入丸、散。外用：适量，醋煎涂；或研末撒；或调敷。

民族药方

1．各种痈肿、疮毒　皂角刺 15 g，金银花 5 g。水煎服。

2．缩舌症　皂角刺适量。用木炭火炮后浸水服；或皂角刺粉末由鼻吹入。

3．痔瘘　皂角刺（去尖）125 g，篦子虫（马陆）5 条。将皂角刺加水煎汤，将篦子虫加酒 125 ml 蒸汁。内服皂角刺煎汤，服后则流黄水；待黄水流尽，休息 2 日，内服篦子虫酒，服后则流青水；待流尽后，取出蒸过之篦子虫，捣烂敷患处，即愈。

4．乳痈　皂角刺 6 g，蒲公英、海桐皮、夏枯草各 15 g，野菊花 9 g。煨水服。

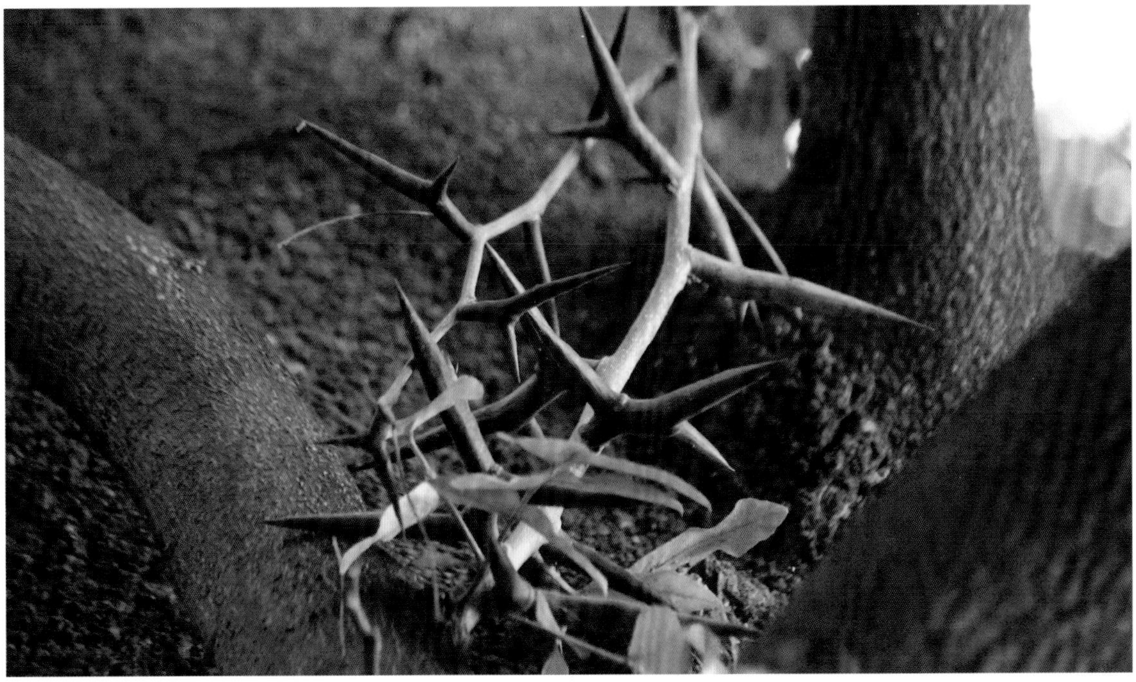

皂角刺

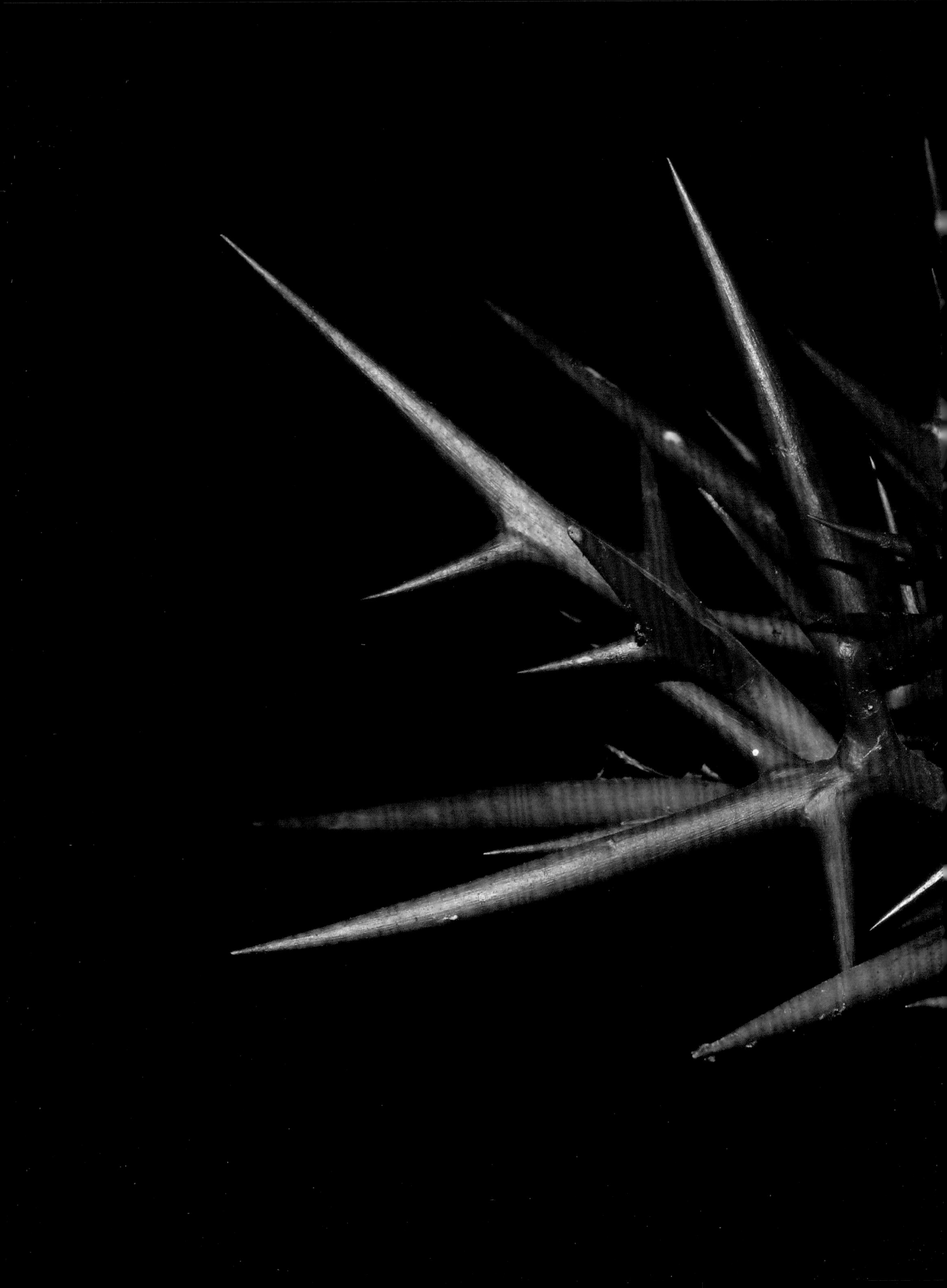

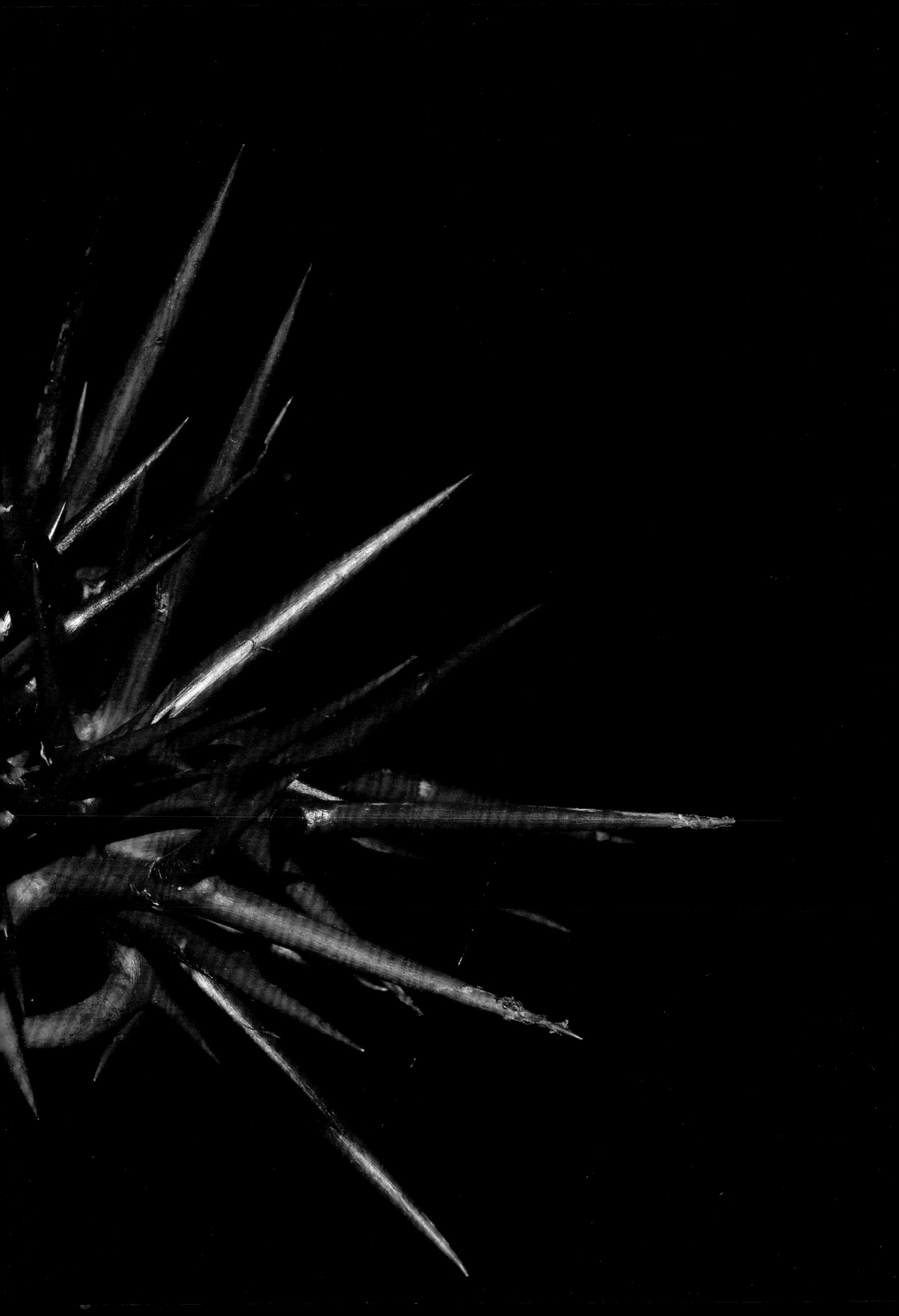

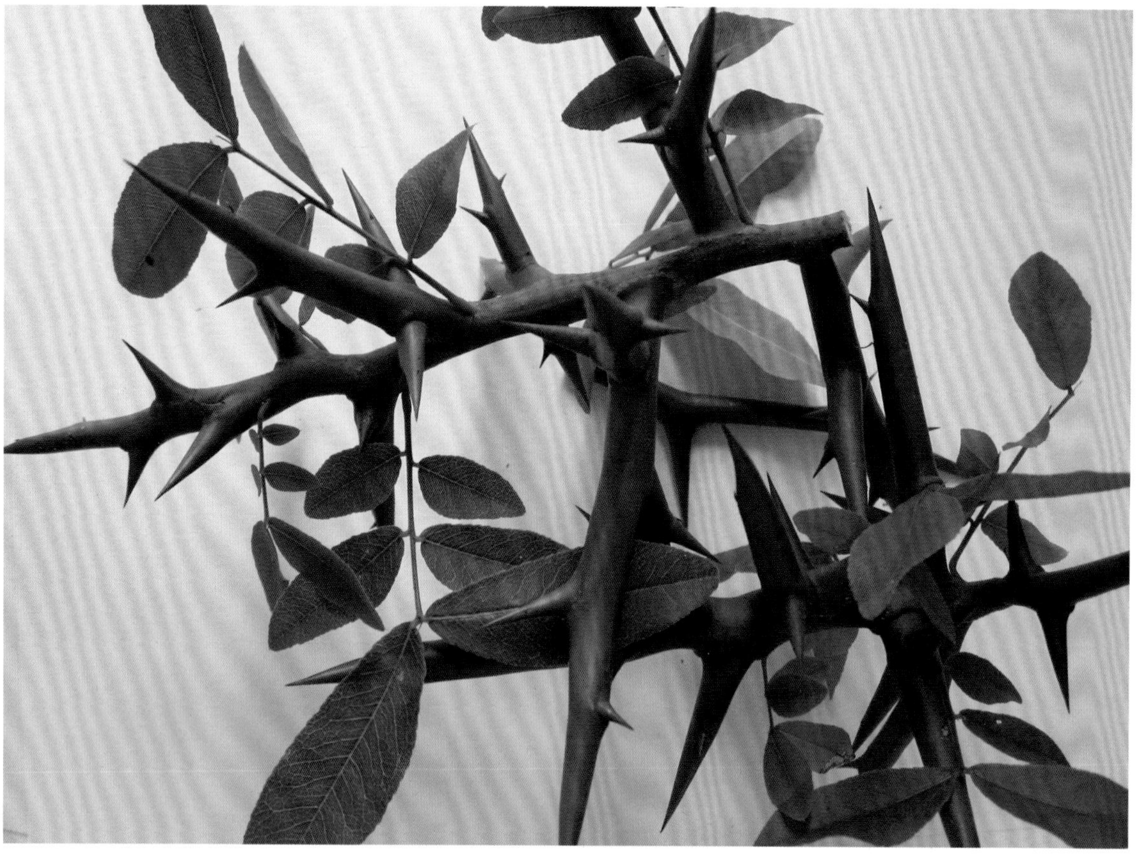

皂角刺药材

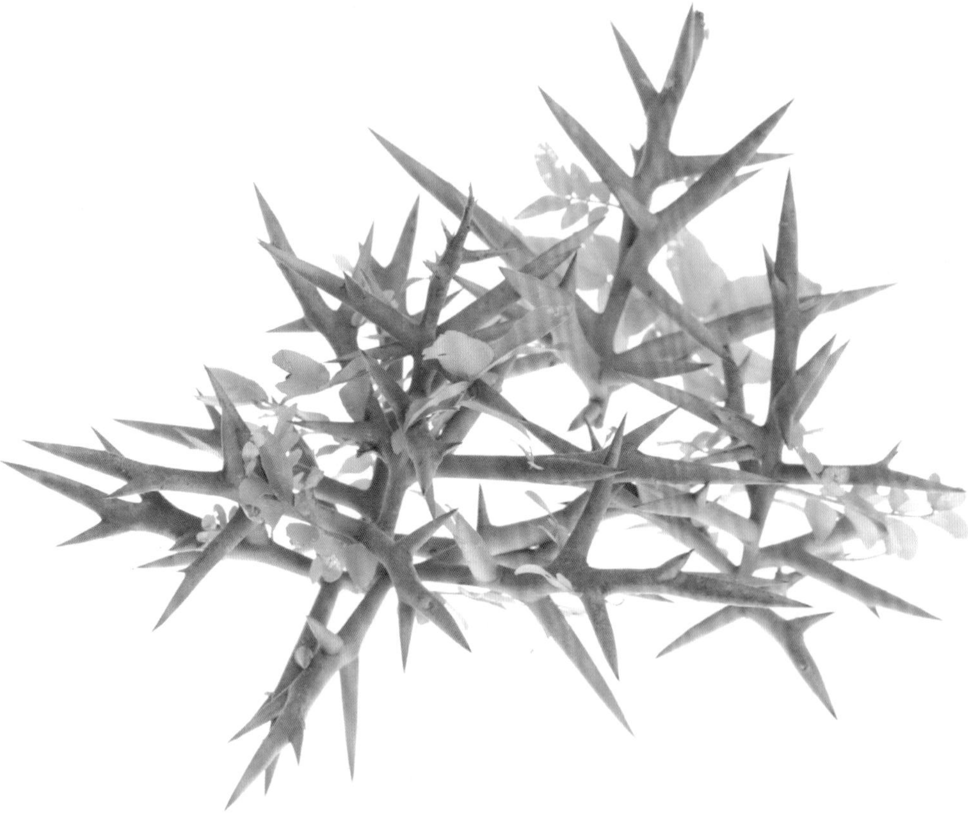

皂角刺药材

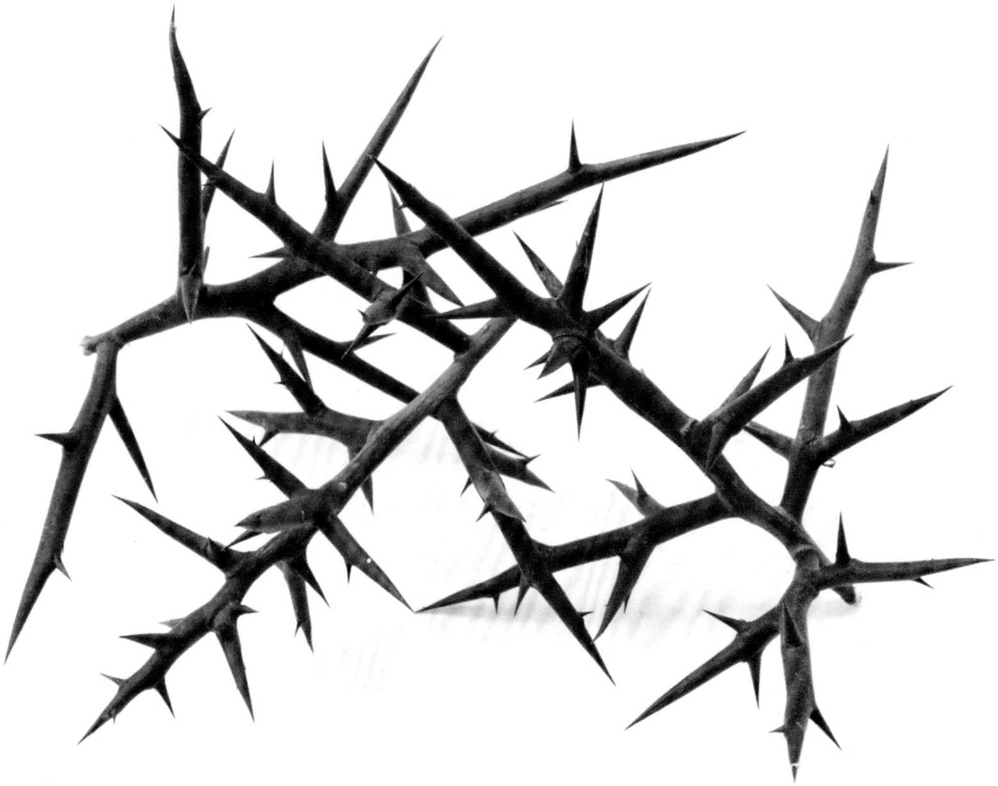

皂角刺药材

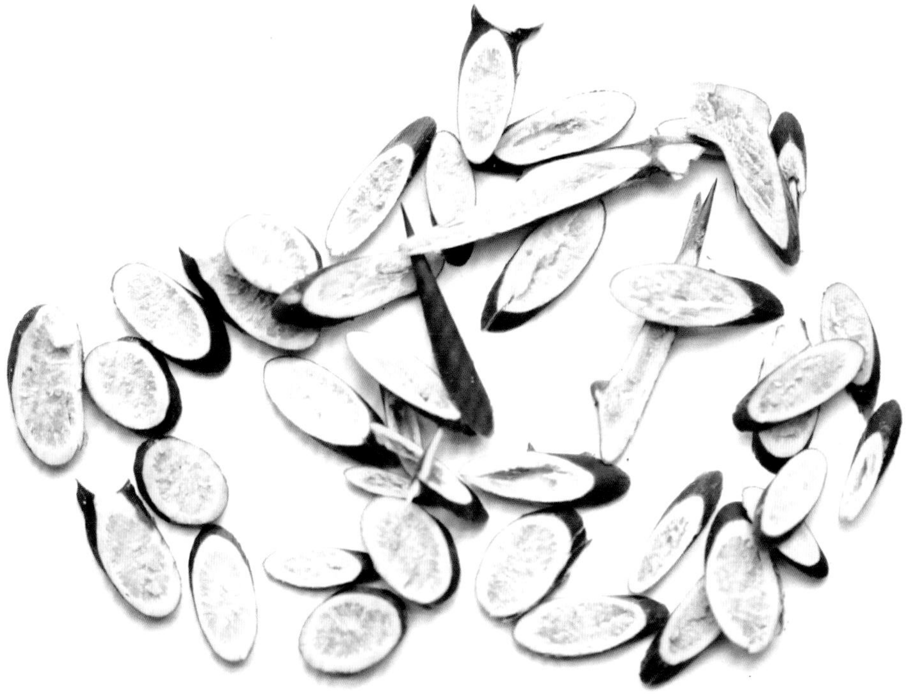

皂角刺饮片

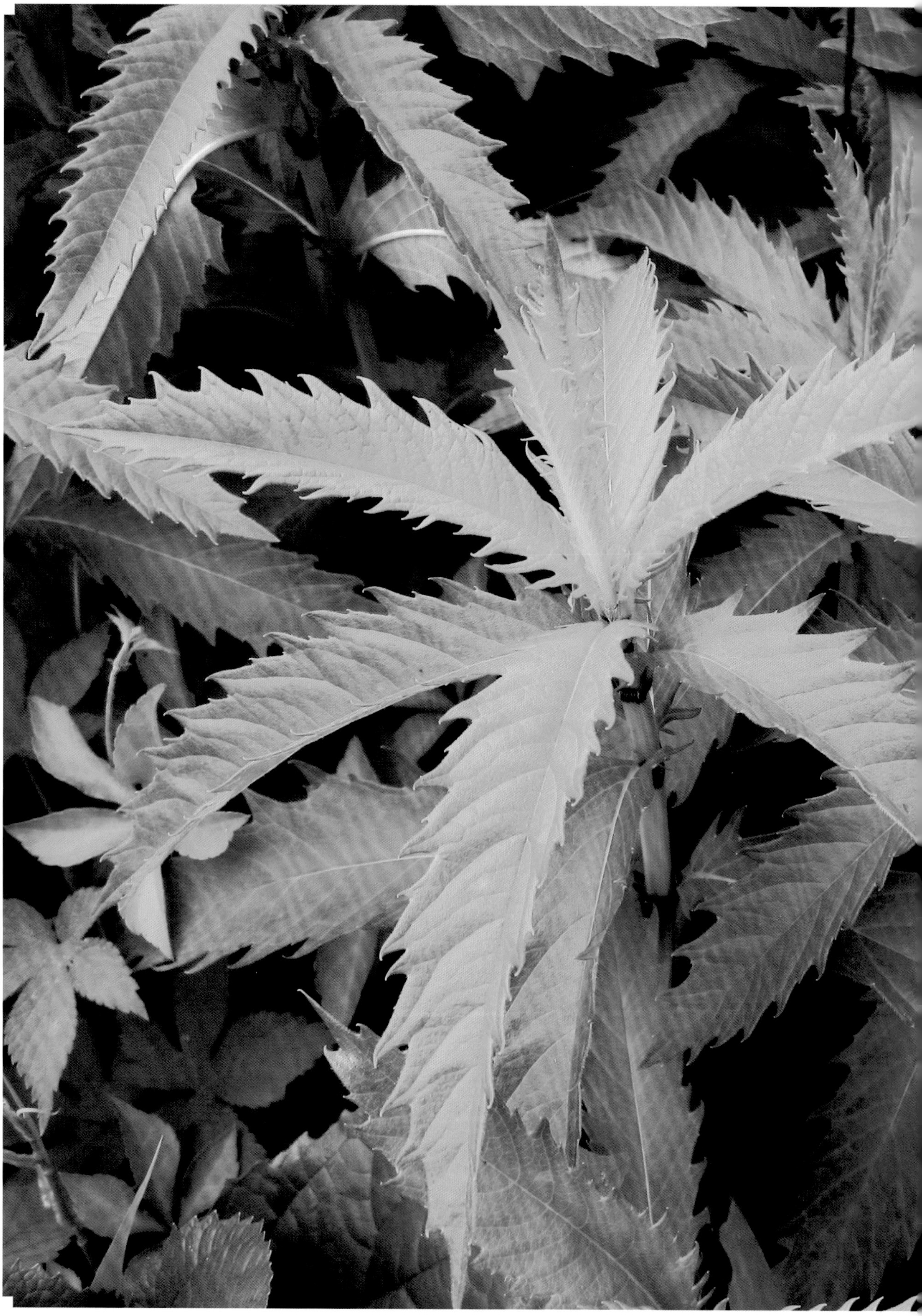

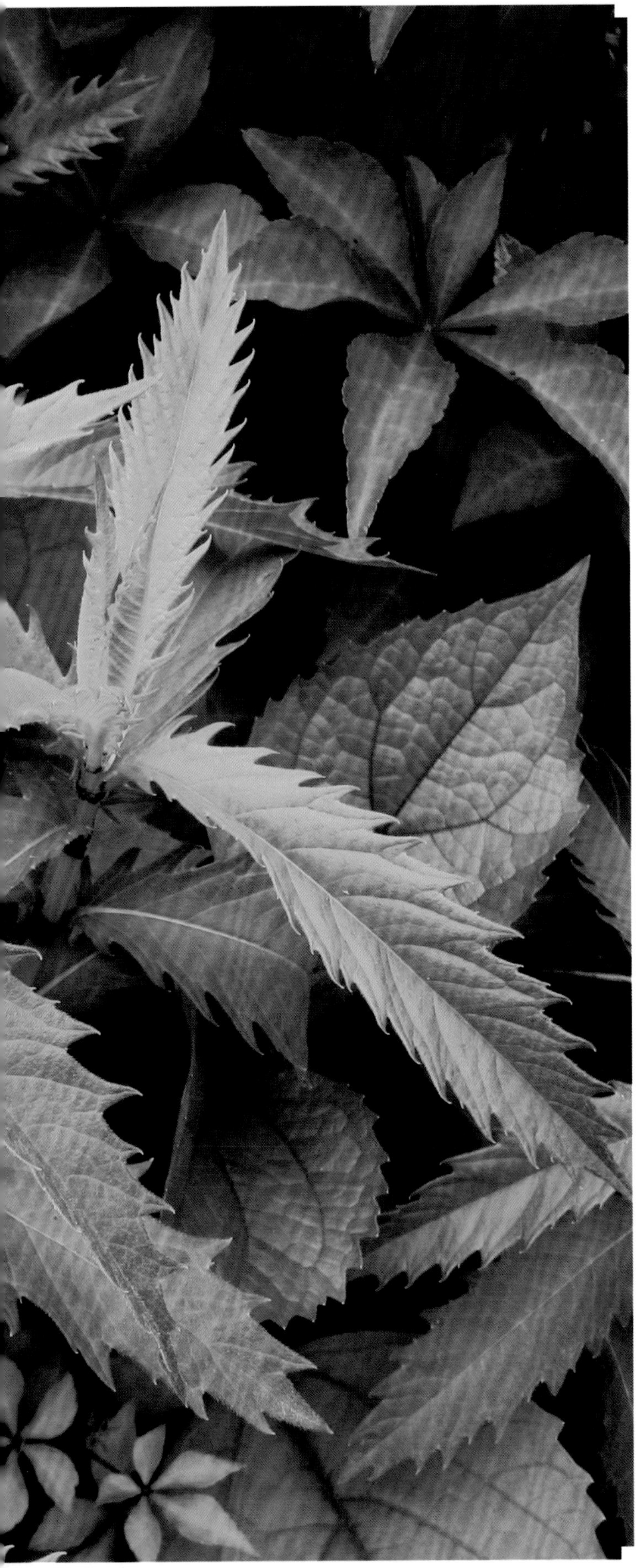

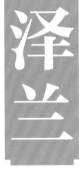

泽兰

【苗药名】采劳。

【别　名】虎兰、龙枣、水香、小泽兰、红梗草、矮地瓜儿苗。

【来　源】本品为唇形科植物毛叶地瓜苗儿 *Lycopus lucidus* Turcz. var. *hirtus* Regel 的茎叶。

【性味归经】味苦、辛，性微冷。归热经。

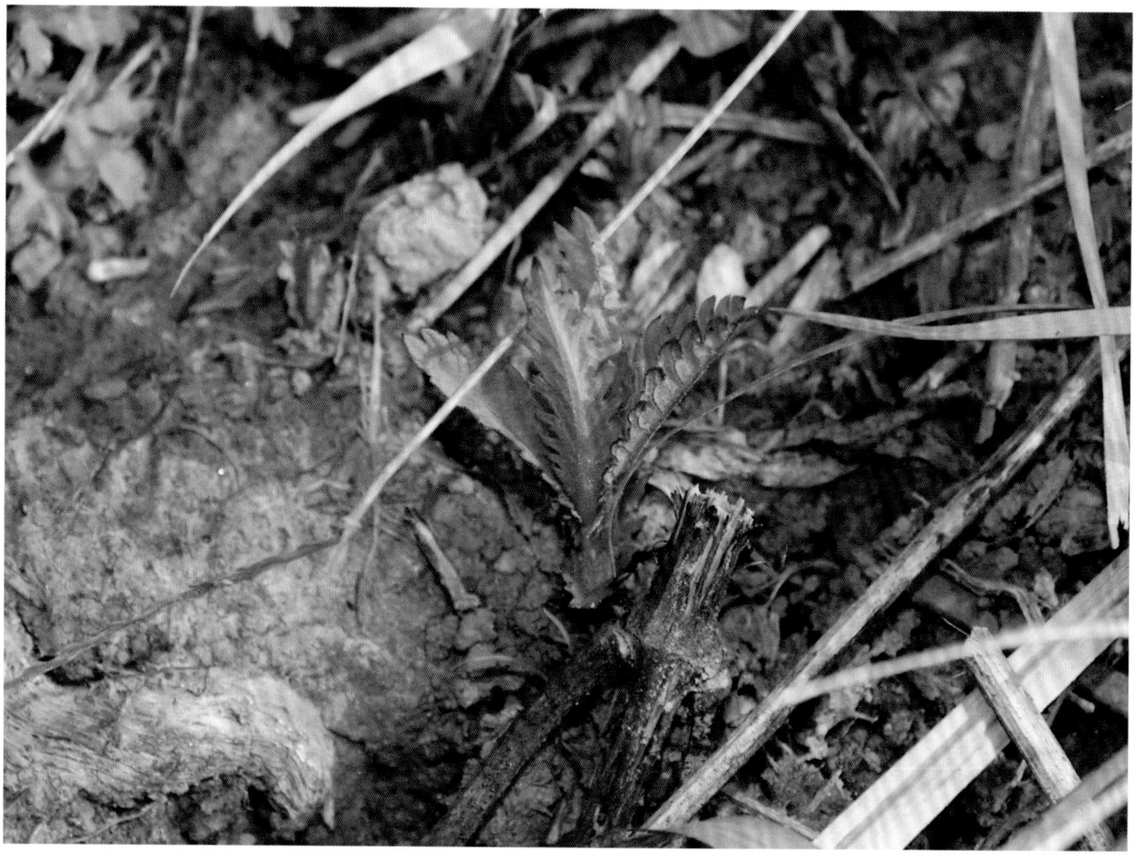

毛叶地瓜苗儿

识别特征

多年生草本植物，高 60 ~ 170 cm。根茎横走，先端肥大，呈圆柱形，浅黄白色。具节，节上具鳞叶及须根。茎直立，通常不分枝，四棱形，节上常带紫红色，无毛或在节上疏生小硬毛。叶交互对生，具极短柄或近于无柄；叶片长圆状披针形，长 4 ~ 10 cm，宽 1 ~ 3 cm，先端长锐尖或渐尖，基部楔形，边缘具锐尖粗牙状锯齿，上面无毛，略有光泽，下面具凹陷的腺点，无毛或脉上疏生白色柔毛。轮伞花序腋生，无梗，多花密生，其下承以小苞片，小苞片卵圆形至披针形，先端刺尖，位于外方者超过花萼，具 3 脉，位于内方者短于或等于花萼，具 1 脉，边缘有毛；花萼钟形，长约 4 mm，先端 5 齿裂，具刺尖头，边缘有毛；花冠钟形，白色，稍露出于花萼。长 4 ~ 5 mm，外面在冠檐上具腺点，内面在喉部具白色短柔毛，冠檐不明显，2 唇形，上唇近圆形，下唇 3 裂，中裂片较大；前对雄蕊能育，超出于花冠，药室略叉开，后对雄蕊退化，先端棍棒状；子房长圆形，4 深裂，着生于花盘上，花柱伸出于花冠外，柱头 2 裂。小坚果倒卵圆状三棱形，长 1.0 ~ 1.5 mm，暗褐色。花期 7—9 月，果期 9—10 月。

生境分布

生长于湿润肥沃的山坡，多栽培。分布于全国大部分地区。

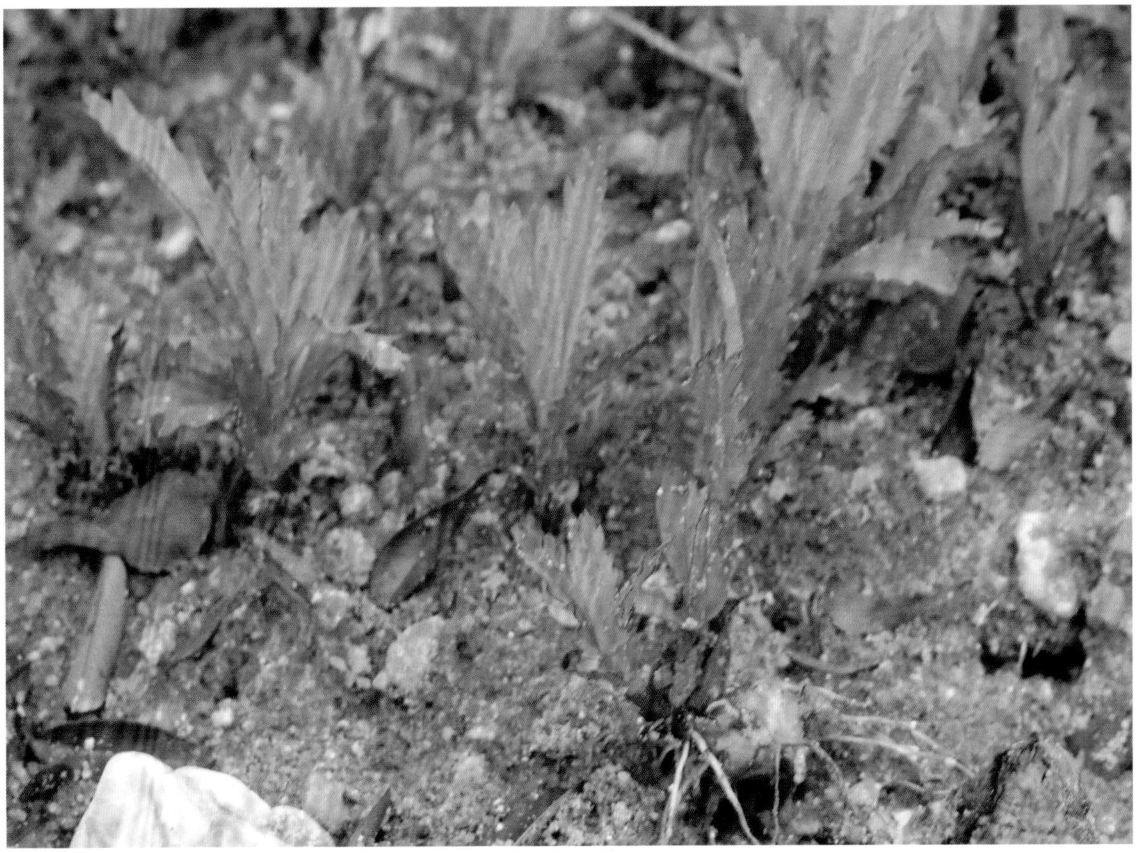

毛叶地瓜苗儿

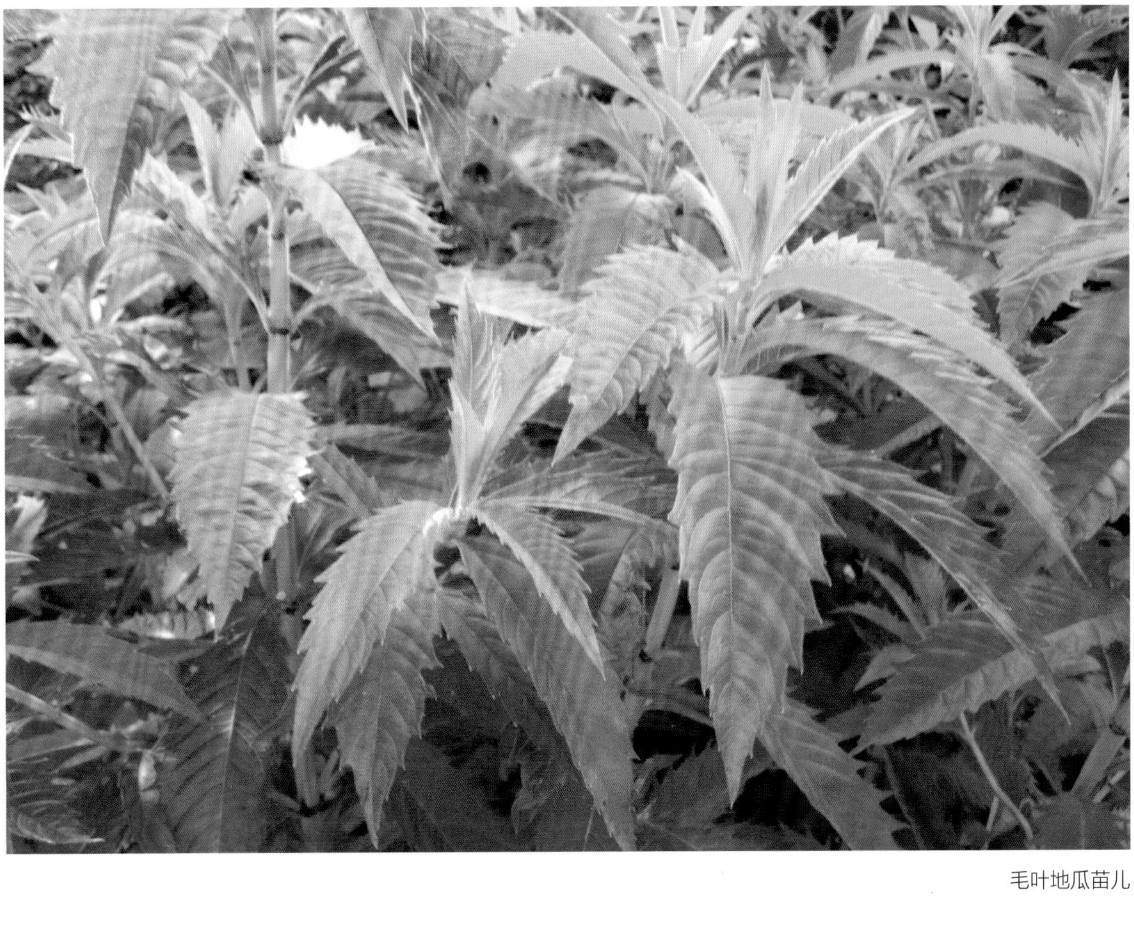

毛叶地瓜苗儿

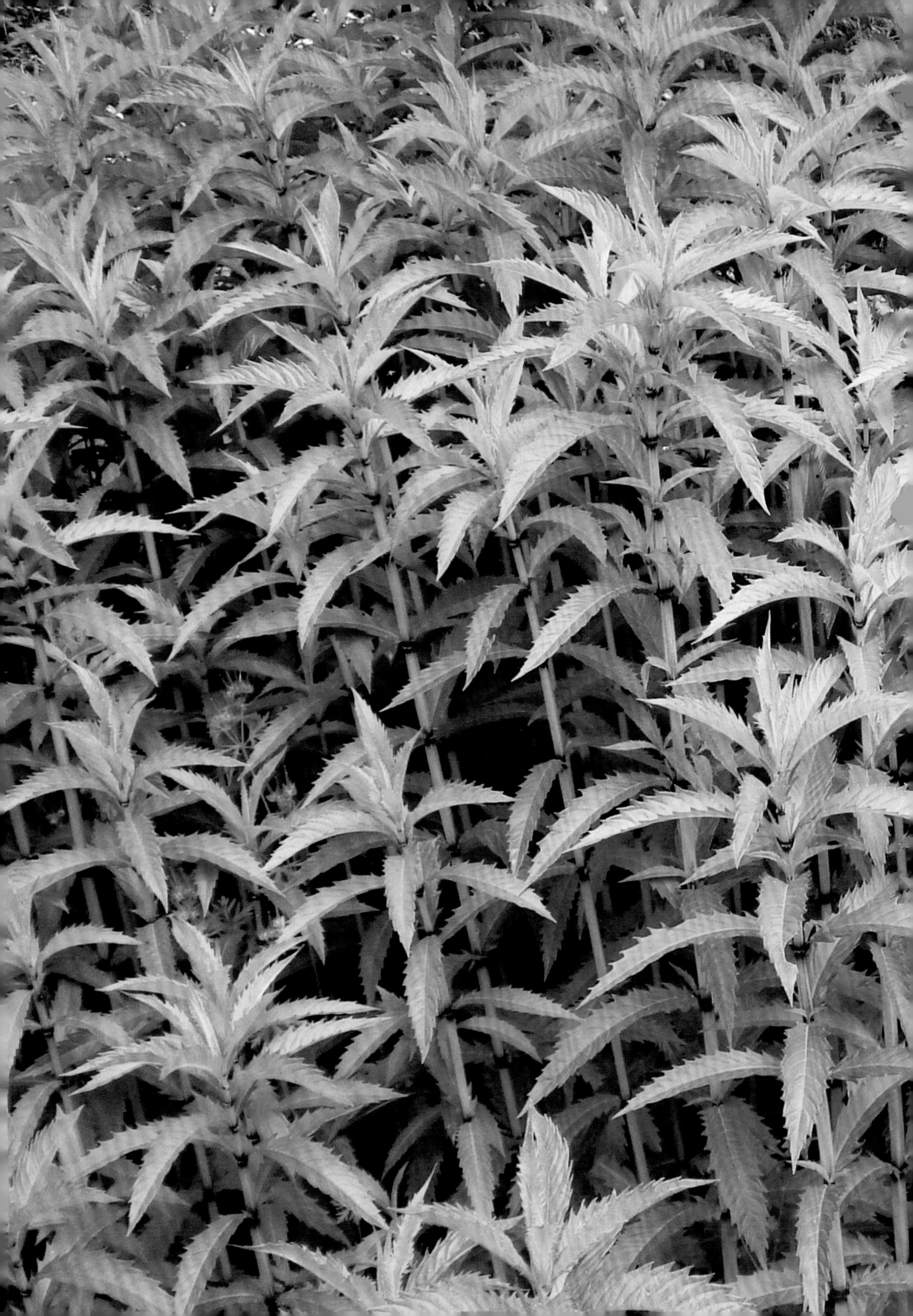

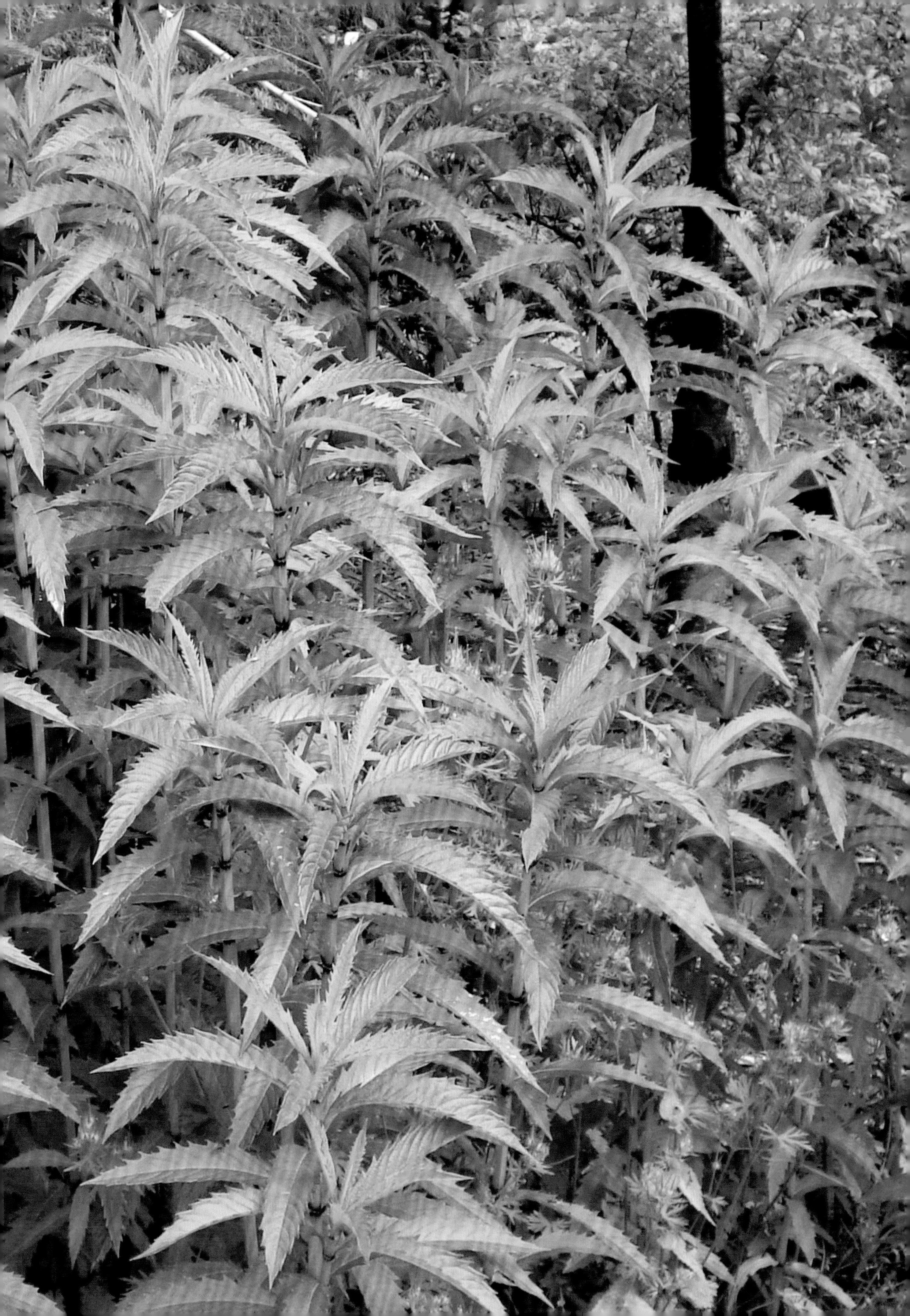

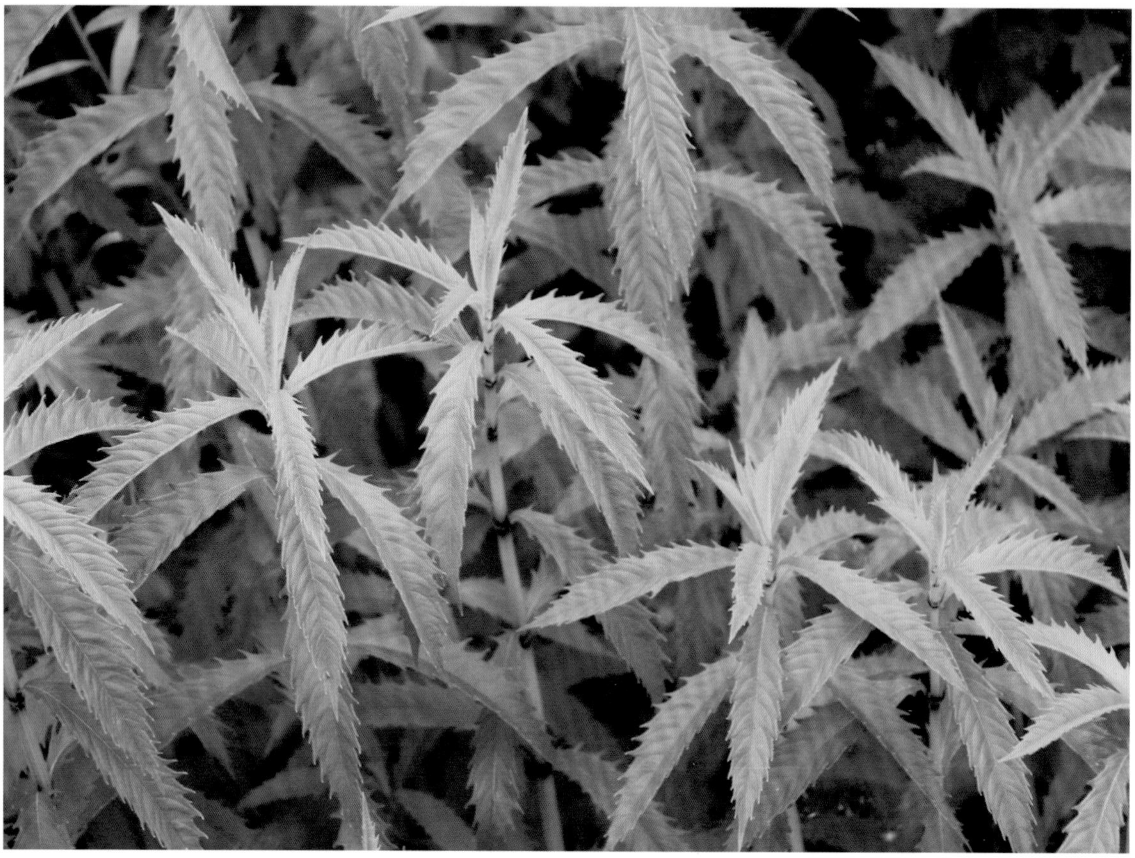

毛叶地瓜苗儿

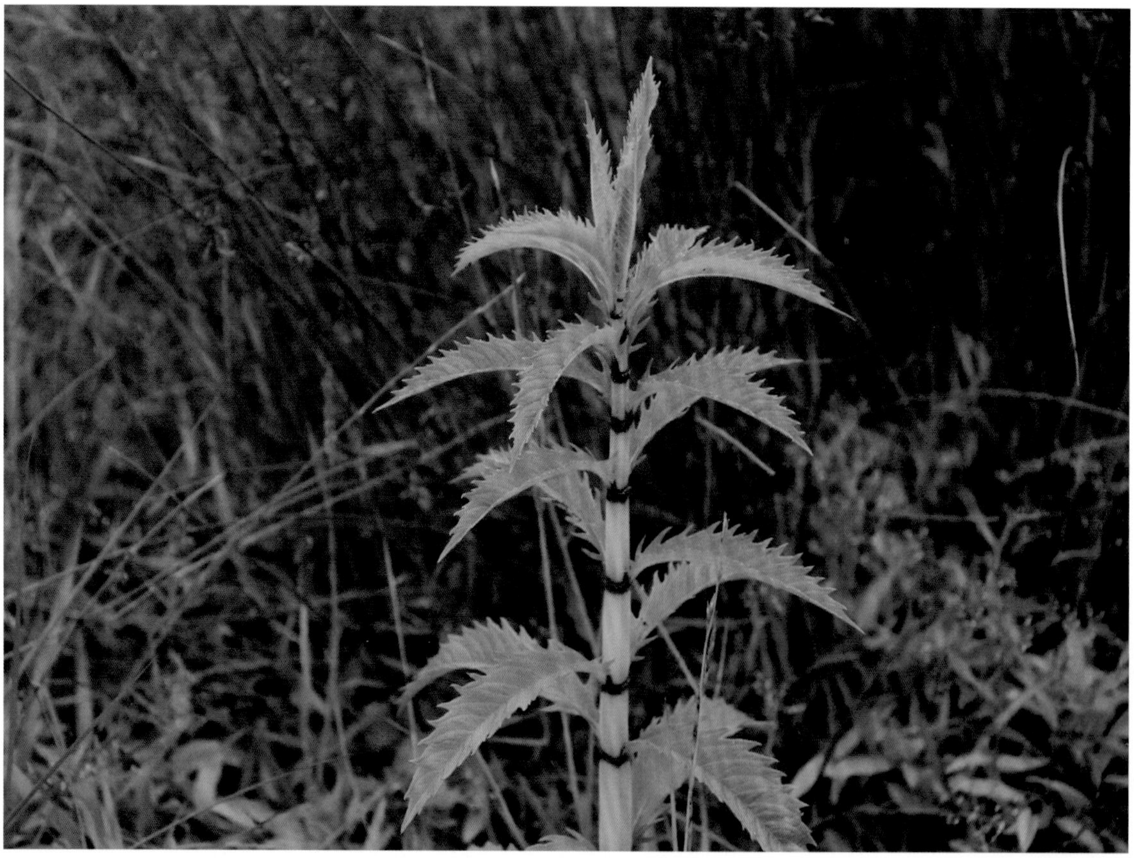

毛叶地瓜苗儿

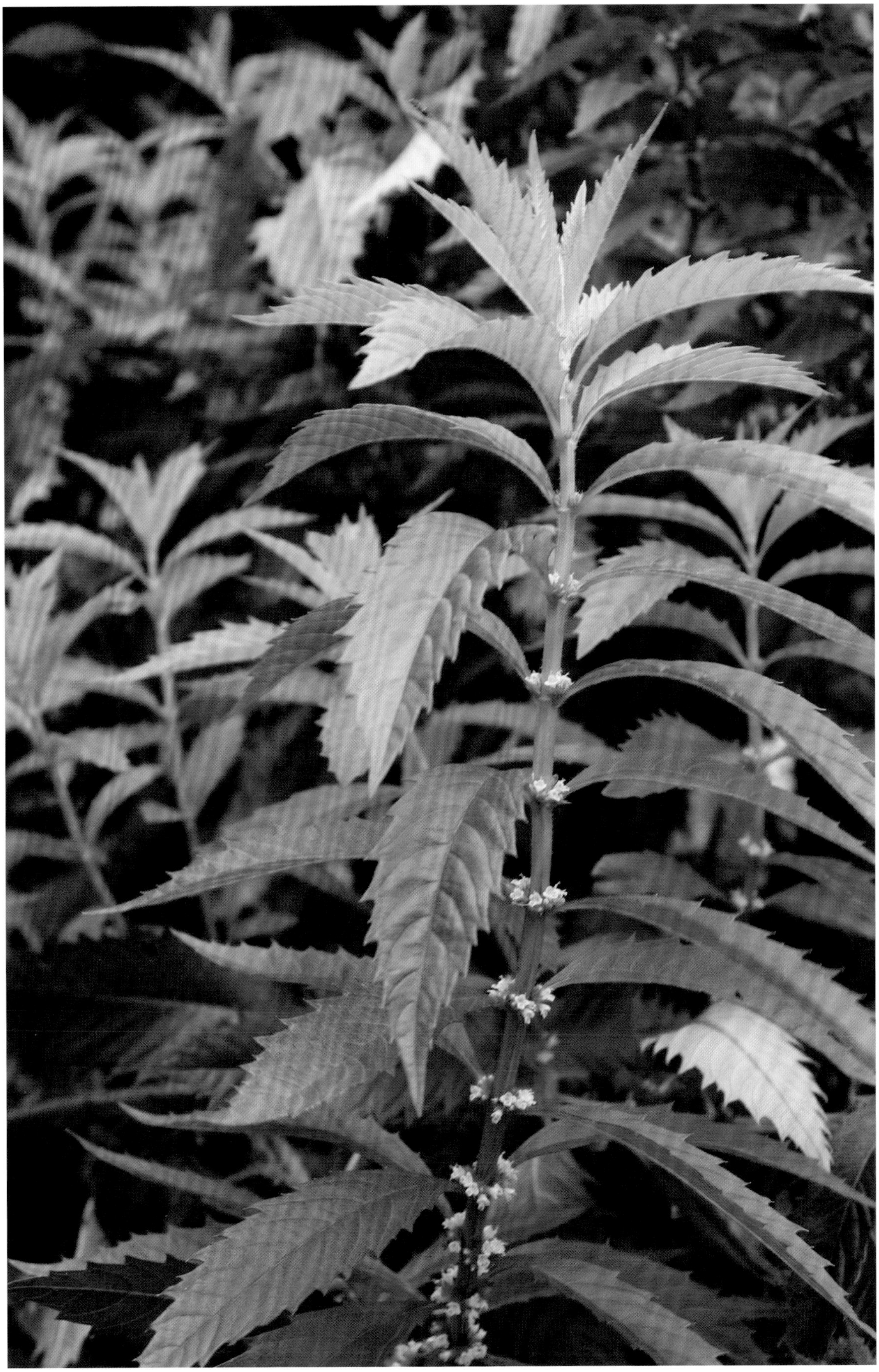

毛叶地瓜苗儿

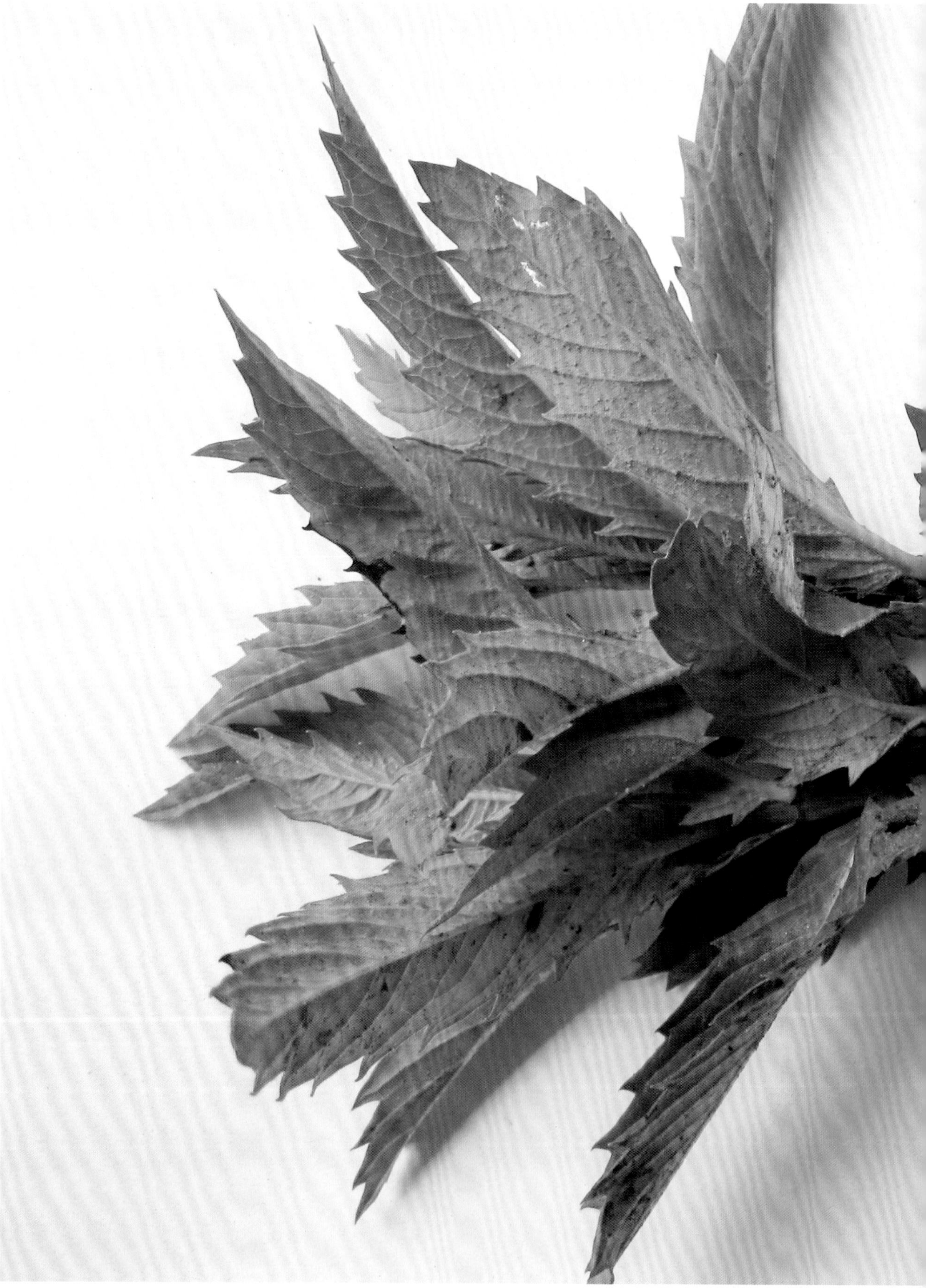

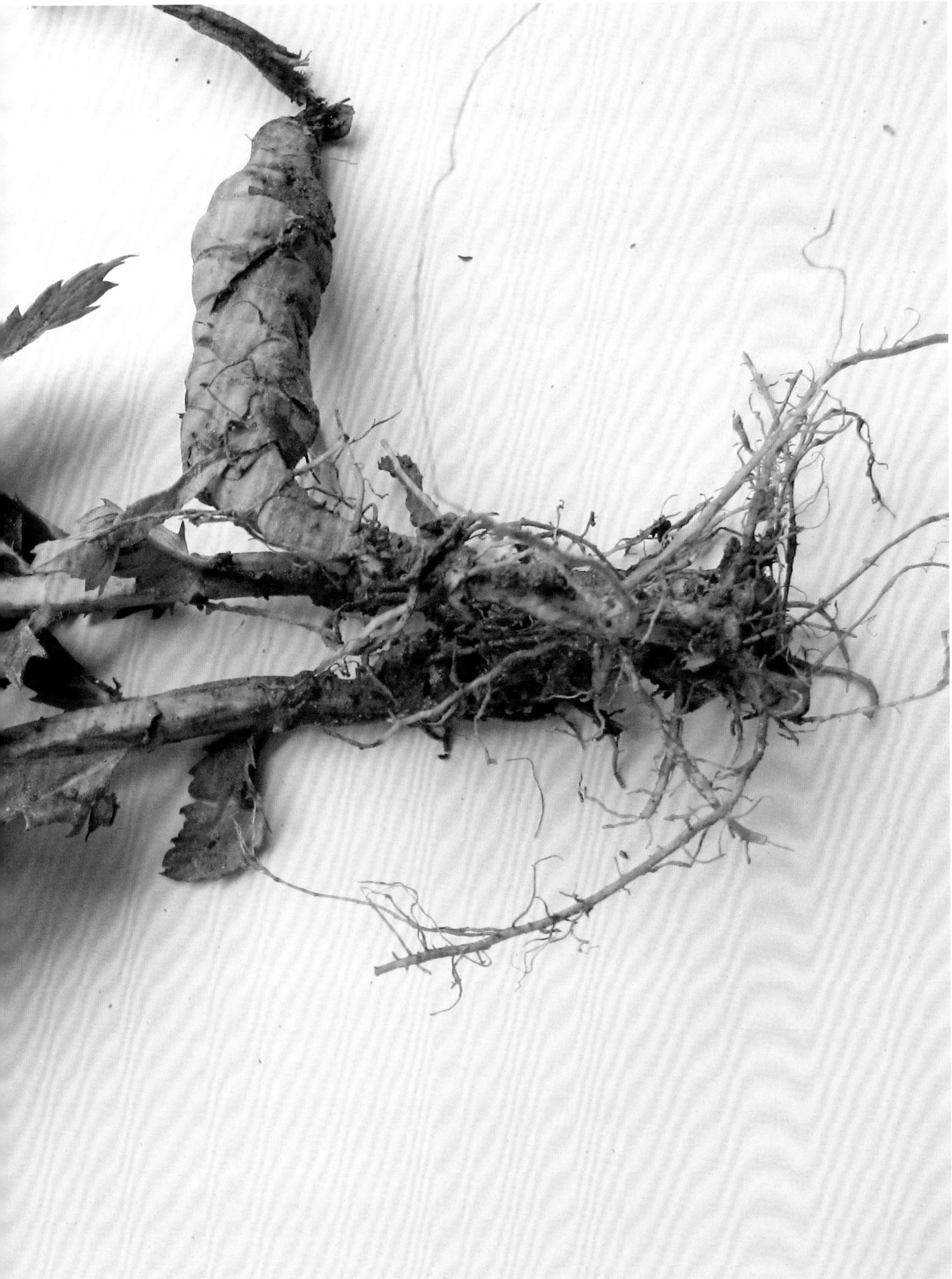

泽兰药材

采收加工

夏、秋二季茎叶茂盛时割取地上部分，去净泥沙，阴干。

药材鉴别

茎呈方柱形，四面均有浅纵沟，长 50 ~ 100 cm，直径 2 ~ 5 mm，表面黄绿色或稍带紫色，节明显，节间长 2 ~ 111 cm，质脆，易折断，髓部中空。叶对生，多皱缩，展平后呈披针形或长圆形，边缘有锯齿，上表面黄绿色或灰绿色，下表面灰绿色，有棕色腺点。花簇生于叶腋成轮状。花冠多脱落，苞片及花萼宿存。气无，味淡。

功效主治

活血化瘀，利水消肿，解毒消痈。主治妇女经闭，痛经，产后瘀滞腹痛，癥瘕，身面浮肿，痈肿疮毒，跌仆损伤。

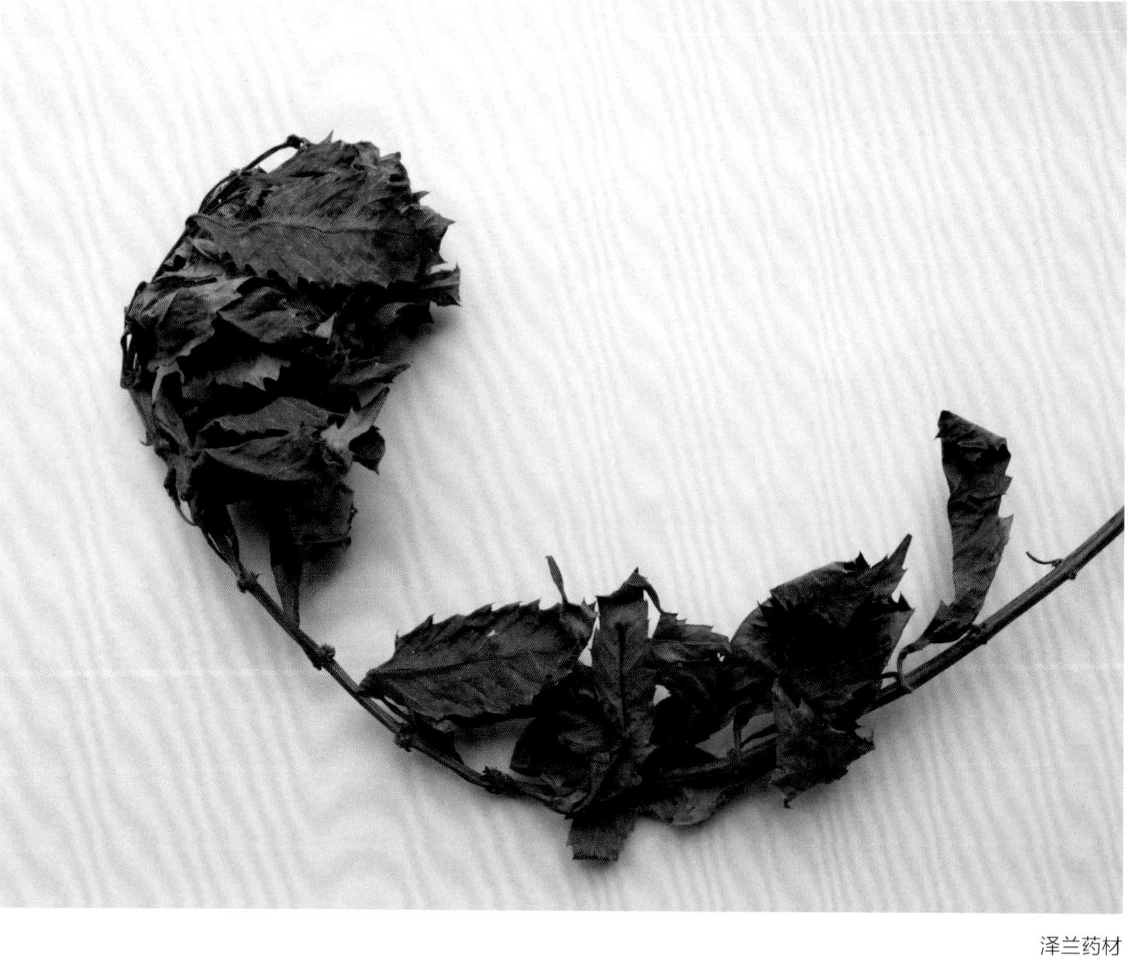

泽兰药材

用法用量

内服：煎汤，9 ~ 10 g；或果实浸酒；或根皮入丸、散。根皮外用：适量，鲜品捣烂外敷；或煎水洗。

民族药方

1．跌仆损伤　泽兰、矮陀陀、岩马桑各 15 g。酒浸服。

2．散血消肿　泽兰、四块瓦各 8 g，续断 18 g，香附 6 g，大血藤、杜仲各 10 g。酒浸服。

3．痛经，闭经　泽兰 15 g，益母草 10 g。水煎服。

使用注意

无血瘀或血虚者慎用。

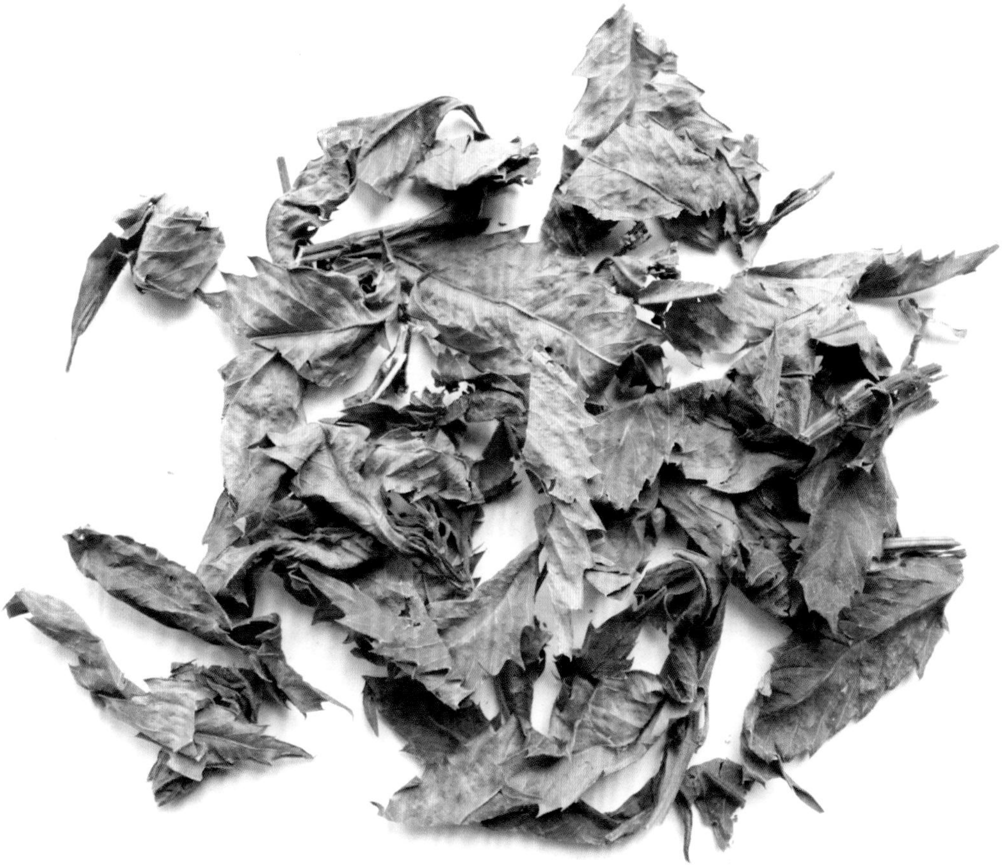

泽兰饮片

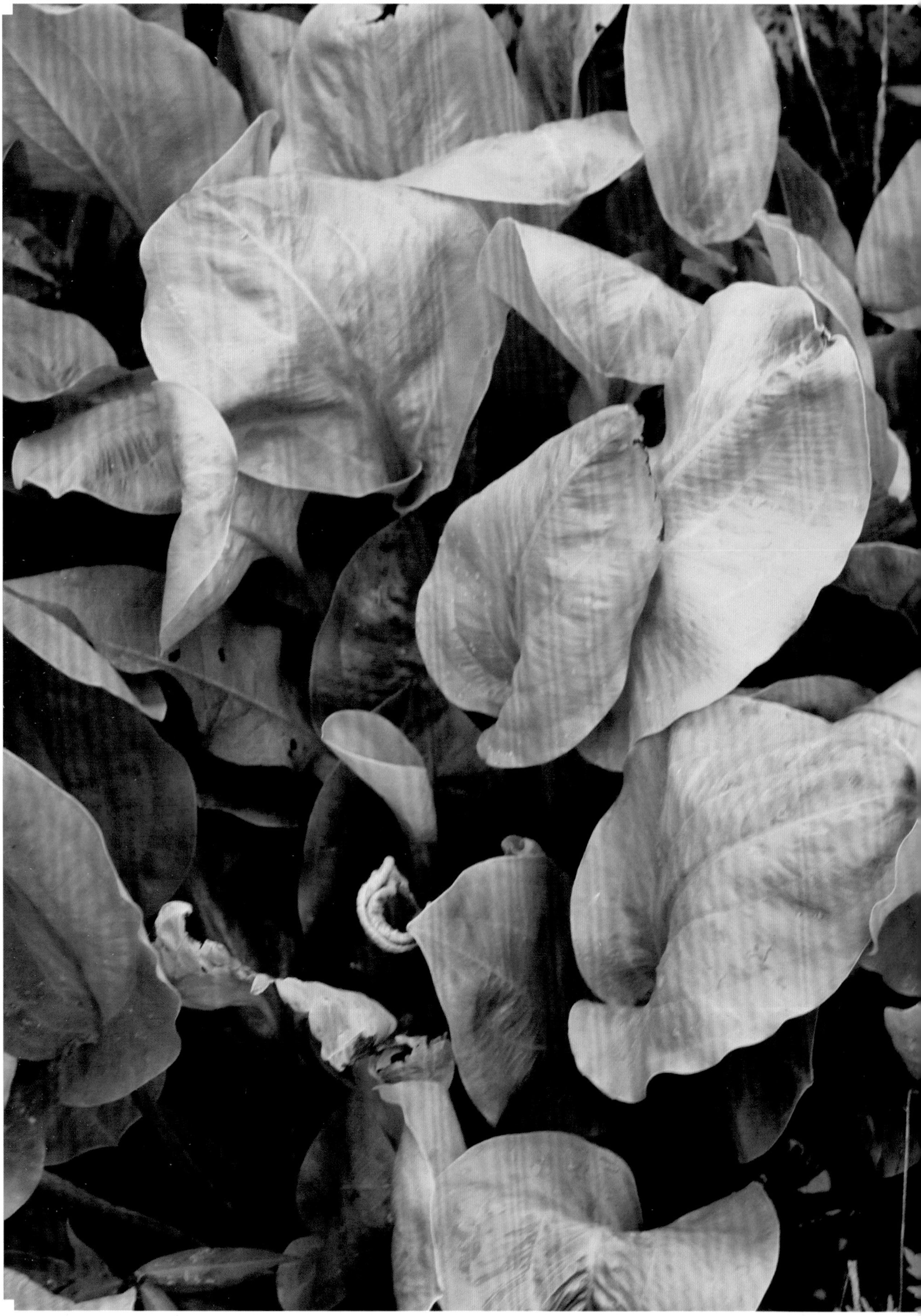

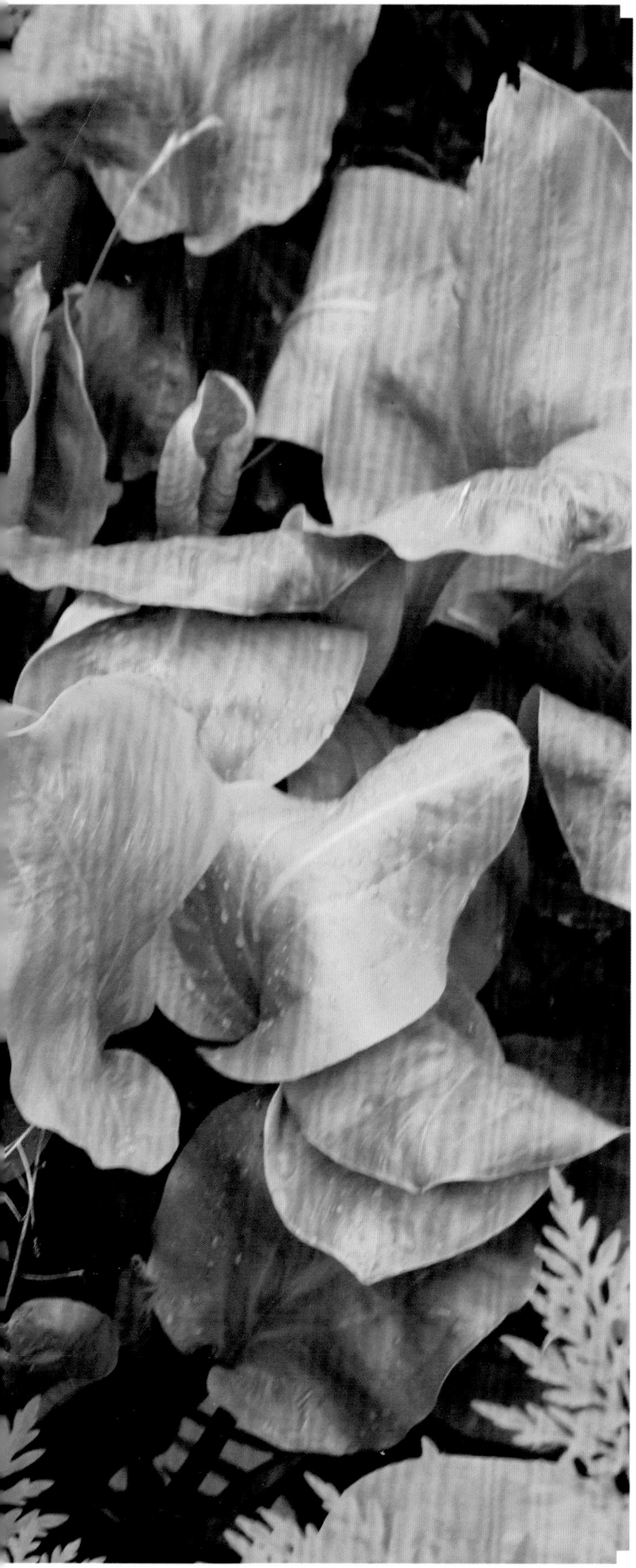

泽泻

【苗药名】窝革里。

【别　名】水泻、芒芋、鹄泻、泽芝、及泻、天鹅蛋。

【来　源】本品为泽泻科植物泽泻 *Alisma plantago-aguatica* L. var. *orientale*（Sam.）Juzep. 的块茎。

【性味归经】味甜，性冷。归热经。

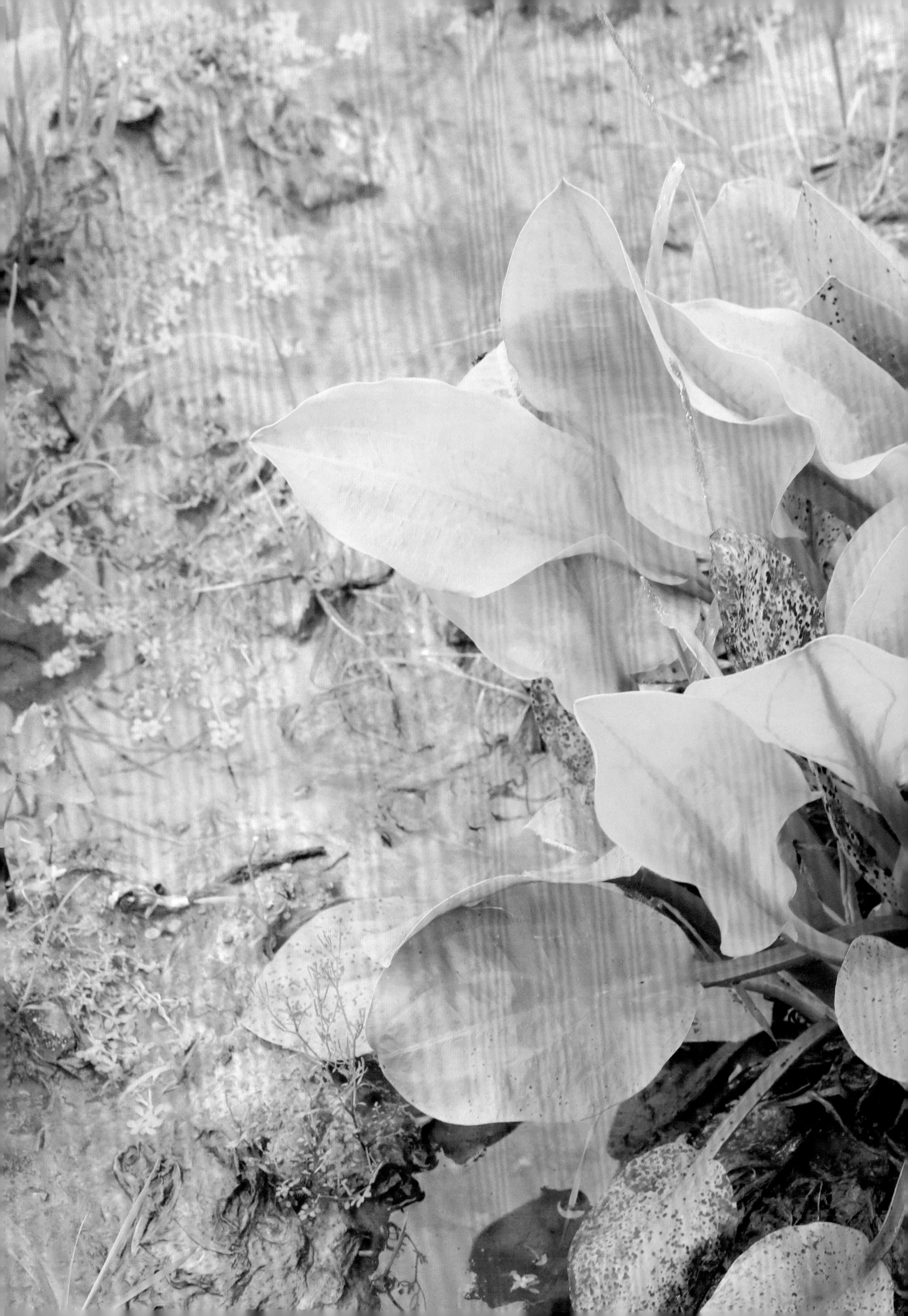

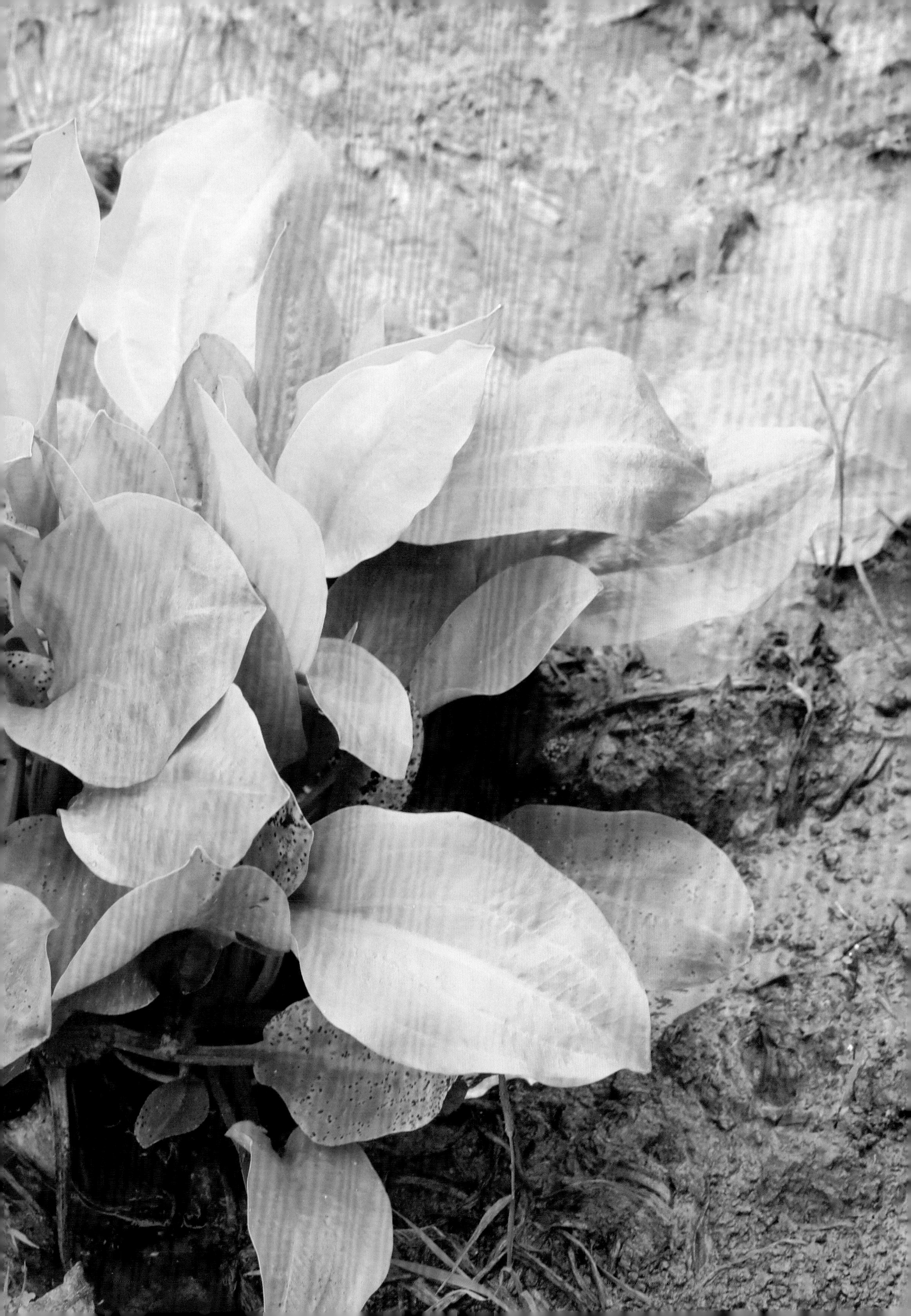

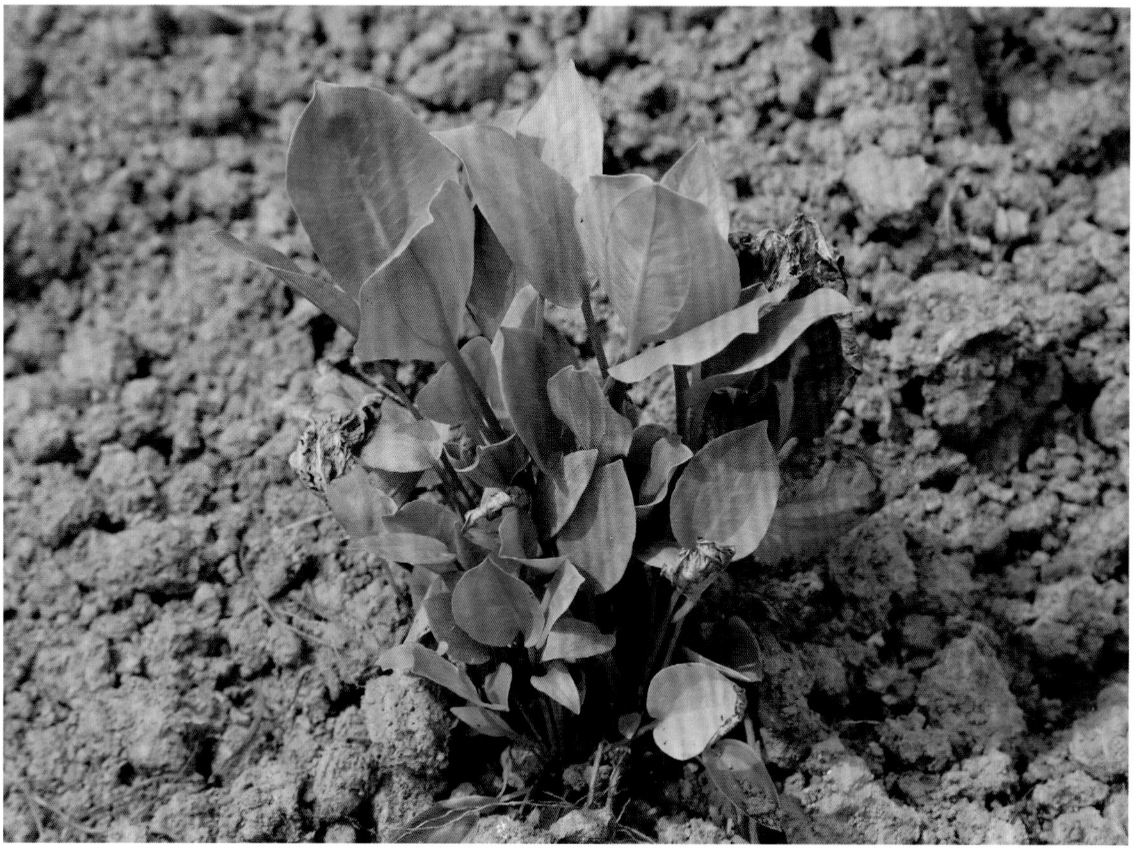

泽泻

识别特征

多年生沼生植物，高 50 ~ 100 cm。地下有块茎，球形，直径可达 4.5 cm，外皮褐色，密生多数须根。叶根生，叶柄长达 50 cm，基部扩延成叶鞘状，宽 5 ~ 20 mm；叶片宽椭圆形至卵形，长 5 ~ 18 cm，宽 2 ~ 10 cm，先端急尖或短尖，基部广楔形、圆形或稍心形，全缘，两面光滑，叶脉 5 ~ 7 条。花茎由叶丛中抽出，长 10 ~ 100 cm，花序通常有 3 ~ 5 轮分枝，分枝下有披针形或线形苞片，轮生的分枝常再分枝，组成圆锥状复伞形花序，小花梗长短不等；小苞片披针形至线形，尖锐；萼片 3，广卵形，绿色或稍带紫色，长 2 ~ 3 mm，宿存；花瓣倒卵形，膜质，较萼片小，白色，脱落；雄蕊 6，雌蕊多数，离生，子房倒卵形，侧扁，花柱侧生。瘦果多数，扁平，倒卵形，长 1.5 ~ 2.0 mm，宽 1 mm，背部有两浅沟，褐色，花柱宿存。花期 6—8 月，果期 7—9 月。

生境分布

生长于沼泽边缘或栽培。分布于东北、华东、西南及河北、新疆、河南等省区。

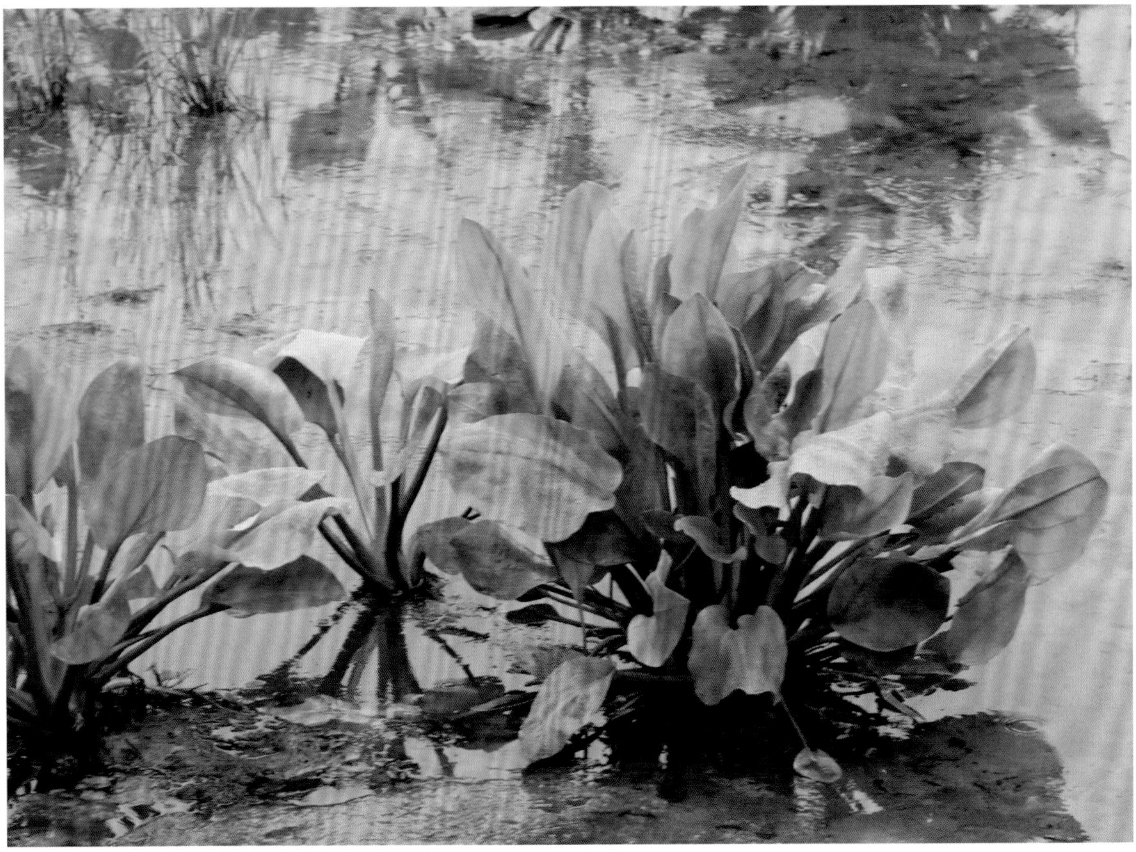

泽泻

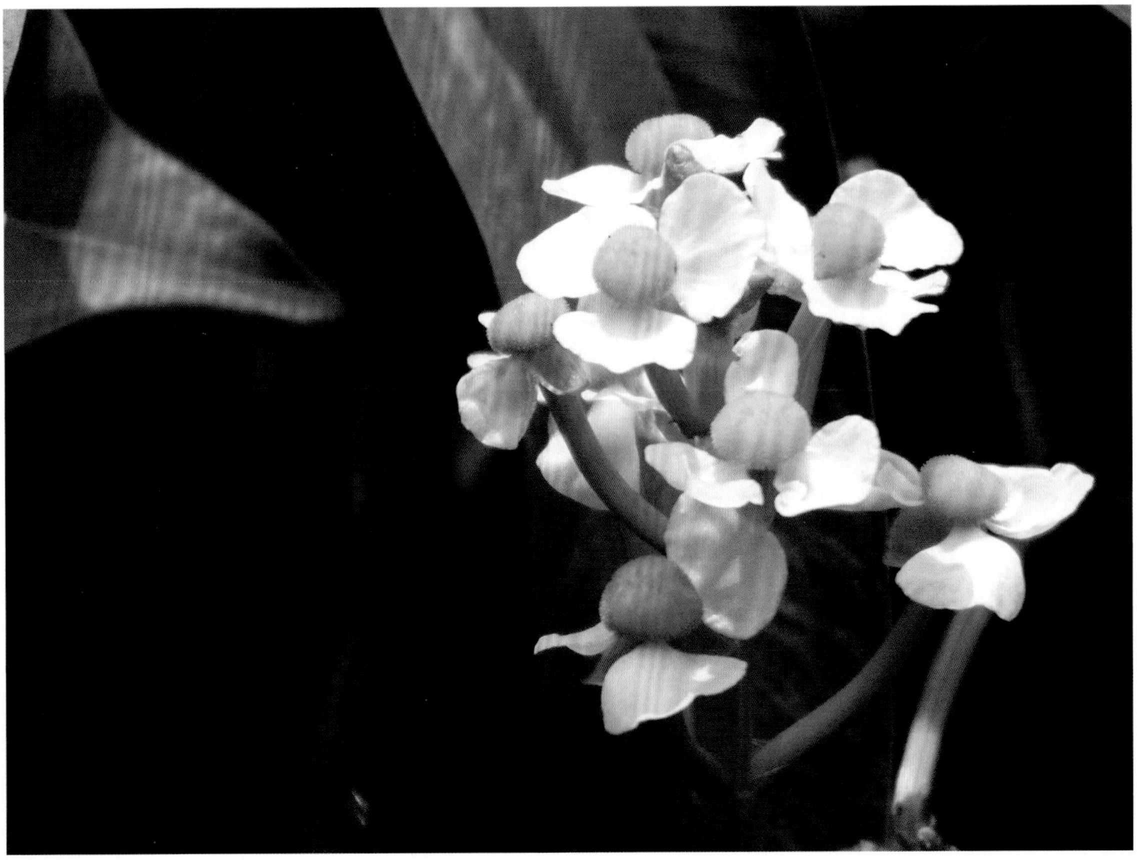

泽泻

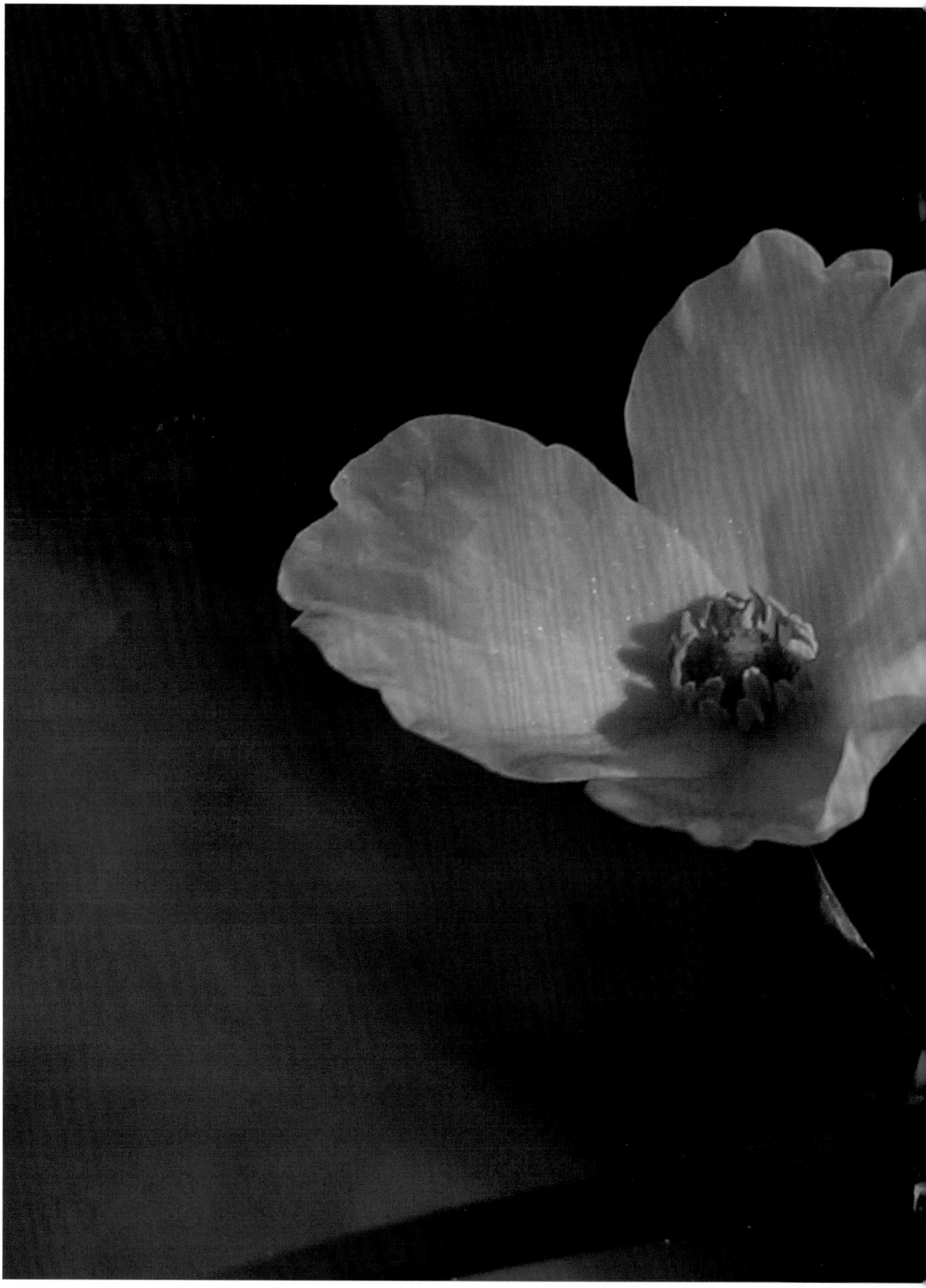

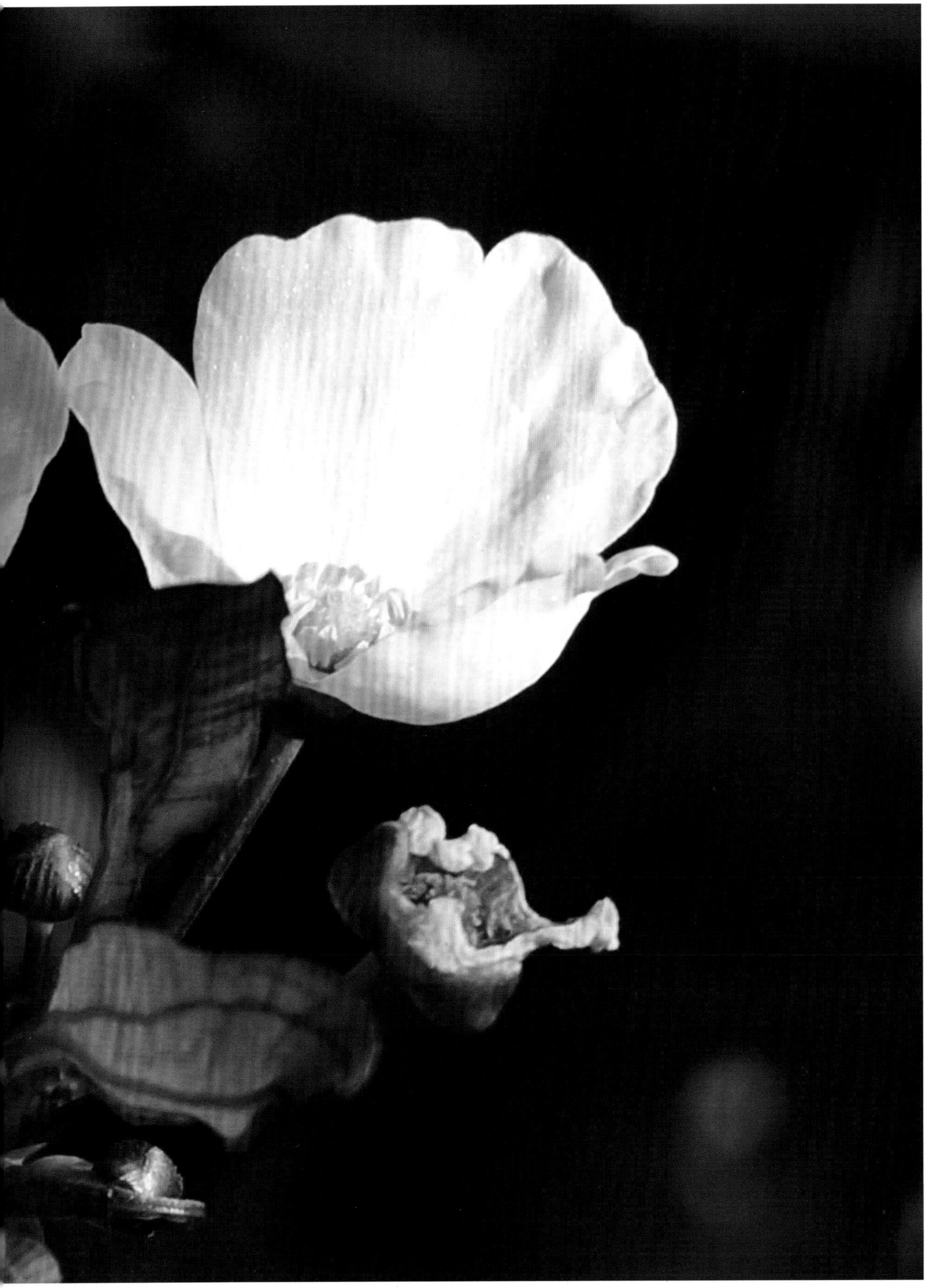

泽泻

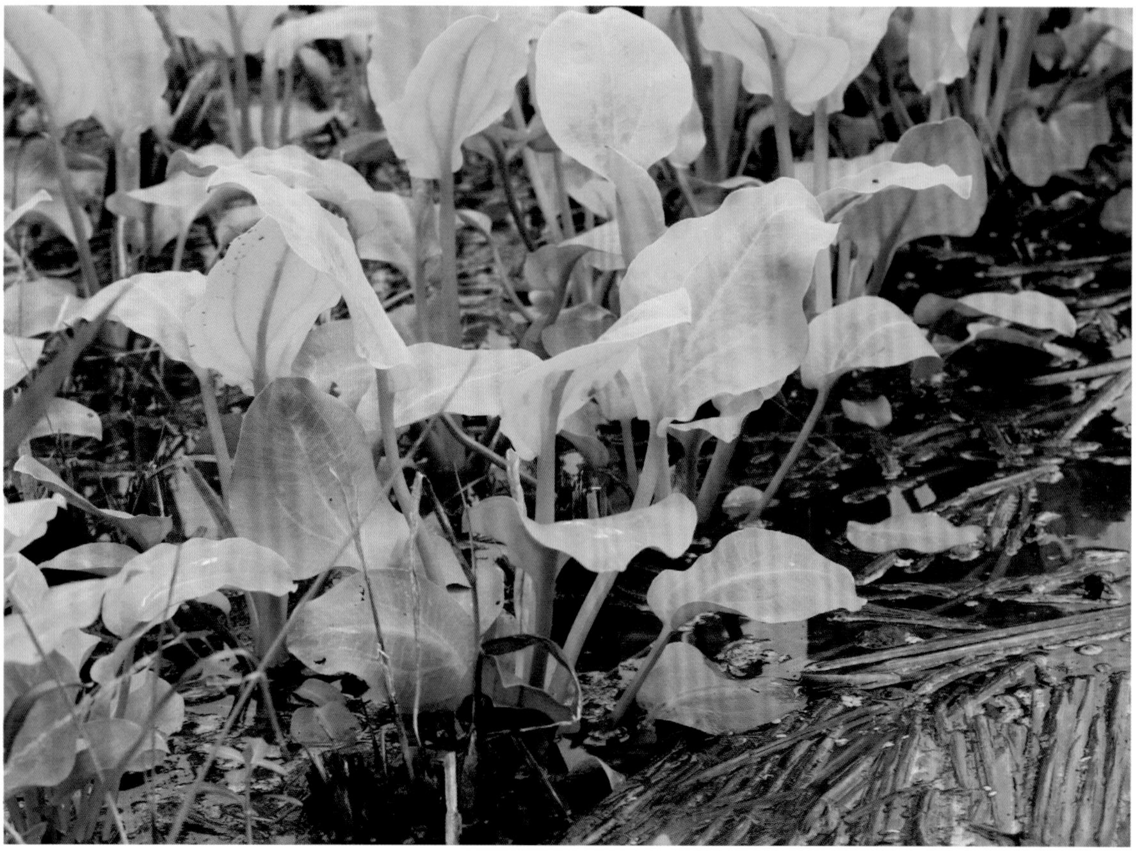

泽泻

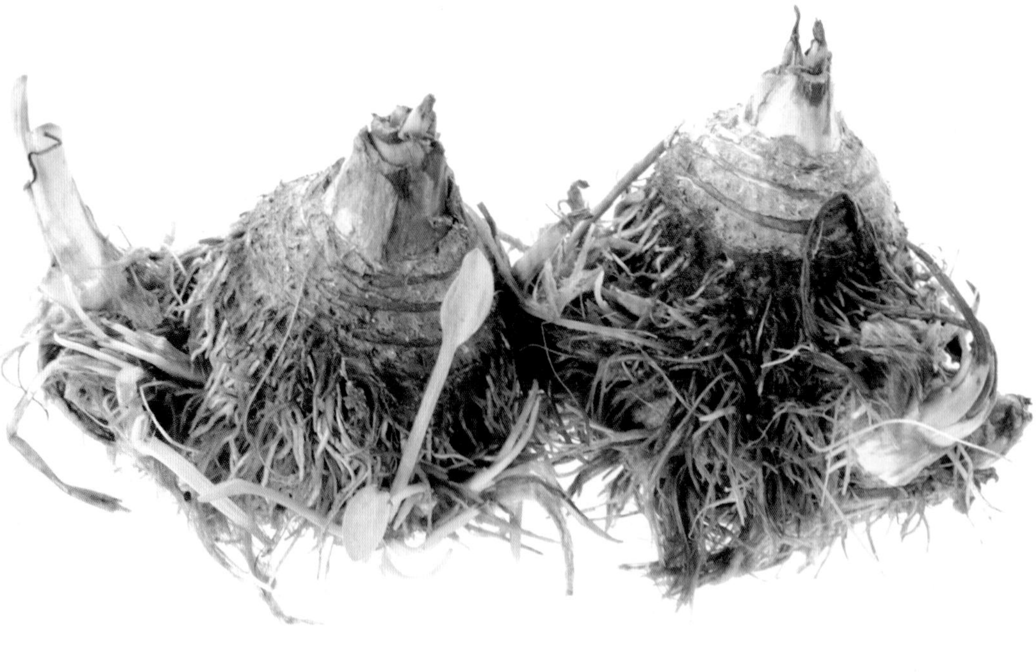

泽泻药材

采收加工

于移栽当年 12 月下旬，大部分叶片枯黄时收获，挖除块茎，除去泥土、茎叶，留下中心小叶，以免干燥时流出黑汁液，用无烟煤火炕干，趁热放在筐内，撞掉须根和粗皮。

药材鉴别

块茎类球形、椭圆形或卵圆形，长 2 ~ 7 cm，直径 2 ~ 6 cm。表面黄白色或淡黄棕色，有不规则的横向环状浅沟纹及多数细小突起的须根痕，底部有的有瘤状芽痕。质坚实，断面黄白色，粉性，有多数细孔。气微，味微苦。以块大、黄白色、光滑、质充实、粉性足者为佳。

功效主治

利水渗湿，泄热通淋。主治小便不利，热淋涩痛，水肿胀满，泄泻，痰饮眩晕，遗精。

用法用量

内服：煎汤，6 ~ 12 g；或入丸、散。

民族药方

1. 腹泻，腹痛 泽泻、委陵菜各 10 g，海金沙 8 g。水煎服。

2. 黄疸 泽泻、六月雪各 15 g，茵陈 30 g。水煎服。

3. 耳眩晕 泽泻、白术各 60 g。加水 500 ml，煎至 100 ml，每日 1 剂，12 日为 1 个疗程，服药期间停用他药。

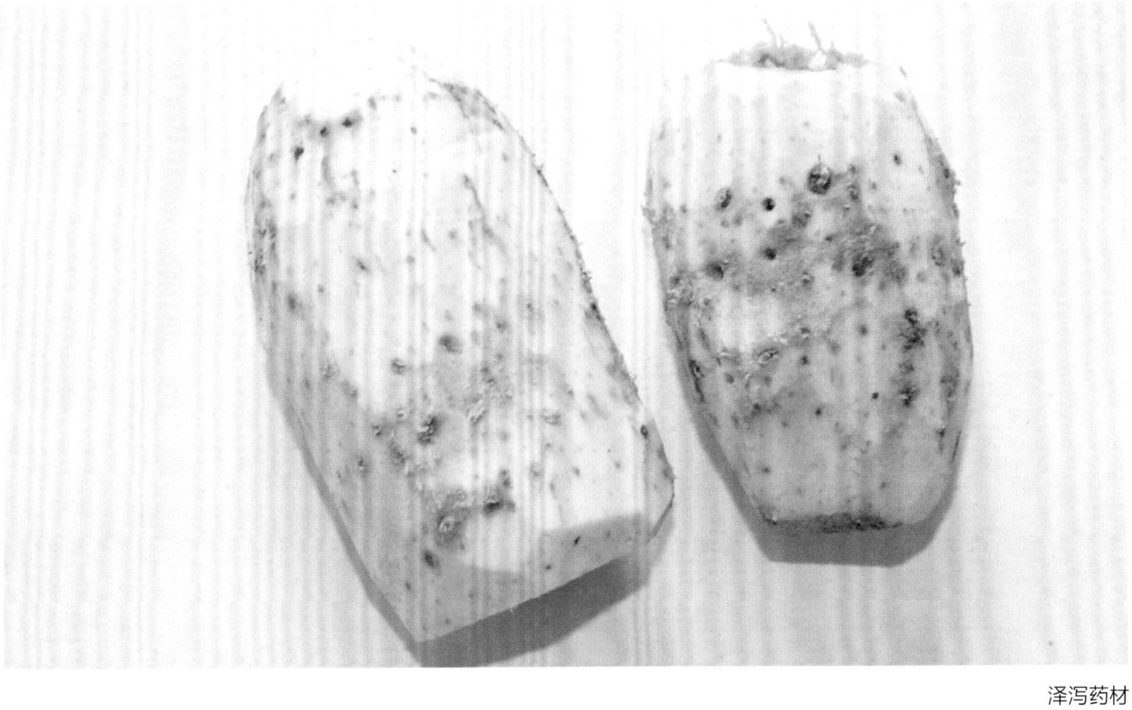

泽泻药材

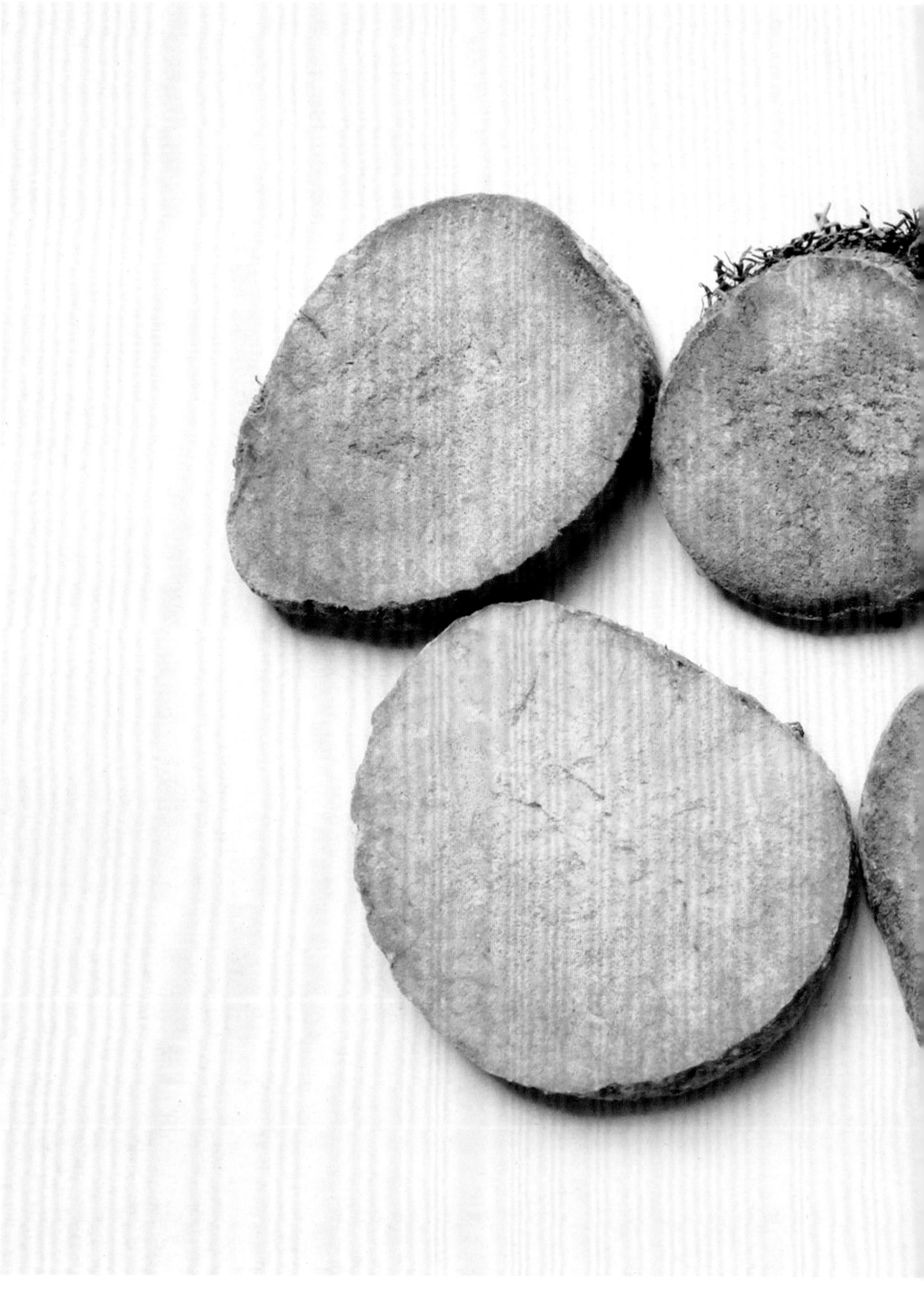

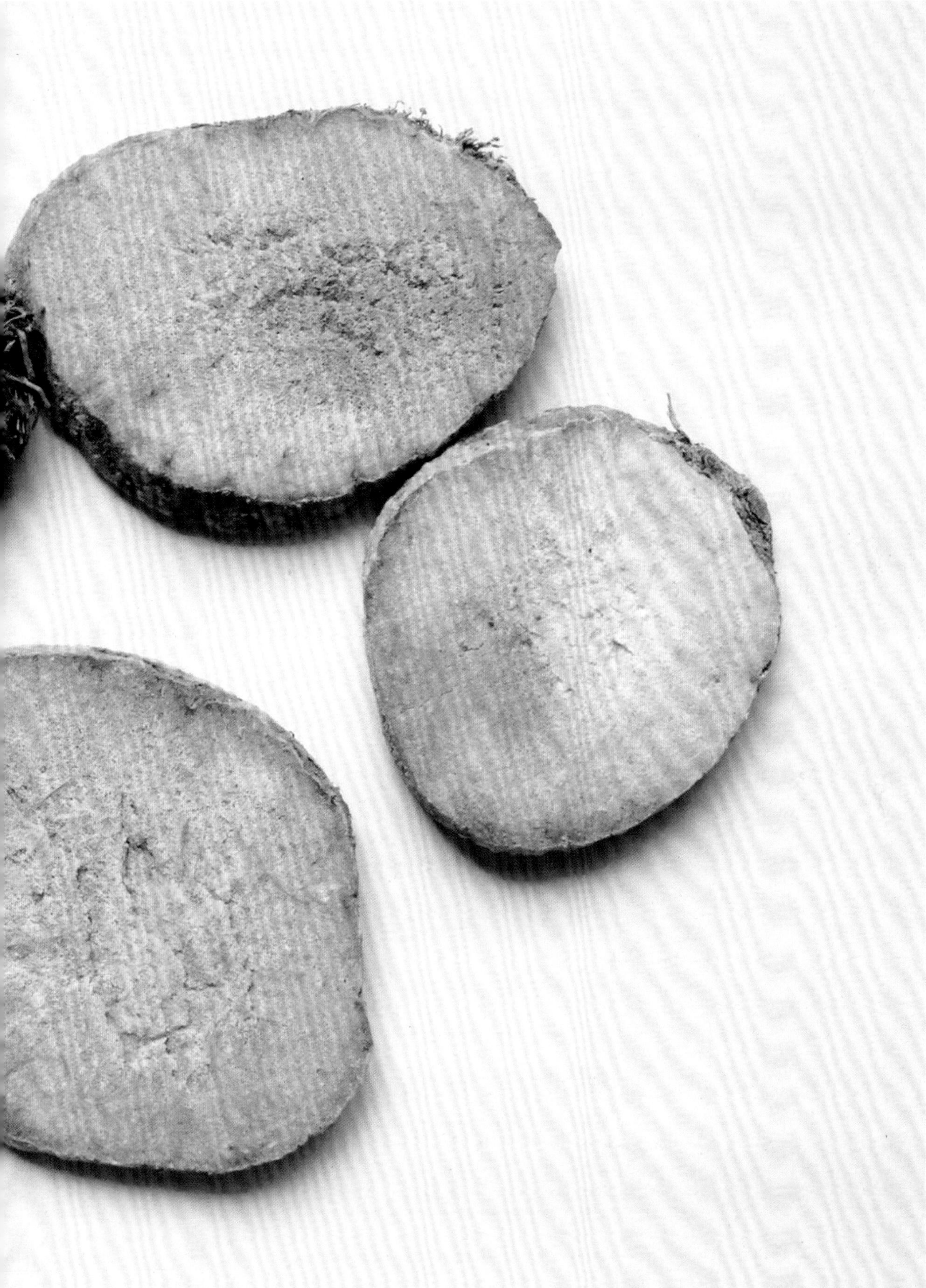

泽泻饮片

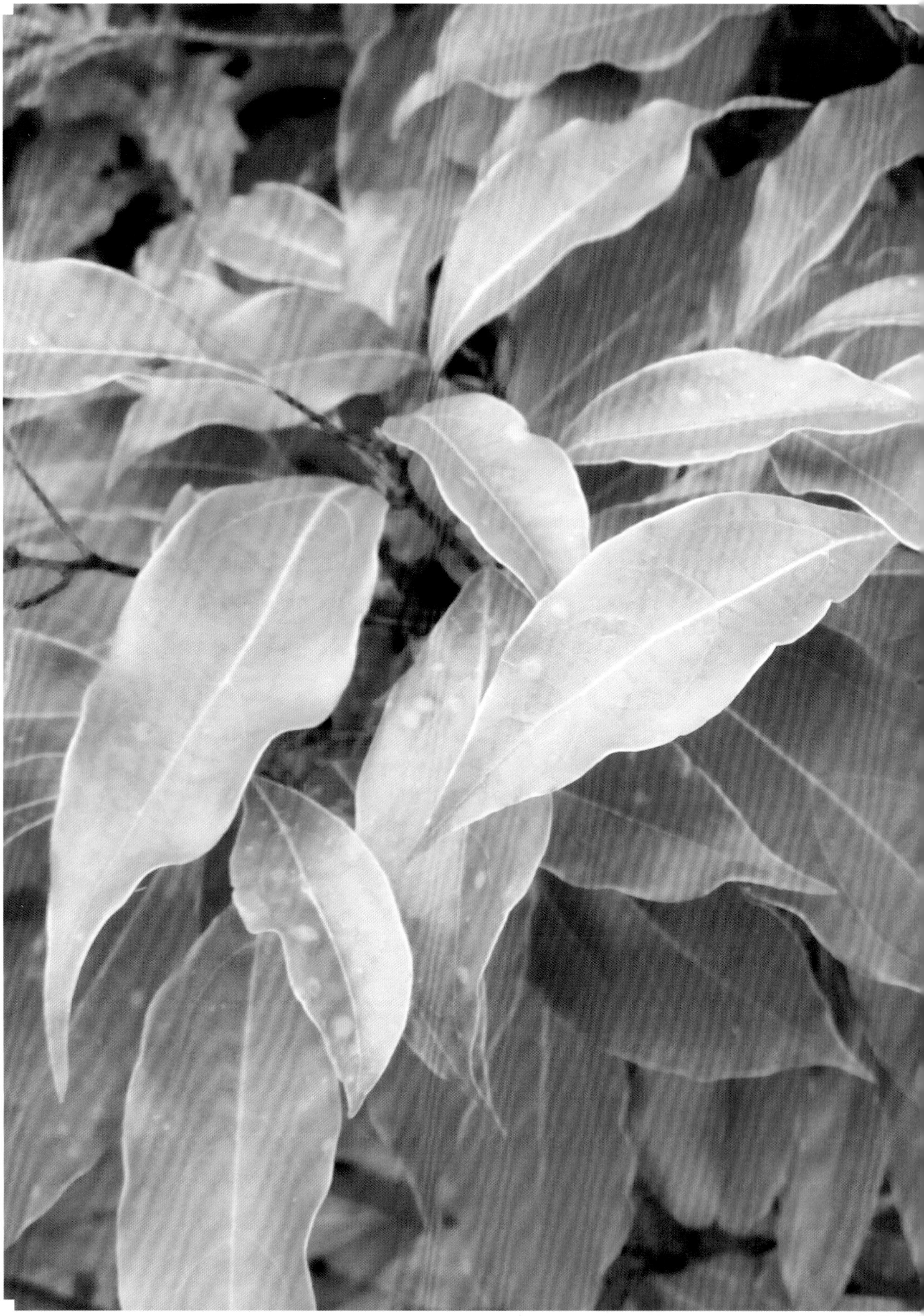

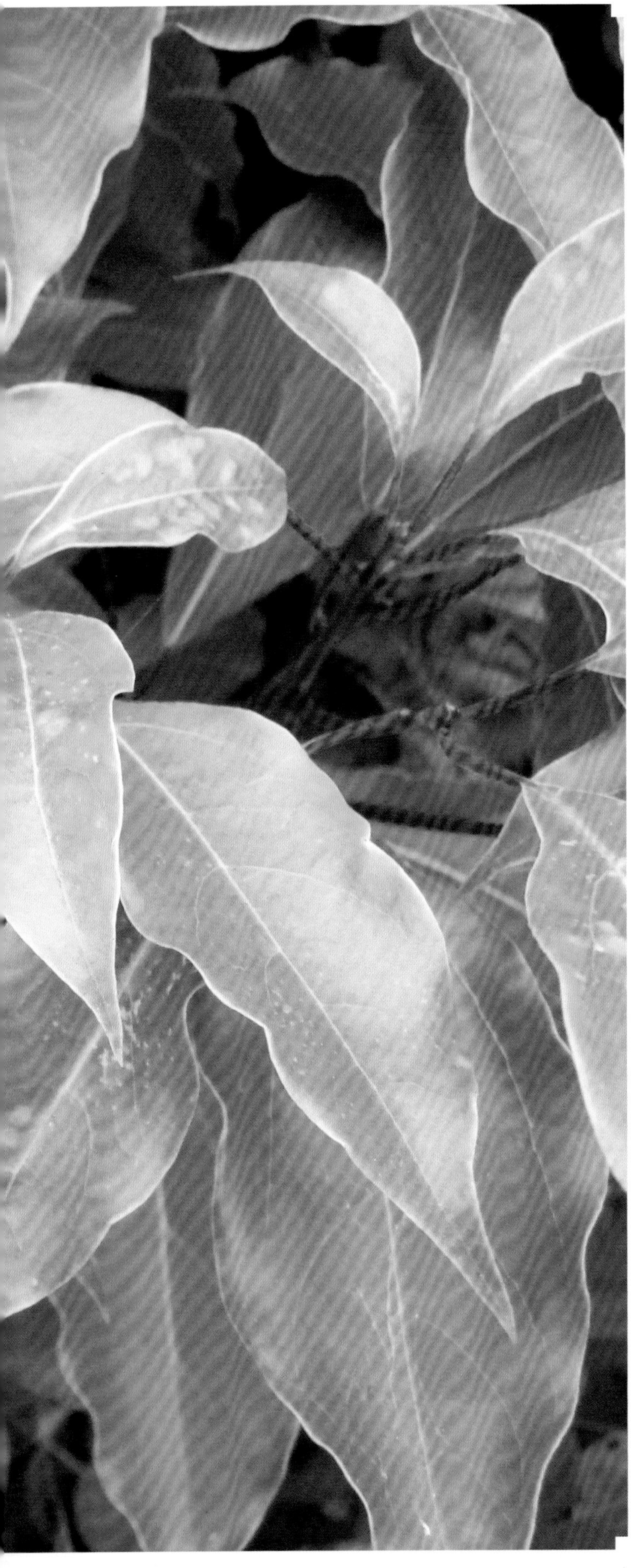

樟木

【苗药名】 豆收。

【别　名】 香樟、樟皮、香樟木、小叶樟、樟树皮。

【来　源】 本品为樟科植物樟 *Cinnamomum camphora*（L.）Presl 的根、树皮。

【性味归经】 味麻、涩，性热。归冷经。

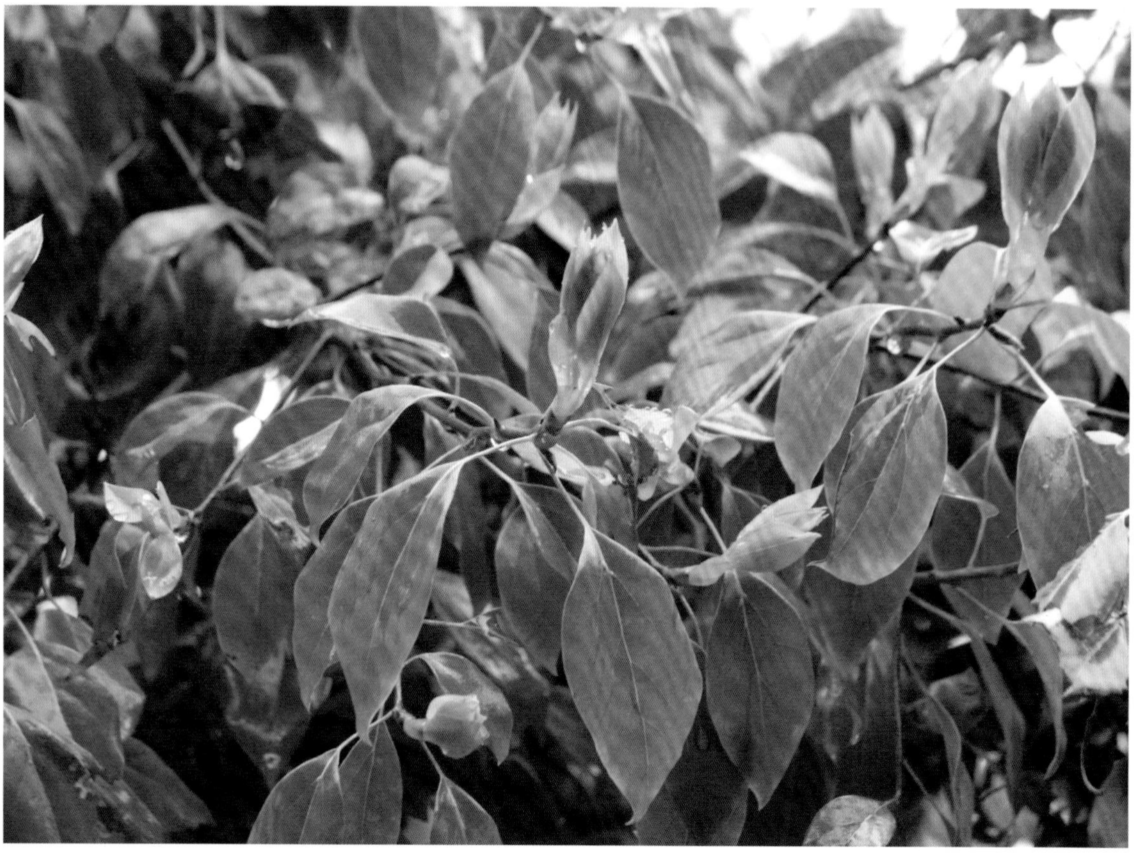

樟

识别特征

常绿大乔木，高可达 30m。树皮灰黄褐色，纵裂。枝、叶及木材均有樟脑气味，枝无毛。叶互生；叶柄细，长 2 ~ 3cm，无毛；叶片薄革质，卵形或卵状椭圆形，长 6 ~ 12 cm，宽 2.5 ~ 5.5 cm，先端极尖，基部宽楔形或近圆形，全缘，有时边缘呈微波状，上面绿色，有光泽，下面灰绿色，微有白粉，两面无毛，或下面幼时被微茸毛，离基 3 出脉，侧脉及支脉脉腋在腋下面有明显腺窝，叶上面明显隆起，窝内常被茸毛。圆锥花序腋生，长 3.5 ~ 7.0 cm，无毛，有时节上被白色或黄褐色微茸毛。花两性，长约 3 mm，绿白色或黄绿色；花梗长 1 ~ 2 cm，无毛；花被筒倒锥形，长约 1 mm，花被裂片椭圆形，长约 2 mm，花被外面无毛，或被微茸毛，内面密被短柔毛，能育雄蕊 9，长约 2 mm，花丝被短茸毛；退化雄蕊 3，箭头形，位于最内轮，长约 1 mm，柄被短茸毛；子房球形，直径约 1 mm，无毛，花柱长约 1 mm。果实近球形或卵球形，直径 6 ~ 8 mm，紫褐色；果托杯状，长约 5 mm，先端平截，直径达 4 mm。花期 4—5 月，果期 8—11 月。

生境分布

生长于山坡或沟谷，也常栽培于低山平原。分布于长江流域以南各地。

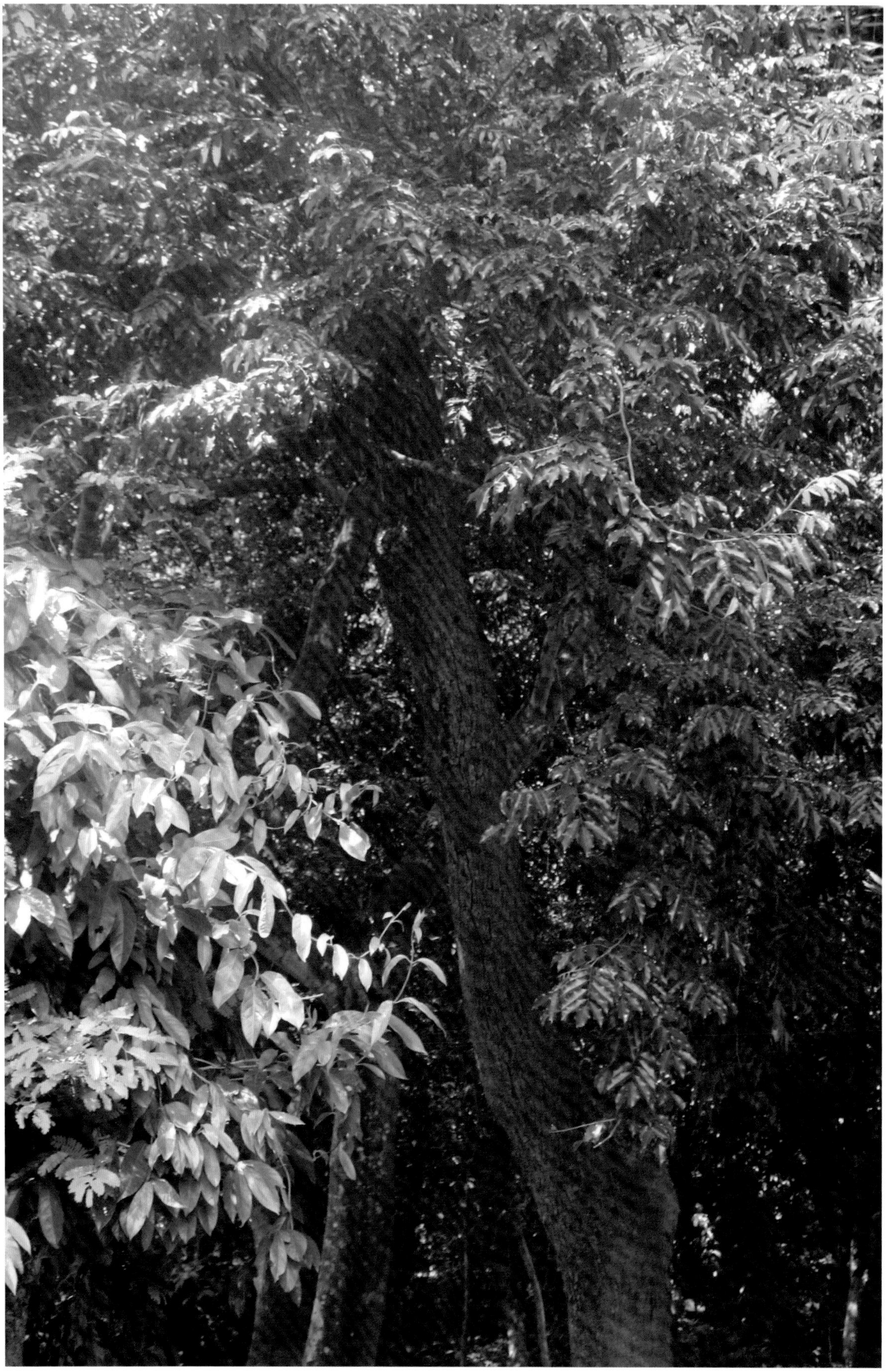

樟

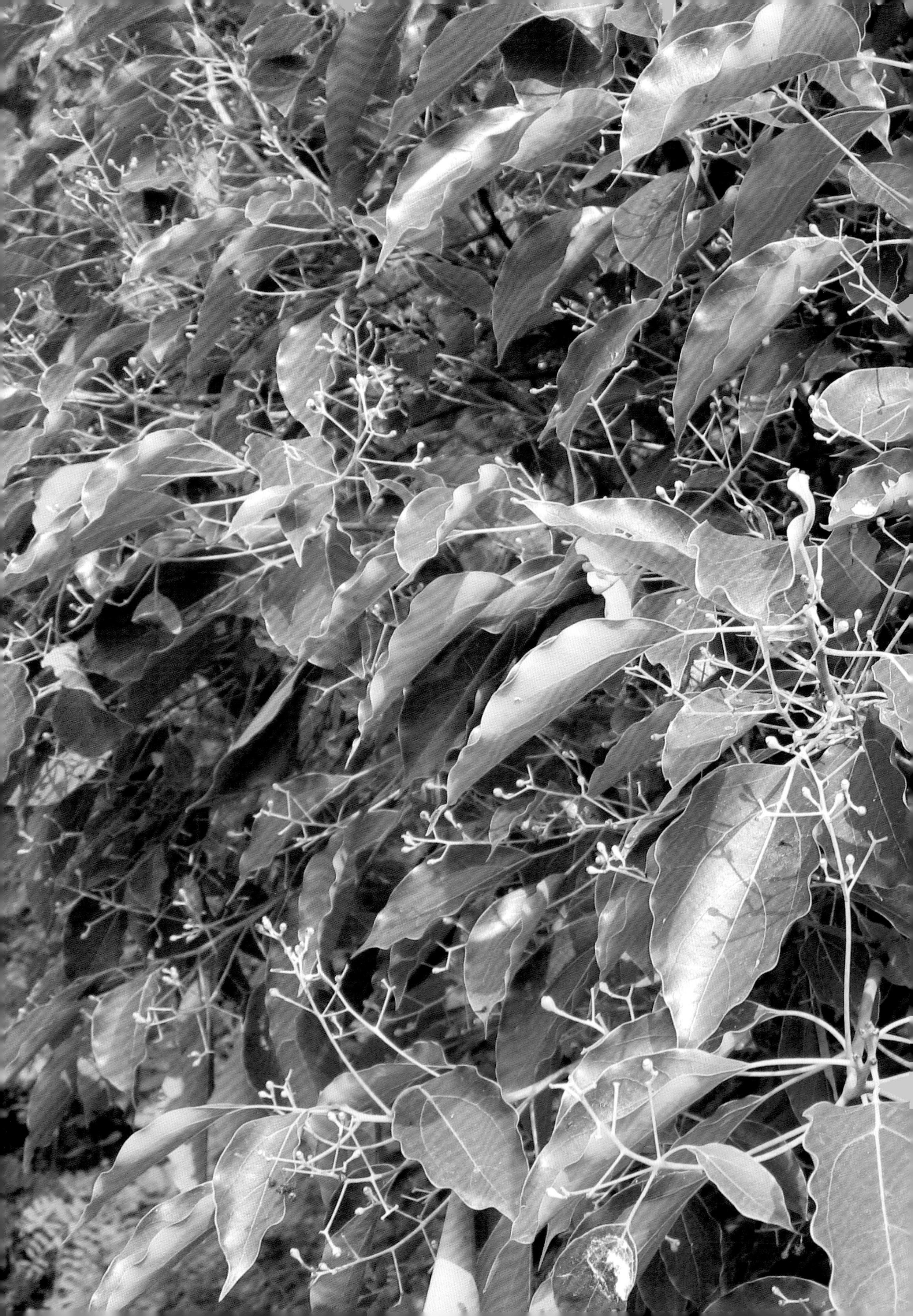

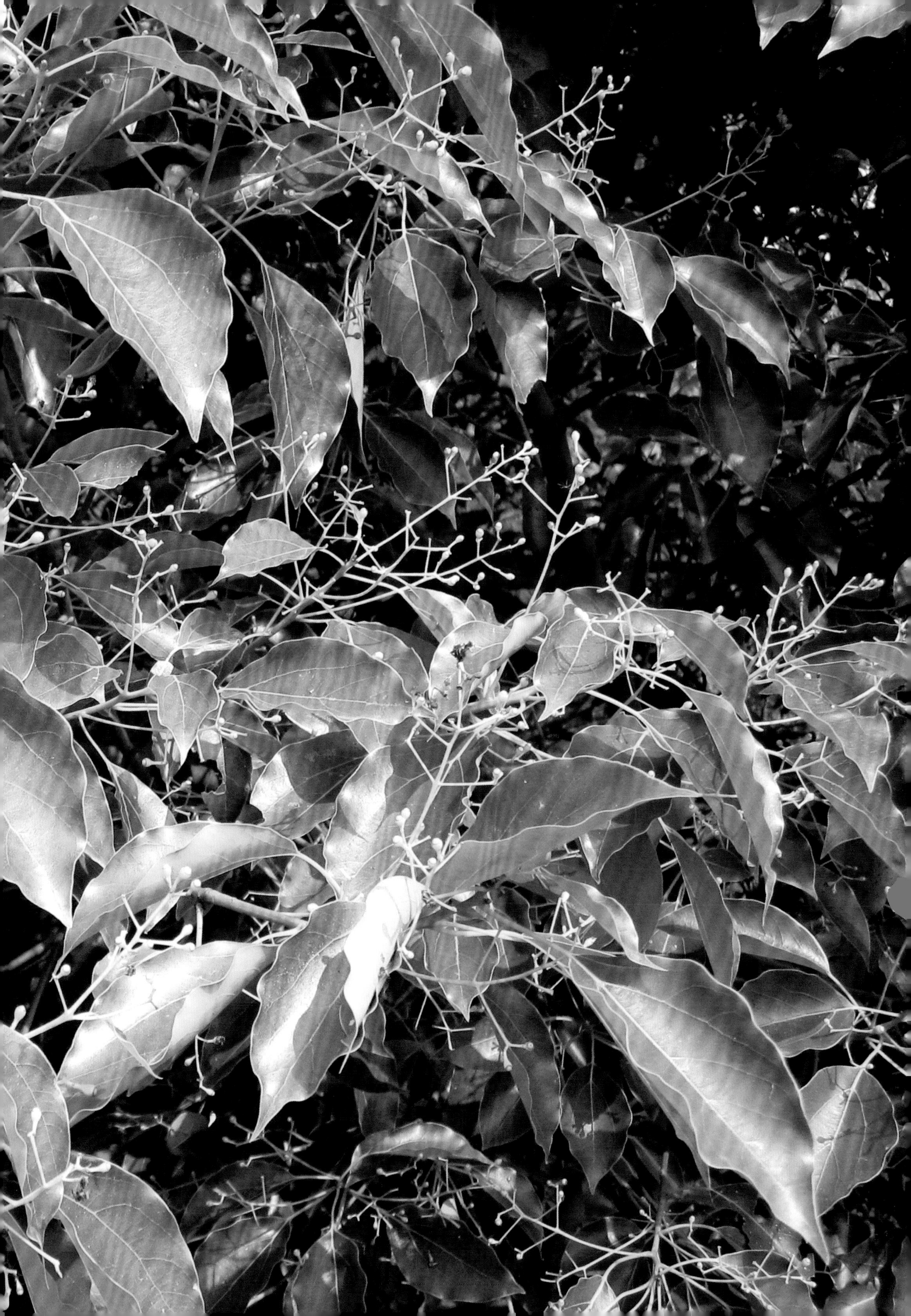

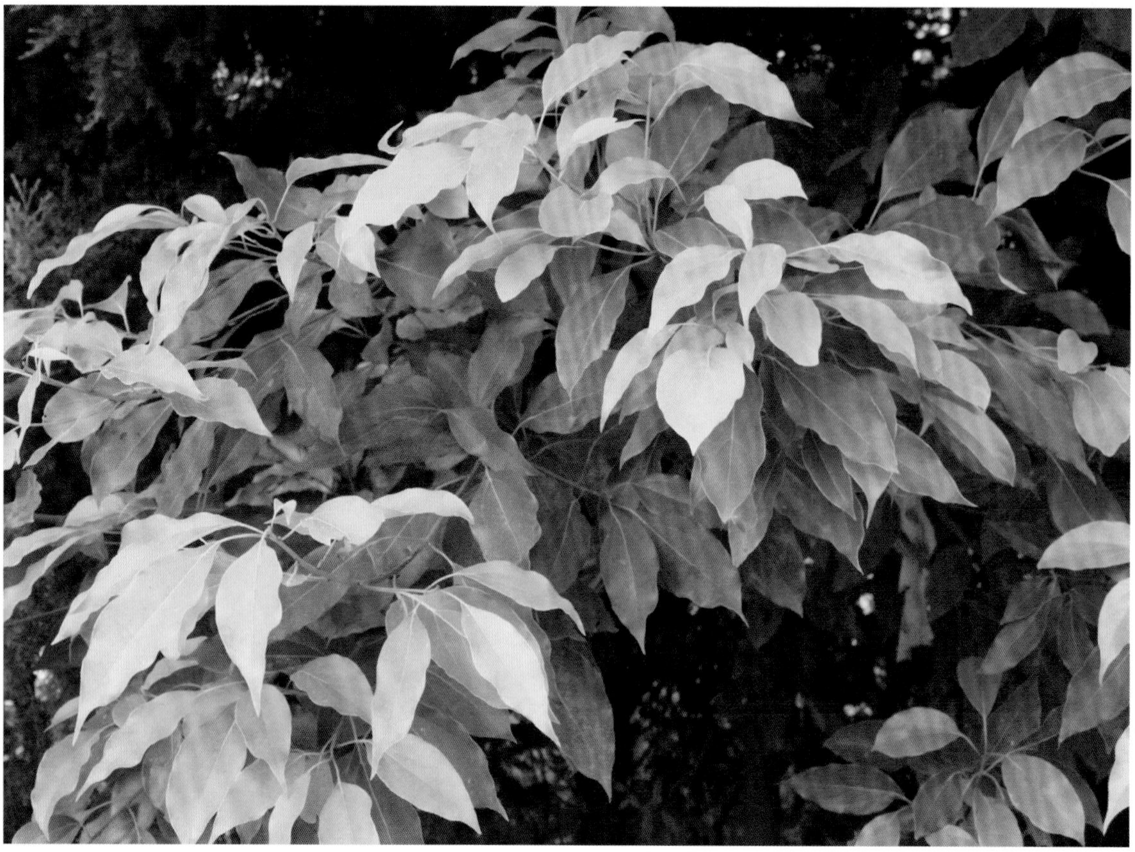

樟

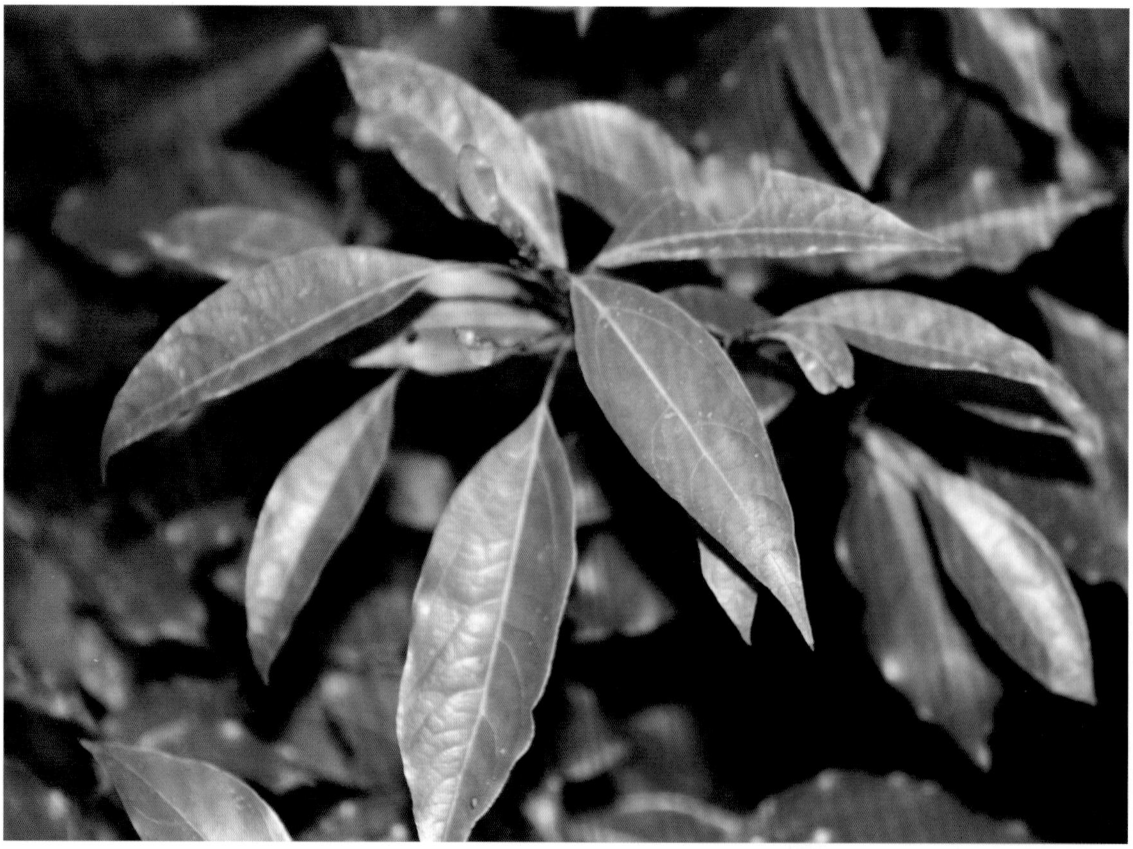

樟

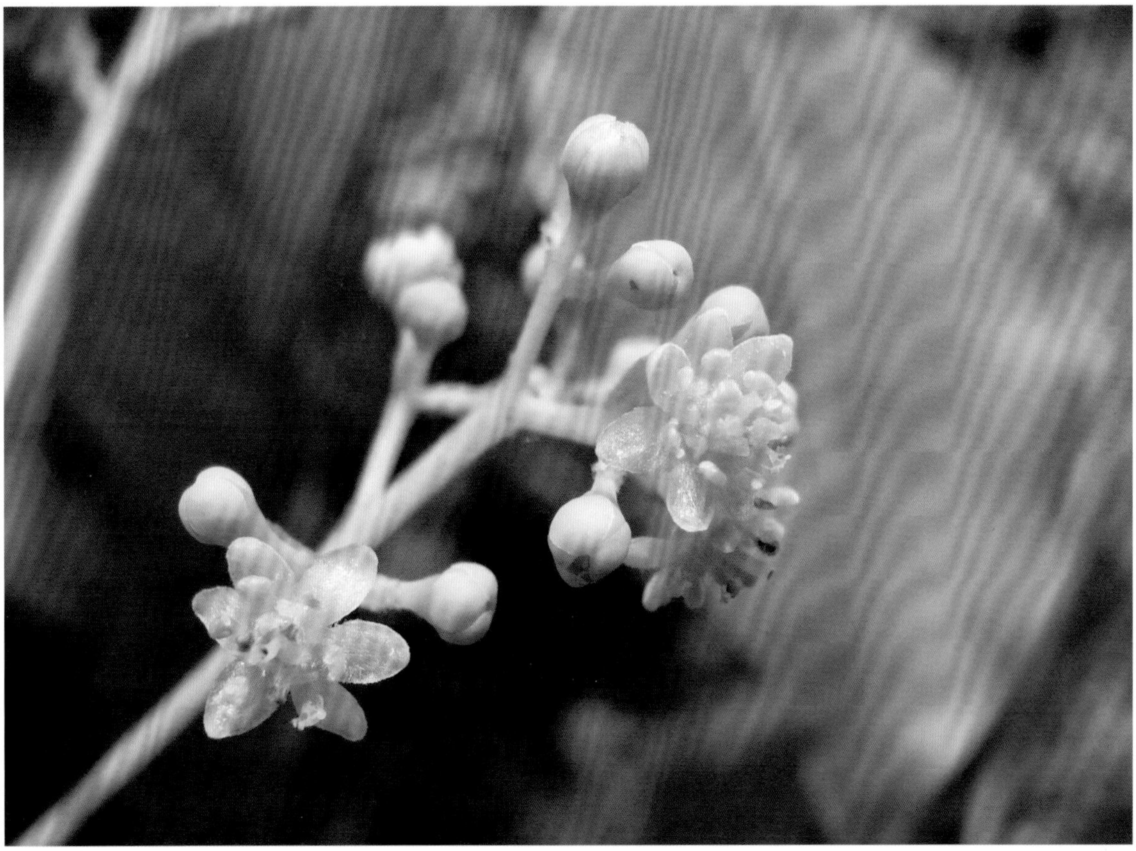

樟

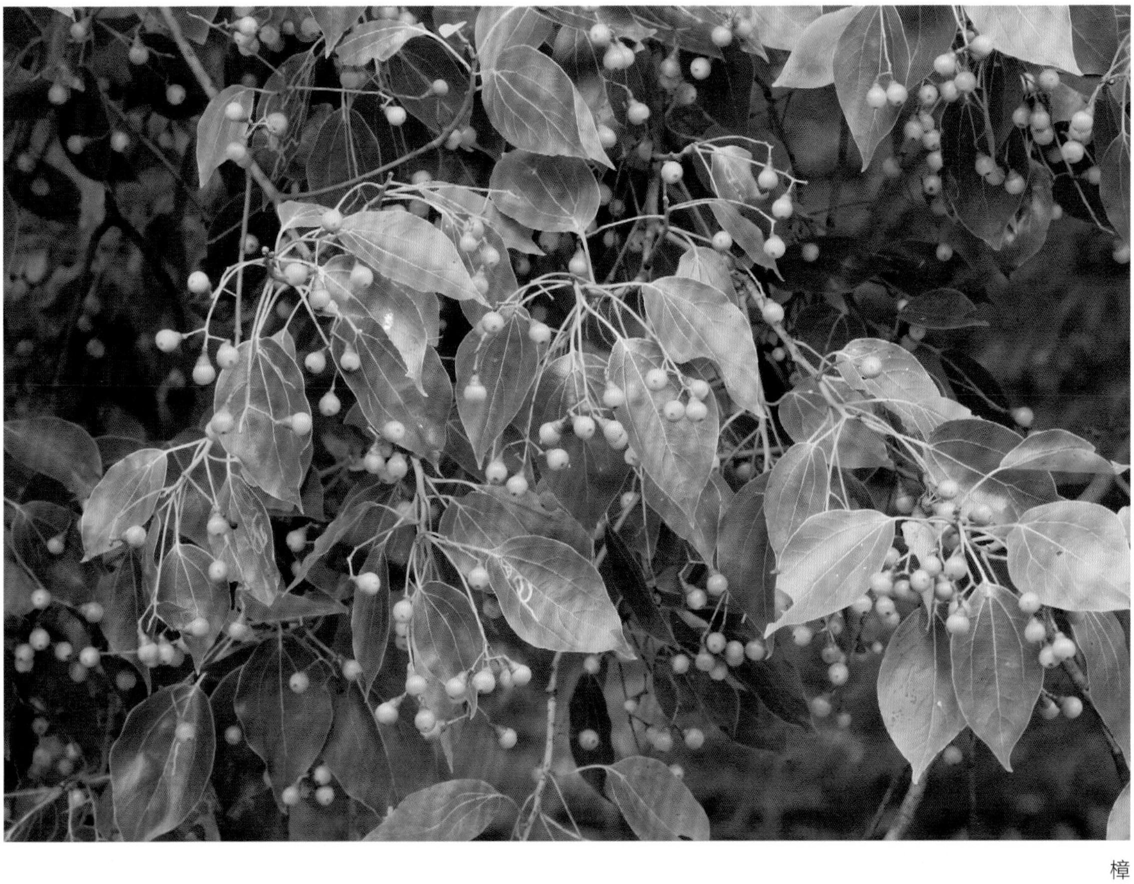

樟

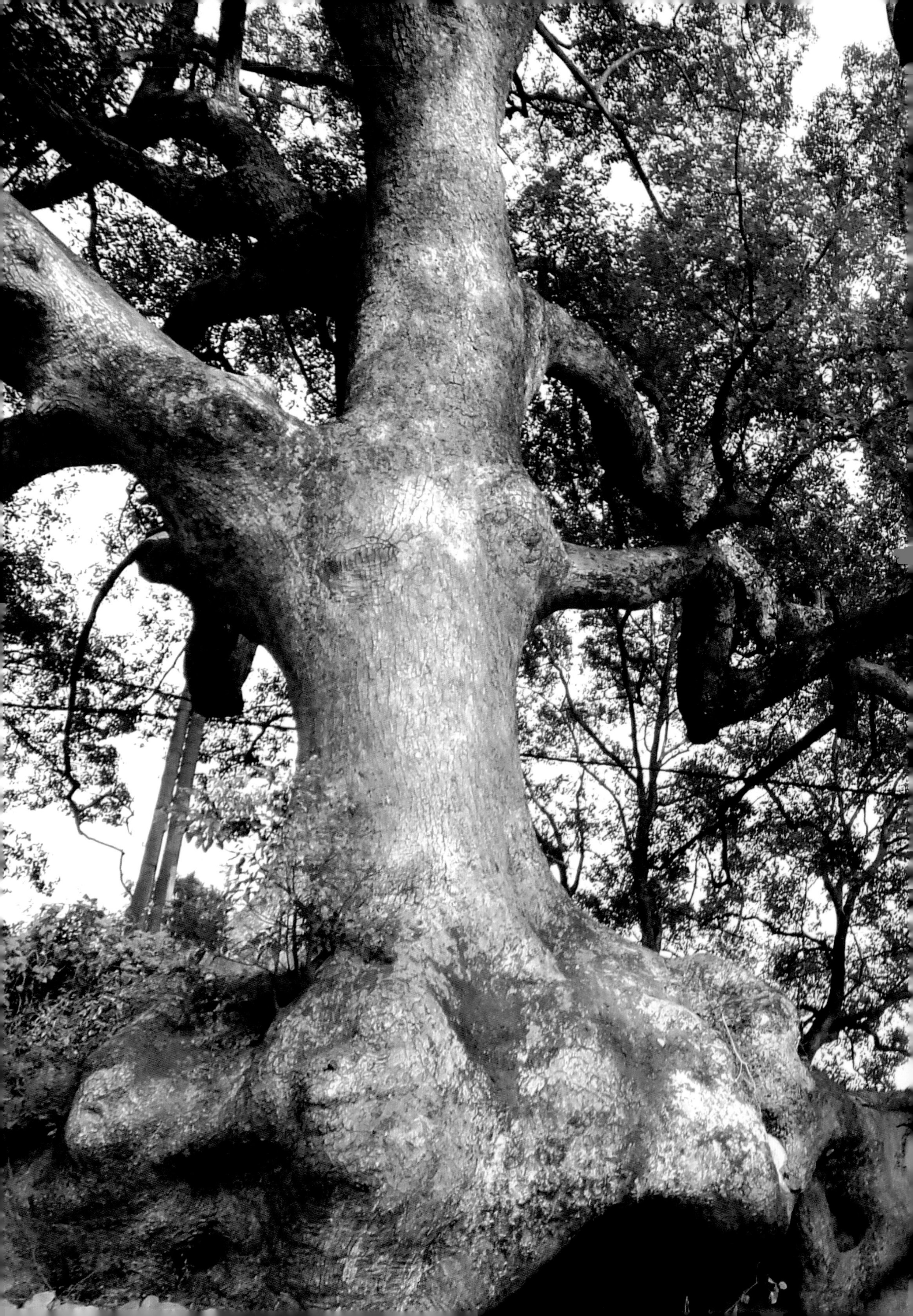

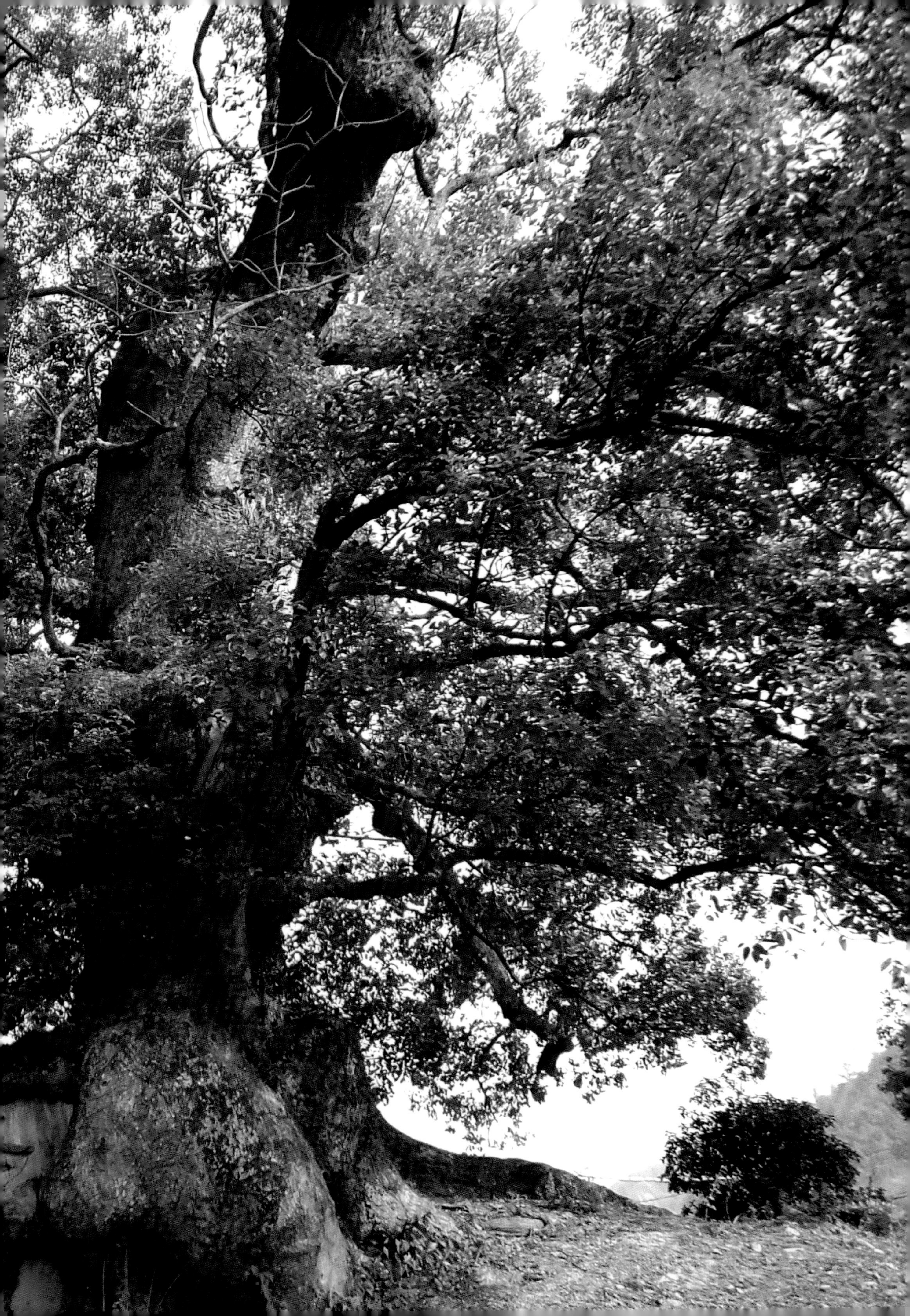

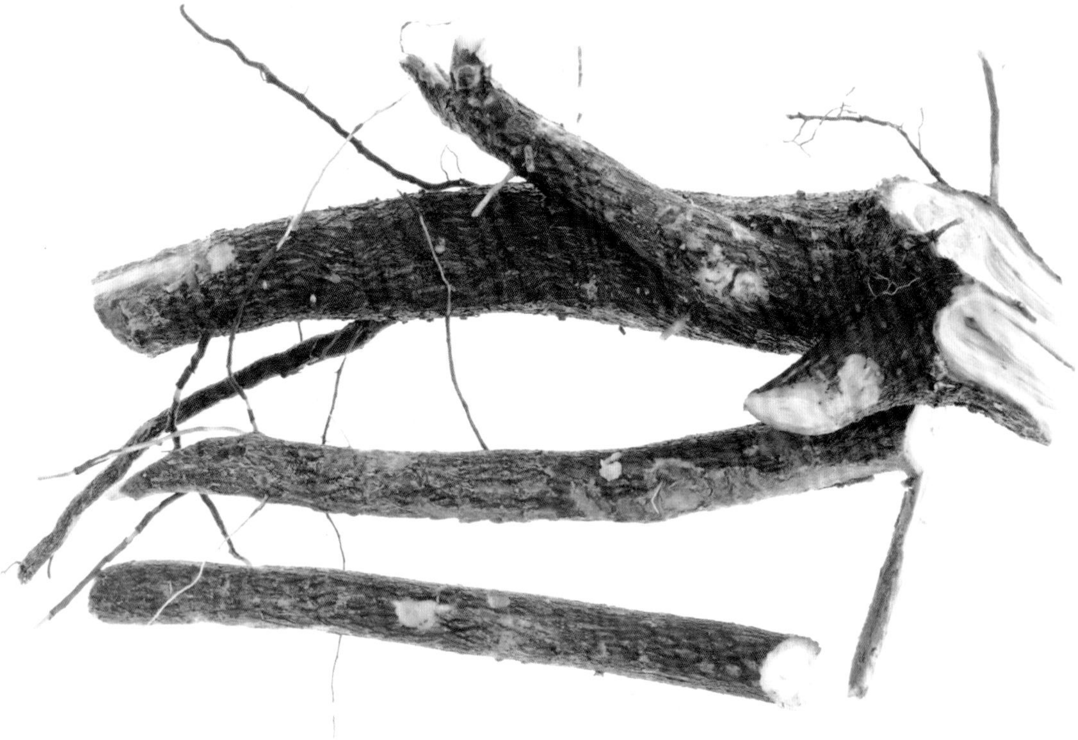

樟树根药材

采收加工

定植 5 ~ 6 年成材后，通常于冬季砍收树干，锯段，劈成小块，晒干。

药材鉴别

樟木呈长圆形，对剖半圆柱形或不规则的段或小块，长 5 ~ 20 cm，直径 2 ~ 10 cm。表面黄白色，带皮者皮部黄绿色或黄棕色，有细皱纹及横长皮孔，纹理顺直。横断面黄色，放射状纹理，年轮明显。质重而硬。有强烈的樟脑香气，味辛有清凉感。以块大、香气浓郁者为佳。

功效主治

祛风散寒，温中理气，活血通络。主治风寒感冒，胃寒胀痛，寒湿吐泻，风湿痹痛，跌仆伤痛。

用法用量

内服：煎汤，10 ~ 20 g；研末，3 ~ 6 g；或泡酒饮。外用：适量，煎水洗。

民族药方

1. 胃肠炎 樟树皮、辣蓼根各 10 g。水煎服。

2. 风湿麻木 樟树皮、老生姜、生葱头各等份。捣烂加酒炒热，外包患处。

3. 劳伤疼痛 樟树根、铁筷子、辣蓼根、鹅不食草各 20 g。泡酒 1000 ml，每次 15 ~ 20 ml。

4. 风寒感冒 樟树皮 15 g。煨水服。

5. 疝气 香樟果实 3 个。研细末，开水吞服。

使用注意

孕妇禁服。

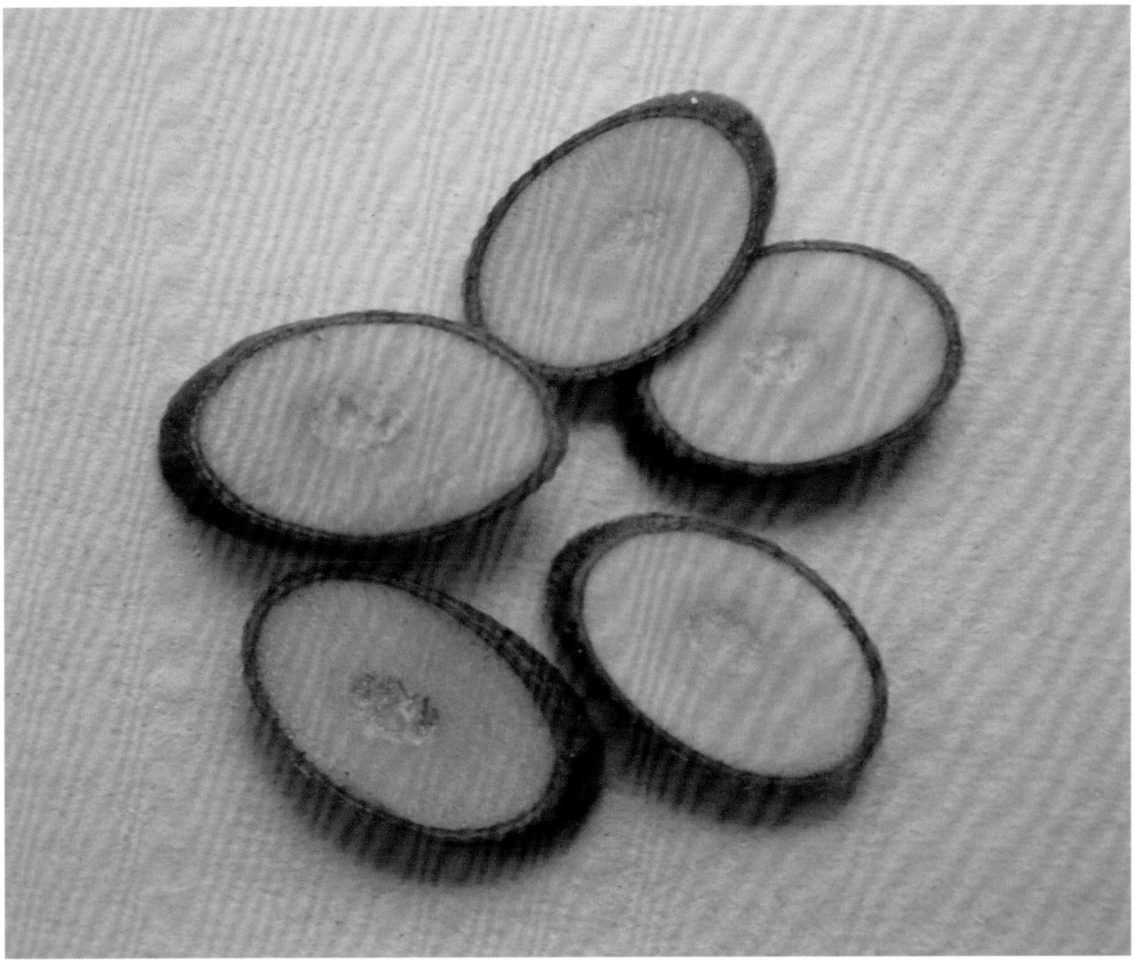

樟木饮片

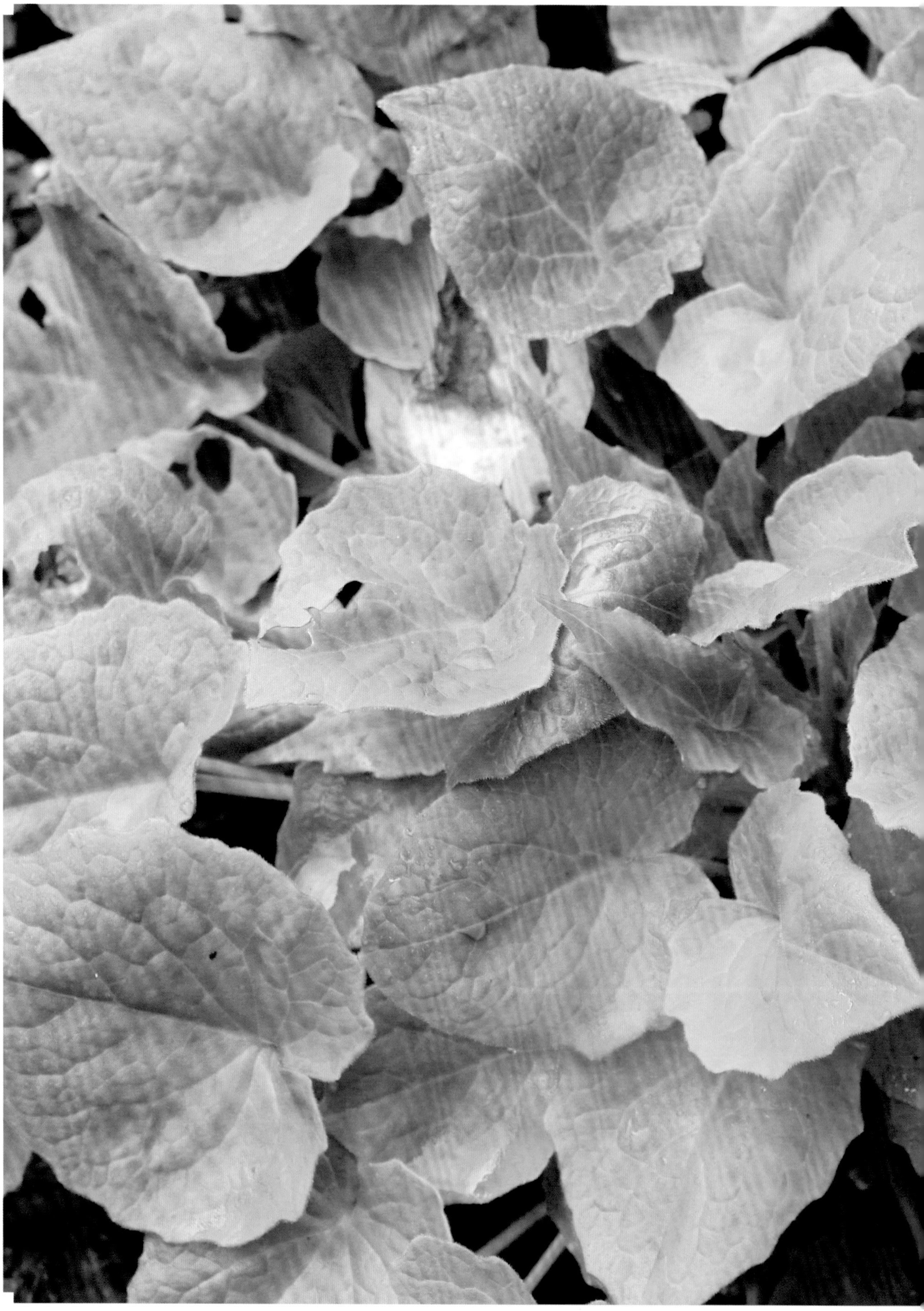

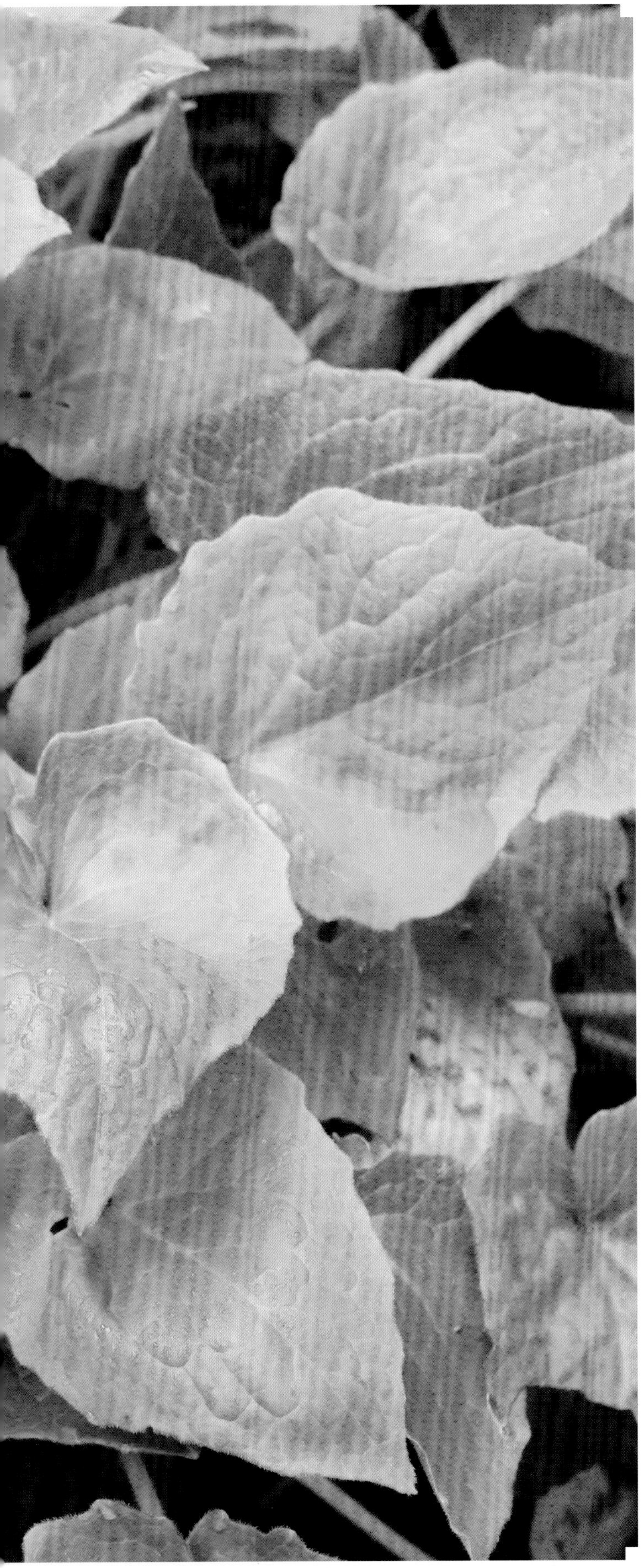

蜘蛛香

【苗药名】窝岗牙。

【别　名】马蹄香、鬼见愁、九转香、雷公七、磨脚花。

【来　源】本品为败酱科植物蜘蛛香 *Valeriana jatamansi* Jones. 的干燥根茎。

【性味归经】味辛，性热。归冷经。

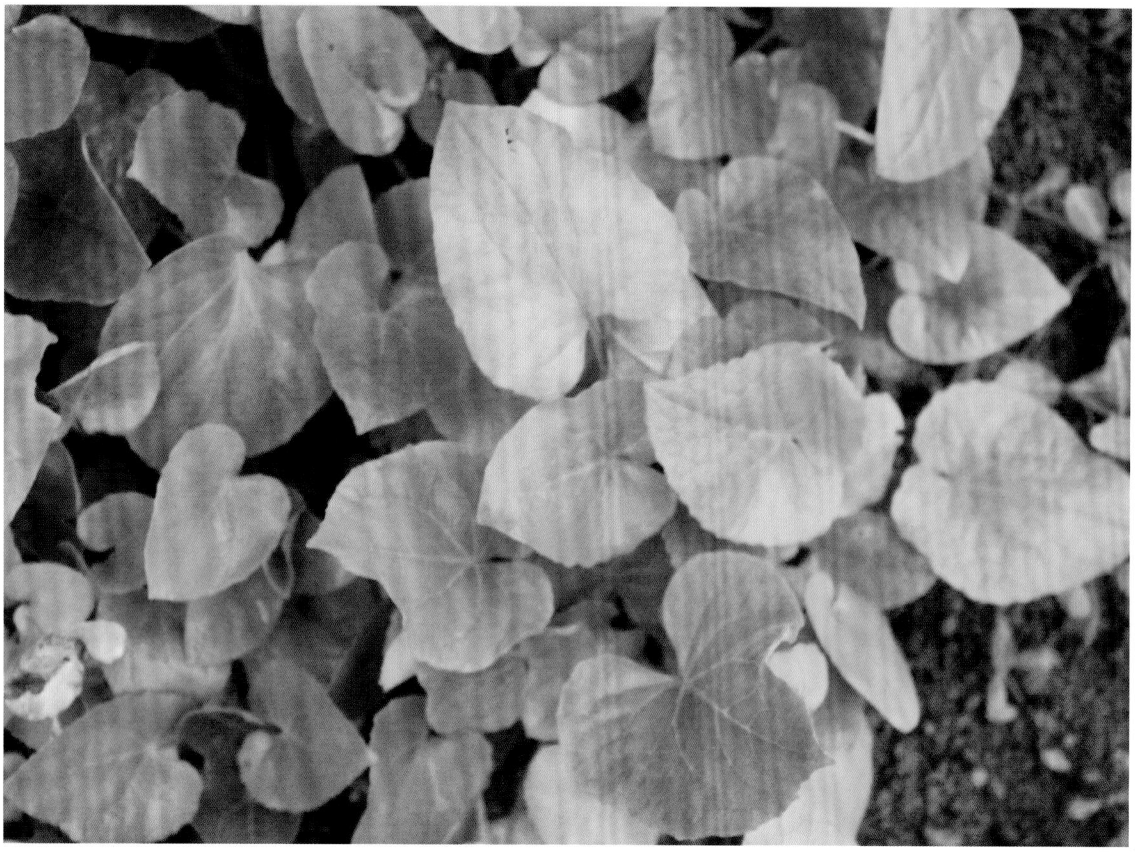

蜘蛛香

识别特征

多年生草本植物，高达 70 cm。茎 1 枝至数枝丛生，被短毛；根状茎粗短，淡黄绿色，有浓香气。叶基生，叶片心状圆形至卵状心形，长 5 ~ 9 cm，宽 3 ~ 8 cm，边缘有疏浅波齿，被短毛；叶柄长于叶片，达 20 cm，茎生叶与基生叶近似而具短柄，上部叶常羽状 3 ~ 7 裂，渐无柄。聚伞花序顶生，初紧密，花开时渐疏大；花小，白色或微带红色；花萼内卷；花冠筒状，上部稍膨胀，5 裂；雄蕊 3。瘦果长柱状，顶端有多条羽状毛。花期 5—7 月，果期 6—9 月。

生境分布

生长于山顶草地、灌木林中。主要分布于贵州、陕西、河南、湖北、四川等省区。

采收加工

秋季采挖，除去泥沙，干燥。

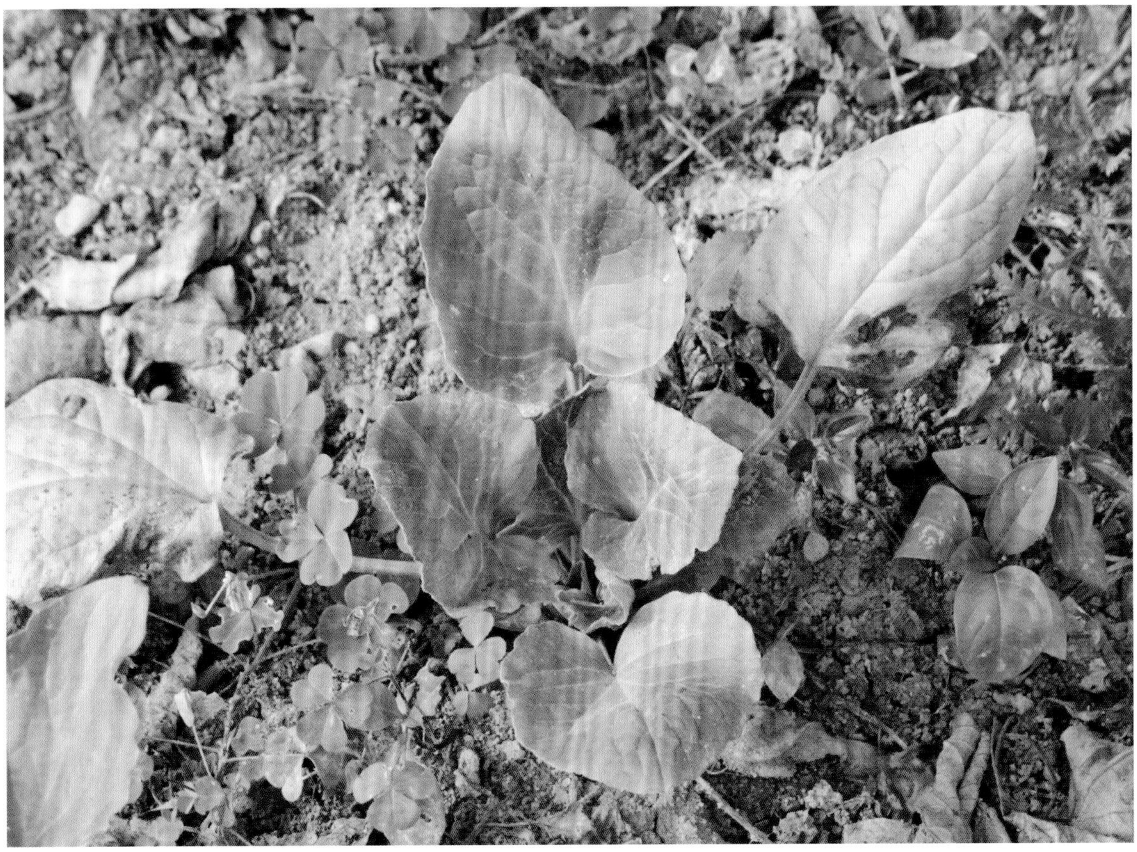

蜘蛛香

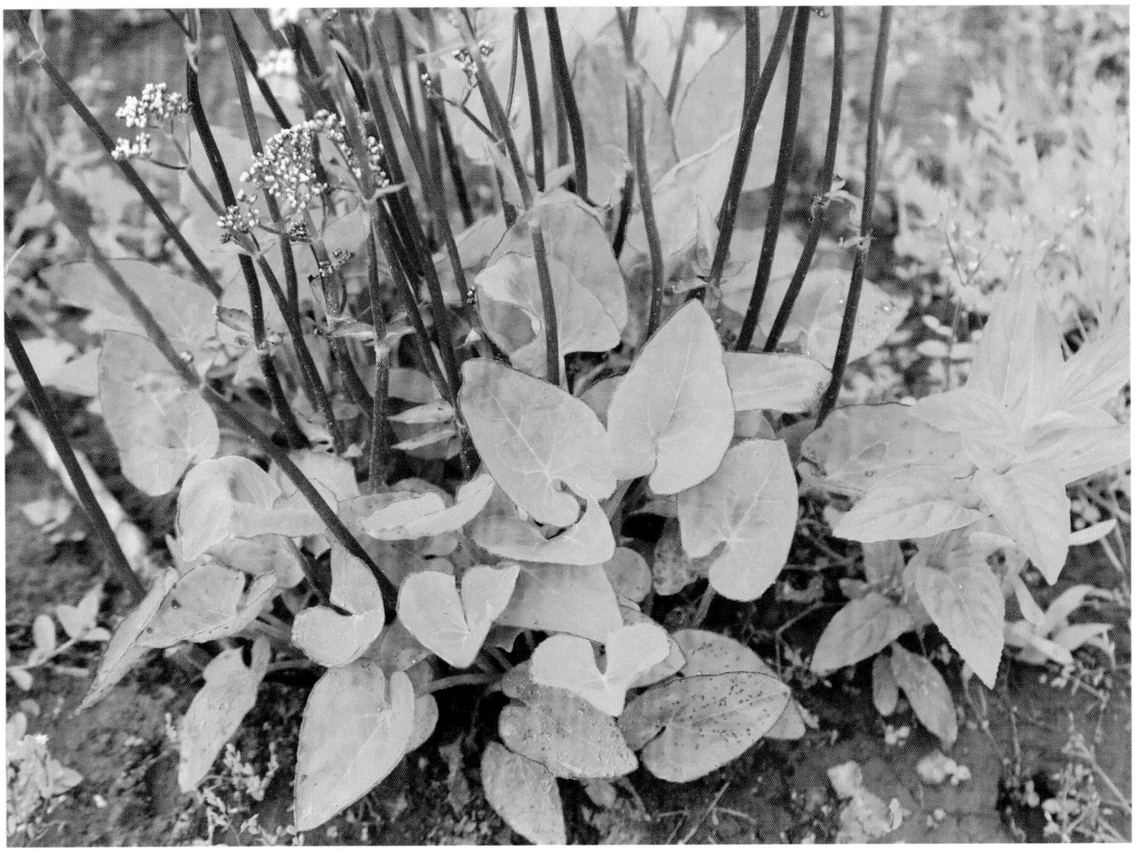

蜘蛛香

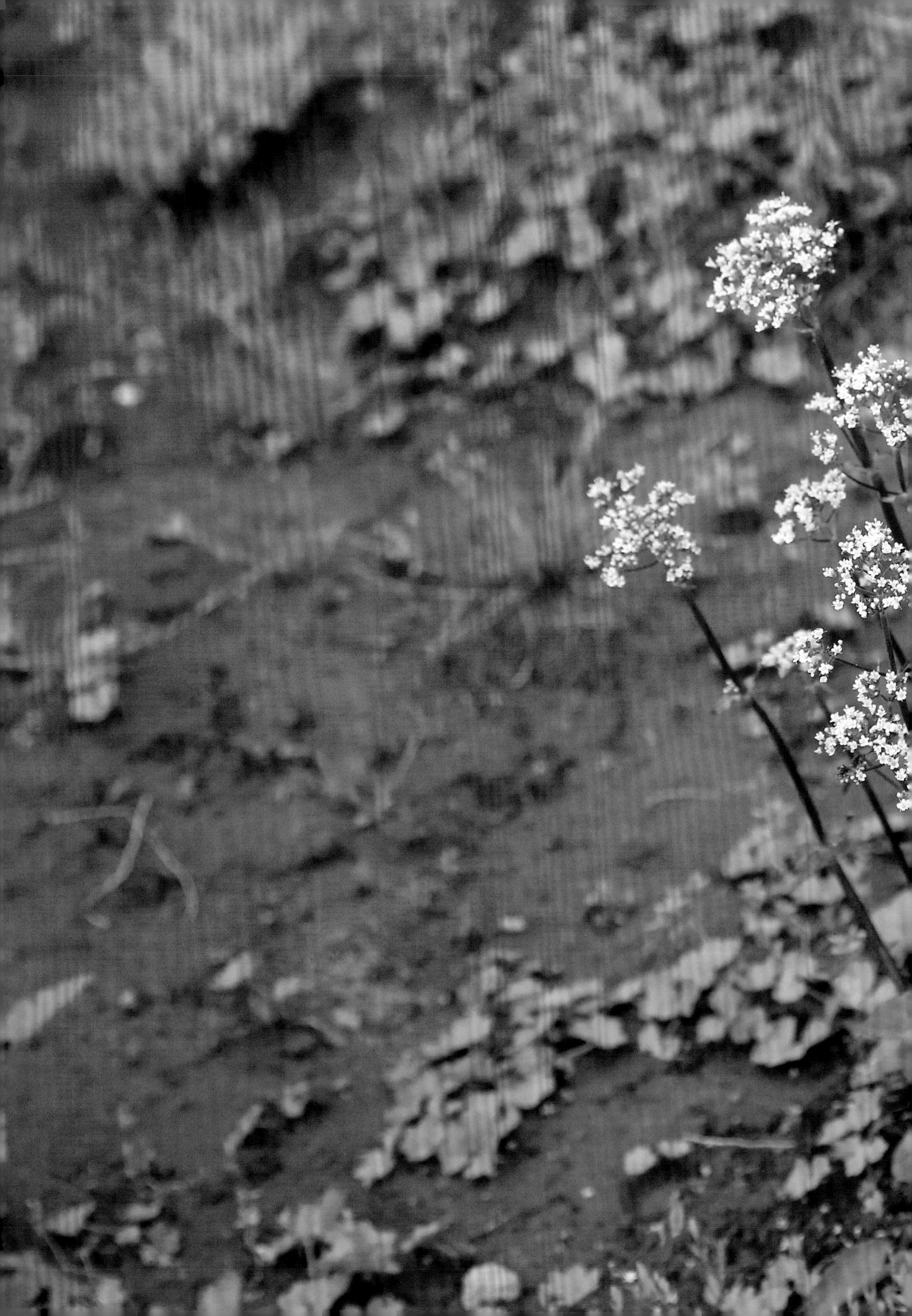

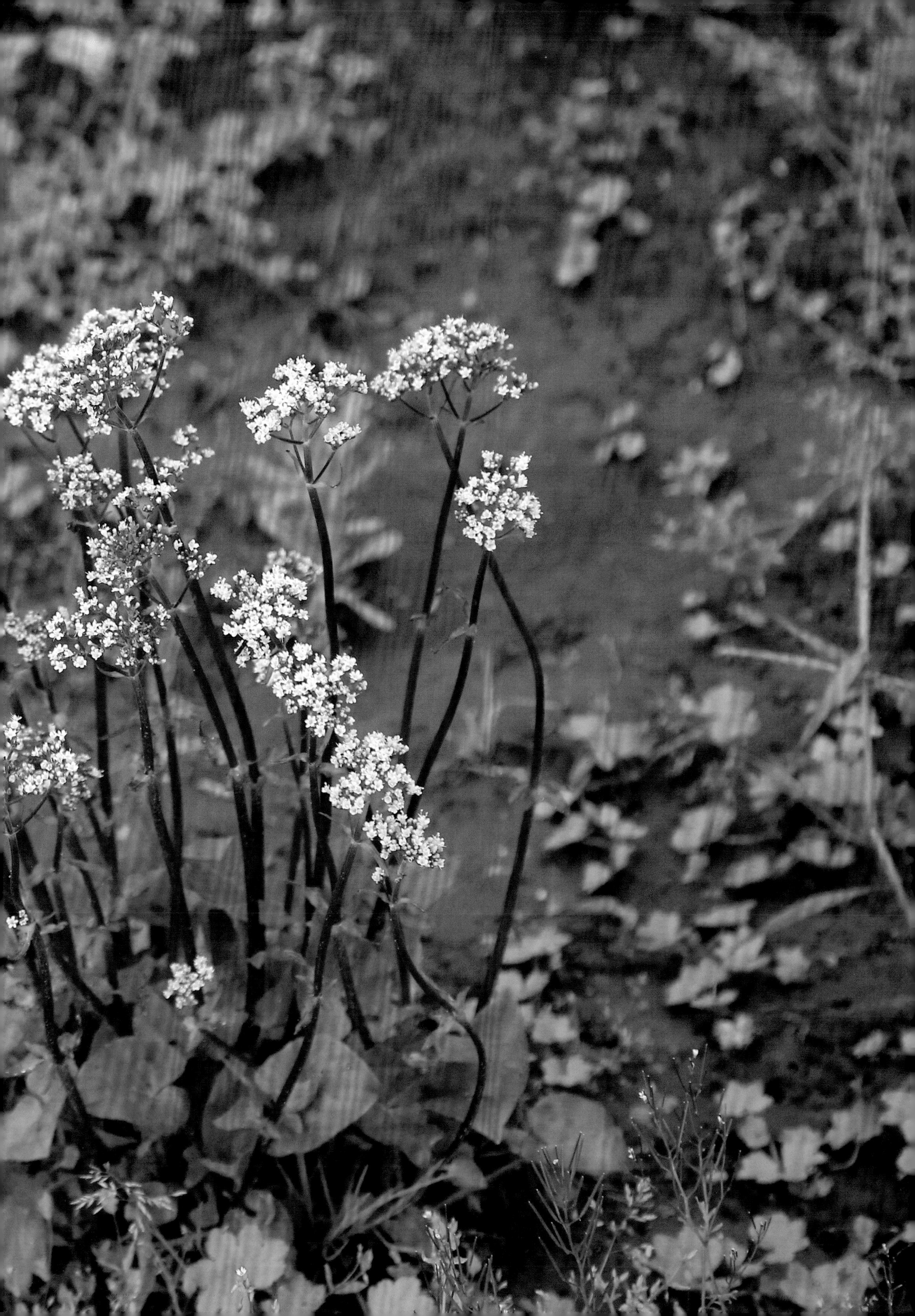

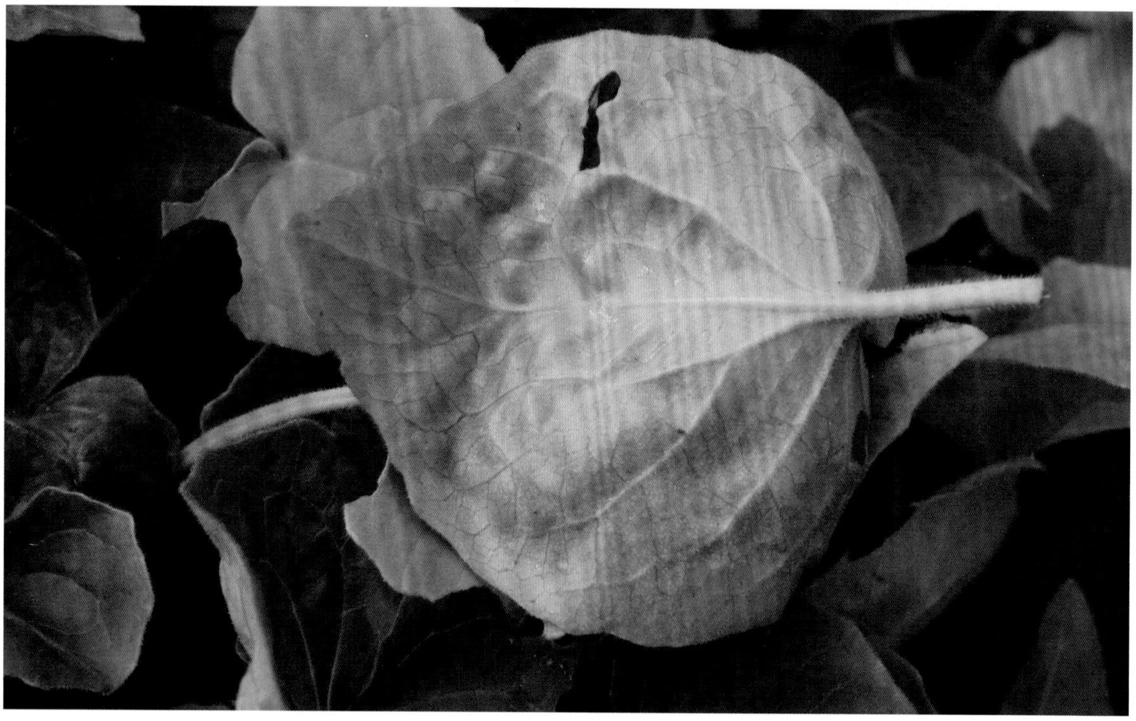

蜘蛛香

药材鉴别

根茎呈圆柱形，略扁，稍弯曲，少有分枝，长 2 ~ 8 cm，直径 0.5 ~ 2.0 cm。表面灰褐色，有明显紧密的不规则环节及突起的点状根痕。顶端具茎、叶残基。质坚实，易折断，断面灰棕色或棕褐色，可见筋脉点（维管束）断续排列成环。具特异香气，味微苦，辛。

功效主治

理气和中，散寒除湿，活血消肿。主治消化不良，腹泻，痢疾，风湿痹痛，腰膝酸软，脘腹胀痛，小儿疳积，脚气水肿，月经不调，跌仆损伤，疮疖。

用法用量

内服：煎汤，3 ~ 9 g。外用：适量，磨汁涂。

民族药方

1. **胃气痛**　蜘蛛香 10 g。水煎服；或吞服 3 g。
2. **风湿麻木**　蜘蛛香 50 g。水煎服，并用药渣涂患处。
3. **鼻血不止**　蜘蛛香 30 g。生服。
4. **口腔炎**　蜘蛛香 15 g。研粉以开水调和，涂在溃疡面上。
5. **毒疮**　蜘蛛香适量。磨醋外搽；或煨酒服。
6. **霍乱上吐下泻**　蜘蛛香 15 g。煨水服。
7. **感冒**　蜘蛛香 15 g，生姜 3 g。煨水服。

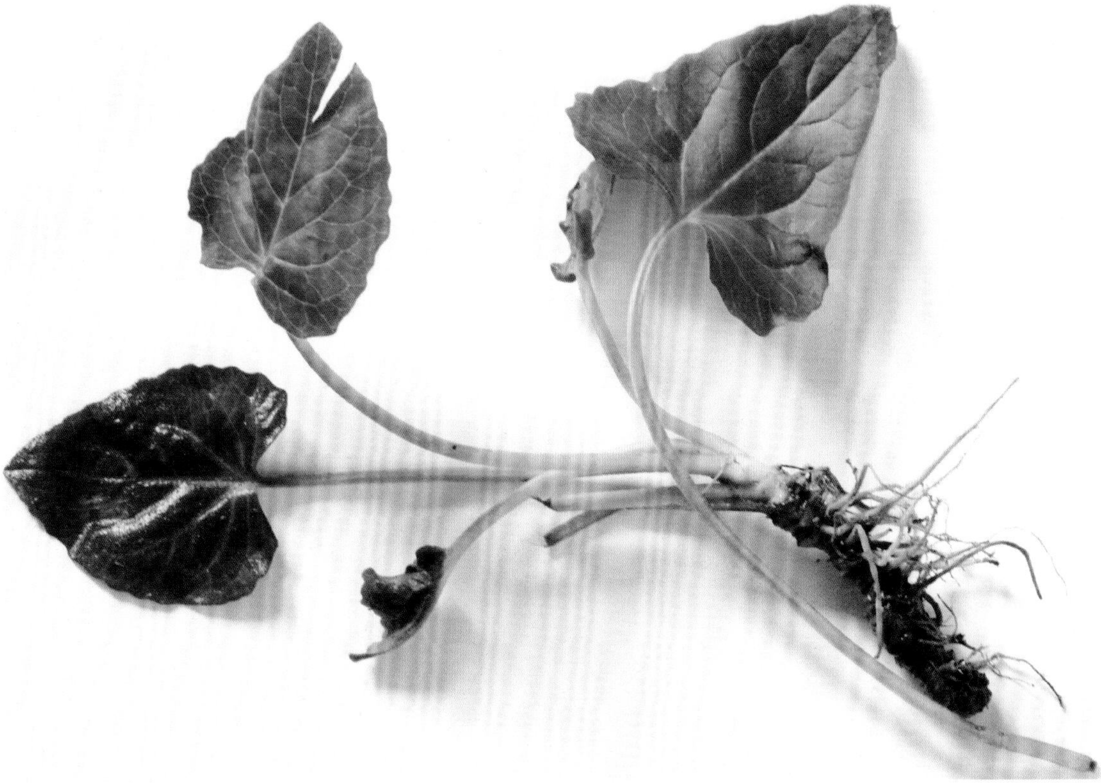

蜘蛛香药材

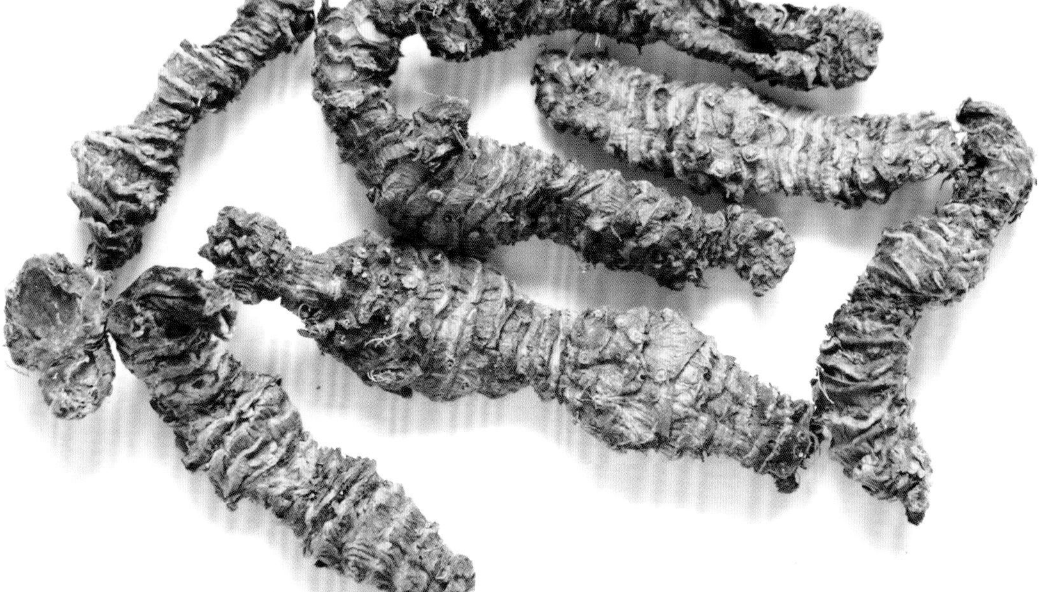

蜘蛛香药材

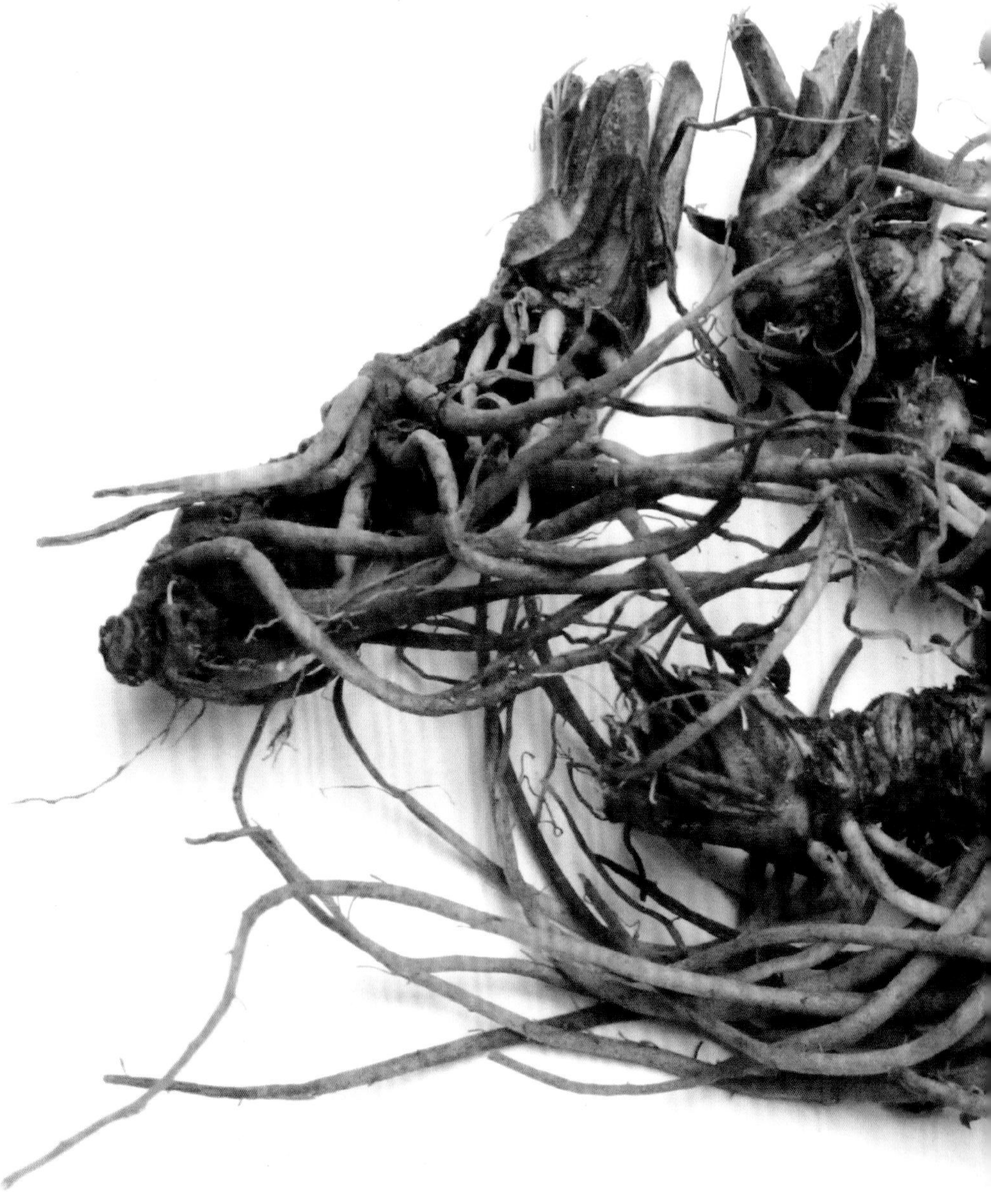

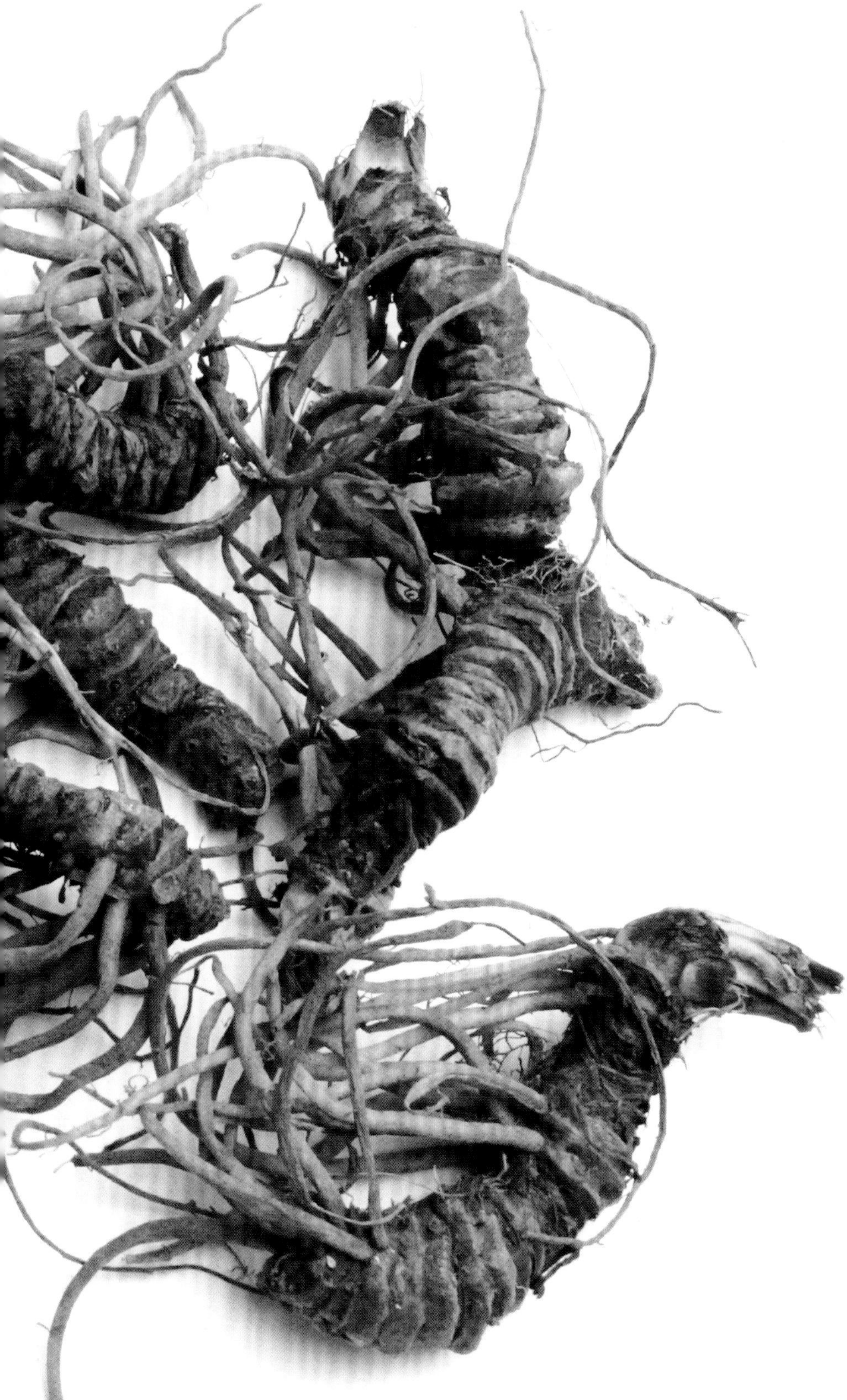

蜘蛛香药材

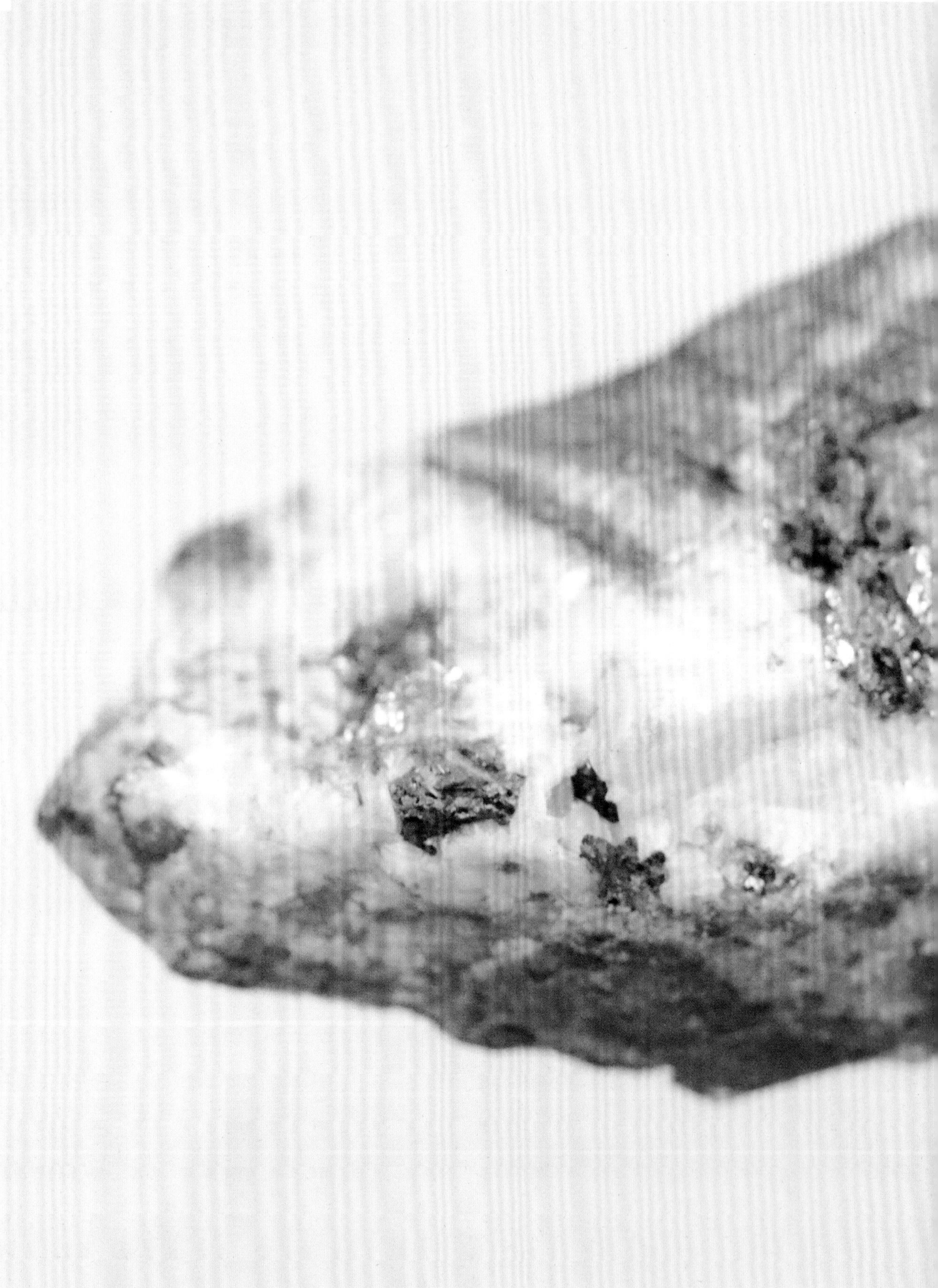

朱砂

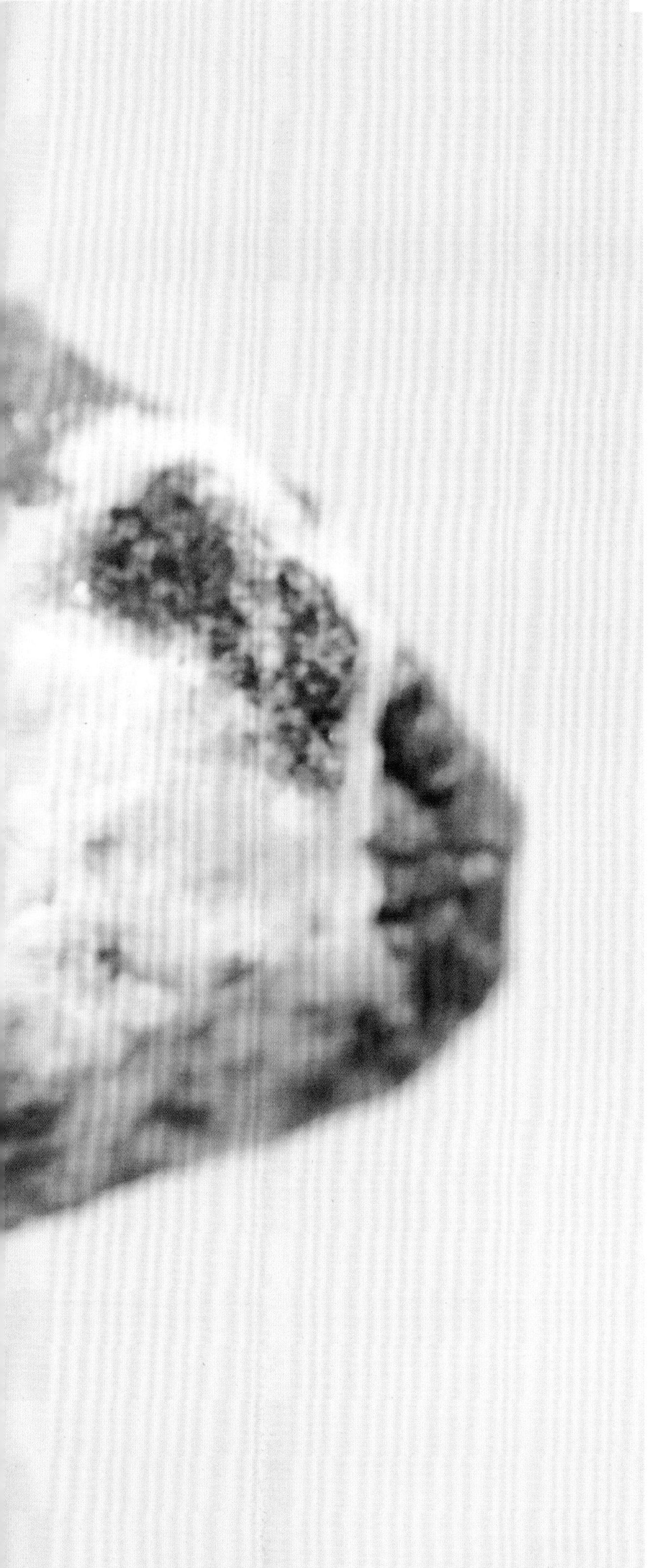

【苗药名】朱砂。

【别　名】丹粟、丹砂、朱丹、赤丹、汞沙、真朱、光明砂。

【来　源】本品为硫化物类辰砂族矿物辰砂 Cinnabar。

【性味归经】味微甜，性冷；有毒。归热经、慢经。

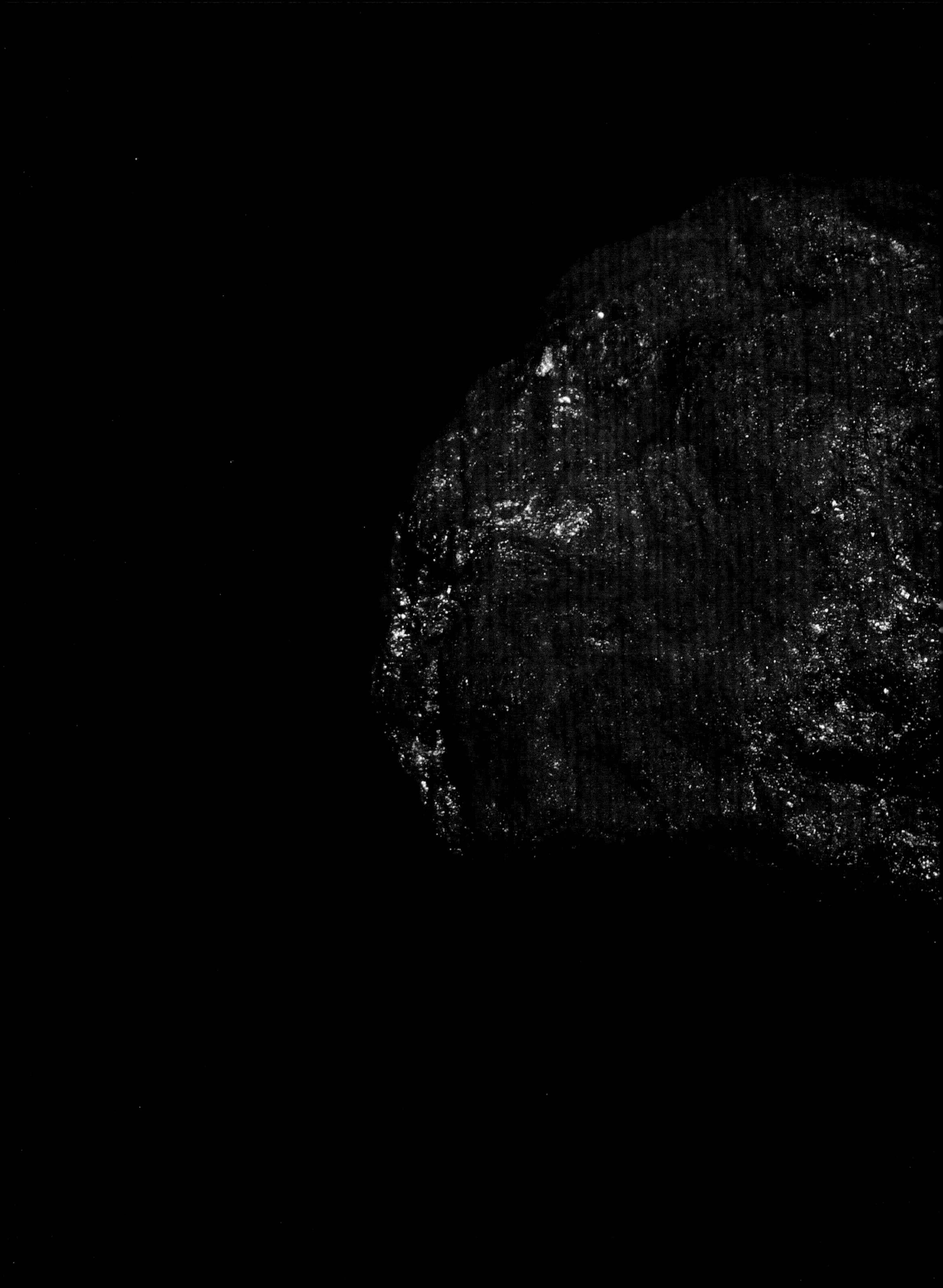

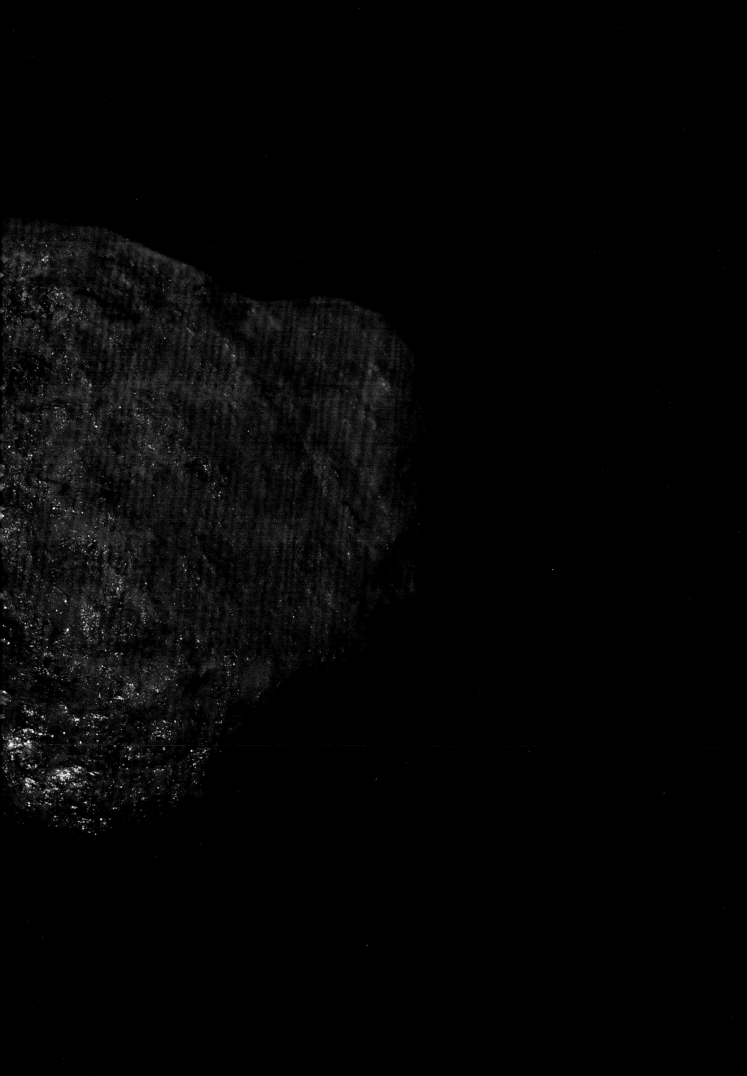

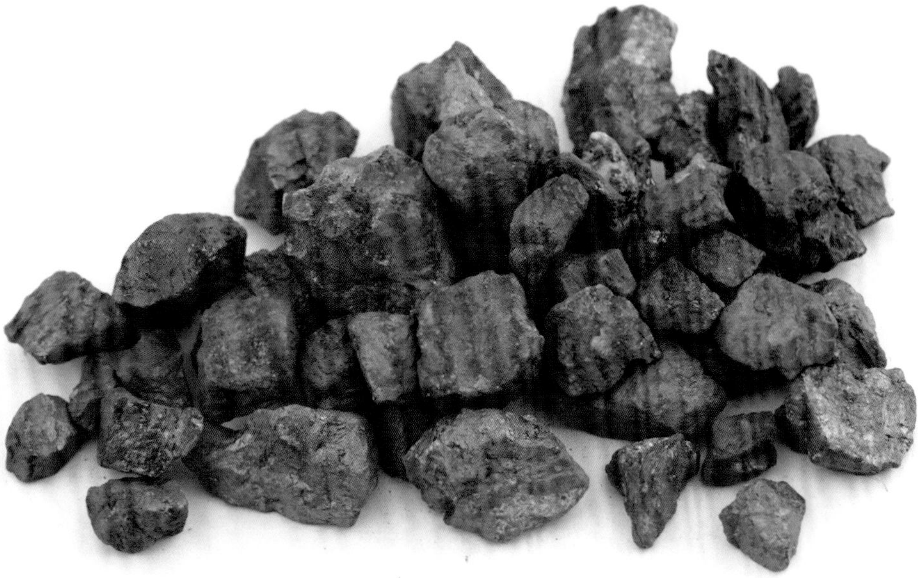

朱砂药材

原 矿 物

晶体结构属三方晶系。晶体为厚板状或菱面状，有时呈极不规则的粒状集合体或致密状块体。为朱红色或褐红色，有时带铅灰色。条痕红色。具金属光泽。硬度 2 ~ 2.5。易碎裂成片，有平行的完全解理。断口呈半贝壳状或参差状，相对密度 8.09 ~ 8.2 g/cm^3。

生境分布

常呈矿脉产于石灰岩、板岩、砂岩中。分布于贵州、湖北、湖南、广西、四川、云南等省区。

采收加工

劈开辰砂矿石，取出岩石中夹杂的少数朱砂。可利用浮选法，将凿碎的矿石放在直径约 30 cm 的淘洗盘内，左右旋转之，因其比重不同，故砂沉于底，石浮于上。除去石质后，再将朱砂劈成片、块状。

药材鉴别

本品为粒状或块状集合体。呈颗粒状或块片状。鲜红色或暗红色，有时带有铅灰色的锖色；条痕红色或褐红色；手触之不染指。不透明或半透明。体重，片状者质脆，易破碎；块状者质较坚硬，不易破碎；粉末状者有闪烁光泽。气味皆无。以色鲜红、有光泽、半透明、体重、质脆、无杂质者为佳。

功效主治

安神定惊，明目，解毒。主治心烦，失眠，惊悸，癫狂，目昏，疮疡肿毒。

用法用量

内服：研末，0.3 ~ 1.0 g；或入丸剂；或拌其他药（如茯苓、茯神、灯心草等）同煎。外用：适量。

民族药方

1．疟疾（鲤鱼摆滩症） 朱砂 1.5 g，茶枯（煅存性）2 g。水煎服。

2．精神病 朱砂粉（研细水飞成细末，清水浸泡 7 日，每日换水 1 次，然后晒干成朱砂粉）、煅磁石粉（磁石置炭中煅，醋淬 9 次，研细末并水飞成细末，清水浸泡 9 日，每日换水 1 次，然后晒干成磁石粉）各 60 g，神曲（晒干，研成粉末，过筛）180 g。将三药混匀，加蜂蜜 180 g，制成指头大的蜜丸（磁朱丸），此为 1 剂（共 80 ~ 100 丸）。1 剂磁朱丸服 25 日左右，每次 1 ~ 2 丸，每日 2 ~ 3 次，服完 1 剂后，根据病情需要可继续服第 2 剂，一般服 1 ~ 3 剂为 1 个疗程，以后不需要维持量。

使用注意

本品有毒，内服不宜过量和持续服用，孕妇禁用。入药忌用火煅。

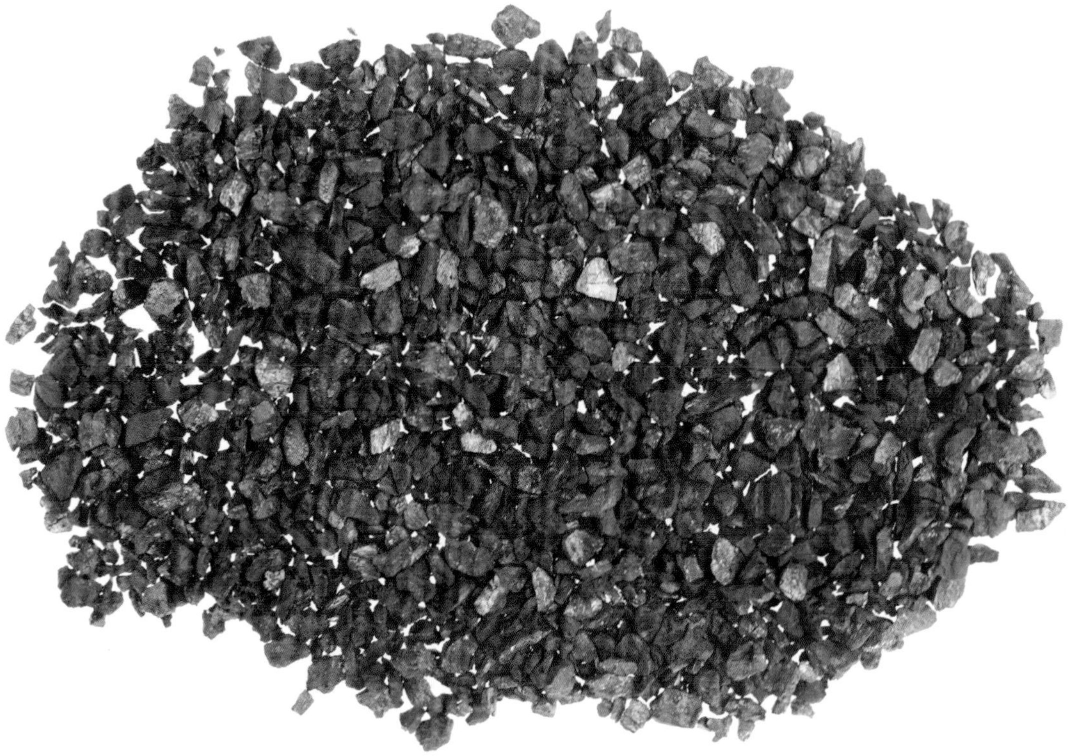

朱砂药材

朱砂饮片

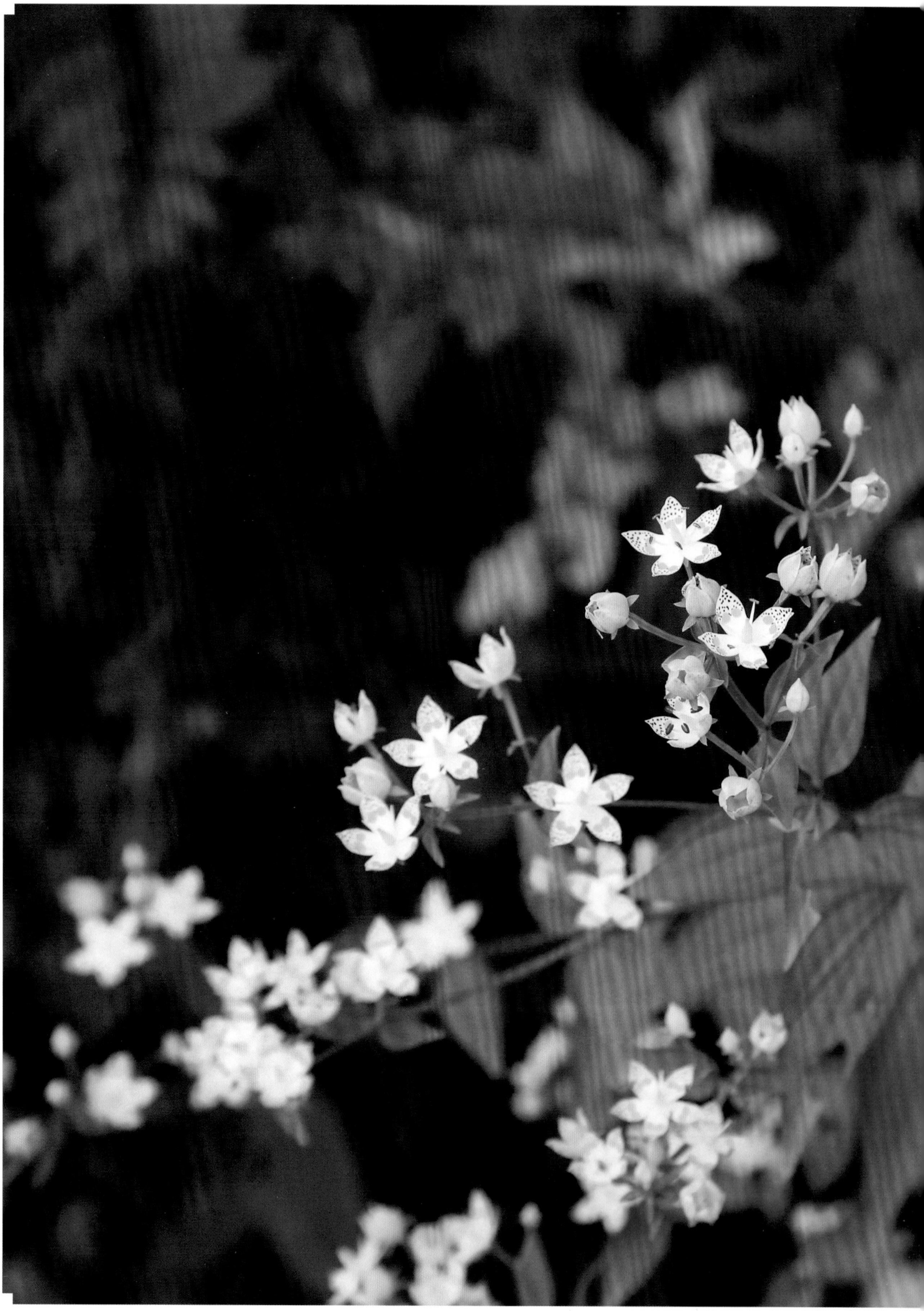

獐牙菜

【苗药名】锐怪英。

【别　名】凉荞、绿茎牙痛草、双斑獐牙菜、大车前、水红菜、翳子草。

【来　源】本品为龙胆科植物獐牙菜 *Swertia bimaculata*（Sieb. et Zucc.）Hook. f. et Thoms. 的干燥全草。

【性味归经】味苦，性冷。归热经。

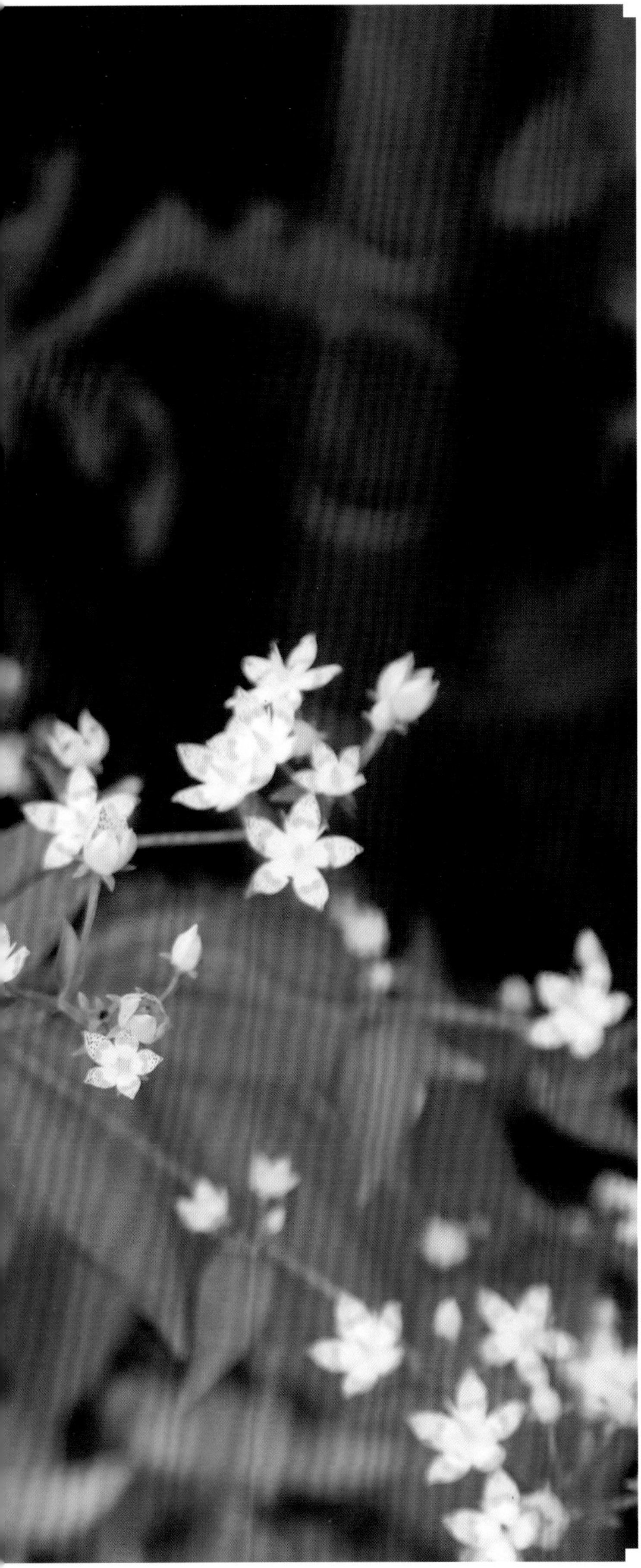

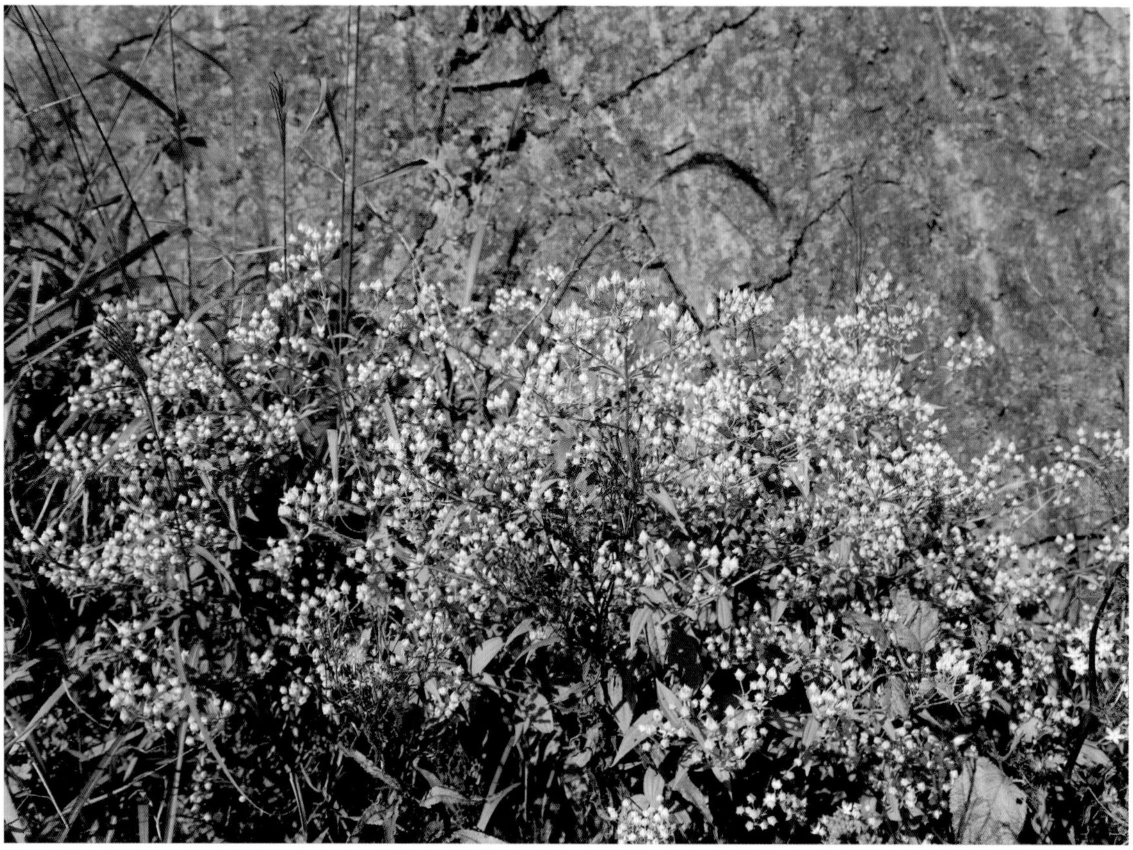

獐牙菜

识别特征

一年生草本植物，高 0.3 ~ 1.4（~ 2）m。茎圆柱形，中部以上分枝。茎生叶对生，无柄或具短柄，叶片椭圆形至卵状披针形，长 4 ~ 9 cm，宽 1 ~ 4 cm，先端长渐尖，基部钝；叶脉 3 ~ 5 条，弧形，在背面明显突起。花为大型圆锥状复聚伞花序，疏松开展，长可达 50 cm，花多，花梗不等长，长 0.6 ~ 4.0 cm；花萼绿色，裂片狭倒披针形或狭椭圆形；花冠黄色，直径达 2.5 cm，上部具多数紫色小斑点，花 5 裂，裂片椭圆形或长圆形，长 1.0 ~ 1.5 cm，在中部有 2 个黄绿色、半圆形的大腺斑；雄蕊 5，花丝线形；子房披针形，无柄，长约 8 mm，花柱短，柱头小，2 裂。蒴果狭卵形，无柄，长 2.3 cm。种子褐色，圆形，表面具瘤状突起。花、果期 6—11 月。

生境分布

生长于海拔 250 ~ 3000 m 的河滩、山坡草地。分布于华东、中南、西南及河北、山西、陕西、甘肃等省区。

采收加工

夏、秋二季采收，切碎，晾干。

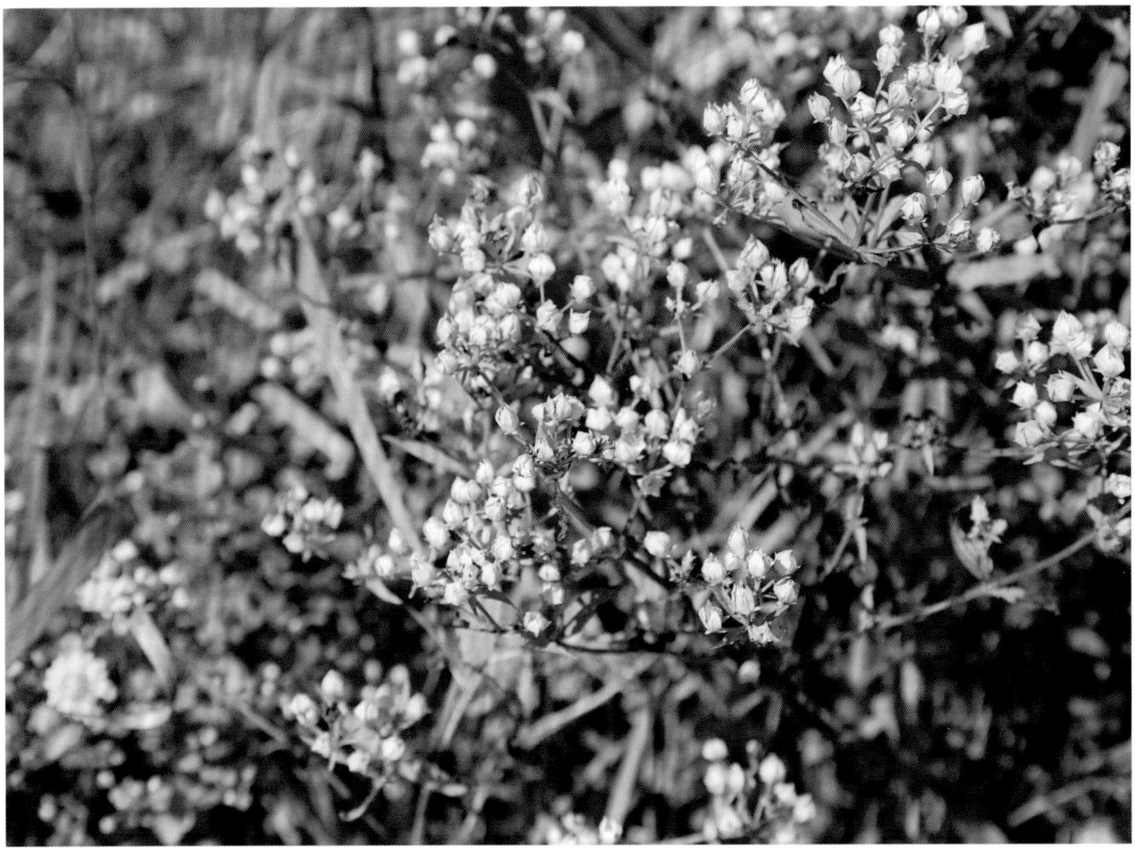

獐牙菜

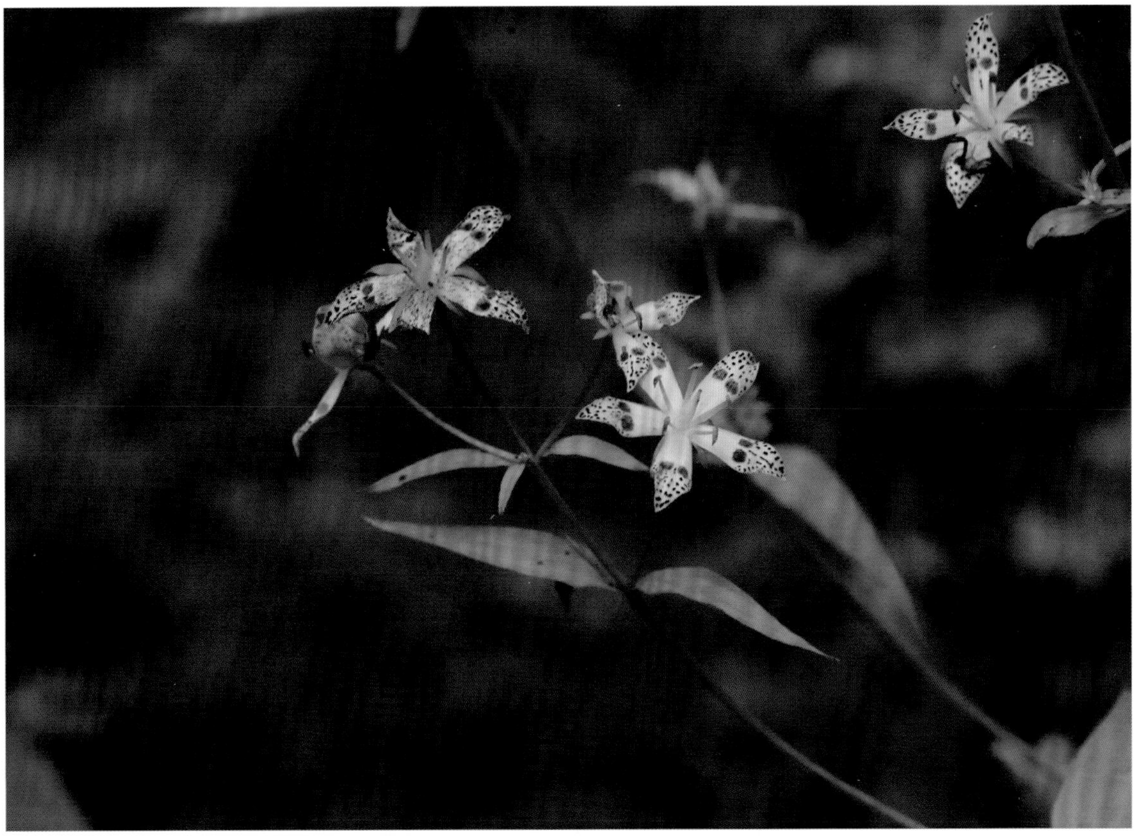

獐牙菜

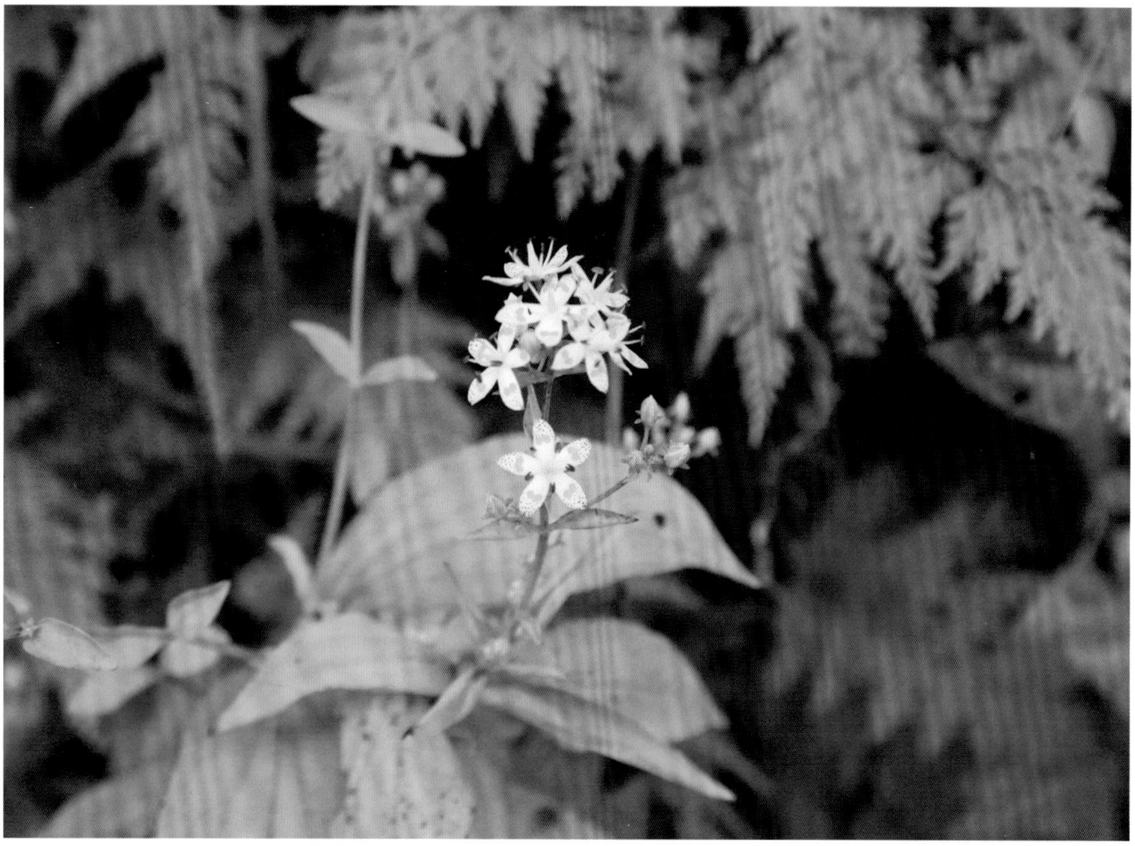

獐牙菜

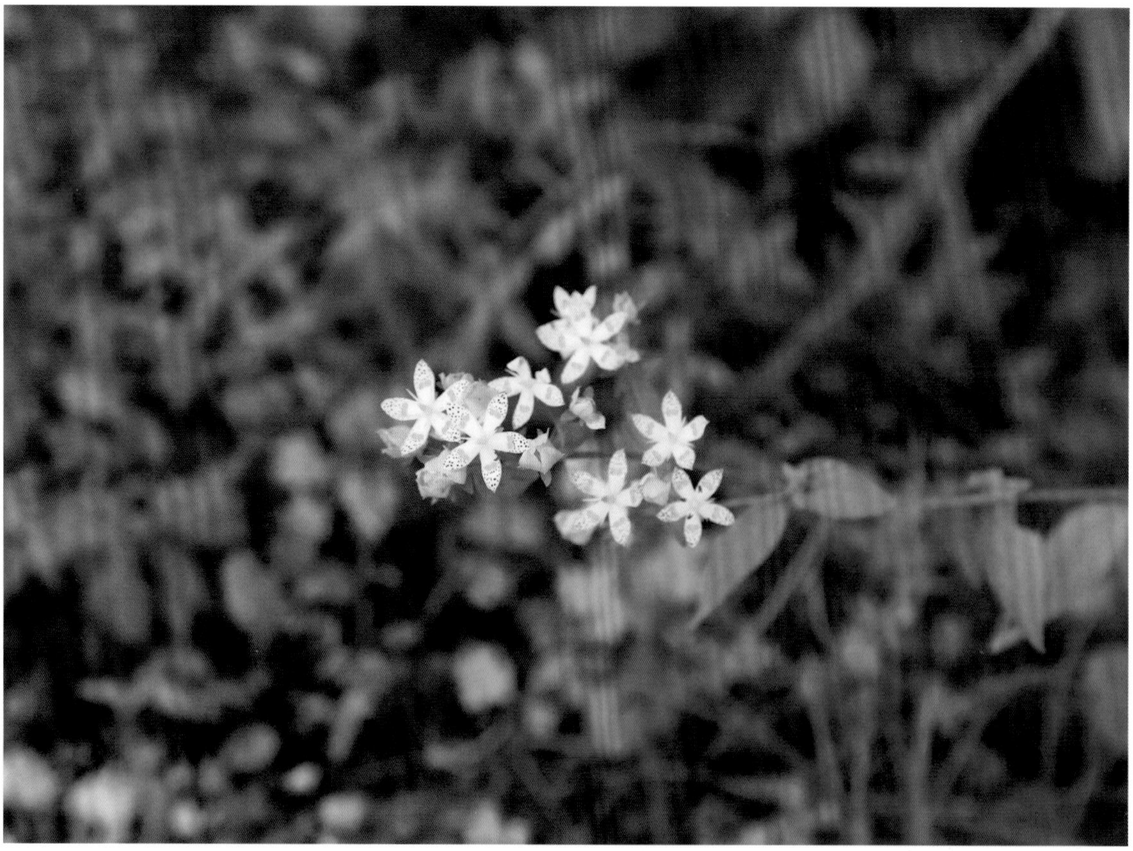

獐牙菜

药材鉴别

根较多，根茎环节甚密。茎基部通常圆柱形，直径可达 1.3 cm；茎上部具 4 棱；茎表面黄绿色或灰褐色，有时具灰黑色斑；茎节略膨大；质脆，易折断，断面纤维性，黄白色，中空或中部有白髓。叶和花多已皱缩，用水润软展开观察，叶对生，下部叶有长柄，上部叶无柄或有短柄。叶片矩圆形或披针形，长 3.5 ~ 9.0 cm，宽 1.5 ~ 4.0 cm，先端长渐尖，基部常下延。叶全缘，基出脉 3 ~ 5 条。叶基部或叶柄基部与茎相连接处有时呈半抱茎状。复总状聚伞花序顶生或腋生。花梗长 0.8 ~ 1.5 cm，亦具 4 棱；萼筒很短，萼裂片披针形，短于花冠裂片；花冠 5 深裂至近基部，裂片矩圆状披针形，长 9 ~ 12 cm，先端尖，上半部有许多黑色（鲜时为紫色）的小斑点，中部有 2 个棕色（鲜时为黄色）腺体；雄蕊 5，子房上位，蒴果长卵形，2 裂。种子多数，球形。气微，味苦。

功效主治

清热解毒，利湿，疏肝利胆。主治急、慢性肝炎，胆囊炎，感冒发热，咽喉肿痛，牙龈肿痛，尿路感染，肠胃炎，痢疾，火眼，小儿口疮。

用法用量

内服：煎汤 10 ~ 15 g；或研末冲服。外用：适量，捣烂外敷。

民族药方

1. **感冒**　獐牙菜 30 g。水煎服。
2. **牙龈肿痛**　獐牙菜 9 g。煎水含漱。
3. **消化不良，肾炎**　獐牙菜适量。研末，每次 1.5 g，每日 2 次，温开水送服。
4. **黄疸**　獐牙菜 9 g。水煎服。
5. **腹痛**　獐牙菜全草 15 g。水煎服。
6. **马鞍鼻**　獐牙菜 15 g，海金沙 10 g。用醋煎汁，文火煎，边煎边熏鼻子。

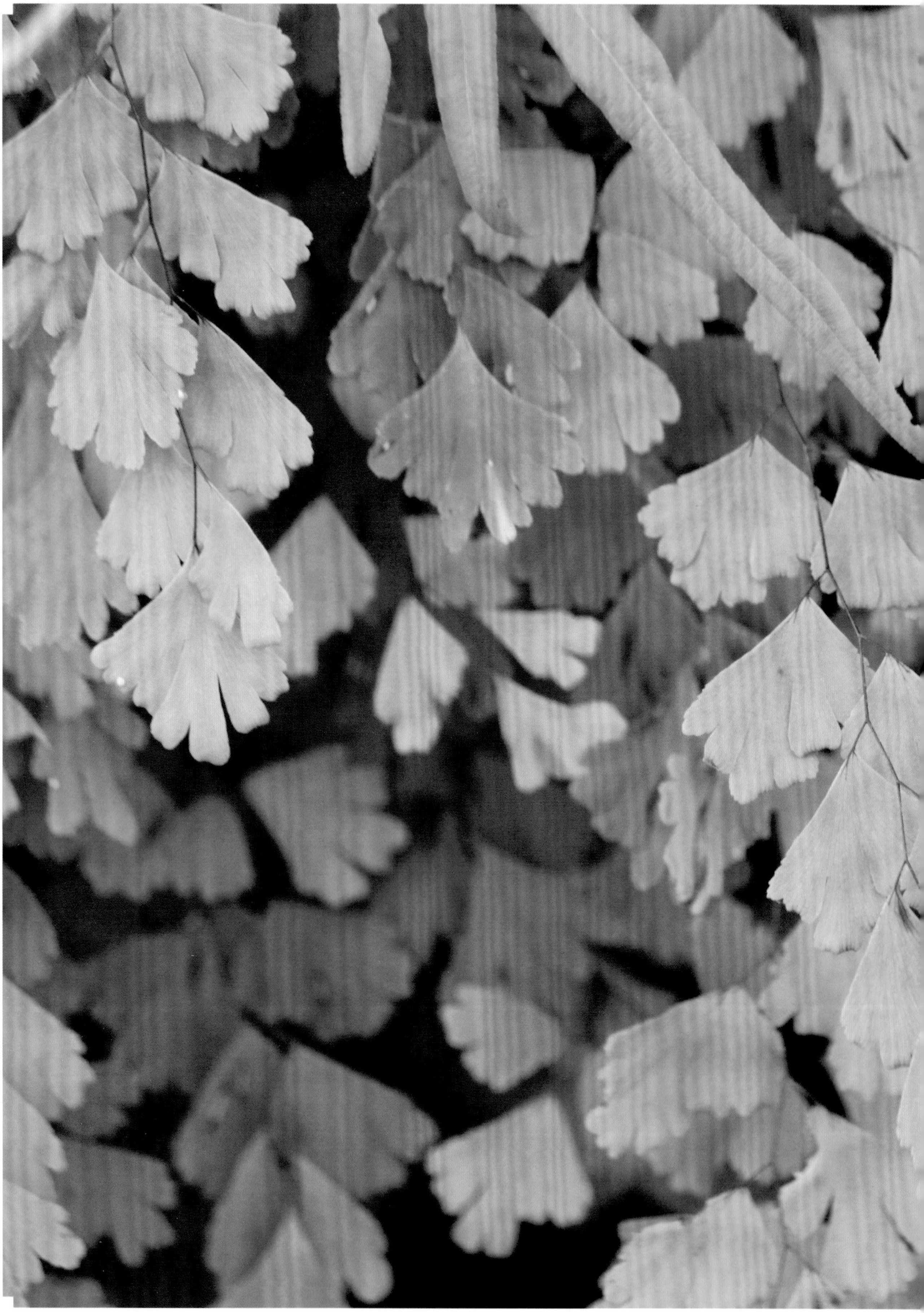

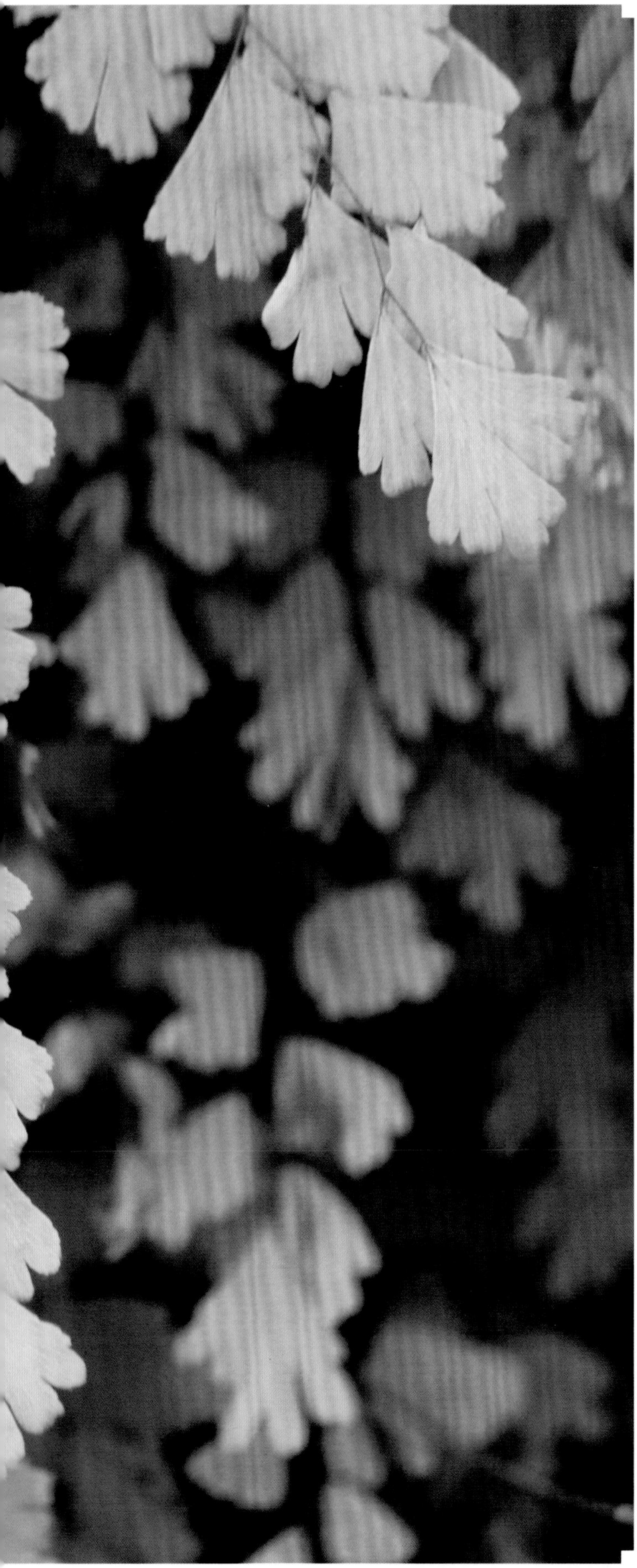

猪鬃草

【苗药名】锐被摆。

【别　名】铁线蕨、猪鬃七。

【来　源】本品为铁线蕨科植物铁线蕨 *Adiantum capillus-veneris* L. 的全草。

【性味归经】味苦、涩，性冷。归热经。

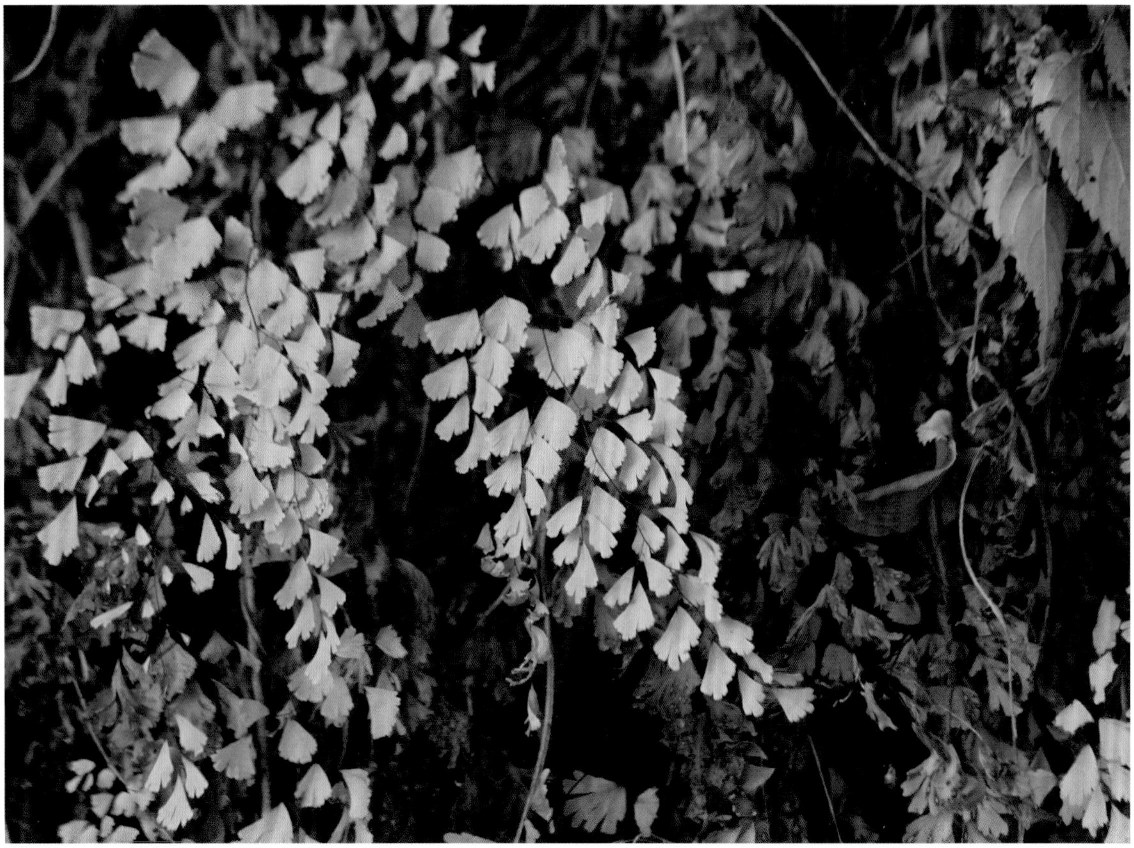

铁线蕨

识别特征

植株高 30 ~ 50 cm。须根密生，根茎细长而横走，密被棕色、披针形鳞片，全缘。叶疏生，叶柄长 8 ~ 15 cm，栗黑色，近基部被鳞片，向上光滑，有光泽；叶片薄纸质，卵状三角形或长圆状卵形，长 10 ~ 25 cm，宽 8 ~ 16 cm，中部以下 2 回羽状；羽片 3 ~ 5 对，互生，有柄，卵状三角形，基部 1 对最大，长达 5 cm，羽裂至羽状，其余向上渐变小；小羽片 3 ~ 4 对，有短柄，扇形或斜方形，外缘浅裂至深裂，裂片上有钝齿，两侧近楔形，不对称；叶脉扇形，多回 2 叉分枝，两面均明显，伸达叶缘。孢子囊群长圆形或圆肾形，横生于由变质裂片顶部反折的囊群盖下面，每羽片 3 ~ 10 枚；囊群盖圆肾形至长圆形，上缘平直，棕褐色，全缘。

生境分布

生长于海拔 100 ~ 2800 m 的溪边岩缝，有松林的坡上或屋旁、墙边。分布于全国各地。

采收加工

夏、秋二季采收，洗净，鲜用或晒干。

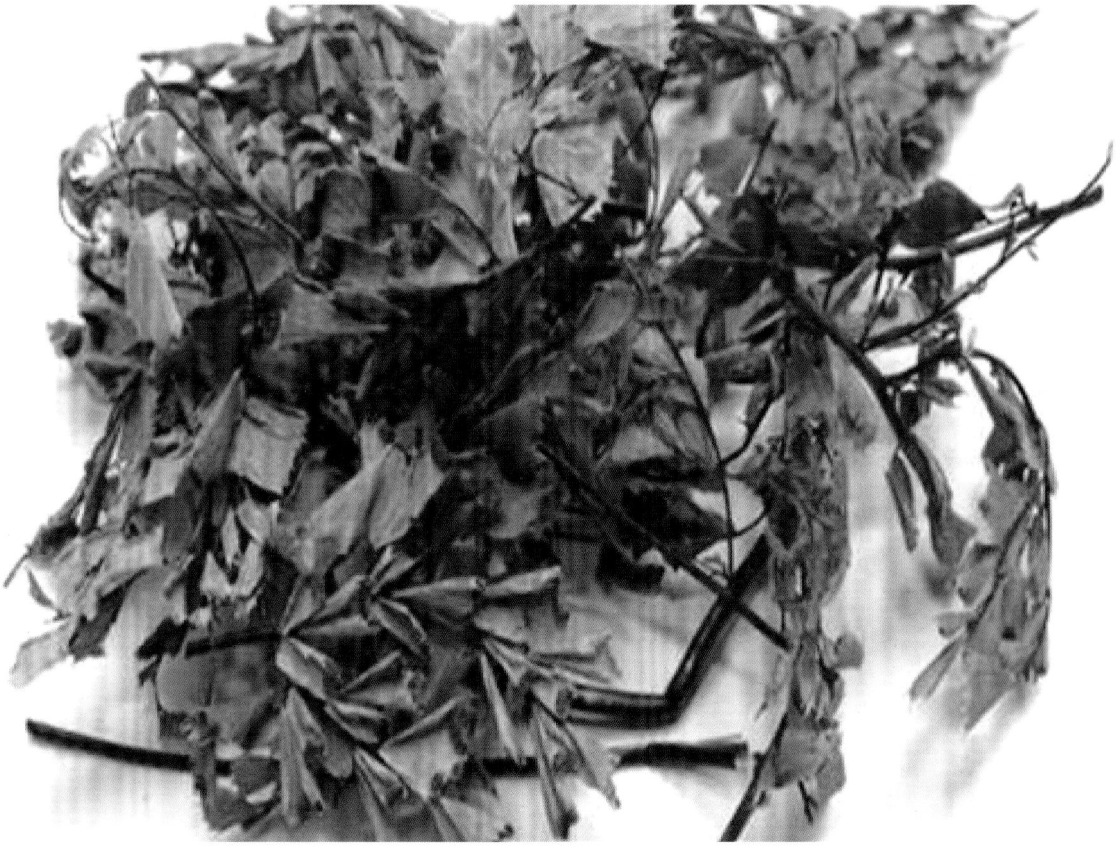

铁线蕨

功效主治

清热解毒，利水消肿。主治感冒发热，肺热咳嗽，肺热咯血，尿道结石，湿热泄泻，痢疾，淋浊，带下，乳痈，瘰疬，疔毒，烫伤，毒蛇咬伤。

用法用量

内服：煎汤，15 ~ 30 g；或浸酒。外用：适量，煎水洗；或研末调敷。

民族药方

1．肺热咯血 猪鬃草、红茅草、三匹风各 15 g。水煎服。

2．尿结石 猪鬃草 30 g，穿破石 15 g。水煎服。

3．小便不利 猪鬃草、左转藤各 30 g。水煎服。

4．石淋 猪鬃草、海金沙、铁丝纽各 15 g。水煎服。

5．流行性感冒发热 猪鬃草 60 g，鸭舌草、生石膏各 30 g，黄芩 15 g。水煎，每日 3 次分服。

6．乳痈 猪鬃草、九月花各 12 g，蒲公英 30 g。水煎服。

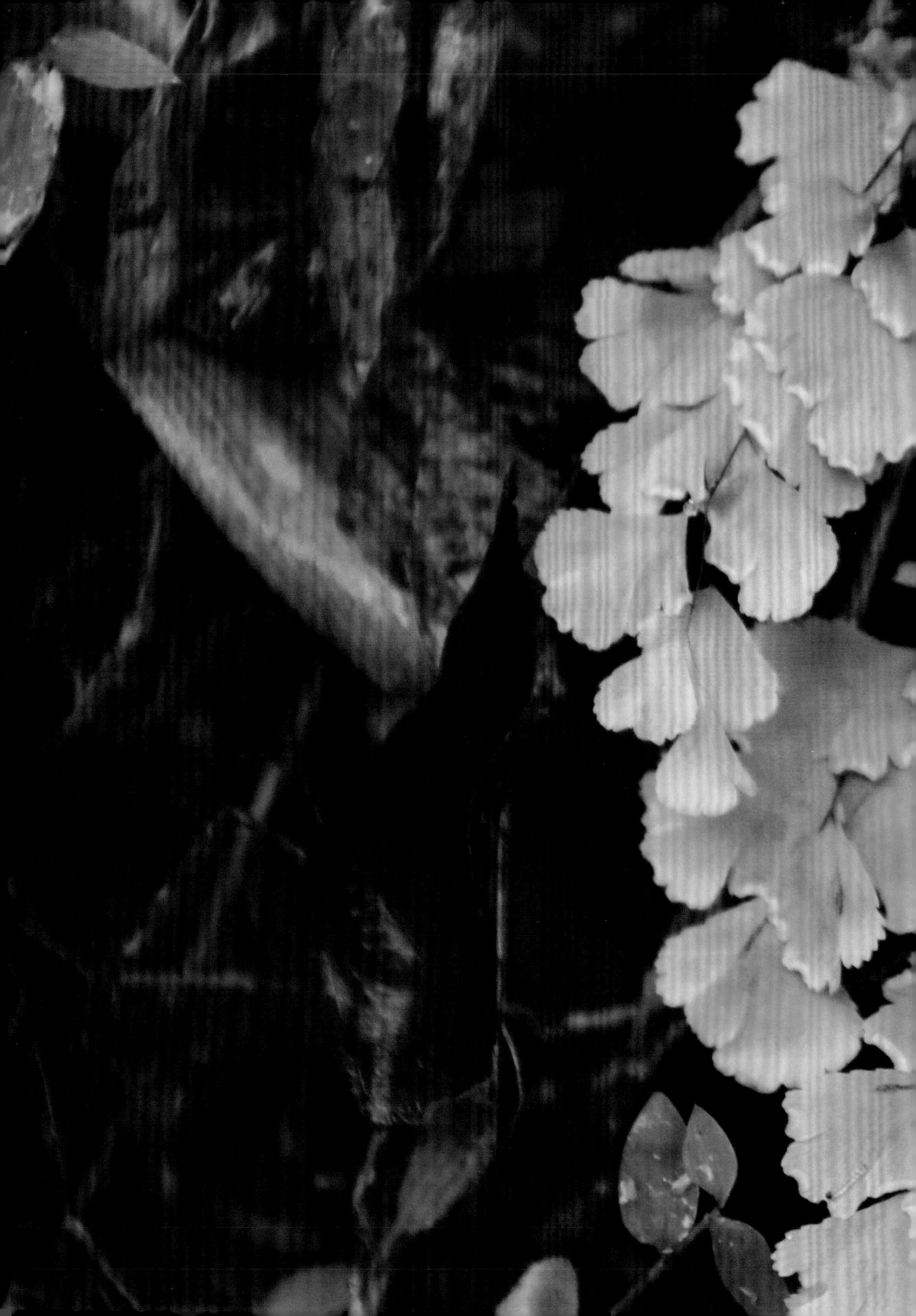

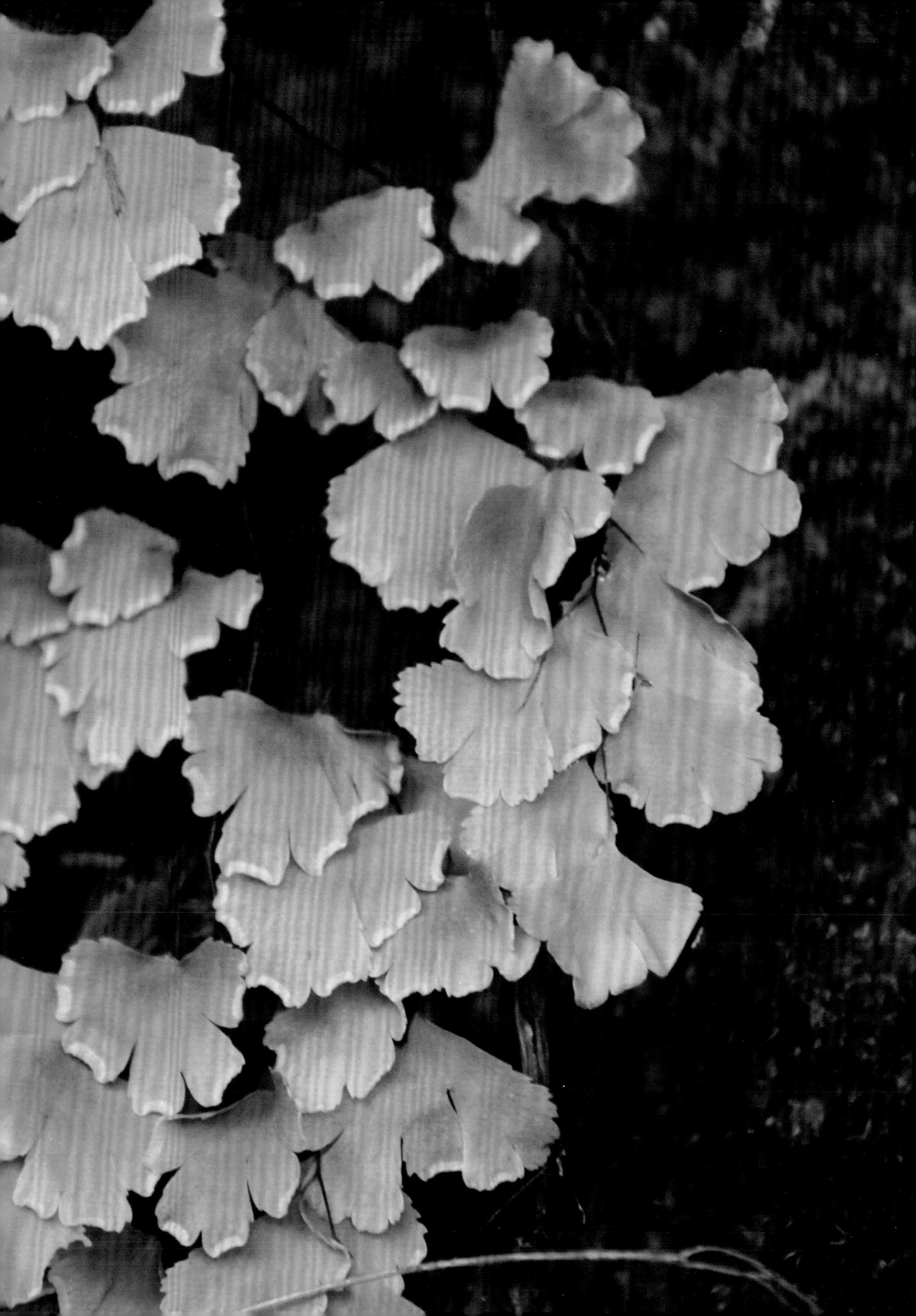

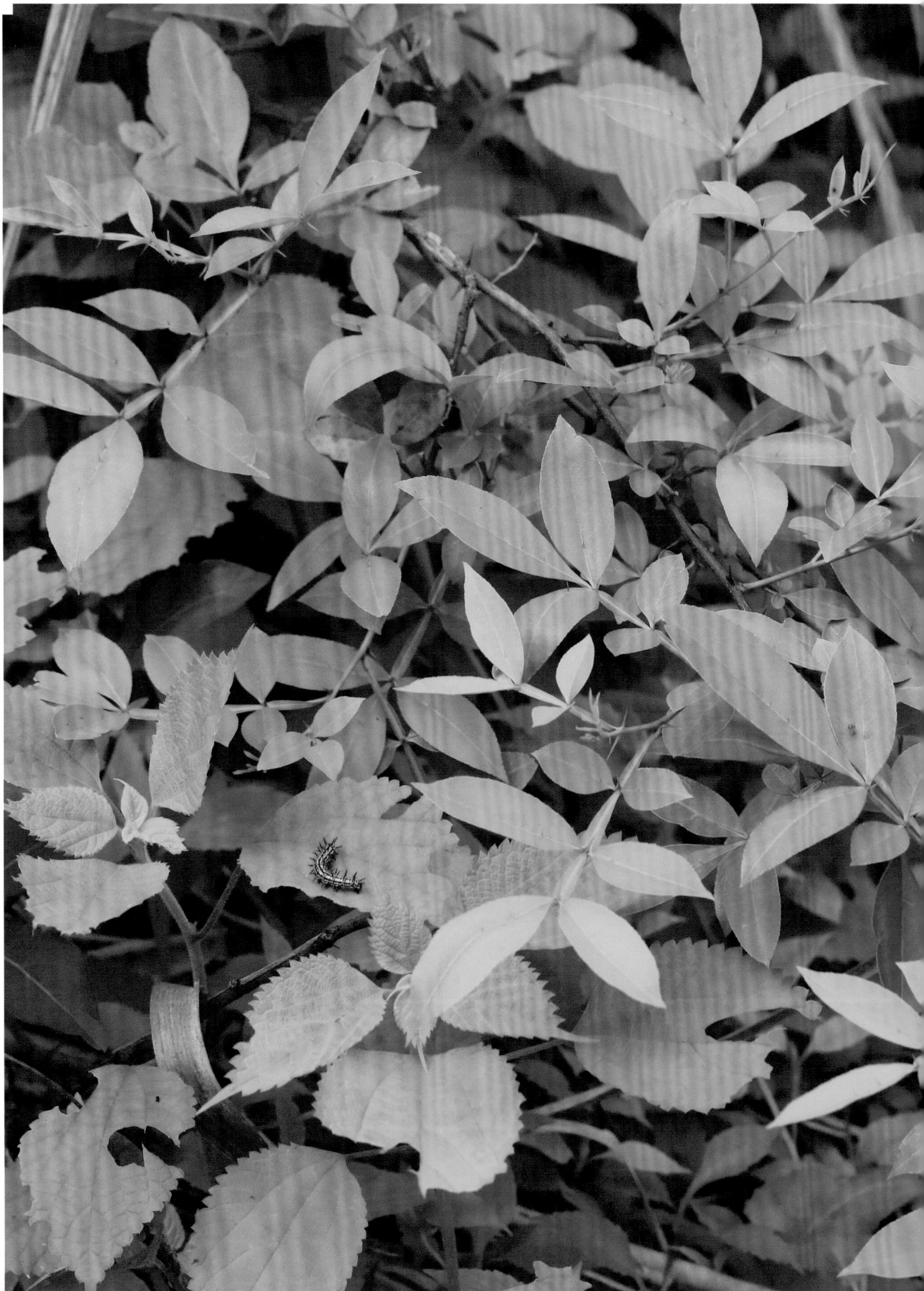

竹叶花椒

【苗药名】比西。

【别　名】山花椒、搜山虎、野花椒、臭花椒、三叶花椒。

【来　源】本品为芸香科植物竹叶花椒 *Zanthoxylum planispinum* Sieb. et Zucc. 的果实。

【性味归经】味辛、香、麻，微苦，性热；小毒。归冷经。

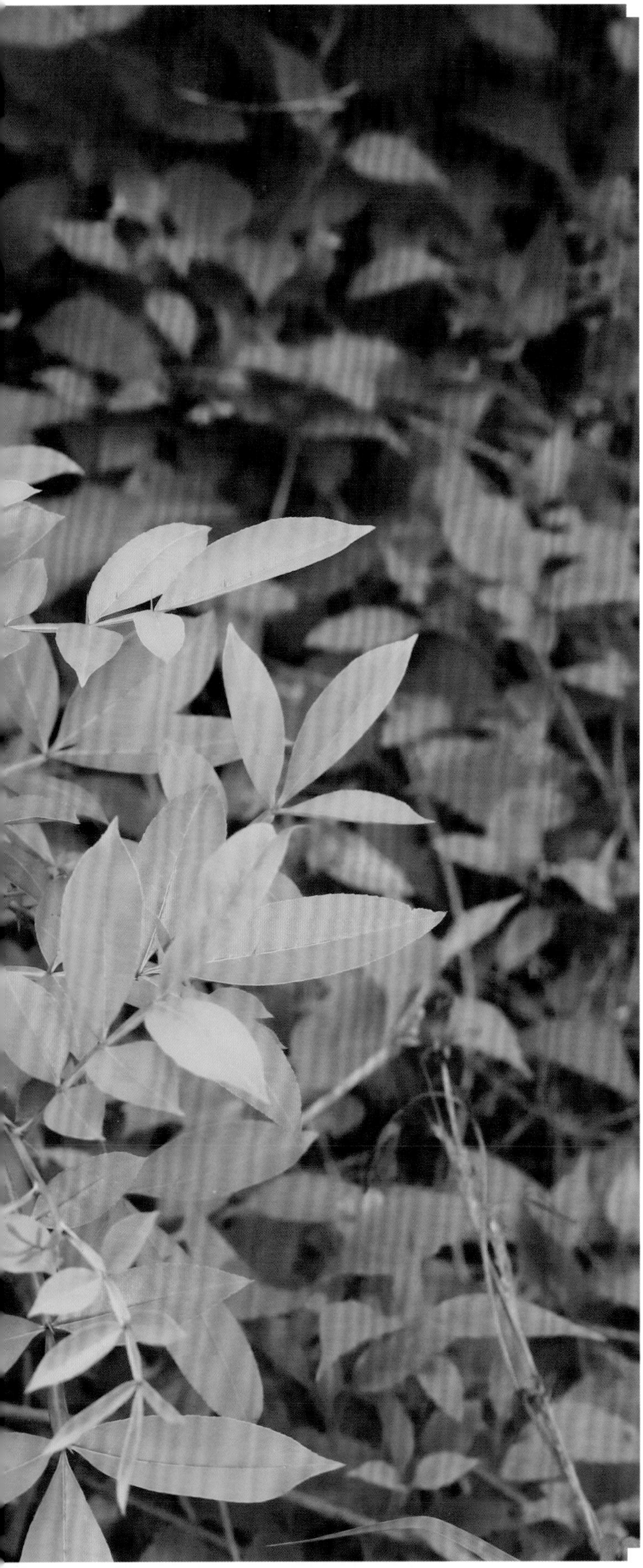

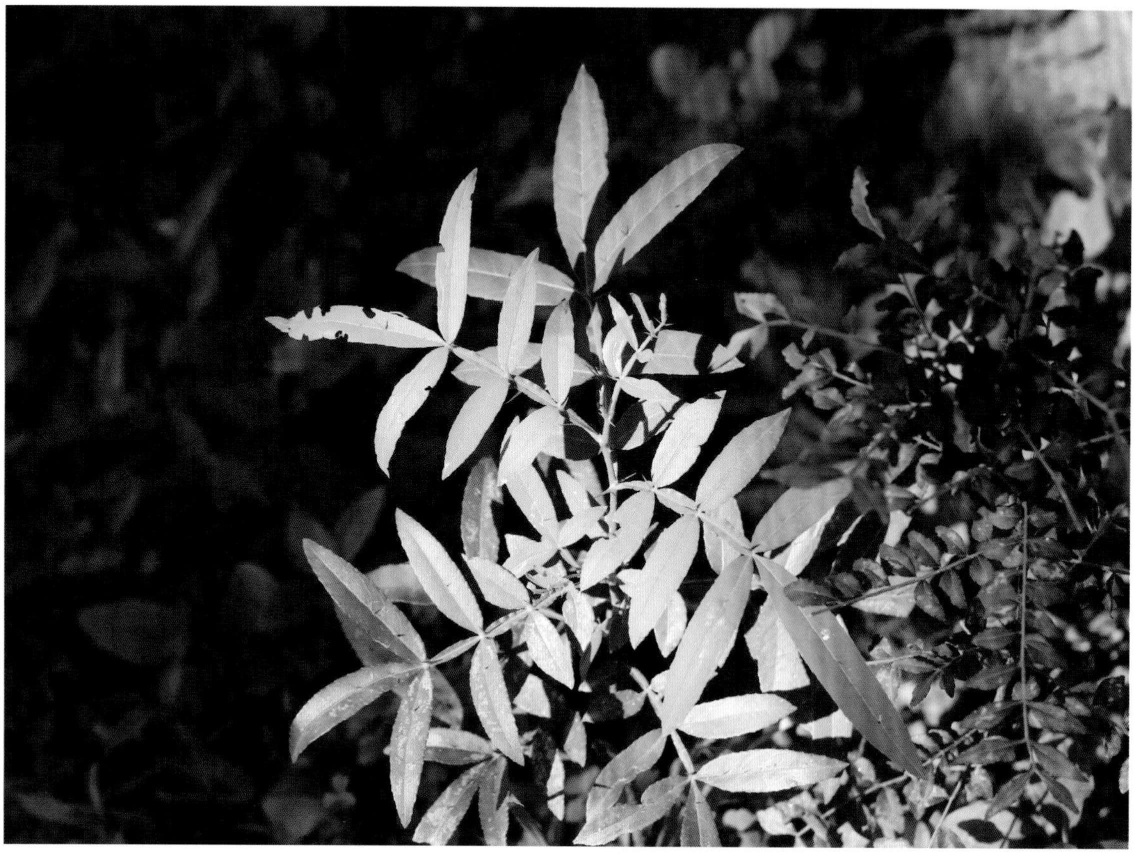

竹叶花椒

识别特征

灌木或小乔木，高达 4 m。枝有直出的皮刺，老枝上的皮刺基部木栓化，奇数羽状复叶互生；叶轴具翼，小叶片 3 ~ 5，对生，纸质，披针形或椭圆状披针形，长 5 ~ 9 cm，基部楔形，边缘有细小圆齿，主脉上具针刺，侧脉不明显，表面无毛，散生腺点，几无小叶柄。聚伞状圆锥花序，腋生，长 2 ~ 6 cm；花被片 6 ~ 8，雌花心皮 2 ~ 4，通常 1 ~ 2 个发育。果实表面有突起的腺点。种子卵形，黑色，有光泽，花期 3—5 月，果期 8—10 月。

生境分布

生长于海拔 2300 m 以下的山坡疏林、灌木丛中及路旁。分布于华东、中南、西南及陕西、甘肃、台湾等省区。

采收加工

秋季采收，除去杂质，阴干。

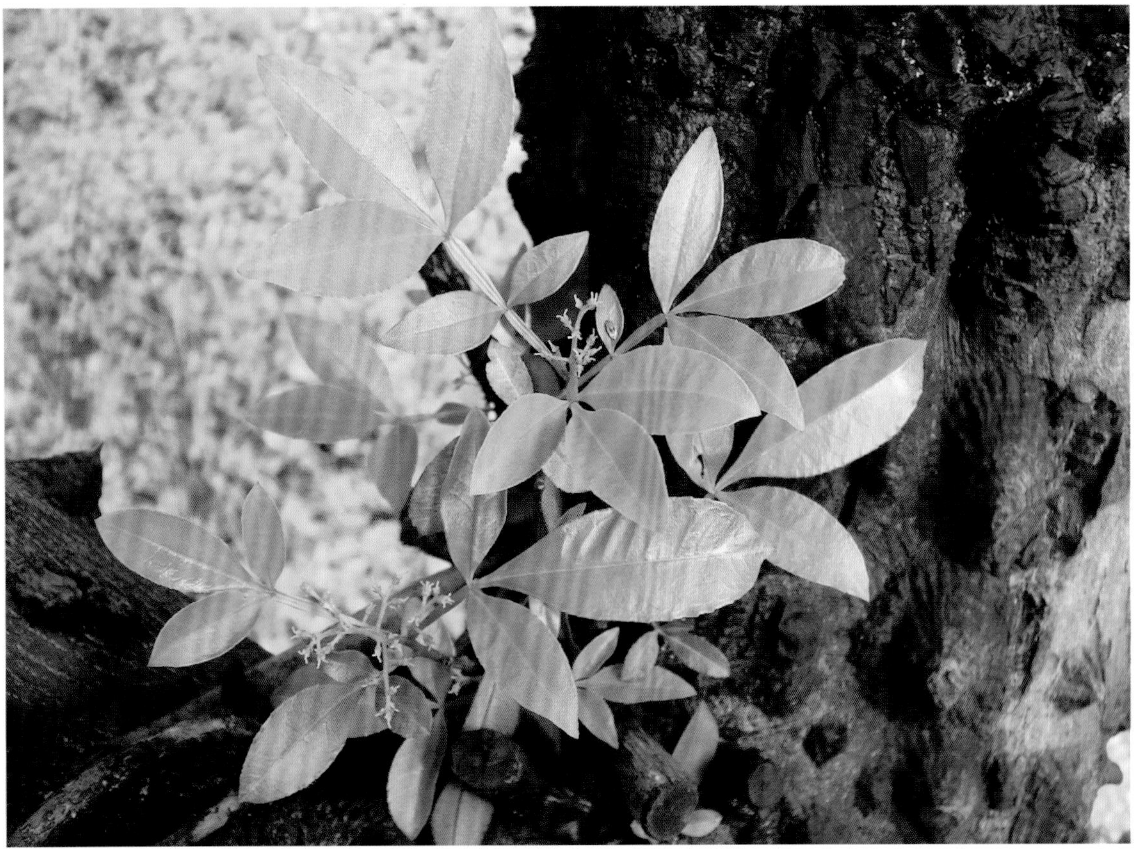

竹叶花椒

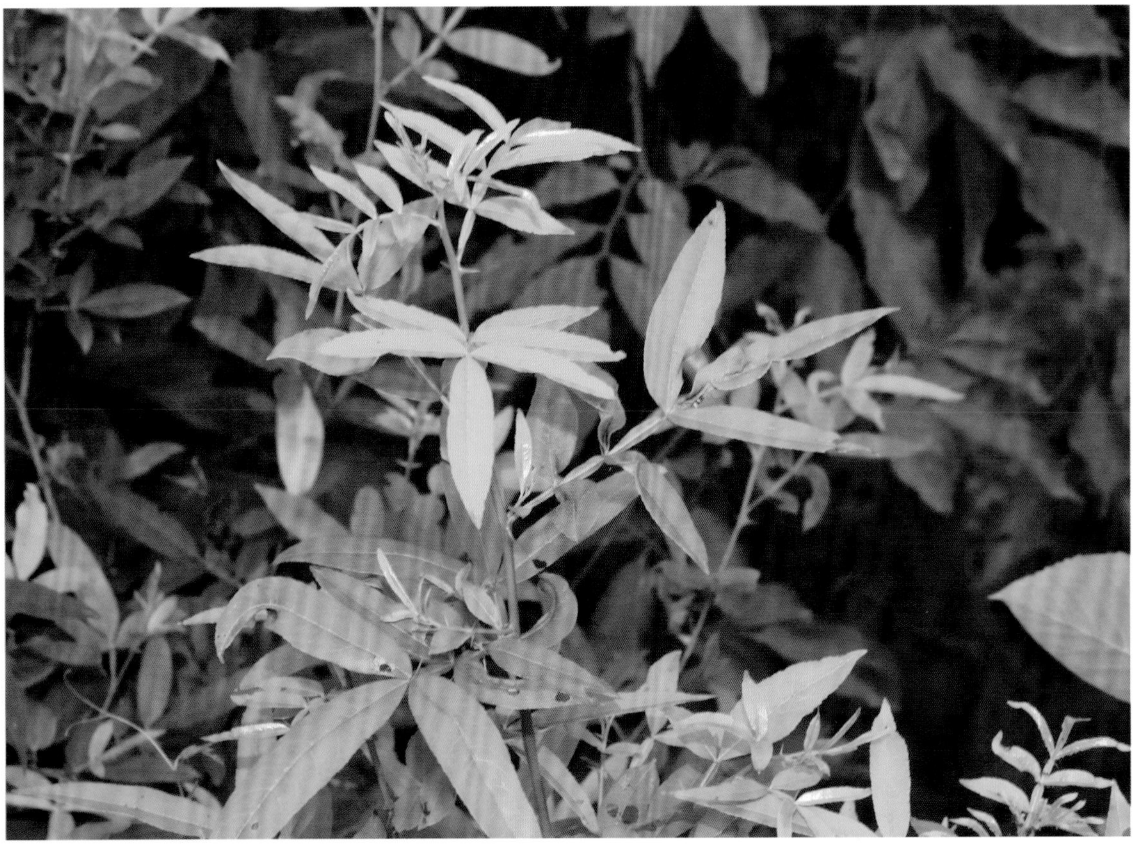

竹叶花椒

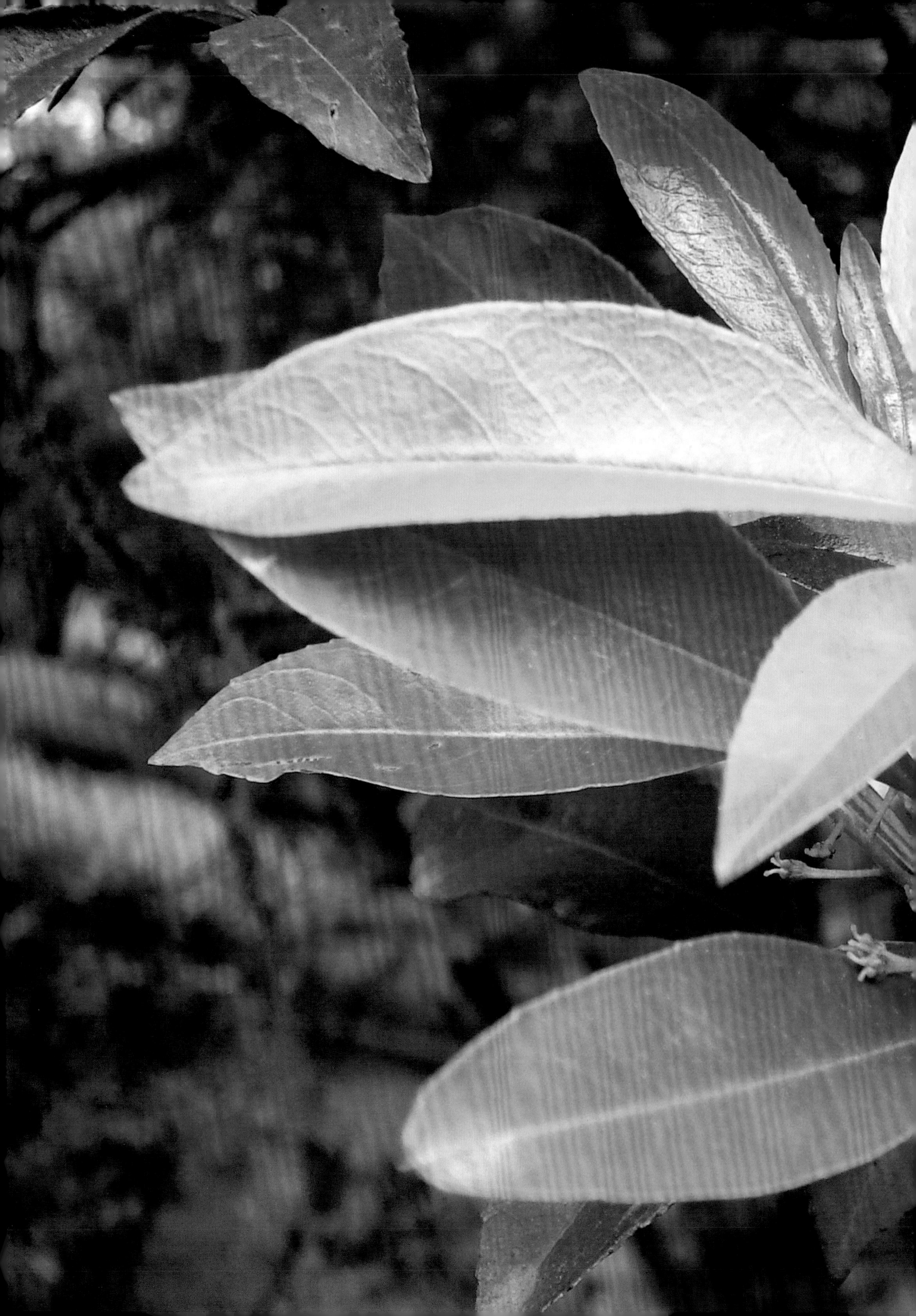

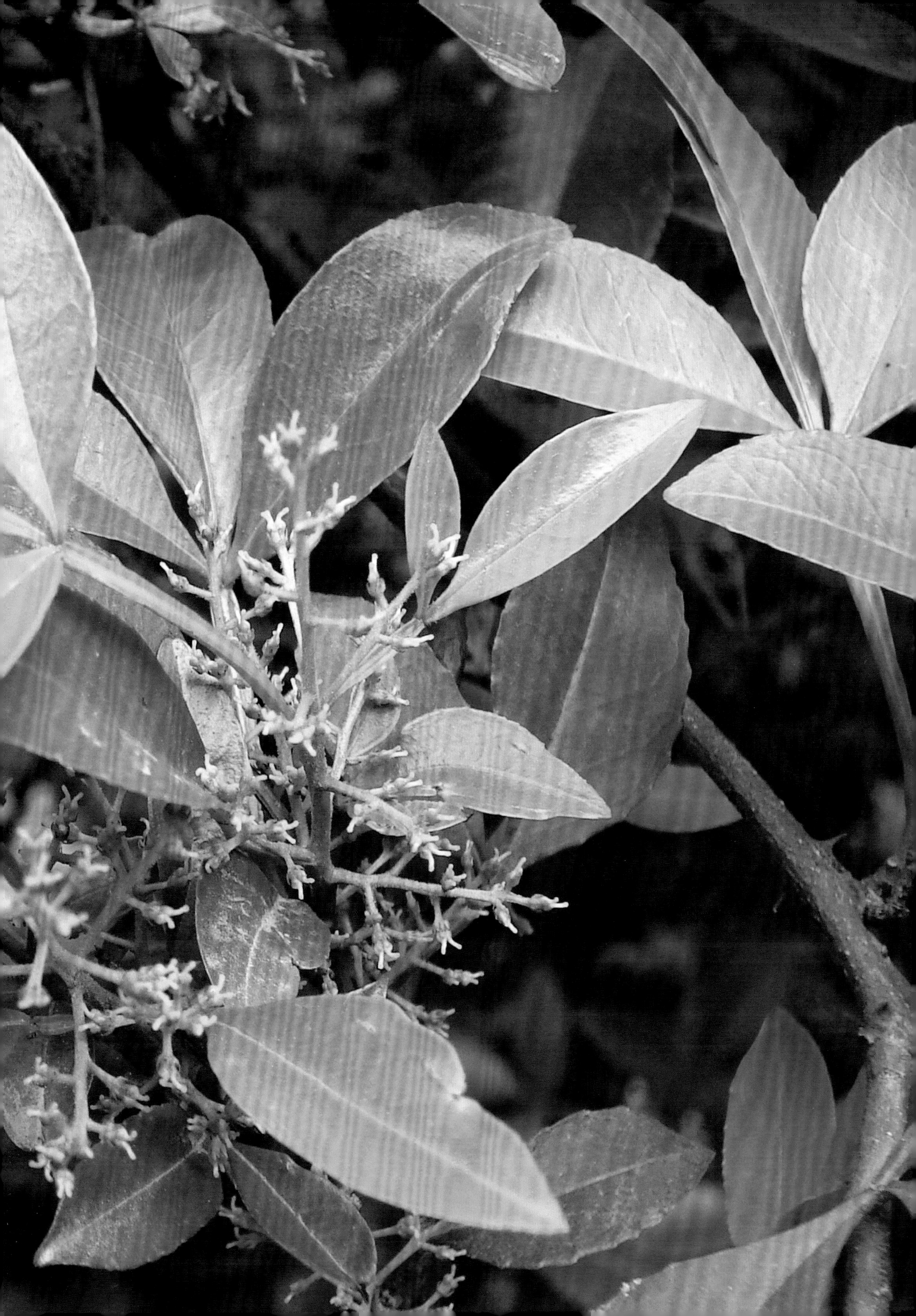

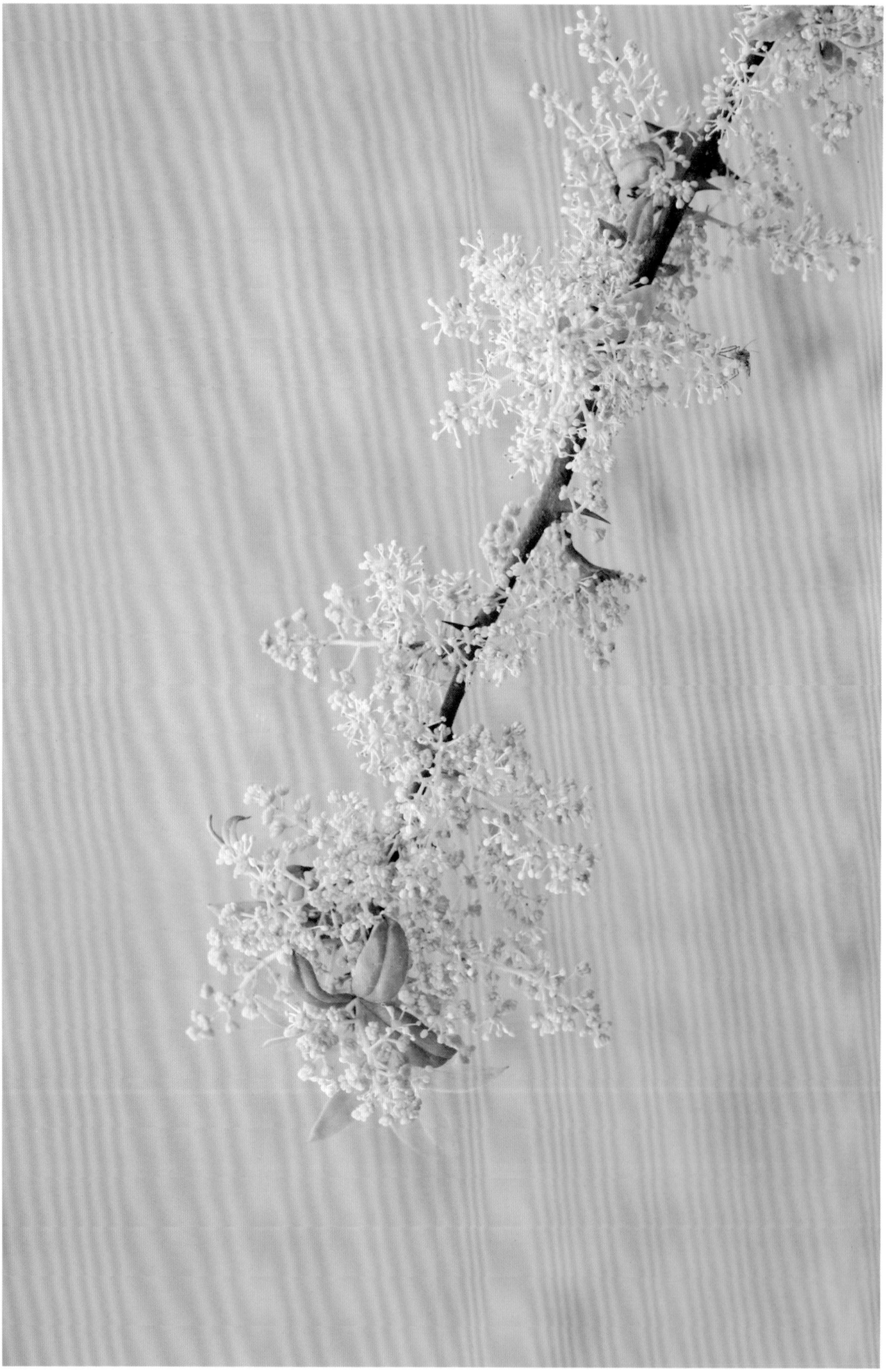

竹叶花椒

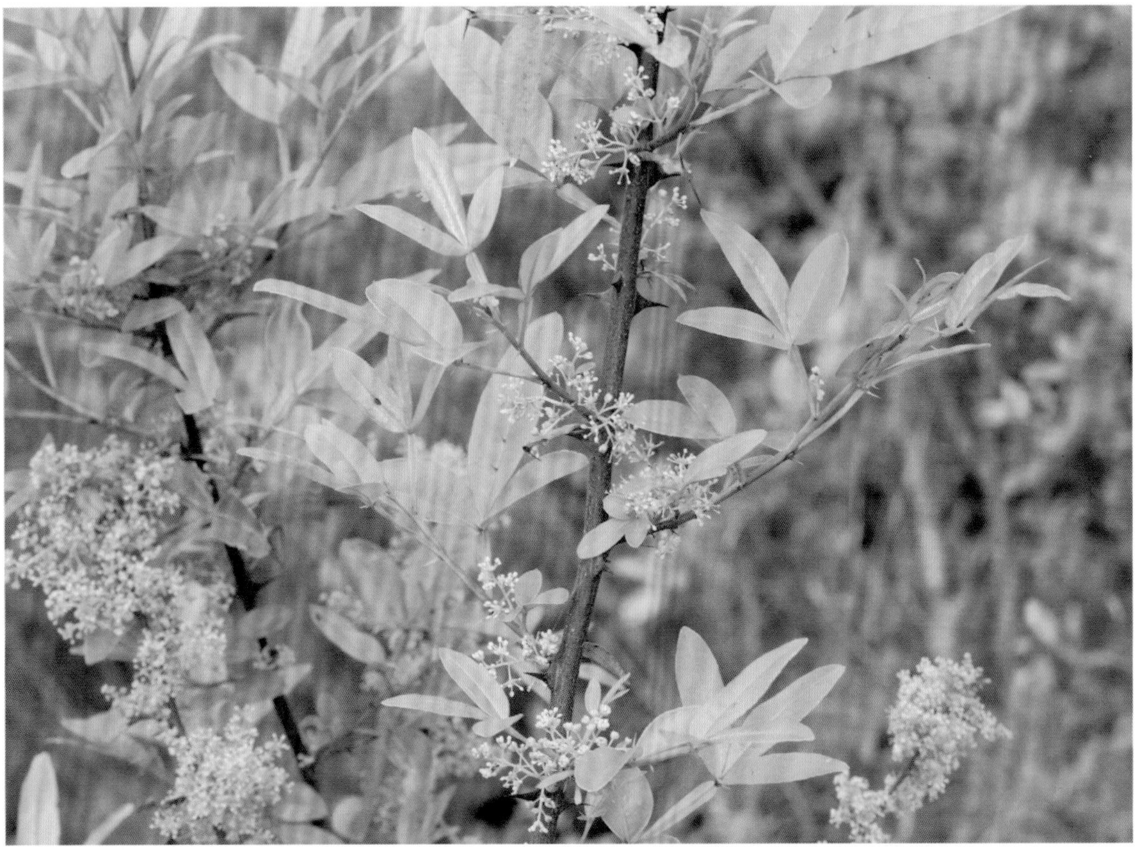

竹叶花椒

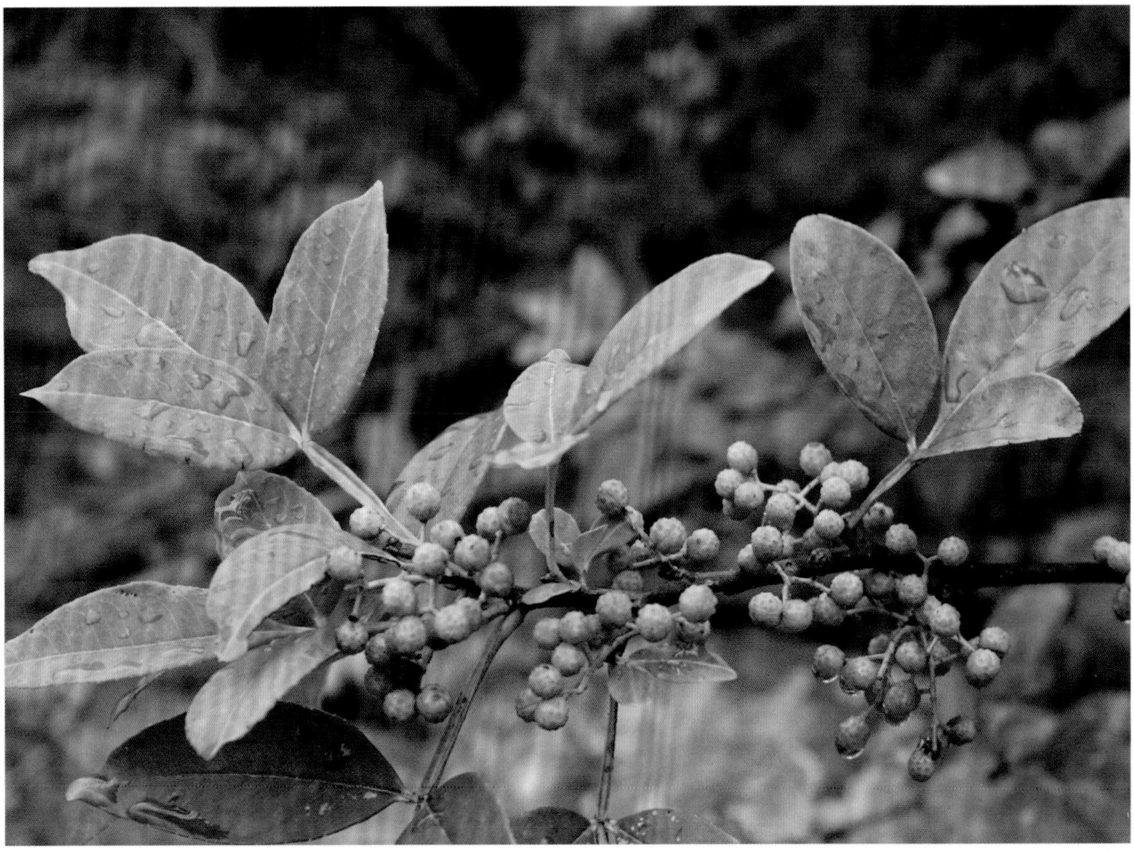

竹叶花椒

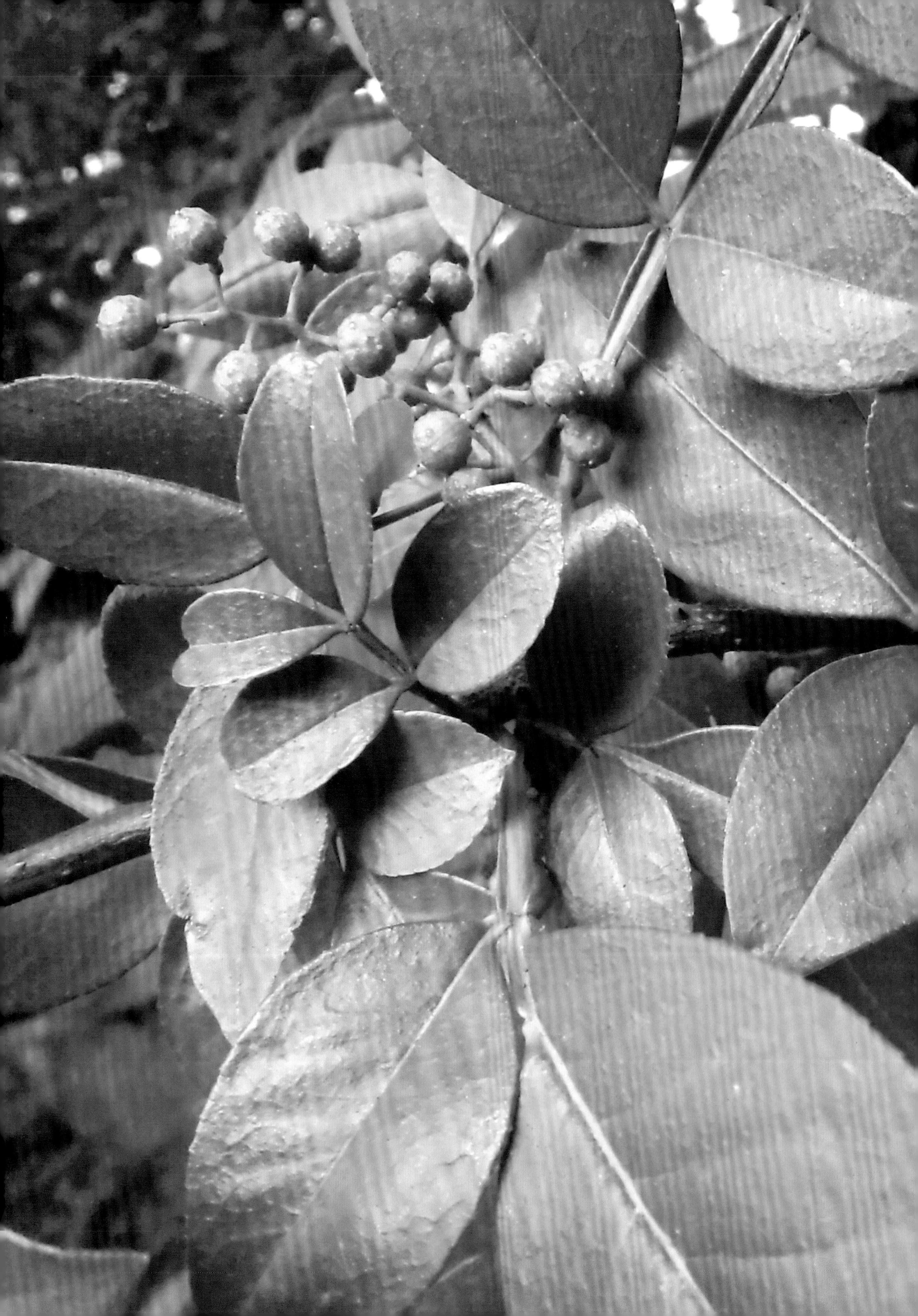

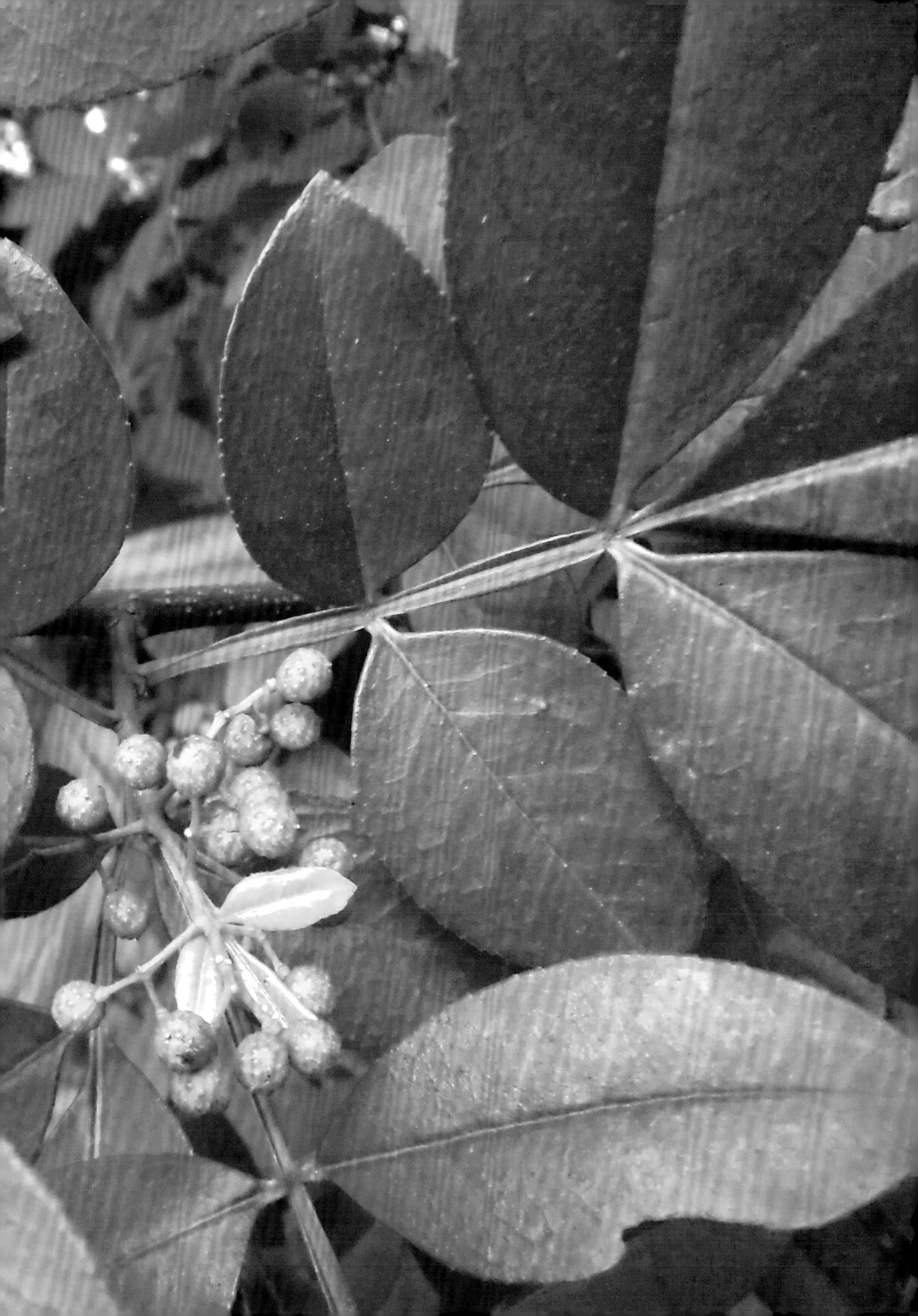

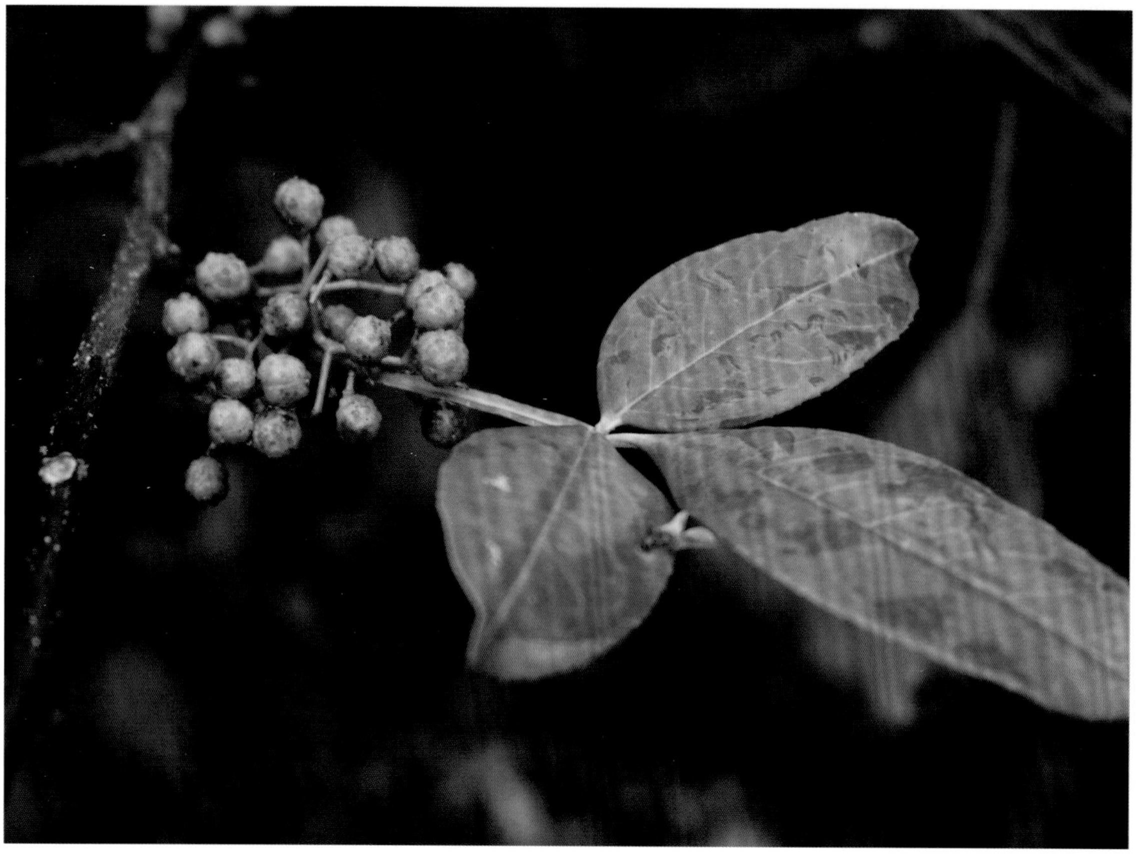

竹叶花椒

药材鉴别

球形小分果 1 ~ 2，顶端具细小喙尖，基部无未发育离生心皮，外表面红棕色至褐红色，稀疏散布明显。内果皮光滑，淡黄色，薄革质。密布小疣点。果实成熟时珠柄与内果皮基部相连，果皮质较脆。气香，味麻而凉。

功效主治

温中燥湿，散寒止痛，驱虫止痒。主治脘腹冷痛，寒湿吐泻，蛔厥腹痛，龋齿牙痛，湿疹，疥癣。

用法用量

内服：煎汤，6 ~ 9 g；研末，1 ~ 3 g。外用：适量，煎水洗或含漱；或乙醇浸泡外搽；或研末塞入龋齿洞中；或鲜品捣烂外敷。

民族药方

1．蛔虫腹痛　竹叶花椒果 6 g，马鞭草、蒲公英各 15 g。水煎服。

2．虚寒胃痛　竹叶花椒果 6 g，生姜 9 g。水煎服。

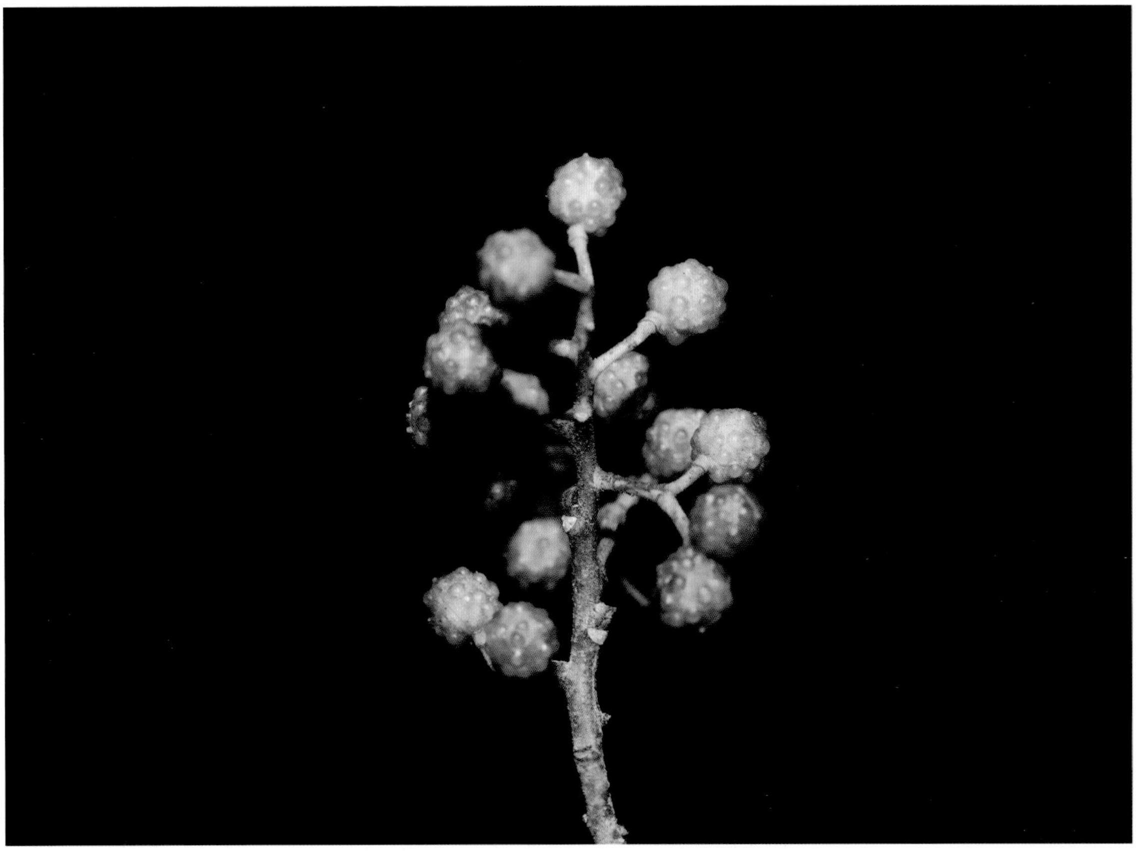

竹叶花椒

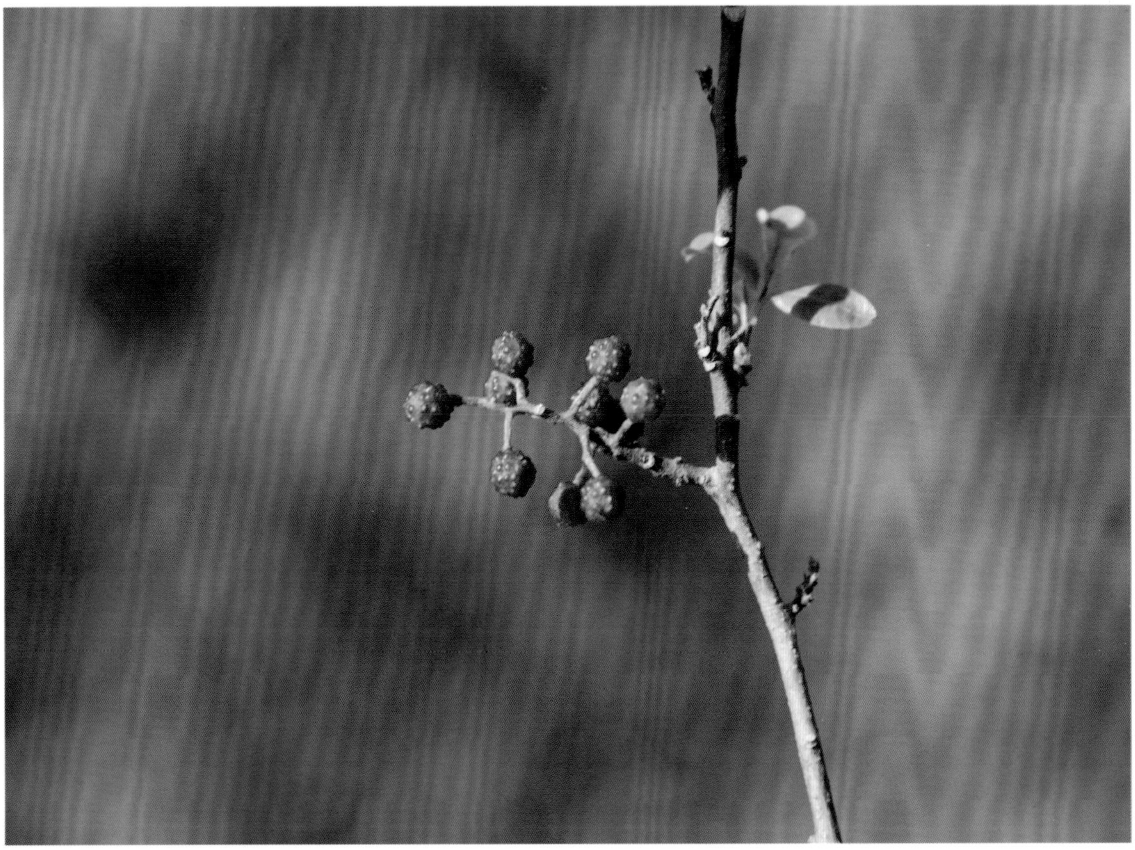

竹叶花椒

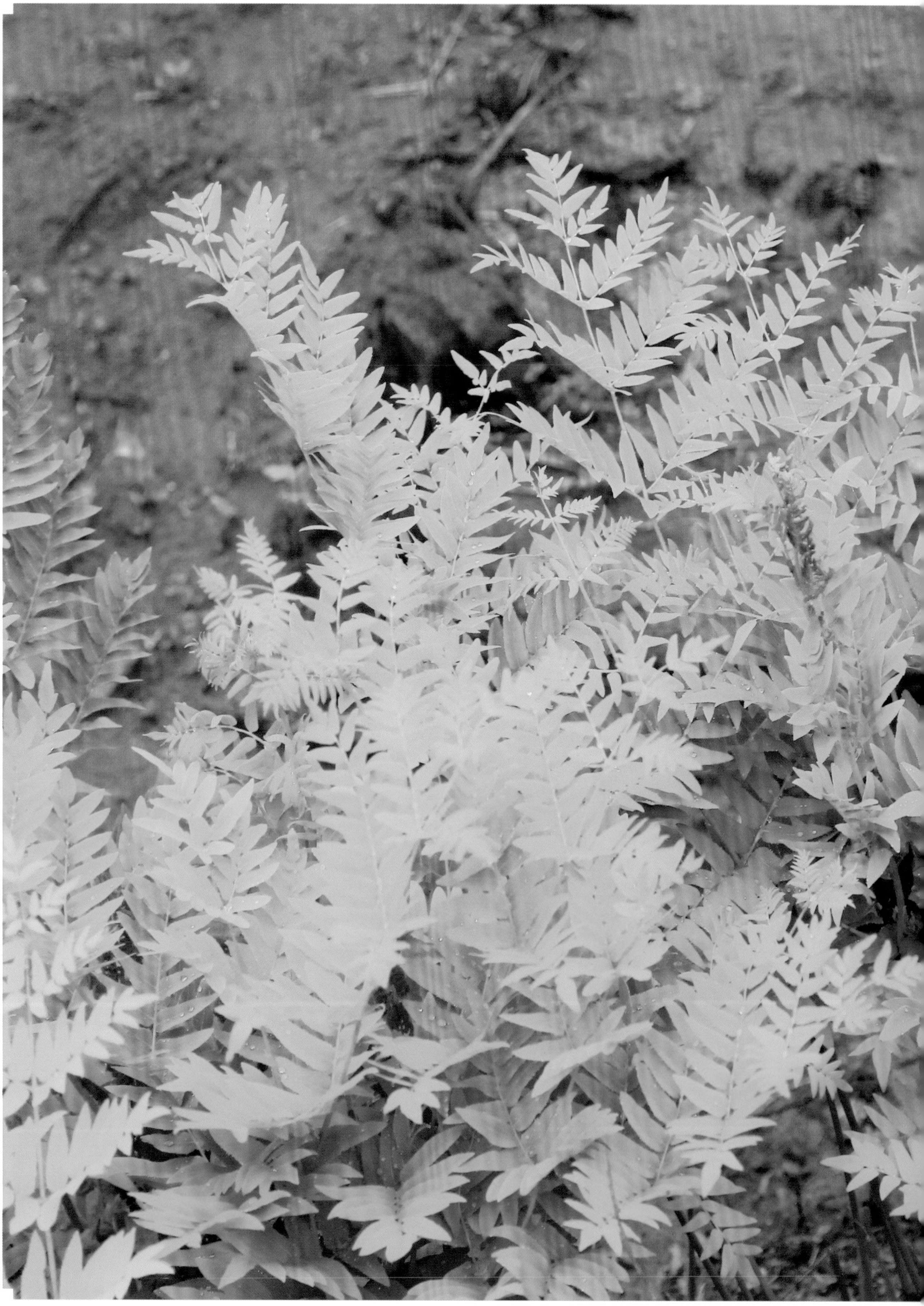

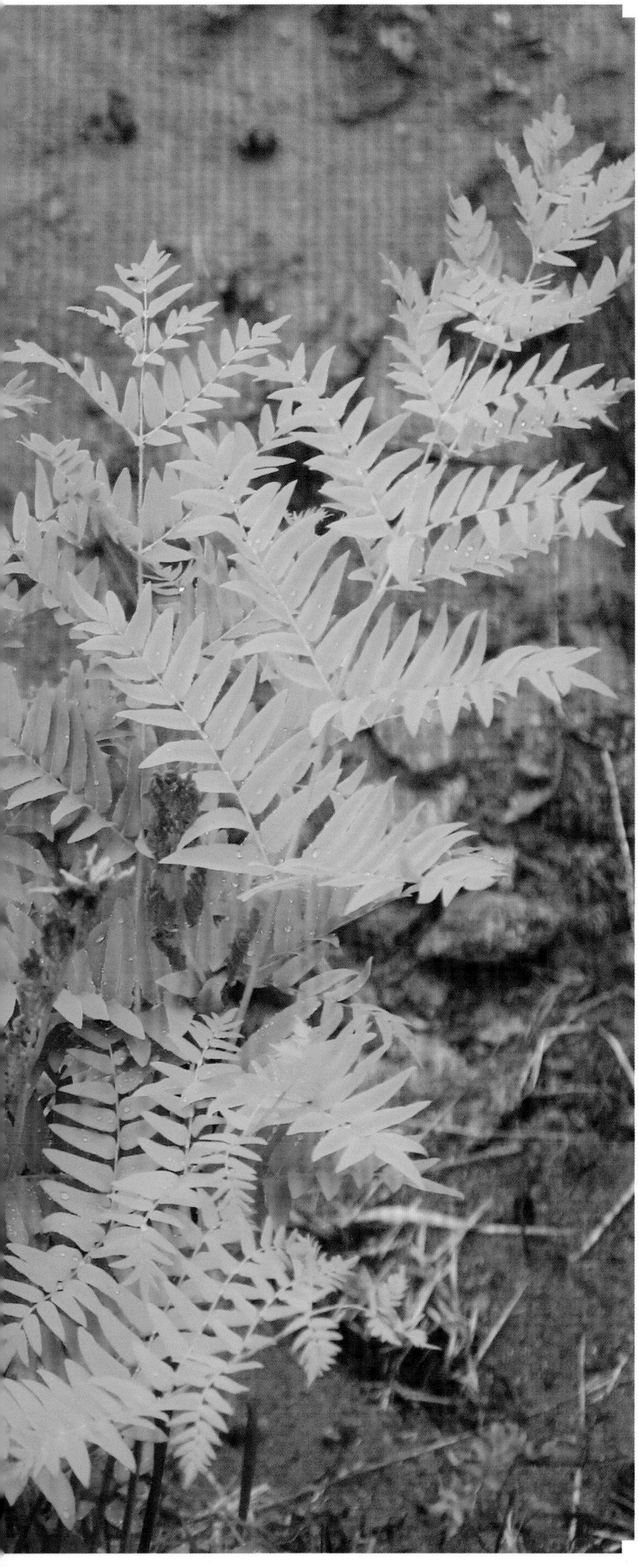

紫萁贯众

【苗药名】窝汉嘎相。

【别　名】紫蕨、薇菜、水骨菜、高脚贯众。

【来　源】本品为紫萁科植物紫萁 *Osmunda japonica* Thunb. 的根茎及叶柄残基。

【性味归经】味苦，性冷。归热经。

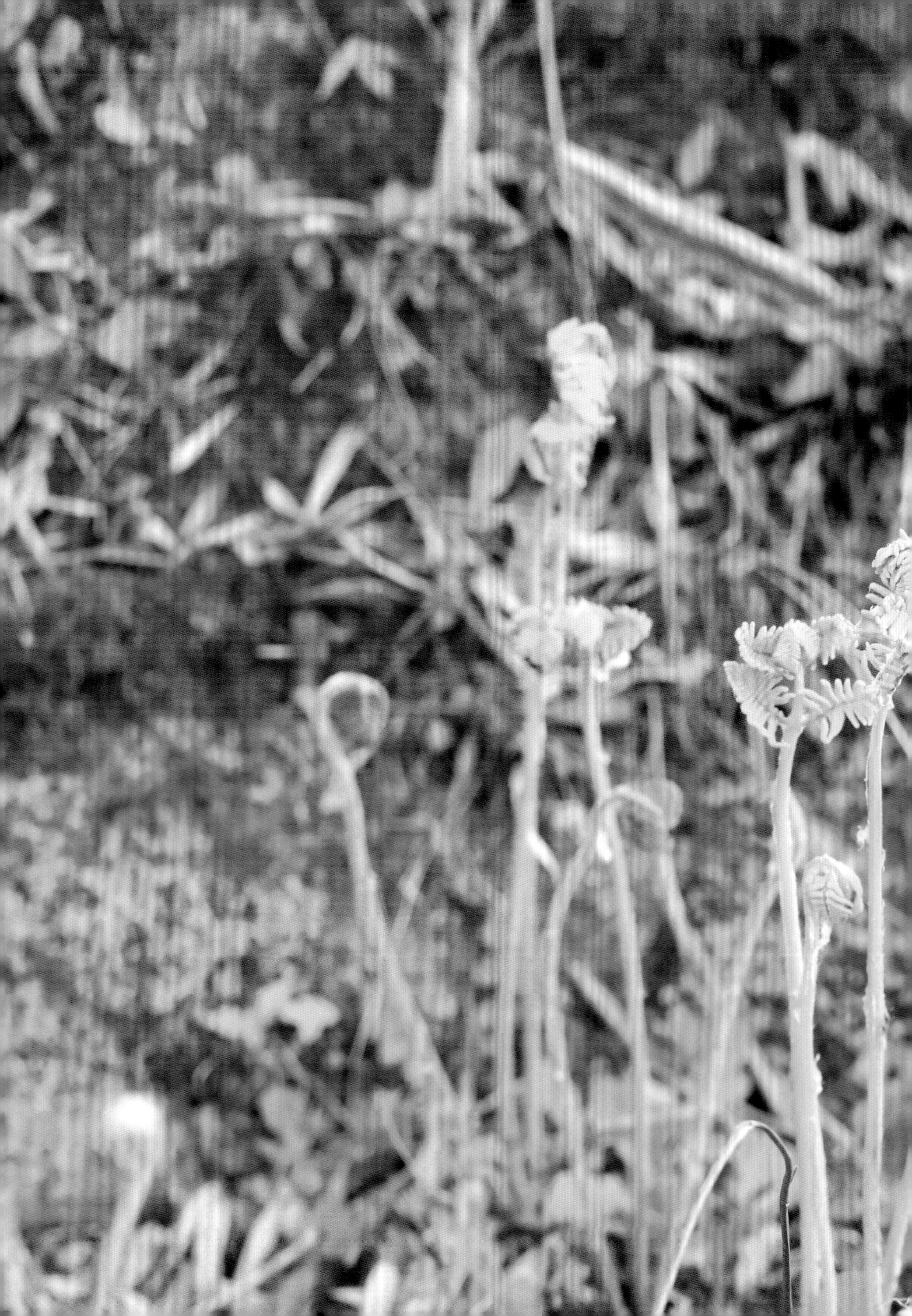

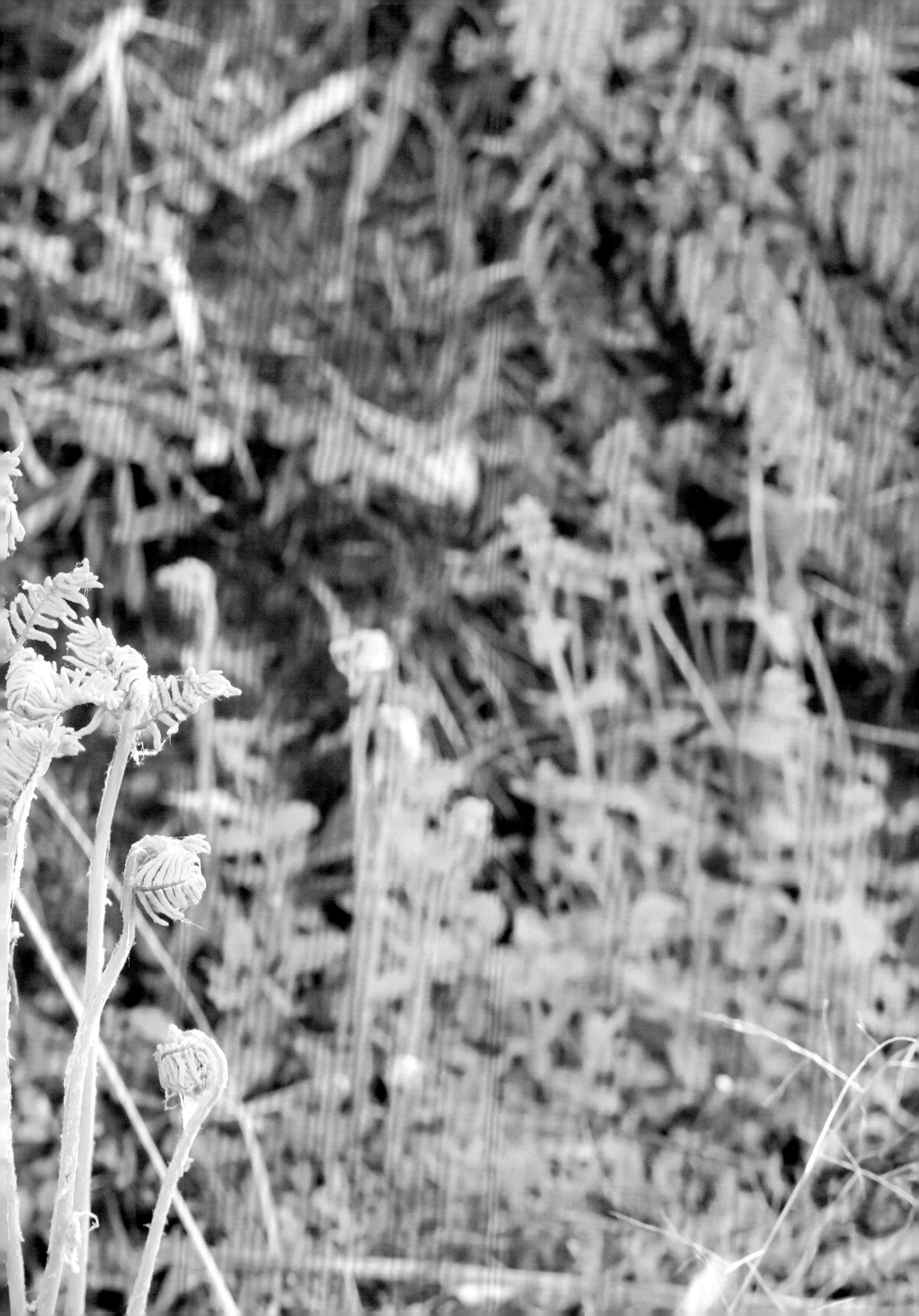

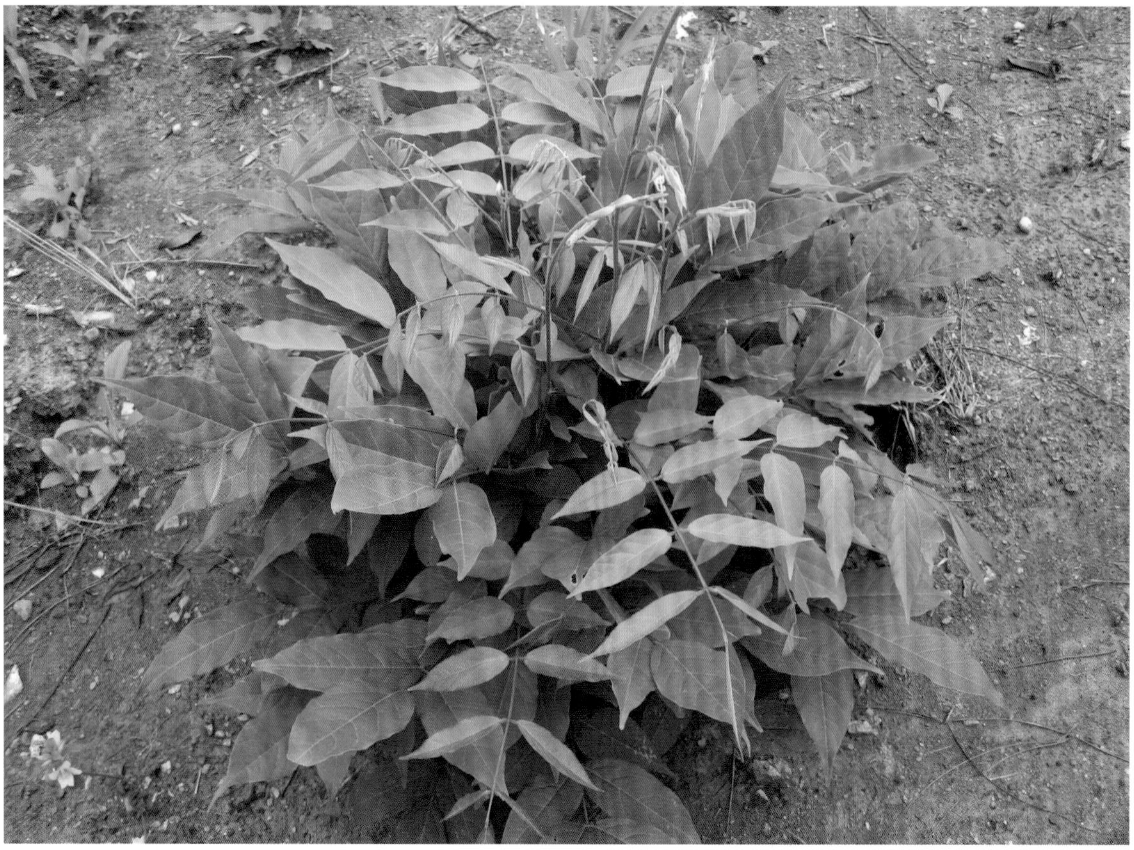

紫萁

识别特征

多年生草本植物，高 30 ~ 80 cm。根状茎粗壮，横卧或斜升。叶 2 型，幼时密被茸毛；不育叶片三角状阔卵形，长 30 ~ 50 cm，宽 25 ~ 40 cm，顶部以下 2 回羽状，小羽片矩圆形或矩圆状披针形，先端钝或短尖，基部圆形或宽楔形，边缘有匀密的微钝锯齿。能育叶强度收缩，小羽片条形，长 1.5 ~ 2.0 cm，沿主脉两侧密生孢子囊，形成长大深棕色的孢子囊穗，成熟后枯萎。

生境分布

生长于林下、山脚或溪边的酸性土上。分布于西南、华北、华东、中南及陕西、甘肃等省区。

采收加工

春、秋二季采挖根茎，削去叶柄、须根，除净泥土，晒干或鲜用。

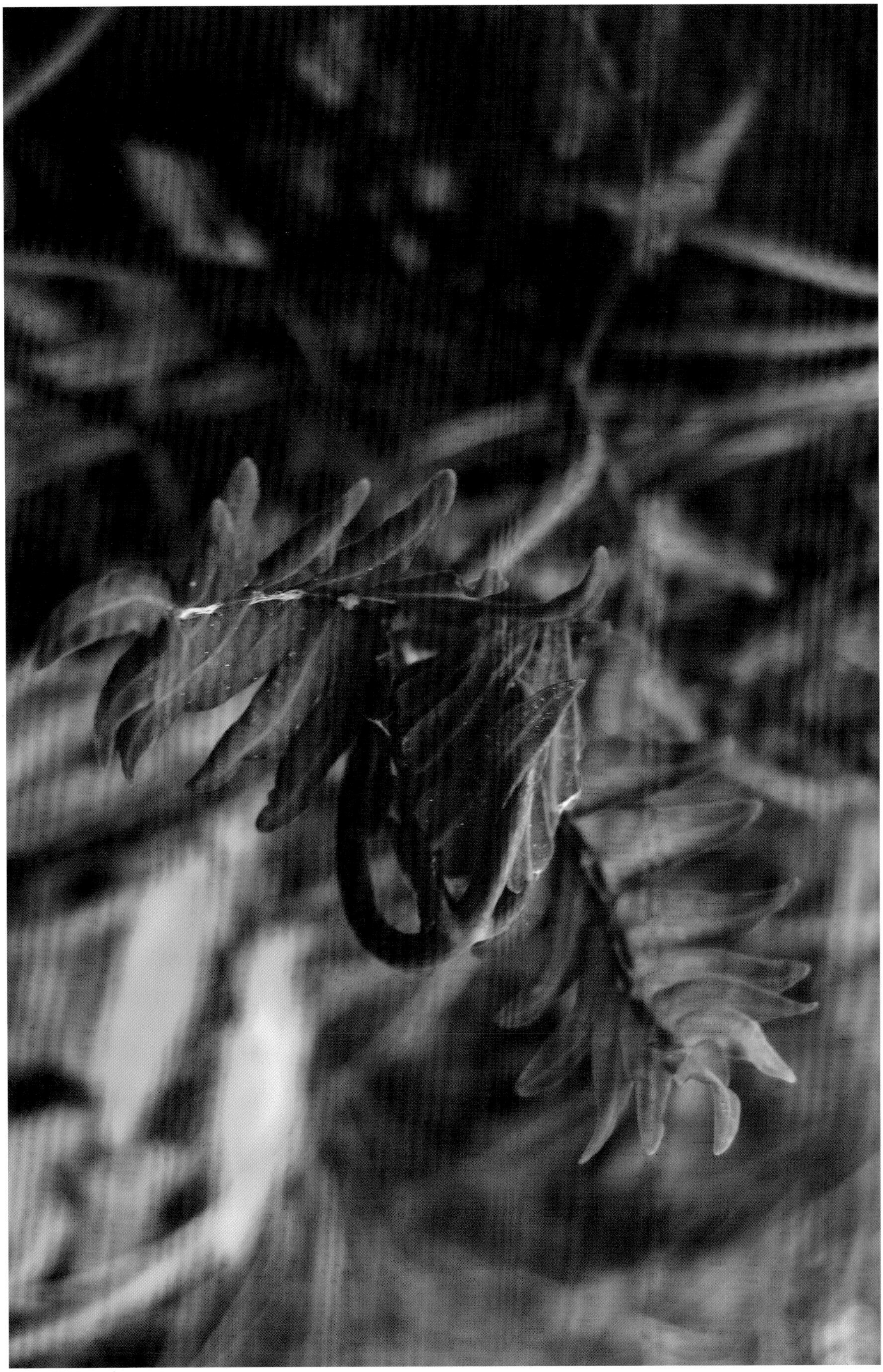

紫萁

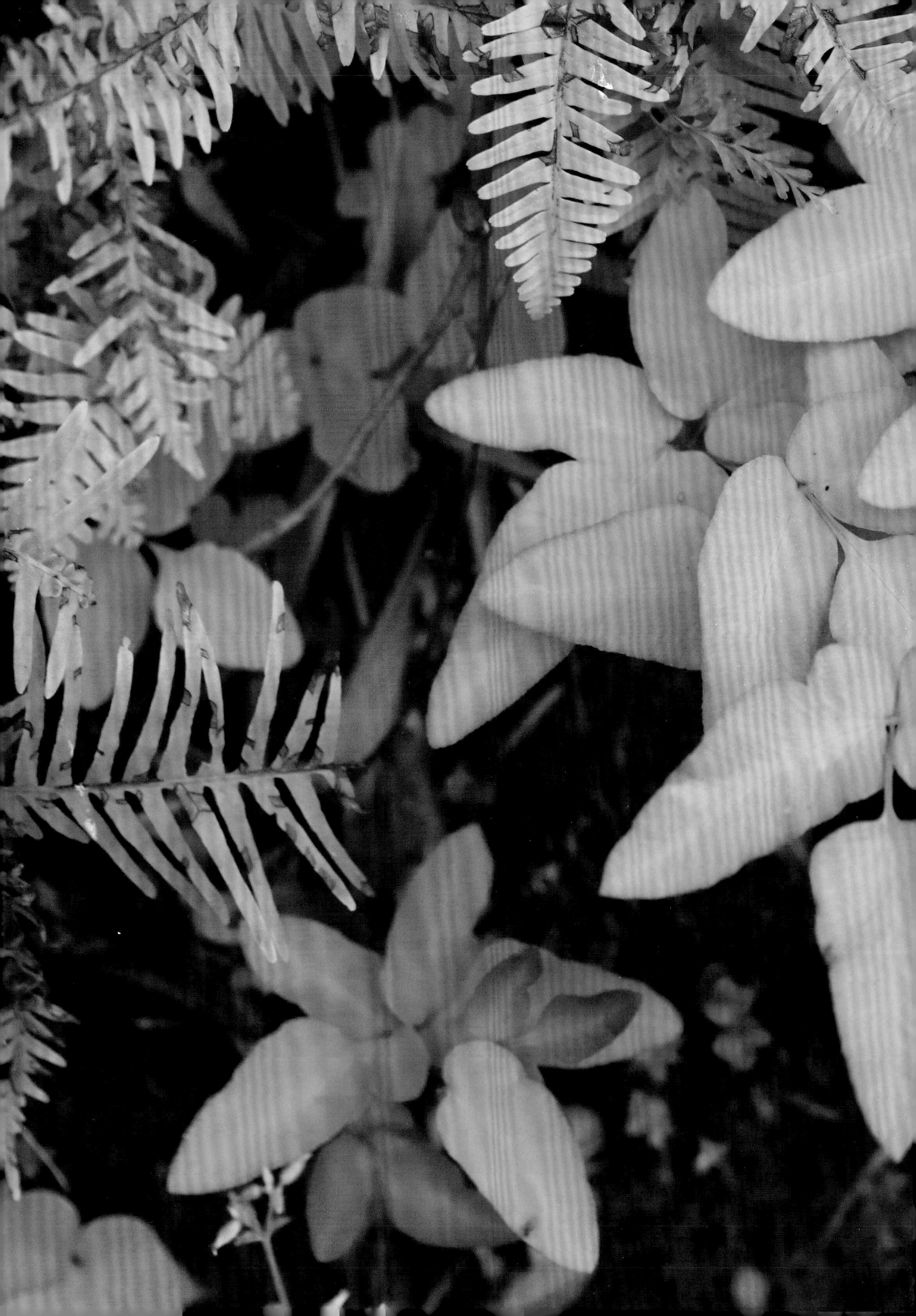

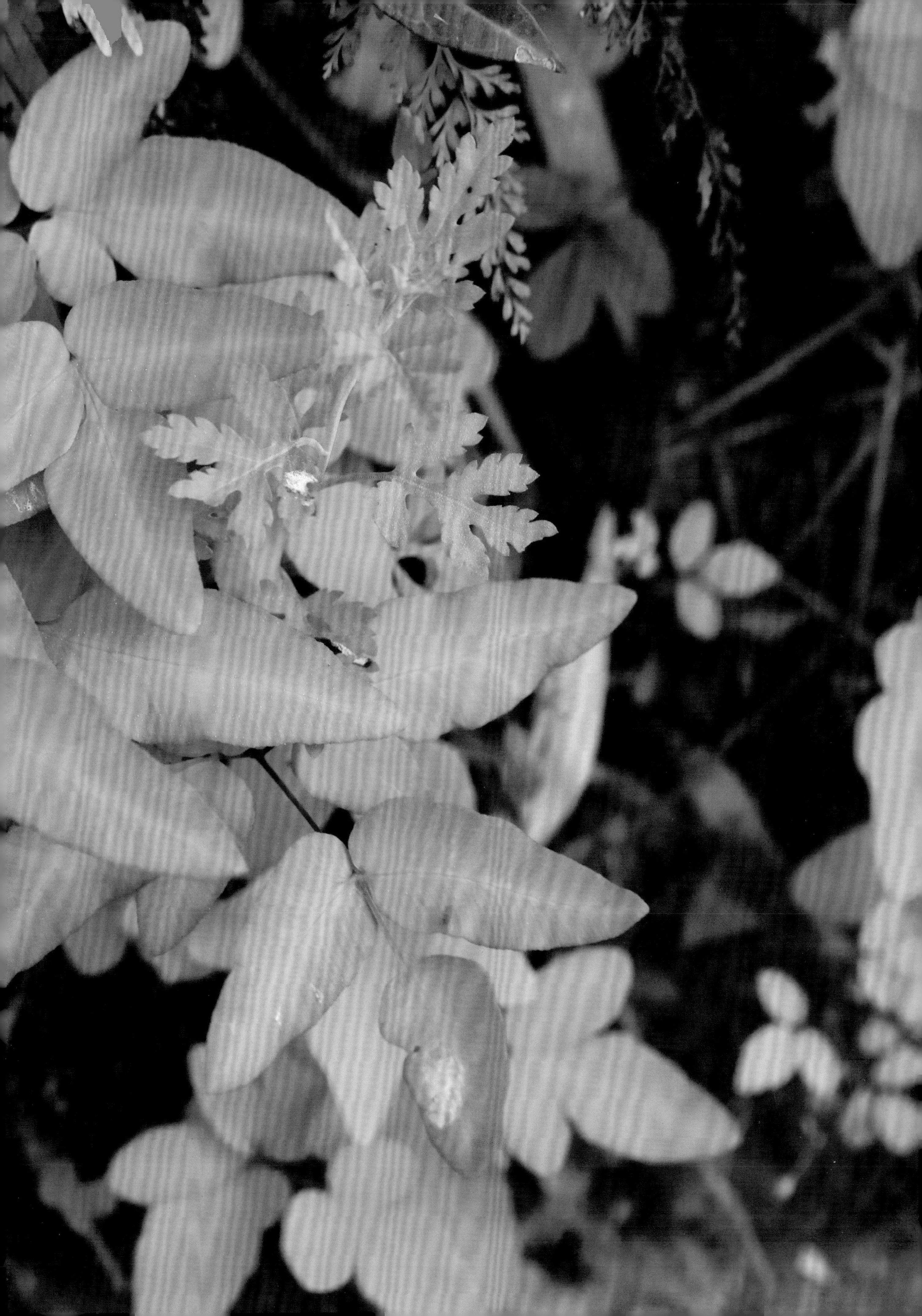

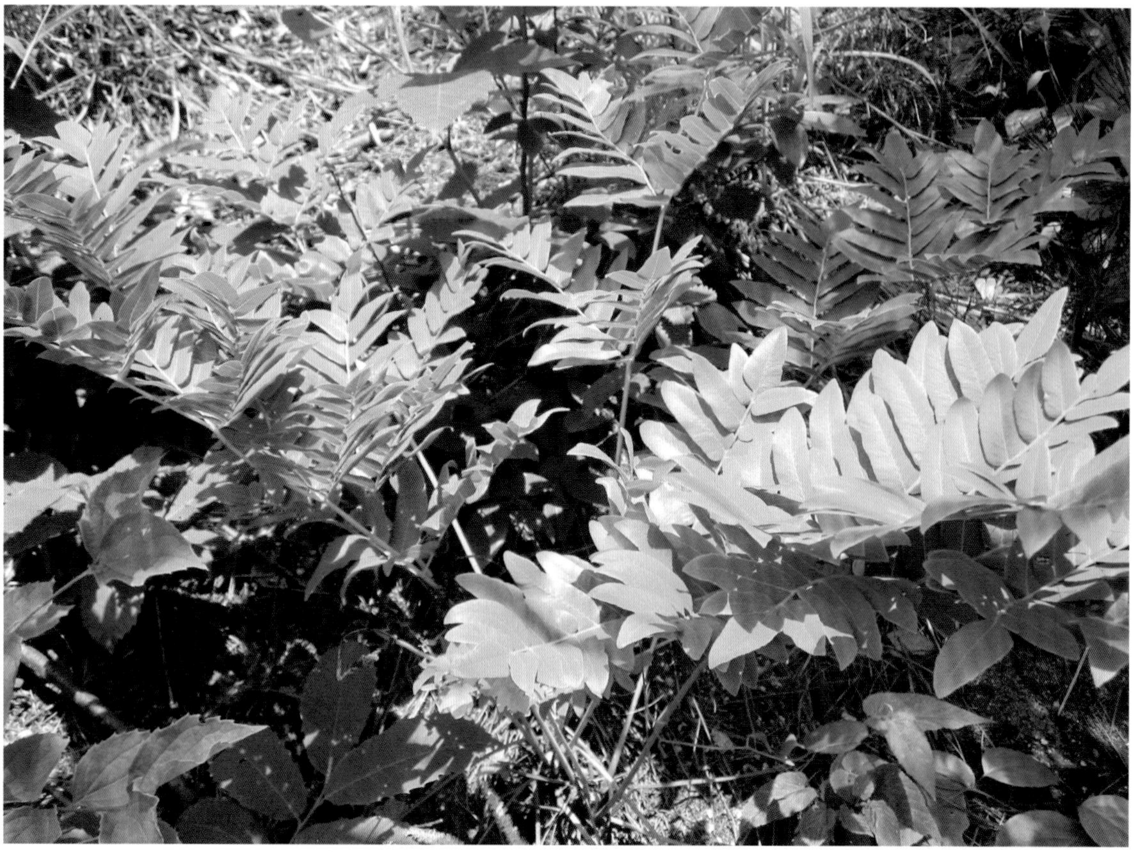

紫萁

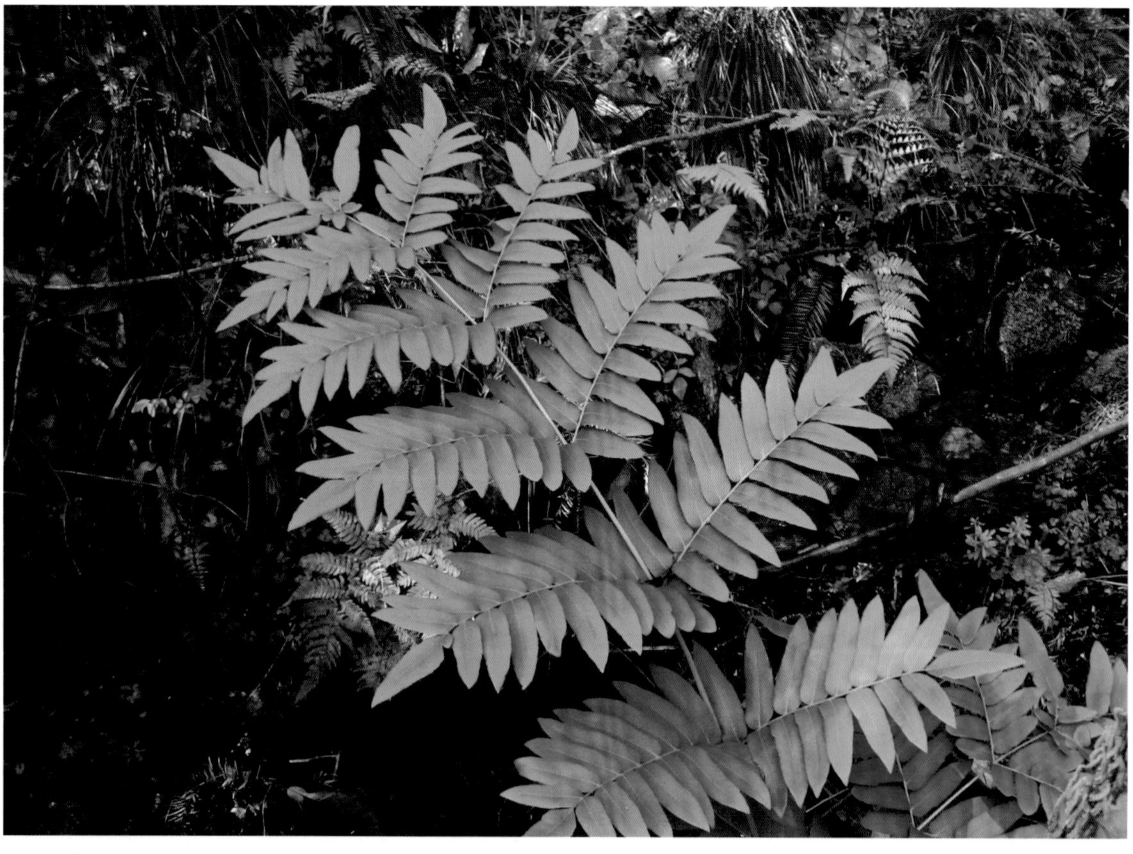

紫萁

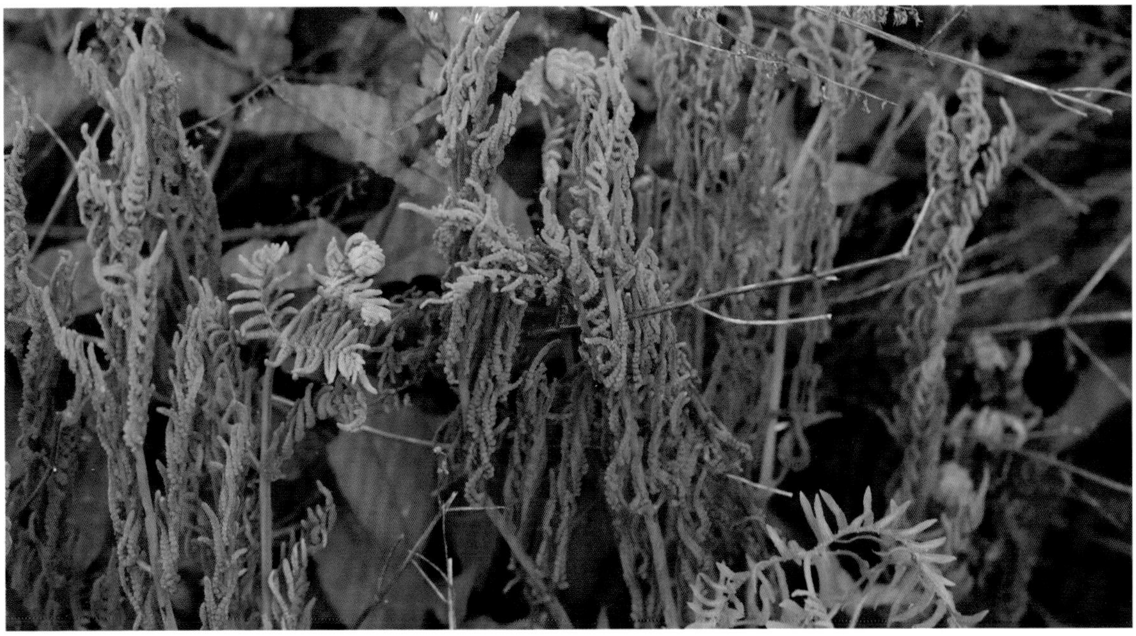
紫萁

药材鉴别

全体呈纺锤形、类球形或不规则长球形，稍弯曲，有时具分枝，先端钝，下端较尖，长 10 ~ 30 cm，直径 4 ~ 8 cm。表面棕褐色，密被斜生的叶柄基部和黑色须根。叶柄残基呈扁圆柱形，长径 0.7 cm，短径 0.35 cm，两边具有耳状翅，但耳状翅易剥落，多已不存或呈撕裂状。质硬，折断面呈新月形或扁圆形，多中空，可见 1 个“U”字形的中柱。气微弱而特异，味淡、微涩。

功效主治

清热解毒，凉血止血，杀虫。主治流行性感冒，头痛，痄腮，各种出血症，虫积腹痛。

用法用量

内服：煎汤，9 ~ 15 g。外用：适量。

民族药方

1. **劳伤血滞**　紫萁贯众 15 g。泡酒 200 ml，每次 25 ~ 50 ml。
2. **疯狗咬伤**　紫萁贯众 30 g，化橘皮 15 g。水煎服。
3. **预防流行性感冒**　紫萁贯众 9 g。水煎，分 2 次服。
4. **预防麻疹**　紫萁贯众、金银花各 15 g，鬼灯笼 9 g。水煎服，连服 5 剂。
5. **刀伤出血**　紫萁贯众叶适量。捣烂外敷。

使用注意

脾胃虚寒者慎服。

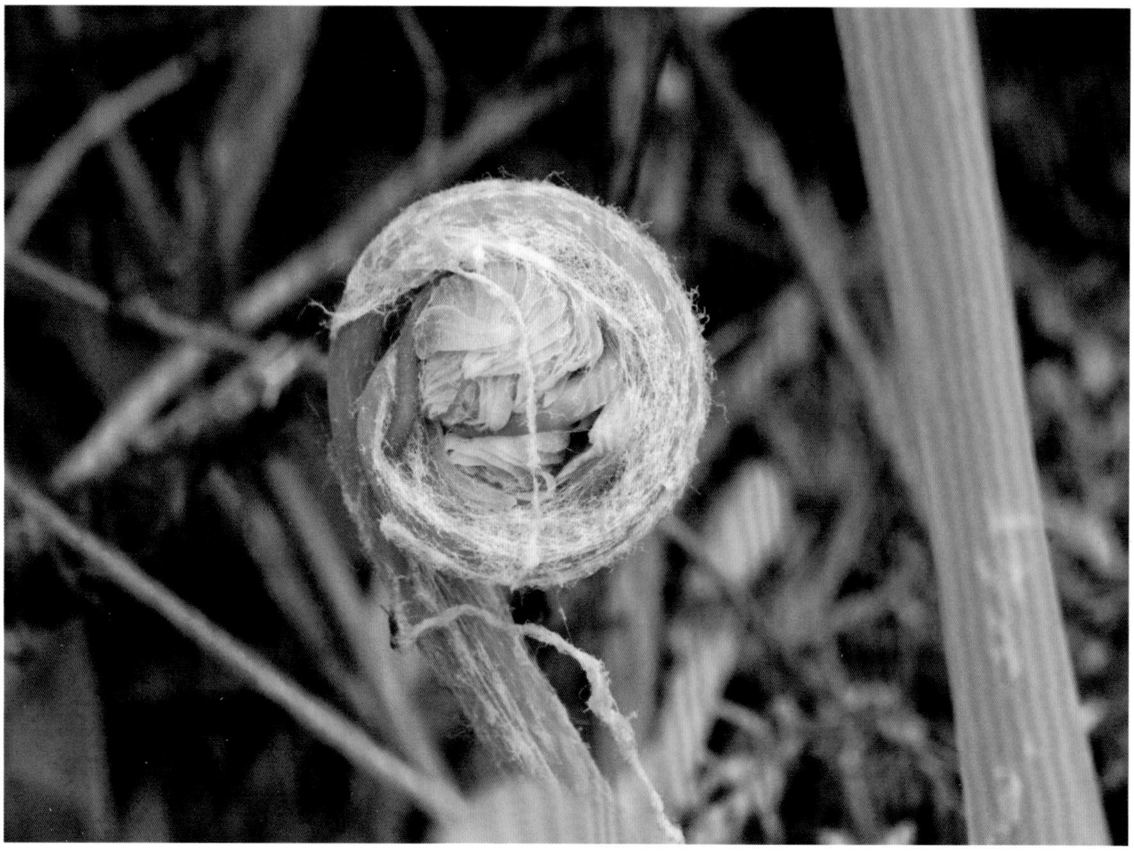

紫萁

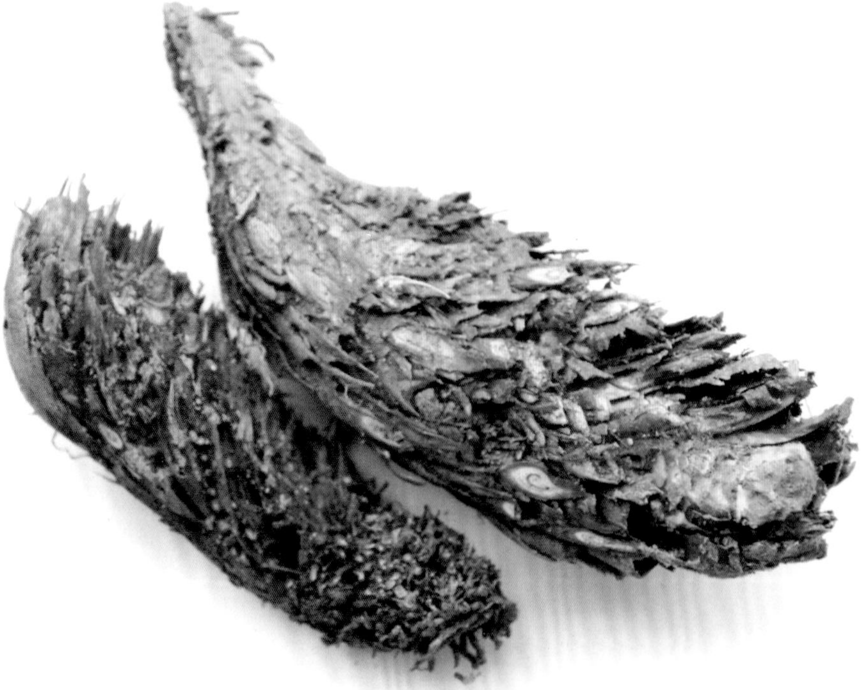

紫萁贯众药材

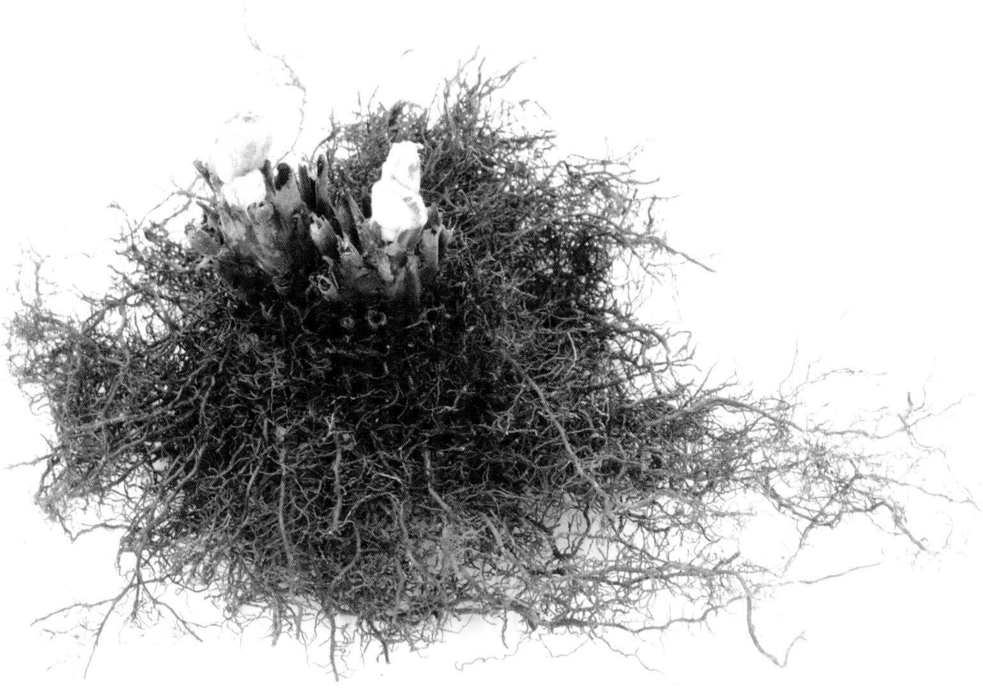

紫萁贯众药材

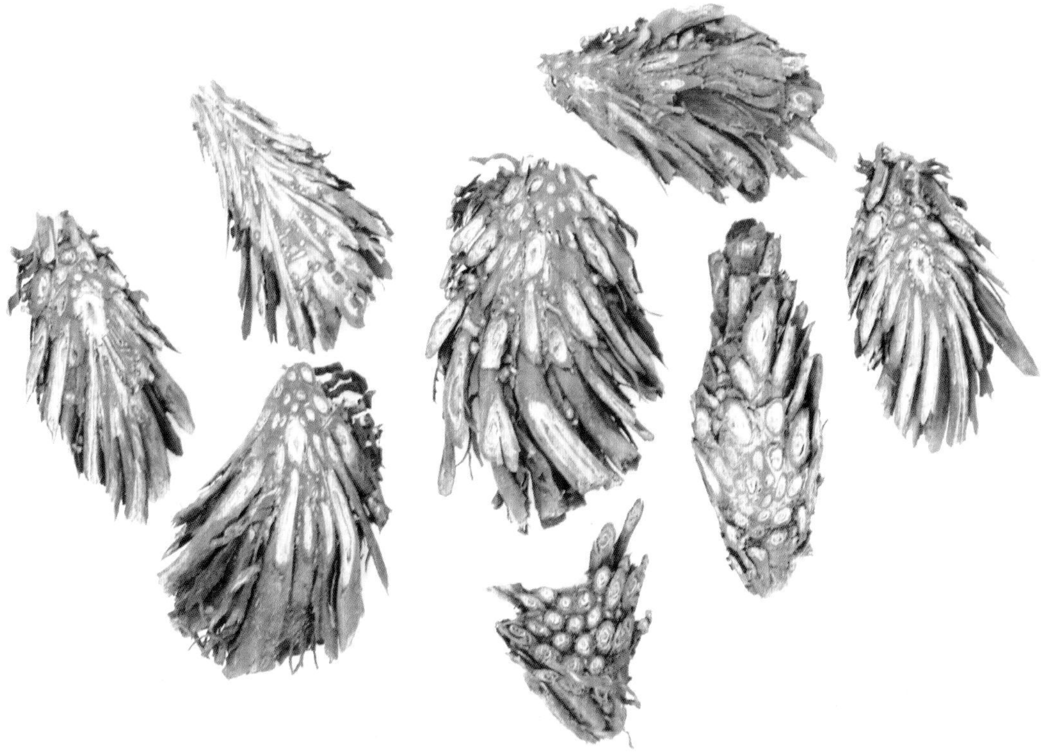

紫萁贯众药材

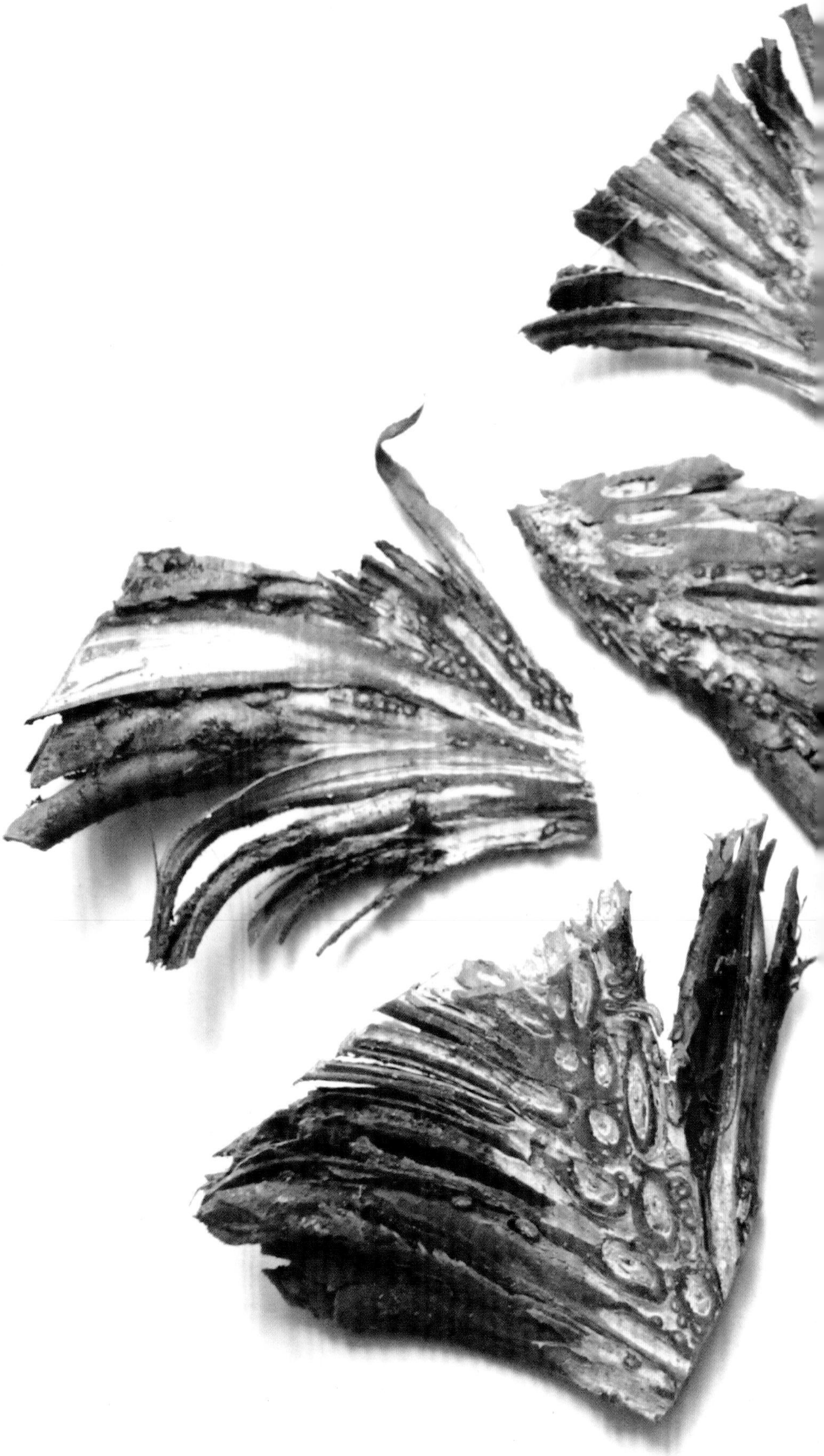

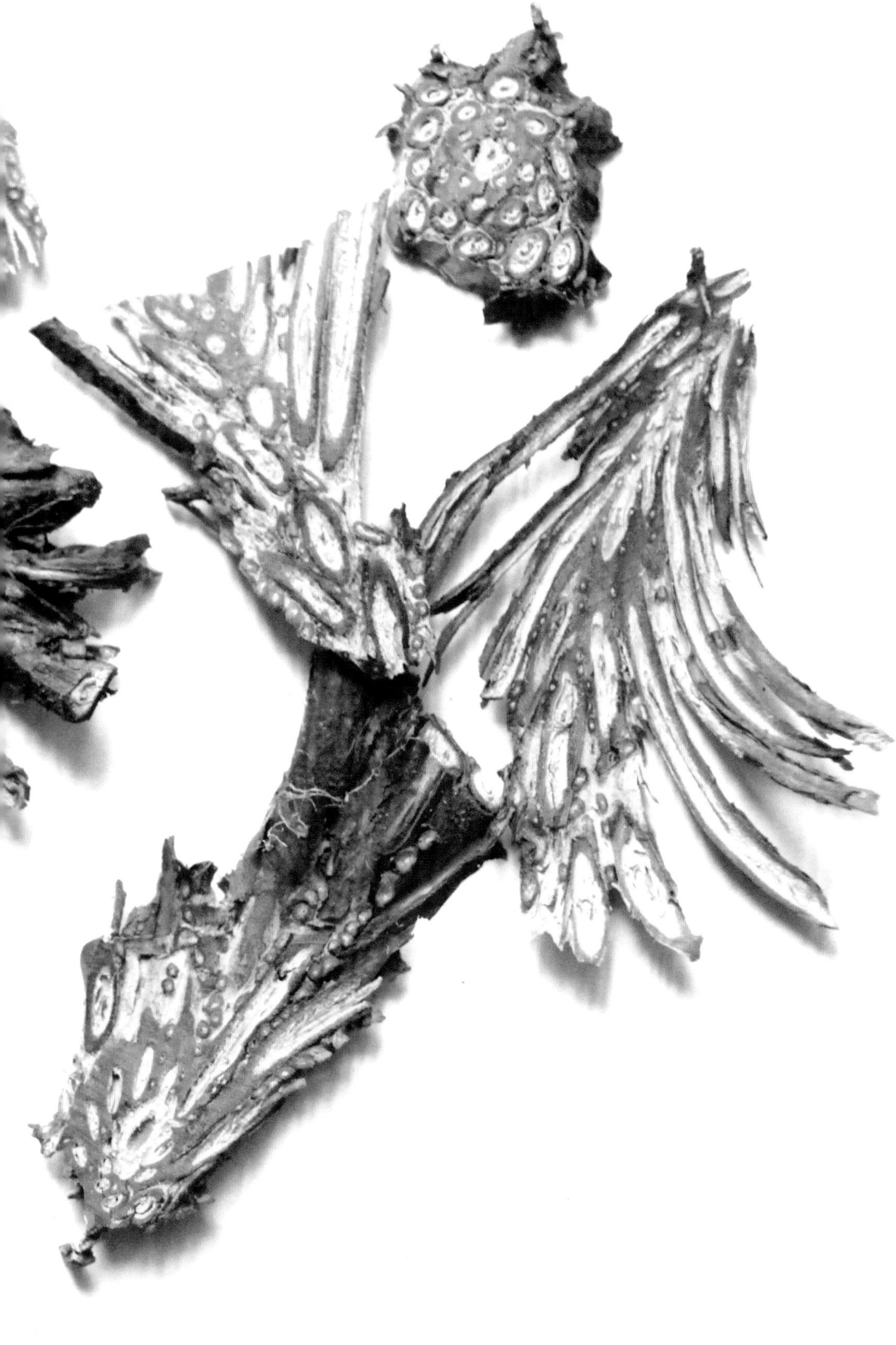

紫萁贯众饮片

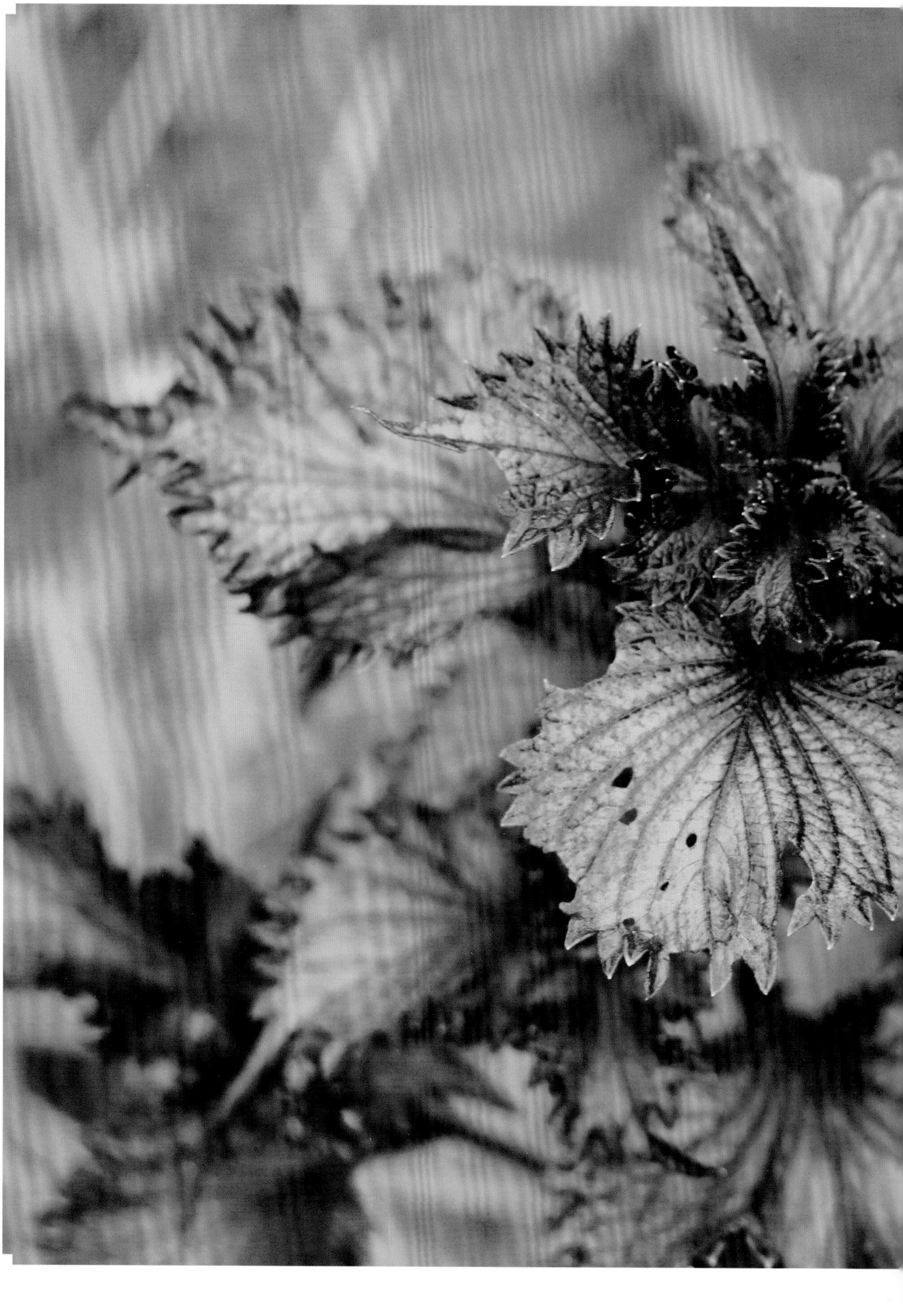

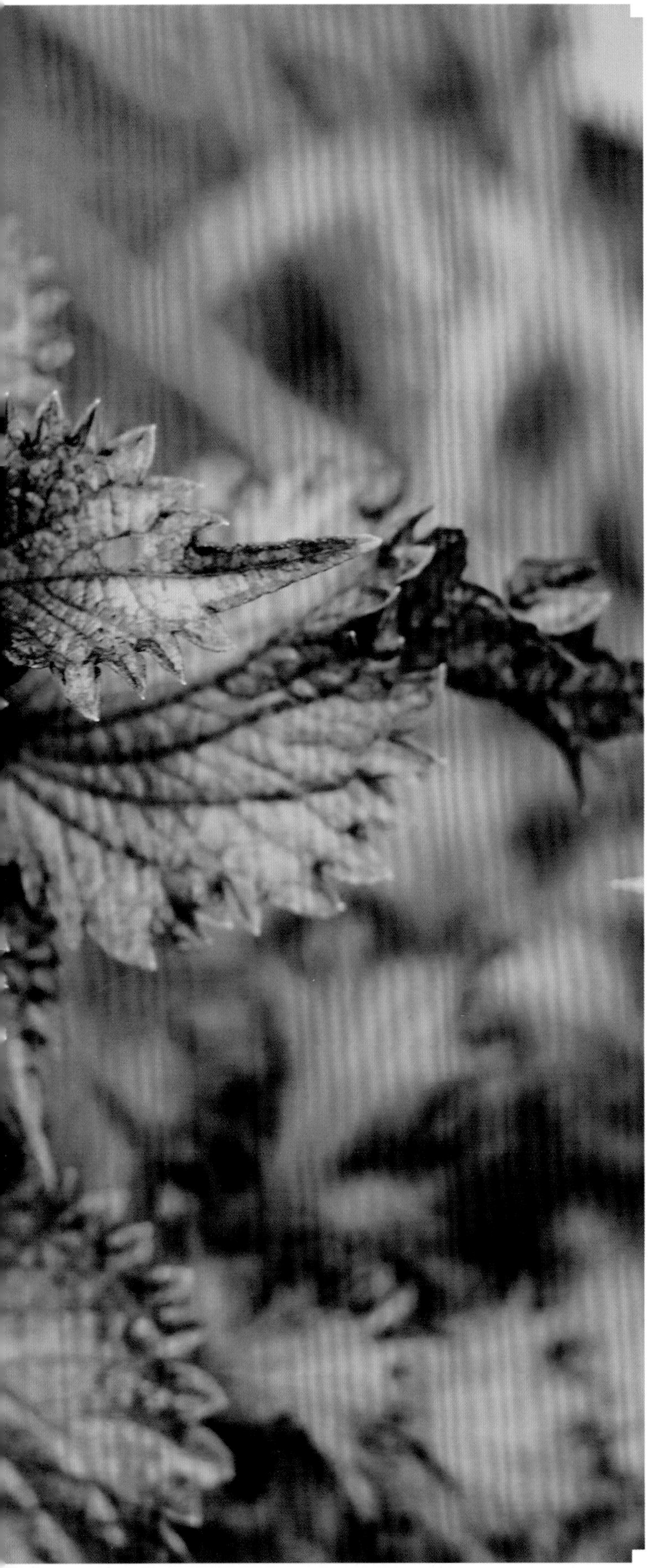

紫苏

【苗药名】嘎欧务。

【俗　名】苏叶、南苏、臭苏、山紫苏。

【来　源】本品为唇形科植物紫苏 *Perilla frutescens*（L.）Britt. 的全草。

【性味归经】味辛、辣，性微热。归冷经。

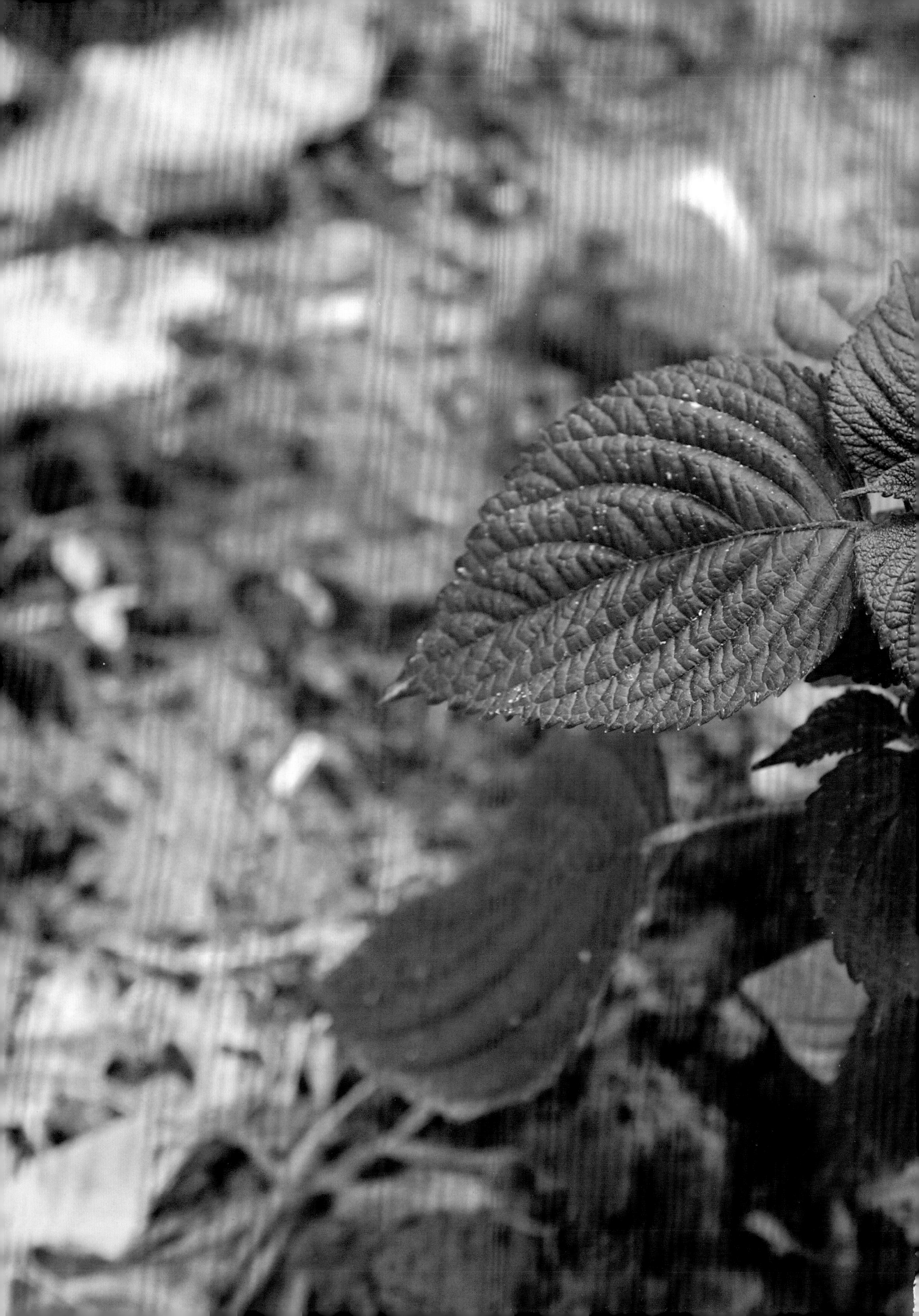

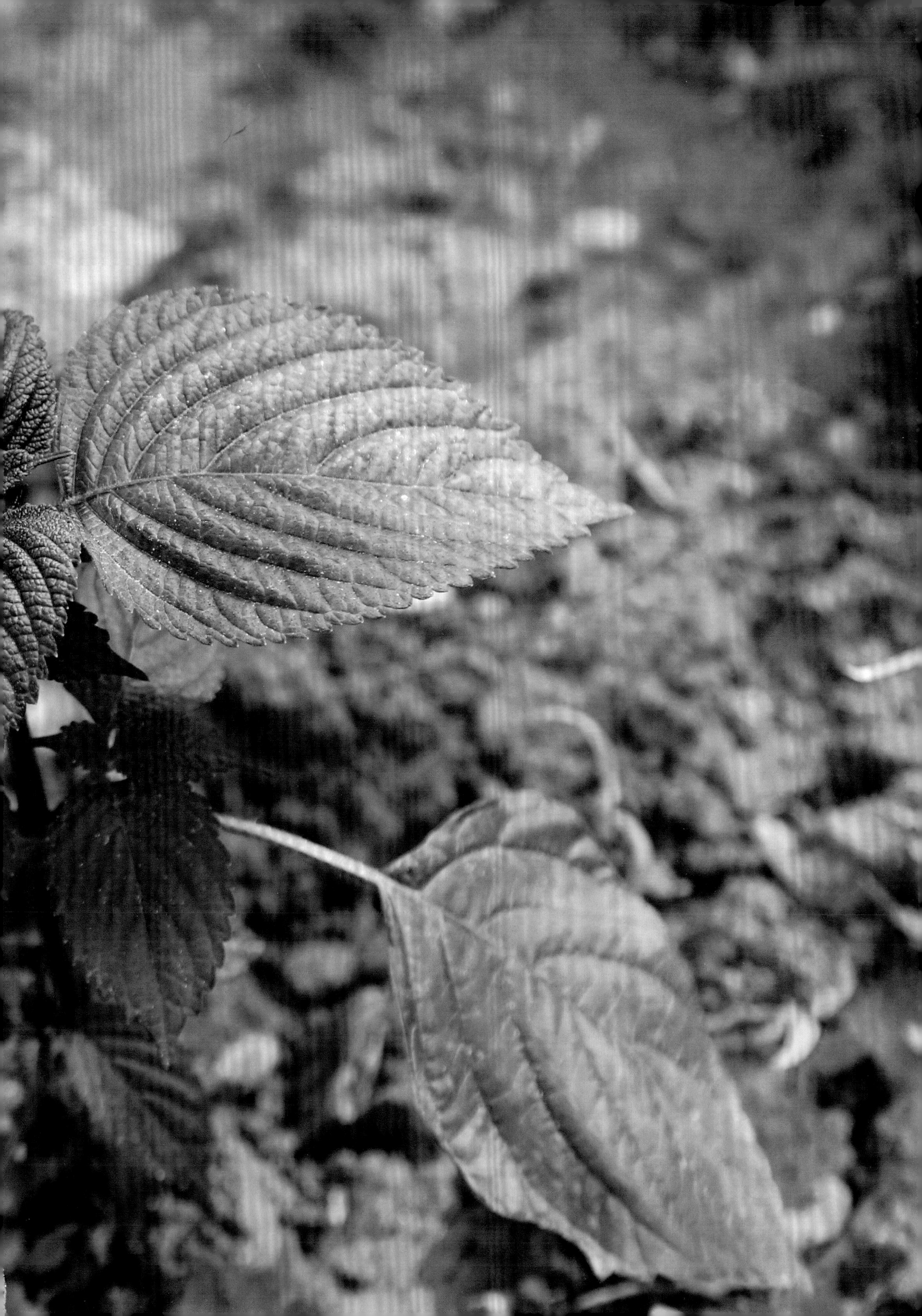

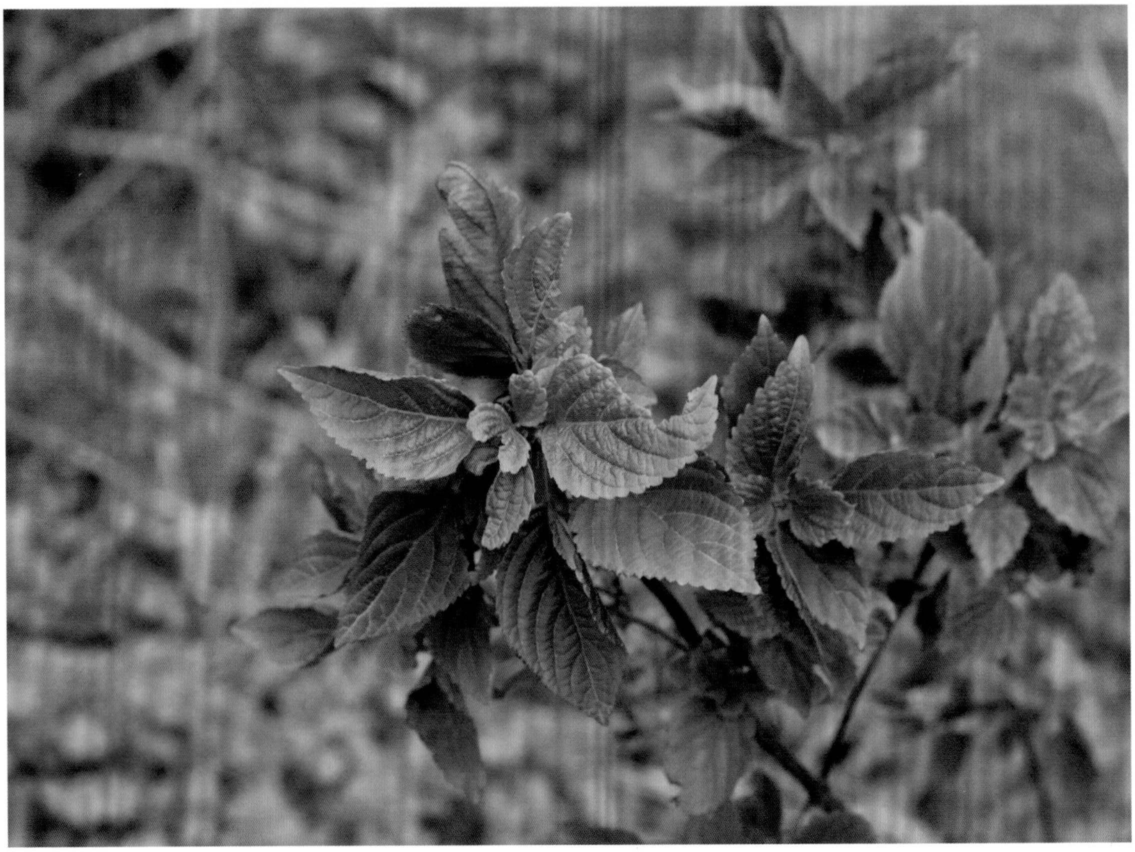

紫苏

识别特征

一年生草本植物，高30 ~ 200 cm。具特异香气。茎直立，四棱形，绿紫色或绿色，密被长柔毛。叶对生；叶片卵形至宽肋形，长7 ~ 13 cm，宽2.5 ~ 10.0 cm，先端渐尖或凸尖，基部圆形或阔楔形，边缘具粗锯齿，两面紫色或仅下面紫色，上下两面均疏生柔毛，沿叶脉多较密；叶柄长3 ~ 5 cm，密被长柔毛。轮伞花序，组成偏向一侧的顶生和腋生的总状花序，花序密被长柔毛；苞片卵形、卵状三角形或披针形；花萼钟状，下部密被长柔毛和有黄色腺点，基部一边肿胀，上唇宽大，有3齿；下唇稍长，有2齿，花冠紫红色或粉红色至白色，上唇微缺，下唇3裂。小坚果近球形，灰棕色或褐色，具网纹。花期6—7月，果期7—8月。

采收加工

生长于山地、路旁、村边或荒地。全国各地均有栽培。

采收加工

秋季采收，鲜用或晒干备用。

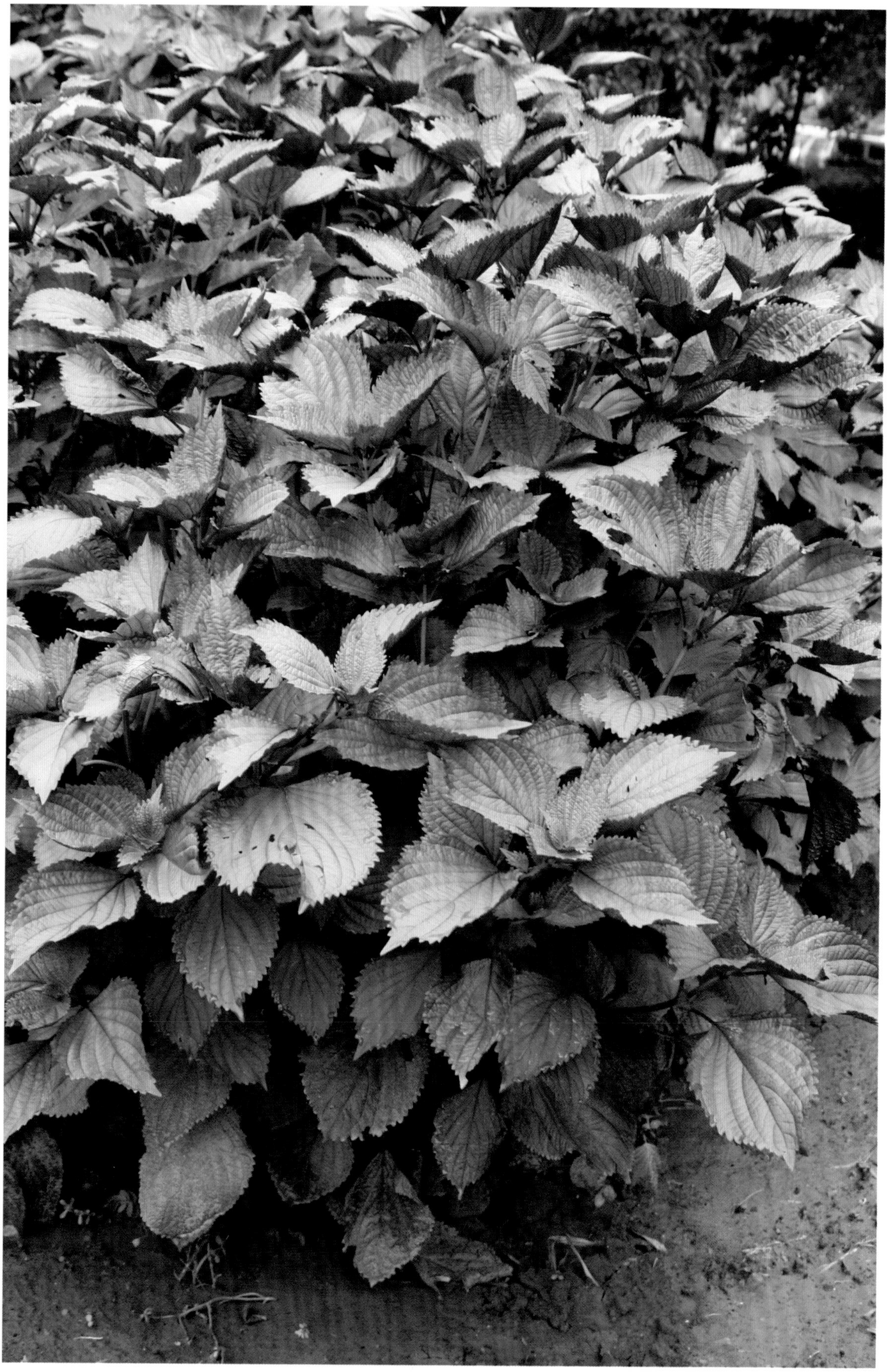

紫苏

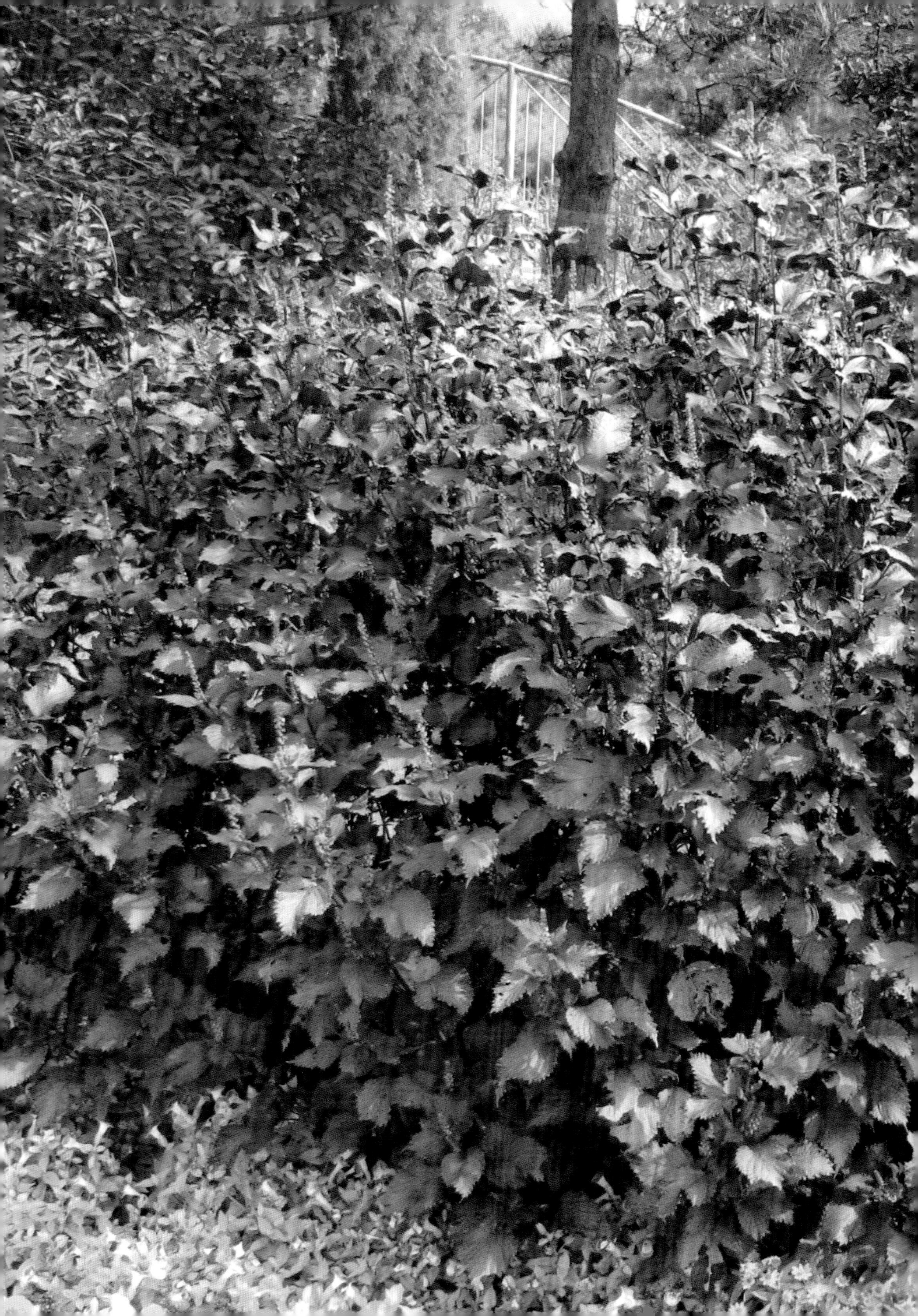

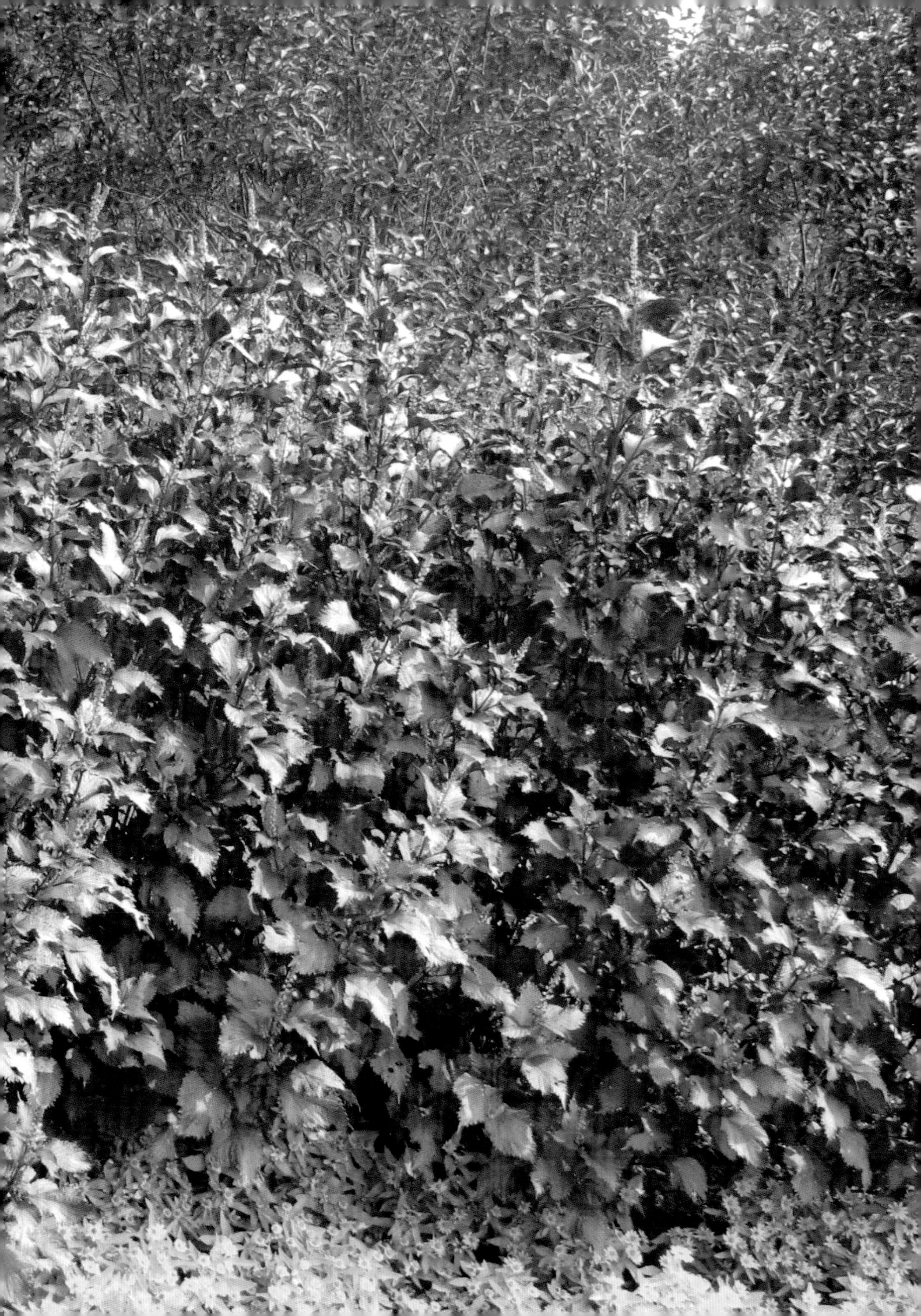

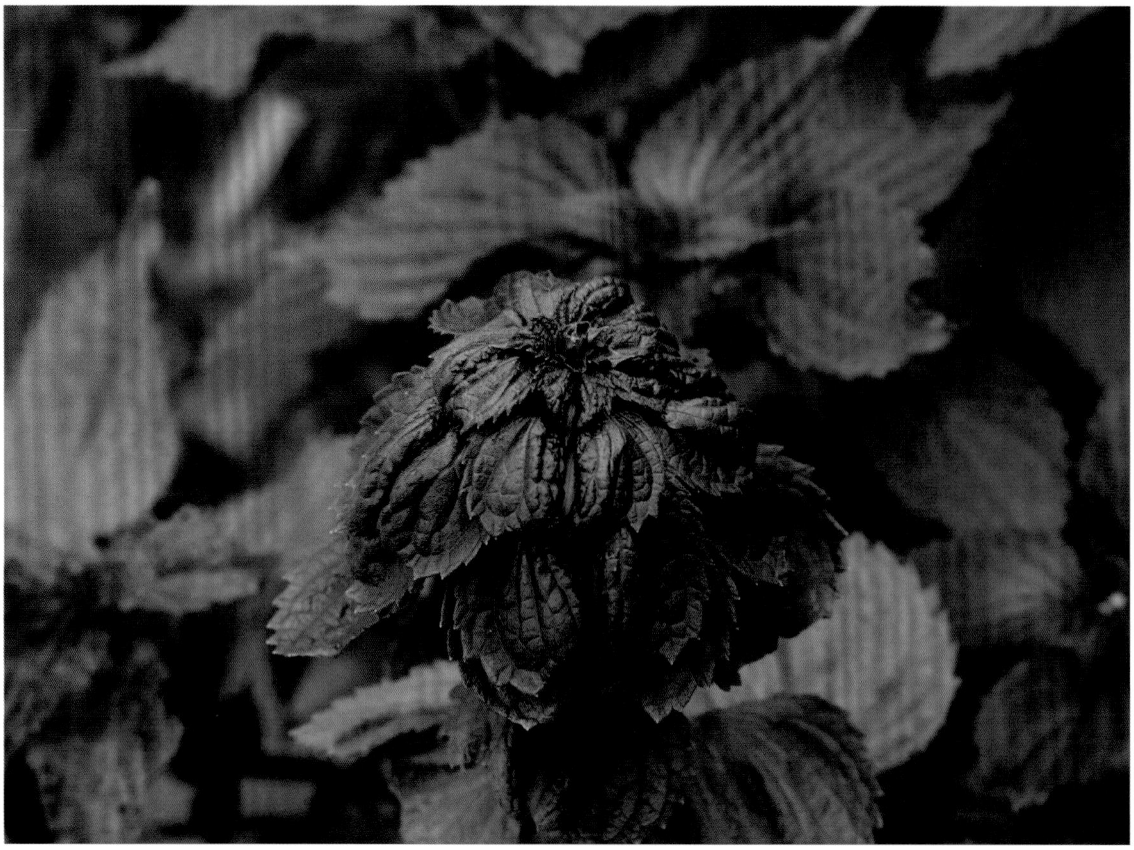

紫苏

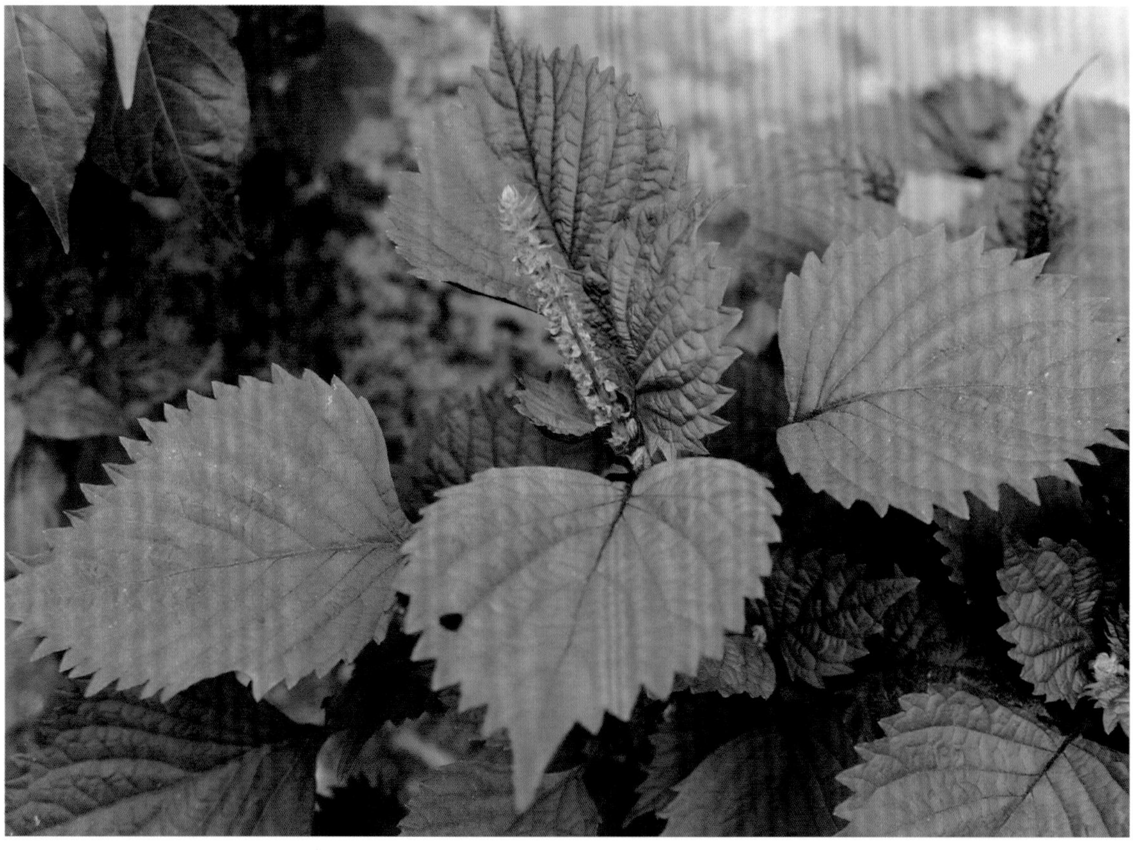

紫苏

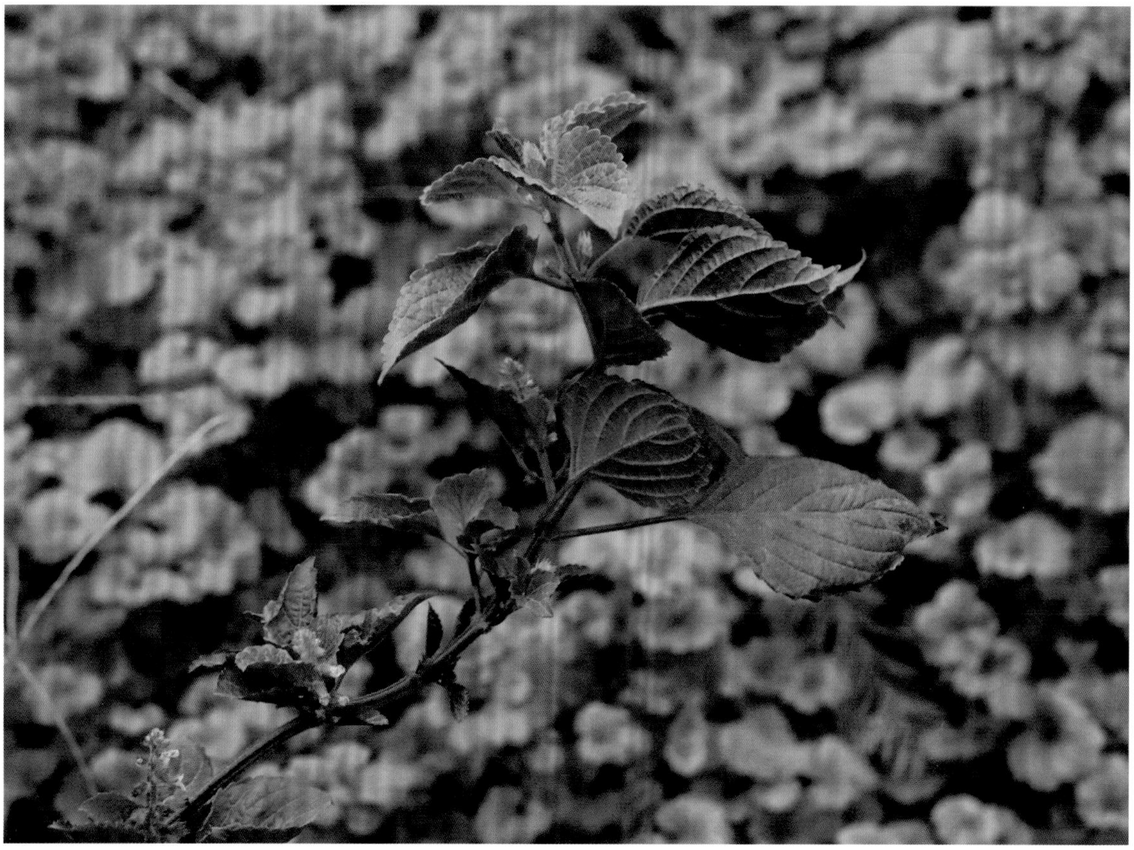

紫苏

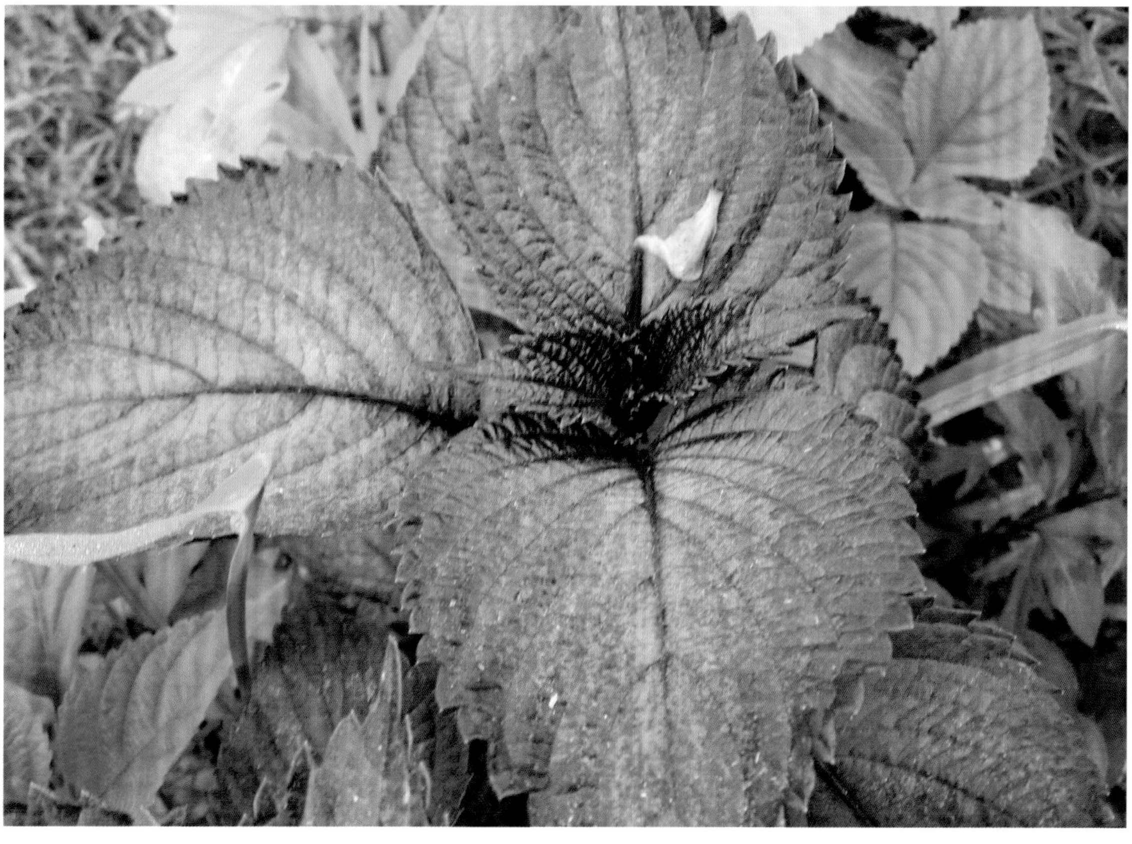

紫苏

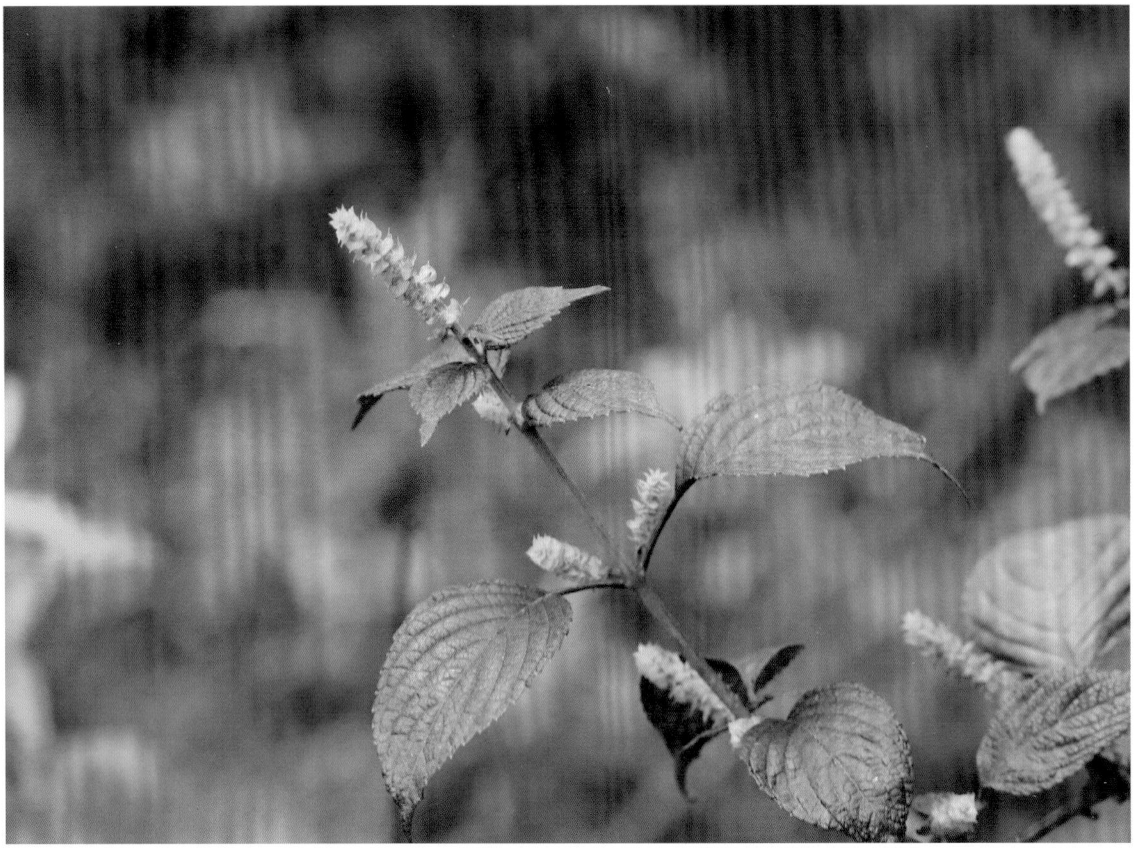

紫苏

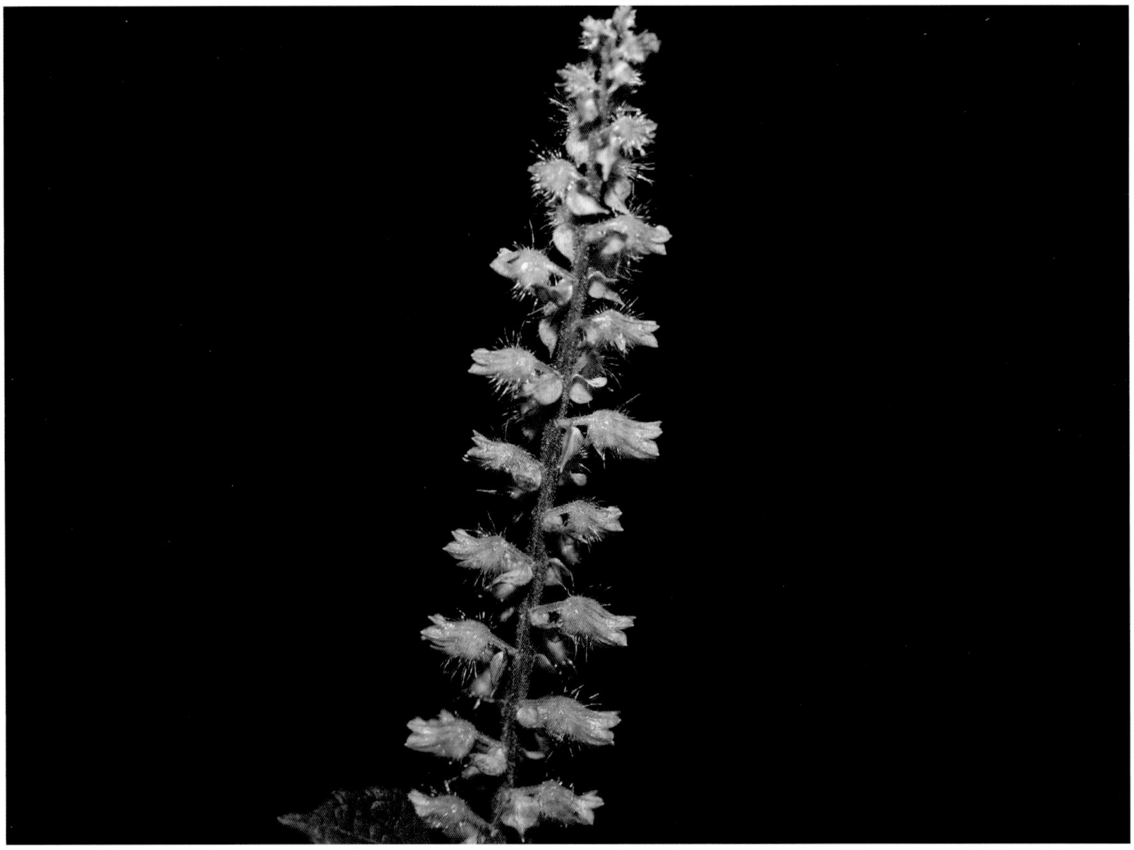

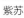

紫苏

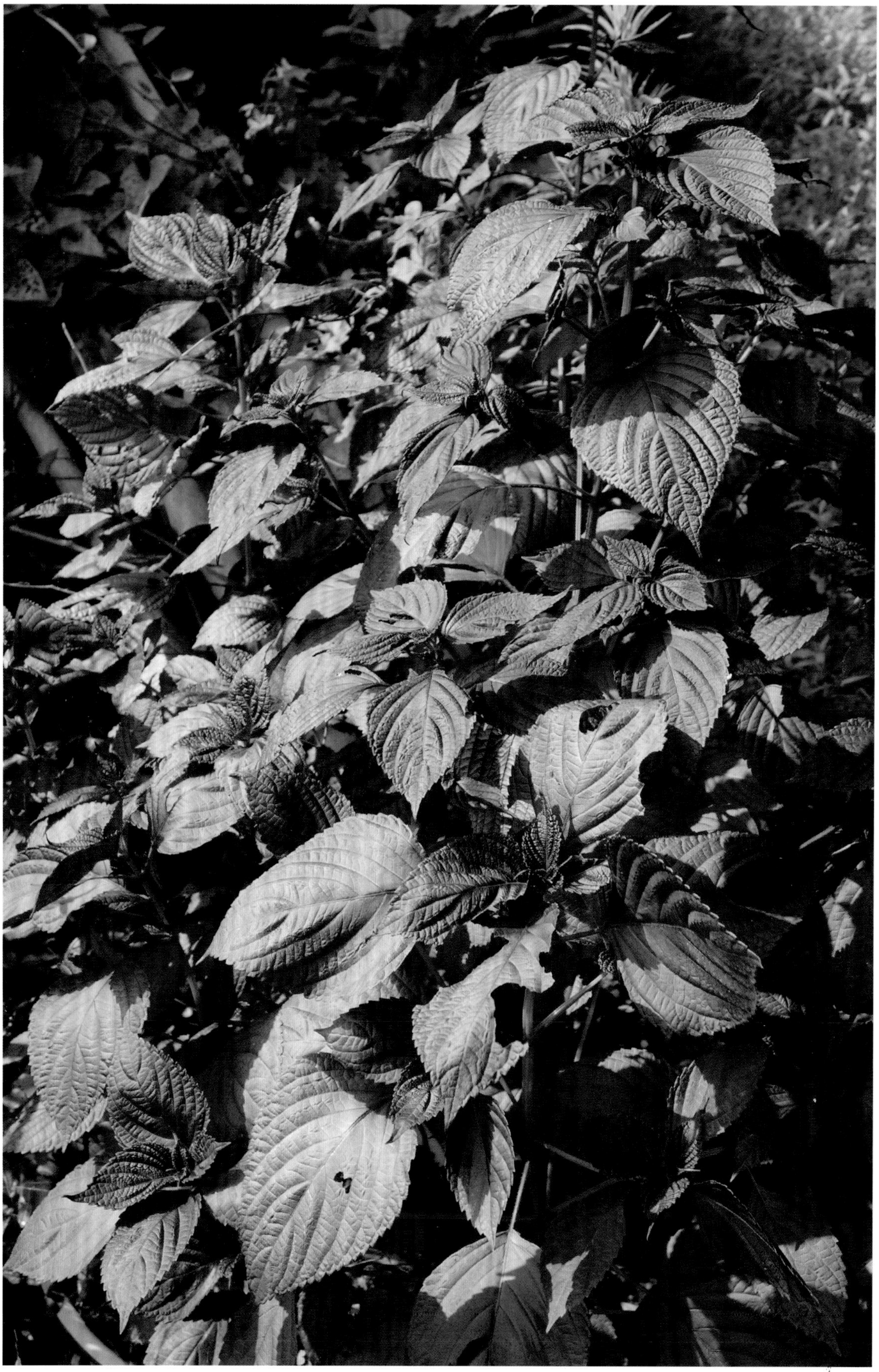

紫苏

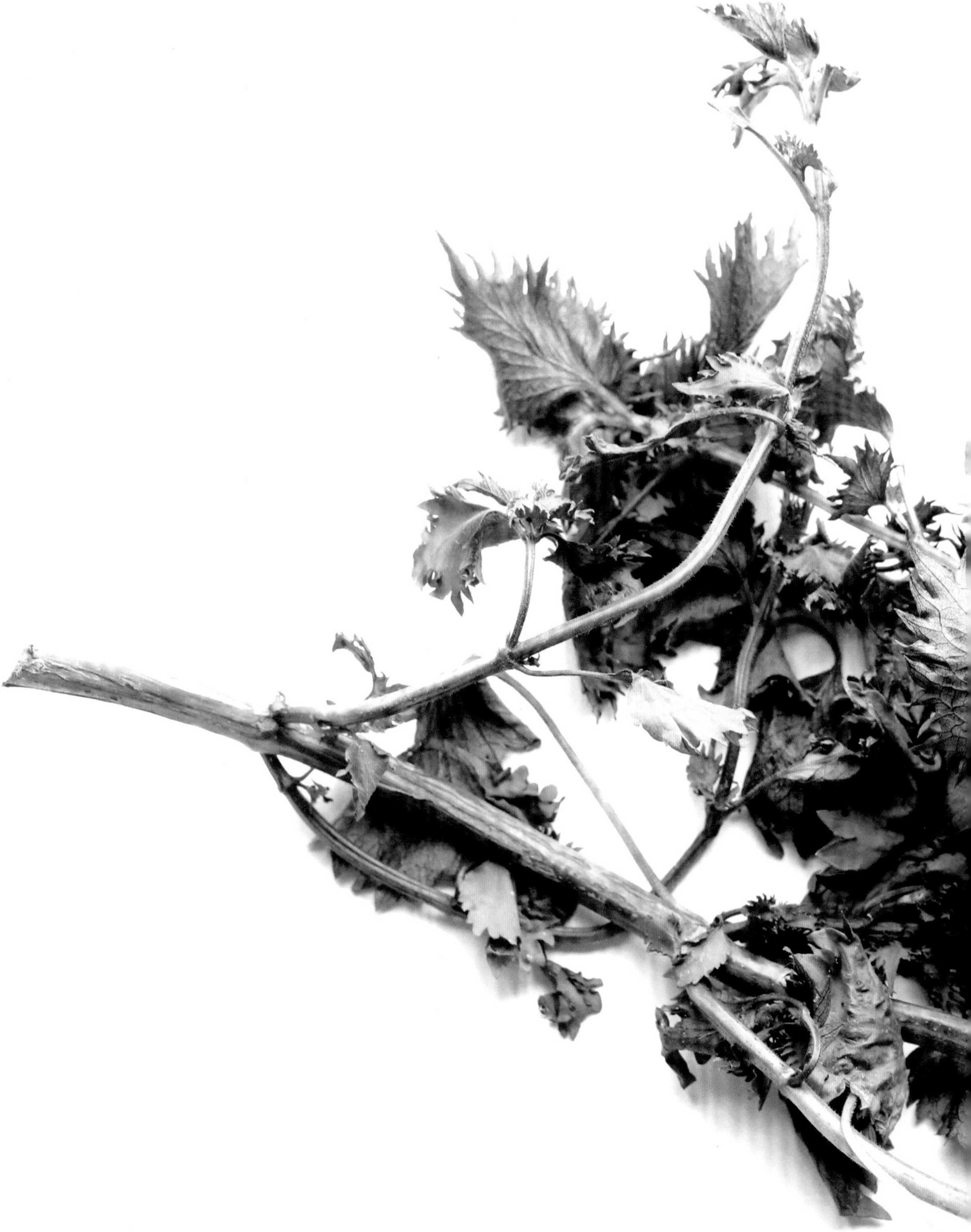

紫苏

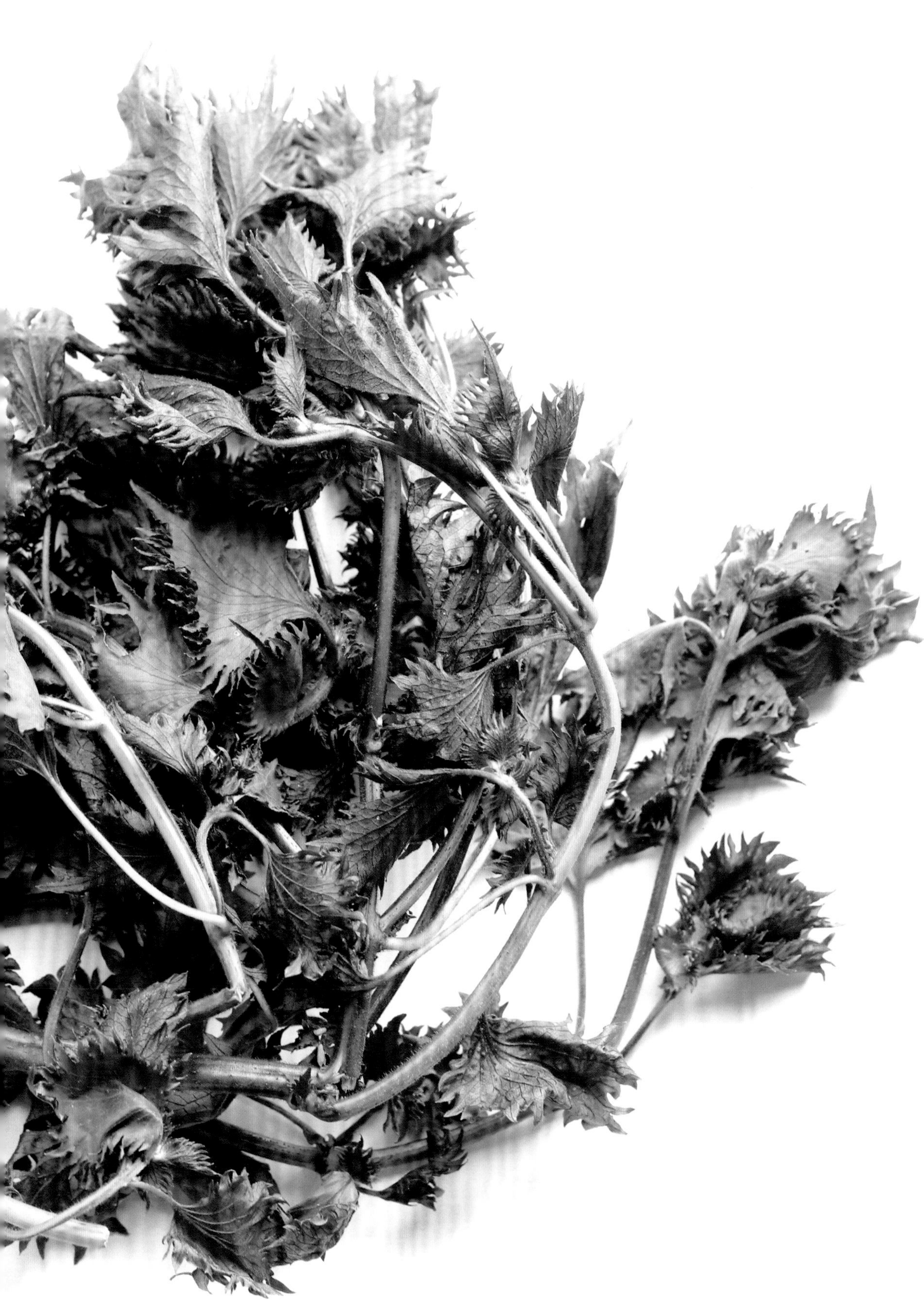

紫苏药材

药材鉴别

叶片多皱缩蜷曲、破碎，完整者卵圆形，先端长尖或急尖，基部圆形或宽楔形，边缘具圆锯齿。两面紫色或上面绿色，下面紫色，疏生灰白色毛，下面有多数凹点状腺鳞。叶柄紫色或紫绿色。质脆易碎。带嫩枝者，枝直径 2 ~ 5 mm，断面中部有髓。气清香，味微辛。

功效主治

解表散寒，理气止痛。主治风寒感冒，咳逆痰喘，胸脘胀满。

用法用量

内服：煎汤，6 ~ 10 g。外用：适量。

民族药方

1. 感冒头痛 紫苏叶 20 g，生姜 2 片，葱头 2 个。水煎服。

2. 腰痛 鲜紫苏全草 30 g，鸭蛋或鸡蛋 4 个。煮汤，分 3 次服。

3. 肌肉红肿 紫苏、野菊花各等份。捣烂敷红肿处。

4. 产后寒 紫苏叶、马蹄当归、益母草、野烟根各 15 g。煨水服。

5. 月经不调 紫苏叶、益母草、大鹅儿肠（连钱草）、马蹄当归、阎王刺根、小血藤、通打根、陈艾、车前子各 9 g。煨成浓汁，加红糖适量服。

6. 小儿麻疹 紫苏 10 ~ 15 g，阎王刺根 6 g。水煎服，每日 3 次。

使用注意

阴虚、气虚及温病者慎服。

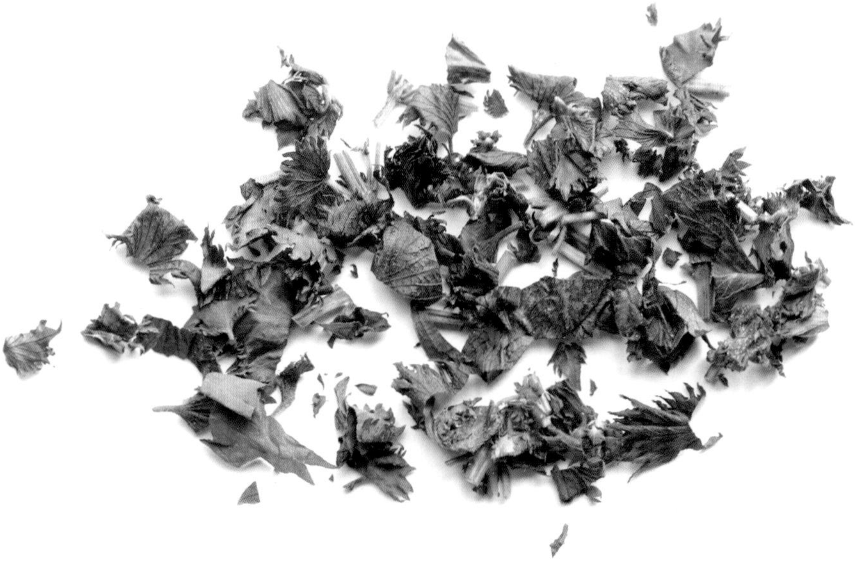

紫苏饮片

图书在版编目（CIP）数据

中国民族药用植物图典. 苗族卷 / 肖培根，诸国本总主编. — 长沙 ：湖南科学技术出版社，2023.6

ISBN 978-7-5710-2251-8

Ⅰ. ①中… Ⅱ. ①肖… ②诸… Ⅲ. ①民族地区－药用植物－中国－图集②苗族－中草药－图集 Ⅳ. ①R282.71-64

中国国家版本馆CIP数据核字(2023)第094552号

“十四五”时期国家重点出版物出版专项规划项目

ZHONGGUO MINZU YAOYONG ZHIWU TUDIAN MIAOZU JUAN DI-SI CE

中国民族药用植物图典 苗族卷 第四册

总 主 编：肖培根 诸国本

主 编：李其信 谢 宇 周重建

出 版 人：潘晓山

责任编辑：李 忠 杨 颖

出版发行：湖南科学技术出版社

社 址：长沙市芙蓉中路一段416号泊富国际金融中心

网 址：http://www.hnstp.com

湖南科学技术出版社天猫旗舰店网址：

http://hnkjcbs.tmall.com

邮购联系：0731-84375808

印 刷：长沙沐阳印刷有限公司

（印装质量问题请直接与本厂联系）

厂 址：长沙市开福区陡岭支路40号

邮 编：410003

版 次：2023年6月第1版

印 次：2023年6月第1次印刷

开 本：889mm×1194mm 1/16

印 张：30

字 数：401 千字

书 号：ISBN 978-7-5710-2251-8

定 价：1280.00元(共四册)